PRACTICAL DIAGNOSTICS AND THERAPEUTICS OF
GASTROINTESTINAL MALIGNANT TUMORS

实用胃肠恶性肿瘤诊疗学

上卷 VOLUME 1

名誉主编　李兆亭　　主审　陈咸增　董文广

主编　王天宝　尉秀清　崔言刚　任　军

广东省出版集团 广东科技出版社
·广　州·

图书在版编目（CIP）数据

实用胃肠恶性肿瘤诊疗学. 上卷／王天宝等主编. —广州：广东科技出版社，2012.10
ISBN 978 - 7 - 5359 - 5673 - 6

Ⅰ．①实…　Ⅱ．①王…　Ⅲ．①胃肿瘤—诊疗②肠疾病—肿瘤—诊疗　Ⅳ．①R735.2②R735.3

中国版本图书馆 CIP 数据核字（2012）第 048907 号

策　　划：周　良
责任编辑：周　良　李　婷
封面设计：林少娟
责任校对：蒋鸣亚　梁小帆　罗美玲　杨崚松
责任印制：任建强
出版发行：广东科技出版社
　　　　　（广州市环市东路水荫路 11 号　邮政编码：510075）
E - mail：gdkjzbb@21cn. com
http：//www. gdstp. com. cn
经　　销：广东新华发行集团股份有限公司
印　　刷：广州市岭美彩印有限公司
　　　　　（广州市花地大道南海南工商贸易区 A 区　邮政编码：510385）
规　　格：889mm×1 194mm　1/16　印张 36.25　字数 1180 千
版　　次：2012 年 10 月第 1 版
　　　　　2012 年 10 月第 1 次印刷
印　　数：1~1 600 册
定　　价：258.00 元

主 编 简 介

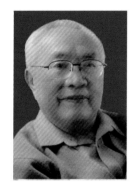

名誉主编 李兆亭，1923年1月生于上海，外科学教授，博士生导师，山东省普通外科学科奠基人之一。1945年毕业于上海医学院医疗系，后于上海中山医院外科任外科住院医师及总住院医师。1951年调至山东省立医院，任外科主治医师、副主任医师、副主任；兼山东医学院外科教研组副主任、讲师、副教授。1976年调任山东省千佛山医院外科主任、副院长；同时为山东医学院教授。1986年调至山东医科大学附属医院。先后任中华医学会山东分会普通外科学术组顾问，抗癌协会山东分会普通外科肿瘤学术组顾问，《中国现代普通外科进展》杂志名誉主编，《腹部外科杂志》及《中国普外基础与临床杂志》编委。李兆亭教授主要研究胃肠恶性肿瘤诊治，1960年完成胰腺癌胰十二指肠切除术。多次参加大面积烧伤抢救，挽救了大量患者生命。发表《胃窦部癌肿的淋巴结转移的规律》、《直肠癌侧方淋巴结转移的处理》等论文，获得山东省科委和厅级科技奖。在诊治疑难、少见乃至罕见病症中独辟蹊径，有真知灼见。培养硕士及博士生30余名。主编《常用腹部手术学》及《实用普通外科》，参编《黄家驷外科学》、《外科学》、《沈克非外科学》、《医学大百科全书》及《胃肠外科学》等。

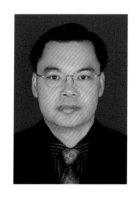

第一主编 王天宝，中山大学附属第一医院外科副教授，副主任医师，医学博士，博士后研究员，硕士研究生导师。1994年7月获青岛医学院医学学士学位；1999年7月获青岛大学外科学硕士学位，师从青岛大学陈咸增教授；2002年7月获山东大学医学博士学位，得到山东大学李兆亭教授悉心指导；2002年9月至2004年10月于中山大学附属第一医院胃肠外科从事博士后研究工作，师从中山大学汪建平教授。现为中华医学会肠内与肠外营养专业委员会青年委员，中国抗癌协会肿瘤营养与支持治疗专业委员会委员兼秘书，广东省抗癌协会肿瘤营养专业委员会委员，广东省医学会肠内与肠外营养学会委员、代谢外科学组组长，广东省康复医学会性功能障碍康复专业委员会常务委员，广东省科技厅科技咨询专家。王天宝副教授主要研究胃肠道及腹膜后恶性肿瘤的诊治，擅长胃癌根治术、结肠癌根治性切除术、扩大直肠癌切除术、低位直肠癌保肛以及腹膜后肿瘤根治性切除术等。现主持教育部、卫生部及省部级课题6项。以第一作者在 Irish Journal of Medical Science、World Journal of Gastroenterology、ANZ Journal of Surgery、Clinical and Experimemtal Medicine 及 Asia–Pacific Journal of Clinical Oncology 发表 SCI 论文7篇；在《中华医学杂志》、《中华普通外科杂志》、《中华实验外科杂志》、《中华胃肠外科杂志》、《中华普外手术学杂志》、《中华普通外科文献》、《中华肿瘤防治杂志》、《癌症》等核心杂志发表论文50余篇，主编《盆腔外科手术与图谱》及《实用代谢疾病诊断与治疗》，参编《直肠癌保肛手术》及《围手术期病理生理与临床》。

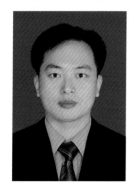

第二主编 尉秀清，中山大学附属第三医院内科学副教授，副主任医师，硕士研究生导师，医学博士学位。2000年7月获中山医科大学七年制临床医学本硕连读学士和硕士学位，师从全国知名消化专家陈旻湖教授。2006年7月取得中山大学临床医学专业临床型博士学位，得到全国知名肝脏病专家姚集鲁教授悉心指教。2009年获任内科学副教授、副主任医师。目前主要研究胃肠恶性肿瘤复发与转移的分子机制；对消化道肿瘤诊治及消化内镜的临床应用有自己独到的见解。主持广东省自然科学基金和广东省科技计划项目各1项，以第二负责人参加广东省自然科学基金重点项目和广东省科技计划项目各1项，获得广东省科技进步三等奖1项。以第一

作者或通信作者发表 SCI 论文 2 篇，以第三作者发表 SCI 论文 1 篇，以第一作者发表 SCI 摘要 10 篇，曾于国际会议宣读论文 2 篇；以第一作者或通信作者在《中华消化杂志》和《中华肝脏病杂志》等核心杂志发表论文 10 余篇；参与编写专著 2 部。

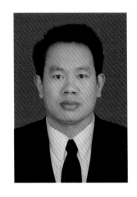

第三主编 崔言刚，医学硕士，山东省立医院肿瘤科、内科学副主任医师。1996 年 7 月毕业于泰山医学院医疗专业，2000 年获青岛大学医学院医学硕士学位。10 余年来潜心研究肿瘤内科的治疗，具有丰富的临床实践和科研经验。擅长胃肠恶性肿瘤、乳腺癌、卵巢癌、肺癌等的内科和综合治疗。近几年重点探讨胃肠恶性肿瘤转移的诊治。承担卫生部临床药师的临床培训工作。获得山东省科委科技成果三等奖 1 项，青岛市科委科技成果二等奖 1 项，目前已完成山东省卫生厅科研项目 1 项。在各类杂志发表学术论文 20 余篇，主编医学专著 1 部，参编 2 部。兼任山东省抗癌协会临床肿瘤分会委员、山东省激光治疗协会常务委员等职。

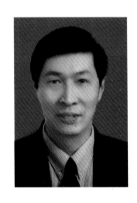

第四主编 任军，1983 年毕业于山东医科大学临床医学系并留校任教，之后获山东医科大学医学影像学专业硕士研究生学位，先后任职于山东大学齐鲁医院、中山大学孙逸仙纪念医院和广东省中医院。历任住院医师、主治医师、副主任医师、副教授及主任医师。现任广东省中医院放疗科主任，硕士研究生导师。广东省医学会放射肿瘤分会常委、广东省抗癌协会放射肿瘤专业委员会委员。曾在澳大利亚昆士兰医学研究院从事肿瘤生物学研究，以第一作者发表研究论文 20 余篇，参加省级课题研究 2 项，厅局级课题 3 项，获得省级科技进步二等奖 1 项。近年来采用调强放疗（IMRT）技术治疗胃癌、结直肠癌、胰腺癌、鼻咽癌、肺癌等恶性肿瘤，获得良好治疗效果。

《实用胃肠恶性肿瘤诊疗学》编委会

吴　涛（南方医科大学）

吴　晖（中山大学附属第一医院）

余　江（南方医科大学南方医院）

谷振芳（济宁医学院附属医院）

邹红梅（山东省烟台芝罘医院）

罗　琳（中山大学附属第三医院）

林显艺（中山大学附属第三医院）

孟海燕（山东省交通医院）

张　伟（山东省泰安市中心医院）

张　波（中山大学附属第三医院）

张　琴（山东省交通医院）

张祥松（中山大学附属第一医院）

张玉晶（中山大学肿瘤防治中心）

张坤杰（天津市南开医院）

张亚琴（中山大学附属第三医院）

张碧媛（青岛大学医学院附属医院）

杨东杰（中山大学附属第一医院）

杨国奋（中山大学附属第一医院）

陆海军（青岛大学医学院附属医院）

胡宝光（香港中文大学威尔斯亲王医院）

钱文芳（中山大学附属第一医院）

徐　辉（中山大学附属第一医院）

徐克成（广州复大肿瘤医院）

徐鸿绪（中山大学附属第一医院）

徐建波（中山大学附属第一医院）

姚保国（中山大学附属第一医院）

周　国（山东省交通医院）

周建华（广东省深圳市龙岗区人民医院）

周厚明（中山大学附属第一医院）

赵　伟（山东省交通医院）

郭云蔚（中山大学附属第三医院）

郭月飞（中山大学附属第三医院）

唐录英（中山大学附属第三医院）

翁子晋（中山大学附属第三医院）

尉秀清（中山大学附属第三医院）

陶　金（中山大学附属第三医院）

陶　力（中山大学附属第三医院）

董文广（中山大学附属第一医院）

曾　春（中山大学附属第三医院）

游佩涛（广东省广州市胸科医院）

智绪亭（山东大学齐鲁医院）

崔言刚（山东省立医院）

梁晓坤（北京协和医学院）

梁莹莹（中山大学附属第三医院）

龚凤球（中山大学附属第一医院）

谢安木（青岛大学医学院附属医院）

谢斯栋（中山大学附属第三医院）

廖洪映（中山大学附属第三医院）

廖碧红（中山大学附属第三医院）

颜荣华（中山大学附属第三医院）

蔡　旺（南方医科大学）

蔡常洁（中山大学附属第一医院）

谭荣韶（暨南大学医学院附属第四医院）

谭静涛（中山大学附属第一医院）

薛　莉（青岛大学医学院附属医院）

檀谊洪（南方医科大学附属南海医院）

戴强生（中山大学附属第一医院）

戴伟钢（中山大学附属第一医院）

魏　波（中山大学附属第三医院）

魏　明（中山大学附属第一医院）

绘　图　林汉忠（中山大学医学院）

序 一

胃肠恶性肿瘤是世界范围内威胁患者生命安全的常见病，占据较大份额的医疗卫生资源，给患者、家庭和社会带来沉重负担。早期诊治是最为理想的治愈途径，可惜在我国尚未能将胃肠镜检查作为查体常规，导致我国胃肠恶性肿瘤大部分为中晚期，影响患者的长期生存率。在肿瘤诊治方面，分歧颇多，扩大根治与局部切除、根治性与保功能、腹腔镜与常规开腹手术等问题均为外科学术会议讨论的热点问题，各执一词，难以统一。美国国立卫生研究院（NCCN）指南每年发布新的版本，除反映最新研究结果外，其实也是当代医学存在争议的体现。日本胃癌处理规约和指南与 NCCN 具有一定的差别，我们如何选择遇到一定困难。

目前，虽然胃肠恶性肿瘤相关专著颇多，但多局限于某一方面的讲述。《实用胃肠恶性肿瘤诊疗学》将基于循证医学、各种诊治指南的胃肠恶性肿瘤诊治方法予以全面讲述，其主要内容包括：胃肠解剖、胃肠生理、营养与物质代谢、肠内与肠外营养支持、病理诊断、内镜诊断、实验室诊断及影像诊断、胃肠恶性肿瘤流行病学、临床表现、诊断与鉴别诊断、外科手术、术中应急处理、术后并发症、腹腔镜微创手术、化疗、放疗、介入治疗、热疗、冷冻治疗、免疫治疗、分子靶向治疗、中医中药治疗、胃肠吻合器的应用及 2011 年 NCCN 指南概要等，基本涵盖了胃肠恶性肿瘤诊治的各个方面。该书诊治原则基于 2011 年 NCCN 指南、日本《胃癌处理规约》和《胃癌治疗指南》，确保科学性原则。作者们均为相应专业的中青年一线临床医生，既有较为丰富的临床经验，又具有娴熟的中英文文献查阅和文字运用能力，是本书具有可读性和实用性的基础。该书内容丰富，图片精美，绘图清晰，行文流畅，通俗易懂。

王天宝、尉秀清、崔言刚和任军等中青年专家们不辞劳苦，合著此书，以飨读者，实在是一件有意义的事。值《实用胃肠恶性肿瘤诊疗学》即将付梓之际，向编者们表示祝贺并向广大肿瘤内、外科中青年医生和研究生推荐此书。

是为序！

于中山大学
2012 年 3 月

序 二

胃肠恶性肿瘤常见、多发且发病率和死亡率逐年升高。随着基础医学、临床医学、循证医学的发展，临床诊断与处理方法发生巨大变化，某些处理方法得以验证而继续使用，一部分需要进一步调整，还有的处理措施无效甚至有害而必须淘汰。随着临床专业分工日趋细化，相应专业水平得以提高，但其他专业能力相应下降，对于解剖、生理、营养、病理、影像等知识日趋淡化。临床医生工作繁忙，手头多为本专业的书籍，一旦遇到相关专业往往只能求助于会诊处理。微创技术首先应用在胆囊切除并取得成功，然后迅速扩展至胸外科、妇科、泌尿外科等领域。胃肠微创外科方兴未艾，除良性疾病外，在结肠癌根治方面取得突破性进展，进而扩展至直肠癌，而腹腔镜胃癌根治术及胰十二指肠切除术的报道也日趋增多。然而，腹腔镜恶性肿瘤的根治性一直是学术界关注的焦点，观点难以统一。东西方胃肠恶性肿瘤的特点各异，导致手术方式争论不休，NCCN 与日本指南颇多不同。根据我国国情制定各种肿瘤的治疗指南乃是当务之急。

"工欲善其事，必先利其器"，肿瘤内、外科医生需要深厚宽广的医学知识，方可更好地救治病者。精准的解剖，正确的内镜诊断、病理诊断、实验室诊断与影像诊断，完善的围手术期评估与处理，适宜的手术方式，及时准确的并发症诊治，娴熟的腹腔镜技术，适度放疗、化疗，合理的 B 超和放射介入干预，祖国医学，免疫治疗，分子靶向药物，冷冻治疗以及腹腔热疗等形成一系列恶性肿瘤诊治流程。目前大多数专著往往涉及上述一个或几个方面，临床医生极需要一本全面实用的参考工具书。王天宝、尉秀清、崔言刚和任军等中青年专家秉承开拓进取的精神，将上述胃肠恶性肿瘤诊治的基础与临床各方面均予以深入探讨，立足于 2011 年 NCCN、日本胃癌指南和循证医学证据，确实难能可贵。本书内容丰富翔实，涵盖面广，着重实用性，每章节后附有参考文献，可作为案头工具书。该书行文通俗易懂，图文并茂，对胃肠肿瘤内、外科医生和研究生开阔视野，更新知识颇有裨益。

欣闻《实用胃肠恶性肿瘤诊疗学》即将出版，向付出辛勤汗水的作者们表示由衷的祝贺，同时，我也高兴地向广大的中青年内、外科医生和研究生推荐此书。

万德森

于中山大学

2012 年 3 月

前　言

随着基础医学与临床医学的飞速发展，新技术、新观点、新方法层出不穷，某些常规处理方法得以调整或被完全摈弃，基于大规模随机对照临床研究的结果与循证医学证据正在改变疾病的处理原则。胃肠恶性肿瘤发病率居高不下，而且呈现逐步增加的趋势。各种诊治观点相互碰撞，争议颇多。最典型的是东、西方对胃癌的处理分歧争论一直延续至今，行扩大的淋巴结清扫术还是标准的 D_2 淋巴结清扫术，外科医生各持己见。直肠癌外科治疗同样存在不同意见，侧方淋巴结清扫与否，低位保肛手术适应证、方法及其疗效，性功能及排尿功能的保护等，均为悬而未决的问题。2010 年日本第 14 版《胃癌处理规约》和第 3 版《胃癌治疗指南》相继问世，美国国立卫生研究院（NCCN）每年均更新发表恶性肿瘤诊治指南，对临床医生的临床实践具有重要的指导意义。本书的编写意图在于将基于循证医学、临床随机对照实验结果、各种诊治指南的胃肠恶性肿瘤诊治方法全方位详细讲述，为临床医生提供一本实用的参考工具书，也希望本书对进一步规范胃肠恶性肿瘤临床处理方法有所裨益。

为达上述编写目的，我们召集解剖学、生理学、病理学、影像学、营养学、循证医学、麻醉学、消化内科学、胃肠外科学、肿瘤学、放射治疗学、介入治疗学、生物治疗学及中医学等有关专家合著此书，以飨读者。本书共计 42 章，约 240 万字，其中插图 1 704 幅，表格 115 张。主要内容有腹部局部及断层解剖（含影像断层解剖），胃肠生理，营养物质代谢与吸收，肠内、外营养支持，胃肠恶性肿瘤影像诊断、病理诊断、实验室诊断及内镜诊断，营养风险筛查，肿瘤循证营养，术前评估与麻醉，术前并存症的诊断与处理，围手术期护理，快速康复外科指导下胃肠恶性肿瘤围手术期处理，肿瘤外科学、手术学（常规开放手术与腹腔镜手术的术前准备、麻醉与体位、手术步骤与图谱、术中应急处理与术后处理）及并发症学，肿瘤化疗、放疗、B 超及放射介入治疗、免疫治疗、分子靶向治疗、中医中药治疗、热疗及冷冻治疗，胃肠恶性肿瘤远处转移的外科处理，肿瘤复发转移的分子机制及其处理，肠造口的康复与护理，胃肠道手工吻合方法及吻合器的使用方法，胃肠恶性肿瘤及其相关问题 2011 年 NCCN 指南概要，胃肠恶性肿瘤常用化疗药物及方案，患者体力状况评分，实体肿瘤疗效评价标准及美国国立癌症研究所常见毒性分级标准等。

本书主要适合于胃肠外科、腹腔镜外科、消化内科、肿瘤内科等科的医生及相应专业的本科生、研究生与进修生阅读和参考。

本书出版得到广东科技出版社的大力支持，在此深表感谢！由于作者专业不同，水平所限，行文难以统一，书中错误及不足在所难免，敬请广大读者不吝赐教。

王天宝　尉秀清　崔言刚　任　军

于羊城

2012 年 3 月

目　　录

上　　卷

第一章 胃肠应用解剖

第一节 胃应用解剖

一、胃的位置和形态

胃是消化道中最膨大的部分，位于上腹部器官形成的"胃床"与膈肌和腹前外侧壁之间，体表投影居于左季肋区、腹上区和脐区，前方由肋弓所遮盖。胃的位置和形态在不同个体间差异十分明显，即便是同一个体，也会因体位变化、进食情况、胃肌紧张度以及毗邻脏器的功能状态不同而使胃的形态和位置处在一个动态的变化中，胃的两端位置相对比较固定，其中贲门是胃的结构中相对最为固定的部分，其仅随膈移动。

胃通过贲门与食管下段相通，通过幽门口与十二指肠球部相通，全胃分为以下几个部分：贲门、胃底、胃体和幽门部（图 1-1）。

1. 贲门 贲门在仰卧位时位于左侧第 7 肋软骨深面，距体表约 10cm，平 T_{11}，直立位时位于左侧第 8 肋软骨后方，平 T_1 上缘。贲门与中切牙之间的距离为 40cm。贲门没有解剖学意义上的括约肌，却拥有防止胃内容物向食管反流的括约机制，这种括约机制可能与下列因素有关：食管下段括约肌的作用、贲门皱襞的阻闭作用、胃黏膜漏斗突起形成的单向活瓣作用、膈肌的收缩。

2. 幽门 胃通过幽门连接十二指肠球部，幽门部胃腔缩窄，在外观上可见一环形浅沟，幽门前静脉行于其中。幽门环是分界胃和十二指肠的解剖标志。幽门在胃空虚状态下仰卧位时位于 L_1 下缘，正中线右侧 1～3cm。直立位时，幽门可降至 L_2 或 L_3 平面。通常，幽门低于贲门一横掌。

幽门处胃壁的环层肌增厚形成幽门括约肌，与较薄的十二指肠对比明显，手术中藉此区分幽门和十二指肠。幽门括约肌内面的黏膜下层和黏膜层凸出形成幽门瓣。幽门部的左侧为幽门窦，右侧为幽门管，两者间在胃大弯侧有一不甚明显的中间

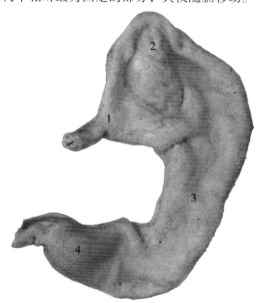

1. 贲门部 2. 胃底 3. 胃体 4. 幽门部
图 1-1 胃的形态

沟。幽门前方的幽门前静脉是外观上区分幽门管和十二指肠上部的解剖标志。

3. 胃小弯 胃小弯处的角切迹是胃体与幽门部在胃小弯侧的分界，角切迹见于小弯的最低点，切迹的位置随胃的状态而变化，胃钡餐造影中明显可见，而术中不易区分。胃小弯全长通过肝胃韧带与肝门相连，肝胃韧带前后两层中夹有胃左血管、胃右血管、迷走神经的胃前后支以及淋巴管和淋巴结。

4. 胃大弯 胃大弯的最高点约平左侧第 5 肋间隙，胃大弯与角切迹相对处略凸起，是胃体和胃幽门部在大弯侧的分界处。胃大弯的位置也随胃的充盈状态改变，可低于脐平面。胃大弯处胃壁较薄，胃造瘘术时可沿胃大弯切做 27～30cm 胃管，上提至颈部与食管颈段吻合。胃大弯全长有胃背侧系膜的衍生物附着，即胃膈韧带、胃脾韧带和胃结肠韧带，上述韧带的前后层之间走行有血管、神经和淋巴管。胃膈韧带前后两层之间的距离较远，使胃底后壁有一小块区域无腹膜覆盖。

5. 胃底 胃底上界仰卧位时平左锁骨中线第 5 肋，直立位时位于第 6 肋间隙平面。胃底内腔常存有约 50mL 的气体，直立位 X 线可清楚定位，称之为胃泡。

6. 胃体　胃体是胃的主要部分，其下界在小弯侧为角切迹，在大弯侧无明显标志。

二、胃壁结构

胃壁为典型的 4 层结构，从内向外依次为黏膜层、黏膜下层、肌层和浆膜层。胃壁厚度超过 1cm 者可确定为病变所致。

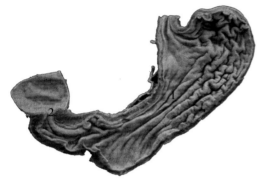

1. 胃内纵向黏膜皱襞　2. 幽门瓣
图 1-2　胃的黏膜

1. 黏膜层　胃的黏膜层厚度为 0.3～1.5mm，贲门处较薄而幽门处较厚。在贲门部，红色的胃黏膜与白色的食管黏膜之间的分界线呈锯齿状，在内镜下可明显鉴别。日本学者将此锯齿状线上、下各 2cm 定义为贲门部。正常状态下，胃黏膜形成高低不等的许多皱襞，皱襞的排列以纵向为主。幽门括约肌范围内的胃黏膜形成环形皱襞，凸向胃腔，称为幽门瓣（图 1-2）。

胃黏膜内存在大量胃腺，包括贲门腺、幽门腺和胃底腺 3 种。胃液主要来自胃底腺，胃底腺内有主细胞、壁细胞、黏液细胞和嗜银细胞。壁细胞产生盐酸和内因子，内因子协助回肠吸收维生素 B_{12}。手术切除胃壁后，壁细胞减少可出现因维生素 B_{12} 缺乏引起的恶性贫血。幽门腺中的 G 细胞分泌胃泌素刺激胃底腺中的壁细胞分泌胃酸。成人每天分泌胃液 1.5～2.5L，胃液无色，pH 0.9～1.5，成分包括盐酸、黏液、内因子和数种消化酶如胃蛋白酶等。胃酸的分泌受神经和体液因素控制，前者主要是迷走神经，后者以胃泌素为主。正常情况下，胃黏膜上皮细胞、胃底腺黏液细胞、幽门腺细胞分泌的黏液以及来自口腔的唾液在胃黏膜表面形成厚 1～3mm 的黏液保护膜，称为胃黏液屏障，阻止胃蛋白酶的通过；胃黏膜上皮细胞相互相连的致密结缔组织形成的脂蛋白层，可阻止氢离子向黏膜内移动，称为胃黏膜屏障。迷走神经作用加强可使主细胞分泌增加，组织胺、浓茶、酒类可促使壁细胞分泌盐酸作用增强。手术治疗胃十二指肠溃疡时，一般需要切除胃的 70% 以上才能达到降低胃酸分泌的目的。

2. 黏膜下层　黏膜下层由疏松结缔组织构成，内有血管和淋巴管走行，Meissner 神经丛分布其中。胃癌和炎症易于在此层内扩散。胃溃疡所致的出血，多为溃疡侵及黏膜下层的血管引发。黏膜下层内的疏松结缔组织便于手术中分离黏膜层和肌层，其又是胃壁中最坚韧的组织层，足以支持外科缝线的张力，缝合胃壁时必须缝合此层。

3. 肌层　胃的肌层由 3 层平滑肌组成，自外向内依次为纵肌层、环肌层和斜肌层。幽门段的环肌层明显增厚，形成幽门括约肌控制胃的排空。幽门括约肌受来自交感神经的运动纤维和来自迷走神经的抑制纤维控制。例如胃的充盈导致胃壁受牵拉，刺激位于胃壁肌层内的神经感受器，进而反射性引起括约肌松弛，促使胃排空。

4. 浆膜层　胃底表面覆盖的腹膜脏层即为浆膜层，该层腹膜在小弯侧向肝门方向延续形成小网膜的一部分（肝胃韧带），在大弯侧向下延续为大网膜终于横结肠的网膜带。胃底部有一个三角形小区无腹膜覆盖，直接与膈相邻。

三、胃的腹膜联系

胃是腹膜内位器官。胃发生于胚胎期的中肠，而中肠则位于体腔中线处由左右两层腹膜包绕，位于胃前方的双层腹膜结构称为胃腹侧系膜，后方的称为胃背侧系膜。此后，在胃的发育和旋转过程中，胃腹侧系膜演化成肝胃韧带，胃背侧系膜演化为相互延续的胃膈韧带、胃脾韧带和大网膜（图 1-3）。胃周围的韧带都是双层腹膜结构，血管、神经和淋巴在两层腹膜之间走行分布。

1. 胃膈韧带和膈食管韧带　胃膈韧带源于胚胎期胃的背侧系膜，连于胃贲门部与膈之间。胃膈韧带向右侧移行为膈食管韧带，后者由食管腹段后方返折至膈，并同右侧的肝胃韧带移行。胃膈韧带下份内有一些胃短动、静脉及淋巴结。

2. 肝胃韧带　肝胃韧带居于小网膜左侧部，上方连于肝门横沟和静脉韧带裂，下方连于胃小弯。肝胃韧带内有胃左动、静脉的分支与属支，有时会存在起自胃左动脉的迷走肝左动脉。

3. 胃脾韧带　胃脾韧带源自胚胎期胃的背侧系膜，自胃大弯上部连接至脾门，上接胃膈韧带，下续大网膜或胃结肠韧带。胃脾韧带上份含胃短动、静脉及脾胰淋巴结，下份有胃网膜左动、静脉，淋巴结和脾动脉的终末支。

4. 胃结肠韧带　胃结肠韧带是大网膜的一部分，同样源自于胚胎期胃的背侧系膜，由胃大弯的浆膜层向下延续连接至横结肠前面，构成了网膜囊的前下壁。胃结肠韧带内有胃网膜右动、静脉，胃网膜左动、静脉及淋巴结。

5. 胃胰韧带　胃胰韧带为胰腺被膜在腹后壁自胰腺上缘向上移行至贲门及胃体后面所形成的腹膜皱襞，其内有胃左动、静脉自腹后壁向贲门方向走行，并在前方形成凸出的腹膜皱襞，称为胃胰襞。

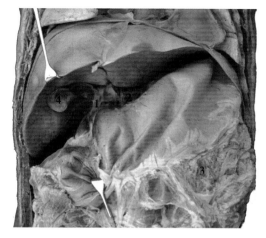

1. 肝十二指肠韧带　2. 肝胃韧带　3. 胃结肠韧带　4. 胆囊

图 1-3　胃的系膜和韧带

四、胃的毗邻

胃上方毗邻膈穹，下方与横结肠相邻，大弯侧胃癌突破浆膜层后常累及横结肠，届时需将横结肠一并切除，故胃癌手术前应行肠道准备。胃大弯与横结肠之间的胃结肠韧带内有中结肠动脉走行，腹腔镜胃癌根治术中分离横结肠系膜时需注意避免损伤该血管，同时要注意副中结肠动脉的存在（33%），该血管通常经过横结肠系膜无血管区走向结肠脾曲。胃的前面上部为左肝及膈肌遮掩，左下部直接贴于前腹壁。胃前壁的溃疡不易形成粘连，穿孔后易引起弥漫性腹膜炎。胃后方与胰腺、左肾、左肾上腺等相邻，胃后壁的溃疡易与胰腺被膜发生粘连，有时可穿透至胰腺引起剧烈疼痛。临床上通过胃后方横结肠系膜的无血管区，可使胃与空肠上段直接相连，行结肠后胃空肠吻合术。

五、胃的动脉

胃的血供极其丰富，占心输出量的2%左右，可以通过胃内降温法达到整体降温的作用。供应胃的动脉多数为腹腔动脉的3级、4级分支，于贲门和幽门抵达胃后，沿胃小弯和胃大弯分布形成两个动脉弓（图1-4）。

胃的血管与脾的血管关系密切。胚胎期，营养胃的动脉大部分由腹主动脉发出，均走行于胃背侧系膜双层腹膜结构内。脾在胃背系膜内发生后，供应胃的血管大多转为供应脾，仅少数血管（胃短动脉）仍供应胃，出生后这些血管被看做是脾动脉的分支。

（一）胃左动脉

胃左动脉大多数起自腹腔动脉，一般是腹腔动脉的第一个分支，少数情况下也可起自腹主动脉（2.86%）和肝左动脉（1.43%）。胃左动脉是腹腔动脉最小的分支，却是到达胃的血

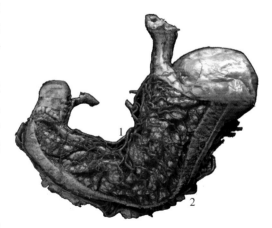

1. 小弯侧动脉弓　2. 大弯侧动脉弓

图 1-4　胃的动脉血供

管里最大的动脉。胃左动脉自腹腔动脉发出后，在后腹膜后方沿后腹壁向左上方上行，抵达贲门后陡转向下进入肝胃韧带，先发出一上行的食管升支然后沿胃小弯向右下行走，分出 2～3 对分支到胃前、后壁。

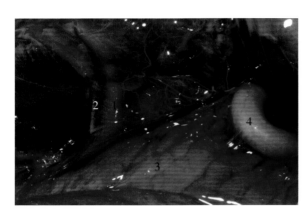

1. 胃左动脉 2. 胃左静脉 3. 胰腺 4. 脾动脉

图 1-5 胰腺上缘的胃胰襞及其后方的胃左血管

胃左动脉的分支有食管支、胃支、迷走肝左动脉和左膈下动脉。食管支又称为食管贲门支，多数为 1～3 支，起自胃左动脉袢左半侧，向左上方走行，经胃膈韧带到达并供应食管腹段及贲门，与脾动脉的分支吻合。胃支是胃部分切除术中估算切除量的常用标志，如胃大部切除术和半胃切除术，通常分别以第 1、第 2 胃支之间和第 3 胃支作为小弯侧的切除标志。有时自胃左动脉会发出迷走肝左动脉（10%～35%），多发自胃左动脉升段或胃左动脉袢的右半侧，进入小网膜上份走向第一肝门，供应左半肝、左外侧叶或一肝段，在全胃或胃大部切除术中应注意保留，尤其是在胃癌淋巴结清扫结扎胃左动脉时应尽量靠近胃壁。胃左动脉沿腹后壁向上走行时将后腹膜顶起，在胰腺上缘处形成比较容易辨认的"胃胰襞"，可以作为腹腔镜视角下定位胃左血管的特征性标志（图 1-5）。

（二）胃右动脉

胃右动脉发出的位置多变，一般发自肝固有动脉或者肝总动脉，有时也可发自肝左动脉、肝右动脉、胃十二指肠动脉、胰十二指肠上后动脉。胃右动脉发出后斜跨过门静脉前方走行于胃小弯侧小网膜内，沿途发出分支供应小弯侧胃壁的右份，在胃后下壁的浆膜下与胃左动脉后支吻合。此外，胃右动脉常有分支与十二指肠后上动脉吻合，在幽门和十二指肠之间形成一个血管吻合弓。较之胃左动脉，胃右动脉供应范围较小，发出的胃支的数目较少，胃支的管径也较细。副胃右动脉的出现率为 2.86%，多发自肝中动脉或肝固有动脉，在胃右动脉的右侧走行。胃右动脉缺如者约占 1.6%。

（三）胃网膜左动脉

胃网膜左动脉是脾动脉系的最大分支，在近脾门处自脾动脉或其分支发出，有时可自脾动脉上终末支发出。胃网膜左动脉发出后经胃脾韧带到达胃大弯，走行于胃结肠韧带内，至胃大弯左侧下份与胃网膜右动脉吻合形成胃大弯动脉弓，沿途发出胃支、网膜支、胰尾动脉和脾下极动脉。胃网膜左动脉供应胃大弯侧上 1/3 胃体前上壁和和后下壁。胃网膜左动脉的网膜支在大网膜与胃网膜右动脉的网膜支相互吻合，共同供应大网膜的血供。较大的一支网膜支为大网膜左后支，在胃网膜左动脉终末前发出。行胃大部分切除术时，应尽量在胃大弯动脉弓内侧处理结扎胃支，以避免大网膜因血供不足而坏死或术后粘连。

（四）胃网膜右动脉

胃网膜右动脉发自胃十二指肠动脉，管径较胃网膜左动脉更粗，起始处管径平均 2.7mm。胃网膜右动脉发出后行经胰头前方后行于胃结肠韧带内，沿途发出幽门下支、胃支、网膜支和胰支。胃网膜右动脉发出的胃支较胃网膜左动脉的胃支长度更短，彼此间相互吻合。胃网膜右动脉的网膜支中最大的一支为大网膜右动脉，走行于大网膜右侧缘，可在大网膜的后两层之间与胃网膜左动脉的大网膜左后动脉吻合形成动脉弓，胃网膜右动脉借此动脉弓与胃网膜左动脉、胃短动脉相通。胃网膜右动脉的变异少见，异位胃网膜右动脉可与中结肠动脉或胰十二指肠下动脉合干，发自肠系膜上动脉。如存在双支胃网膜右动脉，其中一支可由肠系膜上动脉发出。胃网膜左、右动脉吻合处胃支间距增大，形成大弯侧无血管区。远端胃大部分切除术时，切除 50% 的胃，小弯侧切断点位于胃左动脉第 1、第 2 分支之间，大弯侧切断点位于无血管区；如切除 60%～70% 的胃，大弯侧切断点则位于胃网膜左动脉最后两个分支之间；如切除 90%～95% 的胃，则大弯侧的切断点位于全部胃短动脉以上。

（五）胃短动脉

胃短动脉一般为数 2～4 支，可发自脾动脉及其分支、胃网膜左动脉、腹腔干或者左膈下动脉。胃短动脉发出后经脾肾韧带转入胃脾韧带内走行，供应胃底外侧和胃前上壁和后下壁的血供。胃短动脉在胃壁内与胃左动脉、胃网膜左动脉和左膈下动脉的分支存在着吻合，在胃外无吻合。胃短动脉对胃有支持固定作用，切断胃短动脉可引起胃下垂。

（六）胃后动脉

胃后动脉一般有 1～2 支，多发自脾动脉，少数发自脾上极动脉。双支型胃后动脉则分别发自脾动脉和脾上极动脉。胃后动脉发出后在腹膜后隙内上行，经胃膈韧带至胃后下壁，供应胃体后下壁上份的血供。胃后动脉是胃大部切除术后残胃的主要供血血管，而全胃切除或胰尾切除术中，忽视胃后动脉的结扎则会导致腹膜后血肿。

（七）左膈下动脉胃底支

左膈下动脉可发自腹腔干或直接发自腹主动脉，发出后经过左侧膈脚前方、左肾上腺内侧缘到达膈。在行程中于贲门上方发出一返支分布至食管腹段及贲门左侧胃壁。

胃的血供非常丰富，在胃壁内和胃外均形成广泛的吻合。在胃壁内，动脉不仅在浆膜下广泛吻合，在黏膜下层也相互吻合形成动脉丛。在胃小弯侧，黏膜下动脉吻合的数量自贲门端向幽门端逐渐减少，胃窦小弯侧在整个胃中血流量最小。正是由于小弯侧近幽门端缺乏黏膜下动脉丛，易造成局部缺血，故而易形成溃疡。由于胃的血供丰富且吻合充分，胃溃疡出血时以及行胃肠吻合术时，单纯在胃外结扎动脉不能有效止血，必须在胃黏膜下缝扎止血。另外，由于血供丰富，胃大部分切除术时仅保留部分血管即可保证残胃的血供，术后残胃的供血血管可以包括胃短动脉、胃后动脉、胃左动脉升支、左膈下动脉胃底支和食管动脉的下行支，其中胃短动脉和胃后动脉是最主要的血供来源；胃次全切除术时，切除了胃的 95%，即使同时结扎了胃短动脉和胃后动脉，残胃依然可以通过左膈下动脉胃底支和食管动脉下行支获得足够的血供。

六、胃 的 静 脉

胃的静脉属于门静脉系，大多与胃的同名动脉相伴行，分别汇入脾静脉、肠系膜上静脉或直接汇入门静脉。虽然各级胃静脉几乎都有瓣膜，但不具备防止血液逆流作用，这种特点在门静脉高压导致食管下段－胃底静脉曲张的机制中有着重要意义。在胃底与食管相连的区域，细小的静脉相互连接形成静脉丛并与食管周围静脉丛相连。食管周围静脉丛向上连接腔静脉系的奇静脉或半奇静脉，向下连接门静脉系的胃左静脉食管支，是门－腔静脉之间的重要吻合通道之一。

1. 胃左静脉（胃冠状静脉）　胃左静脉始于角切迹，由前、后两支胃支汇合而成，与胃左动脉伴行，在贲门下方收受 1～3 支食管支，在腹后壁左胃胰襞深面向下走行，至十二指肠第一部上缘处汇入门静脉，或径直向下汇入脾静脉，此外少数亦可汇入肠系膜上静脉。汇入门静脉者汇入点位于胰头后方距门静脉起始处约 2cm 的前内侧壁，汇入脾静脉者汇入点位于脾静脉的后上壁。胃左静脉的贲门支和食管支具有广泛的吻合：①经食管裂孔向上与奇静脉或半奇静脉的属支吻合；②在贲门前方与左膈下静脉的属支吻合；③在肝下方第一肝门处与门静脉左支直接吻合。胃左静脉是门静脉系的重要属支，门静脉高压时因转流门静脉血而增粗并导致食管静脉曲张破裂，引起上消化道大出血。因而，通过阻断包括胃左静脉在内的胃静脉对门静脉血的转流，是防治食管静脉曲张破裂出血的主要方法之一，即门奇静脉断流术。

2. 胃右静脉（幽门静脉）　胃右静脉较细，与胃右动脉伴行自左向右沿胃小弯走行于小网膜两层腹膜之间，约在十二指肠球部上缘平面汇入门静脉，或在第一肝门下方汇入门静脉。胃右静脉在幽门处有幽门前静脉汇入，幽门前静脉行于幽门和十二指肠交界处，是胃大弯和胃小弯之间的吻合静脉，是术中分界胃和十二指肠的重要解剖标志。

3. 胃短静脉　胃短静脉为 4~5 支，引流胃底和胃体上份大弯侧的静脉血，与胃短动脉伴行，一般汇入脾静脉或其属支。胃短静脉可通过胃底的静脉丛与食管静脉丛联系，也是门脉高压时门奇静脉断流术中应予以结扎的静脉。

4. 胃后静脉　胃后静脉引流贲门区、胃底和胃体上部小弯侧的静脉血，伴胃后动脉经胃膈韧带走行至腹膜后，下行至胰腺后方汇入脾静脉或脾静脉上极支。双支胃后静脉者，则两支分别汇入脾静脉和脾静脉上极支。在门静脉高压时，胃后静脉可通过胃底静脉丛引起食管腹段和胃底静脉曲张，是造成上消化道大出血的主要血管之一，亦是门奇静脉断流术中必须阻断的血管之一。

5. 胃网膜左静脉　胃网膜左静脉引流临近胃大弯侧的胃前上壁、后下壁和大网膜的静脉血，与胃网膜左动脉伴行走行于胃结肠韧带及胃脾韧带的两层腹膜之间，在脾静脉起始段的下壁汇入脾静脉。

6. 胃网膜右静脉　胃网膜右静脉引流幽门部和胃体下份胃壁以及大网膜的静脉血，与胃网膜右动脉伴行走行于胃结肠韧带内，于胰颈下方汇入肠系膜上静脉或其属支。胃网膜右静脉终末前，常与来自横结肠的右结肠静脉合干，组成胃结肠干，又称 Henle 干，此干管径较粗，终于肠系膜上静脉右侧壁。

7. 左膈下静脉食管支　左膈下静脉食管支的出现率较小，约为 17.1%。一般与左膈下动脉伴行，向下经左膈下静脉、左肾上腺静脉汇入左肾静脉。存在左膈下静脉食管支时，门静脉系的胃左静脉、胃后静脉和胃短静脉可通过胃底 - 食管静脉丛与腔静脉系的左膈下静脉、左肾上腺静脉在后腹壁形成交通。

七、胃的淋巴回流

胃壁有丰富的淋巴管网。胃黏膜下层的淋巴管广泛成淋巴丛，通过浆膜下淋巴管网离开胃壁，随动脉汇入胃周围的局部淋巴结，其流向与动脉相反。由于胃黏膜下层的淋巴管网与十二指肠和食管黏膜下层的淋巴管网相交通，因而远端胃癌时应切除至少 2cm 的十二指肠起始段，胃贲门癌亦需考虑食管纵隔转移的可能。胃周围的局部淋巴结包括以下 6 群，彼此互相连通。

1. 胃左淋巴结（胃上淋巴结）　胃左淋巴结引流的范围包括食管腹段、贲门部、胃底右半侧和胃体小弯侧，这些区域的淋巴汇入腹腔淋巴结，可分为胃胰襞淋巴结、胃小弯淋巴结和贲门旁淋巴结。贲门的淋巴可取道小网膜或肝圆韧带（胃癌肝转移和脐转移的途径之一），亦可直接汇入腹腔淋巴结或肾蒂处的淋巴结。

2. 胃网膜右淋巴结（胃下淋巴结）　胃网膜右淋巴结沿胃网膜右血管分布，引流范围包括胃体下份和幽门部大弯侧胃壁，输出管汇入幽门淋巴结。

3. 幽门淋巴结　幽门淋巴结位于胰头前方和胃十二指肠动脉分叉处，引流范围包括幽门部、十二指肠第一部和胃网膜右淋巴结。幽门淋巴结的淋巴输出至腹腔淋巴结。

4. 胰脾淋巴结　胰脾淋巴结位于胰腺的后方和上缘脾动、静脉周围，另有 1~2 个淋巴结位于胃脾韧带内或脾门处。胰脾淋巴结引流胃底和胃大弯侧胃壁的淋巴，输出管汇入腹腔淋巴结和左肾蒂周围的淋巴结。

5. 胃右淋巴结　胃右淋巴结沿胃右动脉分布，引流幽门管和幽门胃壁上份的淋巴，输出管到达肝淋巴结。

6. 来自胃的淋巴大多都经过腹腔淋巴结流向主动脉旁的淋巴结及胸导管，最终经胸导管汇入左静脉角。

八、胃的神经支配

胃的神经支配来自交感神经和副交感神经系统，二者在胃的肌层和黏膜下层组成神经网，共同调节胃的分泌和运动。

1. 交感神经　支配胃的交感神经节前纤维，起自脊髓胸段第 6~10 节侧角内的内脏运动神经元，抵达腹腔神经节换元，由腹腔神经节发出的节后纤维参与构成腹腔丛，伴随腹腔动脉各级分支到达胃，以胃小弯部最为密集。胃交感神经的功能包括控制幽门括约肌收缩、抑制胃的蠕动、减少胃液分泌以及使胃血管收缩。

2. 副交感神经　胃的副交感神经纤维来自迷走神经前干和后干。迷走神经前、后干通过膈肌裂孔进入腹腔，大多位于胃食管连接处右半侧的前面和后面，在腹膜和食管肌层之间走行。副交感神经的作用是促进胃的分泌活动和蠕动、幽门括约肌松弛。

迷走神经前干多下行于食管右前方，在贲门上方发出一小支进入食管肌层，称 Harkin 神经，切断后可引起贲门痉挛导致咽下困难。前干在贲门平面发出肝支和胃前支。肝支通常为 1～4 支，经肝胃韧带两层腹膜之间向右侧走行加入肝丛，如存在迷走肝左动脉，则肝支多伴随该动脉走向肝蒂。肝支的位置在解剖上是恒定的，位于小网膜上份，浅表而易于定位。胃前支是迷走神经前干发出肝支后的延续段，多伴随胃左动脉沿胃小弯下行，沿途发出胃支到胃前壁，分布于贲门、胃底和胃体。胃前支终末端在胃小弯角切迹远侧的分支称为幽门支，其分支的分布呈鸦爪状分布于距幽门平均 7cm 的幽门部胃壁，但不支配幽门括约肌。鸦爪支59% 是胃前支的终末支，41% 为肝支所发出，是高选择性迷走神经切断术时保留分支的标志。

迷走神经后干多下行于食管腹段右后方，其走行存在较多变化，常偏离食管而靠近主动脉，位于右膈脚、贲门右侧缘和胃左动脉围成的间隙内。后干在下行过程中发出后食管贲门胃底支、腹腔支和胃后支。腹腔支在贲门平面以下发出，在网膜囊后壁左胃胰襞的后方走行，伴随胃左动脉到达腹腔神经丛。胃后支是后干发出腹腔支后的延续段，经胃左动脉降段后方与动脉伴行，发出胃支分布于胃底、胃体和贲门部的胃后壁，在角切迹发出幽门支形成后鸦爪支分布于幽门部。后鸦爪支不恒定，常缺如。由腹腔支、胃后支和胃左动脉围成的三角，平均高 2.2cm，胃左动脉胃三角形底边，此解剖关系有利于定位腹腔支和胃后支。

迷走神经的干、支变异和分布异常多见。有时迷走神经前、后干在食管裂孔以上即可发出胃支，因此即便在食管胸段下份切断前、后干，也不能保证迷走神经完全切断。由于在食管裂孔处存在多支迷走神经干的可能，30% 的病例未能切断全部迷走神经支，而迷走神经胃支的起始、走行多变，故而术中很难完全切断。进入腹腔后，支配胃的交感神经纤维和副交感神经纤维主要沿胃小弯走行并发出胃支分布到胃壁，便于术中分辨迷走神经胃支。胃选择性迷走神经切断术或高选择性迷走神经切断术中，为达到阻断神经性胃酸分泌，必须将上述神经支全部切断。紧靠胃小弯分离切断胃支，有利于保留胃主支和腹腔支、肝支。

3. 传入神经　胃的内脏传入神经纤维中，与胃壁牵拉等感觉冲动传递相关的传入纤维，与副交感神经纤维同行，称为迷走神经的一部分。传入神经元的中枢支进入脑干并与延髓网状结构内的呕吐中枢有联系，因而牵拉胃能引起呕吐反射。传递痛觉冲动的内脏传入神经纤维伴随交感神经纤维走行，其神经元胞体在脊神经节内。胃疾患时，有位于第 7～9 皮肤节段的牵涉痛。

（南方医科大学　吴　涛）

第二节　十二指肠应用解剖

一、十二指肠位置与形态

十二指肠介于胃和空肠之间，是小肠上段的一部分，其上端始于胃的幽门，下端至十二指肠空肠曲接续空肠。成人十二指肠长 20～25cm，是小肠中长度最短、管径最大、位置最深且最为固定的部分。整个十二指肠呈 C 形弯曲，并包绕胰头。除始、末两端外，均在腹膜后间隙，紧贴腹后壁 $L_1 \sim L_3$ 的右前方。按其走向分为十二指肠上部、降部、水平部和升部 4 部分（图1-6）。

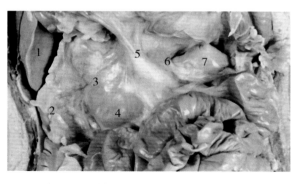

1. 肝右叶　2. 结肠肝曲　3. 十二指肠降部
4. 十二指肠水平部　5. 横结肠系膜根部
6. Treitz 韧带　7. 空肠起始部

图1-6　十二指肠

二、十二指肠分部及毗邻

1. 上部 长 4 ~ 5cm，始自胃的幽门，向右后上延续走行，至肝门下方转而向下，形成十二指肠上曲，移行为降部。上部起始处有大、小网膜附着，属于腹膜内位，故活动度较大；余部在腹膜外，几无活动性。上部通常平对 L_1，直立时可稍下降。上部的前上方与肝方叶、胆囊相邻，近幽门处小网膜右缘深侧为网膜孔；下方紧邻胰头和胰颈；后方有胆总管、胃十二指肠动脉、肝门静脉及下腔静脉走行。

十二指肠上部近侧段黏膜面平坦无皱襞，钡餐 X 线下呈三角形阴影，称十二指肠球。此部前壁好发溃疡，穿孔时可累及结肠上区；后壁溃疡穿孔则累及网膜囊，或溃入腹膜后隙。

2. 降部 长 7 ~ 8cm，始于十二指肠上曲，沿脊柱右侧下降至 L_3，折转向左，形成十二指肠下曲移行于水平部。降部为腹膜外位，前方有横结肠及系膜跨过，将此部分为上、下两段，分别与肝右前叶及小肠襻相邻；后方与右肾门、右肾血管及右输尿管相邻；内侧紧邻胰头、胰管及胆总管；外侧有结肠右曲。

十二指肠降部黏膜多为环状皱襞，其后内侧壁上有一十二指肠纵襞。在纵襞上端约相当于降部中、下 1/3 交界处可见十二指肠大乳头，为肝胰壶腹的开口处，一般距幽门 8 ~ 9cm；在其左上方 1 ~ 2cm 处，常可见十二指肠小乳头，为副胰管的开口处。

3. 水平部 长 10 ~ 12cm，自十二指肠下曲水平向左，横过 L_3 前方至其左侧，移行为升部。此部也是腹膜外位。上方邻胰头及其钩突；后方有右输尿管、下腔静脉和腹主动脉经过；前方右侧份与小肠襻相邻，左侧份有肠系膜根和其中的肠系膜上动、静脉跨过。此部介于肠系膜上动脉与腹主动脉夹角处，故当肠系膜上动脉起点过低时，可能会压迫水平部而引起十二指肠腔淤滞、扩大，甚至梗阻，称肠系膜上动脉综合征。

4. 升部 长 2 ~ 3cm，由水平部向左上斜升，至 L_2 左侧折向前下，形成十二指肠空肠曲，移行于空肠。升部前面及左侧覆有腹膜；左侧与后腹壁移行处常形成 1 ~ 3 条腹膜皱襞与相应的隐窝。其中一条皱襞位于十二指肠空肠左侧、横结肠系膜根下方，称为十二指肠上襞或十二指肠空肠襞。升部右侧毗邻胰头与腹主动脉。

三、十二指肠悬韧带

十二指肠悬韧带，即 Treitz 韧带，位于十二指肠上襞右上方深部，由纤维组织和肌组织构成，从十二指肠空肠曲上面向上连至右膈脚，有上提和固定十二指肠空肠曲的作用，是手术中确认空肠起始的标志（见图 1 - 6）。

四、十二指肠的血管

1. 动脉 十二指肠血液供应主要来自胰十二指肠上前、后动脉及胰十二指肠下动脉。胰十二指肠上前、后动脉均起于胃十二指肠动脉，分别沿胰头前、后方靠近十二指肠下行。胰十二指肠下动脉起于肠系膜上动脉，分为前、后两支，分别上行与相应的胰十二指肠上前、后动脉相吻合，形成前、后动脉弓，弓上分支营养十二指肠与胰头。此外，十二指肠上部还有胃十二指肠动脉分出的十二指肠上动脉、十二指肠后动脉以及胃网膜右动脉的上行返支和胃右动脉的小支供应。

2. 静脉 多与相应的动脉伴行，除胰十二指肠上后静脉直接汇入门静脉外，余均汇入肠系膜上静脉。

五、十二指肠的淋巴回流

十二指肠的黏膜层、黏膜下、肌层及浆膜层都存在毛细淋巴管，肌层内两种淋巴管道，一种起自纵肌与环肌之间的毛细淋巴管，另一种是起自固有膜和黏膜下层，穿经肌层的淋巴管。各淋巴管汇入集合淋巴管，再注入局部淋巴结。十二指肠周围的局部淋巴结有幽门下淋巴结、胰十二指肠上淋巴结、胰十二指肠下淋巴结、肠系膜上淋巴结、幽门下淋巴结和肝淋巴结等。一般来说，十二指肠上部的淋巴是流入幽门下淋巴结、幽门上淋巴结和肝淋巴结；十二指肠降部以下的淋巴流入胰十二指肠上、下淋巴结和肠系膜上淋巴结。十二指肠淋巴流向可分为两个方向，一个是通过幽门淋巴结和肝淋巴结向上注入腹腔淋巴结；另一个是通过胰十二指肠淋巴结或直接向下注入肠系膜上淋巴结。

六、十二指肠的神经

十二指肠受交感神经和副交感神经的双重支配。其交感神经节后纤维主要来自腹腔节和肠系膜前节，少数也来自交感干神经节。节后神经元的局部定位和分布特点是集中分布区位于腹腔神经节和肠系膜前神经节的右后半部，分散分布区位于该节的除右下部外的其余各部。十二指肠感觉神经纤维来自双侧 $T_3 \sim L_4$ 脊神经节和双侧迷走神经下节，以右侧为主。临床上十二指肠疾病的牵涉痛位于体表的脐上部，并与胃的牵涉痛区相重叠，其压痛点在背部正中 T_{12} 高度的区域。

（乌鲁木齐总医院　刘兴国）

第三节　胰腺应用解剖

一、胰腺的位置与形态

胰腺是人体内仅次于肝的大腺体，也是消化过程中起主要作用的消化腺，具有外分泌和内分泌两种功能。胰腺质地柔软，呈三棱形，长 12 ~ 15cm，宽 3 ~ 4cm，厚 1.5 ~ 2.5cm，重约 75g。胰腺的位置深在，通常位于第 1、2 腰椎前方，横位于腹后壁的腹膜之后，属腹膜外位器官。其右侧端较低，嵌于十二指肠降部与水平部所形成的凹窝内，左侧端较高靠近脾门。胰腺在腹前壁的体表投影是：胰腺下缘相当于脐上 5cm，上缘相当于脐上 10cm 处。

胰腺的长轴自右下向左上倾斜，与水平面成 20° ~ 40°。胰腺头颈部在腹中线的右侧，胰腺体、尾部在腹中线的左侧。胰头位于 L_2、L_3 平面，胰体位于 L_1 平面，胰尾可高达 T_{12} 平面。侧位（矢状面）观察，胰腺呈向前凸的弓形，胰体与脊柱之间的距离一般为一个椎体的前后径。此间距离可随人的胖瘦有所改变，胖者距离大，瘦者减少或仅有 1cm 的间隔。胰腺的形态多为蝌蚪形（占 40%），弓形次之（20%），其余的 S 形、波浪形、三角形及哑铃形等依次减少，此外还有不规则形，这些形态变化对胰腺超声显像可提供参考。

二、胰腺的分部及毗邻

胰腺分为头、颈、体、尾 4 部分或头、体、尾 3 部分。临床上多沿用 4 分法，由于 4 分法比较合乎解剖实际，故这里仍按 4 分法进行叙述（图 1 - 7）。

1. 胰头　胰头位于 L_2 的右侧，是胰腺最宽大的部分。胰头的上、右、下三面被十二指肠上部、降部及水平部形成的 C 形凹所环抱，紧贴于十二指肠壁。有时胰头的一小部分呈钩状嵌入十二指肠降部壁内。由于胰腺头部与十二指肠紧贴，胰头部肿瘤容易压迫十二指肠而引起梗阻，X 线检查时，可见十二指肠曲扩大或变形。

胰头的下方有向左后下侧突出的钩突，其一部分位于肠系膜上静脉的右后方。此处有数条胰头、钩突小静

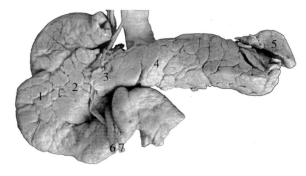

1. 十二指肠　2. 胰头　3. 胰颈　4. 胰体　5. 胰尾　6. 肠系膜上静脉　7. 肠系膜上动脉

图 1 - 7　胰腺

脉汇入肠系膜上静脉的右后壁，行胰十二指肠切除术时，必须仔细逐一结扎这些小静脉，如处理不当常致出血，甚至撕裂肠系膜上静脉造成难以控制的出血。

胰头前面有横结肠系膜根将其分为上、下两部分。胰头后面有下腔静脉、右精索或卵巢静脉、右肾静脉及腹主动脉。肠系膜上静脉从胰头的后面汇入门静脉。正常情况下，胰头与上述组织之间有疏松结缔组织，当胰腺尤其是胰头有炎症或肿瘤时，上述组织可能受累，故对胰头癌欲做胰十二指肠切除术时，应重点检查胰头肿物侵及门静脉、下腔静脉及肠系膜上静脉的情况。如果各处均未受侵，手术可顺利进行，若下腔静脉、门静脉及肠系膜上静脉有一处受累，胰十二指肠切除术则难以进行。

2. 胰颈　胰颈位于胰头的左侧，是连接胰头与胰体的狭窄扁薄部分，长 2～2.5cm，与胰头之间无明显界限。有人以十二指肠上曲与肠系膜上静脉右缘的连线为胰头、颈部的分界线。胰颈位于胃幽门及十二指肠上部的后下方，其上方有胆总管。胰颈的背面的一凹沟，沟内有肠系膜上静脉经过。该静脉向上走行不久即与脾静脉汇合成门静脉主干。肠系膜上静脉及门静脉干下部在胰颈背面经过时，没有胰腺小静脉汇入，因此，在行胰十二指肠切除术分离胰腺背面与肠系膜上静脉时，可从胰腺的上、下缘沿肠系膜上静脉与胰颈背面之间进行钝性分离。

3. 胰体　胰体占胰的中份大部，约位于 L_1 平面，其前面隔网膜囊与胃后壁为邻。胃后壁溃疡时，常见胰腺粘连或穿透，此时做胃切除术则有一定难度。胃后壁肿瘤也可侵及胰腺，手术时应进行仔细探查后，方可确定术式。

胰体后面由右向左横过下腔静脉、胸导管起始部、腹主动脉、左肾上腺及左肾前方。胰体上缘紧靠腹腔干（腹主动脉的分支）及腹腔丛，因此，胰腺炎时极易波及神经丛而出现腰部剧痛。如果胰腺癌患者有腰部剧痛，则提示癌瘤已侵犯腹腔神经丛。胰体上缘还有脾动、静脉走行，脾静脉有时甚至埋在胰腺上缘的沟内。脾动脉发出数条胰支进入胰腺内，胰腺内又有多条小静脉（胰静脉）直接汇入脾静脉。由于脾静脉及其属支与胰腺紧密相连，尤其在脾血管被病变累及，不易分离时，行胰体尾切除术则需要将脾一并切除。

据统计，肠系膜下静脉在胰体后方与脾静脉汇合者约占半数以上，其余汇入肠系膜上静脉，或注入肠系膜上静脉与脾静脉的汇合处。在行胰腺切除术游离胰体时，如为汇入脾静脉者，应注意结扎、切断肠系膜下静脉，才能切除胰腺体尾部，否则可能误伤出血。

4. 胰尾　胰尾是胰腺左端的狭细部分，其末端钝尖，伸向左上，抵达脾门后下方。因胰腺尾部紧靠脾门，位于脾肾韧带的两层腹膜之中，脾切除时需防止损伤胰尾，以免发生胰瘘。

胰尾部有 4～6 支小静脉注入脾静脉，门静脉高压症时，这些小静脉增粗，其管壁变薄，在行脾肾静脉吻合术时，为游离出足够长度的脾静脉，须仔细分离、结扎、切断这些小静脉支。若处理不当，可因出血或撕裂脾静脉而增加手术困难。

三、胰　管

胰管是胰腺的主要排泄管。胰管自胰腺尾部沿胰的长轴右行，横贯胰腺的全长。管径自左向右逐渐增大，可达 2～3mm，当壶腹部或乳头部阻塞时（因肿瘤或结石等），胰管直径可扩大至 7～8mm。胰管沿途汇集各小叶的导管（100 个左右），这些导管几乎呈垂直方向汇入胰管，引流胰腺的大部分胰液。约在胰腺头颈交界处胰管弯向下后方，然后在胆总管的左侧与胆总管汇合，最后斜行穿入十二指肠降部肠壁，共同开口于十二指肠大乳头。了解十二指肠大乳头的位置及其标志，对逆行性胰胆管造影甚为必要。

在胰头的上部，常有副胰管存在。副胰管一般较短小，走行于胰管的上前方，主要引流上前部的胰液。副胰管在左端多与胰管汇合，右端多直接开口于十二指肠小乳头。小乳头位于十二指肠大乳头的上方（稍偏内侧）约 2cm 处（成人）。胰管末端发生梗阻时，胰液可经副胰管进入十二指肠。

胰管和副胰管有多种类型。据国人 100 例解剖统计，共有 6 种类型，这对胰管造影术诊断胰腺的病变有重要参考意义。特别是对Ⅲ型者（17.0%），如经大乳头插管行 ERCP，副胰管将不显影。

Ⅰ型：主胰管与胆总管汇合开口于大乳头，有较细的副胰管连通于主胰管，它开口于小乳头，钩突小胰管与主胰管相通。

Ⅱ型：无副胰管，但在胰头上部有一小胰管与主胰管相连通，另一端为多数微细小胰管，并不开口于十二指肠。钩突小胰管与主胰管相连通。

Ⅲ型：副胰管粗大，贯通整个胰腺，开口于小乳头，而主胰管细短，并与副胰管不相通，与胆总管共同开口于大乳头。

Ⅳ型：副胰管较细，与主胰管相连通，开口于小乳头。钩突小胰管连通副胰管。

Ⅴ型：有一较细的副胰管在胰头下部与主胰管相连通，经主胰管浅面斜向右上方，开口于小乳头。

Ⅵ型：主胰管在胰头部呈一圆圈形，副胰管连通于圆圈形上方尾侧的主胰管，而钩突小胰管连通于圆圈上。

胰管在胰腺实质内从左向右走行，靠近胰的后面。从胰头至胰尾的后距，有菲薄（1~2mm）的一层胰组织（或只有一层纤维膜）并逐渐增大。据统计，在胰颈部的后方仅为1~2.9mm（少数亦只有一层薄膜）。故行胰十二指肠切除术时，若在胰颈切断胰腺进行胰肠吻合时，易将胰管缝扎或缝线贯穿部分胰管，造成胰管撕裂，而术中又不易发现，导致术后发生胰瘘的危险性增加。如果在胰颈左侧界再向左1~2cm处切断胰体，行胰肠吻合，则可避免损伤胰管。

四、胰腺的血管

（一）胰腺的动脉

胰腺的血液供应大部分来自腹腔干的分支，另一部分来自肠系膜上动脉（图1-8）。了解胰腺动脉的分布及走行特点，对选择性或超选择性胰腺血管造影、胰腺手术、胰腺移植等很重要。

1. 胰十二指肠上前、上后动脉 胰十二指肠上前动脉起自胃十二指肠动脉的末端，沿胰头和十二指肠降部之间的沟下行，与胰十二指肠下动脉前支相吻合。胰十二指肠上后动脉多起自胃十二指肠动脉的中部或根部，个别可起自肝动脉、肝固有动脉或左、右肝动脉。胰十二指肠上后动脉在十二指肠上部的后方斜向右下，越过胆总管的前面至其右侧，在胰头后面的中部与胰十二指肠下动脉后支吻合。

2. 胰十二指肠下动脉 胰十二指肠下动脉多起自肠系膜上动脉，也可起自第1空肠动脉、胰背动脉及异常走行的右肝动脉。通常是在肠系膜上动脉自十二指肠水平部与胰腺下缘之间的前沟中，与胰十二指肠上前动脉相吻合，组成胰十二指肠前弓，由胰十二指肠前、后弓再发出分支至胰头及十二指肠。由于胰十二指肠上前、上后动脉属腹腔干分支，胰十二指肠下动脉前、后支为肠系膜上动脉分支，借胰十二指肠前、后弓的形成，构成了腹腔干与肠系膜上动脉之间的连通。

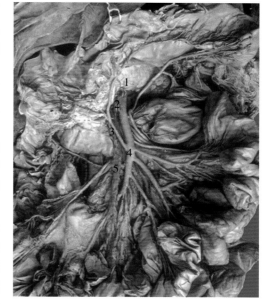

1. 胰颈　2. 胰十二指肠下动脉　3. 中结肠动脉　4. 肠系膜上动脉　5. 肠系膜上静脉

图1-8 肠系膜上动脉及其分支

3. 胰头上缘支 有文献报道，在70例胰腺动脉标本中，见45例（64.3%）沿胰头上缘有一条较细的动脉支，常起自胃十二指肠动脉，向左走行，与胰背动脉的分支相连。此支发出数支微细小动脉供胰头上部。

4. 胰背动脉及胰下动脉 胰背动脉起点变异较多，可由腹腔干、脾动脉、肝总动脉等处发出。胰背动脉向下行至胰腺上缘背面，在脾静脉上方分为左、右两支，右支与胰下动脉，向左行于胰体下部偏后部的胰腺实质内，与脾动脉的胰支吻合。在50例胰腺动脉标本调查中，发现胰背动脉缺如者共7例（14.0%）。缺如者的血运由胰下动脉来代偿，此时胰下动脉起自胃十二指肠动脉末端或胃网膜右动脉的根部，个别起自肠系膜上动脉。

胰下动脉虽多由胰背动脉分出，个别也可起自胃十二指肠动脉、胃网膜右动脉或肠系膜上动脉。胰背动脉的左、右分支多可贯通胰腺全长，是胰腺体部的主要供血动脉。Michels 指出，行胰头十二指肠切除术时，如切断线超过腹主动脉左侧，则有切断胰背动脉的危险。在观察胰腺动脉标本时，见胰腺实质内动脉网十分丰富，术中如误扎胰背动脉，也不致发生胰体尾部血运障碍。为慎重起见，在行胰十二指肠切除术时，如有可能，最好尽量找到胰背动脉及其左右分支，应只切断胰背动脉的右支，保留其左支，而在胰体尾切除术时，则应保留其右支，切断其左支。

5. 脾动脉胰支及胰大动脉　脾动脉发出的胰支以 4~5 支者为多见。胰支从脾动脉下缘发出，经胰腺后上缘进入胰腺，在胰腺实质内与其他各动脉分支相互吻合十分丰富。胰腺移植术时，如对胰腺的主要供血动脉，如胃十二指肠动脉（发出胰十二指肠上前、后动脉）、肠系膜上动脉（发出胰十二指肠下动脉）及脾动脉（发出胰支）等能确保 1 支血运通畅，移植胰腺的血液供应可望得到保证。

胰大动脉是脾动脉向胰腺发出的数条分支中最大的 1 支，多在脾动脉的中 1/3 段发出，经胰腺上缘的左、中 1/3 交点处进入胰腺实质。胰大动脉在胰腺实质内也可分成左、右两支，其左、右支呈人字形多见，少数呈倒 T 形。超选择性胰腺血管造影时，应注意观察胰大动脉左、右分支的走行情况，对胰腺体部占位性病变的诊断具有一定意义。

如果胰背动脉细而短，分布范围仅限于胰腺的右半侧，其胰大动脉则较粗大，胰腺体部的血液来源主要由胰大动脉供应。超选择性胰腺血管造影如见胰背动脉较细短，则应与胰腺肿瘤所致的血管局限性狭窄或变形相鉴别。

6. 胰尾动脉　一般有 3~4 条，以起自脾动脉下极支及脾门附近的脾动脉干者为多见。由于胰尾动脉很细，起点及支数多不恒定，因此，在胰腺移植或胰尾手术时，对胰腺尾部的血管应仔细处理。

（二）胰腺的静脉

胰腺的静脉基本与同名动脉伴行，主要回流至门静脉系统。胰头与胰颈部的静脉血汇入胰十二指肠上静脉、胰十二指肠下静脉及肠系膜上静脉；胰体及胰尾部的静脉以多数小支在胰后上部汇入脾静脉。关于胰腺静脉的研究较少，据报道胰腺小静脉汇入脾静脉内 1/3 段者平均为 3.9 支，中 1/3 段 4.2 支，外 1/3 段 4.1 支，胰腺尾部小静脉汇入脾门处静脉，各静脉支之间在胰腺内有充分吻合。在胰腺头部有引流头、钩突的小静脉（一般 2~5 支）汇入附近肠系膜上静脉的右后侧壁，比较隐蔽。在胰头、胰颈的上部有时出现胰上静脉（17%），此静脉汇入门静脉，成人平均长 7.8mm，直径 1.6mm。胰下静脉出现率为 67%，此静脉横贯胰颈、胰体及胰尾全长者占 43%；相当于胰颈、胰体及胰尾全长的 3/4 者占 17%。成人胰下静脉平均直径为 1.5mm，多汇入肠系膜上静脉或肠系膜下静脉的左缘。胰下静脉有许多小尾支，与胰体、尾部的小静脉相连通（汇入脾静脉），因此，可将胰下静脉视为肠系膜上静脉与脾静脉间的另一侧支通路。门静脉高压症行选择性远端脾肾静脉分流术（Warren 手术）时，可能有高压的门静脉血经胰下静脉回流至脾静脉，而影响手术效果。如果胰下静脉缺如，由于胰头、颈、体、尾各部静脉间均有充分的小静脉相连通（立体微细静脉结构），估计也可能影响手术的分流量及治疗效果。

五、胰腺的淋巴回流

由腺泡周围和小叶周围分布的毛细淋巴管汇成胰腺内的淋巴管。较大的淋巴管在小叶间隔中与血管伴行流向胰腺表面。在胰腺表面，淋巴管形成丰富的吻合。胰腺外的淋巴管一般与动脉并行。胰腺上部的淋巴结引流入腹腔淋巴结；胰头部的淋巴管首先流入胰头旁淋巴结，随胰十二指肠血管引流至胰腺上缘淋巴结，再向上流入腹腔淋巴结。胰腺下部的淋巴结注入肠系膜上淋巴结，再从主动脉旁淋巴结进入肠淋巴干，终止于乳糜池。胰体、尾部的淋巴流向脾门处及胰上缘淋巴结，再沿脾动脉至腹腔淋巴结。

胰腺的淋巴引流主要有网膜孔淋巴结、胰十二指肠上淋巴结、胰十二指下淋巴结和肠系膜上淋巴结。

六、胰腺的神经支配

胰腺受交感神经和副交感神经的双重支配，副交感神经来源于迷走神经，副交感神经传出纤维对胰岛、腺泡和导管起调节作用。交感神经为内脏神经，来源于腹腔肠系膜神经节，痛觉来自内脏神经，交感神经是胰腺疼痛的主要通路。切断 $T_8 \sim L_1$ 节段双侧的交感神经能解除疼痛，即内脏神经切除术。内脏神经切断可以破坏这一反射弧。胰腺病变通过内脏神经反射机制导致血管收缩和血供减少，从而加重胰腺病变。

（乌鲁木齐总医院　刘兴国）

第四节　空肠和回肠应用解剖

空肠和回肠属于小肠，位于腹部结肠下区。小肠是人体消化吸收脂肪、蛋白质、糖和矿物质等营养物质的主要场所。一般认为，小肠切除85%以上或残留小肠短于100cm时，可发生吸收与代谢紊乱。尽管有报道手术后残留小肠短于100cm甚至短于50cm者仍可存活，然而，考虑到维持患者术后生存质量，手术中应尽可能保留最长的小肠祥（图1-9）。

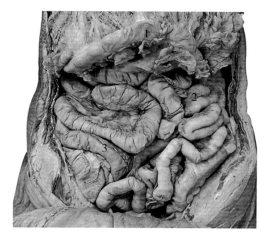

1. 横结肠　2. 空肠　3. 回肠
图1-9　结肠下区（空回肠）

一、空回肠的长度和位置

空肠始于十二指肠空肠曲，经回肠延伸至回盲部。由于空回肠的紧张度变化较大以及肠祥屈曲造成的误差，空回肠的测量长度差异明显：在标本上空回肠平均长度为397.7~530.6cm，而在活体上用聚乙烯管测量空回肠的长度约为261cm。空肠的起始点以十二指肠悬韧带（Treitz韧带）为标志，该韧带上部向左倾斜（见图1-6）。十二指肠悬韧带内的十二指肠悬肌起自肠系膜上动脉根部两侧及腹腔动脉根部的结缔组织，自右上向左下走行，止于十二指肠第3、4段及十二指肠空肠曲后部。手术中用于确定空肠起始点的标志为十二指肠悬韧带而不是十二指肠悬肌。手术切除小肠过多可引起营养代谢紊乱以及体液失衡，一般切除小肠的1/3~1/2对功能影响较小，切除1/2~2/3可导致营养障碍，切除4/5以上可危及生命。

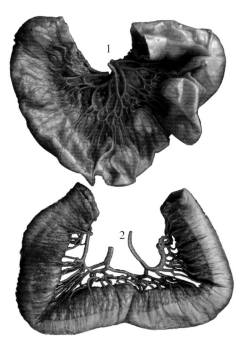

1. 回肠　2. 空肠
图1-10　空回肠的形态差异

空肠与回肠之间没有明显的分界，通常认为小肠的近端2/5为空肠，远端3/5为回肠，空肠与回肠在外观上差异为空肠管径粗、壁厚、色红、血管弓稀、脂肪少；回肠管径细、壁薄、色白、血管弓密、脂肪多（图1-10）。解剖学有时也以第7支小肠动脉为标志，其近段为空肠，远段为回肠。回肠末段多为腹膜内位，少数为腹膜间位（12.2%），回肠与盲肠的交角约为90°，容易形成肠套叠。

二、小肠系膜

一般意义上的小肠系膜即空回肠系膜。小肠系膜为双层腹膜结构，续于腹后壁的壁腹膜，其内走行有供应空回肠的血管、神经、淋巴管及局部淋巴结。小肠系膜根部附着于腹后壁，其上端起自 L_1 或 L_2 左侧。小肠系膜根部将横结肠下方、升降结肠之间的区域分隔为左、右肠系膜窦。小肠系膜根的发育缺陷可以导致腹膜内疝。小肠系膜的存在使得空回肠有较大的活动度，因而空回肠又称为系膜小肠。由于小肠系膜根的走向为斜向右下方的直线，故而小肠系膜左右方向的移动度要大于上下方向。

小肠系膜内除了血管、神经和淋巴外，还含有不定量的脂肪。系膜根部的脂肪较多，接近系膜缘处的脂肪较少。空回肠为腹膜内位器官，几乎完全被腹膜包绕，仅在小肠系膜缘处无腹膜覆盖。在此处，小肠系膜两叶与肠管构成一个无腹膜覆盖的裸区成为系膜三角，供血管神经出入肠管。小肠切除吻合时要妥善处理缝合此处，以防止发生血肿及肠瘘，吻合肠管后必须将两侧系膜切缘对合缝合，防止内疝的发生。

三、空回肠的血管

1. 动脉 空回肠的血供来自肠系膜上动脉发出的 10~20 支肠动脉，肠系膜上动脉发出的肠动脉多数从其左壁发出，但第 1~2 肠动脉起自后壁或右壁。胰十二指肠下动脉可与第 1 肠动脉共干（76%）。各肠动脉相互吻合形成一级动脉弓，一级动脉弓的分支吻合成二级弓、三级弓，最多可达五级弓。空肠上段的血管弓仅有一级，弓外分支直血管较长；空肠下段血管弓有二级或三级，弓外分支直血管较短；至回肠末段血管弓则有四级或五级，弓外直血管最短。直血管支垂直于肠道纵轴进入肠壁供应相应的肠段，各直血管在肠壁内的吻合稀疏。因此，行小肠切除术时，肠管系膜缘的肠壁保留应大于对系膜缘，以避免对系膜缘的肠壁供血不足。尽管通常认为肠管内动脉吻合稀疏，但有实验表明，在人体小肠使用注射剂，通过肠壁内吻合仍可注射长约 15cm 的肠段，是否存在临床意义仍有争议。

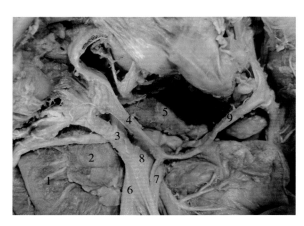

1. 十二指肠降部 2. 胰头 3. Henle 干 4. 右结肠动脉 5. 胰颈 6. 外科干 7. 肠系膜上动脉 8. 肠系膜上静脉 9. 中结肠动脉

图 1-11 肠系膜上静脉

2. 静脉 空回肠的静脉回流至肠系膜上静脉。肠系膜上静脉起自右髂窝内，由回肠末段、盲肠和阑尾的静脉汇合而成。肠系膜上静脉在小肠系膜根内沿肠系膜上动脉右侧上行，经胰腺钩突前方在胰颈后方与脾静脉汇合成为门静脉。肠系膜上静脉是门静脉的最大属支，门脉高压时可施行肠系膜上静脉-下腔静脉"H"血管移植分流术，胃网膜右静脉常与结肠右静脉合成"Henle干"，此干注入点至回结肠静脉汇入处的一段肠系膜上静脉称为"外科干"（图 1-11），是肠-腔分流术的理想部位。外科干多居于肠系膜上动脉右侧（90%~91%），外科干前方常有肠系膜上动脉的分支跨过（9.5%~38%），多为结肠右动脉或结肠中、右动脉的合干，回结肠动脉与结肠中动脉少见。外科干右侧无属支者占83.3%，外科干左侧无属支者占17.5%。外科干的外科标志：肠系膜上动脉的右侧，回结肠动脉的上方。外科手术中显露外科干，可于肠系膜搏动处右侧切开小肠系膜根。

四、空回肠的淋巴回流

空回肠的淋巴多起自肠黏膜淋巴丛和肠黏膜下淋巴丛，黏膜下淋巴丛又与浆膜下淋巴丛汇合为集合淋巴管。在小肠固有膜内存在着淋巴小结，空肠的淋巴小结散在分布，而回肠内的淋巴小结聚集为集合淋巴小结。小肠的淋巴回流经过 3 组淋巴结：①靠近肠壁的淋巴结，输出至肠系膜动脉弓周围的肠系膜淋巴结；②肠系膜淋巴结，输出至肠系膜上淋巴结群；③肠系膜上淋巴结，输出至腹腔淋巴结或与腹腔淋巴结的输出管合成肠干。回肠末段的淋巴管注入回结肠淋巴结。

五、空回肠的神经支配

空回肠的神经来自腹腔丛，腹腔丛沿肠系膜上动脉的分支组成肠系膜上神经丛。交感神经抑制小肠的蠕动及其消化活动，并使消化道血管收缩从而减少其血液灌注量。迷走神经促进小肠蠕动及其消化活动，但不支配消化道的血管。迷走神经切除对小肠张力无影响，广泛的交感神经切除对小肠的消化活动和蠕动亦无明显作用。

六、空回肠的先天异常

1. 肠管旋转异常　肠管在胚胎第 5 周时，以肠系膜上动脉为轴，作逆时针方向旋转，第 6 周时突入脐带中的脐腔，第 10 周时，肠袢退回腹腔。在发育过程中，如肠袢未退出脐腔或者虽已退出但脐腔未消失，当腹压增大时，肠袢可再次突入脐腔形成先天性脐疝。

2. 回肠憩室（Meckel 憩室）　回肠憩室为胚胎期卵黄囊的遗迹，位于右下腹回肠末端，距回盲瓣平均52cm，出现率为 1.6%，男性多于女性。回肠憩室内的黏膜具有回肠黏膜者占 50%，异位黏膜者有半数为胃黏膜，而 90% 的憩室出血者均有胃黏膜，它对锝元素有浓聚作用，用 ^{99m}Tc 扫描，其诊断的特异性为 80%。憩室发生炎症时，常常被误认为阑尾炎。如果阑尾手术中发现阑尾正常，应仔细检查距回盲部100cm 以内的肠段，以确定为憩室炎症。憩室与脐之间可能存在的束带可引起内疝或肠梗阻，故腹部手术时如发现憩室，应尽可能将其一并切除。

（南方医科大学　吴　涛）

第五节　结肠应用解剖

结肠属于大肠，全长 109cm，包括升结肠、横结肠、降结肠和乙状结肠（图 1 - 12）。与小肠相比具有以下 3 个特征：结肠带、结肠袋和肠脂垂。在回结肠端侧吻合术中，常常在近侧结肠带处做切口进行吻合，而阑尾切除术中亦可通过结肠带定位阑尾根部。结肠袋具有特殊的串珠状 X 线影，有利于在放射诊断中定位。结肠的黏膜无黏膜皱襞，黏膜内的杯状细胞分泌的黏液起到保护肠壁及便于向远端排送粪便的作用。

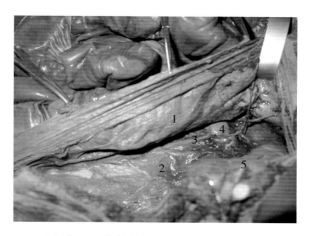

1. 后腹膜　2. 肾前筋膜　3. 生殖血管　4. 左肾动脉　5. 左肾

图 1 - 12　Toldt 间隙

一、结肠各部的位置和形态

结肠在右髂窝始于盲肠，在 S_3 平面终于直肠。结肠的直径由盲肠端向乙状结肠端递减，乙状结肠是结肠中管径最小的部分，因而最易发生梗阻。

1. 升结肠　升结肠位于腹腔右侧，其长度因盲肠位置的高低而有所差异。升结肠为腹膜间位器官，其前方及两侧有腹膜覆盖，后方直接贴于腹后壁，因此较为固定。升结肠的后方自上而下毗邻髂筋膜、腰方肌筋膜和右肾下份。升结肠外侧的腹膜在结肠与侧腹壁间转折形成升结肠旁沟，向上通肝周间隙，向下至右髂窝，在上消化道穿孔或肝周脓肿时可将流出物或脓液引流至右髂窝，阑尾脓肿也可通过此途径蔓延至肝周间隙。肾前筋膜是在腹后壁分隔泌尿系和肠管的解剖界面。在升结肠与右肾的肾前筋膜之间，存在着一层仅由疏松结缔组织构成的融合筋膜，称为 Toldt 筋膜/间隙（图 1 - 12）。Toldt 筋膜为结肠胚胎发生过程中形成的一层无血管平面，位于肾前筋膜和后腹膜之间，垂直人体冠状面向前方牵引升结肠可清晰显露该间隙。从升结肠旁沟切开侧腹膜后沿 Toldt 间隙向中线游离，可以安全快速地游离至腹主动脉而不会损伤输尿管和生殖血管。

2. 结肠右曲　结肠右曲位于肝右叶的下方和右肾下端的前方，又称结肠肝曲。其内侧与胆囊和十二指肠降部毗邻。肝十二指肠韧带向右侧延续连于结肠右曲，称为肝结肠韧带。

3. 横结肠　横结肠连于结肠肝曲和结肠脾曲之间，为腹膜内位器官，借横结肠系膜连于腹后壁，有较大的活动度。横结肠系膜左右两端较短，中间部分系膜较长，使得横结肠中份下垂。仰卧位时，横结肠中份可下垂至脐平面或以下；直立位时，横结肠中份可降至耻骨联合后方，使得结肠脾曲形成一个锐角。横结肠向上通过胃结肠韧带与胃大弯相连，与胃后壁、胃结肠韧带共同组成网膜囊的前壁。

横结肠系膜是腹腔镜胃癌根治术中定位手术平面的重要解剖结构之一。横结肠系膜并不是真正意义上源自横结肠的系膜，它是由胚胎期的胃背系膜和原始横结肠系膜融合形成的。解剖证明，横结肠系膜应该分为两叶，即分别来自胃背系膜和原始横结肠系膜。因为供应横结肠的血管主要位于原始横结肠系膜内走行，因而包括中结肠动脉在内的结肠血管主要分布在横结肠系膜的后叶。根据以上解剖特点，在腹腔镜手术中分离横结肠系膜时，紧贴横结肠系膜前叶分离就可以最大限度地避免中结肠动脉的损伤。横结肠系膜的前叶向上延续为胰腺被膜，向右侧延续覆盖在胰头和十二指肠降部前方形成胰十二指肠前筋膜，向左侧延续为脾结肠韧带。横结肠系膜的后叶向上走行至胰腺后方延续为胰腺后筋膜，与后方的肾前筋膜相邻。横结肠系膜的无血管区，通常是胰腺手术中到达胰腺的一种常用入路。

4. 结肠左曲　结肠左曲位于脾的下方，又称为结肠脾曲。由于肝左叶体积较肝右叶小，故结肠脾曲的位置较结肠肝曲高，且更成锐角。结肠脾曲大体相当于第 10、第 11 肋水平。结肠脾曲的外侧借膈结肠韧带连于膈肌下面，此韧带承托脾的下极，后面借横结肠系膜左端连于胰尾，结肠脾曲与脾之间的系膜又称为脾结肠韧带。上述韧带都是相互延续的一个整体。由于结肠脾曲的位置较高，且接近脾和胰尾，因此在施行左半结肠根治术或脾切除术时，应防止临近器官的损伤。

5. 降结肠　降结肠自结肠脾曲向下，至左侧髂嵴处续为乙状结肠。降结肠为腹膜间位器官，位置比较固定。降结肠后方缺乏腹膜而通过融合筋膜与左侧肾前筋膜相邻。与右侧后腹壁类似，左侧后腹壁存在着由胚胎期肠管旋转形成的 Toldt 融合筋膜，是将前方的消化系统与后方的泌尿系统隔开的自然的无血管疏松组织间隙，通过此间隙向中线可很容易地游离至腹主动脉，是腹腔镜下左半结肠根治术时游离降结肠的安全外科平面，既不会出血也不会损伤该平面后方的泌尿系统（图 1 - 13）。降结肠外侧的腹膜反折形成降结肠旁沟，此沟向上被膈结肠韧带阻隔，不能与膈下间隙相通，向下则可沿乙状结肠外侧到达盆腔。降结肠的内侧与小肠系膜共同围成左侧肠系膜窦，此窦向下开放，与盆腔相通，是仰卧位时腹腔积液容易积聚之处。

6. 乙状结肠　一般把左侧髂嵴平面作为乙状结肠的起始处，将乙状结肠系膜消失处作为其下界（约 S_1 下半部与 S_2 上半部之间）。乙状结肠的平均内径约为 2.5cm，是结肠最狭窄的部分。乙状结肠存在两个生理弯曲：自起始端至小骨盆入口处形成第 1 个弯曲，进而转向上方形成第 2 个弯曲。第 1 个弯曲的位置比较恒定，第 2 个弯曲的位置变异较大。乙状结肠按照以上 2 个弯曲分为 3 段。第 1 段称为髂段，位于髂窝内，一

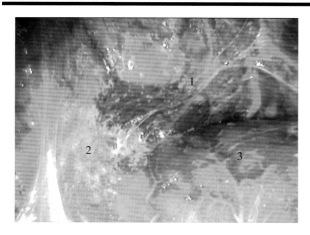

1. 胰尾及包绕在其后方的胰腺后筋膜

2. Told 间隙内的疏松结缔组织　3. 左肾上腺及其前方的肾前筋膜

图 1 - 13　腹腔镜视角下位于结肠脾曲后方的 Toldt 平面

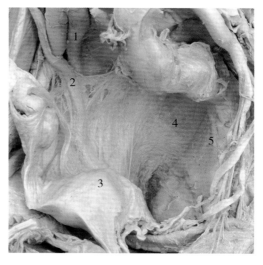

1. 右侧髂内动脉　2. 右侧输尿管　3. 子宫　4. 乙状结肠系膜　5. 乙状结肠

图 1 - 14　乙状结肠

般无系膜。第 2 段和第 3 段合称为盆段，以系膜悬挂于盆腔后壁（图 1 - 14）。乙状结肠系膜呈倒 V 字形，起自腰大肌内侧缘，向下终于乙状结肠下端，系膜根的顶点接近左髂总动脉分叉处。乙状结肠系膜内有乙状结肠动脉和直肠上动脉走行。乙状结肠系膜的宽度（由系膜根部至乙状结肠缘的最大径）为 10～100mm。如系膜过长使乙状结肠的活动度增大，乙状结肠可移至右下腹或盆腔，阑尾切除术时需加以辨别。过长的系膜也容易引起乙状结肠扭转，导致肠梗阻。

二、结肠的动脉和静脉

升结肠、结肠右曲和横结肠的血液供应来自肠系膜上动脉发出的右结肠动脉和中结肠动脉（见图 1 - 8）。降结肠和乙状结肠的血供来自肠系膜下动脉发出的左结肠动脉和乙状结肠动脉（图 1 - 15）。

中结肠动脉多数（90% 以上）发自肠系膜上动脉，有时也可发自腹腔动脉、肠系膜下动脉或腹主动脉。中结肠动脉为 0～3 支，其中单独 1 支中结肠动脉者占 30.4%～89%，2 支者占 9%～44%。中结肠动脉缺如者，常由左结肠动脉的大分支代替。中结肠动脉发出的位置多在距胰腺下缘 1.3cm 处肠系膜上动脉的右壁。根据中结肠动脉分支的分布可将单干中结肠分为 3 型：A 型，在横结肠系膜内分为 2～3 支，形成 1～3 级动脉弓，右支分布于横结肠右侧 1/3 及结肠右曲；左支横贯横结肠系膜，分布横结肠左侧 2/3，并与左结肠动脉升支吻合。B 型，发出后立即分为左、右支，分别分布于横结肠左、右半，两支间形成 1～2 级动脉弓。C 型，发出后向右上到达横结肠边缘处分为左、右支，分支间缺乏吻合。

中结肠动脉分支分布的特点：①中结肠动脉分支发出得越早，分布的范围越广；②中结肠动脉的数目越多，分布的范围越广。横跨横结肠系膜的动脉主要是左支，分布范围也较右支

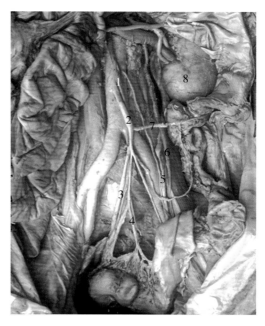

1. 肠系膜下静脉　2. 肠系膜下动脉
3. 直肠上动脉　4. 乙状结肠动脉　5. 左侧输尿管　6. 左精索静脉　7. 左结肠动脉
8. 左肾

图 1 - 15　肠系膜下动脉及其分支

广，行胃癌根治术或胰头癌手术需分离横结肠系膜时，左支损伤可能性较大。大部分中结肠动脉有良好的侧支吻合，术中如损伤中结肠动脉，不一定必须切除其供应的一段横结肠。在存在 2 支以上中结肠动脉时，其中 1 支在起源和行程上与单干中结肠动脉相似者，称为中结肠动脉，另外 1 支则称为副中结肠动脉。副中结肠动脉的出现率约为 33%，在横结肠系膜内分为左、右支，分别与左结肠动脉升支和中结肠动脉左支吻合，使得横结肠系膜上的无血管区变小，手术时需加以注意。

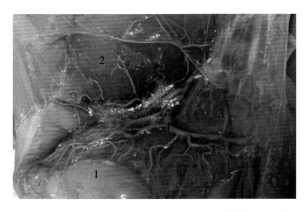

1. 横结肠　2. 横结肠系膜前叶　3. 横结肠系膜后叶　4. 结肠中动脉

图 1 - 16　横结肠系膜内的血管走行

中结肠动脉及其分支在横结肠系膜上的分布和走行主要位于横结肠系膜的后叶，这是因为横结肠系膜的前叶在胚胎早期与横结肠并无任何关系，系肠道旋转后胃背系膜与原始横结肠系膜贴近发生融合而成的。腹腔镜手术分离横结肠系膜时，紧贴横结肠系膜前叶分离，可最大限度防止结肠中动脉的损伤（图 1 - 16）。

边缘动脉是自回结肠动脉起，沿升结肠、横结肠、降结肠和乙状结肠的内侧缘至直肠上端的各结肠动脉分支间吻合而成的大动脉环。边缘动脉可以看做是肠系膜上、下动脉的侧支，距离结肠内侧缘的距离多为 1cm 以内。由边缘动脉发出至肠壁的分支称为直动脉，直动脉又分为长、短 2 种。长支起自边缘动脉，在肠壁外借很细的交通支连接，于结肠系膜带附近进入肠壁营养系膜带对侧 2/3 的肠壁。短支多起自长支或长支间的交通支，营养系膜带侧 1/3 的肠壁。结肠壁的血供主要靠长支供应。由于长支行于肠脂垂深面，因而在结肠手术时，不宜过度牵拉或结扎肠脂垂，以免损伤深面走行的长支导致肠壁缺血坏死。损伤一条长支，可使肠管坏死 2.5cm，因此在结肠切除术中，为保留足够的直血管，宜在肠管断端远侧 1cm 处结扎边缘动脉。

结肠的静脉大多与动脉伴行，右半结肠的静脉汇入肠系膜上静脉，左半结肠的静脉汇入肠系膜下静脉。

三、结肠的淋巴回流

结肠的淋巴回流结分为 4 组：结肠上淋巴结（位于肠壁浆膜下或肠脂垂内）、结肠旁淋巴结（位于结肠的系膜缘处，沿边缘动脉分布）、中间淋巴结（沿结肠血管主干分布）和中央淋巴结（沿肠系膜上血管和肠系膜下血管分布）。结肠的淋巴回流不仅直接汇入该段结肠动脉周围的中间淋巴结，也能汇入相邻动脉的中间淋巴结，或有跳跃转移，故而结肠癌根治性切除的肠段及清扫的范围较大，如升结肠癌根治需进行右半结肠切除。

结肠的淋巴回流循血管分布。根据淋巴引流的特点，不同部位结肠癌切除的范围有所差异。①盲肠及升结肠癌须切除回肠末端 10～15cm 及盲肠、升结肠、横结肠右半以及对应的肠系膜与右半大网膜，结肠肝曲癌需扩大横结肠切除范围；②横结肠癌须切除全部的横结肠及大网膜；③降结肠及乙状结肠癌须切除结肠脾曲、降结肠、乙状结肠及其对应的肠系膜。

四、结肠的神经支配

结肠的运动神经支配来自交感和副交感神经系，分布于肠壁平滑肌和腺体。盆内脏神经对结肠的平滑肌和腺体的作用是兴奋性的，但交感神经和迷走神经的作用不甚明确，切除这两种神经对结肠运功机能影响不大。

第六节　直肠应用解剖

一、直肠解剖概述

1. 直肠和肛管　直肠和肛管是消化道的终末段，该段肠管长约16cm，从外观上看与乙状结肠及以上的肠管有显著的不同，不存在结肠带、脂肪垂和结肠袋。直肠的上端在S_3上缘的高度，直肠与乙状结肠相连接，相移行处称乙状结肠直肠曲；直肠下端与肛管相连接，肛管的末端向体外的出口为肛门。

直肠与肛管的分界大体有2种看法：第1种是从解剖发生学的角度看，把齿状线作为肛管与直肠的分界。从齿状线至肛门的这一段长约2cm的末段肠管称为肛管；第2种是从形态、功能的角度看，把直肠穿过盆膈处作为肛管上端的标界，此处以下至肛门一段长约4cm的肠管，称为肛管。

齿状线是胚胎发生过程中肛膜破裂形成的。齿状线以上来源于内胚层（后肠），其上皮为单层立方 - 单层柱状上皮；齿状线以下来源于外胚层（原肛），其上皮为移行上皮 - 复层扁平上皮。齿状线是内、外胚层的交界处，齿状线以上由内脏神经分布，无疼痛感；齿状线下方由躯体神经分布，有疼痛感。因其上、下的血管、神经及淋巴来源都不同，因此齿状线是重要的解剖学标志。齿状线作为肛管上端的界标，有利于区分和描述一些疾病。以第2种定义来划分的肛管，在功能上可将这段肠管视为一个功能单位，其主要作用是控制和排泄粪便。一般常见的肛肠疾病基本上包含在此定义范围内。以齿状线作为直肠和肛管的分界线，这种分法最合解剖学结构和胚胎发育的实际情况，以此阐明一些直肠肛管疾病发生的原因、症状和体征的发生机制、疾病的发展和转归以及指导外科手术都比较合理（图1 - 17）。

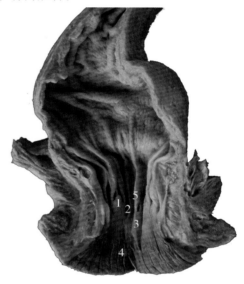

1. 肛乳头　2. 肛窦　3. 齿状线
4. 肛梳　5. 肛柱

图1 - 17　直肠和肛管

2. 直肠系膜　在直肠后面和两侧，以及腹膜反折以下直肠的前面，由盆筋膜脏层所包绕的直肠周围脂肪和血管、神经、淋巴组织等全部疏松结缔组织的总和，称为直肠系膜。其包括由盆筋膜脏层包绕直肠后面和两侧的脂肪等组织形成的后部和作为Denonvilliers筋膜后叶的前部共两部分。直肠系膜的形态学结构是直肠TME手术的重要解剖学基础。

3. 神经筋膜层　位于直肠系膜的后方，盆筋膜脏层（直肠固有筋膜）与盆筋膜壁层（骶前筋膜）之间的一层疏松结缔组织。往上它延续于腹后壁腹膜下结缔组织与腹横筋膜之间的中间层；往下在大约S_4水平，走向前下与直肠系膜融合并形成直肠骶骨筋膜；在侧面与输尿管表面的筋膜相延续；在前面，在腹膜反折以下的直肠前方移行为Denonvilliers筋膜前叶；在后面与骶前筋膜相邻。在神经筋膜层的前方为直肠后间隙，而后方则是骶前间隙。

二、直肠的位置、形态及毗邻结构

1. 直肠的位置、组织形态　直肠位于小骨盆腔的后部、骶骨的前方。其上端在S_3处与乙状结肠相接，向下沿$S_4 \sim S_5$和尾骨的前面下行，穿过盆膈移行于肛管，全长12～16cm。它的行径并非笔直，在矢状面和额状面上都存在不同程度的弯曲。在矢状面上直肠有两个弯曲：由于直肠沿骶尾骨的盆面下降，形成一个弓向后的弯曲，称为直肠骶曲；下曲是直肠绕过尾骨尖，转向后下方，形成弓向前的弯曲，称为直肠会阴曲（图1 - 18）。会阴曲的转折角度80°～90°，会阴曲绕过尾骨尖后续于肛管。耻骨直肠肌从耻骨起始向后包绕

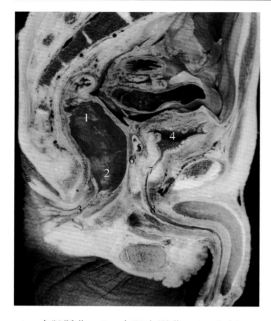

1. 直肠骶曲　2. 直肠会阴曲　3. 肛门
4. 膀胱　5. 精囊腺　6. Denonvilliers 筋膜
7. 前列腺　8. 尿道

图 1－18　直肠的位置（男性正中矢状位）

直肠后壁，形似一条兜带，是形成和保持会阴曲的主要结构。除上述两个呈前后方向的弯曲外，直肠在冠状面上还存在偏离中线，形成 3 个侧曲：上方侧曲凸向右侧，中间的凸向左侧，下部的又凸向右侧。中间弯曲是 3 个弯曲中最显著的 1 个。直肠在冠状面上 3 个弯曲的形成，是由于直肠前后面的两片纵行肌束的长度，比直肠黏膜和环行肌层的长度相对略短的缘故。但直肠的始末两端则均在正中线上。在直肠的黏膜面有数条半月状高低不平的横行皱襞，称为直肠横襞。它们由黏膜、黏膜下层与环状肌和纵肌层共同构成，这些横襞的形成和直肠冠状方向的 3 个侧曲有密切关系。横襞数目多为 2～3 条，最上方的 1 个称为直肠上横襞，位置接近直肠和乙状结肠的交界处，绝大多数位于距肛门约 11cm 的直肠左壁；中间的横襞称为直肠中横襞，是所有横襞中最大、最明显的，也是位置最恒定的 1 个，其内部环肌层特别发达，因此有"肛门第三括约肌"之称，位于距肛门约 7.5cm 肠腔的右前侧壁，与腹膜反折处的平面相当；直肠下横襞距肛门，其位置最不恒定，有时缺如，一般多在直肠的左侧壁。直肠充盈扩张时皱襞常消失，直肠排空时皱襞较明显，有阻挡粪便的作用。行乙状结肠镜检查时，应严格遵循直肠的几个弯曲和横襞的解剖学位置，随时调整结肠镜的推进方向，避免粗暴操作而损伤肠管。

直肠与乙状结肠移行部最狭窄，内径约 2.5cm；向下肠腔立即膨大，至直肠下部则显著膨大成为直肠壶腹，壶腹的下端至相当于耻骨直肠肌上方处，管径又明显缩窄至齿状线，续于肛管。

构成结肠带的纵行肌束，从乙状结肠末端开始即散开成扇状，构成直肠壁前后各有一片比较宽的纵行肌束。两片肌束越往下延伸越分散，到直肠下段已成为均匀分布于肠管表面的纵肌层。在乙状结肠移行至直肠的过程中，直肠失去了结肠的 3 个特征。没有结肠带的牵拉，结肠袋消失，纹状缘也随之消失。

直肠下段的黏膜面有 6～10 条与直肠纵轴平行的黏膜皱襞，称为直肠柱。长 1～2cm，柱的基底部宽 3～6mm，柱的上端逐渐移行，趋于平坦，直肠柱越往下端越显著，尤其是肠腔左壁、左后和右前壁者最明显。当柱内的静脉曲张时，常首先在以上 3 处发生原发性内痔。在各直肠柱的下端之间，彼此借半月形的黏膜皱襞相连，这些半月形的黏膜皱襞称为肛瓣。相邻的两直肠柱之间的基底部和肛瓣之间，共同围成 1 个半月形、开口向上、基底向下的小隐窝（深 3～5mm），叫肛窦。肛窦的底部有肛门腺的开口，肛门腺是该部黏膜上皮向深部组织中下陷后而分化成单管或复管腺，属于一种黏液腺体。肛门腺所分泌的黏液贮存在肛窦内。排便时由于括约肌的舒张和收缩，黏液被挤压出肛窦之外而附着在肛管壁上，以减轻排便时粪便对肛管的机械损伤。在直肠柱的基底部和直肠柱间的肛瓣连成环绕肠管一周的锯齿状环行线，故名为齿状线（dentate line），或称为梳状线。齿状线是胚胎时期内外胚叶接合后形成的泄肛膜在胚胎期破裂后所形成的痕迹。

直肠的组织结构大致与结肠相似，但黏膜肥厚，肠腺长约 0.7mm，几乎全是杯状细胞。固有膜内有很多淋巴小结，常常冲断黏膜肌膜，侵入黏膜下层，在黏膜上形成许多孤立的淋巴结小凹。黏膜肌层由 2～3 层平滑肌组成，至肛瓣附近逐渐稀疏，终至消失。黏膜下层内有丰富的弹力纤维网，在直肠柱的黏膜下层内有丰富的血管网。直肠静脉丛迂曲，腔大壁薄，缺少静脉瓣，故在直肠下段容易形成静脉曲张，即所谓"痔"。直肠下段黏膜仅疏松地依附在肌层上，在黏膜下是一层疏松的结缔组织，因此，如果因病大便频繁，或经常用力排便，直肠黏膜可脱出肛门口之外，临床上称为不全性脱肛或黏膜性脱肛。直肠的肌层分为内环、外纵两层。外纵肌由乙状结肠三条结肠带移行至直肠分散而成。在直肠上部的前后壁，外纵肌较厚。外纵肌下行至直肠中下段时，逐渐变薄，形成一层较均匀的纵肌层，继续下行，最后附于肛门周围的结缔组织内。内侧环形肌在肛管处特别增厚，形成肛门内括约肌。当其收缩时可压迫肛管，帮助排便，同时也有助于痔静脉丛的血液回流。直肠肌层外有外膜，在直肠上 1/3 段的前面和两侧面的外膜为浆膜，中段仅在前部有部分浆膜，其他处均为纤维膜。

2. 直肠周围的毗邻结构 直肠的上 1/3 段属腹膜间位器官，腹膜覆盖其前面和两侧面；中 1/3 段，仅前面被腹膜覆盖，为腹膜外位器官；直肠下 1/3 段全部位于腹膜之外，因而此段不具有浆膜。直肠凡没有浆膜的地方均被纤维膜包绕。覆盖直肠中 1/3 前壁的腹膜往前折转而形成的腹膜凹陷，在男性，称为直肠膀胱凹；在女性，称为直肠子宫陷凹，又称为道格拉斯窝（Douglas pouch）（图 1-19）。在这个腹膜凹陷内有回肠袢和乙状结肠袢，还有卵巢和输卵管，将直肠与子宫或者膀胱隔开。在男性，直肠膀胱陷凹底距离肛门缘 7.5～8.5cm，女性直肠子宫陷凹仅 5.5～7cm。因此，直肠膀胱陷凹或直肠子宫陷凹底部的平面，都是肛门指诊所及的高度。因这两个窝的底部是腹膜腔最低部位，如有液体物质，由于重力关系，均首先积聚在此。胃肠道肿瘤浸透浆膜后会发生瘤细胞的脱落，并可坠入盆腔，并种植在此。当肛门指诊摸到散在的大小不一的硬结节，或摸到许多结节融成一块时，称之为"布鲁默棚架征"。此外，通过肛门指诊探查窝底部和周围相邻脏器有无局限性膨隆、硬结或生长在乙状结肠（或输卵管）上的肿块，以及有无触痛、波动和搏动，均对诊断和鉴别诊断提供有价值的参考依据。

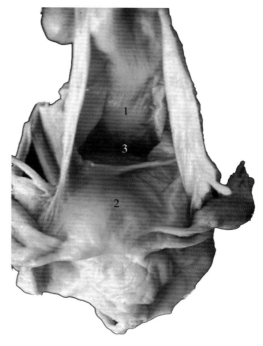

1. 直肠 2. 子宫 3. 直肠子宫陷凹

图 1-19 直肠子宫陷凹

在腹膜外，直肠后壁与骶尾骨之间有一层疏松结缔组织和脂肪组织，骶中动静脉、直肠上动静脉、直肠上神经丛和位于骶中的奇神经节等，均在直肠后方的疏松结缔组织中穿行。直肠的外侧有梨状肌，S_4、S_5 神经的前支和尾神经、骶交感干、骶外侧动静脉、尾骨肌和肛提肌等。在尾骨尖水平，直肠会阴曲稍下方的后面和两侧，肛提肌与直肠外表面的纵肌相连，将直肠的下段固定。在男性直肠下段的前方，隔以 Denonvilliers 筋膜，与膀胱底、输精管壶腹、精囊腺和前列腺相邻。在女性直肠下段的前方是阴道的后壁，两者之间为直肠阴道隔，相当于男性的 Denonvilliers 筋膜。

肛提肌是位于直肠周围并与尾骨肌共同形成盆膈的一层宽而薄的肌，左右各一。根据肌纤维的不同排布分别称为耻骨直肠肌、耻骨尾骨肌和髂骨尾骨肌。肛提肌起自骨盆两侧壁、斜行向下止于直肠壁下部两侧，左右连合呈向下的漏斗状，对于承托盆腔内脏、帮助排便、括约肛管有重要作用。

三、直肠的血管

（一）直肠和肛管动脉

直肠和肛管的血供比较复杂，包括发自肠系膜下动脉的直肠上动脉，发自腹主动脉下段的骶中动脉，发自髂内动脉的直肠中、下动脉和肛门动脉（图 1-20）。

1. 直肠上动脉 为肠系膜下动脉的终末支，是肠系膜下动脉发出左结肠动脉和乙状结肠动脉后的延续血管。在乙状结肠两层系膜之间下行，抵直肠处分成两支，沿直肠两侧向下，至直肠壶腹部分成数支，于黏膜下层形成毛细血管丛，为齿状线以上肠壁供血血管，并分出许多细小分支与直肠下动脉、骶中动脉及肛门动脉分支吻合。

2. 骶中动脉 发自腹主动脉下段，紧靠骶骨向下走行，主要分布于直肠后壁，于黏膜下层形成毛细血

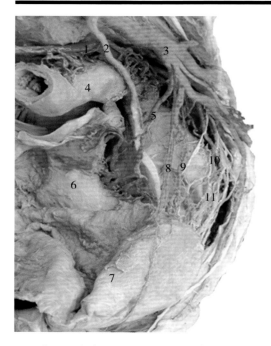

1. 直肠上动脉　2. 输尿管　3. 髂内动脉
4. 直肠　5. 子宫动脉　6. 子宫　7. 膀胱
8. 膀胱动脉　9. 直肠下动脉　10. 肛门动脉　11. 直肠神经丛（下腹下神经丛，骶丛）

图 1-20　直肠的动脉和神经

肛门静脉和直肠下静脉汇入髂内静脉。

管，并分出许多细小分支与直肠上、下动脉及肛门动脉分友吻合，为齿状线以上肠后壁主要供血血管。

3. 直肠中动脉　从髂内动脉发出，常潜行于直肠侧韧带间至直肠，分布于直肠中、下段前壁。因此动脉很细，尚有近半数缺如，术中用电刀分离直肠中部，即使切断直肠中动脉也不会发生明显出血。

4. 直肠下动脉　从髂内动脉发出，常与阴部内动脉或膀胱下动脉共干。走行于直肠侧韧带间至直肠，分布于直肠下段前壁。在黏膜下层形成毛细血管丛，与直肠上动脉、骶中动脉及肛门动脉分支吻合，为齿状线以上直肠前壁主要供血血管。

5. 肛门动脉　发自阴部内动脉，于坐骨直肠窝处分为数支，为肛提肌、肛门括约肌、肛管及肛门周围皮肤的供血血管。

（二）直肠、肛管的静脉

直肠、肛管的静脉在直肠壁内、外形成两个静脉丛，即直肠内静脉丛和直肠外静脉丛。直肠内静脉丛又称痔内静脉丛，是齿状线以上直肠黏膜下层数支小静脉汇集形成，至直肠中部穿出肌层于直肠外汇合成直肠上静脉；齿状线以下的皮下小静脉，经阴部内静脉汇入髂内静脉。直肠外静脉丛又称痔外静脉丛，以肛提肌为界分上、下两部分。肛提肌以上的一部分静脉与直肠上静脉交通，注入门静脉系；一部分经直肠下静脉汇入髂内静脉。肛提肌、肛门括约肌及肛门周围的静脉血，分别经

四、直肠的淋巴回流

（一）直肠、肛管的淋巴回流

直肠、肛管淋巴回流分上、下两组。

1. 上组淋巴　汇集齿状线以上直肠壁的淋巴管，分3条途径回流：

（1）直肠后方途径：向上经骶前淋巴结，到乙状结肠根部淋巴结，沿直肠上动脉回流至肠系膜下淋巴结。

（2）直肠侧方途径：向两侧直肠侧韧带内淋巴结集中，沿直肠下动脉至肛提肌上淋巴结，经闭孔淋巴结回流至髂内淋巴结。

（3）直肠下方途径：向下经坐骨直肠窝淋巴结，沿肛门动脉及阴部内动脉穿过肛提肌，回流至髂内淋巴结。

2. 下组淋巴　汇集齿状线以下肛管、肛门括约肌及肛门周围皮下淋巴管，经会阴部向前回流到腹股沟淋巴结及髂外淋巴结。

（二）直肠壁的网状淋巴结构

直肠的各层均有毛细淋巴管网，直肠黏膜层毛细淋巴管网与黏膜下层毛细淋巴管网相通，黏膜下层毛细淋巴管网发出的淋巴管形成黏膜下淋巴管丛，由黏膜下淋巴管丛发出的集合淋巴管穿过肌层，并与肌层的集合淋巴管汇合，注入局部淋巴结，故直肠上、下两组淋巴结在回流过程中是相通的。

（三）直肠系膜淋巴回流的特征

直肠系膜在骶尾骨前的走行弧线从 S_3 水平经过骶尾凹一直到盆底。直肠系膜跨越了两个约成直角的平面，这两个平面分别称为骶前平面和盆腔平面。在矢状面上直肠系膜呈扇形分布。由于直肠系膜在骶前平面与盆腔平面交界处形成转角效应，结果就出现了这种征象：直肠壁相对应的系膜位于该段肠管的远端或平面以下，就像田径场上的弯道转角处最内圈跑道与最外圈跑道的关系。所谓远端系膜转移结节事实上只是在该段肠壁相对应的直肠系膜内播散，并非真正意义上的远端系膜转移。因此，要根据直肠系膜的这种分布特点来确定系膜的下切线。如果下切线的切除不够致使系膜内有转移瘤的残留，将会导致术后盆腔局部复发。

（四）直肠肛管淋巴回流的4种情况

4 种情况分别是：①腹膜反折以上直肠，其淋巴回流主要向上沿直肠上动脉周围淋巴管回流；②腹膜反折以下的直肠，其主要向上回流，部分向侧方经闭孔淋巴结、髂内和髂总淋巴结向上回流；③肿瘤位于腹膜反折下、近或侵及齿状线肛管，此时淋巴回流向3个方向：向上，向侧方同上，向下经肛管、会阴至浅腹股沟淋巴结；④肛管肿瘤未侵犯肛管者，主要向会阴、腹股沟回流；侵犯肛管以上者，与第3种情况相同。

五、直肠的神经支配

（一）盆自主神经的分布全貌

盆自主神经为一个从中枢经过神经丛最后到达效应器官的完整通路（图 1 – 21）。在腹后壁的腹膜后结缔组织后方，在腹主动脉前壁前方，可见到腹主动脉丛及其分支。腹主动脉丛左右干的大部分纤维在主动脉

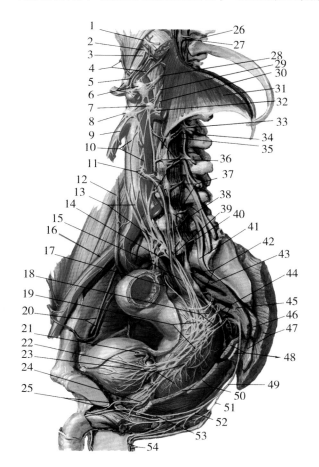

1. 迷走神经前干　2. 迷走神经后干　3. 迷走神经后干腹腔支　4. 膈下动脉　5. 胃左动脉　6. 腹腔神经节、丛、干　7. 主动脉肾神经节　8. 肠系膜上神经节　9. 肠系膜上动脉及神经丛　10. 主动脉神经丛　11. 肠系膜下动脉、神经节与神经丛　12. 右侧输尿管及其神经丛　13. 上腹下神经丛　14. 直肠上动脉与神经丛　15. 腹下神经　16. 右髂外动脉　17. 来自下腹下神经丛支配乙状结肠和降结肠的副交感神经　18. 骶内脏神经（交感神经）　19. 下腹下神经丛（盆丛）　20. 闭孔动脉和神经　21. 输精管　22. 膀胱神经丛　23. 直肠神经丛　24. 前列腺神经丛　25. 阴茎海绵体神经　26. T_{10} 神经前支　27. 灰白交通支　28. 内脏大神经　29. 内脏小神经　30. 内脏最小神经　31. 膈肌　32. 左肾动脉和神经丛　33. L_1 神经前支　34. 灰交通支　35. 白交通支　36. $L_1 \sim L_3$ 内脏神经　37. 灰交通支　38. 交感神经干和神经节　39. L_5 内脏神经　40. L_5 脊神经前支　41. 腰骶干　42. 灰交通支　43. S_1 神经前支　44. 骶内脏神经（副交感神经）　45. 骶丛　46. 梨状肌　47. 臀大肌和骶结节韧带　48. 坐骨尾骨肌和骶棘韧带　49. 阴部神经　50. 肛提肌　51. 肛管下神经　52. 会阴部神经　53. 阴茎背神经　54. 阴囊后神经

图 1 – 21　盆腔内脏神经

分叉部位汇集成上腹下丛。左右干的小部分纤维在肠系膜下动脉起点下方汇集成肠系膜下丛，沿着肠系膜下动脉及其分支分布于乙状结肠和直肠上段。上腹下丛接受肠系膜丛的部分纤维，并越过骶骨岬，在骶前分为左右腹下神经。左右腹下神经走在骶凹的两侧下行，在大约 S_3 水平，接受来自 $S_2 \sim S_4$ 神经前根的盆内脏神经和来自于 S_4 交感神经节的骶内脏神经共同形成下腹下丛（IHP），位于直肠系膜的侧面，埋于神经筋膜层中。由 IHP 发出的纤维随着髂内动脉分支走行，到达盆腔脏器并形成次级神经丛，最后由次级神经丛发支分布于各脏器。盆自主神经的这些分布，是以 IHP 为核心的向心分布。

（二）下腹下丛（IHP）传出支的分布与功能

1. 膀胱支　为 IHP 的前上角和上缘的分支，分布于膀胱体的两侧和输尿管开口周围，神经围绕输尿管根部形成环形袢，由袢发出数条神经分布于膀胱。

2. 前列腺支　由膀胱丛直接延续到前列腺表面，呈网状分布，并有部分神经纤维于前列腺尖部穿过尿生殖膈，加入会阴神经的阴茎背神经。

3. 直肠支　从 IHP 的下缘和内侧面发出，与直肠下动脉伴行于直肠侧韧带内，前往直肠侧面；另一方面，部分直肠支走行于直肠 - 生殖膈，穿过 Denonvilliers 筋膜后叶而进入直肠前壁。

4. 生殖泌尿支　是 IHP 最远侧、最下部的分支，起自 IHP 的前下角，向前到达直肠 - 生殖间隙，穿行其间被神经筋膜层包绕形成神经血管束；后者走行于 Denonvilliers 筋膜前叶内部并居于外侧，在穿过尿生殖膈后分布于阴茎的勃起组织。

（三）盆自主神经的功能作用

与直肠癌根治术有关的内容，首先按盆自主神经的位置、形态与结构分清上腹下丛、下腹神经、下腹下丛、盆内脏神经以及其他的分支。其次应注意：①上腹下丛的交感神经纤维来自腰神经节的节后纤维，支配射精的神经纤维主要集中在 $L_1 \sim L_3$ 交感干神经节内，如切除或切断双侧此段腰交感干，患者将永久性失去射精能力。②司阴茎勃起的神经纤维是盆内脏神经的 3 支分支中最粗的神经支，如下腹下丛受损，则可能丧失勃起功能。③盆内神经的位置在后正中线 S_3 上缘平面以下 2.3 ~ 2.6cm，正中线旁开 2.5cm。该神经紧贴直肠侧韧带的外侧，故在切断侧韧带时不可过于偏向外侧。④下腹下丛分布于前列腺支的交感神经兴奋使精囊及输精管收缩，才能发生射精。副交感神经兴奋引起阴茎海绵体血管扩张而使阴茎勃起。

（四）盆自主神经的分布、功能与其保护的重要性

1. 肠系膜下动脉（IMA）的结扎安全点　腹主动脉丛及分支包含于主动脉及其分支的表面一层菲薄的筋膜层中。在 IMA 的根部无自主神经纤维的分布，从保护自主神经的角度来说，IMA 最安全的结扎位点在其根部。结扎 IMA 的外科平面恰好位于 IMA 与其后方含有自主神经的筋膜层之间。

2. 盆自主神经在盆腔的保护　在腹主动脉分叉处有上腹下丛，其越过骶骨岬，在骶前分成左、右腹下神经，向下延续走行在骶凹两侧的神经筋膜层内，向前下行至 S_3 高度，与同侧的盆内脏神经共同组成下腹下丛，分布于盆腔各脏器。左、右腹下神经主要司患者的射精功能，而盆内脏神经的副交感神经纤维专司勃起功能，下腹下丛的膀胱支与排尿功能有关。

3. 解剖分离的外科平面　直肠后方的是在直肠后间隙，侧方的分离应尽量贴近直肠侧壁而不宜过分贴近盆侧壁，该方法可以有效地预防盆内脏神经的损伤，直肠侧韧带的恰当处理是实现根治和保留神经的关键。

六、直肠系膜的概念及其淋巴回流的解剖学特点

1. 直肠系膜的定义　在直肠后面和两侧以及腹膜反折以下直肠的前面，由盆筋膜脏层所包绕的直肠周围脂肪和血管、神经、淋巴组织等全部的疏松结缔组织总称为直肠系膜。其包括由盆筋膜脏层（直肠固有筋膜）包绕直肠后外侧的脂肪组织等形成的后部和作为 Denonvilliers 筋膜后叶的前部共两部分。在直肠的后方

及后外侧包裹着直肠的、形成半圈 1.5~2.0cm 厚的结缔组织，其内含动脉、静脉、淋巴组织及大量脂肪组织，上自 S_3 前方，下达盆膈，这一部分是直肠系膜的后部。另外，在直肠下段的前方结缔组织内含动脉、静脉、淋巴组织等为直肠系膜的前部。

2. 全系膜切除（TME）手术的解剖学基础　1982 年英国医生 Bill Heald 等发现并提出来直肠癌肿瘤病灶沿肠管向远端浸润仅 0.5cm，而在系膜内向远端的转移可达 4.0cm，微转移的残留是致直肠癌术后局部复发的重要因素。于 20 世纪 90 年代又提出直肠系膜的概念：直肠系膜是指包绕直肠后方的半月形的潜在系膜结构，其由乙状结肠系膜向下延伸而来，其后方是骶前间隙，向下至提肛肌水平。所说的直肠系膜在解剖学上非真正的系膜，是指盆腔内筋膜的脏层筋膜所包绕的直肠后脂肪、淋巴组织。从大体标本以及腹腔镜下的观察均显示：直肠系膜是呈扇形分布的，即从 S_3 水平一直到盆底肛提肌水平，其跨越了骶尾骨凹弧线构成的水平平面和由盆底（肛提肌等）及尾骨构成的垂直平面。这两个平面分别称为"骶前平面"和"盆腔平面"。盆腔平面在临床上极其重要，是施行 TME 手术应具有的重要思维理念。缺乏对直肠系膜扇形分布结构特征的认识和了解，是导致不同术者其患者生存率差异的主要原因。在解剖分离直肠系膜时，需要分别沿着这两个约成直角的平面进行游离，而不是单一的骶骨弧线，即由水平平面一直到盆底。如忽视了上述成角关系的存在，只是沿着骶骨弧线方向向下锐性分离，结果则是锥形的切除平面，将导致骶尾凹处的部分系膜不能切除。而遗留下来的系膜组织以及其内的转移灶，就会导致局部的复发。由于直肠系膜在骶前平面与盆腔平面交界处形成转角效应，直肠系膜平面处在相对应肠壁的远端，它们之间的解剖关系就像田径场上转弯处的内道与外道的关系。所谓远端系膜转移结节事实上是相应系膜内的播散，并非是远端系膜内的转移。

七、直肠周围的间隙、筋膜与韧带

在直肠上 1/3 的前面、两侧及中 1/3 的前面覆盖有腹膜，下 1/3（腹膜反折平面以下）无腹膜覆盖，构成复杂的直肠韧带、筋膜关系。因为各韧带、筋膜间均存在一定的间隙，其间行走着血管、神经和淋巴管，了解掌握直肠的韧带与筋膜对高质量完成保留性功能的直肠癌根治术至关重要。

（一）直肠周围的筋膜和间隙

1. 直肠周围的筋膜　神经筋膜层是位于直肠固有筋膜与骶前筋膜之间的疏松结缔组织，其内包含腹下神经，与钟世镇主编的《临床解剖学丛书——腹盆腔分册》描述的中间层相延续。中间层居于腹横筋膜和腹膜下结缔组织之间，厚薄随个体而异，也因所包绕的器官和结构而异。它填充于肌间和脏器之间，并包埋着肾血管、输尿管、睾丸血管、下腔静脉、腹主动脉及腹主动脉丛和上腹下丛等。腹后壁的这些组织层次与盆腔内直肠周围组织层次是相互延续，一一对应的。从前向后依次为：①盆腹膜—后腹膜；②盆筋膜脏层所包绕的直肠系膜—乙状结肠系膜和腹膜下结缔组织；③神经筋膜层—主动脉前方包含自主神经的中间层；④骶前筋膜—髂内静脉及下腔静脉后面，腹后壁肌肉表面的腹横筋膜。

2. 直肠后方的间隙

（1）直肠后间隙：它位于直肠固有筋膜和神经筋膜层之间。在直肠侧面延续为下腹下丛与直肠系膜之间的间隙，在直肠前面延续为 Denonvilliers 筋膜两叶之间的间隙。黏着筋膜：解剖分离直肠后间隙时，在 S_3 水平可遇到联系前后筋膜层的孤立结构，即黏着筋膜是直肠后间隙的标志之一。直肠骶骨筋膜（RSF）构成这个间隙的底部，RSF 是神经筋膜层在 S_4 水平走向前下方与直肠系膜融合的过程中形成的，并标志着直肠后间隙向下的终止。直肠后间隙在骶尾骨凹弧线的前面下行并逐渐变窄，与此同时神经筋膜层也逐渐变薄并向前下方与直肠系膜融合形成 RSF。由于 RSF 封闭了直肠后间隙的下部，直肠后的分离平面也因此由直肠后间隙转向骶前间隙。因此，以 RSF 为标志，TME 的直肠后分离平面可分为两部分，即上部的直肠后间隙和下部的骶前间隙。在 RSF 水平以下，直肠固有筋膜与骶前筋膜贴得更近、游刃的空间更小。因此，在进行锐性分离时，如不慎就容易损伤骶前筋膜及其筋膜下的骶前静脉丛而引起难以控制的静脉出血。

（2）骶前静脉丛（venous plexus of presacral region，VPPSR）的解剖：骶前静脉丛位于骶前筋膜前方与直肠固有筋膜之间的直肠后间隙内，由骶前静脉横干、骶中静脉、骶外侧静脉、骶椎旁静脉、骶椎前穿通静脉及其属支共同组成。骶前静脉丛紧贴骨面，血管壁薄，缺少静脉瓣。S_1 横干静脉长度平均 3.2cm，S_2 为 4.4cm，S_3 为 3.5 cm，S_4 为 2.3cm，S_5 为 1.0cm；S_1 横干静脉直径平均为 0.2cm，S_2 为 0.25cm，S_3 为 0.25cm，S_4 为 0.17cm，S_5 为 0.09cm。S_4 前穿通支静脉口径多 < 0.2cm。

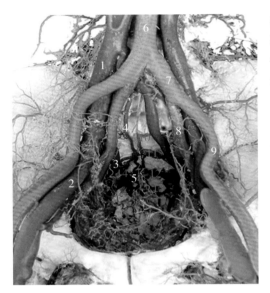

1. 髂总静脉　2. 髂外静脉　3. 髂内静脉
4. 骶中静脉　5. 骶前静脉丛　6. 腹主动脉　7. 髂总动脉　8. 髂内动脉　9. 髂外动脉　10. S_1 横干静脉　11. S_2 横干静脉 12. S_3 横干静脉　13. S_4 横干静脉　14. 骶椎旁静脉

图 1－22　骶前静脉丛血管铸型

骶前静脉丛与直肠静脉丛、骶管椎内静脉丛有直接吻合。$S_2 \sim S_4$ 有 2～4 支静脉穿骶孔和骶管椎内静脉丛相交通，穿 S_2 骶孔静脉较细（1～1.9 mm），穿 $S_3 \sim S_4$ 骶孔静脉较粗（3～4mm），该静脉入孔处有筋膜固定。骶管内网状静脉丛明显，愈近骶管上端静脉丛愈粗大密集，硬膜外腔前方静脉丛密集，吻合丰富，后方略稀疏。骶前静脉丛与腰升静脉、直肠静脉丛、椎内静脉丛相互联系，是骶部血液储存场所，而且解剖变异多、血管壁薄，缺少静脉瓣，此为 VPPSR 损伤大出血甚至死亡的解剖学基础（图 1－22）。

（3）骶前间隙：是神经筋膜层与骶前筋膜之间的间隙。如果在这层间隙内分离直肠，则容易损伤到腹下神经。

（4）骶骨间隙：紧贴骶骨的前面，在骶前筋膜与骶骨骨膜之间，其间分布、走行着骶前静脉丛，以及 $S_2 \sim S_4$ 神经等结构组织。

3. 直肠前间隙　Denonvilliers 筋膜是由 Denonvilliers（1936）提出而得名，但至今尚未形成完全一致的认识。Denonvilliers 筋膜是由腹膜融合成的一层纤维性强韧的结缔组织膜，从 Dauglas 窝腹膜开始向下到会阴中心腱。前方有来自前列腺、精囊被膜的疏松结缔组织，后方有直肠肌层一部分延伸的结缔组织，均与筋膜融合。在 Denonvilliers 筋膜前叶与前列腺、精囊之间的腔隙称为前列腺后腔，在 Denonvilliers 筋膜后叶与直肠之间的腔隙称为直肠前腔。在将下部直肠从周围组织中进行分离时，首先从 Dauglas 窝最低处的稍上方（前面）切开腹膜，而后进入 Denonvilliers 筋膜前后叶之间的直肠前间隙。否则，若进大直肠前腔，则不能完全切除 Denonvilliers 筋膜后叶，可能残留其中的淋巴管不符合肿瘤切除的原则。若进入前列腺后腔，容易损伤到前列腺及精囊周边的静脉丛而出血，并且还可能损伤盆内神经的前列腺支以及神经血管束，导致勃起功能的障碍等。

（二）Weldeyer 筋膜

盆腔筋膜分为脏层和壁层两层，其中包绕直肠周围的脏层筋膜，称为直肠固有筋膜。在骶骨的前面，紧贴骶骨的一层坚韧的壁层筋膜谓之 Weldeyer 筋膜，即骶前筋膜。Weldeyer 筋膜与直肠固有筋膜之间有神经筋膜层。Weldeyer 筋膜起保护其深部的骶前静脉、骶椎体静脉和骶神经前根等。骶前静脉丛没有静脉瓣膜且紧贴骶骨表面，破裂时血管壁不易塌陷回缩、伤口不易闭合而造成难以控制的出血。另外，会阴部的手术操作时，在直肠后方应采用横行切开或剪开 Weldeyer 筋膜；若钝性分离把 Weldeyer 筋膜向前上掀起，不仅会发生骶前静脉丛的大出血，而且还可能损伤骶前交感神经等，造成患者术后排尿困难。

（三）侧韧带

1. 直肠侧韧带　由下腹下丛的直肠支在走向直肠侧面的过程中被神经筋膜层包绕形成。临床上，手术医生习惯地将位于直肠侧方的组织称为"侧韧带"（lateral ligament），但从未有过解剖学结构上的统一见解。有研究从左侧观察侧韧带，见几乎呈菱形的细网状骨盆神经丛分布在直肠侧面韧带内。腹下神经与下腹下丛的后上角相连，3 支盆内脏神经与下腹下丛的后面向下相连。膀胱神经支由下腹下丛发出并向前方行走。从髂内动脉末梢分出的直肠中动脉、膀胱下动脉分支，分别穿过下腹下丛的中央、前方，走向直肠壁和前列腺及阴茎等部位。

2. 直肠的神经 为内脏神经分布，发自髂内动脉的直肠中动脉及支配直肠的交感神经、副交感神经经过侧韧带进入直肠。侧方分离直肠时在尽量切除肿瘤的前提下，应尽量贴近直肠侧壁，不宜过分贴近盆侧壁，可以有效地预防骨盆内脏神经的损伤。

3. 下腹下丛（IHP）两侧的外科平面 IHP 包含于神经筋膜层内，位于 $S_3 \sim S_5$ 骶椎水平的正中旁矢状平面内，其内侧是直肠系膜，外侧是由髂内血管及其分支所组成的盆侧血管壁。也就是说，IHP 将直肠系膜和盆侧壁之间的间隙分为两个潜在的间隙，两个间隙均由疏松结缔组织填充，内部均无重要的血管和神经通过，形成两个重要的外科平面：①直肠系膜与 IHP 之间的间隙处于内侧，是直肠后间隙在直肠侧面的延续，也是进行直肠侧面分离和切断直肠侧韧带的外科平面；②IHP 与盆侧壁之间的间隙处于外侧，是骶前间隙在直肠侧面的延续，也是盆侧壁淋巴结清扫的外科平面。

4. 直肠外科各阶段中可能发生自主神经损伤的部位及对策

（1）处理肠系膜下血管：①IMA 的起点处无神经分布，在此处进行结扎血管能避开神经纤维；②在向左侧游离乙状结肠系膜时，应紧贴 IMA 后表面，使解剖平面位于 IMA 和左侧 Toldt 间隙之间。

（2）直肠后的解剖分离入路：①骶骨岬前面，上腹下丛紧贴骶骨岬前表面，手术操作应远离骶骨岬。②直肠系膜后面，在 S_3 水平以上，下腹神经干（HN）走行于直肠后间隙的后面。应在直视下进入正确的外科平面，确保 HN 位于术野后方；HN 位于输尿管内侧 $3 \sim 5cm$，两者可互为标志。

（3）直肠侧面的分离：①牵引直肠系膜，向内上方牵引直肠有利于暴露直肠后间隙，但如果牵引过度，可能产生两种不利情况：一是将外侧的 IHP 甚至盆内脏神经（PSN）带入解剖平面，误认为直肠侧韧带而损伤；二是暴力牵拉可能导致 PSN 病变甚至断裂，神经的损害程度取决于牵引力的强度。②切断直肠侧韧带，在直肠侧面，IHP 内外侧的间隙分别与直肠后间隙和骶前间隙相通。两个间隙仅隔一层神经筋膜层，特征相似，容易发生混淆。切断直肠侧韧带（LRL）时，如果误入 IHP 外侧的间隙，就可能损伤 IHP 和后外侧的 PSN。

（4）清除淋巴结：直肠中动脉（MRA）要到达直肠侧面必须穿过 IHP 的网孔，其外侧部与 S_3 骶神经发出的 PSN 伴行。沿着 MRA 或者其他髂内血管的分支解剖寻找淋巴结时，有损伤 IHP 和 PSN 的危险。

（5）直肠前分离：①外科平面，将 Denonvilliers 筋膜两叶之间作为直肠前分离的外科平面，不仅基于此间隙为直肠后间隙在直肠前的延续，也因为 Denonvilliers 前叶内部包含神经血管束（NVB），如果贸然在前叶前面分离，容易损伤 NVB；而在后叶亦即直肠系膜和直肠壁之间分离，显然违反 TME 的肿瘤学原则。因此，要在 Denonvilliers 筋膜两叶之间进行解剖。②靠近中线侧操作，由于 NVB 走行于直肠 - 生殖间隙外侧部，因此直肠前分离宜靠近中线侧操作。③靠近 Denonvilliers 筋膜后叶操作，在切断 IHP 的直肠前支时，必须注意紧贴 Denonvilliers 筋膜后叶进行。

八、腔镜手术中输尿管保护的应用解剖

输尿管的走行及毗邻关系：输尿管是沿腰大肌前面的内侧部下行，其周围有疏松结缔组织包绕，形成输尿管周围鞘。输尿管在下降过程中稍偏向内侧，进入盆腔时，跨越髂总动脉末端或髂外动脉始部的前面，两侧输尿管的外侧均有性腺血管。腹段左侧的输尿管偏向内侧走行，与乙状结肠系膜关系密切；输尿管是走行于 Toldt 筋膜的后外侧，而乙状结肠直肠系膜则位于 Toldt 筋膜的浅面，由于被 Toldt 筋膜分隔，两者处于不同的解剖间隙。盆腔段左、右输尿管均靠外侧行走，走在与神经筋膜层相延续的盆外侧疏松结缔组织内。输尿管与腹下神经向前平行走行，两者相距 $3 \sim 5cm$，因此，可以互为标志。LTME（腹腔镜下的 TME）中保护输尿管的方法是：保持正确的外科平面，紧贴乙状结肠直肠系膜，在 Toldt 筋膜的浅面进行分离并避免突破此层筋膜，与输尿管保持安全距离；在乙状结肠系膜前外侧，行于腹膜深面的左侧输尿管越过左髂总动脉入盆，右侧输尿管越过右髂外动脉入盆。因此，在施行直肠或乙状结肠手术时，左侧盆壁附着组织向外侧牵拉提起进行分离乙状结肠下份或直肠上份的系膜后组织间隙时，容易损伤左侧输尿管。

九、直肠肛管的生理功能

直肠有排便、吸收和分泌功能，可吸收少量的水、盐、葡萄糖和一部分药物，也能分泌黏液以利于排便。肛管的主要功能是排泄粪便。排便过程有着非常复杂的神经反射。直肠下端是排便反射的诱发区，是排便功能中的重要环节。为了术后能有良好的排便功能，在直肠手术中应注重保护这个区域。

第七节　肛管及肛门的应用解剖

一、肛管及肛门应用解剖概述

1. 肛管及肛门的定义　肛管是消化道的末端，肛门是肛管的下口，是消化管的最末端。在静息时肛门处于关闭的状态，是一个前后纵行的裂孔，长 2～3cm。它位于会阴中心腱和尾骨之间，排便时肛门扩张成圆形，其周围的放射状皮肤皱襞消失。大体有解剖学肛管与外科学肛管两种看法：第一种是从解剖发生学的角度看，把齿状线作为肛管与直肠的界标，即把齿状线至肛门这一段长约2cm的末段肠管称为肛管；第二种是从形态、功能的角度看，把直肠穿过盆膈处作为肛管上端的标界，即把此处以下至肛门这一段长约4cm的肠管称为外科肛管。

齿状线是内、外胚层的交界处，故齿状线上、下的血管、神经及淋巴来源都不同，是重要的解剖学标志。其重要性有以下几方面：①齿状线以上是黏膜，受盆自主神经的支配，无疼痛感；齿状线以下是为皮肤，受阴部内神经支配，痛感敏锐。②齿状线以上由直肠上、下动脉供应，齿状线以下属肛管动脉供应。③齿状线以上的直肠上静脉丛通过直肠上静脉回流至门静脉，齿状线以下的直肠下静脉丛通过肛管静脉回流至腔静脉。④齿状线以上的淋巴引流主要入腹主动脉旁或髂内淋巴结，齿状线以下的淋巴引流主要入腹股沟淋巴结及髂外淋巴结。

2. 肛管的结构与功能　肛管可视为直肠的下段，直肠与肛管移行部的直肠黏膜所形成6～10个纵行柱状，即直肠柱，又称肛柱。相邻直肠柱的下端凹面向上的半月形皱襞称直肠瓣或肛瓣。直肠瓣与直肠柱下部之间的袋状小隐窝称直肠窦，窦口向上，底部有肛腺口。直肠瓣与直肠柱下端连成的环形线称齿状线，是直肠黏膜与肛管皮肤的移行处。外科将肛管上界定为肛门直肠环上缘，称为外科学肛管。白线位于齿状线与肛缘之间，是内括约肌下缘与外括约肌皮下部的交界处，外观不甚明显，直肠指诊时可触到一浅沟，所以亦称括约肌间沟。可将肛管视为一个功能单位，其主要作用是控制和排泄粪便。

3. 肛垫的结构与生理功能　肛垫位于直肠、肛管结合处，亦称直肠肛管移行区。该区为一环状，宽约1.5cm的海绵状组织带，富含血管、结缔组织及平滑肌纤维相混合的纤维肌性组织（Treitz 肌）。Treitz 肌呈网络状结构缠绕直肠静脉丛，构成一个支持性框架，将肛垫固定于内括约肌上，而肛垫如同一个密封垫用来协助括约肌封闭肛门。

二、肛管及肛门的血管

肛门动脉发自阴部内动脉，于坐骨直肠窝处分为数支，为肛提肌、肛门括约肌、肛管及肛门周围皮肤的供血血管。

痔下静脉丛负责收集肛提肌、肛门括约肌及肛门周围的静脉血，分别经肛门静脉和直肠下静脉汇入髂内静脉。

三、肛管及肛门部的淋巴回流

汇集齿状线以下肛管、肛门括约肌及肛门周围皮下淋巴管，经会阴部向前回流到腹股沟淋巴结及髂外淋巴结。腹股沟区域是肛管癌淋巴转移与术后复发的常见部位，因此，是术前诊断和病程评估的重要依据，也是术后随访的重点观察部位。

四、肛管及肛门的神经支配

1. 肛管肛门的神经分布　支配肛管和肛门周围皮肤的阴部神经来自骶神经丛，与阴部内血管伴行至坐骨神经窝，发出肛门神经分布于肛提肌、肛门外括约肌、肛管及肛门周围皮肤，起着随意控制横纹肌的收缩和舒张作用。

2. 排便神经反射弧　齿状线区域分布着排便感受器，当它受到刺激时会通过神经反射弧信息传入、到达中枢处理并将运动信息传出而发挥作用，表现为耻骨直肠肌、内括约肌等控便肌的松弛和耻尾肌等排便肌的收缩，而实现顺利的排便运动。但是，当排便反射弧中的任何一个环节出问题，都会导致排便过程不畅或排便障碍。因此，超低位保肛手术要保持良好的术后排便状态，要保留齿状线上2cm，或至少1.5cm的直肠下端，才能保留排便反射功能以及肛门内括约肌的括约作用，手术后才有可能实现正常或基本正常的排便。

五、肛门内括约肌的生理功能

1. 肛门内括约肌的形态及功能　肛门内括约肌是下段直肠环肌增厚而成，它并不是一个简单的环，而是一个管状的肌肉结构。主要功能有：①平时处于不自主的持续收缩状态，从而关闭肛门避免粪便泄漏；②在主动闭合肛门时，有补充随意肌功能的作用。肛肠手术后或者肛管被肿瘤侵犯后的持续剧烈疼痛，以及术后吻合口容易发生狭窄需要扩张肛门等，这些均与肛门内括约肌的功能状态有关。

2. 肛门内外括约肌的毗邻关系　实施超低位保肛手术，在肌间沟处做横行切口经括约肌间隙进行解剖分离，经肉眼观察肛门内外括约肌，前者的外观像鸡肉丝，而后者更像牛肉丝，两种肌束均有肌膜包裹，其间存在天然的间隙，大体上能够把两者分辨开来。因此，在括约肌间沟处切口向上分离能够将两者分离开来，从而实现切除直肠下端及肛门内括约肌。

六、肛门括约肌"三肌袢"学说

1975年，Shafik根据外括约肌的肌束方向、附着点和神经支配的不同，提出外括约肌三袢系统学说（triple – loop system）。三个肌袢是可以分辨的，每个肌袢都有它自己的附着、肌束方向和神经支配，而且彼此之间有筋膜相隔。它们分别是：①顶袢（top loop）由外括约肌深部和耻骨直肠肌组成，彼此融合在一起，其肌束呈袢状环绕在直肠颈上部，向前附着在耻骨联合上，它发出纤维沿直肠颈向下，参与直肠纵肌的构成。它由痔下神经支配。②中袢（intermediate loop）即外括约肌浅部，围绕直肠颈中部的前面，向后止于尾骨尖，由S_4神经的会阴支支配。③底袢（base loop）即外括约肌的皮下部，它环绕直肠颈的下部，向前止于近中线的肛周皮肤，由痔下神经支配。

外括约肌达到随意控制排便，通过两方面的作用：一方面防止内括约肌松弛的随意抑制作用（voluntary inhibition action）。排便时由于直肠收缩引起内括约肌呈反射性松弛状态，若此时因某种原因必须立刻中止排便，则通过外括约肌随意性收缩，压迫处于松弛状态的内括约肌，后者通过逆向反射抑制直肠收缩，直肠因而扩张，粪便停滞，便意消失；另一方面是对直肠颈部直接压迫作用，或称随意性机械作用（voluntary mechanical action）。由于外括约肌为横纹肌，它不能长时间收缩来维持肛门机械性自制。因此，机械性压迫作用是暂时的。

"三肌袢"学说认为肛门外括约肌是由3个U形的肌环组成：顶环是外括约肌深部和耻骨直肠肌；中间环是外括约肌浅部；底环是外括约肌皮下部。当外括约肌收缩时，顶环及底环同时牵拉肛管后壁，中间环向后牵拉肛管前壁，使肛管紧闭。在排便时三肌环反复收缩，以控制排便节奏，最终使粪便顺利排出。

七、肛管直肠环的组成与功能

肛管直肠环是由耻骨直肠肌、外括约肌深部、内括约肌和联合纵肌纤维组成的肌环。此环有重要的肛门括约功能，如手术时被切断，肛门功能会受到一定的影响，甚至因受到严重影响而出现肛门失禁。因此，保留肛管直肠环的完整或基本完整是保障术后肛门括约作用的重要基础。

八、肛管肛门的应用解剖

齿状线上临近区域是排便反射的诱发区，在该区域内分布着高度特化的感觉神经终末组织。当粪便运行到直肠下端时，齿状线区域的神经末梢感受器受到刺激，会反射性地引起内、外括约肌舒张与盆底排便肌收缩，而使肛管张开及粪便的排出。如切除了齿状线及附近，就会使排便反射功能丧失或减弱，因排便乏力会出现便秘，或者感觉性大便失禁。

1. 超低位保肛手术保留齿状线区域的意义　齿状线上附近区域或者直肠下端是排便反射的诱发区。保留全部或部分齿状线，以维持排便反射诱发区的作用以及肛门内括约肌的功能。否则，就会丧失盆底肌排便肌的收缩作用而感到排便乏力，同时失去肛门内括约肌的生理作用，而结果既出现肛门失禁同时又有排便困难的现象。

2. 肛门括约肌成形术对肛门的括约作用　目前直肠癌的早期发现率在逐步提高，腹腔镜技术的应用与水平也在迅速提高，而中低位及超低位直肠癌的发病率呈下降趋势。多方面的因素促使保肛机会与成功率显著增加，而使Miles手术的概率明显减少。Miles手术后需要做肛门括约肌成形术的患者人数也在减少。

肛门括约肌成形术大致有两种：一种是肛门外括约肌成形术，利用臀大肌、股薄肌与会阴浅横肌等肌瓣移位包绕或环绕残端肠管来重建肛直角，并利用部分神经同源或存在功能交叉现象，通过长期的功能训练使移植肌肉及神经达到同化衍生与功能协调，逐步实现对术后的人工肛门起外括约肌作用；另一种是肛门内括约肌成形术，即把下牵的结肠残端进行套叠式缝合，使人工肛门处的末端肠管的平滑肌层折叠增厚，形成近似肛门内括约肌。

因肿瘤行直肠及肛门周围组织切除，与排便反射有关的解剖结构不可避免地丧失了，其中包括排便的预警机制、直肠下端对直肠内容物的分辨功能、耻骨直肠肌及肛门内外括约肌的丧失导致控便功能发生了障碍。最容易被忽视的是盆底排便肌因神经反射弧瘫痪而功能丧失，并逐渐出现盆底肌肉的废用性萎缩。患者虽有便意但因乏力而排不出来，这种慢性顽固性便秘缠绕患者却难以自拔。鉴于以上原因，肛门括约肌成形术的临床使用受到了一定的局限，且替代肌束长期训练的结果又不能肯定。因此，还需要进一步进行应用解剖的研究以及肌肉神经电生理学的研究。

3. 经括约肌间直肠切除术的解剖学基础及衍变发展过程　在齿状线水平上下区域包含着两个重要的解剖结构，即排便反射弧的排便感受器以及肛门内括约肌。排便反射弧中的任何一个环节被破坏（如排便感受器丧失），盆底排便肌的排便收缩作用就不能实现，从而引起排便不畅或者排便功能障碍。白线位于齿状线与肛缘之间，是内括约肌下缘与外括约肌皮下部的交界处，外观不甚明显，直肠指诊时可触到一浅沟，所以亦称括约肌间沟。经括约肌行直肠切除术，在肛白线处做横行切口，经内外括约肌间的间隙往上分离，内括约肌好似鸡肉丝白而细嫩，而外括约肌似牛肉丝红而粗壮。沿着肛门内外括约肌间的间隙进行分离，向上直达盆腔，切除直肠组织以及全部的内括约肌与齿状线区域。这种切除是能够达到肿瘤根治性切除的目的，然而，由于完全失去了齿状线区域的排便感受器以及肛门内括约肌，导致术后排便功能障碍和肛门的失禁现象。为改善患者术后生活质量而出现了保留部分齿状线及内括约肌的经括约肌直肠切除术。保留部分齿状线的超低位直肠手术主要是针对小的肉瘤、低度恶性肿瘤以及早期癌，因此该手术的适应证以及切除范围更合理。

（南方医科大学　蔡　旺　吴　涛）

第八节　腹部断层解剖

腹部断层解剖参见图 1-23 至图 1-29 所示：

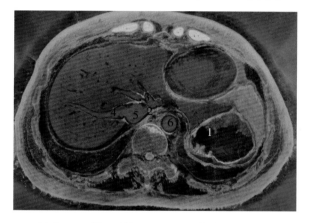

1. 胃底　2. 第二肝门　3. 肝左静脉　4. 肝右静脉　5. 下腔静脉　6. 主动脉

图 1-23　第二肝门平面

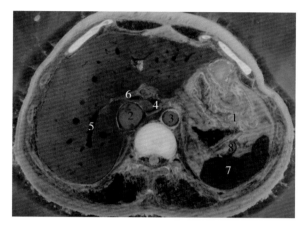

1. 胃体　2. 下腔静脉　3. 主动脉　4. 门静脉　5. 门静脉右支汇入部　6. 肝管　7. 脾　8. 脾动脉

图 1-24　肝门平面

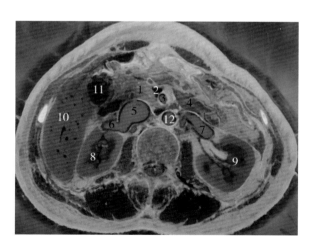

1. 胰头　2. 十二指肠降部　3. 肠系膜上动脉　4. 十二指肠水平部　5. 下腔静脉　6. 右肾静脉　7. 左肾静脉　8. 右肾　9. 左肾　10. 肝　11. 胆囊底　12. 腹主动脉

图 1-25　十二指肠水平

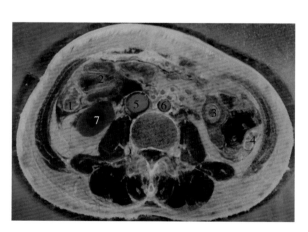

1. 盲肠　2. 回肠　3. 空肠　4. 降结肠　5. 下腔静脉　6. 腹主动脉　7. 右肾下极

图 1-26　回盲部层面

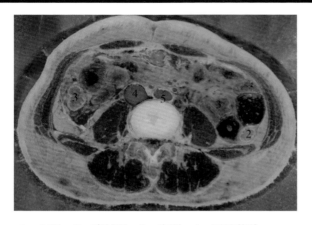

1. 空肠　2. 降结肠　3. 盲肠　4. 下腔静脉
5. 双侧髂总动脉分叉处

图 1 - 27　经双侧髂总动脉分叉处层面

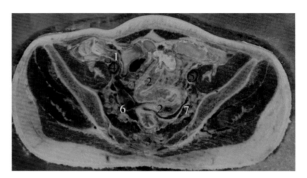

1. 回肠　2. 乙状结肠　3. S₄　4. 右侧髂外动
脉　5. 左侧髂外动脉　6. 右侧髂内动脉
7. 左侧髂内动脉

图 1 - 28　经 S_4 层面

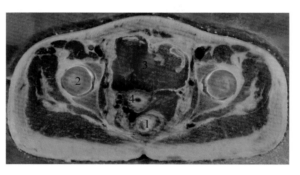

1. 直肠　2. 股骨头　3. 膀胱　4. 子宫颈阴道部

图 1 - 29　经股骨头层面

（南方医科大学　吴　涛）

第九节　腹部断层影像解剖

腹部 CT 断层解剖及矢状面解剖如图 1 - 30 至 1 - 46 所示：

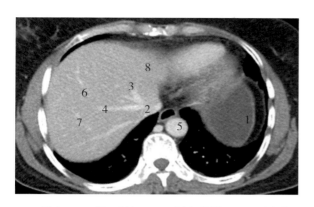

1. 胃底　2. 第二肝门　3. 肝左静脉　4. 肝右静
脉　5. 腹主动脉　6. 肝 S8 段　7. 肝 S7 段
8. 肝 S2 段

图 1-30　经第二肝门层面

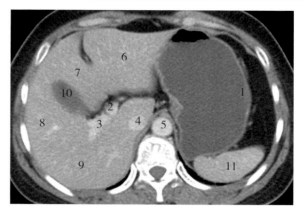

1. 胃体　2. 门脉左支汇入部　3. 门脉右支汇入部
4. 下腔静脉　5. 腹主动脉　6. 肝 S3 段　7. 肝 S4
段　8. 肝 S5 段　9. 肝 S6 段　10. 胆囊　11. 脾脏

图 1-31　经门脉左、右支汇入部层面

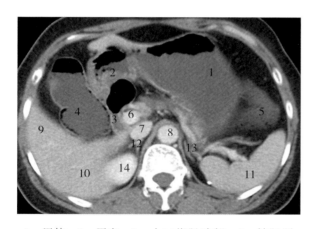

1. 胃体　2. 胃窦　3. 十二指肠球部　4. 结肠肝
曲　5. 结肠脾曲　6. 门静脉　7. 下腔静脉
8. 腹主动脉　9. 肝 S5 段　10. 肝 S6 段　11. 脾
脏　12. 右侧肾上腺　13. 左侧肾上腺　14. 右肾

图 1-32　经第一肝门层面

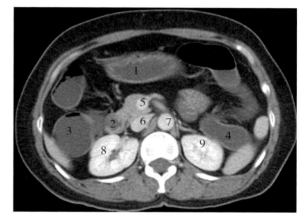

1. 胃体　2. 十二指肠降段　3. 结肠肝曲　4. 结
肠脾曲　5. 肠系膜上动脉　6. 下腔静脉　7. 腹
主动脉　8. 右肾　9. 左肾

图 1-33　经十二指肠降段层面

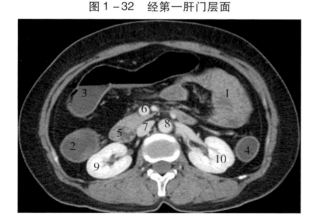

1. 空肠　2. 升结肠　3. 横结肠　4. 降结肠
5. 十二指肠　6. 肠系膜上动脉　7. 下腔静脉
8. 腹主动脉　9. 右肾　10. 左肾

图 1-34　经肾门层面

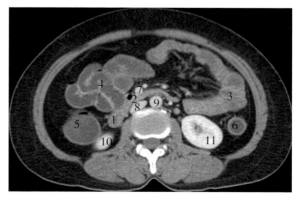

1. 十二指肠降段　2. 十二指肠水平段　3. 空肠
4. 回肠　5. 升结肠　6. 降结肠　7. 肠系膜上动脉
8. 下腔静脉　9. 腹主动脉　10. 右肾　11. 左肾

图 1-35　经十二指肠水平段层面

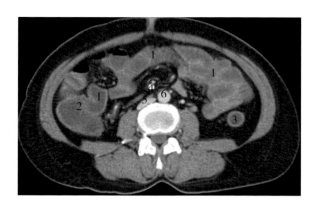

1. 空肠　2. 回盲部　3. 降结肠　4. 肠系膜上动脉　5. 下腔静脉　6. 腹主动脉

图 1-36　经回盲部层面

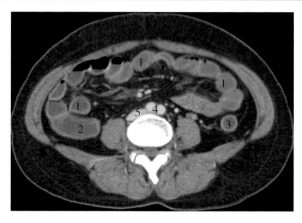

1. 空肠　2. 盲肠　3. 降结肠　4. 双侧髂总动脉分叉处　5. 下腔静脉

图 1-37　经双侧髂总动脉分叉处层面

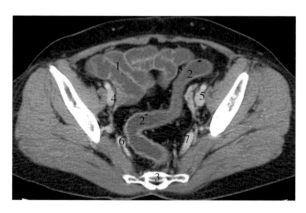

1. 回肠　2. 乙状结肠　3. S$_4$　4. 右侧髂外动脉　5. 左侧髂外动脉　6. 右侧髂内动脉　7. 左侧髂内动脉

图 1-38　经 S$_4$ 层面

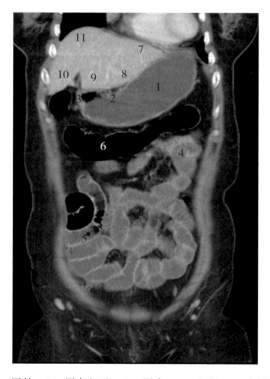

1. 胃体　2. 胃角切迹　3. 胃窦　4. 空肠　5. 回肠　6. 横结肠　7. 肝 S2 段　8. 肝 S3 段　9. 肝 S4 段　10. 肝 S5 段　11. 肝 S8 段

图 1-40　经胃角切迹层面

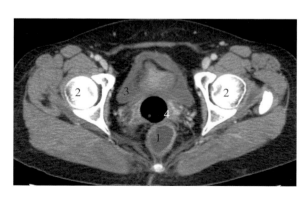

1. 直肠　2. 股骨头　3. 膀胱　4. 阴道

图 1-39　经股骨头层面

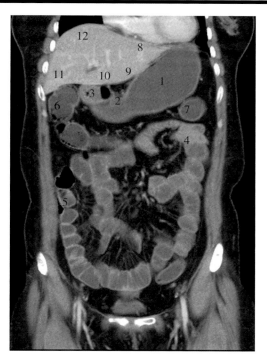

1. 胃体　2. 胃角切迹　3. 胃窦　4. 空肠　5. 回肠
6. 结肠肝曲　7. 结肠脾曲　8. 肝 S2 段　9. 肝 S3
段　10. 肝 S4 段　11. 肝 S5 段　12. 肝 S8 段

图 1-41　经门脉左支矢状部层面

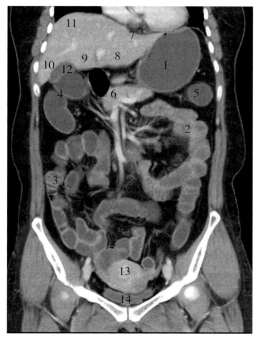

1. 胃体　2. 空肠　3. 回肠　4. 结肠肝曲　5. 结肠
脾曲　6. 胰腺　7. 肝 S2 段　8. 肝 S3 段　9. 肝 S4
段　10. 肝 S5 段　11. 肝 S8 段　12. 胆囊　13. 子宫
14. 膀胱

图 1-42　经胰腺层面

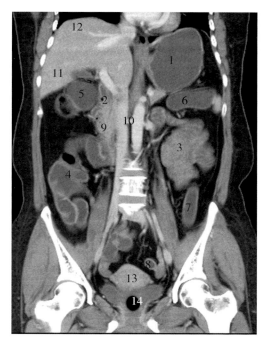

1. 胃体　2. 十二指肠降段　3. 空肠　4. 回盲部
5. 结肠肝曲　6. 结肠脾曲　7. 降结肠　8. 乙状结
肠　9. 胰腺　10. 腹主动脉及下腔静脉　11. 肝 S6
段　12. 肝 S7 段　13. 子宫　14. 阴道

图 1-43　经腹主动脉及下腔静脉层面胃体

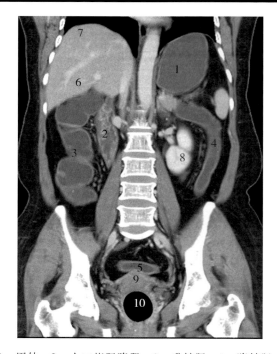

1. 胃体　2. 十二指肠降段　3. 升结肠　4. 降结肠
5. 乙状结肠　6. 肝 S6 段　7. 肝 S7 段　8. 左肾
9. 子宫　10. 阴道
图 1－44　经腰椎前份层面

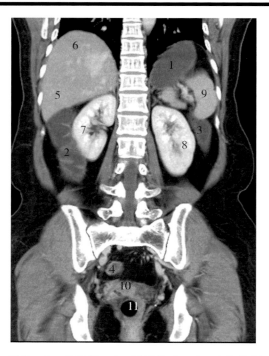

1. 胃体　2. 升结肠　3. 结肠脾曲　4. 乙状结肠
5. 肝 S6 段　6. 肝 S7 段　7. 右肾　8. 左肾　9. 脾
脏　10. 子宫　11. 阴道
图 1－45　经肾门层面

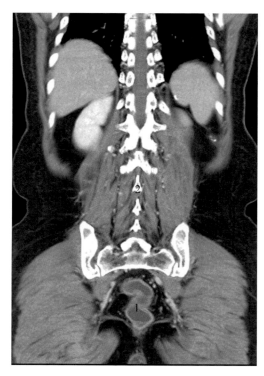

1. 直肠　2. 腰椎棘突
图 1－46　经腰椎棘突层面

（中山大学附属第三医院　王　劲　郭同飞）

参 考 文 献

［1］李瑞祥. 实用人体解剖彩色图谱［M］. 北京：人民卫生出版社，2001.

［2］欧阳钧，温广民. 人体解剖学标本彩色图谱［M］. 广州：广东科技出版社，2009.

［3］王建本，武忠弼. Sobotta 人体解剖学图谱［M］. 北京：北京大学医学出版社，2005.

［4］刘树伟. 人体断层解剖学［M］. 北京：人民军医出版社，2006.

［5］刘树伟. 人体断层解剖学图谱［M］. 济南：山东科学技术出版社，2009.

［6］隋鸿锦，张绍祥，刘树伟，等. 人体解剖学彩色图谱［M］. 北京：人民军医出版社，2010.

［7］王天宝，王劲，周建华，等. 盆腔外科手术与图谱［M］. 广州：广东科技出版社，2011.

［8］吴恩惠. 医学影像诊断学［M］. 北京：人民卫生出版社，2001.

［9］李松年. 现代全身 CT 诊断学［M］. 北京：中国医药科技出版社，2001.

［10］李果珍. 临床 CT 诊断学［M］. 北京：中国科学技术出版社，1999.

［11］陈炽贤. 实用放射学［M］. 2 版. 北京：人民卫生出版社，1998，487 – 535.

［12］朱明才，周庭勇，熊正中，等. 骶前区静脉丛的解剖学特点及临床意义［J］. 中国临床解剖学杂志，2000，1（18）：48 – 50.

［13］张云鹏，赵霞，蒋敏，等. 骶前静脉丛解剖学研究［J］. 解剖学杂志，2001，24（5）：469 – 471.

［14］Netter FH. Atlas of human anatomy［M］. Icon learning systems，2002.

第二章　胃肠生理

第一节　胃肠运动及其调节

胃肠运动（gastrointestinal motility），即胃肠道平滑肌的收缩和舒张，是指胃肠道肌肉的收缩蠕动力，处于严格的调控之中，是保障人体营养摄入和食物残渣排出的关键。当人的胃肠运动出现障碍时，会产生腹胀、易饱，饭后腹胀、恶心、呕吐、腹泻、便秘等，尤其消化道肿瘤患者，更易发生胃肠运动障碍。胃肠运动主要受神经系统和体液因素两方面的调控。

一、胃肠平滑肌细胞的电活动

食物在消化道的运输、消化、吸收与排泄的功能均需要消化道的运动来完成。消化道的运动是由胃肠平滑肌细胞的电活动来驱动和控制的。

（一）胃肠平滑肌细胞电位

胃肠平滑肌的电活动有 3 种类型：静息膜电位、慢波电位和动作电位。

1. 静息膜电位　胃肠平滑肌在静息状态未受到任何刺激时存在于细胞膜内外两侧的电位差，称为静息膜电位（resting potential）。其细胞膜内电位较膜外为负。用直径为 $0.2 \sim 0.5 \mu m$ 的玻璃微电极插入平滑肌细胞内，就可以记录到 1 个 $-50 \sim -60mV$ 的静息膜电位。静息膜电位可因胃肠不同部位和不同状态下有所波动，如人胃底细胞的静息膜电位约为 $-48mV$，功能性消化不良（functional dyspepsia，FD）患者胃细胞的静息膜电位则较低。静息膜电位是胃肠平滑肌细胞维持兴奋性，引发动作电位的基础。

2. 慢波电位　胃肠平滑肌细胞的静息膜电位不稳定，可在其基础上记录到一种自发的、缓慢的节律性去极化电位，这种电位称为慢波电位（slow wave potential）。用细胞微电极记录到的慢波表现为单相波，包括快速的除极和缓慢的复极。由于胃肠各部分的慢波均有自己的固定频率，如人的胃慢波频率为 3 次/min，十二指肠慢波频率为 12 次/min，空肠慢波频率为 10 次/min，回肠慢波频率 8 次/min，结肠慢波频率 $3 \sim 6$ 次/min，所以又称为基本电节律。慢波电位振幅在胃体为 0.8mV，在胃窦则为 2.8mV。

慢波电位的作用：①控制胃肠各部的固定节律，如上所述胃肠各部的固定频率是由慢波电位决定的。②决定胃肠自口端至尾端的传导方向。③决定胃肠蠕动波扩布的速度，如近端胃体蠕动波的扩布速度为 $0.1 \sim 0.2cm/s$，而胃窦则为 $1.5 \sim 4cm/s$。④平滑肌机械收缩的基础。动作电位和平滑肌收缩只能在慢波周期中发生，并只有当慢波之上叠加动作电位时才引起胃平滑肌收缩。一旦慢波消失，胃肠收缩都不能发生，所以慢波决定胃肠平滑肌的兴奋和收缩。

3. 动作电位　平滑肌细胞的动作电位（action potential）有 2 种类型：短时程无平台的锋电位和长时程有平台的动作电位。

（1）锋电位（spike potential）：锋电位振幅一般约 60mV，时程 $10 \sim 50ms$，它可由电刺激、化学刺激和机械牵张刺激所触发，也可由慢波基础上的前电位自动发放。只有在慢波上叠加有锋电位，平滑肌的收缩才能产生。胃肠平滑肌机械收缩的强度与锋电位数目成正比。乙酰胆碱可引起锋电位发放，而肾上腺素则使之停止。锋电位的上升相主要由 Ca^{2+} 从膜外内流引起，而下降相则主要由 K^+ 外流复极所致。

（2）平台动作电位（plateau potential）：平台动作电位的发放与锋电位相似，但它的复极过程非常缓慢，可达数百至数千毫秒，因而出现一个明显的平台，平台的重要性在于它使平滑肌发生长时程的收缩。平台动作电位上升主要是 Ca^{2+} 由膜外内流引起，Na^+ 也参与作用。动作电位的产生与 Ca^{2+} 内流有重要关系。当动作电位发生时，Ca^{2+} 内流进入细胞，使细胞内 Ca^{2+} 浓度升高，经钙调素中介激活肌纤维蛋白 - 肌凝蛋白 - ATP 系统而使胃肠平滑肌收缩。钙调素不仅可以激活平滑肌收缩系统，而且可以刺激细胞膜上的 Ca^{2+} 和细胞内 Ca^{2+} 减少，从而使胃肠平滑肌细胞电位恢复至原来静息水平。

（二）胃肠平滑肌慢波电位的起搏部位

1. 胃肠电起搏区　不同种属其慢波电位频率不同，人胃的慢波电位频率为 3 次/min，狗 5 次/min，羊 4.5 次/min，猫 4 次/min，兔 3.5 次/min，大鼠 4 次/min。在任何情况下，全胃记录到的频率是一致的，每天平均频率几乎没有变化。目前认为胃肠电节律是由内在的"起搏点"控制的。早在 1898 年美国生理学家 Cannon 最先用 X 线观察到蠕动波自胃的中部开始，向幽门推进。1971 年 Kelly 发现胃体中部上 1/3 的区域是胃电慢波起搏点，此处的内在电节律比胃的其他部位要高，并证明该区域有起搏细胞存在。

2. Cajal 间质细胞在胃肠起搏的作用　早在 1893 年神经解剖学家 Cajal 就发现胃肠的肌间神经丛中存在一种特殊的间质细胞，后来被命名为 Cajal 间质细胞（interestitial cells of Cajal，ICC）。Thunenberg 率先根据 Cajal 间质细胞的突起与平滑肌慢波发生之间的时空关系，以及 Cajal 间质细胞与平滑肌细胞之间的缝隙连接等形态学依据，提出 Cajal 间质细胞是胃肠电发生的起搏细胞。

现已证明，胃肠的慢波电位是由纵行肌与环行肌之间肌间神经丛的 ICC 发生的。ICC 的 Ca^{2+} 通道阈值较低，可以自发产生内向电流，当细胞内电位达到阈电位时 L - Ca^{2+} 通道被激活，ICC 去极化，从而产生起搏电位。起搏电流通过 ICC 突起、曲张体及平滑肌细胞间的缝隙连接传至平滑肌细胞。已有的研究表明，胃体上 1/3 以及十二指肠上部和结肠中部是特殊区域，这些地区 ICC 数量很多，受许多神经支配，ICC 突起直接进入平滑肌细胞群，而其他区域的 ICC 则少有神经支配，互相间只有缝隙连接相连。因此，在起搏区中 ICC 主要受神经支配，ICC 与神经纤维形成密集的网络，分散于肌束中。周吕最近证明 ICC 是慢波起搏细胞外，还提出 ICC 同时具有对胃平滑肌细胞起化学兴奋作用。研究结果表明，ICC 可以通过脑肠肽胃动素对胃的收缩进行化学调控，提示神经冲动和化学传递必须有 ICC 参与。

ICC 缺失或功能障碍引起的胃肠动力病是胃肠病学者关注的问题。经研究发现贲门失弛缓症、小肠假性肠梗阻、结肠慢传输性便秘等患者下食管括约肌（LES）、小肠及结肠 ICC 数量明显减少或缺失。Hischsprung 病患者远端结肠缺乏 ENS 神经节，在无神经节部分的大肠 ICC 严重减少。最近罗金燕对糖尿病大鼠胃肠道 Cajal 间质细胞的超微结构变化进行了研究，发现糖尿病大鼠 Cajal 间质细胞的超微结构发生了显著的改变，胞质溶解、线粒体肿胀、空泡样变，细胞内细胞器减少。最显著的变化为 Cajal 间质细胞与其他的 Cajal 间质细胞之间、与神经末梢之间以及与肌细胞之间的连接显著减少、结构明显破坏，这些变化可能是糖尿病胃肠功能紊乱这一动力障碍性疾病发病的原因。ICC 在 FD 和 IBS 等胃肠功能性动力疾病发病中的作用日益引起胃肠学家们的重视，这些疾病表现出胃肠电节律紊乱，其发病机制可能与 ICC 功能丧失有关。通过对 ICC 的基础与临床研究，特别是用分子生物学方法构建带 c - kit 基因的间质细胞，将它植入平滑肌可使胃肠运动功能恢复，将有助于探索胃肠功能性动力疾病治疗的新途径。

二、胃电节律紊乱

胃动力障碍主要表现在胃电节律紊乱。健康人胃电节律固定为 3 次/min，低或高都视为胃电节律紊乱。胃电节律紊乱有 3 种类型：①胃动过速，是指慢波电位频率一般＞3 次/min，有的为 6 ~ 13 次/min。发生部位多在胃窦部。②胃动过缓，慢波电位节律＜3 次/min，有些患者可出现无节律，一般出现在胃体或胃窦。③胃节律失常，是指慢波电位极不规则。上述胃电节律紊乱，可导致胃肌收缩无力，带有动作电位的胃运动消失，胃内容物潴留，胃排空延缓。

现有的资料表明，引起胃动过速是由于原来位于胃体上 1/3 区域的正常起搏点不起作用，而在远端胃窦出现异位起搏点，其发出的慢波电位是从远端胃窦向近端胃体反向逆行传播，使患者出现恶心、呕吐及反流等症状。胃动过缓则是原来的起搏点产生病变所致。

胃电节律紊乱是否与胃肠功能性动力疾病的临床症状相关是人们关心的问题。Chey 对此进行了详细的观察，结果发现表现胃电节律紊乱的患者 85% 出现恶心、呕吐、胃灼热、腹痛、腹胀、早饱以及体重下降等临床症状。现有国内外文献对功能性消化不良（functional dyspepsia，FD）患者的胃电图（electrogastrography，EGG）研究分析表明，FD 患者胃电活动异常，餐前与餐后胃电正常节律百分比增加，胃电功率及主频下降，这些胃电参数变化与胃排空有相关性。胃排空正常的受试者空腹和餐后表现为 3 次/min 的规则节律，餐后主功率增加。而胃排空延缓的糖尿病患者空腹和餐后胃电节律紊乱，餐后主功率不增加。

三、食管运动的生理与病理生理

食管在消化管的最前部，是一前后扁平的肌性管道，成人食管长约 25cm，它的上端在环状软骨处与咽部相连接，下端穿过横膈膜开口进入腹腔与胃的贲门相接。食管的大部分位于胸廓内，而位于腹腔内的食管很短，腹内压会引起这部分食管压缩。腹内食管是抗反流控制中最重要的结构，对了解胃食管反流有重要的病理生理意义。腹内压增加就对这部分食管产生压力。咳嗽时，腹内压增加在成人为 85mmHg，明显高于括约肌单独的压力。这样，作用于腹内食管的这种压迫就使得食管要产生与腹内相应的压力，这就是抗反流机制中的关键部分。食管行经颈、胸及腹三部。全程有 3 个生理性狭窄区域：①食管的起端，在环状软骨处，C_6～C_7 水平；②在 T_3 前，主动脉弓附近，与左支气管交叉处；③在食管穿过膈肌处（食管裂孔）。临床上用内镜或插管检查食管疾患时应予注意，这些部位是瘢痕狭窄、憩室、肿瘤的好发部位。

1. 静息时咽与食管的运动

（1）咽：咽在静息时是呼吸通道，食管上口被上食管括约肌所封闭。在正常呼吸时，咽内压在 +1.4～-0.2mmHg 变动。咽及咽旁肌肉系统的横纹肌存在紧张性，随呼吸而波动。咽缩肌的收缩代表着蠕动波的起始，这些蠕动波可将食团向食管内推进。

（2）上食管括约肌：在静息时，上食管括约肌（UES）腔内压力高是其特点，约 100mmHg，明显地高于周围咽部组织的压力，比食管中段静息压力（-5mmHg）更高。UES 的张力性收缩（tone contraction）使食管开口关闭。吞咽时，UES 随吞咽动作而舒张。

（3）食管体：在静息时，食管体部肌肉处于完全松弛状态，没有张力性或节律性收缩。腔内压力在吸气时为 -5～-15mmHg，而在呼气时为 -2～+5mmHg，

（4）下食管括约肌：在静息时，下食管括约肌（LES）的静息压也较高，比食管中段及胃底部压力高，LES 压力的增高形成重要的内关闭机制，LES 压力比胃内压高 5～10mmHg，以阻止胃内容物从相对高压的胃内反流到相对低压的食管中段去。LES 的紧张性收缩使下食管管腔闭合。LES 收缩时，由于肌肉环的收缩使黏膜皱缩，同时 LES 本身又不是对称的环，所以 LES 存在放射状与轴性的不对称，形成左侧压力比右侧高。由于以上原因，LES 的压力变动很大，为 10～40mmHg。

LES 压力受消化间期移行性复合运动（MMC）时相变化的影响。当胃出现 MMCⅢ相时可引发 LES 相收缩（phasic contraction）。在 MMC Ⅰ相时 LES 只有紧张性收缩。LES 每一次的相收缩都与其平滑肌膜电位的电振荡簇（cluster of eletfrical oscillations）相关联。

2. 吞咽时咽与食管的运动

（1）吞咽过程：吞咽是使食物从口腔入胃的动作，它是由许多有关肌肉相配合完成的复杂反射活动。吞咽过程可分 3 期：①吞咽的随意期，吞咽食物时，靠舌头向后上方对着软腭施加压力，把食物由口腔送到咽部，可以随意控制。由此开始，吞咽过程几乎是完全自动的，而且通常不能中断。②吞咽的咽腔期，该期为不随意活动。由咽把食物送到食管上端，此时软腭上举，堵住鼻咽去路；喉头上举，堵住气管去路；舌头上举，堵住口腔去路，其时，上食管括约肌松弛，从而保证食物进入食管。这一过程是由于食物刺激舌咽感受区，其感觉冲动通过舌咽神经、三叉神经及迷走神经往上传至延脑的吞咽中枢，然后从中枢发出冲动经由舌咽神经和迷走神经引起一系列咽部肌肉收缩的结果。③吞咽的食管期，食管的主要功能是把食物从咽腔传送到胃。为完成这一功能，食管的运动有着特殊的组合。

（2）吞咽后食管的运动：

①上食管括约肌：吞咽后约 0.1s，UES 从张力性收缩立即转为舒张，UES 打开，允许食物进入食管。

UES 开放持续 0.5 ~ 1.0s。随后，有一短暂收缩，其收缩压力升高约为静息水平的 2 倍。收缩持续 1s，然后恢复至静息水平。UES 开放口径的大小和持续时间与食物的体积有关。

②食管：吞咽后 1s，食管体部最上端开始出现蠕动收缩（peristaltic contraction），并向下推进通过整个食管体部，这是 UES 舒张后的强力收缩的延续。食管体部蠕动收缩的传播速度为 4cm/s。蠕动收缩波速度有区域差异，食管体中部为 5cm/s，UES 为 3cm/s，LES 为 2.5cm/s，按此速度每一蠕动波需 5 ~ 6s 才能通过整个食管。食管蠕动收缩波的力量在不同区域亦有不同的变化，在食管的上端为高于大气压的 54mmHg，中部为 35mmHg，下端为 70mmHg，可见收缩力在食管体中部是最低的。

③下食管括约肌：吞咽后 2 ~ 3s，LES 即产生松弛。LES 松弛几乎与 UES 松弛同时发生。LES 松弛持续时间为 5 ~ 10s。随后，LES 出现一短暂的收缩（transient contraction），其收缩力约为静息张力的 2 倍。这一收缩是食管体蠕动波的延续。短暂收缩后，LES 很快回到原来静息张力水平。平滑肌电活动记录表明，当 LES 松弛时，平滑肌持续的锋电活动即停止。

3. 食管的原发性蠕动和继发性蠕动　正常食管主要有两类运动，即原发性蠕动与继发性蠕动。食管的原发性蠕动是由吞咽引起，由吞咽触发的一系列始于咽部的连续蠕动波由咽至胃全程需 5 ~ 10s。如果原发性蠕动未能把进入食管的食物推入胃内，那么，由于滞留的食物使食管膨胀，就产生了继发性蠕动。继发性蠕动除了起始于食管本身而非咽腔外，本质上和原发性蠕动相同，它能够连续产生，直到把全部食物排入胃内。

4. 下食管括约肌的一过性松弛　最近几年发现，LES 有一段较长时间的自发性松弛。这些自发性松弛与吞咽无关，平均持续时间约 20s，超过吞咽时的 LES 松弛时间（<8s），称为下食管括约肌一过性松弛（transit lower esophageal sphincters relaxation, TLESR）。在正常人，这种 TLESR 平均每天出现 20 次左右，胃饱满时更易出现。这时胃液进入食管，使食管内 pH <4，由于 LES 压力很快上升，吞咽唾液至食管，使食管内 pH 上升，这是生理性的 LES 一过性松弛反流。若 TLESR 频繁发生，每天 >50 次，食管内 pH <4 达 1h，则是病理性的。胃食管反流病患者发生一过性松弛反流后 LES 压力增加受到抑制，致使酸反流入食管的时间延长。

5. 咽与食管运动的调控

（1）咽运动的控制：

①吞咽中枢（swallowing center）：调节吞咽的神经中枢位于延脑网状结构的下橄榄核上背部，两侧对称存在。两侧中枢连接广泛，因此，单侧的输入刺激能激活双半侧中枢。每侧中枢激活同侧吞咽肌和对侧中下咽缩肌。虽然电刺激某些皮层和皮层下区域能引发吞咽，但肌肉收缩序列和它完成吞咽动作不依赖皮层的影响。12 周的胎儿吞咽中枢即有作用，可以发生吞咽。靠近出生时，胎儿每天吞咽约 500mL 羊水。正常成人每天吞咽约 600 次，其中清醒时 350 次，夜间睡眠时 50 次，吃、饮时 200 次。

延脑的吞咽中枢受大脑皮层和皮层下中枢的调控，其传入神经为三叉神经、舌咽神经和迷走神经。传出神经从三叉神经、面神经、舌下神经和迷走神经传到与吞咽相关的食管组织。

吞咽反射的输出联系较为固定，不管输入活动的方式如何，其表现为对刺激收缩事件的一个立体形式和固定的序列。通过支配吞咽肌的脑神经运动核激活，执行吞咽中枢的复杂指令。目前，对吞咽中枢抑制和兴奋的确切机制和序列尚不清楚。

②咽肌及咽旁肌（pharyngeal and parapharyngeal muscles）运动的控制：静息时咽肌及咽旁肌存在张力性，这是因为这些肌肉受脑干核团的躯体兴奋性神经所支配。

在吞咽时，咽部肌肉按如下固定的顺序收缩：喉结的提升和前移，随后打开 UES；鼻、口腔及喉闭合使食物在适宜的方向；收缩运动逐渐通过咽部，从口腔到食管主动推进食物。如果破坏这一过程的顺序就会出现下列障碍：食物通过咽部困难；破坏食物通过时封闭口咽部与鼻咽部之间通路，使食物入鼻腔；破坏封闭咽与喉之间通路使食物入喉。这种异常称为"口咽性吞咽困难"（oropharyngeal dysphagia），多由于脑干局部缺血损伤所引起。

（2）上食管括约肌运动的控制：静息时，UES 处于关闭状态，咽腔的空气难以进入食管。UES 关闭是由于从延髓疑核发出的躯体运动神经对 UES 持续刺激，使 UES 处于高张力状态，保持着张力性收缩。吞咽时 UES 松弛，使食物进入食管。UES 松弛是由于延髓疑核的抑制活动，使 UES 打开。

（3）食管体运动的控制：食管体横纹肌的蠕动收缩是由疑核发出的躯体运动神经控制，这种运动神经是纯兴奋性的。现已证明，食管体伴随吞咽蠕动性收缩是受控于中枢发出的躯体神经沿食管体肌肉运动单位从头到尾的顺序激活。在静息时，食管横纹肌没有收缩，这是由于躯体运动神经根本没有兴奋活动。

食管体的平滑肌部分由迷走运动背核发出的迷走神经支配。静息时，迷走神经无兴奋性活动，使食管体部平滑肌完全松弛。吞咽时，由吞咽中枢启动迷走运动背核的迷走神经激活食管平滑肌产生蠕动。

食管蠕动收缩一个接着一个，并没有察觉横纹肌与平滑肌之间有中断现象。用放射照相和测压记录食管蠕动可以发现，一个收缩序列起自食管的横纹肌，在越过横纹肌间的过渡区后消失，另一收缩序列从过渡区开始，并在平滑肌段加强。这种蠕动推进的一致性来自于这两个收缩发生系统活动的重叠。吞咽中枢通过适时地分别启动横纹肌与平滑肌上的躯体运动神经的兴奋及抑制神经的兴奋时程，来协调这两个收缩序列。

（4）下食管括约肌运动的控制：静息期 LES 的张力性收缩使下食管开口关闭是肌原性的。LES 张力性收缩的维持依赖于细胞内、外的钙池作用。当细胞内 Ca^{2+} 缺乏时，则可使 LES 张力性收缩丧失。同时胆碱能迷走神经兴奋性通路可以维持 LES 紧张性收缩和调节 LES 关闭的压力。

LES 的压力受神经和体液因素的调节。支配 LES 的神经既有外来的迷走神经，也有内在的肌间神经丛，既有兴奋性的也有抑制性的。当吞咽时，迷走神经抑制性纤维释放 NO 和 VIP，使 LES 开放。现有研究表明，许多肽类参与 LES 张力调节（表 2-1）。

表 2-1　肽类激素对下食管括约肌压力的影响

LES 压力增高	LES 压力降低
胃泌素	胆囊收缩素
胃动素	血管活性肠肽（VIP）
P 物质	促胰液素
胰多肽	抑胃肽（GIP）
蛙皮素	降钙素基因相关肽（CGRP）
脑啡肽	神经降压素
甘丙肽	一氧化氮（NO）

6. 食管动力性疾病

（1）原发性食管动力紊乱引起的疾病：食管运动功能紊乱可引发食管肌的多种疾病，包括贲门失弛缓症（schalasia）、弥散性食管痉挛（diffuse esophageal spasm，DES）和胡桃夹食管（natcracker），同属于原发性食管运动功能失调，为食管源性胸痛的病因之一，其病变主要在食管中下段，表现同期强烈的非推进的持续收缩，致使食管成串珠状或螺旋状狭窄，而上食管常不受累。贲门失弛缓症和弥散性食管痉挛是常发的食管动力性疾病。这是用以鉴别胸痛的主要疾病。

贲门失弛缓症是食管神经支配的一种疾病，其特征表现为异常蠕动，LES 松弛障碍，食管体推进性收缩缺失，只有同步性收缩。放射影像显示贲门失弛缓症患者食管变宽，LES 狭窄，呈明显鼠尾征。本病主要在神经而不在肌层，食管体神经节细胞变性引起持续的非推进性收缩。而 LES 则表现非肾上腺素能非胆碱能神经元如血管活性肠肽神经元，一氧化氮合成酶神经元的缺失，导致 LES 压力增加（舒张不完全）。从超微结构研究证实，食管壁内神经毁损和支配 LES 的迷走神经异常。

（2）继发性食管动力紊乱引起的疾病：主要为胃食管反流病（GERD）。胃食管反流（GER）是指胃内容物反流入食管。GER 包括生理性的 GER 和病理性的 GER。生理性 GER 是正常人偶然发生的生理现象，而病理性 GER 则是引起一系列临床症状的一组疾病，称为胃食管反流病（GERD），GERD 是指胃、十二指肠内容物反流入食管引起烧心、胸痛、反酸等症状，导致食管炎。

成人 GERD 的发病率为 6% 左右，在婴幼儿因其解剖生理特点发病率比成人高，约 8% 左右。其中一些会将症状持续到成人。幼儿 GERD 发展成消化性食管炎并不少见，占 GERD 患者的 48% ~ 79%，因此，对婴幼儿进行 GERD 的调查和及早治疗，以减少成人 GERD 的发生就显得特别重要。

健康人和 GERD 患者在反流的存在与否上无差异，有差异的是反流的频率、强度及相关症状。与 GERD 有关的临床问题都是由过多的酸性胃内容物和碱性十二指肠内容物反流入食管引起的。表现症状如下：

呕吐是 GERD 的表现，但成人很少发生。而婴儿则不同，反流物从食管涌上，致使反流物从口中滴下或干脆就吐出来。

反胃是胃或食管内少量内容物突然无力反回咽和口内，这表明环咽肌松弛或功能不全。由于反胃之前没有恶心、干呕或自主性症状而得以和呕吐区别。

食管炎是 GERD 最主要的并发症。由于 GER 的频繁发生，胃内容物长期不断反流入食管，特别在夜间发生反流，就引起消化性食管炎。酸性或碱性的 GERD 都可以产生食管炎。是否能并发食管炎受多种因素制约，其中包括继发性蠕动对反流物清除的能力。

缺铁性贫血在严重消化性食管炎患者是常见的，这是由于长期黏膜炎或呕血及便血导致的结果。

GERD 的胃灼热和烧心是极其普遍的症状。泛酸、反酸、打嗝、饭后饱感、胸骨后疼痛、咽烧灼感及恶心都是烧心常见的并发症状。烧心常常有心绞痛样疼痛。

目前的研究资料表明，GERD 与功能性疾病有关，已被发现许多 GERD 患者具有复杂的消化不良史，而非仅是烧心与酸反流的症状，约有 20% 的功能性消化不良患者与 GERD 有关。GERD 的发病原因最常见的解释认为是：位于食管下端的 LES 活动无力或发育不全，以致不能阻挡十二指肠内容物反流入食管。引起 GERD 发生的因素主要与下述三大防御机制有关。

LES 的抗反流作用：人们已越来越认为 LES 压力对 GERD 的防御起很重要的作用，是抗反流的第一屏障。当食管正常蠕动产生的 LES 舒张时，反流就很少发生。LES 的抗反流功能包括静息 LES 压、对腹内压增高的有力反应、一过性 LES 松弛。

GERD 的发生机制：①LES 静息压极度降低或接近于零，因而胃与食管形成共同腔，胃内容物可自由反流入食管；②LES 压力低下，当腹内压增高时引起胃向食管反流；③虽然 LES 压力正常，但 LES 频繁出现一过性松弛（transit LES relaxation，TLESR），所以经常发生反流。上述情况下食管内的 PH 均降至 4 以下。正常成人 LES 静息压为 15 ~ 30mmHg，如果少于 6mmHg 就很易发生反流。正常人腹内压增加时会导致 LES 压力成倍增加以防止反流发生。在反流性食管炎患者尤其是低 LES 压力的患者在腹内压增加时常没有足够的 LES 收缩反应来防止反流。一过性 LES 松弛的 LES 收缩可以防止反流。一过性 LES 松弛为生理性的主要机制，而在病理性反流中，一过性 LES 松弛更为频发且持续更长时间。大量的临床资料显示 GERD 患者的 LES 压降低，而增加 LES 压的促动力药物可使反流症状改善。

食管酸清除作用：食管蠕动功能是将大容量的反流物从食管清除。原发蠕动由吞咽引起，或因食管受到酸化或烧心的刺激而引起。继发性蠕动发源于食管，是受到食管内液体的刺激而产生。只要一个正常的蠕动波就可清除整个食管内的反流物，但这种蠕动的振幅要达到 30mmHg 才有效。在食管炎的发生中，酸反流的持续时间比反流次数更为有害，而食管的清除作用就在于减少食管黏膜浸泡在酸中的时限。当酸性胃内容物反流时，食管的继发蠕动即可清除，残留在食管内的酸会被随后的唾液中和。如果食管出现不完全收缩波或低压波会使酸性胃反流物的清除能力下降，这些异常经常发生在 GERD 和食管炎患者身上。因此，GERD 的发生与食管酸清除能力减弱有关。

食管黏膜防御作用：正常人或 GERD 患者总是有胃液反流入食管，食管黏膜与有害胃和十二指肠反流物的对抗决定了食管炎是否发生。黏膜正常情况下是防止食管表面免受反流的胃酸、胃蛋白酶及胆盐的腐蚀。如果黏膜不足以发挥其防御功能或反流发生太频繁，损伤就会发生。研究表明，当胃液呈酸性时，氢离子是主要的攻击因子，非结合胆酸不溶解，胰酶未被活化，而当胃液为碱性时，非结合胆酸和胰酶则成为主要的攻击因子。

四、胃运动的生理与病理生理

胃是一个袋状器官，其近端为贲门与下食管括约肌相接，远端是幽门与十二指肠相接。

（一）胃的运动类型

1. 消化间期胃的运动类型　在进餐后 1.5 ~ 2h，被消化食物已通过远端小肠，胃即停止运动，随之出现静息和运动循环往复的空腹运动类型，称为消化间期移行性复合运动（migrating motor complex，MMC）。

（1）MMC 运动的特征：①MMC 有时相性，根据消化间期胃 MMC 交替出现的静止期和运动期的周期变化可区分为 Ⅰ、Ⅱ、Ⅲ、Ⅳ 4 个时相。Ⅰ 相为静止期，胃没有收缩，持续 45min。Ⅱ 相为不规则收缩期，由少数的间断蠕动收缩波组成，持续时间 40min。第 Ⅲ 相为强力收缩期。持续时间为 10min。第 Ⅳ 相为过渡相，约 5min，是从 Ⅲ 相转至静止期 Ⅰ 相的短暂过渡期。②MMC 有移行性，胃 MMC 活动具有向消化道下端移行的特点。胃 MMC 的第 Ⅲ 相蠕动收缩波发生后，可以从胃体扩布至胃窦、十二指肠及空肠。MMC 的 Ⅲ 相以 5 ~ 10cm/min 的速度向远端扩布，约 1.5h 后可到达远端回肠。

（2）MMC 的生理作用：①起胃肠道"清道夫"的作用。在下次进餐前清扫胃肠黏液、脱落上皮细胞，并把未被消化的固体食物迅速排空。②促进胃、肠、胆囊及 Oddi 括约肌运动的协调性。③MMC 的 Ⅲ 相蠕动波出现与胰、胆汁分泌高峰同步，为迎接新的进餐做准备。④保持胃和小肠不淤滞，因而可以防止胃肠道细菌过度增长。⑤发出饥饿信号。

（3）MMC 与幽门的协调运动：胃 MMC 的 Ⅰ 相时没有蠕动运动，幽门打开程度为 40%。在 MMC 的 Ⅲ 相时，胃窦产生强烈收缩，此时幽门几乎完全打开，使胃内容物及大块未被消化的固体食物毫无障碍地排入十二指肠。

（4）MMC 与胆囊、Oddi 括约肌的协调运动：当胃 MMC 的 Ⅰ 相时，胆囊也呈 Ⅰ 相状态，胆囊松弛，而 Oddi 括约肌则出现 Ⅲ 相的强烈收缩，此时几乎没有胆汁流入十二指肠。而当胃 MMC 的 Ⅲ 相时则引起胆囊 Ⅲ 相收缩，Oddi 括约肌呈 Ⅰ 相松弛，此时大量胆汁流入十二指肠，每分钟达 3mL 之多。

（5）MMC 的调节：MMC 周期的启动包括神经和激素机制。目前认为 MMC 受控于肠神经系统。肠神经系统如同电脑系统的终端。整合环路如同微处理机，位于接近效应器平滑肌处，并对胃平滑肌收缩活动进行调控。这种局部的控制系统可以启动 MMC 周期，自动处理来自肠腔黏膜感受系统来的信息，使其活动程序化，使平滑肌活动在稳流信息的基础上执行其功能。

现有资料证明，胃动素（motilin）是启动 MMC Ⅲ 相的重要激素。实验显示血浆胃动素波动与胃 MMC 同时发生，胃动素释放的峰值与 MMC Ⅲ 相出现相一致。脑干最后区（area postrema，AP）对 MMC 的调控有重要作用。电损毁 AP 后，胃窦和十二指肠 MMC 的 Ⅲ 相收缩活动明显抑制，MMC Ⅰ 相延长，Ⅱ 相、Ⅲ 相明显缩短，失去了损毁前 MMC 周期性、时相性和移行性特点，血浆胃动素浓度明显降低，表明 AP 是对 MMC 调节的重要部位，其作用通过胃动素介导。MMC 活动有生理节律，白天的移行速度是夜间的 2 倍。

（6）MMC 与胃肠动力疾病的关系：胃轻瘫，功能性消化不良，便秘，不明原因恶心、腹胀、腹痛，慢性特发性假性肠梗阻，慢性胃炎和胃十二指肠溃疡等胃肠动力疾病均可引起 MMC 周期延长、MMC 时相的紊乱以及 MMC Ⅲ 相的缺失。应及时使用促动力药治疗，以缓解或消除胃肠动力紊乱的症状。

2. 餐后期胃的运动类型　餐后上胃肠道发生了一种快速的运动模式变化，消化间期移行性复合运动（MMC）消失，代之以近端胃和远端胃独立的协调运动。

（1）餐后近端胃的运动模式：餐后胃的运动模式是复合性蠕动收缩，但这种收缩模式只发生在远端胃。近端胃的运动模式只是张力性活动，以调节胃内压力。在消化间期观察到的近端胃的相收缩消失了，相收缩直到消化后期才重新出现。餐后近端胃的活动，当食物被咀嚼和吞咽时，由于刺激了咽、食管的感受器，反射性地通过迷走神经，引起近端胃舒张以容纳食物，这一现象称为容受性舒张（receptive relaxation）。当食物到达胃后，由于食物吞入到胃，这时近端胃就会产生进一步较长时间的舒张，这一过程称为顺应性舒张（adaptive relaxation）。顺应性舒张改变了胃的形状，使胃的膨胀逐渐沿近端胃的大弯扩大，而胃小弯和胃窦只有很小的变化。上述两种舒张使近端胃可以接受大量的食物（从 50mL 可增至 1 500mL 体积）而没有压力升高，这就是胃的储存功能。近端胃除完成上述储存作用外，另一功能是利用其张力性收缩把食物从胃体输送至胃窦部。

（2）餐后远端胃的运动模式：进餐开始胃窦部即开始持续和有规律的蠕动性收缩，和消化间期胃窦 MMC Ⅲ 相运动一样，但振幅较低。小肠则产生不规则运动，和 MMC Ⅱ 相的运动形式类似，这称为餐后运动或消化模式。它与消化间期运动最明显的不同是没有位相活动和向远端传播的特点。使胃肠运动由消化间期模式转变为餐后模式的神经体液机制，包括有头期的影响、胃张力活动和肠化学受体以及进食后胃肠激素如胆囊收缩素（CCK）和胃泌素等作用的结果。患有糖尿病胃轻瘫的胃动力病患者的临床测压诊断表明，这类患者餐后消化期胃窦蠕动低下，收缩微弱，小肠交替出现阵发性异常活动。

（3）幽门括约肌的运动：胃十二指肠连接处的幽门括约肌，是一个物理的可辨认的结构，由纵行肌和环行肌层组成。其远端环肌层最重要，起着调节食糜进入十二指肠的重要作用。当胃收缩波传播到近端胃时，幽门是舒张的，但当收缩波传播到远端胃窦时幽门即收缩。这种胃窦幽门协调运动使蠕动波从近端胃到达远端胃窦时幽门紧闭，胃窦内容物被迫反向地推回到近端胃窦。幽门运动受十二脂肠化学感受器介导的反馈调节。现有的资料表明，十二指肠内的脂肪、酸、氨基酸和葡萄糖可以增加幽门收缩并减少通过幽门的流量。Heddle 等进一步研究证明，十二指肠灌流甘油三酯可使胃窦运动抑制，增加幽门括约肌收缩，并刺激十二指肠运动。

（二）胃排空

胃内容物进入十二指肠过程称为排空，胃排空的动力是胃的收缩运动。只有胃内压超过十二指肠内压时才发生排空，在胃排空的过程中还受到幽门阻力的影响。在胃内压升高、幽门阻力下降、十二指肠压力减弱时，胃的排空也加快。在胃内压低下、幽门阻力升高、十二指肠压力减弱时，胃的排空也加快。在胃内压低下、幽门阻力升高、十二指肠压力升高时，便会出现排空延缓。若胃内压下降、幽门阻力下降、十二指肠压力升高时，则导致十二指肠反流。

1. 胃的液体排空　进食液体试餐后，胃液体排空呈指数递减。健康志愿者对 10% 葡萄糖溶液的半排空时间为 20min。液体食物进餐后胃排空立即发生，胃排空 300mL 液体食物一般需要 30min。液体的排空主要依赖近端胃壁的张力和胃内液柱的高度。

2. 胃的固体排空　固体胃排空速度取决于胃底、胃窦、幽门和十二指肠的协调运动。胃排空的主要形式是搏动，而不是连续地将胃内固体食物排出。排空决定于两种主要因素：①远端胃将固体研碎成小颗粒食糜的推力；②来自小肠受体的抑制反馈。这就确保营养物以合适的速度推进，以利于消化和吸收。进固体餐后，要经过一段时间食物才开始离开胃腔，这种食物在胃内的停留称为排空的延迟相，这一时间是胃把固体食物从近端运至远端，并在远端胃进行反复研磨的过程，以达到可被排出的 ≤1mm 微粒的要求。延迟相时间因食物的性质而定，一般为 5～20min。延迟相后便进入排空相。

3. 胃排空的抑制性调节　进入十二指肠的胃内容物对胃运动的抑制作用是实现胃排空调节的另一个主要因素。通过十二指肠内的酸、脂肪和渗透压感受器，反射性地引起胃排空减慢。同时，食糜刺激小肠黏膜释放的促胰液素和抑胃肽等都可产生抑制性反馈作用而减慢胃的排空。

4. 胃动力障碍与胃排空　功能性消化不良患者和糖尿病胃轻瘫患者由于空腹胃缺乏 MMC Ⅲ 相和餐后近端胃张力收缩弱，远端胃收缩功能低下，因此导致胃排空延缓，是这两组患者胃动力障碍的主要特征，其原因与迷走神经受损及胃肠激素改变有关。

五、小肠运动的生理与病理生理

小肠内消化是整个消化过程中最重要的阶段。从外界摄入的营养物质的消化和吸收主要靠小肠运动来完成，把复杂的食物成分变为简单的葡萄糖、氨基酸和脂肪酸，经过上皮细胞吸收入血液和淋巴，为人体所利用。小肠非常有规律地昼夜运动，一旦小肠运动减弱或停止，就会出现小肠动力障碍性疾病。所以，维持正常的肠道运动是人体健康的保证。

肠道的运动主要表现为3个方面：①将食物与消化酶混合；②促使小肠内容物运转，以最大限度与黏膜吸收细胞接触，扩大吸收面积；③把肠内经过消化的食物（食糜）向远端推进。食物通过小肠后，一部分不被消化与吸收的残渣，从回肠移到结肠。

（一）小肠的平滑肌特性

小肠壁的平滑肌由外肌层和黏膜肌层所构成。外肌层由彼此呈90°的外层纵行肌和内层环行肌组成。外肌层主要行使小肠的运动功能。纵行肌与环行肌之间有肌间神经丛，其功能是调控肠的运动。黏膜肌层也有内环、外纵两层平滑肌，运动时可增加肠腔的面积。在黏膜下层有黏膜下神经丛，其功能与肠分泌和吸收有关。

外肌层的平滑肌细胞是梭形单核细胞，直径$2 \sim 5\mu m$，其长约为宽的20倍。它与骨骼肌相比，没有横纹和类似Z线的结构。肠平滑肌细胞具有$-40 \sim -80mV$的静息膜电位的电活动，通过$Na^+ - K^+ - ATP$酶来维持其活动。此外，由于平滑肌对被动牵拉很敏感，牵拉使细胞容易去极化并到达阈电位，当平滑肌细胞拉长时即引起收缩，因而具有自动收缩的特性，使肠腔内容物驱出或排空。

（二）小肠的电活动

小肠的收缩受自身平滑肌活动、神经和激素所控制。如同胃一样，小肠平滑肌有一慢波电位，为$3 \sim 15mV$，表现为周期性快速去极化和随之缓慢复极化的有节律的波动。这种慢波电位的节律活动，可以用细胞内微电极记录出单个细胞的电活动，亦可以用细胞外电极记录出平滑肌一组细胞的电活动。人小肠的慢波节律有频率梯度递减的变化。十二指肠频率为12次/min，空肠频率为10次/min，而远端回肠则降低为8次/min，结肠为6次/min。表现为小肠上段频率高，下段频率低，呈阶梯式下降。大多数种属从十二指肠至回肠的慢波频率显示不同区域突然下降的阶梯式频率平台，而在离体小肠则缺乏这一特点。Diamant和Bortoff曾用振荡理论来解释，认为振荡器都具有其内在的自身节律，当一个振荡器与其他振荡器发生耦联时，其自身节律可以改变，获得相同的节律。小肠慢波节律递减结果表明，在小肠平滑肌细胞之间存在有一系列振荡器的松弛耦联。每一个节律平台上，具有最高节律的振荡器，能驱动具有较低节律的振荡器，而发生与最高节律振荡器相同的节律。在平台的末端是高节律与低节律振荡器的交替区。这样在整个小肠就形成了许多慢波的节律平台。同时还发现小肠慢波的扩布速度在远端小肠较在近端小肠低。狗和羊十二指肠慢波扩大速度为$10 \sim 15cm/min$，而在远端回肠为$5 \sim 18cm/min$。这一扩大速度和上述频率递减现象对肠腔的高效消化和吸收有重要的生理意义。

关于小肠慢波电位的细胞起源。早在1893年，Cajal就报道了肠肌中存在一种带核的星状细胞，现称为Cajal间质细胞（interstitial cells of Cajal，ICC）。

现已有充分的资料证明，ICC存在于胃肠纵肌与环肌之间，是小肠慢波电位的启动者。这些细胞具有周围环绕原生质的单核，含有大量具有高代谢能力的线粒体。细胞表面有丰富的小窝及内质网，可能与膜离子的运输作用有关。ICC与纵环二层平滑肌细胞形成紧密的接点，有着广泛的神经支配。ICC与纵环二层平滑肌细胞形成紧密的接点，有着广泛的神经支配。ICC可能由肠神经系统的神经递质介导其效应。Hara等认为，在环肌肠肌丛中出现的慢波电位不受神经阻断剂的影响。他们在确定狗小肠纵环肌离体标本没有ICC存在时，慢波电位就不能发生。若把ICC集中的起搏点区域切除，就会破坏慢波的产生和传播。上述发现表明，Cajal间质细胞是小肠慢波电位的起搏者和传导者，其起搏功能的实现可能由肠神经系统神经递质所介导。

（三）小肠的运动类型

1. 消化期小肠的运动类型　在消化期，肠腔内的营养物质通过小肠的分节的稳定收缩与小肠分泌液混合。早在1896年Cannon就已经观察到，分节运动是小肠的主要运动类型，分节运动是由环行肌收缩产生，其结果是把腔内容物分成许多节。在下一瞬间，这些节被其他环肌收缩分开，又产生新的节，这样周而复始的运动混合内容物分成许多节。消化期营养物质的推进是由小肠单个移行性收缩群完成。在人的空肠这种单个移行性收缩群在约2min间隔重复出现，其传播速度2cm/s，扩布距离为40～60cm，起着小肠近端至远端推进营养物质的作用。

2. 消化间期小肠的运动类型　小肠消化间期运动类型是移行性复合运动（migrating motor complex，MMC），在整个小肠都可以发生，并由4个时相组成一个周期，周而复始地进行，直至进餐后，MMC才被破坏停止。小肠MMC发源于胃十二指肠，并沿着空肠慢慢往下移行到回肠，接着下一个MMC周期又从胃开始。当MMC Ⅰ相时，小肠是静止无活动期。Ⅱ相是不规则活动期。在接近Ⅱ相终结时运动越来越加强。Ⅲ相为规律活动期。Ⅲ相发生在Ⅱ相之后，且常突然发生，每个慢波电位的降支均负载有大振幅成簇的锋电活动，并伴发有规律的强度较大的位相性收缩。在人，频率为10～12次/min有规律的收缩，可持续数分钟，其离口移行速度为7～10cm/min。在人和狗Ⅲ相活动期中的每一个收缩波都具有很大的推进力。MMC的Ⅳ相为过渡相，时程很短，很快即返回至Ⅰ相。人小肠MMC周期变化很大，平均为55～180min。MMC起"清道夫"作用，清扫肠黏液及脱落上皮细胞，排空未被消化的食物，防止肠淤滞和细菌过度增长，促进胆汁和胰液的分泌，为下一次进餐作准备。

肠道运动功能障碍可因小肠运动异常引起，临床表现有其特点，通常有腹痛、腹胀、恶心、呕吐及排便异常等症状。常见的疾病有小肠郁滞及假性肠梗阻。全身性疾病包括系统性硬化症。系统性进行性硬化症患者的上消化道（十二指肠空肠达屈氏韧带以远40cm）测压记录表明，MMC Ⅰ相延长，消化间期和消化期的动力指数降低，MMC Ⅲ相收缩振幅低下，MMC Ⅱ相紊乱或有逆向蠕动。

（四）小肠运动的调节

1. 基本电节律控制　小肠平滑肌收缩最显著的特征是环肌的节律性收缩，显示出在肠道存在一个自动的调节系统。这一系统就是小肠的慢波电位，或称起搏电位。整个慢波的形成、振幅和时程均很恒定，无论肠肌是否收缩，慢波都很有规律地发生，其频率与肠段各水平环肌收缩的最大频率相对应。每一肠段环肌节律性收缩一次，即伴有一慢波出现。在慢波的平台上经常叠加一个或多个快速的锋电位。锋电位的出现标志着与慢波相伴的一次环肌收缩的开始。

2. 肠神经系统的控制　小肠管壁内存在一个庞大的肠神经系统（enteric nervous system，ENS），它所含神经细胞数目多如整个脊髓所含神经细胞数，是自主神经系统第3个组成部分，与肾上腺素能、胆碱能神经一起参与对小肠运动的调节作用。小肠和结肠ENS的胞体主要存在于黏膜下和环纵肌之间，前者为黏膜下神经丛，后者为肌间神经丛。肠肌间神经丛主要与肠运动控制有关；肠黏膜下神经丛主要控制肠的分泌和吸收。

在小肠各段ENS神经细胞与平滑肌细胞的比例是不同的。在近端十二指肠肌间神经丛的神经细胞密度高，在大肠、盲肠肌间神经丛的神经细胞密度相对较低。结肠肝曲水平神经细胞密度较高，但在直肠则神经细胞密度达到最低点。黏膜下神经丛的神经细胞数量以小肠最多，消化道其他部分较少。

已有资料证明，ENS调控和整合小肠的蠕动和移行性复合运动。小肠的蠕动伴随着双重反射，蠕动是由于食团刺激肠壁头端的纵行肌收缩及其尾端的环行肌舒张。头端收缩反射是由食团刺激了ENS含降钙素基因相关肽（calcitonin gene related peptide，CGRP）神经元的张力感受器释放乙酰胆碱和P物质而发挥作用。尾端舒张反射是由ENS神经元释放血管活性肠肽（vasoactive intestinal peptide，VIP）引起肠的舒张。

近年来，应用免疫细胞化学方法证明胃肠壁内的肠神经系统的神经元也能合成和释放许多脑肠肽。小肠运动功能的神经调节是通过这些肽发挥作用。肠肽能神经元释放的P物质和甘丙素兴奋小肠运动，而血管活性肠肽、生长抑素、神经降压素和脑啡肽则使肠环行肌舒张或抑制肠运动。

已知ENS内的胃动素是MMC Ⅲ相的启动者，但胃动素由什么因素激发其释放，一直不清楚。最近的实验证明，清醒狗小肠MMC Ⅲ相时，血浆5-HT和胃动素同时升高，但值得注意的是，血中5-HT释放高峰先于胃动素释放高峰，明确提示5-HT激发胃动素释放。

20世纪80年代末，在中枢神经系统和肠神经系统发现了一个新的重要信使物质—氧化氮（nitric oxide，NO），NO在外周肠肌间神经丛合成和释放，它作为非肾上腺素能、非胆碱能神经的神经递质，从突触前释放后，通过扩散，作用于平滑肌细胞上，使平滑肌松弛。现已发现，ENS 中 NO 神经元对小肠 MMC 的 I 相起调节作用。若给狗静脉灌流 NO 的前体 L - 精氨酸，使肠道 NO 合成增加，则引起十二指肠 MMC I 相明显延长，III 相活动减弱。若在 MMC 的 I 相时给十二指肠动脉局部灌流一氧化氮合成酶（NOS）拮抗剂左旋精氨酸甲酯（L - NAME），则使 MMC I 相出现明显的收缩，这些实验提示，ENS 的 NO 神经元所释放的 NO 是维持小肠 MMC I 相的主要递质。

3. 外来神经的控制　小肠运动是由迷走神经和内脏大神经支配的。副交感神经纤维通过迷走神经到达小肠。支配小肠的交感神经纤维来自肠系膜上神经节和下神经节。到达肠道的交感神经纤维多是节后纤维。外来神经在肠壁内与肠神经丛形成突触，调节肠神经系统的活动，释放兴奋性或抑制性神经递质，进而调节肠的运动。刺激迷走神经可引起小肠平滑肌兴奋，而刺激交感神经使平滑肌抑制。外来神经是联系中枢神经系统和小肠的主要通路是肠运动反射性调节的基础。

4. 激素的控制　肠腔黏膜内分泌细胞可以合成和释放许多肽类激素，可引起小肠不同的运动效应。胃泌素、CCK 和胃动素刺激小肠收缩，而促胰液素、胰高血糖素、血管活性肠肽（VIP）和抑胃肽（GIP）则抑制小肠的运动。在这些激素中 CCK 和胃动素可能是最重要的，因为餐后引起血中 CCK 水平升高，刺激胰腺分泌和胆囊收缩，同时也刺激了小肠运动。这一作用包含肠壁内神经元释放乙酰胆碱，体现了激素与神经的相互作用。促胰液素很少抑制肠的自发活动，但可明显降低机械扩张和由胃泌素和 CCK 引起的反应。体内血浆胃动素浓度呈周期性波动，正如上述，在其峰值时，可以诱发十二指肠发生 IMC 锋电活动和 MMC III 相收缩，并从近端小肠向远端小肠扩布。生长抑素亦能诱发 MMC III 相。在一般情况下，生长抑素对小肠运动是起抑制作用，而不是兴奋作用。对其诱发 MMC III 相兴奋作用可能是生长抑素阻断了餐后对 MMC 周期的影响。

（五）回盲括约肌功能

回盲括约肌（ileocecal sphincter）位于回肠末端口侧数厘米处，由回肠环行肌增厚而成，长约 4cm。在回盲连接处，回肠末端斜向穿入盲肠形成一个乳头状开口，有上下两个唇形结构称为回盲瓣（ileocecal valve）。回盲括约肌受迷走神经、内脏神经及腰结肠神经支配。回盲部的壁内神经丛不如回肠上段丰富。回盲括约肌经常保持紧张性收缩状态，其腔内压比其邻近肠段高。研究表明人回盲括约肌的腔内压比结肠内压平均高 20 mmHg。这种相对高压带可使肠内容物在回肠末端滞留时间较长，阻止肠内容物过早进入结肠，有利于小肠内消化与吸收。

回盲括约肌的运动与回肠末段的运动之间有协调关系。当回肠末段的内容物达到一定量时，刺激壁内神经丛引起该段肠管的蠕动。当蠕动波到达时，括约肌舒张并将部分回肠内容物排入盲肠。随着回肠的排空，壁内神经丛受到的刺激逐渐减少，回肠蠕动也减弱，待新的食糜到达后蠕动运动又重新活跃起来，开始新的排空。有人报道，回肠局部扩张刺激不影响回肠的张力和节律性收缩运动，但进食动作明显加强回肠末端的张力和推进运动。回盲括约肌的紧张性收缩有助于防止结肠内容物反流。当盲肠内压超过回肠末端压时，回盲瓣立即关闭，阻止结肠内容物反流。生理条件下，结肠内容物反流现象轻微，结肠内压不易突破回盲括约肌的压力。

由于回盲括约肌的解剖位置难以在体研究，对回盲括约肌的运动及其调节机制了解不多。刺激内脏神经、肠系膜上下神经及结肠神经引起回盲括约肌收缩，这种效应被 α 受体阻断剂所取消。阿托品可明显减弱交感神经对回盲括约肌的兴奋效应，但其机制不明。

六、结肠运动的生理与病理生理

消化管内最后的一个主要器官是结肠，其运动功能发挥良好与否对人的健康是很重要的。结肠有 3 个主要生理功能：①动力功能，贮存粪便物质，直到它们被排出；②分泌功能，分泌黏液，以润滑大肠及排除代谢过剩物以及有毒物质和炎症介质；③吸收功能，从食糜中吸收水和各种电解质如 Na^+、K^+、Cl^- 及 $NaHCO_3$ 等。为了适应上述功能，结肠的运动是非常缓慢的，因为人的结肠黏膜每天要从食糜团块中吸取

3000～5000mL 水分，是要依赖水的扩散，这是一个很慢的过程。同时，结肠内容物要被盲肠中微生物活动的作用而翻转和消化需要缓慢的流动，而不是简单的将其排出。目前对结肠运动的知识较之胃肠其他部分了解少，其原因不是生理学家和内科医生对其不关心，而是结肠的运动太复杂多变而不易进行研究之故。由于结肠动力障碍性疾病较常见，特别是近来功能性结肠疾病日益引起胃肠学家们的重视，相信结肠动力的研究在近期会得到更大的发展。

（一）结肠电活动

结肠的收缩活动如同胃和小肠一样也是由慢波电位控制的。慢波频率因种属不同而有很大的差异。同一种属亦因部位不同而有所变化。在人的近端结肠（升结肠和近端横结肠）慢波以低频率为主，约 2 次/min。而在远端结肠（远端横结肠、降结肠）和乙状结肠以及直肠可以记录到 3 次/min 或 6 次/min 两种完全不同频率的慢波活动，但人的远端结肠大部分时间的主频率为 6 次/min。

通过腔外和腔内电极对结肠电的记录可以看到 4 种不同的电活动：①慢波电活动；②断续的锋电活动；③持续性的锋电活动；④收缩性的复合肌电活动，这区别于胃和小肠有规则的电活动。

关于结肠慢波的起搏区域，1983 年 Snape WJ 认为近端结肠的慢波起源于结肠中部的横结肠，其慢波方向是离开起搏点后逆向扩布至盲肠。该处慢波可引起节律性收缩，并引起逆向流动。但同时也观察到慢波起搏后的方向也是可变的，在升结肠或横结肠发生的移行性锋电位丛（migrating spike burst）可以顺方向扩布到远端结肠和直肠，这些电活动引起机械收缩则是同向流动，把内容物推至乙状结肠。

（二）结肠运动类型

结肠动力的特点表现为缓慢的结肠动力，以适合结肠吸收以及贮存粪便与排出粪便。很明显，进餐后食物从口至肛门的通过时间为 30h，而食物从盲肠至肛门的通过时间占了 20h。人结肠内容物移动是由肌电控制的不同运动类型来调节，基本上可分以下 5 种类型：①短收缩（short duration contraction）。短收缩是结肠非推进式运动主要形式，起着翻掘粪便提取水分的作用。短收缩持续时间短于 15s，频率为 2～13 次/min。短收缩只有在环行肌发生，是在慢波基础上叠加锋电位控制。②长收缩（long duration contraction）。长收缩是兼有非推进与局部短距离的推进形式。长收缩由纵行肌和环行肌产生，共持续时间为 40～60s，频率为 0.5～2 次/min。长收缩向尾端传播，但在人类偶然向口端反向推动，其目的是需要混合和推动半固体与固体的肠内容物。长收缩是由持续性锋电活动和收缩性复合肌电所引发。结肠的长收缩可与短收缩重叠，称为长短混合收缩。③巨大移行性收缩（giant migrating contraction，GMC）。结肠 GMC 亦称高推进力收缩，又称作集团运动（mass movements）。GMC 是一种推进性运动，其特点是收缩振幅大、持续时间长并以 1cm/s 的速度向远端传播，其结果是将结肠粪便推向肛门。在人，GMC 收缩发生的频率仅每天数次，最常发生在早餐之后 15min 或第一个小时内。GMC 的特征具有一定的顺序：首先，在结肠通常在横结肠受到膨胀和激惹的部位，发生一个缩窄点。其次，迅速地使结肠远端 20cm 或更大一点的范围几乎作为一个单位发生缩窄性收缩，就在这一节段，把粪便压缩成一个团块，并推向尾端结肠。这种收缩约在 30s 内即可完成，接着经 2～3min 后就开始舒张。GMS 一般在横结肠发生。当 GMS 把一团粪便推入直肠时，就感到有排便的意向。④移行性复合运动，结肠也有移行性复合运动（MMC），每个 MMC 周期为 40～50min。结肠 MMC 引起移行的距离可以超过结肠长度一半，持续时间 30～120s。那种不能移行的收缩状态，以及移行距离短于一半结肠长度的称为非移行性复合运动。与小肠的 MMC 不同，结肠的 MMC 不因进食而阻断，但是发生的频率及特征会改变。结肠 MMC 的发生时间、频率及发生率与小肠的 MMC 无关。结肠 MMC 的发生机制仍不清楚，但肠神经系统对其周期性出现可能起决定性作用。

（三）结肠运动的调控

肠内容物通过结肠的时间因人而异。即使同一人在不同的时间也不同。全结肠或不同结肠段通过时间可用同位素和放射方法（如不透 X 线的标志物）来测量。通过结肠时间受多种因素影响，通过结肠时间变异很大。一般通过结肠时间男性为 30h 左右，女性为 40h 左右。但女性月经期通过结肠时间比月经周期的其他相快。通过结肠时间缓慢的主要原因是其非蠕动性单一相收缩。结肠运动主要受3种机制进行调控，即肌源性调控、神经性调控和化学性调控。

1. 肌源性调控　结肠收缩的扩布依赖于慢波电位的控制，以及神经化学兴奋对慢波活动的影响。后者在慢波基础上引发动作电位使结肠平滑肌收缩。兴奋性的乙酰胆碱可增加结肠肌慢波电位的幅度，增加锋电位的发生率。而抑制性神经递质NO则产生相反的作用。如上所述，由于结肠电活动变异性大，致使结肠运动类型多样化，特别是胃和小肠蠕动性收缩是沿其全长向尾端传播，而结肠的这种收缩方向有时则向口端移动，现已发现，Cajal间质细胞也是结肠电的起搏细胞，但其在复杂多变的结肠电活动中的作用仍然不清楚。

2. 神经性调控

（1）中枢神经控制：在正常生理条件下，中枢神经系统各级中枢对结肠运动起调控作用，现已发现许多功能性结肠动力病与中枢神经系统失调控有密切关系。大脑皮层不同区经皮层下中枢与外周传出神经对结肠运动的影响。通常认为只要肠内容物在降结肠或乙状结肠，直肠空虚，就不会有便意。但临床观察发现一些人尽管直肠指检触及直肠粪便却并不感到有便意。一般认为便意与巨大移行性收缩相关，早晨发生率高，与许多人晨起后有便意相吻合。连续24h记录横、降和乙状结肠的动力表明早晨醒后结肠的收缩明显增加。也有研究表明上午6时至下午2时之间的结肠的集团运动比下午4时至早上4时明显增多。夜间和睡眠时结肠推进性运动减少，而早晨起床后或进食后增加，提示结肠的这种运动是由中枢神经系统的潜意识控制的。

（2）自主神经系统控制：迷走神经直接支配结肠。刺激迷走神经可以兴奋近端结肠的节律性收缩，但对远端结肠不受影响。刺激盆神经则能促进整个结肠的收缩功能。腰结肠神经是分布到远端结肠的交感神经，刺激腰结肠神经能抑制结肠的运动。

3. 化学性控制　除了神经的控制外，化学性控制也对结肠的运动功能有重要的调节功能。通过从神经末梢、内分泌和旁分泌细胞释放的化学物质调节结肠运动称为化学性控制。这一类化学物质属兴奋结肠动力的有乙酰胆碱、组胺、5-羟色胺、胃泌素、胃动素、胆囊收缩素、P物质，TRH和脑啡肽。抑制结肠动力的物质有去甲肾上腺素、多巴胺、血管活性肠肽、促胰液素、生长抑素、胰高血糖素及一氧化氮（NO）。性激素也对结肠运动功能有影响，迄今，它的作用机制不清，动物实验证明孕激素抑制结肠动力，而长期用雌激素治疗则增加结肠动力。两者合用，类似妊娠期则明显抑制结肠动力功能。

4. 其他调控因素

（1）结肠对进食的反应：食物和食物气味可引起乙状结肠和直肠的集团运动已为人们所熟知，这种食物引起的便意曾被称为"胃结肠反射（gastrocolic reflex）"。后来该术语泛指食物引起的结肠动力增加（推进性或非推进性）。进食的结肠反应不仅与食物中的能量有关，而且与其中的类脂物的含量有关，但与碳水化合物无关。如果食物中类脂物或氨基酸含量高，则结肠动力一开始会增加，在70～90min后则可能出现结肠动力抑制的现象。也有人认为这种现象由氨基酸的作用而产生，即氨基酸本身对结肠无刺激作用而仅有抑制作用。食物引起的结肠动力增加可进一步分为头相、胃相、十二指肠相，甚至回结肠相。如果用普鲁卡因麻醉胃黏膜，则胃相结肠反应将会缺失。食物特别是其中的脂肪进入十二指肠后与化学感受器接触产生的作用最强烈。尽管进食的结肠反应已有相当程度的认识，但对其机制仍不清楚。到目前为止，单用神经或激素学说均不能满意地解释这一现象。支持神经学说的根据为：①进食后结肠反应很快发生；②结肠反应有赖于神经系统特别是肠神经系统的完整性；③阿托品和纳洛酮（naloxone）等药物能够抑制结肠的这种反应，最后的神经元可能为肠神经系统轴突后胆碱能神经纤维。支持激素学说的依据来源于进食后胆囊收缩素（cholecystokinin，CCK）的分泌增加与胆囊收缩素刺激结肠动力之间的联系，促胃液素也有可能参与了食物的结肠反应。基于这些因素，有学者认为食物引起的结肠动力增加和恰当的描述是进食的结肠反应（colonic response to eating），而不是胃肠反射。

不同节段的结肠段对进食的反应程度也不同，脾曲和近端降结肠动力增加最明显。如果进食的结肠反应因某种因素而改变，则排便习惯也会随之发生变化。

（2）情绪与结肠运动：情绪对结肠运动的影响比较复杂。情绪紧张时，交感神经输出增加，进而影响肠道的通过时间。交感神经张力过高时抑制结肠运动。

（四）结肠动力紊乱

结肠动力紊乱常表现的症状为腹痛、便秘和腹泻。原发性结肠动力紊乱疾病有肠易激综合征（irritable bowel syndrome，IBS）、结肠无力、慢性特发性假性肠梗阻和 Ogilvie 综合征。继发性结肠动力紊乱疾病有系统性硬化症、糖尿病、炎性肠病（溃疡性结肠炎，Crohn 病）、先天性巨结肠病（Hirschsprung 病）。

七、肛门直肠动力

肛门和直肠的主要生理功能是保持排便节制（continence）与控制正常排便（defecation）。这两种矛盾的生理功能是由脊髓反射来调制的，其控制中枢在腰骶脊髓，又受到大脑的随意控制。

（一）排便节制

正常排便是由一系列有序的活动来完成，通常由便意开始，涉及数个盆底反射功能。后者又由脑干中枢来协调和控制。排便反射功能在新生儿就已具备，但是大脑皮层的控制是经过"训练"而成熟的。

1. 正常排便 结肠的顺行性蠕动将肠内容物推进到直肠，如果肠内容物足以扩张直肠并刺激肠壁感受器加上其质量对盆底的刺激可引发便意。直肠收缩和内括约肌舒张的协同作用可将肠内容物推进到近端肛门管——被称为排便发放区（firing position）。肠内容物刺激该部位黏膜，进一步加强便意。上述功能的顺序进展将使排便一触即发。此时如果情况不允许，只能依靠肛门外括约肌和耻骨直肠肌（puborectalis）强有力的收缩将直肠管闭锁抑制排便，从而将肠内容物推送回直肠。如果情况许可，采用坐或蹲的姿势，收缩膈肌、腹部肌肉和提肛肌（levator ani muscle），同时松弛肛门外括约肌或同时松弛耻骨直肠肌。提肛肌收缩和耻骨直肠肌松弛可提高盆底后部，有利于排便。因为这将打开直肠肛门夹角（anorectal angle），使肠内容物有一个较直的通道到外界。耻骨直肠肌是否在排便过程松弛尚未被证实。也有可能提肛肌的收缩将耻骨直肠肌拉向反方，从而将直肠肛门夹角打开。一旦排便开始，则将不需要意识控制，表明粪便通过肛门管会刺激结肠的收缩，从而完成排便过程而不需其他的辅助功能。

2. 排便节制维持的机制 在休息状态和直肠充盈很慢的情况下（约 10mL/min），主要是由内括约肌的张力性收缩来维持对直肠黏液和粪便的节制。内括约肌为环行平滑肌，它不可能缩短到将肛门管关闭，只有当围绕着肛门内衬（anal lining）的内括约肌收缩时才有可能将肛门管关闭。括约肌收缩时肛门褶皱增多以及肛门管内具有丰富的能扩张、收缩作用的肛门血管丛（anal cushion，称为肛门管衬垫）不仅能将肛门管最后的间隙"堵"上，而且能拉长环形肌纤维，从而使之能更有力地收缩。反之，彻底的痔切除术将会导致肛门渗溢的发生率增加。

快速直肠被动扩张会通过肌间神经引起反射性内括约肌舒张，而腹内压升高时产生的压力足以超过肛门静息压并有可能引起内括约肌舒张。所以，此时单靠肛门内括约肌的张力性收缩不能维持肛门节制。在内括约肌舒张时，肛门外括约肌收缩有助于保持或增加肛门管下方肌肉的阻力，维持排便节制。耻骨直肠肌与外括约肌的同步收缩能使直肠夹角变锐，这一机制也被认为对排便节制有利。直肠肛门夹角的变锐对阻挡柱状的实质粪便进入是比较容易理解的，但其对于液体粪便的作用较难解释，除非肛门管上端被挤压在相对固定的盆腔器官上，如子宫颈或前列腺。

由于肛门管压是上端低于下端，因此肠内容物能够接触肛门管衬垫。肛门管衬垫能够敏感地检测肠内容物的性质，如实质性的粪块、液状粪便或气体。但也有可能由于粪块和液状粪便（包括气体）刺激直肠壁内的快速适应性牵张感受器（rapidly adapting stretch receptor）的能力不一，从而能区别肠内容物的不同性质。

（二）直肠运动功能

直肠长 12～15cm，是典型的肠道平滑肌，但是它的纵肌来源于结肠带，结肠带成扇状散开形成直肠纵肌。直肠末端终于肛门齿状线水平。直肠壶腹部具有暂时贮藏粪便的作用。

1. 直肠压力　在正常休息状态下，直肠是静止的，其基础压为 2~5 mmHg。粪便或气体进入直肠引起直肠收缩。直肠有 3 种类型的收缩活动：①连续的简单收缩，频率为 5~10 次/min；②较第 1 种慢的收缩，频率为 3 次/min，幅度为 10 mmHg；③与第 2 种相似，但向直肠远端蠕动，在白天它延续 80~90min，夜间 50~60min。这种间歇性活动被进食中断 150~180min。尽管如此，正常直肠的动力模式仍不完全清楚。有研究者认为连续的直肠收缩与小肠的移行性运动综合波（MMC）的第Ⅲ相相似，并将其称为"直肠运动综合波（RMC）"。但直肠的运动综合波并不移行，仅限于直肠，而且每次出现时的持续时间为 10~260min，加上它与小肠的移行性运动综合波以及动眼睡眠和非动眼睡眠的周期没有时间上的关联，因此，有人提议将这种多变的现象称为"周期性动力活动（periodic motor activity，PMA）"。

2. 直肠扩张反应

（1）直肠适应性调节（rectal accommodation）：直肠的储藏功能对排便节制起着重要作用。直肠充盈首先引起直肠收缩，然后直肠压即回复到扩张前的水平，这称之为"适应性调节反应（accommodation response）"，即直肠壶腹舒张性放松来容纳肠内容物，直肠通常能够容纳 300mL 而不引起直肠压的升高。这种适应性调节和被动扩张性可以用顺应性来表示，顺应性高则表示对扩张的阻力低或被动扩张性高。直肠顺应性（rectal compliance）通常是用扩张直肠的方法来测定的。直肠压力-容量曲线通常是反 S 形，平稳段的斜率常用来计算直肠的顺应性。

（2）快速间歇性扩张：快速间歇性扩张是用来模拟直肠的快速充盈。这种扩张常是用手持注射器来完成的，其速度约为 40mL/s。最初的直肠反应如同上述。随着扩张容量的增加，直肠收缩的幅度和时间延长，同时平稳段的压力也会升高。最终当扩张容量超过直肠的容受性，平稳段的压力将急剧升高并伴随疼痛的感觉。除疼痛感觉外，根据扩张容量大小的不同，可感受到不同程度的直肠感觉。

（3）连续缓慢扩张：通常用蠕动泵获得连续均一的缓慢直肠扩张，速度 10~100mL/min。直肠感觉可能位于压力-容量曲线的特定部位。最初的感觉在快速压力上升段。直肠内有气体的感觉通常在平稳段的开始。便意通常和直肠收缩相关，且在第二个上段起始。扩张速度越慢则上述直肠感觉的阈值越小。不难理解，扩张速度越快则压力-容量曲线越平稳，说明直肠的适应性调节增高。适应性调节增高与直肠感觉的阈值降低不能用简单的容量压力感受器来解释，相反，它们可能是由于刺激了缓慢适应性张力感受器（slowly adaption tension recrptor）。这种感受器在直肠壁内与环行平滑肌相平行，在直肠舒张时受到的刺激最大。因此，扩张速度越慢，直肠舒张越早则感觉阈值越低。

（三）肛门运动功能

根据所用定义不同，肛门管长 2~4cm。解剖学或发生学定义的肛门管从肛门外缘至齿状线为 2cm。临床或外科定义的肛门管约 4cm，又称为长肛门管。其外端为肛门外缘，内端为肛门直肠环或相当于提肛肌的位置。从内面看它相当于直肠壶腹的底，并与直肠有一锐角。直肠肛门锐角是由耻骨直肠肌的主动收缩来维持的。长肛门管更具有生理功能意义。

1. 肛门内括约肌活动　肛门内括约肌由平滑肌组成，长 0.15~0.5cm。该平滑肌细胞较直肠为小，它的厚度是由于细胞量增多所致，其细胞内及细胞间质的组成也与直肠不同。

肛门内括约肌的肌电活动：游离的内括约肌常产生与肠道其他部位不同的连续自发的有节律慢波电活动，但不伴有锋电位。远端肛门括约肌慢波的频率比近端高。钙离子通道拮抗剂可抑制这种慢波活动，提示 Ca^{2+} 内流与这种慢波有关。

2. 肛门内括约肌的机械活动　肛门内括约肌有不受神经阻滞剂影响的自发性节律的肌源性机械性活动。因此，内括约肌可以处于半强直状态。内括约肌收缩频率的变化会导致缓慢波动的张力改变。肛门管压力可用测压法测得。静息时的肛门管压力表现为有节律的慢波（频率<3 次/min，振幅 30~100mmHg）。静息时肛门管的这种压力变化被认为主要来源于内括约肌，肛门外括约肌的张力性收缩也参与了其维持，但两者的比例在不同情况下是不同的。内括约肌慢波的频率在下肛门管比上肛门管高，这种向内的压力差可能会迫使少量的肠内容物从肛门管移回到直肠。超慢波通常与较高的基础肛门压相关。它大约发生在 40% 的正常人群中，其肛门压常>100mmHg。

直肠内括约肌的活动是由交感神经调节的。刺激腹下神经远端引起括约肌收缩。高位脊髓麻醉阻滞交感输出导致肛门管压力降低，而且比低位脊髓或阴部神经阻滞后的压力要低。用酚妥拉明（phentolamine）阻滞 α 肾上腺素能受体后，肛门管压力降低 50%。

3. 肛门外括约肌活动　肛门外括约肌是一厚的横纹肌，可分成 3 个部分：浅、中和深部肌肉群，深部肌肉群有时与耻骨直肠肌的界线不清。这 3 个部分肌肉排列有性别差异。

（1）肛门外括约肌的机械活动：

1）随意收缩时的压力：肛门外括约肌的收缩是受意识控制的。该肌肉收缩时，耻骨直肠肌也收缩。随意收缩使肛门管压力升高，压力在肛门管最外端最高，因为该处的肌肉最厚。压力在男性比女性高。这种压力在两性中都随年龄的增长而减弱。如果试图保持这种随意收缩，压力在 3min 左右会逐渐降到收缩前的基础压。因此单靠外括约肌本身不能完全保持排便节制。

2）高压力带：因牵拉法（pull - through）会刺激肛门管而引起反射性的肌肉收缩，牵拉方法测得的高压力带较长，为 2.5~5cm，通常男性比女性长；如用多个侧孔导管测压来测定其长度会短些，男性约 2.5cm，女性约 2cm。功能性的高压力带在随意收缩时增长而在直肠扩张时缩短。肛门管压力在直立时升高，此压力升高伴随外括约肌电活动增强。咳嗽或腹内压升高时也导致肛门管压力升高，其机制主要为腹内压的升高刺激了盆底的张力感受器，从而引起脊髓反射性的外括约肌收缩。

（2）对腹内压增高的反应：由吹气而产生腹内压升高增强外括约肌电活动，升高肛门管压力，该压力通常比直肠压力高，从而能保持排便节制，通常认为这种反应是脊髓反射。排便样屏气动作所产生的腹内压升高多表现为外括约肌电活动减弱，肛门管压力降低，以利于排便，这种反应被认为是由于大脑皮层的抑制作用。

4. 肛门内、外括约肌的交互收缩功能　虽然肛门内、外括约肌在排便时放松，但在试图保持排便节制时交互收缩。比如，直肠扩张或直肠收缩时引起内括约肌舒张而外括约肌收缩，当排尿时则外括约肌舒张而内括约肌收缩，这种内、外括约肌的交互作用可以解释两括约肌功能均减弱的患者比仅仅是外括约肌功能不全的患者的失禁程度要严重得多。但在保持排便节制上，由于同时记录两组肌肉的活动困难，肛门内、外括约肌收缩间的关联仍不完全清楚。

（四）直肠与肛门的协调作用

1. 直肠肛门的抑制　直肠肛门的反射性抑制（reflex inhibition）以前曾被称为"取样反射"（sampling reflux），指当直肠扩张时肛门管压力下降，后者与内括约肌的电活动受到抑制相关而与外括约肌无关。在实验条件下，随着直肠气囊容量的增加，肛门管压力下降的幅度和持续时间增加，内括约肌压力下降程度与直肠扩张前肛门管的压力及内括约肌张力在基础压力中所占比例有关。上部肛门管比其下部的压力下降明显，从而使上部肛门管的压力与直肠的压力相等，这样就能使直肠内容物被肛门管的受体"取样"，从而区分直肠内容物是气体、液体还是固体。有人认为该部位对温度敏感因而可鉴别肠内容物性质是气体、液体还是固体。直肠肛门的反射性抑制是通过肠壁内神经完成的。当直肠的充盈很慢时，肛门内括约肌可不舒张，即使容量较大时也能保持其张力。

2. 肛门外括约肌对直肠扩张的反应　当用气囊快速扩张直肠时，肛门管压力瞬时升高。这一压力升高与外括约肌的电活动相吻合，外括约肌的电活动随后降低达到一个稳定的状态。该电活动的幅度和持续时间随扩张容量的增加而增加，当容量大到相当程度时可以抑制外括约肌的电活动，从而导致肛门管压力急剧降低。在正常人中，即使直肠容量达到 200mL，这种现象仍属罕见。

当缓慢扩张直肠时，只要直肠内容物不足以引起主观感觉，外括约肌的电活动就仍处于基础状态。当感知到直肠的扩张时，外括约肌电活动增加。每一新的直肠感觉总是伴随着一阵突发性外括约肌电活动，最初的外括约肌电活动可能完全是脊髓反射，但第二相的电活动持续时间较长并与意识控制有关，其时间与主观感觉到直肠扩张的时间紧密联系。

值得注意的是，当意识到排便时，内外括约肌均放松，从而让粪便从肛门管中通过。直肠和肛门具有维持排便节制和控制正常排便的重要功能。如果内外括约肌收缩功能不全、异常直肠动力或者直肠肛门协调功能受损，排便节制功能不全。反之，如果内括约肌不能舒张、外括约肌和耻骨直肠肌不适宜收缩或者肛提肌不能提升盆底而打开直肠肛门夹角，排便功能受损。任何神经系统的病变都不可避免地影响直肠肛门的功能。

（中国武警总医院消化科　王伟岸）

第二节　胃　肠　激　素

一、概　　述

1902 年，University Collodge 的 Starling 和 Bayliss 用稀盐酸从消化道黏膜中测出一种物质，酸可引起其分泌，主要引起胰液分泌，称此物质为激素（hormone），提出肠促胰液素（secretin）概念。1905 年，Edkins 用稀酸作肠霉菌的提取物，注入动物静脉，引起胃酸分泌，命名为胃泌素（gastrin）。1946 年，Doubilet H 报道分析胆囊收缩素（cholecystokinin CCK）的结构。1966 年 Jorpes JE 等人工合成了促胰液素。1971 年，Brown JC 等发现了胃动素（motilin）。1974 年报道肠多肽、胰岛素释放多肽（insulin - releasing polypeptide，IRP）、抑胃肽（gastric inhibitory peptide，GIP）、血管活性肠肽（vasoactive intestinal peptide，VIP）和胃动素对大鼠胰腺分泌的作用。Tatemoto K 和 Mutt V 于 1980 年在小肠黏膜发现组异肽（peptide with histidine and isoleucine，PHI）和酪酪肽（peptide YY，PYY）等。目前，发现胃肠激素种类达 20 余种，其中某些激素同时存在于神经组织，称为脑 - 肠肽，揭示脑、胃肠、神经和激素间的协调关系，如 CCK 在外周可以促进胰液和胆汁分泌，而中枢系统 CCK 则有抑制摄食作用。研究发现，肠道激素可以引起胰腺胰岛细胞分泌，是为肠 - 胰岛轴学说，主要激素有胰高血糖样肽（GLP - 1）、抑胃肽（GIP）、Ghrelin、酪酪肽（PYY）及瘦素（leptin，LP）。部分胃肠激素的主要生理作用见表 2 - 2。

表 2 - 2　部分胃肠激素的主要生理作用

激素名称	英文名称（缩写）	主要生物学作用
胃泌素	gastrin（GAS）	↑胃酸分泌，↑组织增殖
胆囊收缩素	cholecystokinin（CCK）	↑胰分泌，↑胆囊收缩
胰泌素	secretin（SEC）	↑胰分泌
胰高糖素	glicentin	↓奥狄括约肌压力，↓肠运动及吸收，↑血糖
肠高糖素	enteroglucagon	↑血糖，↑胰岛素释放
血管活性肠肽	vasoactive intestinal polypeptide（VIP）	↑胰及肠分泌，↓胃泌素及胃酸分泌
抑胃肽	gastric inhibitory peptide（GIP）	↓胃分泌，↑肠分泌，↓胃蠕动
胃泌酸调节素	oxyntomodulin	↑胰岛素释放，↓胃酸分泌
生长激素释放因子	growth hormone releasing factor（GRF）	↑生长激素释放
组异肽	peptide histidine Iisoleucine（PHI）	↑胰分泌
胰多肽	pancreastic Polypeptide（PP）	↓胰分泌，↓胆囊收缩
酪酪肽	peptide YY（PYY）	↓胰分泌，↓胆囊收缩
神经肽 Y	neuropeptide Y（NPY）	↑血管收缩
内啡肽	endorphin	↓肠通过

续表

激素名称	英文名称（缩写）	主要生物学作用
β‑内啡肽	β‑endorphin（β‑EP）	↓肠通过
黑色素细胞刺激激素	α‑melanocyte timulating hormone（α‑MSH）	↑黑色素释放
强啡肽	dynorphin	↓肠通过
P物质	substance P（SP）	↑胃肠平滑肌收缩
胃泌素释放肽	gastrin releasing peptide（GRP）	↑胃泌素释放
神经介素β	neuromedin β	↓胃酸分泌
生长抑素	Somatostatin（SST）	↓胃肠道内外分泌
神经降压素	neurotensin（NT）	↓胃酸分泌，↓胃运动
促生长激素神经肽	galanin	↑血浆葡萄糖，↓胰岛素释放，↓胃底收缩
胰抑素	pancreastatin	↓胰岛的生长抑素释放
胃动素	motilin（MTL）	↑胃肠运动

注：↑表示增加；↓表示减低（引自参考文献1）。

二、几种常见胃肠激素的生理作用

1. 胃泌素（GAS） GAS 由胃窦 G 细胞分泌，α‑酰氨化胃泌素是主要的具有生物活性胃泌素，多为胃泌素‑17（G17）。GAS 生成的中间产物 G‑Gly 也具有一定的生物活性。生长抑素抑制胃泌素的释放；而黏膜神经纤维释放的促胃泌素释放肽、胃腔内基酸、胺类物质、Ca^{2+}，一些炎症因子和炎症细胞则促进泌素的释放。胃泌素是通过胃泌素受体发挥作用，现已证实胃泌素受体是存在于胃的胆囊收缩素 B（CCK‑B）受体，称为 CCK‑B/胃泌素受体。

GAS 与肠嗜铬样细胞（enterochromaffin-like cell，ELC）表面的胃泌素受体结合，促进组织胺释放，进而刺激壁细胞分泌胃酸。GAS 也可于壁细胞表面的胃泌素受体结合，具有轻微的促进胃酸分泌作用。G‑Gly 可促进 GAS 的刺激胃酸分泌效应，激素壁细胞的分化成熟。GAS 可促进胃黏膜细胞的生长分化。GAS 能刺激胃肠黏膜和胰腺组织的蛋白质、RNA 和 DNA 合成增加，而对平滑肌、骨骼肌、食管、胃窦黏膜、肝、脾、肾和睾丸均无作用。

2. 胆囊收缩素 CCK CCK 能引起胆囊收缩的胃肠道多肽激素，随后发现 CCK 还广泛存在于中枢及外周神经系统，并以神经递质或神经调制的形式发挥重要的生理作用，为一种典型的脑‑肠肽。α‑羧基酰胺化的 C‑末端四肽是 CCK 的生物活性所必需的结构，N‑端不同长度的延伸，构成不同的 CCK 分子。在中枢神经系统中 CCK 以 CCK‑8 形式为主，而肠道黏膜层以 CCK‑33 为主。CCK 发生作用必须与其受体 CCK‑A 和 CCK‑B 结合，前者位于胃肠、胰腺、胆囊等外周器官，后者多位于中枢神经系统，两种受体均见于迷走神经。

CCK 与 CCK‑A 受体或通过迷走神经，可抑制胃酸分泌；与 CCK‑B 受体或胃泌素受体结合可刺激胃酸分泌，但总体而言抑制胃酸分泌效应占主体地位。CCK 成剂量依赖性抑制胃排空，产生饱腹感，抑制食欲，而且血液 CCK 浓度和胃排空率具有负相关性，对餐后肠运动具有兴奋作用。通过神经体液途径，CCK 与胰腺 CCK‑A 受体结合，促进胰腺细胞生长，胰液分泌增加。进食脂肪餐后，通过迷走神经途径，CCK 可引起胆囊收缩及胆汁排泄，因此为调节胆囊收缩的主要胃肠激素。CCK 促进瘦素分泌，二者协同作用，产生饱腹感。

3. 胃动素（MTL）　MTL 存在于哺乳动物的十二指肠、近端空肠的黏膜内，由嗜铬细胞（M₀细胞）分泌，22 个氨基酸组成的直链多肽。脂肪餐或大量饮水导致胃扩张均可刺激 MTL 释放。

MTL 通过血循环以内分泌形式作用于胃肠平滑肌细胞；或经胃肠肽能神经释放递质以调控胃肠运动。MTL 加速葡萄糖的胃排空，而对脂肪餐的胃排空无影响。MTL 于消化间期综合肌电（IMC）Ⅰ 相最低，Ⅱ 相时逐渐增高，Ⅱ 相末达到峰值，Ⅲ 相时逐渐下降，Ⅳ 相时又达最低，因此，MTL 可引起 IMC Ⅲ 肌电反应。随着 MMC 的周期性出现，胰液流量和蛋白质、碳酸氢盐含量以及胃和十二指肠碳酸氢盐分泌均呈周期性波动。红霉素及其类似物和胃动素受体有交叉反应，且能刺激内源性胃动素的释放，是其作为术后胃瘫治疗药物之一的分子基础。MTL 都引起食道下括约肌收缩，可防止胃内容物反流入食管。另外 MLI 也能增加结肠运动。

4. 抑胃肽（GIP）　GIP 最早是由 Brown 等发现，由十二指肠和空肠黏膜的内分泌细胞 K 细胞所产生，具有抑制胃酸分泌的作用。后来又发现 GIP 促进血清胰岛素升高，GIP 是肠 - 胰岛素轴中调节胰岛素释放的重要因子，因而 Brown 将 GIP 定义为葡萄糖依赖性胰岛素释放肽（glucose dependent insulinotropic polypeptide）。GIP 为 42 个氨基酸组成的直链多肽，归属于胰液素 - 胰高糖素家族。

GIP 通过刺激生长抑素而抑制胃酸分泌，可能为肠抑胃素的一种。生理浓度 GIP 刺激脂肪组织中脂肪酸合成，竞争性抑制胰高糖素对脂肪分解的促进作用。GIP 促胰岛素释放作用必须在高血糖条件下才可发生。GIP 尚有抑制胃蛋白酶分泌、抑制胃的蠕动和排空、刺激小肠液的分泌和刺激胰高血糖素分泌的作用。

5. 瘦素（leptin，LP）　LP 为肥胖（ob）基因产物，长约 145 个或 146 个氨基酸的多肽，由于可导致机体体重下降，故名为瘦素。LP 主要是由白色脂肪细胞分泌的蛋白质类激素，在皮下脂肪、网膜脂肪、腹膜后脂肪和肠系膜脂肪均有表达，而以皮下脂肪的表达最多。

LP 通过抑制食欲，减少能量摄取，减低脂肪含量，进而降低体重。LP 增加交感神经活性，促进外周去甲肾上腺素释放，激动脂肪细胞膜上的 β_3 受体，增加去耦联蛋白表达，促使大量脂肪燃烧供能而消耗。LP 还可减少脂肪酸合成酶，降低脂肪酸的合成。瘦素与胰岛素之间还具有双向调节作用：胰岛素促进瘦素的分泌，瘦素反过来抑制胰岛素分泌以及前胰岛素原在胰岛 β 细胞的表达，加重胰岛素抵抗，因此，失去瘦素的调节功能，就可能导致肥胖和糖尿病。

6. 胰高血糖素样肽（GLP - 1）　GLP - 1 是一种主要由远端回肠、直肠和结肠的 L 细胞分泌的多肽激素，肠腔内葡萄糖、脂肪等营养物质能直接刺激 GLP - 1 的释放。肠道最初产生的 GLP - 1 是含 37 个氨基酸组成的多肽，需酶解切除 N 端 6 个氨基酸，成为具有生物活性的 GLP - 1。GLP - 1 与其受体 GLP - 1R 结合而发挥作用，后者主要存在于胰岛、大脑、肺、肾脏、胃、心脏等组织，但在肝脏、骨骼肌和脂肪组织未测到该受体。

GLP - 1 主要作用：血糖依赖性的促胰岛素分泌；胰岛素基因增加表达从而促进合成胰岛素；抑制分泌胰高血糖素；增加外周组织对胰岛素的敏感性；抑制 β 细胞凋亡，促进 β 细胞和胰岛再生及抑制食欲；抑制胃肠道蠕动和胃液分泌，延迟胃排空。

7. 酪酪肽（PYY）　PYY 主要由回肠及结肠黏膜的 L 细胞分泌，为 36 个氨基酸组成的多肽。生理浓度的 PYY 可以抑制胃排空，并且延迟营养素进入小肠，营养物质进入回肠后可以引起上消化道动力和运输的抑制性反应称为"回肠制动"，回肠内短链脂肪酸可抑制远端胃运动，而 PYY 是诱发该抑制过程的激素之一。PYY 可以抑制餐后胆囊排空，与 CCK 无关。PYY 抑制空肠分泌，其血浆浓度与空肠内水、Cl^-、Na^+、K^+ 分泌呈负相关。PYY 还有减少胃酸分泌、抑制结肠运动和降低食欲作用。

8. β - 内啡肽（β - EP）　内啡肽是多种内源性吗啡样多肽的总称，β - EP 是其中的一种，具镇痛效果比吗啡强得多。β - EP 分布在整个胃肠道，以小肠含量最高，对胃肠蠕动和分泌具有抑制作用。β - EP 存在于胰岛的 δ 细胞，抑制胰脏释放生长抑素，促使胰高血糖素释放增加，血糖升高，进而刺激胰岛素分泌增加。

9. Ghrelin　1999 年命名 Ghrelin，目前尚无中文译文，来源于其具有促释放生长激素的作用（"ghre"在古印欧语系中的意思为"生长"，"relin"在美国药典中为表示"释放某物质"的后缀）。内含 28 个氨基酸残基，是脑 - 肠肽的一种。Ghrelin 在胃及小肠中浓度大于在肾脏和血浆的浓度，循环中的 Ghrelin 主要来源于胃组织。

Ghrelin 和 GHRH 及生长抑素（SST）共同参与调节 GH 的分泌，调节机体的生长发育。由于 Ghrelin 的结构与胃动素相似，呈剂量依赖性的刺激胃酸分泌，胃运动频率增多、幅度增大。Ghrelin 还可增加食欲，促进进食，体重增加，而脂肪利用减少，导致脂肪堆积和肥胖。

10. 生长抑素（SST）　是生长激素释放抑制因子。1973 年，Brazeau 等发现下丘脑内具有一种能抑制腺垂体生长激素释放的肽类物质，命名为生长抑素（somatostatin，SST），全称为促生长激素抑制素，具有 2 种活性形式 SST14 和 SST28。SST14 主要分布于胃、十二指肠，而 SST28 多位于胃肠道下段。SST 存在于胃体、胃窦、幽门部黏膜 D 细胞，后者经细胞突触与壁细胞和主细胞相接，进而经旁分泌途径抑制胃酸分泌。胰腺 SST 主要由胰岛 D 细胞合成分泌。研究发现胃肠道黏膜下丛和肠系膜丛具有分泌 SST 神经元。SST 受体分为 5 种，命名为 SSTR1 - 5，SSTR3 主要分布于胰腺，而 SSTR2 主要位于胃肠道，分布于肠肌层及黏膜下层。

SST 是胃肠调节多肽一种，主要为抑制多种胃肠多肽的分泌和作用：促胃液素、缩胆囊素、肠促胰液素、血管活性肠肽（VIP）、胃动素、抑胃肽、胰岛素以及胰高血糖素等；抑制胃肠道胃酸、碳酸氢盐、胰酶以及小肠液和电解质的分泌等；较大剂量 SST 抑制胃肠道运动和胆囊收缩；小剂量 SST 诱发胃肠运动复合波，促进胃排空；SST 减少肠系膜血流、降低门脉压。多数研究认为 SST 对 Oddi 括约肌有松弛作用，可降低 Oddi 括约肌基础压，解除其痉挛，也有研究发现 SST 对于静止期复发性胰腺炎患者 Oddi 括约肌有兴奋作用。另有学者发现 SST 对 Oddi 括约肌的作用具有剂量依赖性：小剂量时兴奋，大剂量则抑制。因此，SST 对 Oddi 括约肌功能影响尚存争议。

11. P 物质（SP）　Voneuler 和 Gaddum 于 1931 年发现具有降低血压及收缩肠管效应的粉末状物质，称其为 P 物质（substance powder，SP），共 11 个氨基酸，一种分布于胃肠道和中枢神经系统的脑肠肽激素。肠道中 SP 神经元分为内源性和外源性两种，前者胞体集中于肌层及黏膜下神经丛，发出轴突至胃肠道各层，形成网络状肌丛；后者胞体在神经背根神经节，含 SP 神经纤维经肠系膜血管旁神经、迷走神经、骶神经达消化道黏膜下神经丛及血管周围。

SP 促使胃肠道平滑肌收缩强度大大超过乙酰胆碱，使食管下段括约肌、胃和幽门平滑肌收缩，对幽门的作用弱于胃，综合效应促进胃排空；SP 促使大、小肠纵行肌和环行肌收缩；SP 亦可直接引起胆囊和胆管平滑肌收缩反应；SP 轻度增加基础胃酸和胰液碳酸氢盐及蛋白分泌，降低胆汁流量及钠、钾、氯的排出量。

12. 血管活性肠肽（VIP）　1970 年，Said SI 等从小肠中分离纯化出一种具有血管扩张作用的肠肽，命名为血管活性肠肽（VIP），为 28 个氨基酸组成的直链多肽，主要由中枢神经和外周神经系统产生，经副交感神经节后纤维所释放。VIP 神经纤维在消化道黏膜、食管下括约肌、Oddi 括约肌、肛门内括约肌等处含量颇富。

VIP 与胃肠功能有关的功能：松弛消化道平滑肌，抑制胃肠蠕动，蠕动反射包括上行性收缩和下行性舒张，VIP 可能是参与下行性舒张的重要介质；刺激胰液、小肠水和电解质的分泌；促使糖原及脂肪分解，升高血糖和脂肪酸；抑制胃酸的分泌。

三、胃肠激素与肿瘤的关系

胃泌素（GAS）与受体结合或刺激靶细胞释放生长因子促进细胞增殖，调节 Bcl - 2 和 Bac 的表达而抑制肿瘤细胞凋亡，诱导肿瘤抑制基因 p53 突变，促进癌组织的浸润与扩散；GAS 还能引起转染体细胞 COX - 2 启动子活性增加及蛋白的表达，后者与消化道肿瘤发生发展密切相关。CCK 对消化道上皮细胞和肿瘤细胞具有自分泌调控作用，与细胞表面的受体结合，刺激细胞恶变，尤其是对结肠癌更为明显；肠型胃癌均高 CCK - B 受体，说明 CCK - B 受体在胃癌发生发展的过程中具有促进作用，而抗 CCK - B 受体抗体可促进肝癌细胞凋亡。胃癌患者血浆胃动素（MTL）水平显著高于正常对照，表明患者存在血浆胃动素代谢紊乱，胃癌和大肠癌组织胃动素表达阳性。胃腺癌瘦素（LP）阳性率为 91.3%，幽门螺杆菌为胃癌发生的高危因素，感染后胃黏膜 LP 表达明显增加；肥胖是结直肠癌发病的危险因素，高脂肪饮食升高血清中 LP，进而促进结肠细胞增生和形成癌灶。LP增加原发性肝细胞癌株细胞因子信号抑制物的表达，促进自然杀伤细胞增殖，同时直接抑制肿瘤增殖。酪酪肽（PYY）在结肠癌组织、结肠息肉及正常结肠黏膜的浓度依次降低，与细胞分化良恶程度是相一致的；PYY可抑制结肠癌细胞、食管癌、胰腺癌、乳腺癌及卵巢癌等细胞的生长。Ghrelin在许多肿瘤组织和癌细胞株中均有表达，涉及垂体瘤、胃癌、肠癌、乳腺癌、甲状腺癌、胰腺癌及前列腺癌等，表现为刺激癌细胞的增生与浸润。SST可通过与特异性的SSTR结合直接发挥抑癌作用，也可通过抑制促肿瘤生长细胞因子或激素（EGF、GAS、ISU、IGF-1、CCK等）的合成与分泌而间接地发挥抗肿瘤作用；介导细胞凋亡和细胞周期阻滞；抑制肿瘤血管的形成而抑制肿瘤生长和转移；肝癌细胞表达SST受体，而在正常肝组织很少表达；在结肠癌Dukes B期、C期SST受体表达率较正常结肠明显下降，在Dukes D期结肠癌及其转移结节中则无表达。P物质在小细胞肺癌、神经胶质细胞等肿瘤的发生发展有一定的相关性。胃癌患者血浆及癌组织中VIP含量增加，54%的胃腺癌表达VIP受体；结肠癌患者血浆和肿瘤组织VIP增加，VIP受体表达丰富，促进结肠癌细胞的增殖；小肠癌胃肠激素的阳性率为生长抑素32.9%，胰高糖素15.7%，胃泌素10.0%，血管活性肠肽14.3%，提示胃肠道激素和小肠肿瘤具有相关性。

（中山大学附属第一医院　王天宝　广州医学院附属第一医院　陈学清）

第三节　胃液分泌及其调节

一、胃黏膜外分泌腺体

胃壁组织由外而内分为4层，即浆膜层、肌层、黏膜下层和黏膜层。黏膜层包括表面上皮、固有层和黏膜肌层。黏膜肌层使黏膜形成许多皱褶，胃充盈时大多展平消失，从而增加表面上皮面积。胃小弯处2~4条恒定纵行皱襞，其形成的壁间沟称为胃路，为食管入胃的途径。固有层系一薄层结缔组织，内含支配表面上皮的毛细血管、淋巴管和神经。胃黏膜是由一层柱状上皮细胞组成，表面密集的小凹陷称为胃小凹，是腺管的开口。柱状上皮细胞分泌大量黏液，保护胃黏膜。

事实上胃黏膜是一个复杂的分泌器官，含有3种管状外分泌腺和多种内分泌细胞。胃黏膜内至少含有6种内分泌细胞，如分泌胃泌素的G细胞、分泌生长抑素的D细胞和分泌组胺的肥大细胞等。胃的外分泌腺有：①贲门腺分布在胃与食管连接处的宽1~4cm的环状区内，为黏液腺，分泌黏液；②泌酸腺分布在占全胃黏膜约2/3的胃底和胃体部。泌酸腺由3种细胞组成：壁细胞、主细胞和黏液颈细胞，它们分别分泌盐酸、胃蛋白酶原和黏液；③幽门腺分布在幽门部，是分泌碱性黏液的腺体。胃液是由这3种腺体和胃黏膜上皮细胞的分泌物构成的。

二、胃液的性质、成分和作用

（一）性质

纯净胃液是无色、酸性（pH 0.9~1.5）的液体，正常成人每天分泌量为1.5~2.5L。

（二）成分

水、盐酸、胃蛋白酶、黏液、HCO_3^-和内因子。

（三）作用

1. 盐酸（HCl）　包括游离酸和与蛋白质结合的结合酸，基础排酸量为0~5mmol/L，由壁细胞分泌，盐酸排出量主要取决于壁细胞的数目，与壁细胞的功能状态也有一定关系。HCl中H^+是由壁细胞代谢产生，

由 H^+ 泵逆浓度梯度泵出；Cl^- 则由 Cl^- 通道或者是 $Cl^- - HCO_3^-$ 的逆向转运出细胞；在小管腔或者腺泡腔 H^+ 和 Cl^- 结合成 HCl。其主要作用：①激活胃蛋白酶原成为胃蛋白酶，并为胃蛋白酶提供适宜的酸性环境；②分解食物中的结缔组织和肌纤维，使蛋白质变性，易于被消化；③杀菌；④与铁、钙结合，形成可溶性盐，促进它们的吸收；⑤胃酸进入小肠可促进胰液、胆汁的分泌。

2. 胃蛋白酶原 由主细胞和黏液细胞分泌，分Ⅰ型和Ⅱ型，在 pH＜5.0 的酸性环境中可转变为有活性的胃蛋白酶，其最适合 pH 为 2～3.5。激活的胃蛋白酶可使胃蛋白酶原转变为胃蛋白酶，即自身催化。胃蛋白酶能使蛋白质水解，生成䏡和少量多肽。

3. 黏液和 HCO_3^- 形成黏液－碳酸氢盐屏障，这层润滑的机械与碱性屏障可保护胃黏膜免受食物的摩擦损伤，有助于食物在胃内移动，有效阻止胃黏膜细胞与胃蛋白酶及高浓度的酸直接接触，虽然胃腔内 pH＜2，但胃黏膜表面部分的 pH 可接近中性。

4. 内因子 是由壁细胞分泌的分子量为 55 000 的一种糖蛋白，能与维生素 B_{12} 结合，形成复合物而使后者易于在回肠被主动吸收，因此胃（大部分）切除的患者必须由胃肠外补充维生素 B_{12}。

三、胃液分泌的调节

胃液分泌受许多因素的影响，其中有的起兴奋性作用，有的则起抑制性作用。进食是胃液分泌的自然刺激物，它通过神经和体液因素调节胃液的分泌。

1. 刺激胃酸分泌的内源性物质

（1）乙酰胆碱：大部分支配胃的副交感神经节后纤维末梢释放乙酰胆碱。乙酰胆碱直接作用于壁细胞膜上的胆碱能受体，引起盐酸分泌增加。乙酰胆碱的作用可被胆碱能受体阻断剂（如阿托品）阻断。

（2）胃泌素：胃泌素主要由胃窦黏膜内的 G 细胞分泌。十二指肠和空肠上段黏膜内也有少量 G 细胞。胃泌素释放后主要通过血液循环作用于壁细胞，刺激其分泌盐酸。胃泌素以多种分子形式存在于体内，其主要的分子形式有 2 种：大胃泌素（G－34）和小胃泌素（G－17）。胃窦黏膜内的胃泌素主要是 G－17，十二指肠黏膜中有 G－17 和 G－34，约各占一半。从生物效应来看，G－17 刺激胃分泌的作用要比 G－34 强 5～6 倍，但 G－34 在体内被清除的速度很慢，它的半衰期约为 50min，而 G－17 通常只有 6min。人的胃泌素的 C 端正的 4 个氨基酸是胃泌素的最小活性片段，因此，用人工合成的四肽或五肽胃泌素是具有天然胃泌全部作用的人工制品。

（3）组胺：胃的泌酸区黏膜内含有大量的组胺。产生组胺的细胞是存在于固有膜中的肥大细胞。正常情况下，胃黏膜恒定地释放少量组胺，通过局部弥散到达邻近的壁细胞，刺激其分泌。壁细胞上的组胺受体为Ⅱ型受体（H_2 受体），用甲氰咪胍（cimetidine）及其相类似的药物可以阻断组胺与壁细胞的结合，从而减少胃酸分泌。

以上 3 种内源性分泌物，一方面可通过各自壁细胞上的特异性受体，独立地发挥刺激胃酸分泌的作用；另一方面，三者又相互影响，表现为当以上 3 个因素中的 2 个因素同时作用时，胃酸的分泌反应往往比这 2 个因素单独作用的总和要大，这种现象在生理学上称为加强作用在整体内。促分泌物之间的相互加强作用是经常存在的，因此，用任何一种促分泌物的阻断剂，如用甲氰咪胍时，它不仅抑制了壁细胞对组胺的反应，同时也会由于去除了组胺作用的背景，使壁细胞对胃泌素和乙酰胆碱的反应也有所降低。

2. 消化期的胃液分泌 进食后胃液分泌的机制，一般按接受食物刺激的部位分成 3 个时期来分析，即头期、胃期和肠期。但必须注意，3 个时期的划分是人为的，只是为了便于叙述，实际上，这 3 个时期几乎是同时开始的、相互重叠的。

（1）头期胃液分泌：头期的胃液分泌是由进食动作引起的，因其传入冲动均来自头部感受器（眼、耳、口腔、咽、食管等），因而称为头期。头期胃液分泌的机制包括条件反射性和非条件反射性两种分泌。前者是由和食物有关的形象、气味、声音等刺激了视、嗅、听等感受器而引起的；后者则当咀嚼和吞咽食物时，刺激了口腔和咽喉等处的化学和机械感受器而引起的。这些反射的传入途径和由进食引起的唾液分泌的传入途径相同，反射中枢包括延髓、下丘脑、边缘和大脑皮层等，迷走神经是这些反射共同的传出神经。当切断支配胃的迷走神经后，就不再引起胃液分泌。迷走神经兴奋后，除了通过其末梢释放乙酰胆碱，直接引起腺体细胞分泌外，迷走神经冲动还可引起胃窦黏膜内的 G 细胞释放胃泌素，后者经过血液循环刺激胃腺分泌。由此可见，头期的胃液分泌并不是纯神经反射性的，而是一种神经－体液性的调节。引起胃泌素释放的迷走神经纤维被认为是非胆碱能的，因为阿托品不仅不能阻断，反而使假饲引起的胃泌素释放反应增加。目前对这一现象的解释是，迷走神经中既存在兴奋胃泌素释放的纤维，也存在抑制胃泌素释放的纤维，前者的中介物可能是一种肽类物质，而抑制性纤维则是通过乙酰胆碱能起作用的。阿托品由于阻断了抑制性纤维的作用，因而使胃泌素的释放有所增加。头期胃液分泌的量和酸度都很高，而胃蛋白酶的含量尤其高，在人体观察的资料表明，头期胃液分泌的大小与食欲有很大的关系。

（2）胃期胃液分泌：食物入胃后，对胃产生机械性和化学性刺激，继续引起胃液分泌，其主要途径：①扩张刺激胃底、胃体部的感受器，通过迷走、迷走神经长反射和壁内神经丛的短反射，引起胃腺分泌；②扩张刺激胃幽门部，通过壁内神经丛，作用于 G 细胞，引起胃泌素的释放；③食物的化学成分直接作用于 G 细胞，引起胃泌素的释放。

刺激 G 细胞释放胃泌素的主要食物化学成分是蛋白质的消化产物，其中包括肽类和氨基酸，G 细胞为开放型胃肠内分泌细胞，顶端有绒毛样突起伸入胃腔，可以直接感受胃腔内化学物质的作用。用放射免疫方法测定血浆中胃泌素浓度，正常人空腹时为 $30 \sim 120pg/mL$，在进食蛋白质食物后，血浆胃泌素可升高到 $50 \sim 200pg/mL$，在食后 $2 \sim 3h$ 逐渐恢复至进食前水平。糖类和脂肪类食物不是胃泌素释放的强刺激物。胃期分泌的胃液酸度也很高，但胃蛋白酶含量却比头期分泌的胃液为弱。

（3）肠期胃液分泌：将食糜、蛋白胨液等由瘘管直接注入十二指肠内，也可引起胃液分泌的轻度增加，说明当食物离开胃进入小肠后，还有继续刺激胃液分泌的作用。机械扩张游离的空肠袢，胃液分泌也增加。在切断支配胃的外来神经后，食物对小肠的作用仍可引起胃液分泌，提示肠期胃液分泌的机制中，神经反射的作用不大，它主要通过体液调节机制，即当食物与小肠黏膜接触时，有一种或几种激素从小肠黏膜释放出来，通过血液循环作用于胃。已知人的十二指肠黏膜中含有较多的胃泌素；用放射免疫方法测得在切除了胃窦的患者，进食后血浆胃泌素的浓度仍有升高，说明进食后可引起十二指肠释放胃泌素，它可能是肠期胃液分泌的体液因素之一。有人认为，在食糜作用下，小肠黏膜还可能释放肠泌酸素的激素，刺激胃酸分泌。此外，由小肠吸收的氨基酸也可能参与肠期的胃液分泌，因为静脉注射混合氨基酸也可引起胃酸分泌。肠期胃液分泌的量不大，大约占进食后胃液分泌总量的 1/10，这可能与食物在小肠内同时还产生许多对胃液起抑制性作用的调节有关。

3. 胃液分泌的抑制性调节　正常消化期的胃液分泌还受到各种抑制性因素的调节，实际表现的胃液分泌正是兴奋和抑制性因素共同作用的结果。在消化期内，抑制胃液分泌的因素除精神、情绪因素外，主要有盐酸、脂肪和高张溶液 3 种。

（1）盐酸：盐酸是胃腺活动的产物，但它对胃腺的活动又具有抑制性作用，因此是胃酸分泌的一种负反馈的调节机制。当胃窦的 pH 降为 $1.2 \sim 1.5$ 时，便可能对胃液分泌产生抑制作用。这种抑制作用的机制可能是盐酸直接抑制了胃窦黏膜中的 G 细胞，减少胃泌素释放的结果。恶性贫血的患者胃酸分泌很低，他们血浆中胃泌素的浓度却比正常人高 $20 \sim 30$ 倍，如向这种患者胃内注以盐酸，使胃内酸化，血浆胃泌素的浓度即下降，这进一步说明，胃内容物的酸度对胃泌素的释放，以及进而影响胃液分泌具有重要作用。近年来一些实验资料提示，盐酸在胃内还可能通过引起胃黏膜释放一种抑制性因素——生长抑素，转而抑制胃泌素和胃液的分泌。当十二指肠内的 pH 降到 2.5 以下时，对胃酸分泌也有抑制作用，但其作用机制目前尚未完全阐明。

（2）脂肪：是抑制胃液分泌的一个重要因素。脂肪及其消化产物抑制胃分泌的作用发生在脂肪进入十二指肠后，而不是在胃中。早在 20 世纪 30 年代，我国生理学家林可胜就发现，从小肠黏膜中可提取出一种物质，当由静脉注射后，保使胃液分泌的量、酸度和消化力减低，并抑制胃运动。这个物质被认为是脂肪在小肠内抑制胃分泌的体液因素，可能是几种具有此种作用的激素的总称。小肠黏膜中存在的抑胃肽、神经降压素等多种激素，都具有类似肠抑素的特性。

（3）高张溶液：十二指肠内高张溶液对胃分泌的抑制作用可能通过两种途径来实现，即激活小肠内渗透压感受器后通过肠 – 胃反射引起胃酸分泌的抑制，以及通过刺激小肠黏膜释放一种或几种抑制性激素而抑制胃液分泌，但后一机制尚未阐明。

（4）前列腺素：在胃的黏膜和肌层中，存在大量的前列腺素，迷走神经兴奋和胃泌素都可引起前列腺素释放的增加，前列腺素对进食、组胺和胃泌素等引起的胃液分泌有明显的抑制作用，它可能是胃液分泌的负反馈抑制物。前列腺素还能减少胃黏膜血流，但它抑制胃分泌的作用并非继发于血流的改变。

（中山大学附属第三医院　尉秀清）

第四节　胃肠内脏神经及其功能

一、胃肠内脏神经解剖

内脏神经系统也称自主神经系统，具有调节内脏器官功能的作用。自主神经并非完全自主，依然接受中枢神经系统控制。按惯例自主神经系统特指支配内脏器官的传出神经，分为交感神经和副交感神经。中枢神经发出内脏神经节前纤维止于外周神经节的节内神经元，然后发出节后纤维神经达外周器官，前者为有髓鞘的 B 类神经纤维，后者为无髓鞘 C 类神经纤维，因此，传导速度前快后慢。交感神经节离效应器官较远，导致节前纤维短而节后纤维长，副交感神经节离效应器官较近（部分在效应器官壁内），因此节前纤维长而节后纤维短。交感神经起自胸、腰段脊髓，副交感神经来自脑干和骶髓侧角；交感神经分布广，副交感神经分布局限；交感节前纤维和多个节内神经元发生突触联系而作用广泛，副交感神经节前纤维支配较少的节内神经元而作用局限；交感神经递质多为去甲肾腺上素，副交感神经递质为乙酰胆碱；机体白天以交感神经兴奋为主，夜晚副交感神经则开始兴奋。有关胃肠自主神经解剖请参阅本书第一章有关内容。

二、胃肠内脏神经的生理作用

自主神经系统主要功能为调节心肌和平滑肌活动以及消化腺、汗腺、部分内分泌腺的分泌。胃肠道同时接受交感与副交感双重支配，二者具有拮抗作用。交感神经中枢兴奋时，副交感神经中枢功能相对减弱，从而保障外周效应协调一致；二者同时兴奋时，其一必占优势；交感神经系统在应激状态下，动员机体器官功能迅速调整以适应环境的急剧改变；副交感神经系统则可促进消化、储备能量、加强排泄和改善生殖功能等，以达到维护机体健康的作用。效应器本身的功能状态也影响自主神经效应，如迷走神经使收缩的幽门舒张，而促进舒张的幽门收缩。内脏神经的主要生理功能见表 2 – 3。

表 2 – 3　内脏神经主要生理功能

器　官	交感神经	副交感神经
心血管	心率、心肌收缩力增加 腹腔内脏、皮肤、唾液腺与外生殖器官血管收缩 肌肉血管收缩（肾上腺素能）或舒张（胆碱能）	心率、心肌收缩力下降 外生殖器血管舒张
呼　吸	支气管平滑肌舒张	支气管平滑肌收缩，黏膜分泌增加
消　化	促进分泌黏稠唾液和胃肠道括约肌收缩 抑制胃肠和胆囊活动	促进稀薄唾液、胃液、胰液分泌 促进胃肠运动和胆囊收缩 促进胃肠道括约肌舒张

续表

器　官	交感神经	副交感神经
泌尿生殖	逼尿肌舒张和括约肌收缩 肾小管重吸收增加 收缩有孕子宫，舒张无孕子宫	逼尿肌收缩和括约肌舒张
眼	虹膜辐射肌收缩，瞳孔扩大，睫状体增大 上眼睑平滑肌收缩	虹膜环形肌收缩，瞳孔缩小，睫状体 环缩小，促进泪腺分泌
皮　肤	收缩竖毛肌，促进汗腺分泌	
物质代谢	促进糖原分解和肾上腺髓质分泌增加	促进胰岛素分泌增加和糖原合成

（中山大学附属第一医院　王天宝）

参 考 文 献

[1] 黄象谦. 胃肠激素的种类及其生物学作用 [J]. 中国实用内科杂志, 1994, 14 (1): 4 - 5.

[2] 杜娟, 王秀琴. 胃泌素的生物活性及其信号传导通路 [J]. 解剖科学进展, 2003, 9 (4): 347 - 352.

[3] 鹿勇, 石晓峰. 胃动素的发现及与消化系统的关系 [J]. 菏泽医学专科学校学报, 2008, 20 (2): 74 - 76.

[4] 吴琪, 鹿勇, 张普华. 胃动素相关肽 Ghrelin 研究现状 [J]. 菏泽医学专科学校学报, 2008, 20 (4): 77 - 81.

[5] 周婷, 陈明锴. 生长抑素对 Oddi 括约肌功能的影响 [J]. 世界华人消化杂志, 2009, 17 (17): 1749 - 1752.

[6] 尹崇高, 李洪利, 张伟栋. 生长抑素及其受体与消化道疾病的研究 [J]. 医学综述, 2006, 12 (24): 1485 - 1487.

[7] 张秉全, 马建徐, 洪涛. 瘦素（Leptin）的研究进展 [J]. 黑龙江医药, 2008, 21 (2): 17 - 19.

[8] 沙伟伟, 谢云. 胰高血糖素样肽1的研究 [J]. 医学综述, 2008, 14 (1): 24 - 26.

[9] 潘淑波, 刘欣. 胃肠激素酪酪肽的特性及其与疾病关系的研究进展 [J]. 陕西医学杂志, 2009, 38 (10): 1382 - 1383.

[10] 刘文天, 黄象谦. 消化系统中 P 物质的研究进展 [J]. 国外医学: 消化系疾病分册, 1990, 10 (1): 28 - 31.

[11] 施斌, 张忠兵. 血管活性肠肽与消化道运动 [J]. 国外医学: 消化系疾病分册, 2000, 20 (3): 146 - 149.

[12] 蒋正尧, 谢俊霞. 人体生理学 [M]. 北京: 科学出版社, 2010.

[13] Bauer AJ, Reed JB, Sanders KM. Slow wave heterogenity within the circular muscle of the canine gastric antrum [J]. J Physiol, 1985, 366: 221 - 225.

[14] Thuneberg L. Interstitial cells of Cajal: intestinal paccmaker cells [J]. Adv Anat Embryol Cell Biol, 1982, 71: 1 - 13.

[15] Sanders KM, Ordog T, Koch SD, et al. Development and plasticity of interstitial cells of Cajal [J]. Neurogastroenterol Motility, 1999, 11: 311 - 338.

[16] Isozaki K, Hirota S, Miyagawa J, et al. Deficiency of c - kit cells in patients with a myopathic form of chronic idiopathic intestinal pseudo - obstruction [J]. Am J Gastroenterol, 1997, 92: 332 - 334.

[17] He CL, Burgart L, Wang L, et al. Decreased interstitial cells of Cajal volume in patients with slow - transit constipation [J]. Gastroenterology, 2000, 118: 14 - 21.

[18] Lin XM, Levanon D, Chen JDZ. Impaired postprandial gastric slow waves in patients with functional dyspepsia [J]. Dig Dis Sci, 1998, 43: 1678 - 1684.

[19] Rostas JW, Mai TT, Richards WO. Gastric motility physiology and surgical intervention [J]. Surg Clin North Am, 2011, 91 (5): 983 - 999.

[20] Kito Y. The functional role of intramuscular interstitial cells of Cajal in the stomach [J]. J Smooth Muscle Res, 2011, 47 (2): 47 - 53.

[21] Ciobanu L, Dumitrascu DL. Gastrointestinal motility disorders in endocrine diseases [J]. Pol Arch Med Wewn, 2011, 121 (4): 129 - 136.

[22] Perrino BA. Regulation of gastrointestinal motility by Ca^{2+}/calmodulin stimulated protein kinase II [J]. Arch Biochem Biophys, 2011, 510 (2): 174 - 181.

[23] Patti MG, Herbella FA. Achalasia and other esophageal motility disorders [J]. J Gastrointest Surg, 2011, 15 (5): 703 - 707.

[24] Rao SS, Meduri K. What is necessary to diagnose constipation [J]. Best Pract Res Clin Gastroenterol, 2011, 25 (1): 127 - 140.

［25］Jorpes JE, Mutt V. On the biological assay of secretin. The reference standard ［J］. Acta Physiol Scand, 1966, 66 （3）: 316 – 325.

［26］Brown JC, Mutt V, Dryburgh JR. The further purification of motilin, a gastric motor activity stimulating polypeptide from the mucosa of the small intestine of hogs ［J］ Can J Physiol Pharmacol, 1971, 49 （5）: 399 – 405.

［27］Turner DS, Etheridge L, Marks V, et al. Effectiveness of the intestinal polypeptides, IRP, GIP, VIP and motilin on insulin release in the rat ［J］. Diabetologia, 1974, 10 （5）: 459 – 463.

［28］Tatemoto K, Mutt V. Isolation of two novel candidate hormones using a chemical method for finding naturally occurring polypeptides ［J］. Nature, 1980, 285 （5764）: 417 – 418.

［29］Doubilet H. Separation and assay of secretin and cholecystokinin ［J］. Gastroenterology, 1946, 7: 1008 – 1017.

［30］Schubert ML. Gastric secretion ［J］. Curr Opin Gastroenterol, 2011, 27 （6）: 536 – 542.

［31］Fujii T, Morii M, Takeguchi N, et al. Molecular mechanisms of H^+ and Cl^- secretion in gastric parietal cells ［J］. Nihon Yakurigaku Zasshi, 2011, 138 （2）: 51 – 55.

［32］Takeuchi K, Koyama M, Hayashi S, et al. Prostaglandin EP receptor subtypes involved in regulating HCO （3） （ – ） secretion from gastroduodenal mucosa ［J］. Curr Pharm Des, 2010, 16 （10）: 1241 – 1251.

［33］Schubert ML. Gastric exocrine and endocrine secretion ［J］. Curr Opin Gastroenterol, 2009, 25 （6）: 529 – 536.

［34］Kopic S, Geibel JP. Update on the mechanisms of gastric acid secretion ［J］. Curr Gastroenterol Rep, 2010, 12 （6）: 458 – 464.

［35］Jones MP, Wessinger S. Small intestinal motility ［J］. Current Opinion in Gastroenterology, 2005, 21 （2）: 141 – 146.

第三章　营养与代谢

第一节　人体的基本营养物质

一、氨基酸和蛋白质

人体内有 20 种不同的氨基酸用来合成机体结构和功能蛋白。根据人体是否能合成，氨基酸又分为必需氨基酸和非必需氨基酸。必需氨基酸具有人类不能合成的碳骨架，必须通过食物供给，人类共有 9 种必需氨基酸，包括组氨酸、异亮氨酸、亮氨酸、赖氨酸、蛋氨酸、苯丙氨酸、苏氨酸、色氨酸、缬氨酸。非必需氨基酸可由简单前体物质合成，包括丙氨酸、门冬氨酸、天冬酰胺酸、谷氨酸、谷氨酰胺、甘氨酸、脯氨酸、丝氨酸。氨基酸按化学结构式又分为芳香族氨基酸（苯丙氨酸、酪氨酸）、杂环氨基酸（脯氨酸、组氨酸、色氨酸）、脂肪族氨基酸（其余 15 种氨基酸）。氨基酸的主要功能为：①构成肽类、蛋白质、磷脂成分；②是酮酸、生物胺、葡萄糖、核苷酸、亚铁血红素、肌酐的前体物质；③构成神经递质：谷氨酸、天冬氨酸、甘氨酸；④转运分子：氨基。机体内具有成千上万种不同的蛋白质，根据其类型不同，其功能也不同。

蛋白质的主要功能如下：①作为酶催化、加速化学反应。②激素：作为激素扮演化学信使作用。③抗体：作为抗体保护机体免受外来物质侵袭。④维持体液平衡：通过将各种分子穿越细胞膜和吸收水分来维持液体平衡。⑤维持酸碱平衡：根据需要吸收和分泌氢离子来维持机体体液的酸碱平衡。⑥结构和机械力作用：胶原蛋白为骨骼、皮肤、头发中主要结构蛋白，角蛋白为头发、指甲的主要构成成分，马达蛋白（motor protein）将能量转化为机械做功，通过马达蛋白最终将生物能转化为机械能。例如人爬山的时候，必须将储存的食物能量转化为肌肉力量才能驱动完成这一动作，正是借助了马达蛋白肌丝滑动使肌肉收缩来完成。机体还有其他特殊蛋白来参与细胞分裂、精子运动和其他运动过程。⑦运输功能：许多物质进出细胞膜必须借助细胞膜上的通道或泵蛋白来实现。同时蛋白质本身还可作为载体，将血液中很多重要物质运输到机体全身。例如，脂蛋白通过将脂肪包裹在蛋白质上才可使脂肪微粒在血液中运输。⑧能量和葡萄糖来源：当饮食中不能提供足够能量时，机体必需消耗来源于酶、肌肉和其他组织等自身蛋白，作为能量和葡萄糖供给大脑、肺及心脏之用。

二、碳水化合物

碳水化合物的定义为一种分子式为 $C_n(H_2O)_n$ 的复合化合物，可利用的碳水化合物按聚合度分为单糖（葡萄糖、果糖、半乳糖）、双糖（麦芽糖、蔗糖、乳糖）、多糖（淀粉）和糖醇（山梨醇、甘露醇、半乳糖醇、乳糖醇、麦芽糖醇）；不可利用的碳水化合物包括不可消化的寡糖（蜜三糖、水苏糖）和多糖（膳食纤维）。人类饮食中主要消耗的多糖为淀粉和膳食纤维。葡萄糖可迅速产生能量，也可转化为糖原或脂肪进行储存。葡萄糖可被水解为二氧化碳和水，并为细胞代谢提供能量。这一过程中，葡萄糖被磷酸化并转换为丙糖，然后进入三羧酸循环。葡萄糖在肝脏组织或外周组织转换为糖原或脂肪，后二者也可进入肝脏再利用。过量的葡萄糖会以糖原和脂肪酸的形式储存。糖原储备相对较小，约 150g 储备在肌肉中，90g 储备在肝脏中。通过强化训练，肌肉糖原储备量可增加 70g。

三、脂　　肪

脂类包括一系列物质如甘油三酯、磷脂和固醇等。脂肪约占机体体重的 15%，机体脂肪约 50% 存在于皮下组织，其余50%分布在其他组织内。血液中循环中的脂类以脂蛋白的形式存在。脂蛋白根据其离心特点又分为极低密度脂蛋白（VLDL）、低密度脂蛋白（LDL）、高密度脂蛋白（HDL）、乳糜微粒（CM）。脂类也是细胞膜的主要成分，各种蛋白散在镶嵌于脂质双分子层中。甘油三酯是脂类的主要成分，通称"中性脂肪"、"脂肪"或"油"。甘油三酯结构主要由一分子甘油和三分子脂肪酸通过酯键结合而成，其中脂肪酸的化学式为 R—COOH，即由一个一端为羧基（—COOH）末端和另一端甲基（—CH₃）末端构成的烷基链结构。根据碳链的长度和不饱和键的位置、数量分类，碳链的数目从羧基末端（Δ 或 δ）开始计数，如有不饱和键则标出不饱和键所在的位置，如亚油酸为 9，12 – 十八烷二酸。碳链的数目从甲基末端（ω 或 n）开始计数，根据第一个不饱和键的所在位置命名，可分为各种系列（ω 或 n）。根据碳链的长度将脂肪酸分为 3 类：短链脂肪酸（6 个以下碳原子）、中链脂肪酸（6 ~ 12 个碳原子）和长链脂肪酸（12 个或以上碳原子）。中链脂肪酸通过 β 氧化分解，具有比较低的呼吸商，其分子无需转运子可直接进入线粒体氧化，而长链脂肪酸必须经转运子（左旋肉碱、酰基转移酶系统）才可进入线粒体氧化。机体可合成许多所需脂肪酸，这些机体可合成而无需从饮食中获取的脂肪酸被称之为非必需脂肪酸，而那些机体不能合成必须从外界食物中获取的脂肪酸则被称之为必需脂肪酸，包括亚油酸和 α – 亚麻酸。在供应脂肪时适当增加 n – 3 系脂肪酸，减少 n – 6 系脂肪酸非常必要，在实施肠内和肠外营养治疗时 n – 6 与 n – 3 脂肪酸的比例以（4：1）～（6：1）为佳。脂肪酸主要功能有：①能量来源；②能量储备；③保温和保护作用；④脂溶性化合物的载体，脂肪可溶解和运输微量营养物质如脂溶性维生素（维生素 A、维生素 D、维生素 E、维生素 K）和脂溶性植物化学物质（如类胡萝卜素等）；⑤感官特性，增加食物的滋味、气味和质感，促进食欲，增加饱腹感；⑥构成机体成分；⑦提供必需脂肪酸；⑧帮助有效利用碳水化合物和节约蛋白质的作用等。

四、维 生 素

维生素是复杂的有机化合物，包括脂溶性维生素（维生素 A、维生素 D、维生素 E、维生素 K）和水溶性维生素（硫胺素、核黄素、烟酸、生物素、泛酸、维生素 B₆、维生素 B₁₂、叶酸、维生素 C）。

硫胺素（维生素 B₁）的基本功能是在能量代谢中以硫胺素焦磷酸盐的形式作为辅酶参与物质代谢，如作为丙酮酸脱氢酶和转酮醇酶的辅酶参与碳水化合物代谢，在三羧酸循环中作为 α – 酮戊二酸脱氢酶的辅酶，在支链氨基酸的代谢中作为支链酮酸脱氢酶的辅酶。在神经系统中，硫胺素三磷酸盐可激活氯离子通道。

维生素 B₆ 在食物中存在 3 种化学形式：吡哆醛、吡哆胺、吡哆醇，所有这 3 种形式的维生素 B₆ 均可转化为有活性的辅酶磷酸吡哆醛（pyridoxal phosphate，PLP）。PLP 通过血液中的白蛋白运输，同时 PLP 和吡哆醛在红细胞内均结合到血红蛋白上。PLP 作为一种辅酶，参加 100 种以上的反应，包括去氨基作用、转氨基作用、尿素循环、来源于色氨酸的烟酸或血清素的形成以及亚铁血红素、核酸、卵磷脂的合成过程等反应。PLP 最主要的功能是参与蛋白质和氨基酸的代谢，需要 PLP 协助转氨基作用来合成非必需氨基酸，因此，维生素 B₆ 缺乏将导致所有的氨基酸均成为必需氨基酸。维生素 B₆ 也可以协助氨基酸合成葡萄糖（糖异生）和帮助糖原分解为葡萄糖。PLP 可维持白细胞健康的免疫功能。健康红细胞的维持也需要 PLP 的参与，PLP 可协助合成血红蛋白以及结合氧的功能。PLP 也帮助产生一些主要神经递质。

叶酸主要以甲基转移途径的辅酶形式促进 DNA 合成、细胞分化、氨基酸代谢、红细胞和其他细胞成熟。叶酸以四氢叶酸和 5，10 – 亚甲基四氢叶酸的形式参与 DNA 合成（嘌呤和胸腺嘧啶的生物合成）、修复、氨基酸合成和转氨基反应。在转硫基作用或甲基化作用循环途径中，叶酸作为辅酶，为底物提供 S – 腺苷甲硫氨酸，其中包括髓鞘碱性蛋白。通过这些功能叶酸参与细胞的再生和发育，从而使叶酸成为机体胚胎发育的一个不可缺少的营养物质。早期妊娠时良好的叶酸水平可明显减少 50% ~ 75% 的婴儿神经管畸形风险。因此许多国家建议在孕前及孕早期常规补充叶酸。

维生素 B₁₂（钴胺素）的结构为一个卟啉环，包括 4 个吡咯和中心结合的 1 个钴元素。肠道细菌可产生维生素 B₁₂。维生素 B₁₂ 主要存在于肌肉、动物肝脏或牛奶中。维生素 B₁₂ 为人类 2 个酶的辅助因素，即蛋氨酸合成酶（甲基循环）和甲基丙二酰 CoA 歧化酶（一种代谢支链氨基酸和奇数碳链脂肪酸的途径所需酶）

的辅酶。同时维生素 B_{12} 可促进叶酸活性形式的转换，没有维生素 B_{12}，叶酸不能协助 DNA 合成、红细胞合成及代谢同型半胱氨酸，所有的叶酸功能均停止。因此，若维生素 B_{12} 缺乏会出现叶酸缺乏症状，即使叶酸充足也会出现。维生素 B_{12} 是维持鞘磷脂外壳所必需的，而鞘磷脂外壳是包围在神经纤维外的一种保护性外衣，因此当维生素 B_{12} 缺乏时最终会出现神经细胞损害。

维生素 C 的功能：①抗氧化活性，维生素 C 为抗氧化剂，保护细胞防止氧化损伤。抗坏血酸是维生素 C 的还原形式，脱氢抗坏血酸是维生素 C 的氧化形式，两者均是抗氧化物质和抗坏血病制剂。维生素 C 是很多酶的辅助因子，尤其是在水相中可进行氧化还原反应，在该反应中维生素 C 提供电子来中和自由基，同时帮助恢复维生素 E 和谷胱甘肽等抗氧化剂的活性。②合成胶原蛋白，维生素 C 在脯氨酸和赖氨酸的强化过程中和铁一起通过其辅助作用促进胶原蛋白的形成，并可能调节胶原蛋白基因合成。③其他主要作用，维生素 C 是肉碱羧化过程、神经传递素和甲状腺素生成的辅酶，维生素 C 的浓度可调节神经传递素受体、神经元功能、神经胶质细胞和鞘磷脂的合成；铁的吸收、转运和储存也受维生素 C 的调节，同时维生素 C 还可能在前列腺素合成、细支气管舒张、血管舒张和抗凝等方面起作用。

维生素 A 的主要功能：①视觉功能。维生素 A 主要有助于维持暗适应和色觉功能，实际上为视网膜功能的一部分。当光线进入眼内时，可刺激视网膜分解视紫红质释放视蛋白和维生素 A，从而使之失去色素。这种颜色变淡的过程，产生电信号进入大脑使人感觉到黑白影像。营养丰富的人，维生素 A 可重新结合视蛋白形成新的视紫红质。如果维生素 A 缺乏，机体不能重新形成视紫红质从而导致夜盲症。色觉功能也需要维生素 A 的参与。视锥细胞负责色觉功能，其富含视紫蓝质。视紫蓝质循环和视紫红质类似，需要维生素 A 的参与。当长期缺乏维生素 A 时，同时也损害色觉功能，但由于维生素 A 对视杆细胞的影响要先于视锥细胞，所以主要表现为夜盲症。②细胞生长和分化功能。当机体需要产生新的蛋白质，帮助形成新细胞或其他蛋白质化合物时，需要维生素 A 引导蛋白质再生。维生素 A 帮助调整产生酶、血液载体蛋白、皮肤等机体结构蛋白。维生素 A 在细胞分化过程中起重要作用，主要促进幼稚的未分化细胞（或干细胞）形成各类成熟细胞。③维持皮肤和黏膜健康。上皮组织是保护机体的最前线组织，因而它们被破坏和修复的速度均较快，而修复这些组织则需要维生素 A 的参与。④免疫功能。维生素 A 通过帮助形成完整黏膜和促进淋巴细胞分化等，以保护机体免受外来有害微生物的入侵。⑤生殖功能。维生素 A 在女性可帮助维持生育功能，在男性有助于精子产生。⑥骨骼健康。维生素 A 帮助产生骨细胞和骨重塑。当儿童缺乏维生素 A 时，骨骼的重塑过程被打断，同时干扰骨细胞的成熟，从而导致出现骨骼脆弱和畸形。

维生素 D 的功能主要为促进骨骼健康、预防肿瘤和某些慢性疾病（如糖尿病等）。儿童中维生素 D 主要促进骨骼生长发育，成人主要为维持骨骼健康，老年人则可防止骨丢失和骨折。通常情况下，维生素 D 可在皮肤内通过对光反应将肝脏来源的 7 - 脱氢胆固醇转化为维生素 D_3，也可由食物直接获得。对于大多数个体来说，每周几次在阳光下暴露 $10\sim15min$，即可维持维生素 D 水平。维生素 D_3 在肝脏内被羟化，并通过细胞色素 P450/C25 和 P450/C1 途径活化为 1，24 - 二羟维生素 D_3；在肾脏内则羟化为 1，25 - 二羟维生素 D_3，后者称为活性维生素 D_3。活性维生素 D_3 调节超过 60 个基因，在钙离子稳态、免疫反应以及细胞生长、分化、凋亡等方面发挥作用。高浓度的维生素 D 受体可在未发育成熟的胸腺细胞和 CD8T 淋巴细胞中发现。在生理剂量浓度，维生素 D 可保护细胞膜和蛋白质过氧化，引起肿瘤细胞凋亡，防止 DNA 链破坏和稳定染色体结构。维生素 D 还有刺激成人肺泡细胞纤维化发展、复制、分化和调节癌症细胞作用。维生素 D 作为激素主要通过调节为维生素 D 受体介导的组织效应，以控制骨骼的生长与重塑。当出现低血钙，释放甲状旁腺激素，从而导致骨骼释放钙和小肠吸收钙、磷和镁，肾脏保留钙。当钙水平升高时，释放降钙素对抗甲状旁腺激素。维生素 D 对肌肉的效应可持续测量，因为肌肉无力是对补充维生素 D 缺乏的快速反应症状表现。维生素 D 和钙的补充可预防激素引起的骨质疏松，可减轻骨折风险约 70%。

维生素 E 有 8 种化学形式：α - 生育酚、β - 生育酚、γ - 生育酚、δ - 生育酚和 α - 生育三烯酚、β - 生育三烯酚、γ - 生育三烯酚、δ - 生育三烯酚。膳食来源提供的 γ - 生育酚比 α - 生育酚多，但血浆中 γ - 生育酚的浓度仅为 α - 生育酚的 10%。α - 生育酚转运蛋白嵌入 LDL 进行转运，而其他形式很少以活性形式保留，一般通过胆汁或尿液排泄。无论摄入多少，血浆 α - 生育酚浓度的增幅不允许超过正常范围，同时维生素 E 的吸收在脂肪吸收不良或胆管阻塞人群受到限制。维生素 E 通过细胞色素 P3A 代谢，但目前仍不清楚维生素 E 代谢是否影响药物代谢。维生素 E 降解可能受到 α－生育酚转运蛋白的控制，而不是 α－生育酚的浓度。在生物膜，维生素 E 是最有效的脂溶性抗氧化剂，因此可保护细胞膜的稳定性，同时可保护其免受自由基破坏。在抗氧化作用中，α－生育酚可抑制 LDL 氧化，因而可能通过这一机制预防心血管疾病。维生素 E 可限制蛋白激酶 C 激活，调节平滑肌细胞、血小板和单核细胞分化。维生素 E 可下调细胞间黏附分子和血管细胞黏附分子的表达，从而减少细胞黏附。维生素 E 还可上调细胞质磷脂酶 A2 和环氧化酶－1 表达，从而增强前列腺素释放及阻止血小板聚集。

维生素 K 的基本功能是调节凝血因子 Ⅱ、Ⅶ、Ⅸ、Ⅹ、ⅫA、ⅪA、ⅩA，但不调节凝血蛋白 S。维生素 K 参与骨钙蛋白的羟化（一种结合钙嵌入骨基质的蛋白质）。维生素 K 在肾脏、心血管系统和神经系统中也发挥一定的作用。

五、矿　物　质

矿物质为机体结构的一部分，同时具有特殊的重要功能。不同矿物质体内含量各异，从千克（钙占机体体重的 1%～2%）到毫克均有。常量元素是指在有机体内含量占体重 0.01% 以上的元素，包括钙、磷、镁、钠、钾和氯等 7 种元素。微量元素是那些在机体内质量＜50mg/kg（占 0.005% 体重）的矿物质，包括铜、铁、锰、锌。超微量元素膳食需要量＜1μg/g 膳食或＜1mg/d。至少有 18 种微量元素，包括铝、砷、硼、溴、镉、铬、氟、锗、碘、铅、锂、钼、镍、铷、硒、硅、锡、钒。

钙为机体含量最高的矿物质，约 99% 存在于骨骼和牙齿中。骨内钙为机体提供结构性的支撑力，从而允许骨骼支撑体重和固定肌肉，同时也作为钙库来维持细胞外钙浓度的稳定。另外 1% 的钙存在于血液、细胞外液和组织细胞内，发挥重要的代谢调节功能。钙在骨骼中以羟磷灰石 $[Ca_{10}(PO_4)_6(OH_2)]$ 的形式存在，主要通过破骨细胞的骨再吸收和成骨细胞的骨形成以达到重塑目的。钙影响细胞膜的转运功能、参与神经传递和调节心肌功能。钙、钠、钾及镁离子平衡共同维持机体骨骼肌张力和神经敏感性。钙离子在肌肉收缩中扮演重要角色。此外，钙离子通过刺激血小板来源的促凝血酶原激酶，转换凝血素为凝血酶，从而启动血栓形成，聚合纤维蛋白原为纤维蛋白，最终形成血块。

磷是所有细胞和组织必需的结构成分，大约 85% 以羟磷灰石的形式储存在骨骼中，其余 15% 分布在软组织中。其中少部分为无机磷形式，作为机体一种组成成分接受来自膳食中的磷或骨骼中重吸收的磷。磷主要作用包括缓冲过量酸或碱、以 ATP 形式储备能量、磷酸化激活酶及支持组织生长。

机体总镁含量约为 25g，其中有 50%～60% 存在骨骼中，另外约 1/3 为可进行自由交换的细胞外镁。镁是一种超过 300 种酶的辅酶。在细胞复制期间，镁为 DNA 和 RNA 合成保证足够的嘌呤和嘧啶核苷酸，同时新蛋白质的合成、腺苷酸环化酶的激活和 K^+ 离子转运均需要镁离子的参与。当镁消耗时，细胞内钙浓度会升高，导致肌肉痉挛、高血压、脑血管和冠状动脉痉挛。此外，镁还可维持骨矿物质的稳态，通过补充镁有助于治疗骨质疏松。镁的消耗导致胰岛素抵抗，因此在老年 2 型糖尿病者中补充镁可改善糖耐量情况。

铁是许多蛋白质的重要组成成分，包括血红蛋白和各种酶。大约有 60% 的机体铁在红细胞内以血红蛋白的形式进行循环，另有 15% 为肌红蛋白的形式，剩下约 25% 为储备铁。铁从亚铁（Fe^{2+}）与三价铁（Fe^{3+}）、四价铁（Fe^{4+}）之间的相互转换，使能量代谢期间的电子转移成为可能。铁是呼吸（电子传递）链中 40 种蛋白的关键组成部分，其中 6 种亚铁血红素、6 种含铁－硫中心、2 种含铜。作为血红蛋白亚铁分子卟啉环核心，铁将大气中的氧运输至组织。其他含铁蛋白包括铁硫酶（黄素蛋白）、铁储备和转运蛋白（铁蛋白、含铁血黄素、转铁蛋白、乳铁蛋白）和亚铁血红素酶。

锌的主要功能为催化、"锌指"结构和调节作用。大约有 100 种特异性的酶需要锌作为催化剂。当锌移除时，酶的活性丢失，而当添加锌时，酶的活性又重新恢复。这些金属酶包括 RNA 聚合酶、酒精脱氢酶、碳酸酐酶和碱性磷酸酶。与锌结合时，在蛋白质中与半胱氨酸、组氨酸残基的关键位点结合形成一个"锌指"结构。这些蛋白质包括基因调节的转录因子、视黄酸和维生素 D 的受体、铜－锌超氧化物歧化酶。金属硫蛋白的表达也需结合锌来调节转录因子。细胞凋亡和蛋白激酶 C 的活性也受锌的影响。

铜是众多金属酶的组成成分之一，具有氧化还原作用和在电子传递反应中携带氧的作用。铜还有多种生理作用，包括参与弹性蛋白和胶原蛋白纤维的合成（赖氨酰氧化酶）、自由基清除（铜－锌超氧化物歧化酶）、铁代谢（亚铁氧化酶）、线粒体能量代谢（细胞色素氧化酶）、儿茶酚胺和血清素代谢（单胺氧化酶）、肽及肽类激素代谢（α－酰胺单加氧酶）。铜也影响中枢神经系统功能、黑色素的合成、胆固醇代谢和心功能。

碘主要存在于甲状腺中，作为甲状腺激素的组成部分之一，与酪氨酸结合形成单碘甲状腺原氨酸、二碘甲状腺原氨酸、三碘甲状腺原氨酸和甲状腺素。T_3 为甲状腺激素的代谢活性形式，在多种组织中，调节蛋白合成和酶活性，包括脑、肌肉、心脏、肾脏和垂体的发育。

大部分硒（Se）在生物系统中与氨基酸形成复合物成为硒蛋白，包括硒蛋氨酸、硒半胱氨酸，构成谷胱甘肽过氧化物酶、二碘甲腺原氨酸脱碘酶和硒蛋白。4 个或更多的硒依赖谷胱甘肽过氧化物可对抗氧化应激，而三个二碘甲腺原氨酸脱碘酶调节甲状腺激素代谢。

第二节　物　质　代　谢

1. 新陈代谢　新陈代谢包括分解代谢或合成代谢。合成代谢过程是将小分子物质合成大分子物质的过程，需要消耗能量；分解代谢反应则是将大分子物质分解为小分子物质的过程，释放出能量，来促进合成代谢。物质代谢过程永不停止，时刻随机体内、外部情况改变而发生适宜反应。

2. 三磷酸腺苷（ATP）　细胞是机体一切代谢发生的中心，而细胞呼吸则是能量物质代谢的集中表现。细胞呼吸指有机分子在氧化过程中释放化学能的过程。如果该过程需要氧气参与则称之为有氧呼吸；若缺氧时发生则称之为无氧呼吸。有机分子（通常指碳水化合物或脂肪）会通过一系列酶促反应而分解。许多酶促反应会释放少量能量并引导有机分子转化为三磷酸腺苷（adenosine－triphosphate，ATP）。

ATP 是细胞呼吸过程中能量释放并储存的标准单位，是细胞内能量的直接来源。通过 ATP 移动或转运，能量传递至细胞内消耗能量的地方。能量释放过程通过 ATP 去磷酸化转化为 ADP（二磷酸腺苷），同时 ADP 也可以再磷酸化转化为 ATP。ATP 存在所有生命细胞内，可以认为是一种通用的能量换能器。葡萄糖为主要代谢能源物质，其经过 3 个阶段氧化分解为二氧化碳、水，并释放能量（ATP）（表 3 － 1）。该过程可用以下简单形式来描述：$C_6H_{12}O_6 + 6O_2 \rightarrow 6CO_2 + 6H_2O +$ 能量（ATP）。在第一阶段，葡萄糖和其他代谢能源物质被氧化，同时伴随着一些辅酶（烟酰胺腺嘌呤二核苷酸，nicotinamide adenine dinucelotide，NAD）、黄素腺嘌呤二核苷酸（flavin adenine dinucleotide，FAD）、黄素单核苷酸（flavin mononucleotide，FMN）的减少。在最后一个阶段，ATP 利用氧化释放的能量通过一个常见途径由 ADP 和磷酸合成，同时那些在第一阶段减少的辅酶进入再循环。因而，物质氧化、能量消耗及 ATP 生成 ADP 三者紧密联系在一起（图 3 － 1）。

表 3 － 1　葡萄糖生成 ATP 的 3 个基本阶段

代谢途径	位置	需氧与否	生成净 ATP 或减少辅酶/葡萄糖	产物
糖酵解	细胞浆	缺氧	产生 2ATP $2NADH + H^+$	葡萄糖→2 丙酮酸
丙酮酸→乙酰 CoA	线粒体基质	需氧	$2NADH + H^+$	2 丙酮酸→$6CO_2$
TCA 循环	线粒体基质	需氧	$2GTP \rightarrow 2ATP$ $8NADH + H^+$ $2FADH_2$	
电子传递链 （氧化磷酸化）	线粒体脊和 原始粒子	需氧	$12NAD + 2FAD$ $\rightarrow 38ATP^a$	$12H_2 + 6O_2 \rightarrow 6H_2O$

注：a. 从辅酶 $NADH + H^+$ 和 $FADH_2$ 产生的净 ATP 具体数量依赖各种辅酶在线粒体脊膜（氧化磷酸化的位置）内的运输，因此传统认为是 36～38 个 ATP，而目前观点认为 30～32 个 ATP。

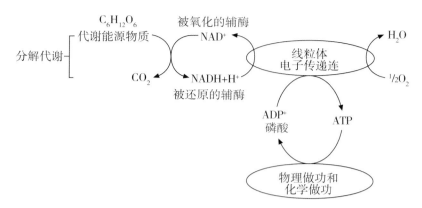

图 3-1　ATP 在物理做功和化学做功中的利用和代谢能源物质氧化间的联系

3. 糖酵解　糖酵解的主要底物为葡萄糖。糖酵解过程不需要氧参与，对于氧供不足时（如快速肌肉收缩）直接生成 ATP 非常重要。糖酵解的结果是葡萄糖由 1 个六碳（6C）化合物分解为 2 个分子的丙酮酸（3C），后者在细胞质溶液中转化为丙酮酸盐。丙酮酸盐进入线粒体后氧化脱羧转化为 CO_2，或进一步代谢为乳酸，结果是 NAD^+ 从 $NADH + H^+$ 再生，从而允许在缺氧的情况下糖酵解继续进行。红细胞内缺乏线粒体，因此糖酵解是其能量代谢的唯一来源，故红细胞只能代谢葡萄糖或其他简单糖类而不是脂肪或蛋白质。红细胞产生乳酸并排出到血液。乳酸首先在肝脏代谢转换为丙酮酸，除了经不可逆的反应转化为磷酸烯醇式丙酮酸外，在肝内大部分用来合成葡萄糖（糖异生），此过程对其逆反应过程糖酵解来说非常必要。因此，在肝内丙酮酸通过草酰乙酸转化为磷酸烯醇式丙酮酸，而乳酸和丙酮酸的这种循环叫做 Cori 循环或乳酸循环（图 3-2）。其他糖类，例如糖和半乳糖，可在不同点进入糖酵解过程，然后与葡萄糖同样途径代谢为丙酮酸。葡萄糖 -6- 磷酸经糖酵解产生磷酸戊糖的代谢过程称为磷酸戊糖途径（也叫己糖单磷酸途径）。同样，磷酸戊糖可通过转化为 6- 磷酸果糖或 3- 磷酸甘油醛回到糖酵解途径。这一途径的另一个目的是使 $NADP^+$ 生成 $NADPH + H^+$，而这些物质是脂肪合成（脂肪生成）所需的辅酶。

4. 三羧酸循环（tricarboxylic acid cycle，TCA）　三羧酸循环发生在线粒体内，也称为柠檬酸循环，是所有能量物质代谢的共同代谢途径，同时也是在电子传递链中产生 ATP 和减少辅酶的主要途径。该途径同样在能量物质和代谢产物之间的转化中起核心作用。在空腹和进食中间或更长时间的饥饿时，三羧酸循环参与由氨基酸和乳酸来源的糖异生。三羧酸循环的中间产物是大部分非必需氨基酸如门冬氨酸和谷氨酸的原料，也参与将多余的碳水化合物转化为脂肪过程。由糖酵解产生的丙酮酸（3C）在线粒体内可经过复合多酶 - 丙酮酸脱氢酶和辅酶 A（Co-ASH）催化氧化脱羧生成乙酰辅酶 A（acetyl-CoA，2C）：丙酮酸盐 + Co-ASH + $NAD^+ \rightarrow$ acetyl-CoA + CO_2 + $NADH + H^+$。丙酮酸脱氢酶需要几种维生素来源的辅酶的参与，包括维生素 B_1 或硫氨酸、烟酸（NAD）、核黄素（FAD）和泛酸（CoA 的成分）。这些维生素任何一种缺乏都会影响能量的代谢。丙酮酸脱氢酶是碳水化合物代谢反应的核心催化酶，因此它的活性受到变构和共价机制共同调节。

乙酰 CoA 可由丙酮酸产生，也可由脂肪酸和氨基酸产生，后两者可产生乙酰 CoA 或中间产物。在最初的 8 个酶反应中，乙酰 CoA（2C）结合草酰乙酸（4C）形成柠檬酸（6C），并为进一步促使丙酮酸生成乙酰 CoA 而释放出 CoA。三羧酸循环的一个循环反应会产生 2 分子 CO_2、3 分子 $NADH + H^+$、1 分子 $FADH_2$ 和 1 分子 GTP（三磷酸鸟苷，相当于 ATP）。在循环结束时草酰乙酸会再生，为与另一分子乙酰 CoA 反应做准备，从而使循环得以持续（图 3-3）。在电子传递链中，每一分子的 $NADH + H^+$ 会产生约 3 个 ATP，而 $FADH_2$ 会产生 2 个 ATP。因此每个 TCA 循环产生约 12 个 ATP（3 NADH + H ≈9 ATP + 1FADH₂ ≈2 ATP + 1 GTP）。因为 1 个葡萄糖分子产生 2 分子的乙酰 CoA，故每个葡萄糖分子经过氧化后会经过两次 TCA 循环产生 24 个净 ATP，这是传统认识。根据最新研究，有生物学家认为一个 NADH 在细胞质中通过糖酵解在电子传递链中产生 2.5 或 1.5 个 ATP，而在线粒体中参与三羧酸循环时 NADH 和 $FADH_2$ 分别在电子传递链中生成

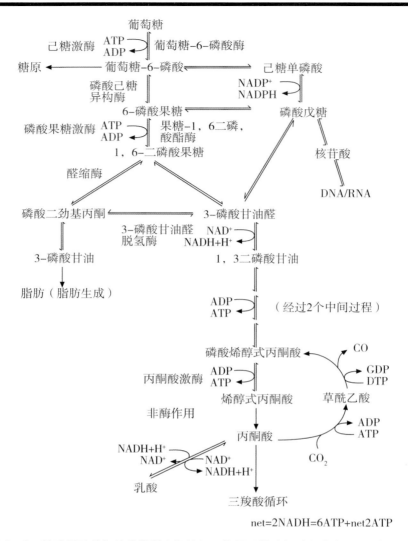

图 3 - 2　糖酵解及其与其他代谢途径的相互作用（糖酵解过程生成 6 ~ 8 个 ATP）

2. 5 个 ATP 和 1. 5 个 ATP，因此每个葡萄糖在 TCA 循环中仅产生 20 个 ATP（每个 TCA 循环：3NADH + H⁺ ≈ 7. 5 ATP + 1FADH₂ ≈ 1. 5 ATP + 1 GTP），所以 1 个葡萄糖分子完全分解代谢并不是过去所讲的生成 36 ~ 38 个 ATP，而是 30 ~ 32 个 ATP。

5. 脂肪代谢

（1）脂肪酸的 β 氧化：脂肪酸在线粒体基质内通过 β 氧化途径被氧化。在 β 氧化过程中，脂肪酸经过一系列反应从脂酰 CoA 羧基末端脱去最后 2 个碳原子，从而生成一个新的脂酰 CoA；脱掉的 2 个碳原子与另外一个 CoA 合成乙酰 CoA。在肌肉组织中，乙酰 CoA 经 TCA 循环代谢生成辅酶。在肝脏中，像葡萄糖一样，其大部分用来合成酮体（生酮作用）输出给予其他组织利用。在线粒体膜的外层表面，脂肪酸和 CoA 酯化形成的脂酰 CoA，须经肉碱（卡尼丁）运输来完成。在线粒体膜外层，脂肪酰基转移到肉碱上形成脂酰肉碱后通过一个逆流运输系统穿过线粒体膜内外层，同时置换一个游离肉碱到线粒体膜间隙。一旦进入线粒体基质，脂肪酰基结合 CoA 进行酯化，因而释放出游离肉碱。脂肪酸代谢的最终产物和葡萄糖一样生成二氧化碳、水和 ATP。具体 ATP 的数目取决于脂肪酸碳链的长度，因为长链脂肪酸比短链脂肪酸具有更多的碳原子，因此 β 氧化过程中也能产生更多的乙酰 CoA，因此也能产生更多的 ATP。在缺乏草酰乙酸时，乙酰 CoA 不能进入 TCA 过程，草酰乙酸主要来自于葡萄糖产生的丙酮酸，因此，脂肪酸 β 氧化产生乙酰 CoA 仅在脂肪和碳水化合物分解作用同步发生时才能进入 TCA 循环。因此在饥饿时或低碳水化合物饮食时草酰乙酸消耗后，阻止了乙酰 CoA 进入 TCA 循环，此时乙酰 CoA 会生成酮体作为机体代谢能源。为保证脂肪酸 β 氧化

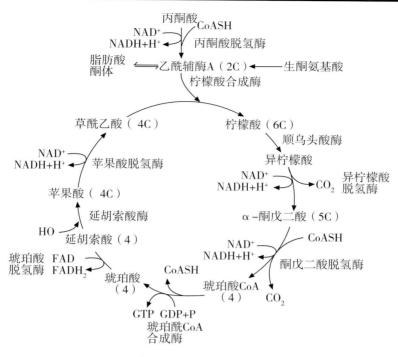

图3-3 三羧酸循环和丙酮酸的氧化脱羧基作用

的效率，线粒体会保证草酰乙酸的供应充足，主要通过将丙酮酸直接转化为草酰乙酸，而不是乙酰CoA。由于丙酮酸主要来自于葡萄糖，因此脂肪氧化是以葡萄糖氧化为基础，这也体现了葡萄糖的抗生酮作用。

（2）酮体的生成和代谢：机体大部分组织对脂肪酸的β氧化能力有限，主要通过肝脏进行β氧化产生大量的乙酰CoA分子，这些分子并不会全部进入三羧酸循环，部分同时在肝脏转化为含4个碳原子的酮体（包括β羟基丁酸、乙酰乙酸、丙酮）使之很容易运输到其他组织作为代谢能源利用，这一过程称为酮体生成。事实上，机体的器官如心脏和肾脏就是利用乙酰乙酸作为其能源物质，因此机体在正常情况下，每天也会产生少量的酮体作为机体某些组织的能源。当然在能源紧缺情况（饥饿）和未控制的糖尿病时，机体产生酮体供给全身组织作为能量使用，尤其是大脑和其他中枢神经系统。对于中枢神经系统而言，除葡萄糖外，仅酮体是有效的能源可供利用。多余的酮体通过肾经尿液和肺由呼吸中排出，当清除不及时，造成在机体内堆积时称为酮症。机体在短暂饥饿时，脂肪和蛋白质分解代谢增加，导致酮症。

6. 蛋白质的代谢 机体会利用细胞内氨基酸池合成蛋白质，氨基酸池的维持必须通过进食和部分细胞合成来补充。在蛋白质的合成过程中，细胞利用合成的非必需氨基酸和食物提供的必需氨基酸来合成蛋白质。如果细胞不能合成必需氨基酸，当细胞内缺乏必需氨基酸而食物中又没有及时提供，机体蛋白质合成会停止，就会导致机体蛋白质的缺乏。因此进餐后，吸收的氨基酸会促进组织蛋白质合成增加，同时增加代谢能源物质为蛋白质合成提供ATP。在空腹时，某些相对不稳定蛋白质被动员，和氨基酸一起作为代谢能源物质及糖异生中间产物的来源。在去除氨基酸的含氮氨基后，碳骨架可进行糖异生（仅生糖氨基酸），或可通过乙酰CoA（生酮氨基酸）转变为酮体，或完全氧化生成CO_2和H_2O，或转化为脂肪或糖原储存，或为一系列重要生物分子提供前体物质而被利用。

7. 糖异生 机体一般会优先保持血液循环中足够的葡萄糖水平。葡萄糖是大脑和其他中枢神经系统、红细胞的唯一能量代谢来源，因此维持相对稳定的循环葡萄糖水平非常重要。在通常情况下，糖原作为血糖的主要来源，而来源于脂肪组织的游离脂肪酸和肝脏的酮体则优先作为代谢能源物质被肌肉和其他组织利用。然而，糖原的储备可在12~18h内耗竭，因此此时非碳水化合物来源的葡萄糖生成（糖异生）也就显得非常重要。特别是在剧烈运动时和未进食充足碳水化合物时，机体会利用其他营养物质生成葡萄糖，这一过程称为糖异生。葡萄糖可由生糖氨基酸形成，也可由脂肪组织中的甘油三酯水解释放的甘油形成。氨基酸作为一种中间产物进入TCA循环后转化为草酰乙酸，后者转化为葡萄糖，剩余部分可被移除并代谢为磷酸烯醇式丙酮酸盐。甘油则转化为糖分解途径中的一个中间产物，然后在需要时进入糖异生过程。糖异生一般是糖酵解的逆过程，但由于某些糖酵解方向仅有一个方向，此时糖异生必须通过耗能途径绕过这些糖酵解途径，因此糖异生又不是简单的糖酵解的逆过程。机体可利用丙酮酸、乳酸和某些非碳水化合物物质如甘油和大部分氨基酸进行糖异生。可用来进行合成葡萄糖的氨基酸称为生糖氨基酸，后者可提供碳骨架用来合成丙酮酸或直接进入 TCA 循环代谢，而某些氨基酸仅能代谢为乙酰 CoA，这些称为生酮氨基酸。

8. 糖原代谢　当两餐空腹期间血糖下降时，肝内糖原分解释放葡萄糖（糖原分解）。在空腹状态下，从糖原分子的末端以葡萄糖 - 1 - 磷酸形式作为葡萄糖单位而解离，然后异构化为葡萄糖 - 6 - 磷酸。仅肝脏可释放游离葡萄糖，因为肌肉组织中缺乏葡萄糖 - 6 - 磷酸酶。从肝脏释放的游离葡萄糖被大脑和红细胞利用。在肌肉组织中的葡萄糖 - 6 - 磷酸可直接进入糖酵解为肌肉供能。当然也可代谢为丙酮酸，然后通过转氨基作用形成丙氨酸，再从肌肉输出到肝脏，在肝内作为糖异生的代谢底物而被利用。

（暨南大学医学院附属第四医院　谭荣韶）

参 考 文 献

[1] 葛可佑. 中国营养科学全书 [M]. 北京：人民卫生出版社，2004.

[2] Brody T. Regulation of energy metabolism [M]. Brody T. Nutritional Biochemistry. London：Academic Press，1999；157 - 262.

[3] Stillway W. Bioenergetics and oxidative metabolism [M]. Baynes J, Dominiczak M. Medical Biochemistry. Louis：Mosby，1999.

第四章　胃肠恶性肿瘤影像诊断

第一节　腹部影像学检查常规

一、腹部普通 X 线检查

怀疑胃肠道梗阻或穿孔者应行腹部立卧位检查，患者身体条件允许时应尽量避免床边腹部平片检查，以保证图像质量，提高诊断准确度。除急性肠梗阻及腹内器官破裂外，通常先清除肠内粪便与气体，可选用以下方法：

1. 检查前 1~2 天内食少渣和少糖食物。
2. 检查前 1 天晚，睡前服泻剂，便秘者应增加服药天数。
3. 检查当天早上禁饮食，检查前先行腹部透视，如肠腔内粪便、气体较多，应行清洁灌肠，或肌内注射垂体后叶素 0.5mL，将肠内粪便和气体排出。高血压、动脉硬化、青光眼患者及老年人和孕妇禁用垂体后叶素。

二、腹部特殊造影

（一）食管造影检查

1. 适应证　食道炎症、肿瘤、异物等。
2. 禁忌证　食管急性炎症或食管静脉曲张并大出血。
3. 造影前准备　一般不需特殊准备，但最好不要在进食后立即检查，疑有食管明显梗阻或贲门失弛缓症的患者，检查前宜禁食 4h 以上。

（二）上消化道造影检查、普通小肠造影、结肠灌肠或气钡双重对比造影检查

1. 适应证　消化道炎症、肿瘤和先天变异；胃肠道出血；不明原因的腹痛、腹胀、腹泻。
2. 禁忌证　胃肠道穿孔；急性胃肠道大出血患者一般需在出血停止后 1~2 周，大便潜血试验阴性时进行；急性完全性肠梗阻的患者。对于不完全性肠梗阻的患者，如临床需了解梗阻部位，可服少许稀钡进行检查；低张药使用禁忌者，不能进行胃双重对比造影检查。
3. 造影前准备　造影前禁止一切饮食至少 6h；造影前 3 天内不服用含有铁、铋、钙等不透 X 线元素的药物；近数天内曾做过钡餐检查者应在钡剂完全排出之后再行造影检查；结肠检查前应排空大便，并做清洁灌肠。洗肠后 1~2h 后作检查。

三、腹部 CT 检查

（一）常规

1. 1 周内不服含重金属的药物，不做胃肠钡剂检查。已做钡剂检查的患者，须待钡剂完全排空后方可进行 CT 检查。
2. 部分儿科患儿欠合作时，需使用镇静剂；危重患者需要有关医护人员监护。

（二）上腹部 CT 扫描

1. 检查前禁食 4～6h，最好于前 1 天晚上起空腹。

2. 扫描前 30min 内分三次口服 500～800mL 清水，前 2 次隔 15min 服 1 次，第 3 次于扫描前服。必要时可在检查前 15min 静脉或肌内注射山莨菪碱 10mg，以减少胃肠蠕动导致的伪影。

（三）盆腔常规 CT

1. 消化道准备　空腹状态下，于检查前 1h 清洁灌肠，并喝清水 1 000mL，分 3 次，每次间隔 15min，检查前再予清水 500～1 000mL 保留灌肠。

2. 女性患者阴道准备　已婚女性检查前放置阴道塞或气囊。

3. 膀胱准备　膀胱保持充盈状态。怀疑有囊性病变时，为了区别盆腔囊性病变与膀胱的关系，最好让膀胱充盈阳性对比剂，可用排泄法或逆行注入对比剂使膀胱充盈。

（四）小肠、结肠 CT 检查

1. 检查前 2 天流质饮食；扫描前 1h 洗肠。

2. 一般患者　检查前 1 天晚上 8 时服轻泻药，检查当天空腹，扫描前 1h 内分次口服等渗甘露醇（2.5%）溶液 1 200～1 500mL，扫描前 5～10min 肌内注射山莨菪碱 10mg。

3. 肠梗阻患者　行透视检查，完全性肠梗阻时可直接行 CT 扫描，不完全性肠梗阻可适量口服等渗甘露醇溶液 500～800mL 后再行 CT 扫描。

4. 已婚女性患者留置阴道气囊。

四、腹部 MRI 检查

1. 常规　检查前 4h 禁食禁饮，常规肠道准备；如需增强扫描则应建立静脉通道；训练患者做呼吸动作的配合。

2. MRCP　检查前 4～6h 禁食禁饮，以减少胃肠道内液体伪影；严格训练患者呼吸动作的配合；检查前口服钆剂 1.5mL + 150mL 水的混合液，以减少胃肠道蠕动伪影及胃肠道内液体的高信号，突显胰胆管。

3. MRU　禁食；检查前 1h 口服稀钡 150mL，30min 后再次口服稀钡 150mL 及速尿 10mg、山莨菪碱片 5mg，检查前嘱患者小便。

（中山大学附属第三医院　王　劲　邝思弛）

第二节　胃癌的影像诊断

一、早期胃癌影像诊断

早期胃癌指癌限于黏膜或黏膜下层，而不论大小或有无转移。早期胃癌的 X 线表现多采用胃双对比造影，可显示黏膜面的微细结构，对早期胃癌的诊断具有重要价值。①隆起型（Ⅰ型）：肿瘤呈类圆形突向胃腔，高度＞5mm，境界锐利，基底宽，表面粗糙，双重法及加压法显示为大小不等、不规则的充盈缺损，境界锐利清楚；②浅表型（Ⅱ型）：肿瘤表浅、平坦，沿黏膜及黏膜下层生长，形态不规则，多数病变边界清楚，少数病变边界不清楚，其中的 3 个亚型隆起与凹陷均不＞5mm，在良好的双重法与加压法影像上方能显示出胃小区与胃小沟破坏呈不规则颗粒状杂乱影，有轻微的凹陷与僵直，多数病灶境界清楚；③凹陷型（Ⅲ型）：肿瘤形成明显凹陷，深度＞5mm，形状不规则，双重法与加压法表现为形态不规整，边界不明显的龛影，其周边的黏膜皱襞可出现截断杵状或融合等，较难与溃疡的龛影区别。

　　早期胃癌的病变范围较小，X线双重造影检查的重点在于发现它的病变，即使有时显示了病变，若不结合内镜与病理检查的所见可能会出现误诊。早期胃癌隆起型需与息肉鉴别，前者呈广基底，表面不完整，邻近黏膜可增粗、紊乱，与窄基底带蒂的息肉易鉴别，而与宽基底的息肉不易区分。少见的黏膜下肿瘤如平滑肌瘤、神经源性肿瘤的特征为表面光滑，有时黏膜皱襞延伸至肿瘤之上，形成桥形皱可与隆起型鉴别。浅表型黏膜平坦，颗粒样增生或轻微低凹，与局限性胃炎区别较困难。凹陷型则需与良性溃疡的龛影区别，前者龛影基底部大多毛糙，邻近的黏膜经常呈杵状中断的表现与良性溃疡截然不同。

二、进展期胃癌影像诊断

（一）进展期胃癌的X线表现

　　1. Ⅰ型　即蕈伞型或肿块型，局限性充盈缺损，形状不规则，表面欠光滑，与邻近胃壁分界清楚。

　　2. Ⅱ型　不规则龛影，多呈半月形，外缘平直，内缘整齐而有多个尖角，龛影位于胃轮廓之内，龛影外围绕以宽窄不等的透明带即"环堤"，轮廓不规则但锐利，其中常见结节状或指压状充盈缺损，以上表现称为"半月综合征"，伴有黏膜纠集但中断于环堤外（图4-1）。

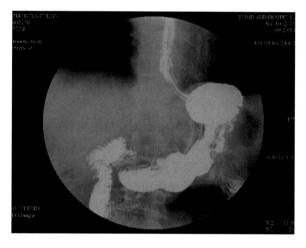 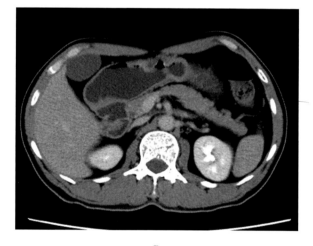

| A | B |

A. 示胃大弯侧巨大腔内龛影，可见环堤征，周围黏膜纠集、中断；B. 示胃前壁局限性增厚，并见弧形凹陷（溃疡形成）。影像诊断：溃疡型胃癌。病理：胃中-低分化腺癌

图4-1　进展期胃癌

　　3. Ⅲ型　其特征类似于Ⅱ型，不同之处在于由于浸润生长的缘故，环堤外缘呈斜坡状隆起，宽窄不均且有破坏，与正常胃壁之间无界限，故环堤外缘多不清楚。

　　4. Ⅳ型　局限型与弥散型二者均可有胃壁不规则增厚，主要特征为胃壁僵硬，边缘不整，全周性浸润可引起局限或弥散型胃腔狭窄、变形。弥散型者呈典型的"皮革胃"，弹性消失、僵硬，与正常胃壁间无明确界限之分，黏膜皱襞增宽，挺直或呈结节状，加压检查无变化。

　　进展期胃癌中，Ⅰ型应与良、恶性平滑肌瘤及腺瘤性息肉等鉴别，后者均可见充盈缺损，但大多外形光整，尽管有时也有分叶表现，结合临床特征不难鉴别。Ⅱ型、Ⅲ型胃癌均有不规则形的扁平溃疡特有表现，主要应与良性溃疡鉴别。Ⅳ型胃癌，胃窦部的浸润型癌需与肥厚性胃窦炎区别，后者黏膜正常，胃壁有弹性而不僵硬，低张造影可扩张，狭窄的境界不清，"无袖口征"或"肩胛征"。淋巴瘤也引起胃腔不规则狭窄变形，但仍有舒张伸展性，并非皮革胃那样固定不变。

（二）进展期胃癌的 CT 表现

胃癌的 CT 表现可为胃壁内大小不等的软组织块影，常见征象为胃壁增厚且柔韧度消失而呈僵直硬化的改变，可呈凹凸不平或结节状。CT 检查可了解胃癌组织向腔外浸润的程度，及有无突破浆膜（有突破浆膜则胃壁外缘毛糙，周围脂肪间隙模糊），与邻近脏器的关系，有无直接浸润肝左叶及胰腺，判断有无局部胃腔外淋巴结肿大及肝脏转移。CT 检查对于进展期胃癌的主要价值在于肿瘤的分期、治疗计划的制订及评价治疗效果与复查随访（图 4 - 2）。依据胃癌的 CT 表现，可分为 4 期：Ⅰ 期，限于腔内的肿块，无胃壁增厚，无邻近或远处扩散；Ⅱ 期，胃壁厚度＞1.0cm，但癌未超出胃壁；Ⅲ 期，胃壁增厚，并直接侵及邻近器官，无远处转移；Ⅳ 期，有远处转移的征象与表现。关于淋巴结增大的标准，一般认为＞5mm 时为转移，但有时＜5mm 也有转移的可能。

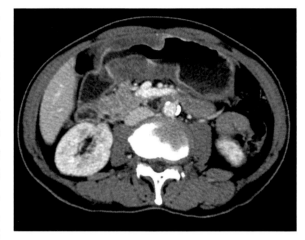

CT 发现胃体及胃窦部胃壁环形增厚，影像诊断：浸润型胃癌。病理：胃印戒细胞癌

图 4 - 2　进展期胃癌 CT 表现

（三）胃癌的 MRI 诊断

尽管 MRI 技术至今尚不能满意地分辨和显示胃壁各层组织，也无法对胃的浅、小及壁内病变做出诊断，但 MRI 具有较高的软组织分辨率，多参数成像及多方位成像能力等是其他影像技术所无法取代的优势，在胃部疾病（特别是胃肿瘤性病变）的诊断中，对肿瘤的分期、判定肿瘤是否有胃外的侵犯、肝脏转移以及术后瘢痕增生和肿瘤复发的鉴别有一定作用。MRI 的突出优点：①MRI 能分辨肿瘤的内部组织成分，有助于病变的诊断和鉴别诊断。纤维组织在 T_2WI 上其信号强度类似于肌肉的低信号，而肿瘤组织则相似于脂肪的信号强度，因此能用于恶性肿瘤患者的随访复查，鉴别是治疗后的纤维化还是残余肿瘤，这是 CT 检查不能判断的；胃癌在 T_1WI 上一般呈低或等信号，T_2WI 为中等信号，动态增强扫描 SE T_1WI 及 FSE 重 T_2WI 上表现为胃壁不规则增厚、边缘毛糙的稍高信号影；FSE 重 T_2WI 及 FIR 脂肪抑制图像对胃癌的周围浸润范围及腹膜后转移性淋巴结的显示较好，可对肿瘤进行较正确分期。②MRI 能显示胃恶性肿瘤的部位、范围、形态，为病变的定位提供可靠信息。③MRI 能清晰显示胃周脂肪层，有助于发现肿瘤的浆膜外侵犯。④MRI 的多方位成像（冠状、矢状）能力，在显示和判断病灶与周围解剖结构关系，以及有无相互蔓延方面，优于 CT；与 CT 一样，运用后处理技术，MRI 也能获得仿真内镜成像，以观察腔内病变情况。⑤MRI 具有流空效应，使其无需对比剂即可对转移的淋巴结与伴行的血管作出鉴别（图 4 - 3）。

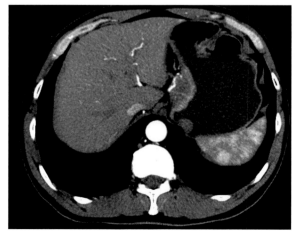

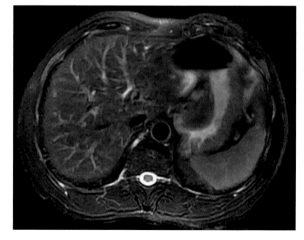

A

B

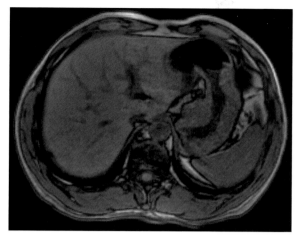

C

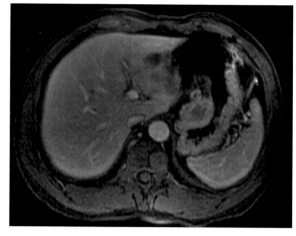

D

A．CT示贲门、胃小弯侧肿块，增强扫描不均匀强化；B．MRI T_2WI 示肿块呈稍高信号；C．MRI T_1WI 上呈等信号；
D．MRI增强扫描示肿块不均匀强化环形

图4-3　进展期胃癌MRI表现

（四）胃癌肝转移的超声诊断

　　肝转移性恶性肿瘤（MLC）发病率较高，消化系统的原发病器官依次为胆囊、结肠、胃、胰腺。大多数肿瘤是经肝门静脉、肝动脉转移到肝脏，也可经淋巴管转移或直接侵犯肝脏。肝转移瘤常为多发，癌结节大小不等，但在同一个体，则较为均一。少数肝转移瘤为单发结节或呈弥散浸润。肝转移瘤很少合并肝硬化，很少出现癌结节破裂出血或门静脉癌栓。肝转移瘤通常不超越肝脏向邻近组织浸润生长。上述特点与原发性肝癌不同。肝转移瘤早期无明显症状。出现临床症状时与原发性肝癌类似。少数患者首先发现肝内的转移灶，而原发肿瘤很小，不容易发现。

　　1．二维超声

　　（1）直接征象：一般表现为肝内多发圆形或类圆形肿块，边界清楚。肿块内部回声因肿瘤来源、成分结构以及坏死程度不同而有很大差别，可分为高回声、低回声、等回声、无回声和混合回声型。

　　1）高回声型：是消化道MLC最常见的超声表现类型（图4-4），还可见于较大的转移瘤、放疗或化疗后的转移瘤。回声常比血管瘤高，内部回声不均匀，周边可见声晕。典型的肝转移瘤表现为牛眼征或靶环征（图4-5），即癌内部呈高回声，周围可见一宽0.5~1cm较厚的低回声晕，有时高回声的中央还可见低或无回声区。肿块一般无侧方声影，后方回声无明显增强。

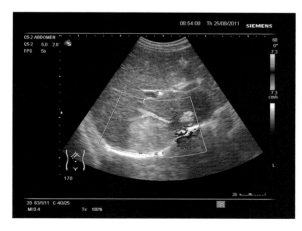

图4-4　MLC（高回声）

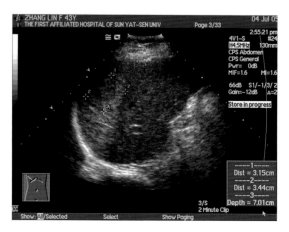

图4-5　MLC（牛眼征）

2）低回声型：在脂肪肝基础上发生的肝转移瘤多表现为弱回声型，此类型肿块往往较小，内部回声较低，边界清楚，也可有声晕（图4-6）。

3）等回声型：肿块的回声与正常肝实质相似，容易漏诊，但肿块周围可有弱回声晕，附近血管可受挤绕行或中断，须仔细观察（图4-7）。

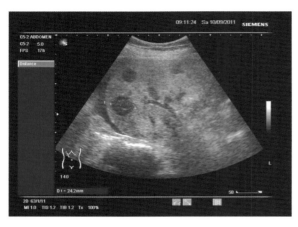
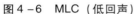

图4-6　MLC（低回声）

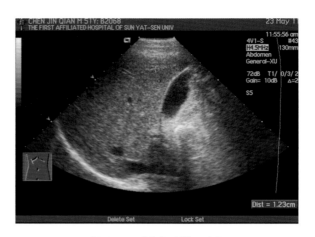

图4-7　MLC（等回声）

4）无回声型：较少见。多见于淋巴瘤、囊腺癌肝转移。肿块回声极低，类似肝囊肿，边界清晰，但没有薄而亮的囊壁（图4-8）。

5）混合回声型：可见于有分泌功能的MLC，如来源于胃肠道的黏液腺癌、胰腺的内分泌肿瘤等。肿块体积较大，其内回声明显不均匀，可有液化坏死或钙化斑。除上述表现为肝内多结节肿块外，尚有少数MLC表现为肝内单发肿块、弥散浸润、直接浸润。弥散浸润型转移瘤无明显肿块，仅表现为肝脏回声增粗杂乱，分布不均匀，声像图表现与其他肝脏弥散性病变如肝硬化等类似，极易漏诊。肝脏周边脏器（如胆囊、胃及食管等）发生的恶性肿瘤，可直接浸润肝组织，表现为原发灶和继发灶连接成片，形态不规则，边界不清，难以判断二者之间何为原发病灶（图4-9）。

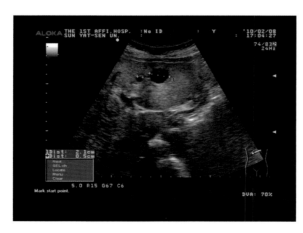

图4-8　MLC（无回声）

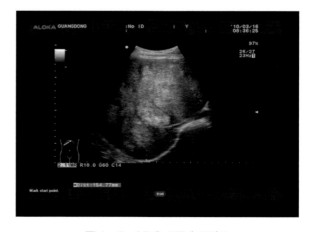

图4-9　MLC（混合回声）

（2）间接征象：肝脏大小形态一般无明显变化，当肿瘤位于边缘或较大时，肝脏形态失常，肝表面局限性隆起（图4-10）。肝实质回声通常较为均匀，很少有肝硬化表现。肝内血管、胆管受压表现和HCC类似，可造成肝内胆管扩张，血管可受压移位、中断等，但很少出现肝门静脉、下腔静脉癌栓，可有肝门部淋巴结肿大。

2. 彩色多普勒超声　肿瘤内血流信号明显不如 HCC 丰富。内部可无明显血流信号，仅在肿块周边部见短条状或星点状血流信号（图 4 - 11）。少数肿瘤（主要是高回声型）内部也可见丰富的血流信号，频谱多普勒检查显示为动脉血流，常为高速高阻血流。

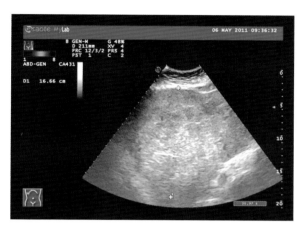

图 4 - 10　MLC（肿块较大，导致肝脏变形）

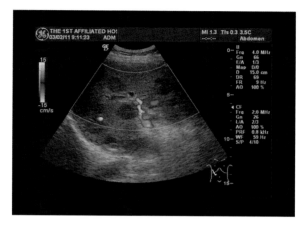

图 4 - 11　MLC（内部未见明显血流信号）

3. 超声造影　肝转移瘤多数表现为乏血供肿瘤。超声造影表现为动脉期肿块周边环状高增强，内部为低增强或无增强。周边高增强环厚薄不一，类似面圈状，是肝转移瘤的特征性表现之一。少数肝转移瘤为富血供肿瘤，超声造影表现为动脉期增强早于肝实质，呈全瘤均匀高增强。肝转移瘤有强烈的消退倾向。部分病灶于动脉后期即出现消退，在门脉期绝大多数病灶迅速消退为低增强，至延迟期进一步消退，甚至近乎无增强，呈黑洞样表现，是肝转移瘤的另一特征性表现。由于肝转移瘤在门脉期和延迟期常表现为黑洞征，与周围已增强的肝实质形成明显的反差，此时进行全肝扫查，常可观察到二维超声不能发现的小病灶及等回声型病灶，可极大地提高肝转移瘤的检出率（图 4 - 12 至图 4 - 14）。

4. 诊断要点　一般都有原发病史；病灶常为多发；很少合并肝硬化；病灶可以呈现各种回声，典型征象牛眼征；很少合并门静脉癌栓；肿瘤多为乏血供；超声造影表现为典型的黑洞征。

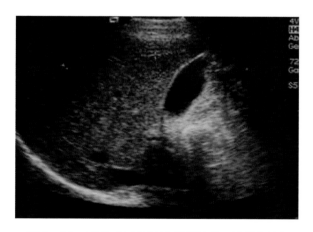

图 4 - 12　MLC（二维显示呈等回声，显示欠清）

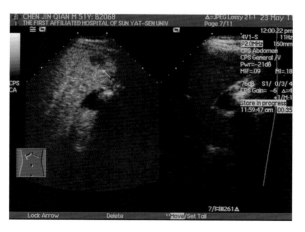

图 4 - 13　MLC（超声造影，显示呈低回声，境界清楚）

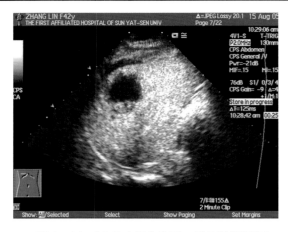

图 4 – 14　MLC（超声造影，显示呈黑洞征）

（中山大学附属第三医院　王　劲　罗　琳　中山大学附属第一医院　王　竹）

第三节　胃原发性恶性淋巴瘤的影像诊断

胃恶性淋巴瘤可分为霍奇金淋巴瘤（Hodgkin lymphoma，HL）和非霍奇金淋巴瘤（non – Hodgkin lympho-ma，NHL）两大类，胃原发性恶性淋巴瘤绝大多数为 NHL，且多为其中的 B 细胞淋巴瘤，而 HL 和 T 细胞淋巴瘤是非常罕见的。

一、X 线 表 现

（一）钡餐造影

大致能反映病理大体所见，可分为以下几型：

1. 黏膜皱襞增粗和颗粒型　淋巴瘤在黏膜层或黏膜下层浸润性生长，可造成黏膜皱襞局限性或弥散性增粗。病变局限于黏膜或黏膜下层者，可呈现为颗粒状，常伴有黏膜皱襞增粗。

2. 浸润型　病变范围广，常侵犯胃的两个区以上，甚至全胃，也可越过幽门至十二指肠第一段。特征性的表现为局限性和弥散性黏膜皱襞增粗，扭曲呈结节样，可被误认作息肉样肿块。胃浸润型淋巴瘤尽管病变广泛，但由于主要在黏膜下浸润生长，肌层较少受浸润，又无明显的纤维增生反应，故其胃壁仍柔软可扩张，无明显僵硬，仍可见蠕动波，胃腔没有明显缩小。

3. 溃疡型　以病变部位出现溃疡为特征，周边伴有增厚成结节状隆起环堤。其溃疡形态、大小和数目都可不同，以形态不规则、大而多发多见。

4. 息肉型　其特征为一个或多个圆形、椭圆形或分叶状息肉样隆起，突入胃腔内。病变直径大多为 5～10cm。息肉型淋巴瘤常伴有浸润或溃疡改变，故钡餐检查中也可同时显示增厚的黏膜皱襞或溃疡。

5. 结节型　以多发的结节或肿块（直径几毫米到几厘米）为特征，黏膜下肿块表面常产生溃疡，中心可发生坏死，出现典型的牛眼征或靶征。

（二）鉴别诊断

各种病理类型的原发性胃淋巴瘤的钡餐造影表现不易与其他良、恶性病变鉴别，但其侵犯范围广泛和受侵胃腔尚能有所舒张和缩小，有一定的特征性。尽管胃原发性恶性淋巴瘤的病理和 X 线造影表现与胃癌和胃炎相似，但无规律的辐射皱襞、模糊不清的溃疡边缘以及病变的多样性有助于与胃癌和胃炎鉴别。

二、CT 表 现

CT 可了解胃壁的厚度，动态增强还可区别黏膜层、黏膜下层、肌层和浆膜、浆膜下层，这对淋巴瘤浸润厚度或分期是有一定的帮助的。胃部的 CT 检查方法有两种：一为充气后行模拟内镜检查，另一为胃内充水后行动态增强检查，以同时先后做此两种方法检查为上。充水较多，胃舒张较佳时，动态增强动脉期在质量上乘的图像上，可见胃腔面的黏膜层和胃腹腔面的浆膜及浆膜下层强化较明显，显示为相对高密度，而两者之间的黏膜下层和肌层增强较少，显示为相对低密度，即胃壁呈现为两层结构；动态增强的门脉期和延迟期（平衡期），常显示为胃壁全层均增强。此外 CT 还能显示腹内及腹膜后淋巴结，因此 CT 对胃淋巴瘤的分期颇有帮助。

胃 CT 表现反映了为淋巴瘤的大体所见。病变可发生于胃的任何部位，但以胃窦和胃体部多见。浸润型 CT 表现为局限性或弥散性胃壁增厚，正常胃在扩张状态下胃壁厚度一般都 <5mm，如超过此数可判断为增厚，最厚者可达 2～3cm，较早期者常只侵及黏膜和黏膜下层，病灶也较局限，以动态增强和模拟内镜显示为佳。溃疡型显示为胃壁增厚，其中央或偏心部位有龛影，深浅不一，有时可见龛影周围有悬岩状环堤。肿块或息肉样型显示为单发或多发、大小、形态不一的胃壁肿块，一般都以向胃腔内突出为主，表面常不甚光整，有或无小龛影。混合型为以上各型的 2 型或 3 型同时存在的各种表现。动态增强扫描动脉期如能区分黏膜层，常可见肿瘤的中心部分的黏膜层已被破坏或消失，并常侵及黏膜下层、固有肌层，达浆膜下层和浆膜层，肿瘤的周围部分的黏膜层常较完好，而肿瘤常沿黏膜下层浸润。动态增强 CT 大致上可以确定黏膜层受侵而黏膜下层未受侵，黏膜下层和肌层是否受侵，而难以明确受侵之黏膜下层是否已延及固有肌层。

CT 对腹内淋巴结，包括胃局部淋巴结和远处淋巴结的显示一般尚较准确。胃外缘受侵通常仍能显示其胃周脂肪层，侵犯邻近器官时两者界面消失，并见肿瘤涉及该器官。增厚的胃壁密度均匀，静注对比剂后也常呈一致性增强，其强化程度较胃皮革样癌低 10～20HU。在胃壁增厚的基础上，CT 有时尚可显示增粗、肥大的胃黏膜皱襞；突向胃腔内息肉样肿块伴或不伴溃疡，较常见于 Burkitt 淋巴瘤中。晚期胃淋巴瘤可经幽门管蔓延至十二指肠，CT 显示十二指肠较长范围的浸润增厚、结节样肿块、空腔形成等病变。当胃淋巴瘤增厚的胃壁中出现非均匀性、有液体密度存在于胃壁内时，需警惕有穿破或窦道形成可能（图 4 – 15、图 4 – 16）。

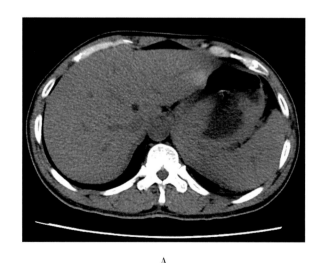

A

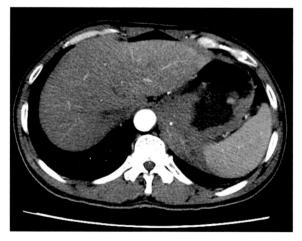

B

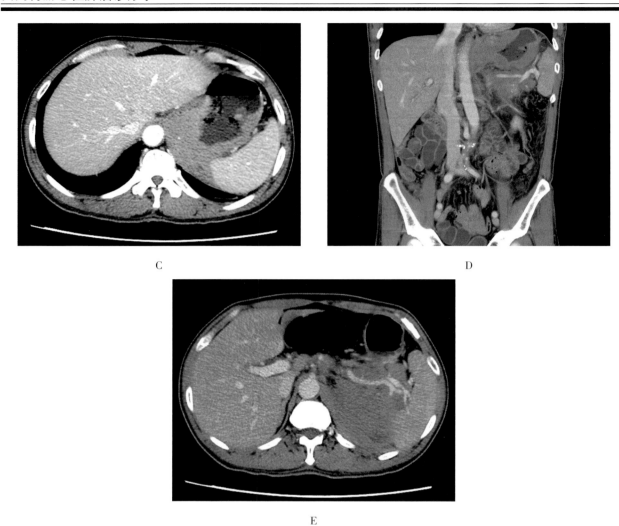

C   D

E

A. CT 平扫大部分胃壁均匀增厚，密度均匀；B、C. CT 增强扫描动、静脉期见均匀中等程度强化；D. CT 增强扫描静脉期冠状位重建可见胃腔缩小，但并不僵硬；E. CT 增强扫描静脉期，腹膜后肿大淋巴结互相融合，密度均匀，包绕血管，但并不侵犯血管

图 4 –15　胃原发性 B 细胞源性非霍奇金淋巴瘤 CT 表现

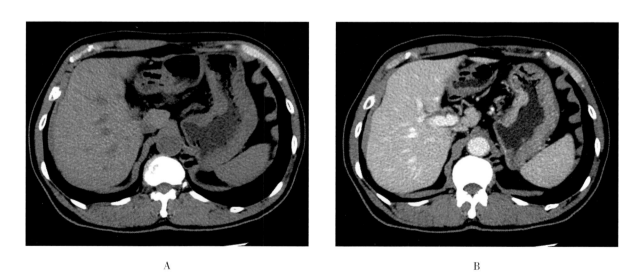

A   B

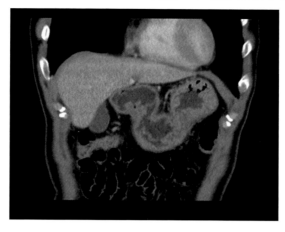

C

A. CT 平扫胃体、底胃壁广泛增厚，密度均匀；B. CT 增强扫描均匀中等程度强化；C. CT 状位重建显示显示增粗、肥大的胃黏膜皱襞

图 4 - 16　胃原发性恶性淋巴瘤 CT 表现

三、鉴 别 诊 断

胃癌是胃部最常见的恶性肿瘤，最需要与胃淋巴瘤鉴别。在 CT 检查中，下列几点有参考价值：

1. 胃淋巴瘤胃壁增厚（4～5cm）较胃癌（2cm）厚。
2. 胃淋巴瘤的胃壁浸润虽厚，与其柔软度不一致，而胃癌多见胃壁僵直。
3. 胃淋巴瘤的胃腔缩小较胃癌少见。
4. 胃淋巴瘤时，胃周脂肪消失，邻近脏器侵犯不及胃癌常见。
5. CT 增强扫描时，胃淋巴瘤的强化不及胃癌明显。
6. 胃淋巴瘤伴发的腹内淋巴结常较胃癌的转移性淋巴结为大，CT 上可显示位于肾蒂平面以下的淋巴结，而胃癌的胃外淋巴结增大多见于肾上平面。

（中山大学附属第三医院　王　劲　罗　琳　谢斯栋）

第四节　十二指肠癌的影像诊断

十二指肠恶性肿瘤少见，包括原发性和继发性，原发性恶性肿瘤罕见，包括十二指肠腺癌、淋巴瘤、恶性间质瘤、类癌等，以十二指肠腺癌相对多见。继发性主要是邻近脏器恶性肿瘤，如胰头癌、壶腹癌等侵犯以及转移瘤。本节主要阐述十二指肠原发恶性肿瘤。十二指肠癌临床症状多无特异性，主要包括上腹隐痛、消瘦、腹胀、食欲不振、恶心呕吐等。十二指肠毗邻结构较多且复杂，癌肿较大时常侵犯周围脏器而给临床手术治疗带来困难，因此早期诊断至关重要。

一、影像学检查方法与选择

十二指肠肿瘤的影像学检查方法主要包括消化道造影，即胃肠道低张造影和 CT 检查。胃肠道低张造影能够显示十二指肠腔内肿块，但不能显示病灶腔外生长和浸润范围，诊断价值有限。多层螺旋 CT 扫描速度快，密度分辨率高，后处理功能强大，已成为十二指肠肿瘤的最主要检查手段，检查前需要进行充分的肠道准备，禁食 6 ~ 8h，扫描前 15 ~ 30min 口服阴性造影剂（清水）800 ~ 1 000mL 充分充盈胃和十二指肠，肌内注射 654 - 2 20mg 使胃肠道处于低张状态，能够显示肠腔内肿块，同时 CT 平扫加增强扫描可显示肿瘤有无向腔外侵犯及其程度、有无淋巴结和远处转移等。

二、胃肠道 X 线低张造影表现

1. 溃疡型为主　显示为十二指肠轮廓内不规则龛影或浓钡斑，周围隆起伴充盈缺损，周围肠壁僵硬。
2. 多发息肉型为主　肠腔内多发息肉样充盈缺损，形态不规则，边缘不光滑，可伴肠腔偏心性狭窄。
3. 环状型与浸润型为主　肠腔局限性环状狭窄，肠壁僵硬，扩张受限，近端肠管扩张并伴胃十二指肠潴留。
4. 病变段肠管黏膜皱襞中断、破坏、消失。

三、CT　表　现

（一）十二指肠腺癌

可发生在十二指肠各段，以降段最多见，表现为肠壁局限性不规则增厚或环形增厚，形成软组织肿块，向腔内及肠腔外突出，CT 平扫密度较均匀，增强扫描肿块轻度至中度均匀强化。局部肠腔变形、狭窄，管壁僵硬，蠕动受限，近端肠腔扩张，甚至可见胃十二指肠潴留（图 4 - 17）。

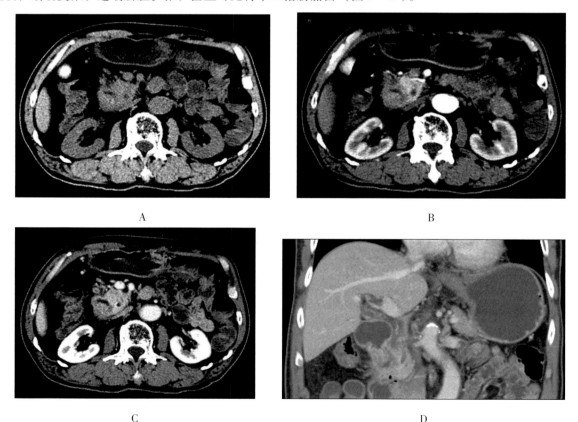

A. CT 平扫，十二指肠降段肠壁不均匀环形增厚，软组织肿块影向肠腔内突出，肠腔变形、狭窄；B. CT 增强扫描动脉期轻度强化，十二指肠肿块与胰头分界不清；C. CT 增强扫描静脉期；D. CT 冠状位重建，十二指肠降段肠壁对称性增厚，近端肠腔扩张

图 4 - 17　十二指肠腺癌

（二）十二指肠淋巴瘤

肠壁环形增厚，病变范围较广泛，形成软组织肿块，肠腔变窄，但梗阻征象较轻，也可形成巨大软组织肿块，密度均匀。增强扫描轻度强化。可伴有肠系膜或后腹膜多发淋巴结肿大（图4-18）。

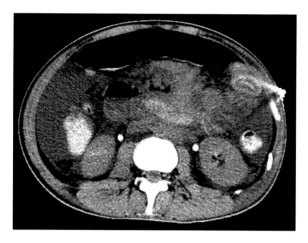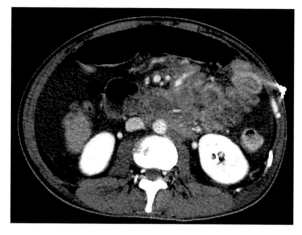

A | B

A. CT 平扫；B. CT 增强扫描静脉期见十二指肠肠壁增厚，肠腔变窄，腔外软组织，并周围多发淋巴结明显肿大、融合

图4-18 十二指肠降段、水平段淋巴瘤

四、鉴 别 诊 断

十二指肠原发恶性肿瘤主要要与周围脏器恶性肿瘤侵犯十二指肠相鉴别，以胰头癌最为多见。胰头癌累及十二指肠常表现为胰头增大，钩突正常结构消失，肠系膜上动静脉受压移位，胰头部癌肿与十二指肠壁分界不清，多伴有胰体尾部萎缩，因胰腺癌为乏血供肿瘤，增强扫描肿块强化不明显（图4-19）。壶腹癌也可表现为肿块突入十二指肠内，十二指肠乳头增大，在十二指肠降段内形成偏心性充盈缺损，增强扫描肿块轻度至中度强化。周围脏器侵犯十二指肠造成肠壁增厚仅为病变一侧肠壁的增厚，而十二指肠腺癌和淋巴瘤常见肠壁环形增厚，尤其是出现对称性增厚，腔内肿块、肠腔变形、不规则狭窄较继发性肿瘤多见。恶性间质瘤则肿块巨大，中心坏死囊变多见，强化更为明显，且不均匀。

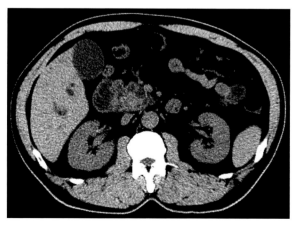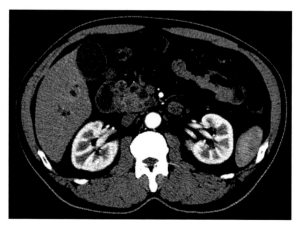

A | B

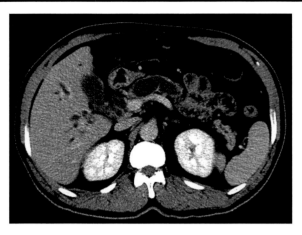

C

A. CT 平扫胰头钩突低密度肿块，与十二指肠降段分界不清，十二指肠降段局部肠壁增厚；B. CT 增强扫描动脉期，胰头肿块呈不均匀低密度灶；C. CT 增强扫描静脉期，胰体尾部萎缩，胰管重度扩张

图 4 - 19　胰头癌累及十二指肠降段

（中山大学附属第三医院　王　劲　颜荣华）

第五节　胰腺癌的影像诊断

胰腺导管细胞腺癌，简称胰腺癌，在病理上依据细胞分化程度分为高、中、低分化，多数为高分化腺癌。好发于 40 ~ 80 岁，男性多于女性，男女比例约 1.5 : 1，70% ~ 80% 发生于胰头部，胰体尾部及弥散性全胰癌少见。早期可无症状，或者临床表现不典型，如腹胀、食欲不振、持续性腹痛或腰背痛等，肿瘤进展可出现黄疸、腹痛及消瘦等三大典型症状，临床上发现的胰腺癌大多为中晚期。胰腺癌具有围管性浸润和嗜神经生长的生物学特性，并且胰腺周围淋巴回流和血管结构丰富，胰腺自身无包膜，因此胰腺癌较早出现周围脏器侵犯、局部淋巴结转移和远处血行转移，预后差。所以，早期发现和诊断胰腺癌、判断临床分期和手术可切除性非常重要。

一、影像学检查方法及选择

胰腺癌的影像学检查方法包括经内镜逆行胰胆管造影（ERCP）、消化道 X 线低张造影、CT 和 MRI 等。ERCP 是诊断胰腺癌的传统方法，能够显示胰管及胆管梗阻平面和扩张的胰胆管，但是不能直接显示胰腺病变，目前已被磁共振胰胆管成像（MRCP）所取代，仅用于胰腺癌确诊后的介入治疗等，在本节不做阐述。胃肠道 X 线低张造影也只能显示中晚期肿块对胃十二指肠的压迫和侵犯等继发性改变，诊断价值有限。CT检查密度和空间分辨率高，扫描速度快，费用相对较低，已成为胰腺癌首选的影像学检查方法，通常采用薄层多排螺旋 CT 多期动态增强扫描，扫描前充分肠道准备，禁食 6 ~ 8h，扫描前 15 ~ 30min 口服阳性造影剂（清水）800 ~ 1 000mL 充分充盈胃和十二指肠，肌内注射 654 - 2 20mg 使胃肠道处于低张状态，有利于显示胰腺轮廓及胰腺与胃、十二指肠的邻近关系。扫描层厚 3 ~ 4mm，注射速率 2.5 ~ 3mL/s，嘱患者屏气，采集动脉期（延迟时间 25 ~ 30s）、静脉期（延迟时间 60 ~ 70s）双期图像，有时还包括延迟期（120 ~ 180s），即 3 期扫描，结合 CT 血管造影（CTA），有助于显示胰腺肿块血供，帮助定性诊断及指导胰腺癌的手术切除。MRI 无电离辐射，软组织分别率更高，是重要的补充检查手段，常规进行 T_2WI、T_1WI、T_1WI 抑脂序列、DWI 及薄层多期动态增强扫描，其中 T_1WI 抑脂序列和动态增强扫描是显示胰腺癌最理想的序列，DWI 则对发现病灶和定性敏感性高。并且，MRCP 已可替代 ERCP，无创性显示阻塞远端胰管，并可随访胰十二指肠切除术后的胰管情况。

二、胃肠道 X 线低张造影表现

（一）胃部改变

胃窦部受压，向前上推移，形成局限性边缘光滑的压迹，当肿瘤侵犯胃窦部时，可形成外压性充盈缺损和黏膜皱襞破坏。

（二）十二指肠改变

1. 反 3 字征 当胰头癌肿侵犯壶腹部上下肠腔时，造成肠曲扩大，各形成一个凹形压迹，形如反置的 3 字形。

2. 十二指肠内缘双边征 多见于十二指肠降段，胰头部肿块压迫引起十二指肠环内侧黏膜移位、肠壁黏膜皱襞破坏。

3. 笔杆征 梗阻扩张的胆管压迫十二指肠球后段形成垂直的带状压迹。

4. 十二指肠功能障碍 包括肠管痉挛、激惹及胃十二指肠淤积等。

三、CT 表 现

（一）定位

70%～80% 的癌肿发生在胰头部，10%～15% 发生在胰体，5%～10% 发生在胰尾，1%～5% 可呈多灶性或弥散性生长。

（二）平扫

1. 早期病灶较小，直径 ≤2cm 时胰腺形态可无明显改变，往往呈等密度，局限性胰腺轮廓改变或没有改变。肿块较大时胰腺局限性隆起或不规则肿大，少数可见胰腺弥散性增大。远端胰腺可萎缩，胰管不同程度扩张。

2. 胰腺癌较大时直接征象表现为肿块影，多为低密度，少数呈等或稍高密度，边缘常不清晰，边界不清，肿瘤内可见坏死、液化、囊变，表现为更低密度区，合并出血较少，表现为肿块内高密度影。

3. 双管征 是胰头癌主要间接征象，在肿块较小时即可出现，中晚期胰腺癌，尤其是胰头癌基本上都会出现，对发现病变和病灶定位有重要提示作用，表现为胰管、胆总管、肝内胆管中重度扩张，可呈软藤状，在胰头肿块处骤然截断（图 4 - 20）。

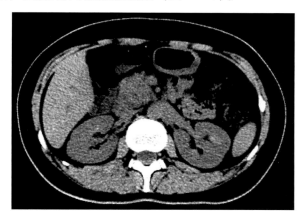
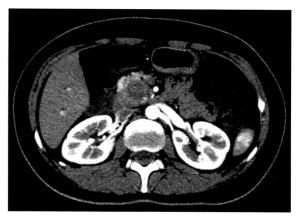

A   B

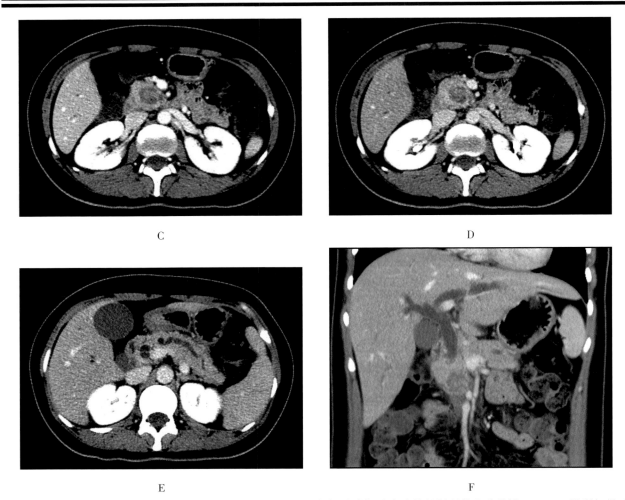

A. CT 平扫，胰头钩突变形、增大，密度不均；B. CT 增强扫描动脉期胰头肿块是低强化度肿块影；C. CT 增强扫描动脉期，肿块不均匀强化，相对周围正常胰腺仍呈低密度；D. CT 增强扫描静脉期实质期；E. CT 增强扫描静脉期，主胰管呈串珠状扩张；F. CT 静脉冠状位重建，胆总管及肝内胆管扩张，于胰头低密度肿块处骤然截断，呈软藤状

图 4 - 20　胰头癌

（三）动态增强扫描

胰腺癌为少血供肿瘤，动脉期强化低于周围正常胰腺组织，门脉期仍呈低密度（图 4 - 20），但与周围胰腺组织密度差异减低，肿块较大时强化多不均匀，其内坏死、囊变表现为无强化更低密度区。增强扫描还可显示肿瘤对周围血管的包绕、推压和侵犯，肿瘤与血管间的低密度脂肪层消失。但横断面扫描对于判断血管受侵有一定限度，薄层增强扫描并行 3D MIP 重建或 CTA 检查可以直观显示肿瘤血供及病灶与血管关系，提高对血管侵犯判断的准确性。

（四）周围侵犯与转移

1. 胰腺周围脂肪间隙模糊、密度增高或消失，肿块与十二指肠、胃窦后壁、结肠等关系紧密，分界不清，局部胃肠壁增厚，甚至形成肿块突入腔内，提示肿瘤范围至胰腺外，侵犯附近的脂肪组织和邻近脏器。肿瘤侵犯大网膜，可增厚形成饼状大网膜，合并大量腹水。

2. 邻近血管受侵　胰腺周围门静脉，腔静脉，肠系膜上动、静脉及脾动、静脉等被癌肿包绕，边界模糊，腔内癌栓形成则显示为低密度充盈缺损（图 4 - 21）。

3. 淋巴结转移　胰头癌易经淋巴途径转移至肠系膜上动脉根部或胃幽门下淋巴结，胰体尾癌易转移至腹腔动脉处淋巴结，再至腔静脉旁、主动脉旁、肝门区及胃周淋巴结（图4-21）。

4. 肝、肺、骨等远处转移。

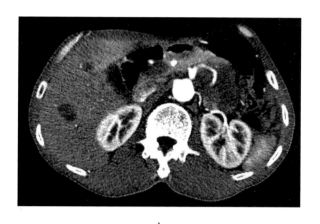
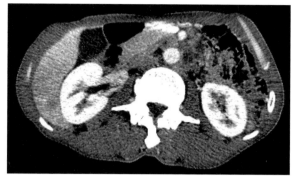

A	B

A. CT增强扫描动脉期，包埋肠系膜上动脉、脾动脉，肝内多发转移瘤；B. CT增强扫描静脉期，腹主动脉旁多发淋巴结转移，环形强化，相互融合

图4-21　胰体尾部胰腺癌

四、MRI 表 现

（一）平扫

肿块形态不规则，与周围正常胰腺组织分界欠清。T_1WI抑脂序列上正常胰腺组织为高信号，肿块呈低信号或等信号，可以发现较小的肿块（<2cm）；T_2WI信号变化较大，可呈不均匀高信号或等信号、低信号改变；DWI呈高信号，而正常胰腺呈等信号，但其解剖分辨率低，因此与T_1WI抑脂序列相结合，则更容易发现肿瘤。肿瘤坏死囊变则表现为不规则长T_1长T_2信号区（图4-22）。

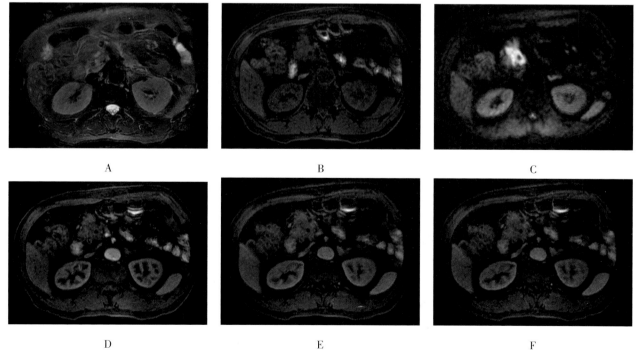

A	B	C

D	E	F

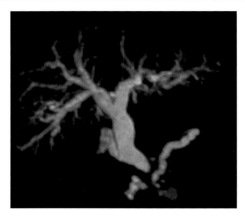

G

A. FRFSE T_2WI 抑脂序列，肿块呈等稍高信号；B. T_1WI 抑脂序列胰头不均匀增大；C. DWI 肿块呈明显高信号；D. LAVA动态增强动脉期胰头见低信号肿块，强化低于周围正常胰腺组织，边界不清；E. 门脉期肿块仍呈低信号；F. 实质期延迟强化，与周围胰腺组织信号差异缩小；G. MRCP 示双管征

图 4 - 22　胰头癌

（二）动态增强扫描

薄层动态增强扫描也表现为癌肿延迟强化，在各期强化程度均低于周围胰腺组织，与 CT 强化特征相似。

（三）MRCP

1. 双管征　显示肝内外胆管、胰管扩张及在肿块处的骤然截断更为直观、立体，对胆管梗阻平面的确定有很大帮助（图 4 - 22）。

2. 病变段主胰管局限性、偏心性狭窄或截断，远端胰管扩张。

3. 胰体尾癌体积较小、未侵及主胰管时，MRCP 可正常。

（四）周围侵犯与转移

与 CT 表现类似，T_1WI 抑脂序列和动态增强扫描可以显示肿瘤对周围血管的包埋和侵犯，血管内的癌栓表现为管腔内充盈缺损，结合 DWI 序列则对与发现淋巴结转移更为敏感，肿大淋巴在 DWI 上表现为高信号。

五、B 超 诊 断

（一）灰阶超声表现

1. 胰腺内肿物　是胰腺癌的直接征象，直径＜2cm 的肿瘤多为均匀低回声，无包膜，与周围组织无明显界线，后方回声衰减不明显。肿瘤增大后形态不规则，内部回声不均或呈高回声，部分可有钙化、液化、浸润状生长境界不清，后方回声衰减（图 4 - 23 至图 4 - 24）。

2. 胰腺大小、形态　肿瘤较大时胰腺多局限性肿大，轮廓不清，与周围器官境界消失。全胰癌者胰腺弥散性增大。直径＜2cm 的肿瘤胰腺增大不明显。

3. 胰管扩张　胰管受肿瘤压迫和侵犯呈不同程度的均匀扩张，内壁平滑（图 4 - 25）。有的胰头癌如主、副胰管相通且副胰管通畅，胰管可不扩张。

4. 胆管扩张　癌肿和转移的淋巴结浸润或压迫胆总管引起胆管梗阻扩张，可见扩张的胆总管中断于胰腺肿物内（图 4 - 26）。

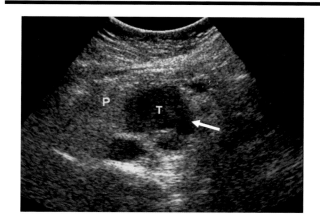

肿瘤（T），胰腺（P）

图 4 -23　胰腺癌

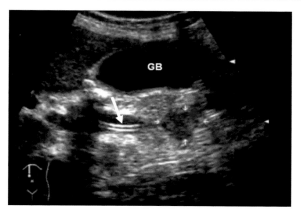

胰头部肿瘤（短箭头），胆囊（GB）胆总管扩张，
内见 PTCD 管（长箭头）

图 4 -24　胰腺癌

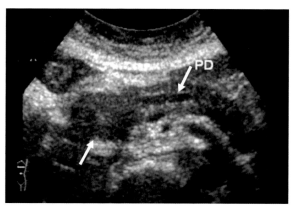

胰头部肿瘤（粗箭头），主胰管扩张（PD）

图 4 -25　胰腺癌

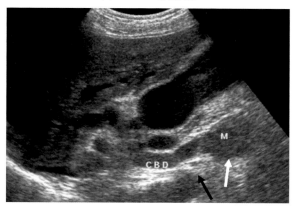

胰头部肿瘤（M），胆总管扩张（CBD）

图 4 -26　胰腺癌

5. 胰周血管、器官的压迫和侵犯　肿瘤附近的血管被推移、挤压、变形，或管腔内实性回声，或被肿瘤包绕（图 4 -27）。常被侵犯的器官有十二指肠、胃、脾、胆囊等，器官表面的正常浆膜界面消失。

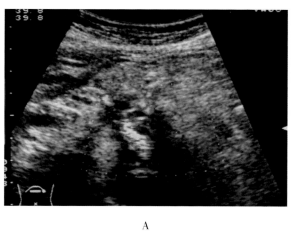

A

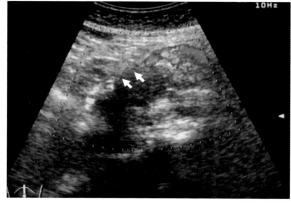

B

CDFI 示肿瘤附近血管被推移、挤压、变形。A. 腹腔干血管被肿瘤包绕成 Y 形，肝总动脉连续性中断；B. 胰十二指肠上动脉受侵犯，血流连续性中断（箭头）

图 4 -27　胰腺癌

6. 淋巴结转移　胰周淋巴结肿大，内部低回声。

检查注意事项：①直径<2cm 的肿瘤普通超声显示困难，胰腺大小无明显变化，胰管可无明显扩张，必要时行超声内镜检查。②脾动脉走行与胰管非常接近，易误认为扩张的胰管，应沿扩张胰管向头侧追踪管道走行以减少误诊，对于确认的扩张胰管，可追踪胰管的梗阻部位。③横切扫查时胰周肿瘤易误为胰内肿物，必须结合多个切面鉴别。④副胰管与主胰管相通，或肿瘤位于胰腺钩突部时胰管内径可正常。⑤全胰癌可仅表现为胰腺内回声不均，边界不整，无明显局灶性肿块。

（二）彩色多普勒超声

直径<4cm 的胰腺癌内部很少能测到血流信号，肿瘤增大时部分可于周边检出低速血流，但远比肝癌、壶腹癌、肾癌和胰腺其他类型的癌肿血流稀少（图 4 - 28）。因此检查的重点是肿瘤对周围大血管有无压迫和侵犯。从不同的切面显示肿瘤周围动脉和静脉管腔及管壁的改变，判定血管的受侵情况（图 4 - 29）。

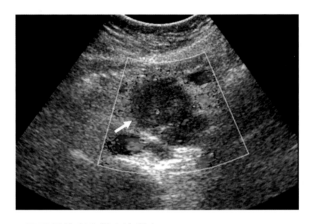

CDFI 示肿瘤内部血流稀少

图 4 - 28　胰腺癌（箭头）

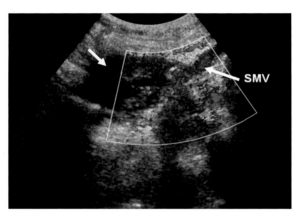

CDFI 示肠系膜上静脉（SMV）长轴切面血流连续性好

图 4 - 29　胰头癌（箭头）

（三）超声内镜

在所有影像检查中超声内镜是目前胰腺癌最敏感的诊断手段。主要优点是没有盲区，能均匀显示整个胰腺、胰腺被膜、胰管壁。超声内镜下直径>1cm 的肿瘤可以清晰显示，直径<2cm 以内的肿瘤其检出率达80%~95%，血管浸润的诊断准确率85%~92%，对于早期诊断和判定进展程度起着非常重要的作用。超声内镜为侵入性检查方法，一般不列为常规，适应证：①不明原因的胆管和胰管扩张。②临床和实验室资料高度怀疑胰腺肿瘤，但普通超声、CT、MRI 等未能发现病灶。③各影像学检查结果不一致。④诊断已明确，为决定手术方式需要了解肿瘤对血管的侵犯。

胰腺癌超声内镜声像表现：①肿块边界模糊，周边部分呈低回声，散在钙化灶和液化区（图 4 - 30、图4 - 31）。②肿瘤旁胰管受压或管壁回声中断，或胰管内实性回声，肿瘤远端的胰管扩张，近端胰管扩张不明显，无胰管穿通征。③肿瘤突破胰腺生长时，胰腺外膜模糊，回声减低。浸润邻近器官时，相邻器官浆膜层断裂。④血管受浸润时管壁回声层中断。胆管受浸润时扩张的胆管中断在胰腺的低回声肿物内并见胆管壁回声减低或消失。⑤胰腺周围淋巴结肿大（图 4 - 32）。

（四）诊断要点

1. 多发于胰头，约占 80%，病变区胰腺局限性肿大，内见实性低回声团，边界清晰，外形不规整，后方有回声衰减。早期较小的胰腺癌不引起胰腺大小、外形改变，病灶呈圆形，边缘光滑、规则，内回声较低，尚均匀，后方回声衰减也不明显。少数弥散性胰腺癌胰腺普遍肿大。

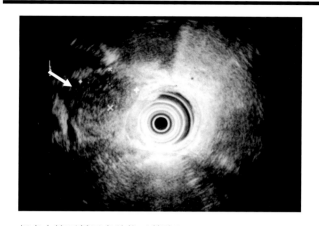

超声内镜下低回声肿物（箭头）

图 4 - 30　胰腺癌

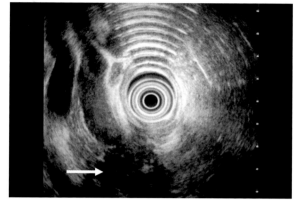

超声内镜下低回声肿物（箭头），胆总管（CBD）扩张

图 4 - 31　胰腺癌

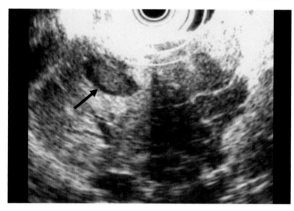

超声内镜示周围淋巴结肿大（箭头）

图 4 - 32　胰腺癌

2. 主胰腺管多扩张，直径>3mm，胰头部肿块可压迫、侵犯胆总管末端，导致局部胆管狭窄，肝内胆管普遍扩张。

3. 常伴肝脏转移灶、肝门及腹膜后淋巴结肿大。

4. 彩色多普勒表现　胰腺癌内部血流稀少，周边可见血管受压绕行。弥散肿大的胰腺可压迫门静脉、腹腔动脉、肠系膜上动、静脉和脾静脉。彩色多普勒可直接显示其走行异常及其管腔内血流色彩紊乱，脉冲多普勒可显示其流速改变。

六、鉴　别　诊　断

胰腺癌主要与肿块型慢性胰腺炎以及胰腺其他原发或继发肿瘤相鉴别。

（一）慢性胰腺炎

慢性胰腺炎病变范围相对广泛，肿块密度均匀，其内钙化常见；胰管扩张不均匀，可合并肝内外胆管轻中度扩张，但胆总管逐渐变细，边缘光滑，呈枯树状；肿块型慢性胰腺炎的肿块不侵犯和包埋血管（图 4 - 33）。而胰腺癌病变范围较局限，肿块边界不清，其内坏死、囊变和钙化少见，钙化多在慢性胰腺炎基础上恶变时出现；胰管梗阻远端扩张形态规则或呈串珠状；扩张的胆总管呈软藤状于肿瘤处骤然截断，也提示恶性胆管低位梗阻；胰腺癌可包埋侵犯周围血管及伴淋巴结转移。

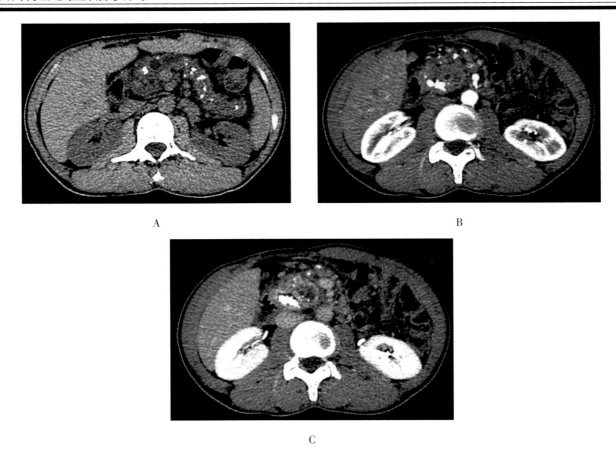

A. CT 平扫，胰腺内见斑片状钙化影，沿胰管分布，胰管不规则扩张；B. CT 增强扫描动脉期，胰头增大，其内见不均匀低密度影，病灶内及周边多发钙化；C. CT 增强扫描延迟期，肿块呈低密度，边界清晰，病理证实为脓肿形成

图 4 – 33　慢性胰腺炎

（二）其他胰腺实性肿瘤

1. **转移瘤**　胰腺实质转移癌少见，鼻咽癌、乳腺癌等可血行转移至胰腺实质。原发肿瘤可为肝癌、乳腺癌、胃癌、结肠癌、黑色素瘤、前列腺癌等常转移至胰腺周围淋巴结，淋巴结明显增大包埋胰腺，与其分界不清。胰腺内多发肿块，并已知有原发肿瘤病史，则易于鉴别。若胰腺内孤立病灶，则需结合病史及临床表现。

2. **淋巴瘤**　常为全身性非霍奇金淋巴瘤侵犯胰腺周围淋巴结，常伴有腹膜后的淋巴结肿大、融合，胰腺受推压移位，但胰腺与淋巴结之间的脂肪间隙尚存在，T_1WI 抑脂序列较易将肿大淋巴结与高信号的正常胰腺区分开来。胰腺实质侵犯少见，可为多发病灶，胰腺萎缩、胰管扩张不常见，鉴别较困难，需结合临床病史，确诊有待病理学检查（图 4 – 34）。

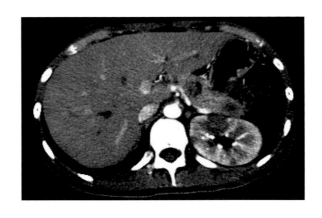

CT 增强扫描动脉期示胰腺形态饱满，胰体尾部两个低强化结节，边界欠清，胰管未见扩张。左肾实质内亦可见一低强化肿块

图 4 – 34　胰腺淋巴瘤

3. 胰腺实性或乳头状上皮肿瘤 罕见，好发于20~30岁女性，低度恶性或有恶性倾向，肿瘤多位于胰尾部，肿块大且边界清楚，形态规则，其内密度不均匀，可有坏死、囊变和出血，手术前鉴别较困难。

（中山大学附属第三医院 王 劲 中山大学附属第一医院 王 竹）

第六节 阑尾腺癌的影像诊断

阑尾腺癌影像学检查缺乏特异性，B超、X线检查对诊断有一定帮助，CT、MRI检查对病变的诊断、手术方式的制定、预后具有重要意义。

1. B超检查 体积较小的阑尾肿瘤经腹部超声不易发现。瘤体较大时，B超提示右下腹分布不均的多发无回声或低回声团块影，境界不规则或表现为实质性包快，晚期可发现肝脏转移灶。

2. X线钡剂灌肠造影 X线钡剂灌肠造影检查在阑尾腺癌的诊断中有一定的价值。

（1）多数病例阑尾不显影，少数近端显影，远端中断，若钡剂进入囊腔，可显示圆形或椭圆形钡影。

（2）盲肠内侧壁偏后有不规则充盈缺损或见回肠末端与盲肠内侧间距增大。

（3）盲肠内侧壁有充盈缺损，基底部变窄，以致充盈缺损的基底部与盲肠壁形成锐角，表现为癌从阑尾根部生长入盲肠腔内。

3. CT检查 近年来，CT已成为阑尾病变的重要诊断方法，其敏感性和特异性均在90%以上，术前的准确诊断对治疗方案的确定和预后的估价具有重要意义（图4-35、图4-36）。

（1）病灶较小，通常无明显显示。

（2）阑尾区软组织密度影，密度均匀，增强扫描可见均匀轻度强化。

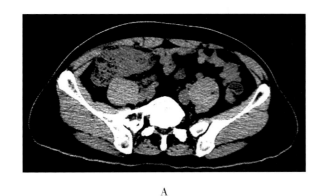
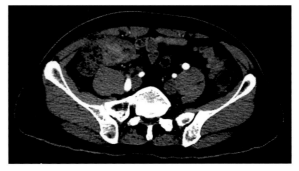

A   B

C

A. CT平扫，右下腹回盲区局灶性软组织肿块，伴周围脂肪间隙模糊；B. CT增强扫描动脉期，回盲区肿块轻中度强化；C. CT增强扫描静脉期，肿块呈延迟性强化

图4-35 阑尾腺癌

（3）分叶状的囊实性肿块较大，囊壁及其中间分隔厚薄不均，局部可有壁结节，向腔内突入，增强后实质部分呈不均匀中高度强化，囊性部分不强化。黏液囊腺癌早期极易发生腹膜种植转移形成腹腔假性黏液癌。晚期盆壁受侵，腹膜增厚，可见腹水，盆腔、腹膜后可见肿大的淋巴结。

4. MRI 影像学表现与 CT 检查类似（图 4 - 37）。

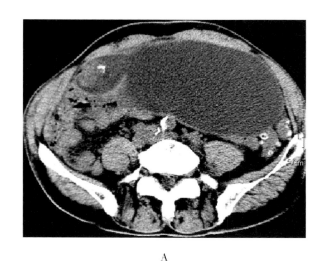

A

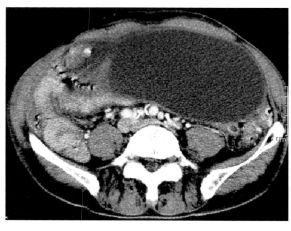

B

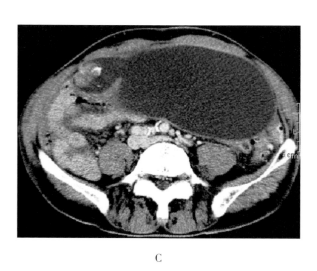

C

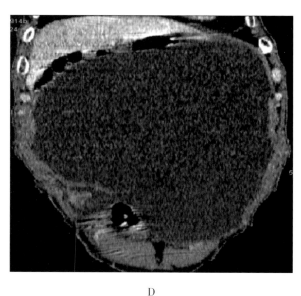

D

A. CT 平扫，腹腔左侧可见巨大囊实性肿块，实性部分位于肿块右下缘，与邻近肠管分界不清，为不均匀的软组织密度，内可见钙化灶，B、C、D. CT 增强扫描静脉期冠状位重建呈轻度不均匀强化；囊性部分为水样密度，大部分囊壁厚薄均匀，未见强化

图 4 - 36　阑尾黏液腺癌

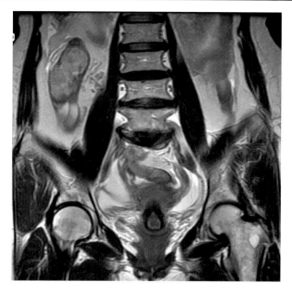
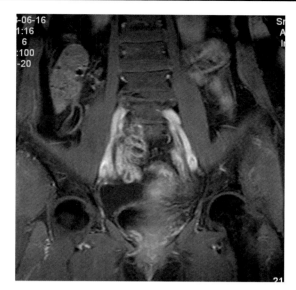

A　　　　　　　　　　　　　　　　B

A. MRI T$_2$WI 冠状位，阑尾呈腊肠状增粗，腔内充满长 T$_2$ 信号影，壁尚光滑；B. MRI T$_1$WI 增强扫描静脉期，壁明显强化，阑尾腔内未见强化。腹腔内充满大量水样信号影。手术所见：腹腔内可见大量胶冻样黏液，阑尾增粗，表面可见胶冻样物质，病理示阑尾黏液性腺癌并腹腔假性黏液瘤形成

图 4 - 37　阑尾黏液腺癌并腹腔假性黏液瘤形成

5. 诊断标准　根据文献报道，阑尾腺癌的诊断条件：

（1）没有典型急性阑尾炎病史的反复右下腹隐痛，尤其是 40 岁以上患者。

（2）右下腹肿块经消炎治疗不能完全消失或一度消失后又复发者。

（3）术中见阑尾缩短、壁增厚、腔闭塞或触及坚硬肿块者。

（4）X 线钡剂灌肠造影提示末端回肠或盲肠受压者。

（5）B 超提示腹腔内肠腔间或整个腹腔分隔为多发无回声或低回声团块者。

（6）血清 CEA 检查升高者。

6. 鉴别诊断

（1）阑尾类癌：类癌是发生在阑尾的最常见肿瘤，占阑尾恶性肿瘤的 88%，多发生于阑尾尖端，属于 APUD 系肿瘤。本病可发生在任何年龄，以 30 ~ 60 岁为多见，男女比例为 1：3。类癌生长缓慢，自然病程较长，多在有症状数月或数年才来就诊，故在出现类癌综合征前很难确诊。

（2）阑尾淋巴瘤：阑尾淋巴瘤极为少见。目前所有报道的阑尾淋巴瘤病理类型均为非霍奇金淋巴瘤。患者实验室检查血白细胞数多数正常，故诊断困难易误诊，常因阑尾炎或其他手术时发现，切除阑尾后行病理检查才确诊。超声上弥散性的管壁增厚表现为典型的高回声，CT 上表现为软组织密度影。

（中山大学附属第三医院　王　劲　梁莹莹）

第七节　结肠癌的影像诊断

一、结肠正常影像学表现

结肠由盲肠、升结肠、横结肠、降结肠、乙状结肠等部分组成。结肠主要 X 线特征为多数大致对称的袋状突起，称为结肠袋。它们之间由半月皱襞形成不完全的间隔，其数目、大小、深浅因人因时而异，横结肠

以近明显，降结肠以远逐渐变浅，至乙状结肠接近消失。结肠黏膜皱襞为纵、横、斜 3 种方向交错结合形成的纹理。盲肠、升结肠、横结肠皱襞密集，以横行及斜行为主，降结肠以下皱襞渐稀疏，以纵行为主。

在低张双对比造影中，结肠轮廓清晰，腔壁光整、连续。结肠表面的微皱襞呈细小网格状。结肠 X 线检查时，某些固定的部位经常处于收缩狭窄的状态，称之为生理收缩环。其狭窄肠段长约数毫米至数厘米，形态多有改变，且黏膜皱襞无异常，一般易与器质性病变鉴别。

回肠末端形成突入盲肠腔内的瓣状结构为回盲瓣，通常位于盲肠的后内侧壁。回盲瓣的上下缘呈对称的唇状突起，在充盈相上呈透亮影。阑尾在钡餐或钡灌肠时都可能显影，为位于盲肠内下方的长条状影，粗细均匀，边缘光滑，易于推动。

二、结肠癌 X 线钡剂灌肠、气钡双重造影表现

结肠癌 X 线钡剂灌肠、气钡双重造影是常用的行之有效的检查方法，近年来已应用 CT 检查，其对于评估病变累及的程度、范围及肿瘤分期有较高的价值。X 线结肠气钡双重造影检查是临床影像学检查结肠癌的重要手段，可显示各种结肠癌病理分型，适用范围广，操作简单，并发症少，肿瘤位定位准确，成功率高，易被患者接受。能清楚地显示黏膜变化，息肉样增生，肠腔狭窄及蠕动功能的改变，能准确判断病变部位及范围，对大多数较典型的回盲部病变能作出可靠诊断，并根据病变肠管活动及位置变化可粗略地估计病变外侵范围。依类型不同而表现各异（图 4 - 38）：

（1）增生型：腔内出现不规则的充盈缺损，轮廓不整，病变多发生于肠壁的一侧，表面黏膜皱襞破坏中断或消失，局部肠壁僵硬平直，结肠袋消失，肿瘤较大时钡剂通过困难，病变区可触及肿块。

（2）浸润型：病变区肠管狭窄，常累及一小段肠管，狭窄可偏于一侧或形成向心性狭窄，其轮廓可光滑整齐，也可呈不规则状，肠壁僵硬，黏膜破坏消失，病变区界限清晰，本型常可引起梗阻，甚至钡剂止于肿瘤的下界而完全不能通过，病变区亦可触及肿块。

（3）溃疡型：肠腔内较大的龛影，形状不规则，边界多不整齐，具有一些尖角，龛影周围有不同程度的充盈缺损与狭窄，黏膜破坏中断，肠壁僵硬，结肠袋消失。

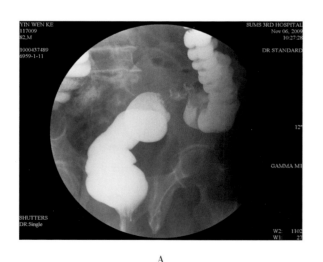
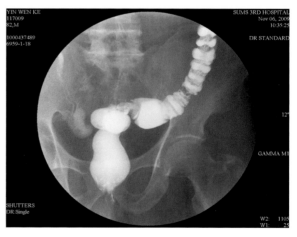

A   B

X 线钡灌肠充盈相，乙状结肠见不规则充盈缺损影，与正常肠管分界清，突然截断，近端肠管未见明显扩张

图 4 - 38　乙状结肠癌

三、CT 表 现

CT 检查对结肠癌的诊断有一定的价值，不但能显示肿瘤本身的结构，还可以显示肿瘤周围结构。根据

CT 值的不同，可区分肿瘤内的性质，如含气、含液、脂肪性或实质性，CT 可清楚地显示肿瘤有无钙化灶，局部淋巴结的情况及腹腔内实质性脏器有无转移等都非常具有优势。增强 CT 扫描还可诊断肿瘤的血供情况。其作用主要有如下几点：发现结、直肠内较小而隐蔽的病灶；评估癌肿的范围及与其周围组织的关系，局部有无肿大淋巴结转移，其他脏器有无浸润或转移；对结肠癌进行分期；应用螺旋 CT 仿真结肠镜技术可观察结肠癌完全性梗阻时阻塞近端肠腔内的情况。

1. 结肠癌的 CT 表现（图 4 - 39、图 4 - 40）：

（1）肠壁增厚：结肠在充气扩张状态下，正常肠壁厚度为 2.3mm（1 ~ 3.0mm），结肠癌肠壁增厚可达 9 ~ 25mm。一般把 >6mm 作为肠壁增厚的标准。增厚肠壁的黏膜面多明显凹凸不平，浆膜面则视癌肿侵犯程度而有不同表现。

（2）腔内肿块：肿瘤形成的肠腔内肿块多为偏心性生长，呈分叶状或不规则形。较大的瘤体内可见低密度坏死灶。表面可有小溃疡，肿块与周围肠壁分界较清晰，周围肠壁厚度正常。黏液腺癌有时可在肿块内出现钙化。同时还应观察相邻肠腔内是否也存在肿块。

（3）肠腔狭窄：癌肿引起的肠壁增厚侵及肠壁的 3/4 或环周时，可表现为肠腔的不规则狭窄、肠壁的非对称性增厚，失去正常的结肠袋形态。一个值得重视的问题是，由结肠癌引起的肠腔狭窄绝大多数是溃疡型癌，浸润型癌仅是极少数。

（4）肠壁异常强化：结肠癌引起的肠壁增厚和肿块，在增强检查时多表现为较明显的强化，其内有时可见低密度灶。

（5）癌性溃疡：肿块形成的溃疡可以表现为火山口状，当癌性溃疡增大沿管壁浸润时，可造成管壁环状狭窄。

（6）浆膜面的完整性破坏、周围脂肪间隙模糊不清。

（7）腹膜增厚、腹膜结节或网膜饼及腹腔渗液等腹膜腔转移情况。其他还可显示肠系膜、后腹膜等处淋巴结转移、远处脏器转移。

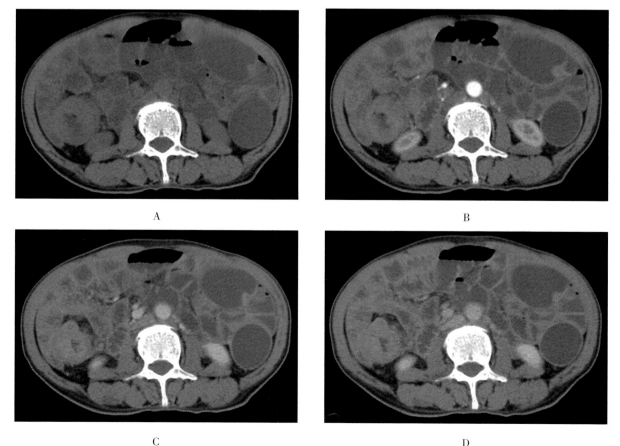

A   B

C   D

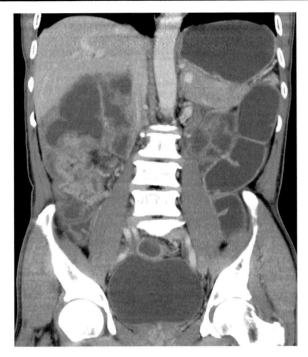

E

A．CT 平扫，升结肠管壁不均匀增厚，管腔不规则缩窄，密度均匀；B、C、D、E．CT 增强扫描动、静脉期及 CT 冠状位重建见肿块中度均匀强化，管壁周围脂肪间隙模糊，密度增高

图 4 - 39　升结肠癌

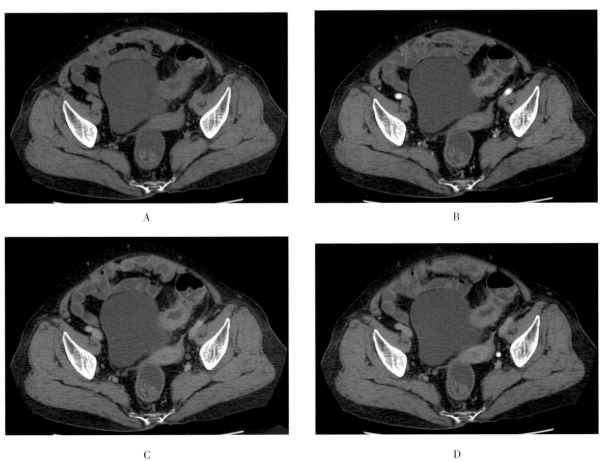

A

B

C

D

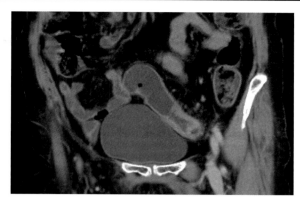

E

A. CT 平扫；B、C、D. CT 增强扫描动、静脉期及延迟期；E. CT 冠状位重建。乙状结肠管壁环形增厚，管腔缩窄，密度均匀，增强扫描中度均匀强化。管壁周围脂肪间隙模糊，密度增高，见条状浸润影

图 4-40 乙状结肠癌

2. 结肠癌相关并发症的 CT 诊断 结肠癌相关并发症易掩饰原有恶性病变的发现，熟悉其表现有助于提高其诊断率并及时作出相应处理。与结肠癌有关的并发症主要有梗阻、穿孔、脓肿形成、急性阑尾炎、缺血性肠炎和肠套叠。

（1）肠梗阻：结肠癌并发症中最常见的一种，发生率为 8%～29%。由于左半结肠直径较右半结肠小，故左半结肠癌并发梗阻更多见。常表现为结肠周围不规则增厚。发生在盲肠瓣附近的腺癌，即使病灶较小也易引起远端小肠梗阻。

（2）肠穿孔：发生率为 2.5%～10%，弥散性穿孔表现为腹膜渗出性改变，局部穿孔可形成脓肿或瘘管。穿孔部位常位于癌灶近段。

（3）脓肿形成：发生罕见，0.3%～4%，结肠穿孔、瘘管形成和肿瘤的直接侵犯均可形成脓肿。脓肿形成常见的部位为直肠周围间隙和盆腔。发生在右半结肠或盆腔的结肠癌脓肿形成常误诊为炎性病变，如憩室炎、阑尾炎并穿孔和盆腔炎性病变。

（4）急性阑尾炎：常有盲肠癌引起阑尾管腔梗阻引起。当急性阑尾炎影像上表现为盲肠壁增厚而强化失去层状强化的特征时要考虑到盲肠癌引起的急性阑尾炎。

（5）缺血性肠炎：CT 上表现为不规则增厚肿瘤附近的光滑、环形增厚管壁，呈均匀或层状强化，在肿瘤和缺血性肠段之间有时可见正常黏膜。

（6）肠套叠：半数以上患者是与肠恶性病变有关，其中结肠腺癌是导致结肠肠套叠最常见的病变，表现为回结肠型和结肠-结肠型。

四、诊断与鉴别诊断

根据 X 线造影所见的不规则充盈缺损、龛影或狭窄，伴有肠壁僵硬、黏膜皱襞中断破坏等征象，结合临床资料不难作出诊断。鉴别诊断：

1. 结肠良性肿瘤及息肉 形成的充盈缺损光滑整齐，黏膜规则，蠕动正常，而增生型结肠癌充盈缺损不规则，黏膜皱襞破坏中断，且管壁僵硬。

2. 增殖型的回盲部肠结核 肠结核可显示黏膜紊乱不规则，龛影及息肉样充盈缺损，肠管局限性狭窄等改变，往往回肠末段与盲肠同时受累，与结肠癌鉴别有一定困难，一般肠结核病变段与正常区域逐渐移行，分界不明显，肠管边缘毛糙或光滑，无明显僵硬感，仍可见变形收缩的肠袋，回盲部升结肠常缩短向上，黏膜无明显破坏，胸部检查常可见浸润性结核灶。

3. 肉芽肿性结肠炎 本病也可引起肠管狭窄，肠腔内及周围肿块，X 线造影表现较大充盈缺损，易误

诊为结肠癌，但是肉芽肿性结肠炎病变处常见卵石样黏膜或有裂隙样溃疡或纵形、横行之线状溃疡，肠管僵硬程度较轻，病变段肠袋不对称，若有假憩室或囊袋状改变等均可帮助与结肠癌鉴别。肉芽肿性结肠炎的溃疡具有良性溃疡的特征，而结肠癌之溃疡形态常不规则，周边黏膜皱襞中断破坏，常有环堤与癌结节等恶性溃疡之特征。

4. 当黏液性腺癌呈多囊性肿块时要与多房性脓肿相鉴别。

5. 结肠外肿瘤压迫侵蚀　可见肠管形成局限性狭窄，与浸润性癌相似，但此类狭窄常呈偏心性，以一侧肠管为主，肠管有受压移位改变，如果是肠外肿瘤压迫，可借助 CT 协助诊断。

（中山大学附属第三医院　王　劲　刘静静）

第八节　家族性息肉病恶变的影像诊断

本病首选的检查方法为双对比钡灌肠造影，近期报告仿真内镜可以发现数毫米大小的息肉，有一定的实用价值。

一、X 线 表 现

息肉一般表现为结肠腔内境界光滑锐利的圆形充盈缺损，有时可呈分叶状或绒毛状。双对比相息肉呈表面涂有钡剂的环形软组织影，有时亦可见长短不一的蒂，蒂长者的息肉可有一定的活动度（图4-41）。有的息肉也可以自行脱落随大便排出。值得注意的是息肉尤其是腺瘤息肉可恶变，绒毛状息肉恶变率更高。一般认为，直径＞2.0cm者恶变概率高，而带长蒂的息肉恶变机会少。若有如下表现者应考虑恶变：体积短期内迅速增大，息肉的外形不光滑不规则；带蒂的息肉顶端增大并进入蒂内，致蒂变短形成一广基底肿块；息肉基底部肠壁形成凹陷切迹，提示癌组织浸润致肠壁收缩。

二、CT 表 现

CT结肠仿真内镜可以发现数毫米大小的息肉，恶变者可出现结肠癌表现，可伴有肝转移。图4-42所示为1名37岁男性家族息肉病恶变并多发肝转移患者影像资料，术中证实全结肠大小不等息肉约1 600个，乙状结肠息肉恶变并不完全性肠梗阻，肝脏多发转移。

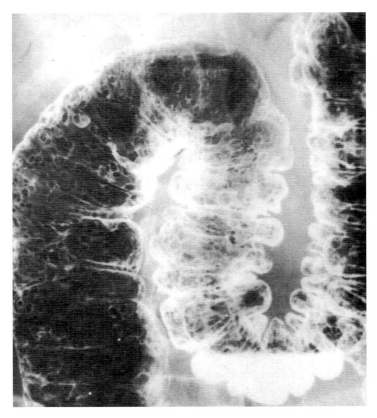

X 线钡剂造影术全结肠遍布大小不等无蒂息肉

图4-41　家族息肉病

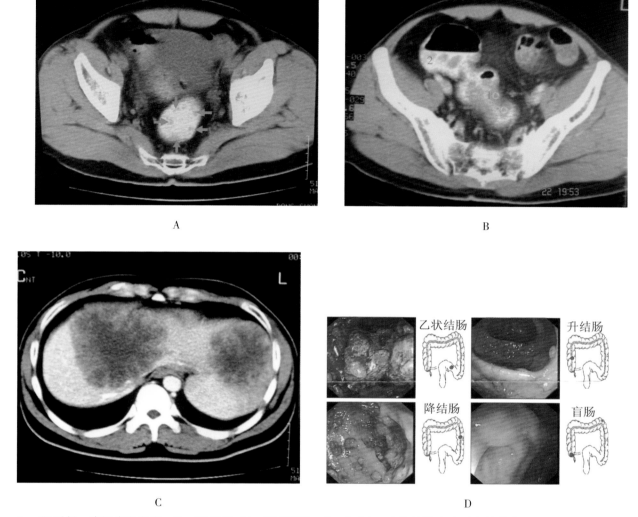

A. CT 平扫，直肠多发息肉；B. CT 平扫（1. 恶变部位；2. 息肉），乙状结肠息肉恶变并狭窄；C. CT 增强扫描，肝多发转移；D. 结肠镜，乙状结肠多发息肉恶变并狭窄

图 4-42 家族性息肉病

三、诊 断

1. 家族性结肠息肉病（familial polyposis） 为常染色体显性遗传性疾病，家族中 50% 的成员有遗传的可能，癌变率高，出现症状在 20 岁左右，40 岁左右可出现息肉癌变，是一种癌前期病变。息肉的病理多为管状腺瘤，多数有蒂，大小由数毫米至数厘米不等，量多而密集，可在 100 ~ 1 500 个不等，密集成串，而 300 个以下者甚少。好发部位为左侧结肠较多，右侧结肠较少，回肠末段则更少。大多数患者可以没有症状。早期症状多为腹泻、便血、黏液便和腹痛等，以后可以逐步出现贫血、消瘦和肠梗阻等症状而就诊。X 线双重对比可见息肉大小均匀一致，或大量密集在一起呈一团块状影，若单个息肉直径＞2.0cm，或息肉表面粗糙不规则有分叶者，应警惕恶性变。此外患者结肠无激惹，结肠袋正常，结肠无短缩，结肠黏膜无溃疡形成也是本病的特征。

2. Gandner 综合征（Gandner syndrome） 本病的病理、X 线表现与家族性息肉综合征相同，也为常染色体显性遗传疾患。与前者不同的是伴有肠外病变，如颅骨及下颌骨骨瘤，肢体及头部的皮样囊肿以及阻生齿、多生齿、齿囊肿等牙齿异常，还可有成纤维细胞活动性病变如腹壁或腹腔内硬纤维瘤，以上伴发改变中软组织肿瘤与骨瘤较为常见。结肠多发腺瘤合并有骨瘤和软组织肿瘤为典型的 Gardner 三联征。本病的发病年龄早于家族性息肉综合征，结肠外病变常易被发现而忽略结肠病变，故若有骨瘤与软组织肿瘤时应行结肠造影检查以发现此病。此外，若发现本病后应对其家族成员进行普查筛选。本病的恶性率与家族性息肉综合征相同。

3. Peutz - Jeghers 综合征（Peutz - Jeghers syndrome） 又称黑斑息肉病，是一种少见的以皮肤黏膜色素沉着和胃肠道多发性息肉为主要特征的常染色体显性遗传性疾病。本综合征由 Peutz 和 Jeghers 分别在 1921 年与 1949 年报道。本病具有三大特征：①胃肠道多发息肉，以小肠多发息肉为主，也可见于胃和结肠，息肉主要以错构瘤性息肉为主。②特定部位的皮肤、黏膜色素沉着，如口唇周围、手、足等。③家族性、遗传性。临床主要的症状有腹痛、便血、贫血等，息肉也可诱发肠套叠和肠梗阻等急症而产生相应的症状。Peutz - Jeghers 综合征患者为恶性肿瘤高风险人群，必须坚持常年随访。X 线表现为成堆的菜花状充盈缺损，直径 0.5 ~ 4.0cm，可为带蒂或广基底息肉，数目及分布不均，发生恶变者较少，若有恶变多发生在胃、十二指肠及结肠等处，恶变后的表现犹如胃、十二指肠及结肠癌。

4. Turcot 综合征（Turcot syndrome） 本综合征的特点是患者同时患有结、直肠多发性腺瘤和中枢神经系统肿瘤，多为幕上胶质母细胞瘤，但中枢神经系统肿瘤中脑膜瘤、恶性淋巴瘤和转移性脑肿瘤除外。系常染色体隐性遗传病。Turcot 综合征常被描写为神经系统胶质细胞瘤 - 腺瘤病综合征。临床症状通常在 20 多岁时出现，由脑部肿瘤引起的神经系统症状如头痛、晨吐、复视，以及由结肠息肉引起的腹泻、便血等，两者均可为首发症状。肠外表现可发生在结肠息肉之前、之后或者伴随发生，在发病后 10 ~ 15 年腺瘤息肉可发生多中心癌变。本病易恶变，预后很差，脑部肿瘤即使手术切除，也易复发。

5. 幼年性结肠息肉病（juvenile polyposis coli） 多发生于儿童，有遗传性，为常染色体显性遗传。多以便血或伴贫血而发病，但腹痛发生率不高，幼儿发病可出现胃肠蛋白漏出症、营养不良、发育迟缓。息肉多为带蒂性或炎性息肉，较家族性腺瘤性息肉更分散，境界清楚，表面光滑，少有呈分叶状，其中为含液的囊性结构，覆以上皮，有多数炎性细胞，无恶变倾向。Jass 提出的诊断标准：在大肠有 5 个以上的幼年性息肉；消化道多处有幼年性息肉；只有 1 个息肉者必须有幼年性息肉的家族史。具备其中之一诊断为幼年性息肉病。

（中山大学附属第三医院　王　劲　刘静静　中山大学附属第一医院　王天宝）

第九节　直肠癌的影像诊断

直肠癌（carcinoma of rectum）是指发生在齿状线至乙状结肠直肠交界处的恶性肿瘤，在消化道癌肿中仅次于胃癌和食管癌。直肠癌主要靠潜血检查、肛门指检、直肠乙状结肠镜及活检诊断。直肠癌的预后取决于病变的大小、形态，以及包括局部受侵范围和有无淋巴结转移、远处转移等，而影像学检查对于肿瘤的定位、定性、肿瘤分期及术后复发等具有重要意义。

一、X 线钡灌肠表现

单对比 X 线钡灌肠对直肠病变的诊断价值有限，而双对比 X 线钡灌肠技术则有了明显的进步。直肠 X 线气钡双重造影优点是简便易行，费用低，易为患者接受。早期通过观察黏膜改变即可确诊。同时多体位摄片可充分暴露病变，能较准确地测定病变部位的长度，因此可用于直肠疾病普查。但是其缺点也较多，肠道准备不佳会明显影响病变的观察及判断，加上直肠本身粗细不均，伴有直肠横襞及肠管重叠，插管深时致直肠远端不易充钡，不利于观察，易导致漏诊或误诊。另外，气钡双重造影密度分辨率低，肠壁与周围组织对比差，不能充分反映病变的外侵情况。X 线钡灌肠检查主要是通过间接征象诊断直肠病变，包括黏膜的破坏、紊乱、肠腔内的充盈缺损、肠壁的僵硬、管腔狭窄以及不规则龛影等。对于早期直肠癌，排钡后适量注入气体，在气体钡剂衬托下可显示较小的肿瘤轮廓，边缘光整或不光整，局部肠壁凹陷。

应注意直肠癌与直肠息肉相鉴别，后者常表现为类圆形的充盈缺损影，表面光滑，窄基底，蒂细长且能自由移动，附着处管壁多较柔软，有时可因息肉牵拉而轻度凹入。而前者则多为宽基底，蒂粗短且移动性差，形态不规则，管壁僵硬，出现肠壁凹入及皱缩现象较多。

二、CT 诊 断

CT 检查诊断直肠癌侵犯肠壁，向外蔓延的范围，周围脏器及淋巴结有无转移等情况，对直肠癌分期、手术方式的制定及术后局部复发和远处转移的监测起重要作用。CT 检查前应常规进行肠道准备，一般在 CT 检查前 6h 开始禁食，检查前 2h 清洁灌肠，检查开始前 15～30min 肌内注射山莨菪碱。灌肠所采用的造影剂有阳性造影剂（泛影葡胺等）和阴性造影剂（植物油等）两类，临床上多采用气体和水做保留灌肠，用量约 1 000mL。充分做好肠道清洁是保证各种后处理技术顺利进行并能获得满意图像质量的基础，此外应严格掌握山莨菪碱的适应证。直肠癌 CT 表现主要分为癌肿本身、局部转移、远处转移、术后复发 4 个方面的征象（图 4 - 43 至图 4 - 45）。

1. 癌肿本身的 CT 征象　主要为肠腔内团块状或息肉状软组织密度影、肠壁不规则增厚和肠腔狭窄。早期直肠癌肠壁往往仅表现为轻度增厚，但其厚度常超过 6mm。随着病变进展，癌肿侵犯固有肌层和浆膜层，则受累肠壁僵硬，肠壁外周因受侵或炎性反应显得模糊，脂肪间隙消失，中晚期肿瘤则表现为肠腔内团块状或息肉状软组织密度影，肠壁不规则增厚和肠腔狭窄。正常直肠壁厚度为 2～3mm，其变化与肠壁的扩张程度、肠道准备有关。对于一些肠壁无增厚的早期直肠癌，CT 难以与正常肠壁鉴别，也不能显示早期肿瘤在肠壁内浸润的程度，这是 CT 漏诊的主要原因。

2. 在显示直肠肿瘤与周围脏器关系及远处转移方面，CT 具有明显优势。CT 能够通过大范围薄层扫描结合增强扫描，观察有无肝脏转移、淋巴结远处转移及腹膜腔种植。肿瘤向周围扩展，侵犯直肠周围间隙时，表现为肿块外缘不整或呈毛刺状，周围脂肪间隙模糊、密度增高；肿瘤侵犯盆壁肌肉时表现为肌间脂肪间隙消失、局部肿块形成和骶前间隙增大等。

3. CT 是了解直肠癌术后复发与否的主要手段之一，局部复发主要表现为吻合口肠壁不规则、非对称性增厚，局部可形成不规则软组织肿块，肿块多明显不均匀强化。

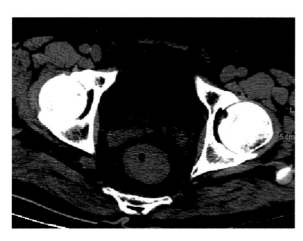
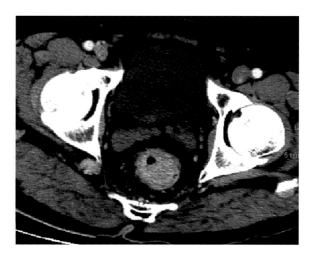

A　　　　　　　　　　　　　　　　　　　　　　B

A. CT 平扫，直肠壁明显不均匀性增厚，形成软组织肿块突向腔内，管腔明显变窄；B. CT 增强扫描动脉期，直肠肿块明显强化

图 4 - 43　直肠高中分化腺癌

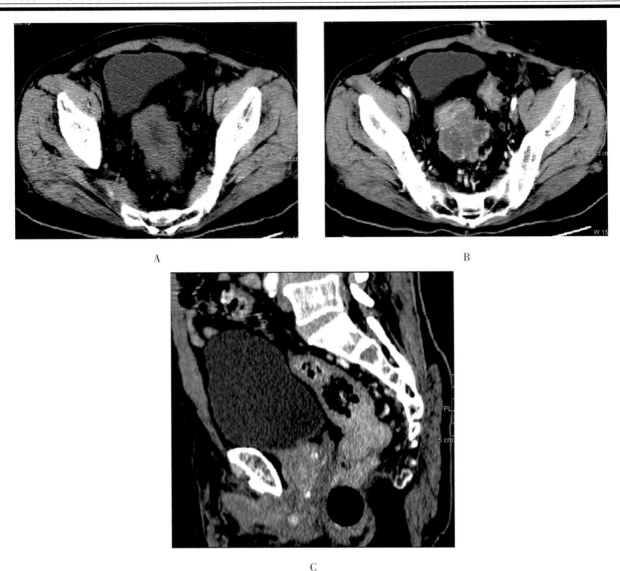

CT 平扫显示：A. 直肠壁明显增厚，呈等密度软组织肿块突向腔内，管腔基本闭塞，增强扫描；B. 瘤灶明显强化，矢状位重建；C. 肿块向腔外局部隆起

图 4 - 44　直肠高中分化腺癌

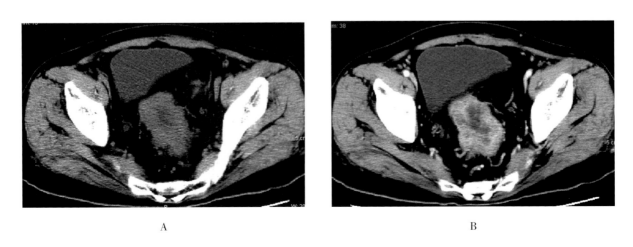

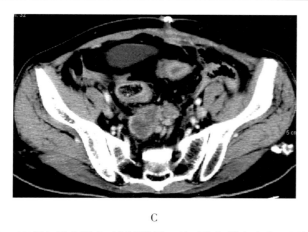
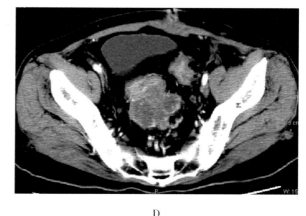

A. CT 平扫示直肠壁不规则增厚，呈不均匀低密度灶，局部管腔变窄，周围脂肪密度增高，边界不清；B、C、D. CT 增强扫描，瘤灶呈不均匀强化，盆腔内直肠肿块周围可见多发肿大的淋巴结，部分融合成团，内可见大片液化坏死，呈环形强化

图 4 - 45 直肠中低分化黏液腺癌

三、MRI 诊 断

MRI 不仅有助于临床明确直肠癌的诊断，更重要在于明确肿瘤分期以及转移复发等情况，对临床制订治疗方案、手术计划及术后疗效观察具有重要意义。

1. MRI 显示直肠癌十分理想 诊断主要根据直肠壁的形态、厚度异常、腔内软组织肿块影。横轴位扫描有利于显示肿瘤与肠腔的关系，矢状位扫描有助于确定肿瘤的长度，结合矢状位与冠状位扫描能充分显示直肠癌的情况并确定有无盆腔淋巴结转移，前列腺、膀胱、精囊、子宫是否受累。直肠癌在 MRI 上表现直肠肠壁局限性或全周肠壁弥散性不规则增厚和肠腔内广基底偏心性肿块，管腔不规则狭窄。在肠腔气体（无信号）或液体（低信号）和肠道周围脂肪（高信号）的衬托下，T_1WI 上显示肿瘤的范围良好，在 T_1WI 呈略低信号或比骨骼肌稍高的信号，T_2WI 呈高低混杂信号。少数直肠的黏液腺癌由于分泌大量的黏液在 T_2WI 表现为明显高信号。增强扫描癌灶呈均匀或不均匀强化，延迟期肿瘤、病变段肠壁的外缘显示更加清晰，有利于判断肿瘤在肠壁的浸润深度及直肠周围脂肪受侵的程度。

2. MRI 在评价术后复发具有重要意义 尤其在鉴别术后肿瘤复发与手术后纤维瘢痕较 CT 具有明显优势。直肠癌术后复发多表现为骶前软组织肿块，多呈球形，边缘不规则，向外膨隆，在 T_1WI 呈低信号，T_2WI 呈高信号，增强扫描肿块呈明显不均匀强化，而纤维瘢痕一般呈不规则斑块状、纤维条索向内收缩，在 T_1WI、T_2WI 均呈低信号，且强化不明显，直肠癌术后 2~3 个月复查 MRI 十分重要，既可了解手术治疗情况，又可为随访检查提供可作为对照的手术后改变资料。

四、B 超 诊 断

直肠癌二维超声多表现为肠壁不规则增厚，形成肿块时表现为局限性、实质性低回声，内部回声不均匀，形态、边缘不规则，向肠壁有不同程度浸润，形成"假肾征"。肠壁全周或部分管壁增厚，超声表现肠壁低回声改变（相当于肾实质），中央部气体的表现为强回声反射（相当于集合系统），状似肾脏回声改变，称为"假肾征"，反映的形态学改变为肠壁的增厚。彩色多普勒血流成像（color Doppler flow imaging，CDFI）显示肿块内血流信号呈点状、短棒状、迂曲样等。恶性程度越高，浸润深度越深，血流越丰富。不同大小的淋巴结均有可能发生转移，淋巴结越大，转移发生率越高，5mm 以下的淋巴结转移发生率较低，但仍存在转移的可能性（图 4 -46 至图 4 -48）。

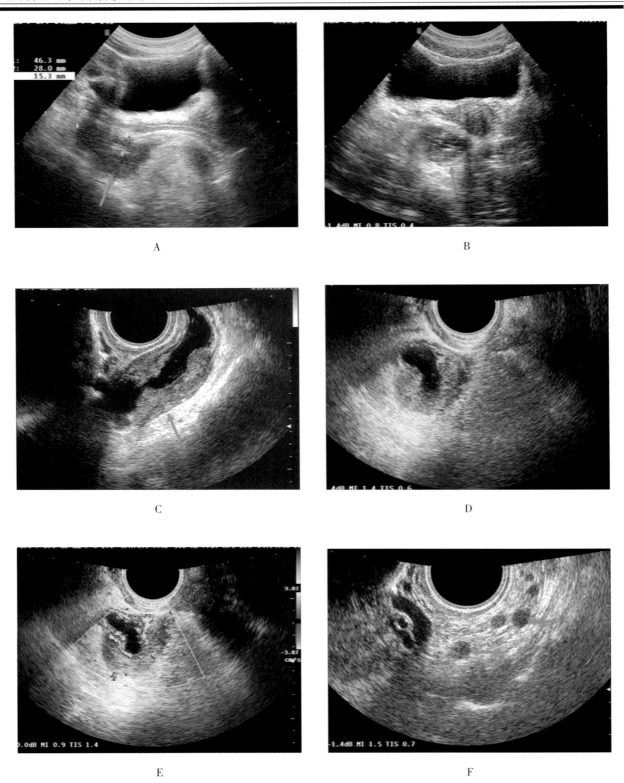

A、B. 经腹壁；C～F. 经阴道。超声检查：直肠可见局限性肠管壁不规则增厚，以前、后壁及右侧壁明显，最大厚度约11mm，累及范围最大约41mm×28mm×15mm，最长约41mm（箭头），边界欠清，肠管壁正常结构消失，部分管壁浆膜层回声欠连续，肠腔内可见局限性积液。彩超：E. 增厚的肠壁可见丰富的血流信号；F. 直肠左后间隙可见多个低回声光团，最大10mm×6mm，边界尚清，内部回声不均匀（箭头）

图 4 - 46　直肠癌

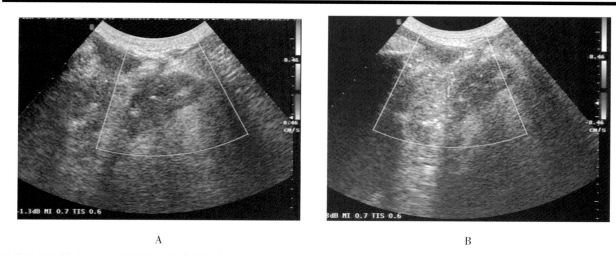

经腹壁超声检查：A. 直肠肠壁不对称性增厚，见一不均质低回声光团，以后壁为主，大小约 45mm×25mm（箭头），B. 彩超：增厚的肠壁可见点状血流信号

图 4 – 47 直肠癌

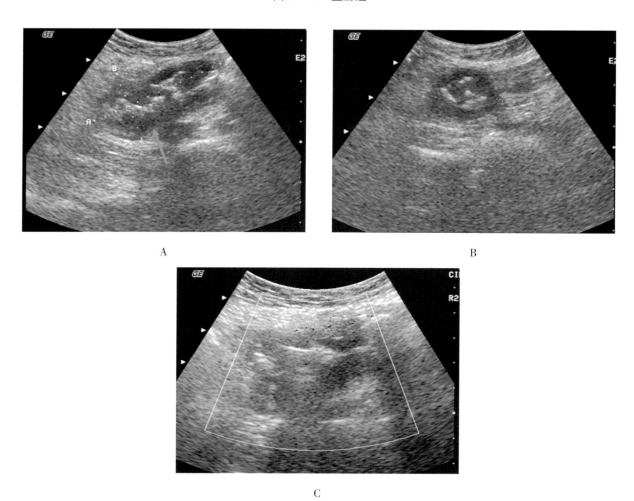

A、B. 下腹部相当于直肠近乙状结肠位置可见一大小约 65mm×34mm 的低回声光团，位置固定，形状呈椭圆形，境界清楚，中心为强回声周围为低回声，呈"假肾征"，肠壁局限性不规则增厚，厚度约 11mm，向腔内突起，层次结构紊乱不清，管腔狭窄变形明显（箭头）；C. 彩超：增厚的肠壁可见点状血流信号

图 4 – 48 直肠癌

五、直肠癌骨转移核素扫描表现

骨核素扫描是将能被骨质浓聚的放射性核素或标志化合物引入体内，于体外在 γ 照相或扫描图上显像，可显示骨骼的病理变化，但它的分辨率及特异性较低。对继发性肿瘤，可较 X 线片提前发现转移灶 3～6 个月，因此，对脊柱区固定性痛的胃肠恶性肿瘤患者，应行骨核素扫描，及早发现是否伴有转移瘤（图 4－49）。

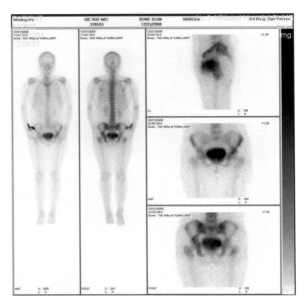

左侧髋臼、坐骨体放射性密度明显增高，枕骨放射性分布不均，见环状稍高密度影

图 4－49　直肠癌术后骨转移

六、鉴别诊断

1. 直肠良性腺瘤　该瘤为广基位于肠壁的多环状肿块，黏膜规整，其特点是密度均匀，周围无侵犯，无淋巴结肿大。

2. 直肠淋巴瘤　该病少见，因累及肠壁的范围不同而不同，起至黏膜层者，表现为向腔内突起的息肉样肿块，黏膜下层者表现为腔内的息肉样肿块，沿肠壁生长者，引起肠壁的广泛增厚，临床表现常为出血、里急后重，累及其他可表现为腹部肿块；CT 表现为直肠周围肿块，肠壁弥散增厚，肠腔弥散狭窄，肿块周围脂肪间隙多清楚，增强后肿块明显强化，对于病变范围较大，特别是有周围软组织肿块而无明显侵犯时应考虑有淋巴瘤可能。

3. 直肠息肉　单发于腔内息肉者，较难鉴别。

4. 直肠血肿　常为术后或肠壁损伤出血而成，其最大特点为增强后无强化。

（中山大学附属第三医院　王　劲　张　波　廖碧红）

第十节　肛管癌的影像诊断

一、钡灌肠表现

X 线检查发现者较少，其主要原因是此病往往通过肛门指诊、直肠镜和取活检即可诊断，很少再进行 X 线检查，即使行 X 线钡剂灌肠检查，也常因灌肠时插入肛管过深大量钡剂掩盖，难于仔细观察病变而造成漏诊或误诊。因此，检查时肛管不可插入太深，最好采用导尿管注射稀钡做检查，并摄取充盈相和排钡后黏膜相。肛管癌钡灌肠主要表现为腔内不规则充盈缺损，黏膜皱襞破坏和正常纵行皱襞消失，下段肠襞中断而失去光整的轮廓，病变同正常段分界清楚。

二、CT　表　现

CT 检查表现为肛管处管壁不规则环形增厚，或为团块状软组织密度影，边界不清，增强后均匀或不均匀明显强化。当肿瘤突破肛壁向外生长时，表现为周围脂肪间隙模糊或消失。当有盆腔淋巴结转移时，表现为盆腔内、腹股沟区、腹膜后多发淋巴结肿大，可融合成团（图 4－50）。

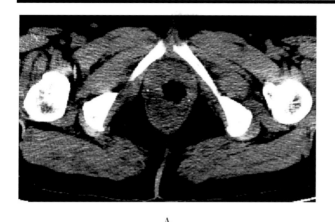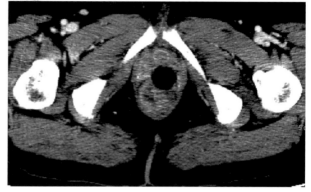

A　　　　　　　　　　　　　　　　　　　　　　B

A. CT 平扫，肛管壁不均匀明显增厚，密度不均，内可见斑点状钙化；B. CT 增强扫描，肿块呈多发环形不均匀强化

图 4 - 50　肛管癌

三、MRI 诊断

　　MRI 表现为肛管处软组织肿块和肠壁的局限性或弥散性增厚，肠腔不规则狭窄，T_1WI 呈等信号或稍低信号，T_2WI 呈高低混杂信号。增强扫描癌灶呈均匀或不均匀明显强化。由于 MRI 可行多方位成像，尤其是可行矢状位和冠状位成像，在显示肿瘤侵犯的深度及与盆壁受累情况方面较 CT 显示良好。

四、鉴 别 诊 断

　　1. 直肠癌　直肠癌可以侵犯到肛管，甚至可以到达齿线处。鉴别两者，诊断要靠病理检查。
　　2. 肛瘘　感染性肛瘘的表现有时类似肛管癌，肛瘘多在肛管后、前正中处，并与齿线处相连，肛管黏膜完整，探针检查有助于鉴别。
　　3. 内痔　内痔亦可形成充盈缺损、肠襞不光整甚至中断，但内痔管壁柔软无僵硬、无黏膜皱襞破坏、无充盈缺损形态改变等特点。

（中山大学附属第三医院　王　劲　张亚琴）

第十一节　胃肠间质瘤的影像诊断

一、消化道 X 线钡餐造影表现

　　作为诊断胃肠道系统疾病的常规手段，消化道 X 线钡餐造影在 GIST 的定位诊断中起着重要作用，主要表现为黏膜的球形或半球形隆起，大小不一，黏膜可有破坏，部分可伴有糜烂或溃疡。消化道钡餐可以观察到发生于腔内或腔外的病变引起的腔内改变，可以观察到黏膜皱襞的情况及胃、肠腔大小的改变，也可观察到肿块推压胃肠道的情况（图 4 - 51）。其局限性在于 GIST 的胃肠道钡餐造影表现与平滑肌瘤、平滑肌肉瘤等胃肠道黏膜下肿块的表现相似，难以鉴别。

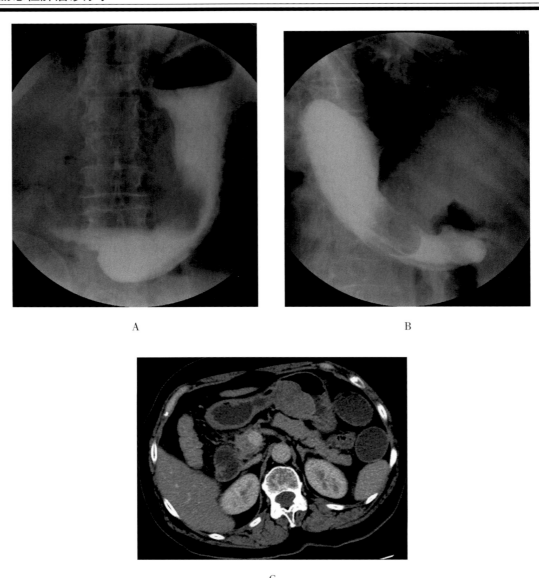

A、B. 上消化道钡餐造影显示胃体小弯局限性充盈缺损，边界清楚，局部黏膜受压、连续，未见明显破坏；C. CT扫描显示病灶为腔内型，与钡餐造影相符

图4-51　胃体小弯侧胃肠间质瘤

二、CT及MRI表现

　　CT及MRI具有良好的分辨率，对胃肠间质瘤术前部位、大小、周围脏器的评价具有明显优势。GIST肿块常常较大，大多表现为境界清楚的孤立性软组织肿块，形态不规则，多呈圆形或类圆形，局限性向腔内、腔外或同时向腔内外混合生长，且多以向腔外生长为主。良性者肿块直径多<5cm，密度均匀，与周围组织分界清楚；恶性者直径多>5cm，可浸润周围组织，但即使是巨大的恶性间质瘤对周围组织的浸润也相对较轻，仅表现为肿块与相邻组织的分界模糊不清，CT平扫瘤灶内部密度不均匀，易出现大小不等、形态不一的坏死、液化、囊变及出血区（图4-52至图4-54）。MRI瘤灶坏死囊变区呈长T_1长T_2改变，出血依据血肿的时期不同而信号各异，钙化出现率不高。增强扫描肿块实性部分强化多较明显，呈轻中度至明显均匀强化，随着时间延长，肿块强化程度缓慢升高，最显著的强化特点是静脉期强化程度高于动脉期。肿瘤内部的

坏死、液化及囊变区无强化。另外，GIST 可通过血行和种植转移至肝脏、腹膜和肺部，很少引起淋巴结转移，如发现腹腔内广泛淋巴结转移应考虑其他疾病。

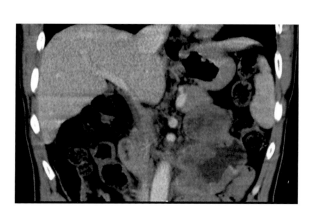

图 4 - 52　CT 冠状位重建腔外型胃间质瘤

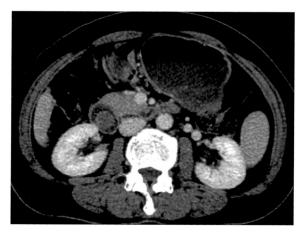

图 4 - 53　CT 增强扫描十二指肠降段腔内型间质瘤

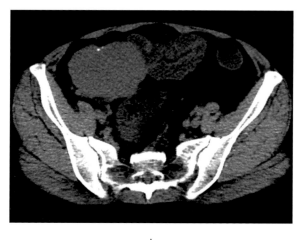

A

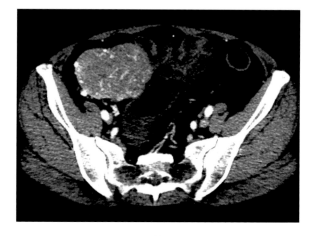

B

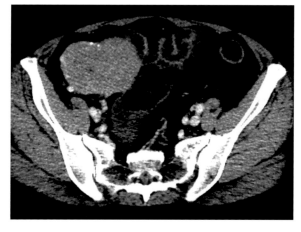

C

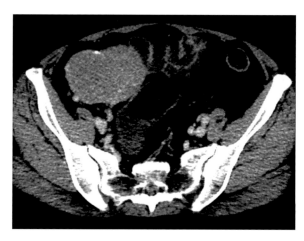

D

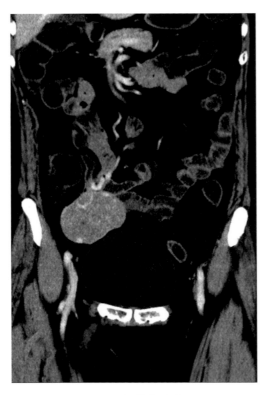

E. CT 冠状位重建

A. CT 平扫，右下腹部软组织占位，瘤灶内多发点状钙化；B. CT 增强扫描动脉期瘤内可见多发迂曲供血动脉，肿瘤血供丰富；C、D. CT 增强扫描静脉期及延迟期全瘤强化，强化程度高于动脉期；E. MPR 多角度重建清晰显示瘤灶具有重要意义

图 4 -54　空肠低度恶性间质瘤

GIST 的良、恶性鉴别：GIST 的良、恶性影响患者治疗方案的选择和预后，有学者提出其判定肿瘤恶性的指标主要有以下四个：①肿瘤具有浸润性；②肿瘤出现远、近脏器的转移；③胃间质瘤直径＞5.5cm，肠间质瘤直径＞4cm；④肿瘤出现分叶、坏死（图 4 -55）。

三、诊断与鉴别诊断

GIST 需与其他的胃肠道肿瘤，如胃肠道上皮性肿瘤、淋巴瘤等鉴别。发生在胃肠道外的 GIST 有时很难与其他腹腔内的恶性肿瘤相鉴别，但根据 GIST 特有的强化特点，即渐进性强化，静脉期强化显著高于动脉期有助于鉴别诊断。

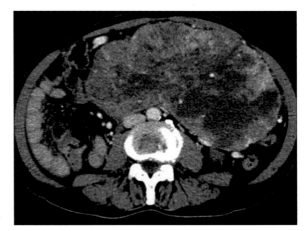

图 4 -55　CT 增强扫描示胃窦胃大弯侧高度恶性胃肠间质瘤

（中山大学附属第三医院　王　劲　罗　琳　邝思驰）

第十二节　胃类癌的影像诊断

一、胃类癌影像学表现

胃类癌是一种发生于胃底或胃体泌酸黏膜的高分化、无功能的肠嗜铬样细胞的内分泌肿瘤，依据胃类癌及其伴同疾病的生物习性分为3个亚型：Ⅰ型与自疫性萎缩性胃炎相关，具有较低的恶性危险；Ⅱ型发生于Ⅰ型多发性内分泌肿瘤综合征（MEN－1）并发 Zollinger－Ellison 综合征（ZES）患者，具有较高的恶性潜在危险；Ⅲ型不并发萎缩或肥大性胃炎，为散发病例。影像学上，Ⅰ型与Ⅱ型 ECL 细胞类癌在双对比钡餐检查中表现为胃体、底部多发，边缘光滑，直径为 1～2cm 肿块，CT 增强扫描可见肿块强化。较大肿瘤黏膜面可出现溃疡，钡餐显示龛影，CT 显示局部造影剂聚集、肿块表面有气体均有利于溃疡的诊断。对于 MEN－1 与 ZES 患者，钡餐可显示弥散性胃黏膜皱襞增厚及黏膜皱襞呈结节状，并可见龛影，由于胃液分泌过多导致胃壁钡剂涂布不良或呈片絮状，CT 可见胃壁明显增厚及黏膜下结节，增强扫描动脉期增厚胃壁强化。Ⅲ型 ECL 细胞类癌为胃体、底部单发较大肿块，表面可见溃疡，此型类癌有明显恶性倾向，CT 扫描应仔细观察有无胃周淋巴结及肝转移（图4－56 至图4－58）。

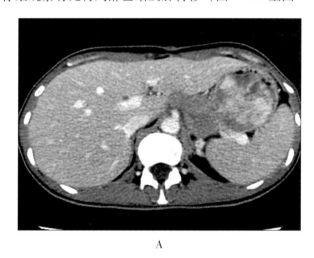

A

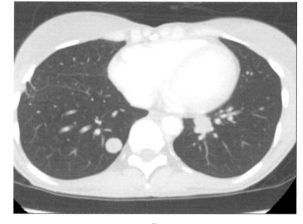

B

A．CT 增强扫描胃周小网膜囊淋巴结转移；B．CT 肺窗，双肺多发转移灶

图4－56　胃类癌

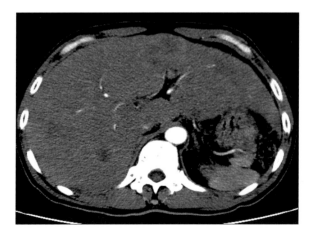

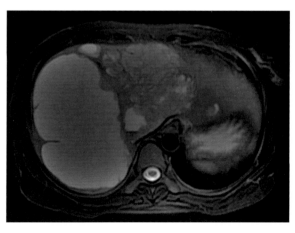

图4－57　CT 增强扫描示胃窦部类癌并肝内多发转移瘤形成

图4－58　MRI T_2WI 平扫示肝脏巨大囊实性占位，病理证实为转移性类癌

二、十二指肠类癌影像学表现

十二指肠类癌62%为胃泌素（G）细胞肿瘤，21%为生长激素抑制激素（D）细胞肿瘤，其他类型极其罕见，能产生多种不同的血管活性物质。大多数十二指肠类癌位于十二指肠第一段或第二段，表现为腔内息肉样肿块，部分表现为壁内肿块，前者钡餐可见圆形或类圆形边界清楚的充盈缺损，后者表现为黏膜面的隆起性病灶，位置较深的病灶钡餐难以发现，合并溃疡时可见出现黏膜面龛影。CT扫描可发现十二指肠肠壁增厚，局部肿块形成，增强扫描动脉期肿块强化，延迟期强化程度减退。

三、空回肠类癌影像学表现

大部分空回肠类癌为含P物质、产生5-羟色胺、嗜银细胞的肠嗜铬（EC）细胞肿瘤。绝大多数小肠类癌表现为恶性生物学行为，出现肝脏及淋巴结转移，此时常产生类癌综合征。典型的空回肠类癌常位于回肠末端，为孤立或多发圆形光整的结节或仅见黏膜隆起，小肠钡餐或钡剂灌肠检查中发现边界光滑、直径为1～2cm的充盈缺损，在诊断与鉴别诊断中应考虑此病可能，此时CT检查多难以发现病灶。肠腔显示不对称性狭窄较少见，病变早期出现肠梗阻或肠套叠情况少见。随着病变向黏膜下浸润逐渐出现肠壁增厚，有时可见环形或向心性肠腔狭窄。病变进一步发展至肠系膜纤维化时常可见肠壁广泛甚至弥散的狭窄、僵硬、成角以及黏膜皱襞僵硬、毛糙等改变，进而相应肠道血管受压、阻塞导致小肠出现慢性缺血改变。空回肠类癌表现为多发小病灶时CT扫描常无法检出，较大的病灶CT扫描可显示肠壁对称或不对称增厚，MRI T_1WI 增强压脂序列可显示中等强化的多发结节或局部肠壁增厚。肿瘤浸润及黏膜下纤维化可导致肠壁僵硬成角或弯曲，CT可发现肠壁增厚、扭曲，CT三维重建有助于病变的显示。肿瘤可直接侵犯血管，引起血管堵塞导致肠管局部性的缺血坏死，表现为肠壁增厚呈环形低密度、晕环征等。

CT、MRI检查对小肠类癌的肝脏或淋巴结转移的显示较好，空回肠类癌肝转移癌通常是富血供病灶，在增强动脉期显示较好（图4-59）。病灶中央坏死或退变可无强化，因此在CT、MRI增强扫描时表现为环形强化，血管造影的典型表现为肿瘤周围放射状小动脉影，肿瘤内部轻、中度染色。

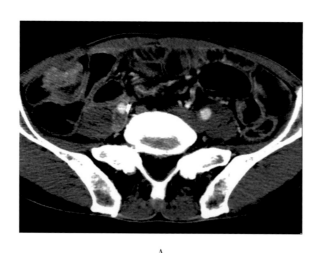
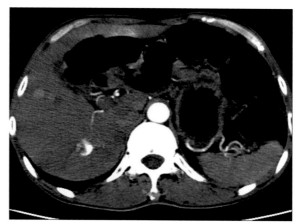

A   B

A. 肝脏多发转移；B. 肝转移癌为富血供病灶，动脉期呈结节状明显强化

图4-59　回肠类癌

四、结肠类癌影像学表现

发生在大肠的类癌大多位于盲肠段及直肠段，盲肠类癌多为EC细胞类癌，直肠类癌则多数显示L细胞分化。临床上结肠类癌可无典型症状，或表现为腹痛、体重减轻、出血、便秘等。发生在盲肠及右半结肠的类癌多表现为浸润性病变，预后差，在X线上表现为不规则环形狭窄或大的不规则蕈状腔内肿块，直径多>5cm，钡剂造影多表现为充盈缺损，肠腔局部狭窄，可并发肠套叠，此类表现与结肠息肉样腺瘤及腺癌难以鉴别，CT、MRI见肿块内低密度或长T_1长T_2坏死区，增强扫描肿块呈轻到中度的强化，诊断时多数已出现肝脏、腹膜的转移。直肠的类癌大多位于直肠的下2/3部位，在X线上多表现为小的表面光整的黏膜下隆起病变，多数直径<2cm，恶性程度较低，预后较好，部分较大的病灶可表现为腔内肿块，表面可有不规则溃疡形成，边缘有结节状增生，常有转移，恶性程度较高的病灶可侵犯邻近盆腔结构（图4-60）。

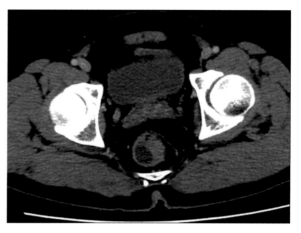

图4-60　CT增强扫描示直肠下段左侧壁类癌轻、中度强化

五、阑尾类癌影像学表现

阑尾最常见的肿瘤为类癌，多数阑尾类癌是EC细胞类癌，也有少数为肠内分泌（L）细胞类癌。70%发生在阑尾的远段，20%发生在中段，仅有10%发生在基底部。多数阑尾类癌表现为良性临床病程，不发生转移。阑尾类癌临床表现无特殊。由于阑尾类癌常较小，局限在阑尾内且临床病程多为良性，所以其影像特征报道很少。最初的表现多是肿瘤阻塞阑尾腔所致的阑尾炎改变，此时常用影像学检查手段如CT、MRI、US常难以发现肿瘤。肠道钡剂造影也仅显示阑尾不显影而无特异性。肿瘤较大时可表现为阑尾内的局灶性软组织肿块或弥散性环周型肠壁增厚，前者在钡剂造影及CT上均可查见，而后者在CT检查中更易发现。主要表现为阑尾区的软组织密度肿块影，发生在阑尾基底部的类癌阻塞阑尾腔而产生类似于阑尾炎的表现，肿块较大时可压迫回盲部形成压迹。发生在中段的类癌表现为阑尾区不规则增粗的软组织肿块影，局部管腔可扩大。

六、胃肠道类癌诊断及鉴别诊断

胃肠道类癌的影像表现缺乏特异性，需与胃肠道癌、淋巴瘤等鉴别。胃肠道癌起源于黏膜层，表现为黏膜皱襞明显破坏、中断，局部形成软组织肿块，形态不规则，管壁常增厚、毛糙，与邻近组织分界不清，易发生淋巴结转移。淋巴瘤表现为粗大而僵硬的黏膜皱襞，肿块型表现为多发的、不规则的充盈缺损，溃疡型表现为多发的、不规则的充盈缺损，小肠恶性淋巴瘤CT可见夹心面包征和动脉瘤样肠腔扩张征，可与胃肠道类癌相鉴别。

（中山大学附属第三医院　王　劲　邝思驰　谢斯栋）

第十三节　胃肠恶性肿瘤远处转移的 PET – CT 诊断

一、PET – CT 成像原理简介

近年来发展起来的以功能影像为主的^{18}F – FDG PET/CT 为胃肠恶性肿瘤的临床分期提供了新的思路，PET – CT 是由 PET（positron emission tomography）和 CT（computed tomography）的结合体，利用计算机图像融合软件实现图像融合，是功能影像与解剖影像的完美结合，是目前最高端的影像学检查设备。^{18}F – FDG 即^{18}F 标志的脱氧葡萄糖，是具有放射性的葡萄糖结构类似物，进入细胞后被磷酸化形成 FDG – 6 – 磷酸，但是不能进一步代谢而聚集在细胞内，因此，^{18}F 可用 PET 仪探测并重建成像，通过观察^{18}F – FDG 在体内的分布和动态变化过程，可以了解局部组织、器官的功能代谢情况。大量摄取 FDG 是所有恶性肿瘤的共同特征。肿瘤细胞内由于葡萄糖转运 mRNA 的表达增加，葡萄糖转运蛋白 Clut1 和 Clut2 水平升高，乙糖激酶水平升高，葡萄糖 –6 – 磷酸酶水平下调等共同因素的作用，使得 FDG 在肿瘤细胞中摄取增加，但不被进一步分解而在肿瘤细胞中积聚，因而^{18}F – FDG 极易被恶性肿瘤细胞所摄取，且摄取后不能被正常代谢，也不能从细胞内弥散出去，大量在肿瘤细胞内堆积，经显像分析后可以得到肿瘤病灶的位置、大小、淋巴结转移、器官转移等许多临床信息。

^{18}F – FDG PET 标准化摄取值（standard uptake values，SUV）是 PET 中可以直接给出的一个比较有用的定量指标，在^{18}F – FDG 鉴别诊断良恶性病变方面有一定的参考价值，$SUV = \dfrac{像素值}{注射药量 / 体重} \times k$，其中像素值单位为 Bq/mL，注射药量单位为 Bq，体重单位为 kg，$k = 1\,000 \text{mL/kg}$。在^{18}F – FDG PET 代谢显像中正常胃肠道常有^{18}F – FDG 的聚集，这可能与胃肠道平滑肌持续蠕动所致生理性摄取有关，也可能是代谢活跃的胃肠道黏膜，其^{18}F – FDG 的最大标准化摄取值SUV_{max}，通常$SUV < 3$ 但也可高达 6，这成为胃肠道疾病 PET 诊断的陷阱，对诊断带来很大干扰。正常的胃肠道的生理性摄取多为弥散性摄取，阳性率高，扩张胃可以减少正常胃壁的摄取，部分学者认为胃的非特异性摄取影响了胃癌 PET 成像的阳性率，与胃早期恶性病变也易混淆，所以需要注意的是 PET – CT 扫描前要让受检者充分饮水，使胃壁舒张，有助于减少胃壁的生理性摄取。有研究表明患者检查前口服产气剂，胃壁得到充分的扩张，对于肿瘤的定位诊断和减少容积效应起到了积极作用。

肠道非特异性摄取始终是结肠癌 PET 诊断最主要的干扰因素。Tatlidil 等报道，肠道或肠道弥散性摄取，无论其摄取强度如何，均为正常组织；而局灶或节段性摄取，特别是高摄取，多数在之后的肠镜检查中发现存在病变，包括炎症、息肉和其他癌或癌前病灶。虽然如此，肠道摄取在判断 PET 结果时需在谨慎处理。国内报道，使用普鲁苯辛抑制肠蠕动和分泌，或延时显像观察肠内容物的移动和稀释，可能有助于鉴别非特异性或生理学 FDG 摄取。

二、PET – CT 诊断要点

^{18}F – FDG PET/CT 在肿瘤中的应用越来越广泛，可用于对肿瘤进行定位、定性诊断、分期、判断预后、术后或放化疗后监测疗效。^{18}F – FDG PET/CT 一次成像可同时获得原发肿瘤、区域淋巴结、远处转移灶的代谢及解剖信息，为胃肠恶性肿瘤的诊断及分期提供了新的方法。国内外大量文献报道^{18}F – FDG PET/CT 在胃肠道恶性肿瘤的术前原发灶的诊断的阳性率相当程度上取决于瘤内黏液的比重。Berger 等报道，25 例黏液腺癌患者 FDG 显像阳性率只有 59%，明显低于非黏液性肿瘤（90%~96%）。

Tsunoda Y 等研究表明^{18}F – FDG PET/CT 对于结直肠癌的淋巴结转移是较常规影像学方法更有价值的检查。特别是随着 PET 和 CT 空间分辨率的不断提高，小病灶的准确评价成为可能，而且增强^{18}F – FDG PET/CT 在临床应用逐渐增多，增强 CT 和 PET 的强强联合势必为直肠癌术前准确的分期提供更多的保证。

　　PET－CT 对远处转移（M 分期）的效果很好，包括骨转移在内，PET 对转移病灶的诊断，比 CT、MRI 和骨扫描等常规影像技术更准确。PET－CT 的融合图像有助于进一步明确临床未怀疑的转移病灶或鉴别非肿瘤性摄取，这一点很重要，因为胃肠恶性肿瘤临近的局部淋巴结是否受累决定了可否进行手术切除，同时有明确转移（肝、肺、远处淋巴结、腹膜、骨）病灶也是放疗的禁忌证。肝脏是胃肠恶性肿瘤血行主要靶器官，一组 meta 分析表明，对于胃肠恶性肿瘤肝转移的探测，[18]F－FDG PET 优于超声、CT 和 MRI，PET－CT 的融合图像有助于确定病灶的位置，尤其是 CT 难以确定性质的低密度病灶。

　　[18]F－FDG PET 可以早期检测肿瘤复发，CT 或 MRI 通常很难发现胃肠道肿瘤的局部复发，这主要是由于治疗后遗留的纤维或瘢痕组织干扰，肿瘤复发在[18]F－FDG PET 中显像通常提示高代谢灶，治疗后遗留的纤维或瘢痕组织通常为低代谢灶。PET 诊断这类病例优于 CT，其准确率分别为 95% 和 65%。

　　PET－CT 结果还可以直接用于放疗定位，胃肠恶性肿瘤的病灶靶区体积可以通过由 PET 提供的信息进行调整。利用 PET－CT 作治疗计划（优于单用 CT）可提高治疗效果，但[18]F－FDG 的结果作为定位信息还存在一些问题，主要是不能完全反映细胞增殖的情况和肿瘤乏氧细胞的分布情况。新示踪剂，如[18]F－MISO、[18]F－FLT 能否改善 PET 在这些方面的效率还有待进一步研究证实。

三、PET－CT 诊断实例

　　1. 胃癌多发转移　　见图 4－61 至图 4－68。

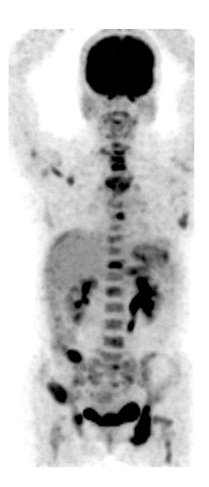

胃癌病灶代谢活跃；并纵隔、胃周、腹膜后多发淋巴结转移，腹膜种植转移，多发骨转移；纵隔、左侧腋窝淋巴结，部分代谢活跃

图 4－61　PET 最大密度投影（MIP）显像

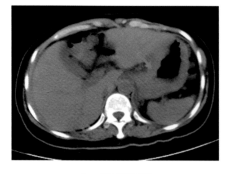

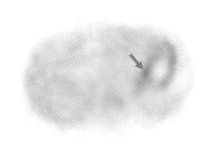

A. CT 腹膜窗　　　　　　　　　　　B. PET 图像

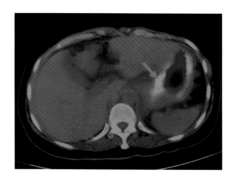

C. PET – CT 融合图像

胃体胃小弯侧胃壁不均匀性增厚，最厚约 1.0cm，可见异常 FDG 浓聚，最大 *SUV* 值约 4.2

图 4 – 62　FDG PET – CT 腹部横断层图像

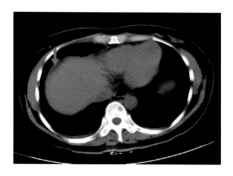

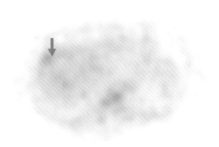

A. CT 腹膜窗　　　　　　　　　　　B. PET 图像

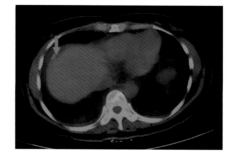

C. PET – CT 融合图像

右侧肝周腹膜增厚，可见异常 FDG 浓聚，最大 *SUV* 值约为 2.5

图 4 – 63　FDG PET – CT 腹部横断层图像

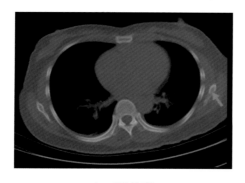

| A. CT 骨窗 | B. PET 图像 |

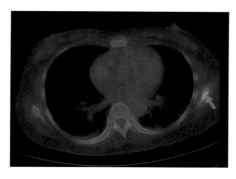

C. PET – CT 融合图像

左侧肩胛骨可见异常 FDG 浓聚，最大 SUV 值约为 2.8

图 4 – 64　FDG PET – CT 横断层图像

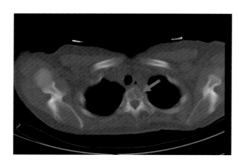

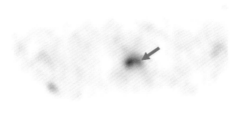

| A. CT 骨窗 | B. PET 图像 |

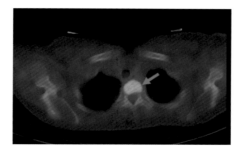

C. PET – CT 融合图像

椎体可见异常 FDG 浓聚，最大 SUV 值约为 3.1

图 4 – 65　FDG PET – CT 横断层图像

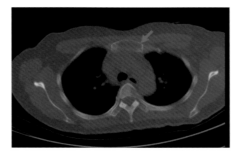
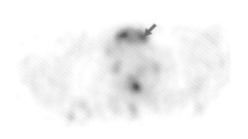

A. CT 骨窗   B. PET 图像

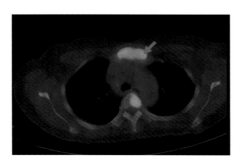

C. PET – CT 融合图像

椎体及胸骨可见异常 FDG 浓聚，最大 SUV 值约为 3.3

图 4 – 66   FDG PET – CT 横断层图像

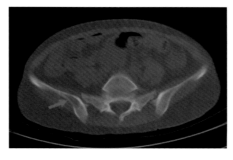
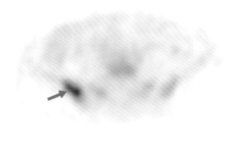

A. CT 骨窗   B. PET 图像

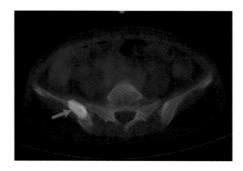

C. PET – CT 融合图像

髂骨可见异常 FDG 浓聚，最大 SUV 值约为 3.5

图 4 – 67   FDG PET – CT 横断层图像

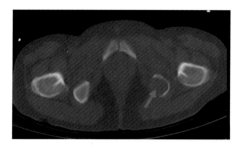

A. CT 骨窗

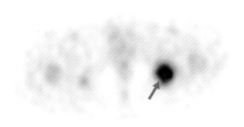

B. PET 图像

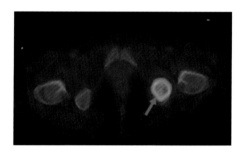

C. PET - CT 融合图像

坐骨可见异常 FDG 浓聚，最大 SUV 值约为 4.2

图 4 - 68　FDG PET - CT 横断层图像

2. 结肠癌多发转移　见图 4 - 69 至图 4 - 72。

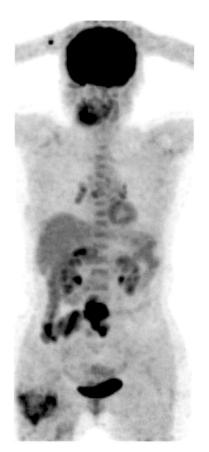

右侧回盲部结肠管壁增厚，代谢活
跃，并腹腔及腹膜后淋巴结转移，
右侧股骨转移

图 4 - 69　PET MIP 显像结肠癌

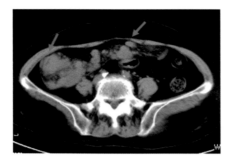

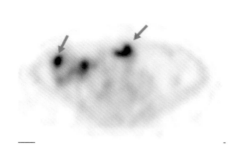

A. CT 平扫 B. PET 图像

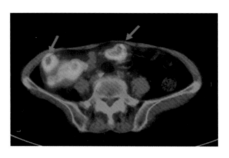

C. PET – CT 融合图像

右侧结肠的右侧回盲部升结肠管壁不规则增厚，最厚直径约 0.7cm，可见异常 FDG 浓聚，最大 *SUV* 值约为 8.1

图 4 – 70 FDG PET – CT 腹部横断层图像

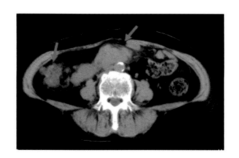

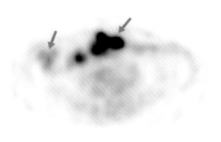

A. CT 腹膜窗 B. PET 图像

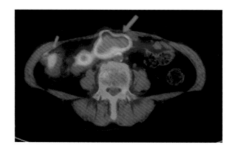

C. PET – CT 融合图像

结肠癌腹腔淋巴结转移，肠管周边见多发肿大淋巴结影，部分相互融合，较大的约 4.5cm×3.0cm，位于髂血管前方，可见异常 FDG 浓聚，最大 *SUV* 值约为 13.3

图 4 – 71 FDG PET – CT 腹部横断层图像

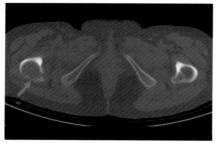

A.　CT 骨窗

B.　PET 图像

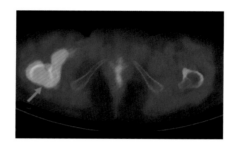

C.　PET － CT 融合图像

右侧股骨上段骨质破坏并软组织肿块形成，最大可见异常 FDG 浓聚，最大 SUV 值约为 6.4

图 4 －72　FDG PET － CT 横断层图像

3. 胰腺癌多发转移　见图 4 －73 至 4 －80。

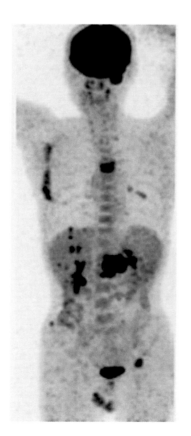

胰腺体尾癌并腹膜后、左颈后部淋巴结转
移，肝多发转移，多发骨转移

图 4 －73　PET MIP 显像

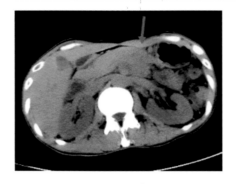

A. CT 肝窗

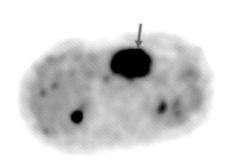

B. PET 图像

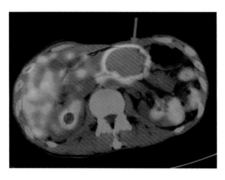

C. PET - CT 融合图像

胰体尾部癌，胰体尾可见混杂密度肿块影，范围约 4.7cm×4.5cm，病灶后下方可见数个类圆形肿大淋巴结，直径为 0.3～1.4cm，FDG 摄取增高，最大 SUV 值约为 7.4

图 4 - 74　FDG PET - CT 腹部横断层图像

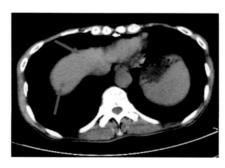

A. CT 肝窗

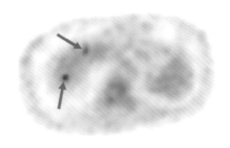

B. PET 图像

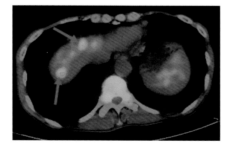

C. PET - CT 融合图像

胰腺癌并肝多发转移癌，肝 S8 段见多个类圆形低密度灶，FDG 摄取增高，最大 SUV 值约为 2.8

图 4 - 75　FDG PET - CT 腹部横断层图像

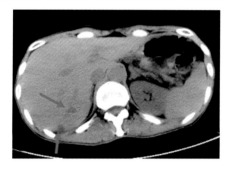
　　　　A. CT 肝窗

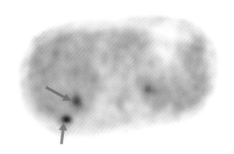
　　　　B. PET 图像

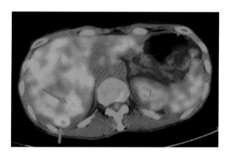

C. PET - CT 融合图像

胰腺癌并肝多发转移灶，肝 S5、S6 段见多个类圆形低密度灶，FDG 摄取增高，最大 SUV 值约为 3.5

图 4 - 76　FDG PET - CT 腹部横断层图像

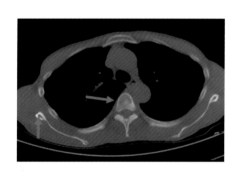
　　　　A. CT 骨窗

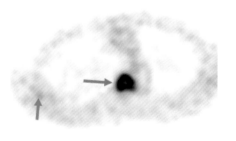
　　　　B. PET 图像

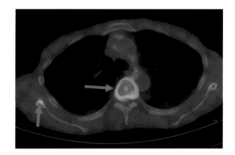

C. PET - CT 融合图像

胰腺癌并胸椎转移，胸椎见异常 FDG 摄取增高，最大 SUV 值约为 5.2

图 4 - 77　FDG PET - CT 横断层图像

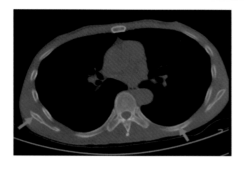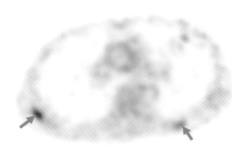

A. CT 骨窗   B. PET 图像

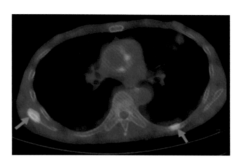

C. PET – CT 融合图像

胰腺癌并骨转移左侧第 8 后肋、右侧肩胛骨见异常 FDG 摄取增高，最大 SUV 值约为 3.5

图 4 – 78 FDG PET – CT 横断层图像

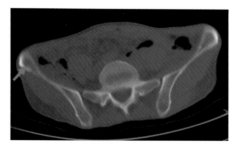

A. CT 骨窗   B. PET 图像

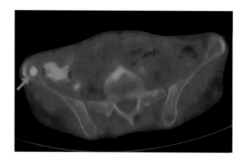

C. PET – CT 融合图像

胰腺癌并骨转移，右侧髂棘骨质见异常 FDG 摄取增高，最大 SUV 值约为 3.2

图 4 – 79 FDG PET – CT 横断层图像

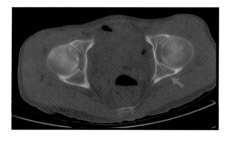

A. CT 骨窗

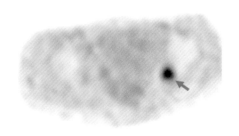

B. PET 图像

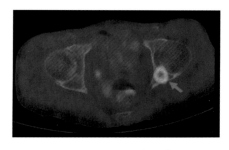

C. PET - CT 融合图像

左侧髋臼后壁异常，FDG 摄取增高，最大 SUV 值约为 4.2

图 4 - 80　FDG PET - CT 横断层图像

4. 直肠癌多发转移　见图 4 - 81 至图 4 - 87。

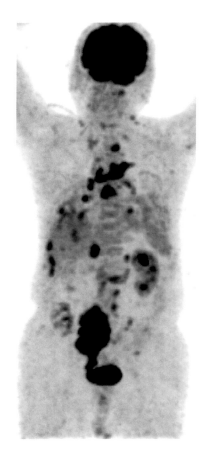

直肠癌全身多发转移灶，全身多发淋巴结转移，双肺弥散性转移，双侧肾上腺转移，肝内多发转移，多发骨转移并 T_7 椎体病理性骨折，上述病灶代谢活跃

图 4 - 81　PET MIP 显像

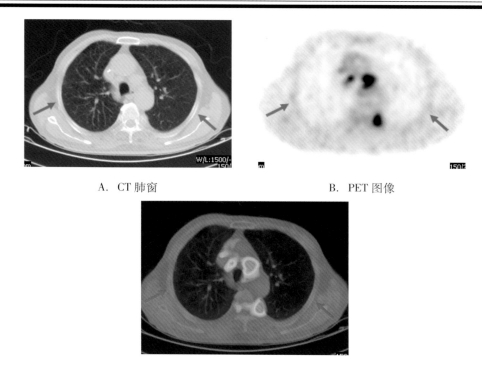

A. CT 肺窗　　　　　　　　　　　　B. PET 图像

C. PET - CT 融合图像

直肠癌并双肺转移，双肺支气管血管束增多、增粗，双肺内弥散分布粟粒状、结节状致密影，最大直径约 1.2cm，FDG 摄取增高，最大 *SUV* 值约为 2.1

图 4 - 82　FDG PET - CT 胸部横断层图像

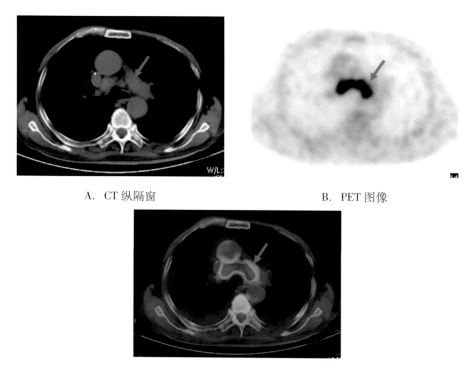

A. CT 纵隔窗　　　　　　　　　　　B. PET 图像

C. PET - CT 融合图像

直肠癌并纵隔、肺、淋巴结转移，纵隔内（血管前间隙、腔气间隙、主动脉弓下方、主肺动脉窗、气管隆突前、气管隆突、食管旁）、双侧肺门多发肿大淋巴结，FDG 摄取明显增高，最大 *SUV* 值约为 4.2

图 4 - 83　FDG PET - CT 横断层图像

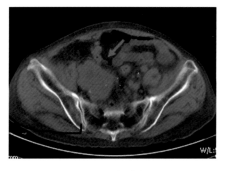
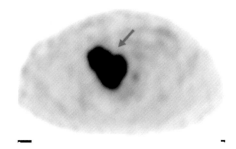

A．CT 腹膜窗　　　　　　　　　　　　　　　B．PET 图像

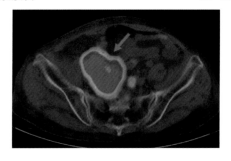

C．PET – CT 融合图像

直肠癌并腹膜后淋巴结转移，腹膜后腹主动脉旁、右侧髂血管旁多发肿大淋巴结，最大者位于相当于 L_5 平面椎体前方腹主动脉旁，延续至右侧髂血管旁，范围约 6.5cm×5.9cm，FDG 摄取明显增高，最大 *SUV* 值约为 8.5

图 4 – 84　FDG PET – CT 横断层图像

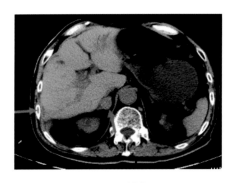
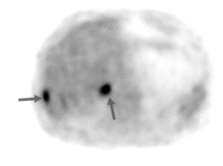

A．CT 肝窗　　　　　　　　　　　　　　　B．PET 图像

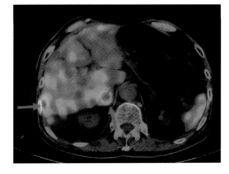

C．PET – CT 融合图像

直肠癌并肝多发转移瘤，肝 S5、S8 交界处及肝 S7、S6 可见数个低密度影，边界欠，较大 2 个大小分别约 2.8cm×0.5cm、2.8cm×3.4cm，其内密度稍不均匀，可见结节状或环形，FDG 摄取增高，最大 *SUV* 值约为 6.0

图 4 – 85　FDG PET – CT 腹部横断层图像

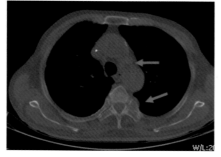
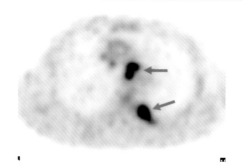

A. CT 肝窗   B. PET 图像

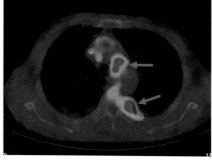

C. PET – CT 融合图像

直肠癌并骨转移，左侧第 5 肋骨骨质破坏，FDG 摄取增高，最大 SUV 值约为 5.2

图 4 – 86   FDG PET – CT 腹部横断层图像

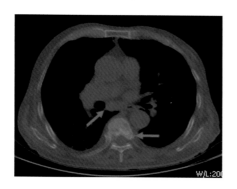
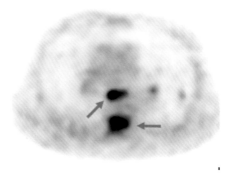

A. CT 肝窗   B. PET 图像

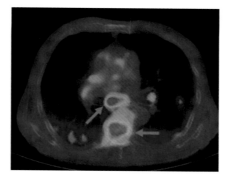

C. PET – CT 融合图像

直肠癌并骨转移，T_7 椎体及右侧椎弓根 FDG 摄取增高，最大 SUV 值约为 5.5

图 4 – 87   FDG PET – CT 腹部横断层图像

（中山大学附属第一医院   王晓燕   张祥松）

参 考 文 献

［1］ 李松年. 现代全身 CT 诊断学［M］. 北京：中国医药出版社.1999.

［2］ 荣独山. X 线诊断学［M］. 上海：上海科学技术出版社.1997.

［3］ 吴志明，蒋茂荣. 原发性阑尾腺癌（2 例报告及文献复习）［J］. 综合临床医学，1998，14（4）：377 - 378.

［4］ 杨冬华，陈旻湖. 消化系疾病治疗学［M］. 北京：人民卫生出版社，2005.

［5］ 杨国樑，郑树. 消化系统恶性肿瘤诊疗学［M］. 北京：科学出版社，2000.

［6］ 孙达. F - FDG 在人体内正常的生理学和良性病理学摄取和分布［J］. 实用肿瘤杂志，2005，20（2）：89 - 92.

［7］ 卫勃，陈凛，田嘉禾，等. 正电子发射型断层扫描成像在胃癌术前的诊断价值及临床意义［J］. 中华胃肠外科杂志，2003，6（3）：167 - 170.

［8］ 刘赓年，谢敬霞. 消化系统影像诊断［M］. 上海：上海科学技术出版社，1991.

［9］ Stahl A, Ott K, Weber WA, et al. FDG PET imaging of locally advanced gastric carcinomas：correlation with endoscopic and histopathological findings［J］. Eur J Nucl Med Mol Imaging, 2003, 30（2）：288 - 295.

［10］ Nakamoto YJ, Chin BB, Kraitchman DL, et al. Effects of nonionic intravenous contrast agents at PET - CT imaging：phantom and canine studies［J］. Radiol, 2003, 227（3）：817 - 824.

［11］ Tian JH, Chen L, Wei Bo, et al. The value of vesicant F fluorodeoxy glucose positron emission to mography（F - FDG PET）in gastric malignancies［J］. Nuclear Medicine Communications, 2004, 25（8）：825 - 831.

［12］ Yun M, Choi HS, Yoo E, et al. The role of gastric distention in differentiating recurrent tumor from physiologic uptake in the remnant stomach on F - FDG PET［J］. J Nucl Med, 2005, 46：953 - 957.

［13］ Kamimura K, Fujita S, Nishii R, et al. An analysis of the physiological FDG uptake in the stomach with the water gastric distention method. Eur J Nucl Med Mol Imaging, 2007, 34：1815 - 1818.

［14］ Kamimura H, Mochiki E, Kamiyama Y, et al. Gastrointestinal stromal tumor of the stomach：report of a case［J］. Hepatogastroenterology, 2005, 52（64）：1297 - 1300.

［15］ Stroobants S, Goeminne J, Seegers M, et al. prediction of response in advanced soft tissue sarcoma treated with imatinib mesylate（Glivec）. Eur J Cancer, 2003, 39（14）：2012 - 2020.

［16］ Kinkel K, Lu Y, Both M, et al. Detection of hepatic metastases from cancers of the gastrointestinal tract by using noninvasive imaging methods（US, CT, MR imaging PET）：a meta - analysis［J］. Radiology, 2002, 224（3）：748 - 756.

［17］ Tunaci A. Postoperative imaging of gastrointestinal tract cancer［J］. Eur J Radiol, 2002, 42（3）：224 - 230.

［18］ Dizendorf E, Hany T F, Buck A, et al. Cause and magnitude of the error induced by oral CT contrast agent in CT - based attenuation correction of PET emission studies［J］. J Nucl Med, 2003, 44（5）：732 - 728.

［19］ Perry J, Pickhardt, LCDR MC, et al. Primary Neoplasms of the Appendix：Radiologic Spectrum of Disease with Pathologic Correlation［J］. RG, 2003（23）：645 - 662.

［20］ Clark M A, Hartley A, Geh JL. Cancer of the anal canal［J］. Lancet Oncol, 2004, 5：149 - 157.

［21］ Melbye M, Cote T, Kessler, et al. AIDS/Cancer Working Group. High incidence of anal cancer among AIDS patients［J］. Lancet, 1994, 343：636 - 639.

第五章　胃肠恶性肿瘤病理诊断与 pTNM 分期

第一节　胃癌的病理诊断与 pTNM 分期

一、病　理　诊　断

胃癌是一种恶性上皮性肿瘤，病因多种多样，长期慢性萎缩性胃炎是最常见的原因之一。胃癌分早期胃癌和进展期胃癌。

（一）早期胃癌

早期胃癌（early gastric cancer）是指癌组织仅限于黏膜层或黏膜层和黏膜下层，不管淋巴结是否转移。直径＜1cm 的早期胃癌称为小胃癌。微小胃癌是指直径＜0.5cm 的早期胃癌。胃活检确诊为癌而手术标本未发现癌灶者称为超微癌或一点癌。对无症状患者进行胃癌筛查的国家，其早期胃癌的发生率为 30%～50%。

1. 大体观察　早期胃癌的大体形态学的分类与内镜下所见相同，按生长方式分为：浅表癌 I 型，隆起型；Ⅱ 型，表浅隆起型、平坦型、表浅凹陷型；Ⅲ 型，凹陷型。

2. 组织病理学　组织形态多种多样，呈单一性或混合性，多为高到中分化腺管状或乳头状癌，并且局限于黏膜层或黏膜层和黏膜下层。

（二）进展期胃癌

早期胃癌继续发展，癌组织浸润超过黏膜下层进入肌层后成为进展期胃癌（advanced gastric cancer），预后不如早期胃癌。

1. 大体观察　现仍采用较早的（Borrmann，1926）分类，是基于肿瘤的大体表现。确定了 4 种生长方式：息肉样（Borrmann I 型）、蕈状（Borrmann Ⅱ 型）、溃疡性（Borrmann Ⅲ 型）、浸润性（Borrmann Ⅳ 型）（图 5－1）。

息肉样（Borrmann I 型）肿物向胃腔内呈息肉样突起，表面有完整的黏膜；蕈状（Borrmann Ⅱ 型）肿物向胃腔内呈蕈状突起，黏膜表面有溃疡形成（图 5－2）；溃疡性（Borrmann Ⅲ 型）肿物呈斑块状，有不规则的溃疡，溃疡周边的黏膜隆起呈围堤状（图 5－3）；浸润性（Borrmann Ⅳ 型）肿瘤细胞弥散浸润胃壁，致使胃壁增厚，呈皮革状胃（图 5－4）。

2. 组织病理学　胃癌的组织形态学多种多样，有多种分类，常用的是 WHO 分类和 Lanrén 分类。

（1）WHO 分类：尽管肿瘤的组织学各异，但常为 4 种主要方式中的一种，诊断基于占优势的组织学形态。包括管状腺癌、乳头状腺癌、黏液腺癌、印戒细胞癌。

1）管状腺癌：由显著扩张或裂隙样和分支状的导管构成，管腔大小不等，也存在腺泡样结构，分化低时导管样结构减少或消失呈实体状。根据分化的程度可分为高分化型、中分化型和低分化型，也可分为低度恶性（高分化型）和高度恶性（中分化型和低分化型）。

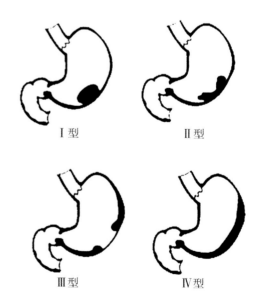

I 型　　　　Ⅱ 型

Ⅲ 型　　　　Ⅳ 型

图 5－1　进展期胃癌的 Borrmann 分型（WHO，2002 版）

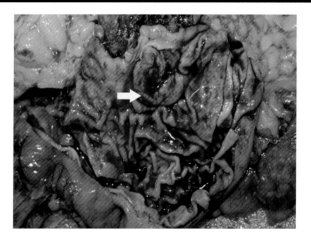

图 5 - 2 Borrmann Ⅱ 型 蕈状胃癌，箭头所示不规则肿物表面的溃疡

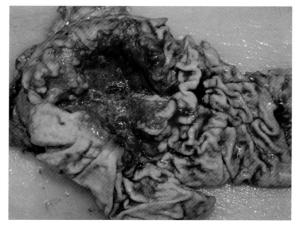

图 5 - 3 Borrmann Ⅲ 型 不规则的溃疡，溃疡周边的黏膜隆起呈围堤状

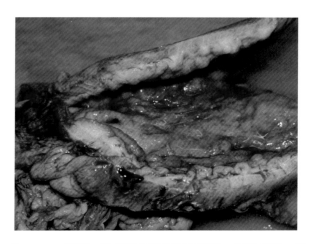

图 5 - 4 Borrmann Ⅳ 型 肿瘤细胞弥散浸润胃壁，胃壁增厚，呈皮革状胃

高分化管状腺癌：具有规则的腺体结构，可见基底膜，常与化生的肠上皮极为相似。癌细胞高柱状或立方状，核深染，有异型性，部分细胞核上移。

中分化管状腺癌：管状结构不如高分化型规则，大小差异明显，排列紊乱，相邻的腺管可相互融合，基底膜不明显，细胞脱离腺管基底，相互挤压，核深染（图 5 - 5）。

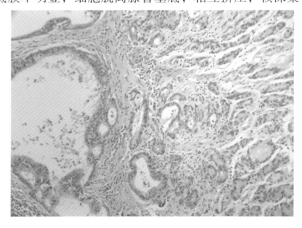

A. 低倍镜

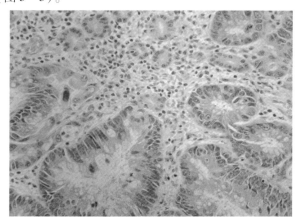

B. 高倍镜

图 5 - 5 中分化管状腺癌

低分化管状腺癌：腺体难以辨认或高度不规则，或单个细胞孤立排列，或多个细胞呈大小不等实性条索状，其中可见黏液分泌或形成腺泡结构（图5-6）。

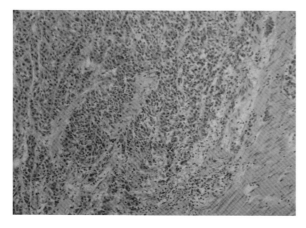

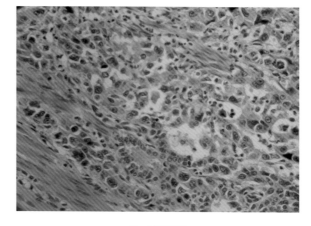

A. 低倍镜

B. 高倍镜

图5-6　低分化管状腺癌

鉴别诊断：

肠化生伴有异型增生：其特点为在有杯状细胞和非典型性腺体的背景中含有复层多形性、核深染细胞。但缺乏单个细胞浸润，缺乏明显恶性的细胞、浸润的腺体以及间质的纤维组织增生。

溃疡：溃疡具有特征性4层结构，溃疡边缘的上皮细胞有再生性改变。可见泡沫样组织细胞，没有恶性印戒细胞、恶性腺体及纤维组织增生性间质。

类癌：低分化腺癌镜下多呈小腺管、小梁状或实性巢样结构，需要与类癌鉴别。低分化腺癌细胞大小差异较明显，染色质粗，分裂像多见。除巢团样结构之外，还具有弥散浸润成分，并常见脉管内癌栓。而类癌癌细胞排列条索状、巢状或腺样，但细胞形态大小一致，核分裂少见。免疫组化染色低分化腺癌呈上皮性抗原表达，CK、EMA阳性；类癌为NSE、CgA、Syn阳性。

2）乳头状腺癌：为高分化的外生性癌，具有伸长的指状突起，突起表面被覆柱状或立方状细胞，轴心为纤维血管结缔组织（图5-7）。部分肿瘤显示管状分化（乳头状管状结构）。极少数情况下有微乳头结构。核分裂指数和细胞异型性不同病例差异较大，细胞核可见重度非典型性。

鉴别诊断：与乳头状腺瘤相鉴别，癌性乳头表面被覆上皮细胞可有复层排列，核密集相互拥挤，核增大，染色质粗，核异型性明显，癌性乳头间质少，局部可有腺管融合，并同时有蒂部浸润。乳头状腺瘤乳头被覆上皮细胞有极性，细胞异型性不明显。

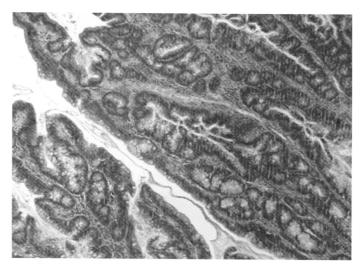

图5-7　乳头状腺癌

3）黏液腺癌：肿瘤细胞外黏液池50%以上，有两种生长方式：一种腺体由柱状上皮构成，此细胞能分泌黏液，间质存在大量的黏液；另一种细胞呈条索状或巢状散在漂浮于黏液湖内，有时存在少量的印戒细胞（图5-8）。

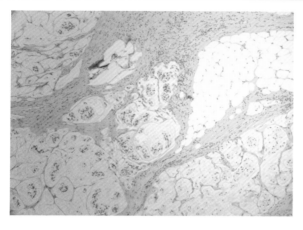
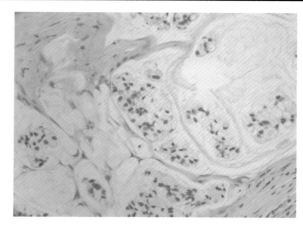

A. 低倍镜　　　　　　　　　　　　　　　　B. 高倍镜

图 5 - 8　黏液腺癌，部分为印戒细胞成分

4）印戒细胞癌：主要成分（超过肿瘤的 50%）是由孤立的或巢状包含细胞内黏液的恶性肿瘤细胞构成，细胞分散排列于固有层中，使胃小凹与腺体之间的距离增宽，细胞胞质丰富，淡红染或呈空泡状，压迫细胞核偏向一侧呈印戒状（图 5 - 9）。

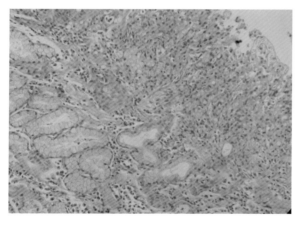
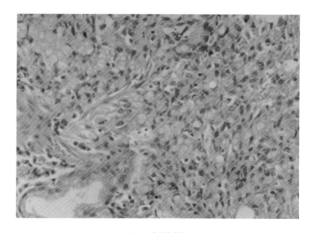

A. 低倍镜　　　　　　　　　　　　　　　　B. 高倍镜

图 5 - 9　印戒细胞癌

（2）Lanrén 分类：此种分类被证实对评估胃癌的自然病史有用，尤其是关于它与环境因素、发生趋势及前驱病变的关系。肿瘤分为两种主要类型：肠型和弥散型，肠型和弥散型比例大致相等称作混合性癌。

1）肠型胃癌：较常发生于老年人，见于胃癌高危险性的国家，有癌前病变，肿瘤内的腺体结构可以辨认，从高分化到中分化，有时在扩展区边缘可见低分化癌，典型者发生在肠上皮化生的背景中，这些癌的黏液表型有肠型、胃型及胃肠型。

2）弥散型胃癌：较常见于年轻女性，没有国家及环境的高危险因素，没有癌前病变。肿瘤由黏附力差的细胞弥散地浸润胃壁构成，可见少量腺体或无腺体形成。细胞常呈小圆形或印戒细胞形态，或有条索或巢状结构，类似 WHO 分类中的印戒细胞癌。

（3）罕见亚型：有鳞状细胞癌、腺鳞癌、胃肝样腺癌、绒癌、伴淋巴间质的胃癌、未分化癌，不包括在 WHO 分类或 Lanrén 分类中。

1）鳞状细胞癌：肿瘤主要局限于贲门部，可累及胃底，直径 2 ~ 11cm，通常有溃疡形成，边缘隆起。镜下可呈各种分化的鳞状细胞癌，癌灶周围是胃黏膜，通常有少量腺癌成分。需要与食管鳞癌浸润至胃鉴别。有时很难区分。胃贲门部的鳞癌一律划分为食管下端的鳞癌浸润。只有胃内与食管贲门部鳞状上皮不衔接的鳞癌才严格定义为胃的鳞癌。

2）腺鳞癌：同一肿瘤中有腺癌与鳞癌两种成分，两者所占的比例相近，而且都是明确的癌。需要与腺癌中出现小灶鳞化相区别。

3）胃肝样腺癌：癌细胞较大，为多角形，胞浆丰富，嗜酸性，核大而核仁明显，甚至有些癌细胞中可见胆汁残留，形态如肝细胞肝癌。癌细胞排列呈腺样，梁状或弥散成片。免疫组化 AFP 阳性。

4）绒癌：极少见。细胞较大，核深染，肿瘤细胞似滋养叶细胞，异型性明显。细胞大小不一，核大、染色质粗，合体细胞染色深、形态不规则，核结构不清。可见多核细胞，形态同绒毛膜细胞癌。免疫组化 HCG 阳性。

5）伴淋巴间质的胃癌：也称为淋巴上皮瘤样癌或髓样癌。特点是未分化癌伴有大量淋巴细胞浸润。本型与两种病变有关：EBV 感染和微卫星不稳定性。现已明确，5% ~15% 胃癌含 EBV DNA。这些癌具有特殊的临床病理学特征。最常见于男性，发生于胃体，但也可发生在胃的其他部位。大体上，多表现为溃疡性斑片样病变，也可出现乳头状结构。镜下可有两种类型：一种是淋巴细胞浸润极为密集，最好通过 CK 来识别肿瘤性上皮细胞；另一种有细长的相互交错的腺体构成，以纤细的间质作为依托，即所谓花边样结构。两种结构可同时出现在同一肿瘤中。花边样结构在肿瘤表浅部位易见。

6）未分化癌：组织分化很差，形态和功能上缺乏分化特征。肿瘤细胞常呈巢团状结构，细胞小，胞浆少，较大的异形细胞偶尔可见。免疫组化 CK、EMA 阳性，CEA 部分病例阳性。VIM、LCA、NSE 均为阴性。

鉴别诊断：

低分化癌：部分肿瘤组织可见形成腺管的倾向，部分细胞可显示黏液分泌。而未分化癌缺乏这种分化。

胃淋巴瘤：两者大体均可呈溃疡及结节型。未分化癌总能找到实性和团巢状的区域。淋巴瘤缺乏巢状结构，排列彼此不黏附，弥散浸润。免疫组化：未分化癌 CK、EMA 阳性；而淋巴瘤 LCA 阳性，表达 B 细胞或 T 细胞标志。

小细胞癌：未分化癌与小细胞癌相似，细胞均较小，胞浆少，缺乏分化特征。免疫组化，小细胞癌具有神经内分泌表达，NSE、Syn、CgA 阳性，而未分化癌均为阴性。

3. 组织化学及免疫组化　CK（细胞角蛋白）、CEA（癌胚抗原）能标志胃腺体之间或溃疡底部、边缘的难以鉴别的低分化癌细胞巢或印戒细胞癌，黏液染色（PAS、奥新蓝、黏液卡红）能显示细胞胞质内黏液。

二、扩散与转移

1. 直接浸润　胃癌的主要扩散方式，即可沿胃纵轴方向，亦可向深层浸润。沿纵轴方向侵犯范围和大体类型密切相关。Borrmann Ⅰ型及 Borrmann Ⅱ型胃癌直径一般不超过 3cm，而 Borrmann Ⅳ型胃癌直径可达 5cm，甚至更远，因此，对 Borrmann Ⅰ型及 Borrmann Ⅱ型胃癌切除线距离肿瘤约 5cm 即可获得根治性效果，而对 Borrmann Ⅳ型胃癌 5cm 切除线往往不能达到根治性切除，需行全胃切除术方可获得阴性切缘。贲门癌向上方可侵犯食管，而幽门癌向远方可累及十二指肠，切除术时应保证食管和十二指肠切缘阴性，必要时术中快速冰冻病理协助诊断。向胃壁深层浸润深度和胃癌预后明显相关，突破浆膜层可与临近器官浸润粘连，常见为肝脏、胰腺、腹膜、脾脏、横结肠及其系膜等。值得注意的是，此种情况定义为 T_4，而非远处转移，因为后两者的预后相差甚远，不能混淆。

2. 淋巴转移　无论早期胃癌还是进展期胃癌，均可发生淋巴结转移，肿瘤浸润深度与淋巴结转移率呈正相关：黏膜内癌为 3% ~5%；黏膜下癌为 12% ~15%；进展期胃癌则高达 70%。胃上部癌（U）的淋巴结转移率约为 80.1%，最易受累的淋巴结依次为 No. 1、No. 3、No. 7、No. 2、No. 4s；中部癌（M）的淋巴结转移率约为 62.6%，最易受累的淋巴结依次为 No. 3、No. 4d、No. 7、No. 8、No. 1；下部癌（L）的淋巴结转移率为 67.8%，最易受累的淋巴结依次为 No. 6、No. 3、No. 7、No. 4d、No. 5。因此，No. 3、No. 7 组淋巴结是胃癌手术必须清扫的淋巴结。胃癌跳跃式淋巴结转移率约为 10%，常见的受累淋巴结为 No. 8、No. 7 和

No. 10。目前有以下几种解释：①淋巴结转移和大体类型有关，Borrmann Ⅰ型及 Borrmann Ⅱ型胃癌淋巴结转移率为 58.3%～66.5%，远低于 BorrmannⅢ型及 Borrmann Ⅳ型胃癌（81.9%～87.0%）。淋巴结转移率在肿瘤直径<4cm 组为 40.1%，而>8cm 组则攀升为 95.1%。胃癌组织分化和淋巴结转移有关，未分化、低分化和黏液细胞癌的淋巴结转移率分别为 100%、77.78% 和 66.67%。既往按淋巴结与病灶的距离判断转移程度，目前已更新为依据转移淋巴结数量分度，N_0 为无淋巴结转移，N_1 为 1～6 个，N_2 为 7～15 个，N_3 为大于 15 个，N_1、N_2 和 N_3 淋巴结转移胃癌的 5 年生存率分别为 45.5%、59.7% 和 10.4%。需要注意的是，必须解剖出的最低淋巴结数量为 15 个，否则不能确定 N_0。关于淋巴结分组和不同部位淋巴结清扫范围请参见本书"胃癌外科治疗"部分。

3. 远处转移　远处转移途径可为血行转移、淋巴道途径和腹腔内种植播散。血行转移最多见的为肝转移，发病率为 2.0%～9.6%；同时性肺转移发生率约 0.62%；骨转移仅为 0.46%。目前已将 N_{12} 及其以后组号的淋巴结转移定义为远处转移，左锁骨上方的 Virchow 淋巴结转移已属于晚期，在无梗阻、出血或穿孔的情况下，一般不予以手术治疗。在女性患者，卵巢尚可受累，称为 Krukenberg 瘤，至于是血行转移、淋巴转移或直接种植尚未明确。胃癌患者常见腹腔内广泛播散，在腹膜、大网膜、小肠及其系膜形成大量种植结节，部分患者腹腔内血性腹水，其中可分离出癌细胞，其阳性率为 40%～48%，癌细胞可沉积于盆腔形成种植灶，直肠指诊可以触及，此类患者已失去根治性切除的机会，腹腔温热灌注化疗有一定的疗效。

三、pTNM 分期

参见"胃癌 2011NCCN 解读"有关章节。

第二节　胃原发性恶性淋巴瘤的病理诊断与 pTNM 分期

胃原发性恶性淋巴瘤是起源于胃及邻近淋巴结的淋巴瘤。如果肿瘤主体在胃中，就考虑这个部位的淋巴瘤是原发的。胃肠道淋巴瘤是结外淋巴瘤最常见的原发部位，占结外淋巴瘤的 30%～50%，而胃淋巴瘤占所有胃肠道淋巴瘤的 60%～65%。

一、病　理　诊　断

胃淋巴瘤通常为非霍奇金（Hodgkin）淋巴瘤，霍奇金淋巴瘤极其罕见。胃淋巴瘤大部分是高度恶性的 B 细胞淋巴瘤，其中一部分是由低度恶性的黏膜相关淋巴组织淋巴瘤。以下重点描述常见的淋巴瘤。

胃原发性非霍奇金淋巴瘤按起源分为 B 细胞淋巴瘤、T 细胞淋巴瘤和 NK 细胞淋巴瘤以及其他罕见类型。

B 细胞淋巴瘤：黏膜相关淋巴组织（MALT）淋巴瘤，弥散性大 B 细胞淋巴瘤，套细胞淋巴瘤，滤泡性淋巴瘤，Burkitt 淋巴瘤，免疫缺陷相关性淋巴瘤和淋巴组织增生，其他与结内原发性淋巴瘤相对应的类型。

T 细胞淋巴瘤和 NK 细胞淋巴瘤：肠病相关性 T 细胞淋巴瘤，其他类型的非肠病相关性 T 细胞淋巴瘤，鼻型 NK 细胞淋巴瘤。

（一）大体观察

肿瘤大多数发生于胃窦、胃体。早期病变一般形成小的斑块样损害或小的黏膜糜烂。晚期病变引起溃疡、黏膜皱襞弥散性增厚或形成明显的肿块。一般可分为 3 种类型：①结节型，此型多见，多数为单结节，少数为多个结节，结节突出腔面，表面有糜烂；②弥散型，肿瘤弥散浸润胃壁，使胃壁增厚变硬，黏膜皱襞增厚或消失（图 5-10）；③溃疡型，此型少见，可伴穿孔或出血。不同的淋巴瘤大体形态基本相似，一些特殊形态学在下面的内容继续描述。

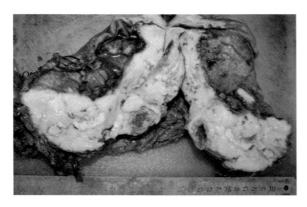
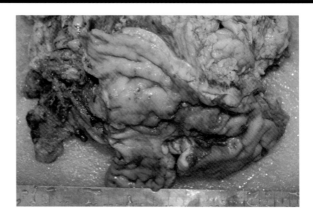

A. 胃壁增厚变硬，切面可见坏死　　　　　　　　B. 胃壁增厚，黏膜皱襞增厚或消失

图 5－10　胃淋巴瘤弥散浸润胃壁

（二）淋巴瘤的类型及组织病理学特征

1. 胃黏膜相关淋巴瘤（gastric mucosa-associated lymphoid tissue lymphomas，MALT lymphomas）起源于黏膜相关淋巴组织（MALT），MALT 淋巴瘤患者常有慢性炎症。实验及临床观察证明 MALT 淋巴瘤的发病与幽门螺杆菌（helicobacter pylori，HP）有关。超过 90% 胃 MALT 淋巴瘤病例可以检测到幽门螺杆菌。目前普遍认为幽门螺杆菌相关性胃 MALT 淋巴瘤，尤其是局限于胃黏膜层的病变，可通过消除幽门螺杆菌感染而长期缓解。

（1）组织病理学：肿瘤早期常围绕淋巴滤泡浸润于边缘区，边缘区范围逐渐扩大，最后相互融合成片，并取代部分或全部滤泡（滤泡植入），弥散浸润。瘤细胞小至中等大，可呈中心细胞样，核型略不规则，染色质细腻，核仁不明显；可为单核样 B 淋巴细胞，胞质丰富、淡染；亦可呈小淋巴细胞样。这 3 种瘤细胞形态可相互混合，也可以其中一种为主（图 5－11）。1/3 胃 MALT 淋巴瘤可出现浆样分化。

瘤细胞浸润并破坏胃腺体。腺上皮细胞常被瘤细胞灶入侵并破坏，形成淋巴上皮病变（图 5－11）。这是 MALT 淋巴瘤具有特征性的改变。诊断淋巴上皮病变，浸润的瘤细胞灶内需含 3 个以上瘤细胞，受累上皮变性或破坏，常伴上皮细胞的嗜酸性变。可出现数量不多的大细胞。但当出现成片浸润的大细胞（中心母细胞与免疫母细胞）时，为 MALT 淋巴瘤向弥散大 B 细胞淋巴瘤转化。20%~30% 胃 MALT 淋巴瘤可侵及胃壁全层，累及胃旁淋巴结，表现为滤泡边缘区浸润、滤泡植入甚至弥散浸润。

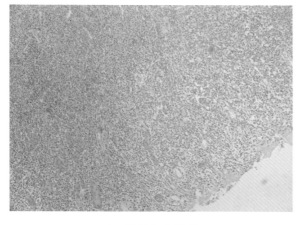
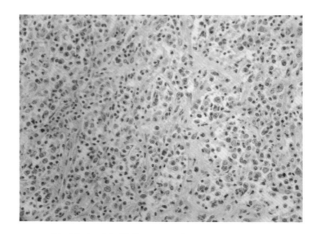

A. 淋巴上皮病变　　　　　　　　B. 瘤细胞小至中等大，可呈中心细胞样、单核样 B
　　　　　　　　　　　　　　　　　　淋巴细胞或呈小淋巴细胞样

图 5－11　胃黏膜相关淋巴瘤

（2）免疫组化：CD20、CD79α 常为阳性（图 5 - 12）。
CD43、CD11c 部分阳性。CD5、CD10、CD23、CyclinD1
常为阴性。植入滤泡可通过 CD21、CD35 显示，表现为
滤泡树突细胞网变得稀疏、破碎、数目减少；浸润滤泡
内的肿瘤细胞 Bcl - 2 阳性，CD10 阴性，Ki - 67 指数低。
CD20 和 CK 标志可清楚显示淋巴上皮病变。瘤细胞常表
达 IgM，轻链阴性。

（3）鉴别诊断：

1）胃低分化癌：淋巴瘤细胞在胃黏膜内弥散浸润
时，可有淋巴上皮病变和胃黏膜的部分破坏，但尚可见
残存腺体；而低分化癌时胃黏膜破坏较彻底，较少见到
胃小凹和腺体。淋巴瘤细胞虽然密集，但彼此不黏附，
不成巢排列；低分化癌细胞成巢排列，相互镶嵌。MALT

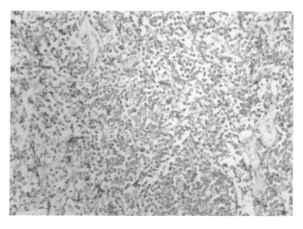

图 5 - 12　胃黏膜相关淋巴瘤 CD20 （ + ）

淋巴瘤表达 LCA 及 B 细胞标志，不表达 CK 及 EMA；低分化癌则相反，并且 PAS 及 AB 染色可见胞浆内黏液。

2）黏膜慢性炎伴显著淋巴组织增生：滤泡生发中心完整，常有套区，边缘区小或不明显。可有少量淋
巴细胞浸润上皮，但常常是单个或小灶性，不伴有上皮的破坏。免疫组化显示生发中心细胞 CD10 阳性，
Bcl - 2 阴性，Ki - 67 指数高，CD21、CD23 显示有完整的滤泡树突细胞网。

3）滤泡性淋巴瘤：MALT 淋巴瘤植入现象非常明显时，与滤泡淋巴瘤非常相似。主要依靠免疫组化鉴
别，滤泡淋巴瘤 CD10，Bcl - 6 阳性，Bcl - 2 常阳性。

4）套细胞淋巴瘤：临床进展较迅速，肿瘤可呈结节状，伴有数量不等的萎缩生发中心，亦可呈弥散性。
瘤细胞形态较一致，一般少见母细胞浸润。免疫组化瘤细胞 CyclinD1、CD5 阳性，CD23 显示萎缩的生发中
心，Ki - 67 指数高。

5）小淋巴细胞淋巴瘤：肿瘤内可见假滤泡，无淋巴上皮病变。免疫组化 CD5、CD23 阳性。

2. 胃弥散大 B 细胞淋巴瘤 （diffuse large B cell lymphoma of the stomach，DLBCL）

（1）组织病理学：DLBCL 的发病率不超过 MALT 淋巴瘤，但也是胃原发淋巴瘤常见之一。胃 DLBCL 形
态学上与原发淋巴结者相同。瘤细胞为大的转化的淋巴细胞，形态多样，中心母细胞、免疫母细胞及间变性
大 B 细胞是最常见的瘤细胞，一般胞质中等量或丰富、嗜酸或嗜双色；胞核大，大于反应性吞噬细胞的核或
正常淋巴细胞的 2 倍或更大，核圆形、卵圆形或不规则折叠，染色质空泡状或粗颗粒状；常有核仁，大小不
等、嗜碱性或嗜酸性，一个或多个；少数可见沟裂或分叶状核，单一或多样，可见高度异型核和多叶状核细
胞，也可见类似 Reed - Sternberg 细胞，核分裂易见。瘤细胞在腺体之间呈片状浸润，破坏胃黏膜正常组织。
背景反应细胞可为丰富的小 T 细胞、组织细胞，嗜酸性粒细胞少见（图 5 - 13）。

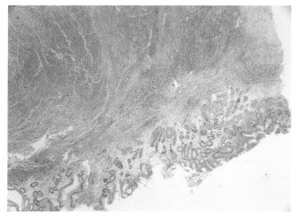

A. 高倍镜

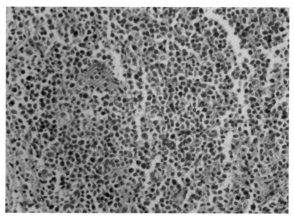

B. 低倍镜

图 5 - 13　胃弥散大 B 细胞淋巴瘤

（2）免疫组化：表达 B 细胞相关标志如 CD19、CD20、CD22、CD79α 及 PAX5 等。30%～60%病例表达 Bcl-2。Ki-67 阳性率＞40%，甚至高达 80%～90%。常表达 Bcl-6，20%～40%的 DLBCL 表达 CD10（图 5-14）。

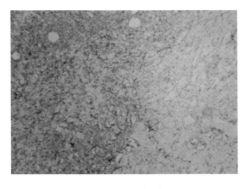
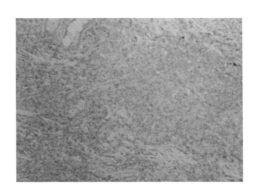

A．CD20（+）　　　　　　　　　　　B．CD10（+）

图 5-14　胃弥散大 B 细胞淋巴瘤

（3）鉴别诊断：

1）转移性肿瘤如转移癌、精原细胞瘤、胚胎性癌及恶性黑色素瘤等：上述转移性肿瘤在形态上鉴别有时有一定困难，免疫标志是鉴别最好方法。DLBCL 的 CK 阴性、LCA 阳性，转移癌 CK 阳性，精原细胞瘤 PLAP、CD117 阳性，胚胎性癌 CK、CD30 阳性，恶性黑色素瘤 S-100、HMB45 阳性。

2）间变性大细胞淋巴瘤（ALCL）：两者形态上难以区分，须借助于免疫组化染色。间变性大细胞淋巴瘤应该表达 T 细胞的表面标志物或非 T 非 B 表达，见于儿童及青年人。在形态上，ALCL 多有窦以及血管周浸润的特征，瘤细胞具有淡染的胞质，肾形或胚胎样核以及核旁嗜酸性高尔基区，可有助于与 DLBCL 的瘤细胞鉴别。免疫组化套区 CD30、CD20、CD45、EMA、T 细胞相关抗体以及 ALK-1 有助于区别。

3）霍奇金淋巴瘤：DLBCL 大细胞通常没有 H 或 R-S 细胞中的大核仁，核极度不规则，大细胞表达 LCA 和 B 细胞标志，不表达 CD30 和 CD15。

3. 滤泡性淋巴瘤（follicular lymphoma，FL）

（1）组织病理学：肿瘤形成多形性滤泡性结构，滤泡具有多形性，排列紧密甚至背靠背，缺乏套区，边界不清。滤泡内细胞成分单一，无吞噬现象，主要由中性细胞和中心母细胞混合构成，并按照中心母细胞的比例分级（图 5-15）。选取有代表性的单个滤泡，数高倍视野内中心母细胞平均数，中心母细胞数目：Ⅰ级 0～5/HPF，Ⅱ级 6～15/HPF，Ⅲ级＞15/HPF（Ⅲa 中心母细胞和少量中心细胞混合，Ⅲb 由中心母细胞和免疫细胞组成。30%～40%最终转化为 DLBCL。

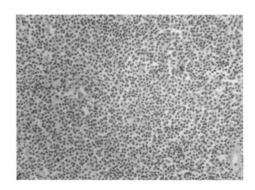

A．可见隐约的滤泡结构　　　　　　　B．肿瘤由中心细胞和中心母细胞构成

图 5-15　滤泡性淋巴瘤

（2）免疫组化：B 细胞标志 CD20、CD79α 阳性，Bcl-6、CD10 阳性，Bcl-2 阳性（图 5-16）。CD5 阴性。

（3）鉴别诊断：

1）套细胞淋巴瘤：瘤细胞形态单一，一般中心母细胞较少，免疫组化 CD5 和 CyclinD1 阳性。

2）边缘区淋巴瘤：肿瘤排列呈结节状时需要与滤泡淋巴瘤鉴别，以边缘区增生为主，免疫组化 CD10 和 Bcl-6 阴性。

4. 套细胞淋巴瘤（mantle cell lymphoma，MCL）

（1）大体观察：胃内套细胞淋巴瘤是胃肠道多发性淋巴瘤性息肉病的特征性成分。大体上，胃黏膜表面布满多发性白色息肉，直径 0.5~2cm，有时也可表现为较大的肿物。

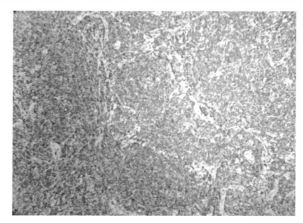

图 5-16　滤泡性淋巴瘤 Bcl-2 阳性

（2）组织病理学：组织形态学上与发生在淋巴结的 MCL 相同。最小的病灶仅由单个被淋巴瘤细胞弥散取代的黏膜淋巴小结组成，有时残留有反应性生发中心。较大肿物表现为弥散性或结节性淋巴组织增生，有时结节非常明显而似滤泡性淋巴瘤。常可见陷在瘤细胞中的"裸露的"反应性生发中心，为特征性改变。瘤细胞似乎有选择性地取代生发中心的套区。腺上皮破坏消失，典型病变中可见散在的单个上皮样组织细胞和小的硬化性血管。瘤细胞为一致的小至中等的淋巴细胞，有不规则的核，类似生发中心细胞。

（3）免疫组化：CD20、CD22、CD79α、CyclinD1、CD5、Bcl-2、CD43 常为阳性，CD23 部分阳性，CD10、Bcl-6 常为阴性。瘤细胞表面表达 IgM，部分表达 IgD。CD21 和 CD35 可显示疏松的滤泡树突细胞网。Ki-67 指数 5%~50%，平均 20%。

（4）鉴别诊断：MALT 淋巴瘤、滤泡性淋巴瘤、小淋巴细胞性淋巴瘤（慢性淋巴细胞性白血病）均可表现为肠道多发性淋巴瘤性息肉病；相反，套细胞淋巴瘤也不一定表现为息肉。此外，这 4 种类型淋巴瘤细胞形态可以非常相似。这些胃肠道小 B 细胞淋巴瘤的鉴别诊断见表 5-1。单一性细胞浸润、缺乏转化性母细胞，免疫组化表达 CyclingD1 和 CD5 支持套细胞淋巴瘤诊断。

表 5-1　胃肠道小 B 细胞淋巴瘤的鉴别诊断

类别	MALT 淋巴瘤	套细胞淋巴瘤	滤泡性淋巴瘤	小淋巴细胞性淋巴瘤
滤泡结构	+	+	+	-（+）
淋巴上皮病变	+	-（+）	-（+）	-（+）
细胞学特征	CCL	CCL	GCC	L
CD23	-	-	-	+
CD5	-	+	-	+
CD10、Bcl-6	-	-	+	-
CyclinD1	-	+	-	-

注：CCL. 生发中心细胞样细胞；GCC. 生发中心细胞；L. 淋巴细胞，有时为生发中性细胞样。

5. Burkitt 淋巴瘤（Burkitt lymphoma，BL）　Burkitt 淋巴瘤为来源于生发中心 B 细胞的高度侵袭性淋巴瘤。发生于胃的 Burkitt 淋巴瘤少见，与发生在其他部位的 Burkitt 淋巴瘤形态相同。肿瘤细胞弥散成片，中等大小，胞质少，透亮，核呈圆形或卵圆形并有小核仁。核分裂像多，并可见丰富的凋亡碎片。成片的肿瘤细胞中有很多巨噬细胞，呈"满天星"外观。肿瘤细胞表达 CD10 及全 B 细胞标志，几乎 100% 肿瘤细胞核表达 Ki-67 标志（图 5-17）。

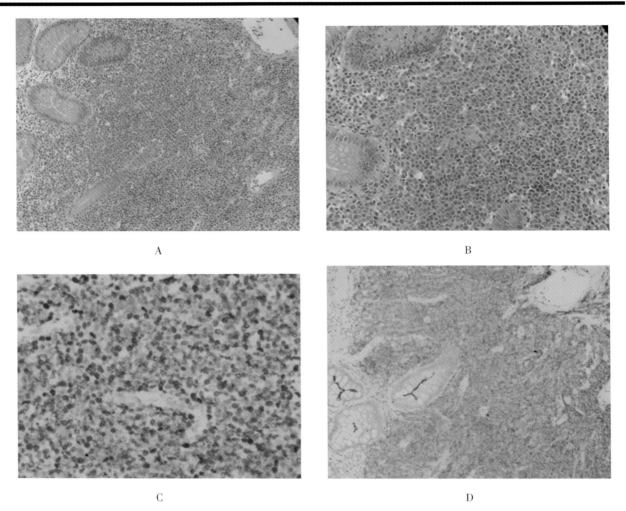

A、B. 肿瘤细胞弥散成片，中等大小，胞质少，透亮，核呈圆形或卵圆形并有小核仁；C. Ki – 67 100% 阳性；
D. CD10阳性

图 5 – 17　胃 Burkitt 淋巴瘤

6. 肠病相关性 T 细胞淋巴瘤（enteropathy associated T – cell lymphoma，EATL）　EATL 主要累及小肠，偶尔可累及胃肠道其他部位，包括胃。典型患者多有肠病和对谷物过敏病史，主要表现为慢性腹痛、腹泻和吸收不良，常伴有肠穿孔。

（1）大体观察：肿瘤通常为多发病灶，形成溃疡性结节、斑块、管腔缩窄或少数情况下形成大的肿块。

（2）组织病理学：瘤细胞形态多样，小、中、大细胞均可见，中等至大细胞最常见。核圆形或多角形，呈泡状，核仁明显；胞质量中等、淡染。少数病例瘤细胞有明显核的多形性，并见多核瘤细胞，形态与间变性大细胞淋巴瘤相似。大多数肿瘤伴炎性细胞浸润，包括大量的组织细胞、嗜酸性粒细胞。部分病例因大量炎细胞浸润而掩盖肿瘤实质。肿瘤旁黏膜常表现为腺上皮萎缩、隐窝上皮增生、固有层淋巴细胞和浆细胞增多（图 5 – 18）。

（3）免疫组化：T 细胞标志 CD3、CD45RO、CD7 阳性，而 CD5、CD4 阴性。CD8 阴性或阳性、CD56 阴性或阳性。CD103 阳性。TIA – 1、颗粒酶 B 和穿孔素阳性。CD30 部分阳性。

（4）鉴别诊断：

1）肠道外周非特殊性 T 细胞淋巴瘤：缺乏相应肠病症状，肿瘤旁黏膜缺乏肠病性腺上皮萎缩、隐窝上皮增生、固有层淋巴细胞和浆细胞增多、上皮细胞内淋巴细胞增多等改变。瘤细胞 CD103、CD56、细胞毒标志少见阳性。

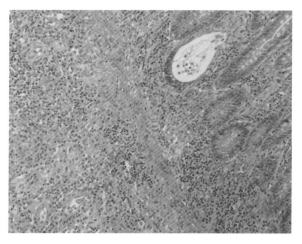
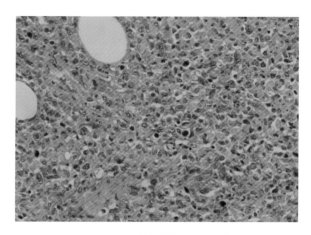

A. 肿瘤旁黏膜腺上皮萎缩、固有层淋巴细胞和浆细胞增多

B. 瘤细胞有明显核的多形性

图 5-18　肠病相关性 T 细胞淋巴瘤

2）鼻型结外 NK/T 细胞淋巴瘤：两者从瘤细胞形态上无法区别。NK/T 细胞淋巴瘤缺乏亲上皮现象，常见血管中心浸润和血管破坏现象。并且 CD103 阴性，EBV 阳性。

3）肠道 B 细胞淋巴瘤：缺乏相应的肠病症状。免疫组化瘤细胞表达 B 细胞相关抗原。

二、扩散与转移

1. 直接浸润　胃恶性淋巴瘤经常于黏膜下层沿胃纵轴生长，界限不清，极易残留。肿瘤切缘肥厚、灰白色，难以确定时，应做术中快速冰冻病理检查，必要时行全胃切除。本病尚可多中心发病，术中应探查全部胃腔，以防残留肿瘤。肿瘤亦可突破浆膜，直接侵犯毗邻器官，可累及脾脏、胰腺、膈及结肠系膜等，如患者情况允许，应行联合脏器切除术。

2. 淋巴转移　98% 的患者可见胃区域淋巴结肿大，但病理证实淋巴结转移率为 25.5%～60%，手术应参照胃癌 D_2 根治术的标准清扫胃区域淋巴结。进展期患者亦可有膈肌下非胃周淋巴结、膈肌上方、腹主动脉旁和盆腔淋巴结浸润，手术难以根治，需结合放疗、化疗方可进一步提高疗效。

3. 远处转移　胃恶性淋巴瘤可转移至骨髓、肝、肺等其他远隔器官，Naqvi MS 报道，大约 7% 的患者因出现广泛转移而失去根治性手术机会。Koch P 统计 277 例胃恶性淋巴瘤病例，19 例（6.9%）伴发远处转移，其中骨髓转移 9 例（3.2%），肝转移 6 例（2.2%），结膜转移 1 例（0.4%），皮肤转移 1 例（0.4%），肺转移 1 例（0.4%），骨髓、肝及肺同时转移 1 例（0.4%）；Ⅳ期 5 年生存率为 64.4%，而 I_E 期、II_{1E} 期及 II_{2E} 期总的生存率为 87.4%，因此，一旦出现远处转移，患者生存率下降，但预后依然好于胃癌患者。

三、分　　期

胃原发性恶性淋巴瘤的分期通常采用 Musshoff 改良的 Ann Arbor 结外淋巴瘤分期系统（表 5-2）。

表 5-2　胃肠道淋巴瘤的分期

分期	累及部位
I_E 期	仅限于胃壁或肠壁

续表

分期	累及部位
II₁ₑ期	同时伴有与原发部位相连区域淋巴结受累
II₂ₑ期	伴有不与原发部位相连区域淋巴结受累
III期	横膈淋巴结受累
IIIₛ期	脾受累
IIIₑ₊ₛ期	横膈淋巴结和脾同时受累
IV期	肿瘤播散累及骨髓或其他非淋巴脏器

注：E 是指淋巴结外。

第三节　十二指肠癌的病理诊断与 pTNM 分期

小肠癌最常见发生部位是十二指肠。十二指肠癌是恶性上皮性肿瘤，多发生于十二指肠降段，以腺癌最多见。十二指肠癌按部位分为壶腹肿瘤和壶腹外肿瘤。壶腹肿瘤包括原发于十二指肠黏膜、壶腹本身、胆总管或胰腺导管等处的肿瘤。

一、病 理 诊 断

十二指肠癌大部分为腺癌，极少数十二指肠癌为腺鳞癌和鳞状细胞癌。

(一) 十二指肠腺癌

1. 大体观察　肿瘤多发生于十二指肠乳头周围，乳头上、下区发生率较低。大体上可呈息肉型、浸润溃疡型、缩窄型和弥散型等（图 5 - 19）。十二指肠癌常常较局限，一般呈隆起或息肉样突入肠腔，中间可有坏死，80% 肿瘤在周围可有腺瘤成分。Vater 壶腹癌呈局限结节，直径 2 ~ 3cm，位于十二指肠肠壁内或呈结节状突入肠腔（图 5 - 20）。

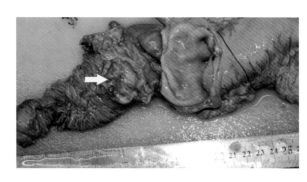
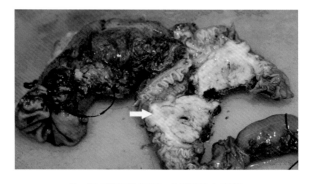

| A. 浸润溃疡型 | B. 肿瘤呈隆起型，浸润下方胰腺 |

图 5 - 19　十二指肠癌

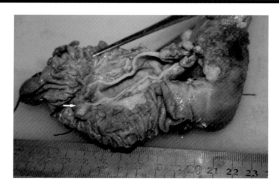

图 5 - 20　胆管来源壶腹部癌，突入肠腔

2. 组织病理学　十二指肠癌壶腹和壶腹外肿瘤主要为腺癌，组织学上与结肠癌相似，但低分化肿瘤比例高。通常呈不规则腺管状结构，腺体呈不同程度背靠背、套叠，腺体上皮细胞排列呈多层，极性消失，有明显异型性，向黏膜下和邻近组织浸润，伴有多少不等黏液，和其他部位小肠腺癌相同，可出现肿瘤性 Paneth 细胞和内分泌细胞。十二指肠癌常发生在巨大的乳头状腺瘤的基础上，常可见到残留的腺瘤性上皮（图 5 - 21）。

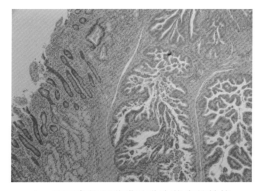

A. 见正常的肠黏膜及乳头状瘤的结构

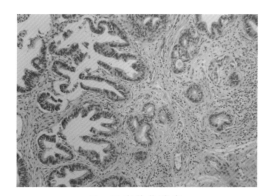

B. 示中分化腺癌

图 5 - 21　十二指肠腺癌

壶腹区的结构复杂，壶腹肿瘤分为以下几种组织学类型：①小肠型，发生于十二指肠乳头被覆肠黏膜（十二指肠来源的小肠型腺癌）；②胰胆管型，源于胆管或胰腺导管上皮，穿入十二指肠固有肌层（胰胆管来源的壶腹癌）；③含两种类型的混合型以及未分化型。小肠型腺癌同其他部位的小肠癌。胰胆管型一般有少量纤维轴心的乳头状生长方式为特征，缺乏 Paneth 细胞和内分泌细胞（图 5 - 22）。

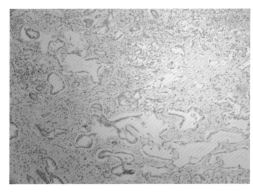

A. 低倍镜

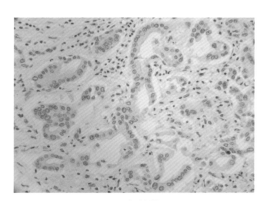

B. 高倍镜

图 5 - 22　胆管来源壶腹癌

3. 免疫组化　十二指肠腺癌和小肠腺癌表达的免疫组化相同，通常表达癌胚抗原（CEA）、CDX2和绒毛蛋白（Villin）。CDX2对肠分化具有特异性，有助于辨认十二指肠来源的肿瘤，绝大多数胰腺和肝胆管肿瘤阴性。Villin也有助于这种诊断，两者可联合应用。

4. 鉴别诊断　十二指肠壶腹区域的肿瘤需要鉴别来源，有时鉴别困难，需要仔细观察，多取材。十二指肠黏膜增生的上皮与腺癌有过渡现象，可明确诊断为起源于十二指肠的腺癌。同样在胆管发现残留的腺瘤上皮有助于确定起源胆管的癌。胰腺内有上皮内肿瘤形成或有肿瘤存在则确定肿瘤起源于胰腺。免疫组化可以有帮助：胰腺和肝胆管肿瘤CDX2阴性。

（二）十二指肠腺鳞癌和鳞状细胞癌

十二指肠腺鳞癌和鳞状细胞癌极为少见，同胃腺鳞癌和鳞状细胞癌详见本章第一节。

二、扩散与转移

1. 直接浸润　十二指肠癌可向肠壁深层浸润，向内侧可侵犯胰腺，前方侵犯结肠肝曲，背侧浸润神经（4%）而导致顽固性疼痛。文献报道癌组织局限于黏膜和黏膜下层者占16.5%，侵及十二指肠全层者占37.1%，浸润胰腺者占12.4%~22%；亦有报道称侵犯十二指肠周围组织的概率高达64%。

2. 淋巴转移　十二指肠的淋巴引流主要通过胰十二指肠前、后动脉和胃十二指肠动脉旁淋巴结至肝动脉旁淋巴结，继而至肠系膜上淋巴结。21.6%~44.8%的患者出现淋巴结转移，发生淋巴结转移者均于术后3年内死亡。

3. 远处转移　14%~23%十二指肠癌患者可通过血行途径转移至肝脏、肺、腰椎等远隔器官，其中肝转移率为5.2%~17.2%。并发远处转移的患者大多数失去根治性切除机会，3年生存率仅为3.03%，而根治性切除患者高达61%。

三、pTNM分期

壶腹区域解剖结构复杂，壶腹肿瘤分期方法取决于癌的确切来源部位。十二指肠来源的腺癌分期同小肠癌分期，胰管来源的癌分期同胰腺癌，十二指肠壶腹外癌分期方法同小肠癌分期，Vater壶腹和胆管来源的癌分期如下：

壶腹癌TNM分类：

T—原发肿瘤。

T_x　原发肿瘤无法评估。

T_0　无原发肿瘤的证据。

T_{is}　原位癌。

T_1　肿瘤局限在Vater壶腹部或Oddi括约肌。

T_2　肿瘤浸润十二指肠壁。

T_3　肿瘤浸润胰腺。

T_4　肿瘤浸润胰腺周围软组织，或浸润邻近器官、结构。

N—区域淋巴结。

N_x　区域淋巴结无法评估。

N_0　无区域淋巴结转移。

N_1　区域淋巴结转移。

M—远处转移。

M_0　无远处转移。

M_1　有远处转移。

表 5 – 3 壶腹癌 pTNM 分期

分期	T	N	M
0 期	T_0、T_{is}	N_0	M_0
Ⅰ A 期	T_1	N_0	M_0
Ⅰ B 期	T_2	N_0	M_0
Ⅱ A 期	T_3	N_0	M_0
Ⅱ B 期	T_1、T_2、T_3	N_0	M_0
Ⅲ 期	T_4	N_1	M_0
Ⅳ 期	任何 T	任何 N	M_1

注：该分类适用于肝外胆管癌和胆总管癌。

第四节 胰腺癌的病理诊断与 pTNM 分期

胰腺肿瘤分外分泌肿瘤和内分泌肿瘤，胰腺癌属于外分泌肿瘤，是一类高级别恶性肿瘤，至今，其预后仍然很差。胰腺癌包括胰腺导管腺癌和胰腺腺泡细胞癌。

一、病理诊断

胰腺癌主要包括最常见的胰腺导管腺癌和少见的胰腺腺泡细胞癌，还有罕见的胰腺浆液性、黏液性囊性肿瘤中的恶性肿瘤如浆液性囊腺癌、黏液性囊腺癌。本节主要介绍前两类癌。

（一）胰腺导管腺癌

胰腺导管腺癌（dactal adenocarcinoma of the pancreas）是具有腺样或导管样分化的一种浸润性恶性上皮性胰腺肿瘤，是一种最常见的胰腺癌。胰腺导管腺癌的生存率极低，发病率和死亡率几乎相等；主要发生于成人，80% 为 60～80 岁，＜40 岁的病例罕见，男性略高于女性。

1. 大体观察 胰腺导管腺癌绝大多数位于胰腺头部（60%～70%），少部分位于胰腺体（5%～15%）、尾（10%～15%）部，有些累及整个胰腺（5%～15%）。在外科手术切除标本中，多为发生胰腺头部的癌，多为孤立性病灶，多发性病灶少见。

胰腺导管腺癌为质硬、边界不清的肿块，切面呈实性、黄白色，出血和坏死少见，切面有时可见微囊肿。大多数胰腺癌的大小可从显微镜下病变到 10cm，平均直径约为 3cm，体部或尾部的肿瘤通常要比胰头肿瘤大一些。有些癌有时较小，边界不清，很难与周边邻近的纤维化的慢性胰腺炎鉴别（图 5 – 23）。

胰头癌常侵及胆总管和主胰管，并造成狭窄，导致两个导管系统的近端扩张。更晚期的胰腺癌会侵及 Vater 壶腹和（或）十二指肠壁，造成肠壁溃疡。胰体或尾癌会阻塞主胰管，但一般不会累及胆总管。在诊断时常有胰腺外扩散到腹膜后组织。

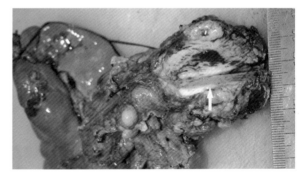

图 5 – 23 胰腺癌

2. 组织病理学 胰腺导管腺癌是一种可产生黏液及有腺样结构形成的浸润性癌，并伴有大量纤维结缔组织反应性增生。

（1）分级：按腺体分化程度分为高、中、低 3 级。

1）高分化导管腺癌：高分化导管腺癌低倍镜下腺体分化良好，管腔较大，被覆一层或数层柱状或立方形上皮。除腺体的外形和分布具有不规则性及特有的环绕腺体的呈同心圆状排列的纤维间质特点外，并不很像癌；然而，高倍镜下见内衬上皮会有恶性的特征，核的多形性明显，大与小之比为 4∶1，极性消失，明显的核仁及较多的核分裂像。这种细胞形态的高度异型性与组织结构的低度非典型性是胰腺胆管部位肿瘤的特点。有时在肿瘤性腺体之间，可见少许非肿瘤性导管以及残余的腺泡和个别的胰岛。

2）中分化导管腺癌：以埋于纤维间质中的中等大小、形状各异的导管样及腺管样结构为主，细胞非典型性和核分裂像增加，黏液产生减少，浸润性更明显（图 5 - 24）。

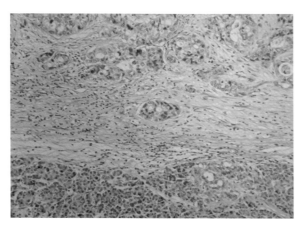
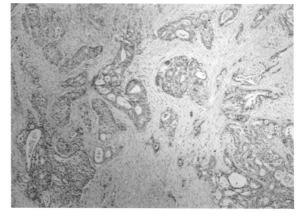

A. 低倍镜   B. 高倍镜

图 5 - 24   胰腺中分化导管腺癌

3）低分化导管腺癌：不常见，它们由密集排列、形状不规则的小腺体以及完全取代腺体组织的实性癌细胞巢或条索混合构成。细胞异型性明显，胰岛细胞常被破坏。典型的大导管和腺样结构消失，可见小灶性鳞化、间变区和印戒细胞区，但其比例必须少于肿瘤体积的 20%，几乎没有黏液生成。

分化好的胰腺导管腺癌有时与非肿瘤性胰腺组织难以鉴别，要掌握以下几个要点：第一，正常的胰腺导管和萎缩的良性胰腺导管一般有好的分支状的小叶结构，慢性胰腺炎也有此特点；相反，胰腺导管癌腺体是杂乱无序生长，破坏了小叶结构。第二，在正常的胰腺中导管（小的和中等大的）位于小叶中心，周围被腺泡及结缔组织围绕，不与肌性血管相邻；胰腺导管癌小叶结构被破坏而消失，腺体直接与肌性血管相邻，无腺泡或间质分隔。第三，胰腺导管癌促结缔组织增生非常明显，以至于在绝大多数肿瘤中仅见少量的癌肿的腺体成分；外周神经和脂肪组织的浸润也是导管癌的一个特点。第四，在分化好的导管癌中核的异型性不明显，如核分裂不多见，核浆比增大不明显，但核增大常见，同一腺体中核大小不一，有时相差达 4 倍。

（2）组织亚型：尽管 90% 以上胰腺癌为具有经典的管样形态结构的导管腺癌，少见的胰腺腺癌也是很重要的，因为它们有不同的预后。包括腺鳞癌、胶样癌（黏液非囊性腺癌）、肝样癌、髓样癌、印戒细胞癌、未分化癌、伴有破骨细胞样巨细胞的未分化癌、混合性导管 - 内分泌癌。

1）腺鳞癌：腺鳞癌为中 - 低分化产生黏液的导管腺癌混有至少 30% 的高 - 中分化鳞状细胞癌，而且，可存在小灶分化不良的细胞和梭形细胞，是一种少见的癌，仅占胰腺癌 3% ~4%，预后很差。

2）胶样癌：胶样癌为大体质地呈胶状，间质内分布大小不等黏液池，池内漂浮着癌细胞团，经典的导管腺癌也有漂浮癌细胞的黏液池，但胶样癌中胶样成分至少 80%，是一种罕见的癌，仅占胰腺癌 1% ~3%，预后较好。

3）肝样癌：肝样癌具有明显肝细胞样分化的一种罕见恶性上皮性肿瘤，免疫组化标志 hepatocyte paraffin - 1、多克隆 CEA、CD10、AFP 可阳性。由于病例太少，预后还不清楚。

4）髓样癌：髓样癌具有清楚边界、合体细胞生长及坏死的差分化癌。肿瘤内有多量的淋巴细胞浸润，有好的预后倾向。

5）印戒细胞癌：印戒细胞癌由含有细胞内黏液的印戒细胞构成的癌，并且印戒细胞至少大于 50%。在胰腺中极罕见的。由于病例太少，预后还不清楚，一般预后差。

6）未分化癌：未分化癌又称多形性大细胞癌及肉瘤样癌、巨细胞癌，主要由大的嗜酸性多形性或卵圆形和梭形细胞构成，成巢或成片排列，腺样结构不明显，细胞异型性明显，病理性核分裂多见。免疫组化标志 CK、VIM 可同时阳性。预后很差。

7）伴有破骨细胞样巨细胞的未分化癌：伴有破骨细胞样巨细胞的未分化癌是由多形性到梭形细胞以及散在的非肿瘤性破骨细胞样巨细胞构成，这种巨细胞通常有 20 个以上均一的小细胞核。这些巨细胞一般聚集在出血区，并可含有含铁血黄素。有时还可见骨样基质形成。免疫组化标志：肿瘤细胞可表达细胞角蛋白 CK、VIM 及 p53，而破骨样巨细胞不表达 CK 和 p53，但 VIM、CD68 阳性。有学者认为此肿瘤的预后较好。

8）混合性导管 - 内分泌癌：混合性导管 - 内分泌癌曾被称为混合性类癌 - 腺癌或混合性外分泌 - 内分泌肿瘤。该肿瘤的特征是在原发性及其转移灶中可见导管腺癌和内分泌肿瘤细胞混合在一起，内分泌肿瘤细胞必须占肿瘤组织至少 1/3。免疫组化：导管样癌表达 CEA、内分泌肿瘤细胞表达神经内分泌标志 CgA、Syn 及胰岛素、胃泌素、胰多肽等。此肿瘤罕见，生物学行为通常与导管腺癌类似。

3. 免疫组化　虽然没有特殊的免疫组化标志可以明确地分辨胰腺或胰腺外腺癌，但还是有些标志可用于辨析胰腺导管腺癌和非导管类型的肿瘤或是其他胃肠道的肿瘤。

正常的胰管、胆管细胞表达 CK7、CK8、CK18 和 CK19；腺泡细胞只表达 CK8、CK18；胰岛细胞表达 CK8、CK18，偶尔还有 CK19。胰腺导管腺癌与正常导管上皮表达的细胞角蛋白组合相同，即表达 CK7、CK8、CK18 和 CK19；CK7、CK8、CK18 和 CK19 90% ~ 100% 阳性；CK20 不超过 20% 阳性，非导管类型肿瘤如腺泡细胞癌和内分泌癌表达 CK8、CK18，肠道癌表达 CK8、CK18、CK19 和 CK20。这样可通过细胞角蛋白的表达来鉴别癌的种类。也表达 CA125、CEA；一般不表达波形蛋白 VIM 及神经内分泌标志突触素 Syn、嗜铬素 CgA 等。

4. 鉴别诊断　胰腺导管腺癌要与慢性胰腺炎、腺泡细胞癌、胰母细胞瘤、实性 - 假乳头状肿瘤、囊性肿瘤、转移性肿瘤等鉴别。

（1）慢性胰腺炎（chronic pancreatitis）：慢性胰腺炎与高分化胰腺癌有时很难鉴别，慢性胰腺炎由于病史长，胰腺腺泡萎缩，仅残留少量的胰腺导管及胰岛，纤维间质增生明显压迫导管腺体扭曲或呈巢状，但小叶结构的轮廓存在，胰腺中的导管（小的和中等大的）位于小叶中心，周围被腺泡及结缔组织围绕，不与肌性血管相邻，无神经或胰腺周围软组织浸润，免疫组化标志 CEA 阴性。

（2）腺泡细胞癌（acinar cell carcinoma）：腺泡细胞癌被纤维结缔组织分隔成结节状、分叶状，细胞丰富，排列呈腺泡样、实体状结构，实性区有丰富的小血管分隔，在肿瘤细胞巢与血管交界区域，肿瘤细胞核位于细胞基底部，沿微血管呈假栅栏状排列，胞浆丰富、颗粒状，嗜酸性或双嗜性，明显的单个核仁；差分化的导管腺癌有不规则的核，核深染，而腺泡细胞癌具有圆形、规则的核，核深染不明显；两者的核仁都可以明显，但腺泡细胞癌核仁更一致，多位于细胞中心，腺泡细胞癌的胞浆为嗜酸性的颗粒状，而导管腺癌多有黏液性的胞浆。腺泡细胞癌免疫标志胰蛋白酶（enzyme）、糜蛋白酶（trypsin）阳性，CK7、CEA 阴性。淀粉酶消化后 PAS（PAS - D）胞质颗粒状阳性，尤其在细胞顶部。

（3）胰母细胞瘤（pancreatoblastoma）：胰母细胞瘤同胰腺导管腺癌一样有导管样分化，但胰母细胞瘤有鳞状细胞样巢，并可以有间叶成分存在，如软骨样组织和骨样组织，且主要发生于儿童。

（4）实性 - 假乳头状肿瘤（solid - pseudopapillary neoplasms）：实性 - 假乳头状瘤绝大多数发生在女性，并且是年轻的或青少年的女性，由一致的多角形细胞构成，呈实性片状生长，至少局灶区域有假乳头状结构，但不形成真正的腺腔，常可见嗜酸性小球和胆固醇结晶及灶性泡沫细胞区。免疫组化染色波形蛋白（Vim）、CD10、α_1 - 抗胰蛋白酶、α_1 - 抗糜蛋白酶、NSE（神经元 - 特性烯醇化酶）、CD56（神经细胞黏附分子）、孕激素（PR）弥散、强阳性表达，而 CK、Syn（突触素）有不同程度的表达。这些与胰腺导管癌不同，可以鉴别。

（5）囊性肿瘤（cystic tumors）：表现为囊性结构伴有明显的浆液或黏液内衬上皮细胞。

（6）分化好的内分泌肿瘤（well – differentiated endocrine neoplasms）：分化好的内分泌肿瘤呈巢状和梁状、腺泡样或实性生长，常伴有玻璃样变性间质，由一致的小圆形细胞构成，胞质少，无黏液，胞核居中，呈粗颗粒状"胡椒盐样"染色质，核分裂少见，间质富于血管。免疫组化染色表达神经内分泌标志如 NSE、Syn、CD56、弥散阳性，CgA（嗜铬素）灶性阳性；大多数肿瘤细胞表达细胞角蛋白（CK8、CK18），不表达 CK7，胰酶阴性。PAS – D 染色阴性，黏液染色阴性。这些与胰腺导管癌不同，可以鉴别。

（7）临近其他部位癌：包括十二指肠癌、胆管癌、壶腹部癌，所有这 3 种癌形态学均为腺癌，与胰腺导管腺癌非常相似。鉴别诊断主要有两个方面：肉眼肿块的中心部位所在，镜下原位癌出现的部位或肿瘤周围浸润的成分。

（8）转移性肿瘤（metastatic carcinoma）：要结合病史和形态学、免疫组化标志综合考虑。

（二）胰腺腺泡细胞癌

胰腺腺泡细胞癌（acinar cell carcinoma）是一类主要发生于成人的恶性肿瘤，肿瘤细胞大小、形态相对一致，排列成实性或腺泡状结构，可分泌胰酶。占成人所有胰腺外分泌肿瘤的 1% ~ 2%，平均年龄 60 岁左右（10 ~ 87 岁），6% 的腺泡癌发生在儿童。男性多于女性（男：女为 3.6：1），可发生在胰腺任何部位，胰头部有稍多的倾向。

1. 大体观察　腺泡细胞癌大体上边界清晰，呈结节状，切面黄色或棕色，质软；局部区域有坏死和囊性变。可侵犯邻近组织。

2. 组织病理学　腺泡细胞癌被纤维结缔组织分隔成结节状、分叶状，细胞丰富，排列呈腺泡样、小囊状、实体状结构，实性区有丰富的小血管分隔，在肿瘤细胞巢与血管交界区域，肿瘤细胞核位于细胞基底部，沿微血管呈假栅栏状排列；细胞胞浆丰富、颗粒状，嗜酸性或双嗜性，明显的单个核仁；核分裂数变化大（平均 14 个/10HPF，0 ~ 50 个/10HPF）。

3. 组织亚型

（1）腺泡细胞囊腺癌（acinar cell cystadenocarcinoma）：腺泡细胞囊腺癌是胰腺罕见的恶性上皮性肿瘤，大体上呈弥散的多囊结构，囊腔大小不等，囊腔被薄的纤维囊壁分隔，腔内披覆扁平的上皮或复杂筛状的腺泡样结构的上皮。

（2）混合性腺泡癌（mixed acinar carcinoma）：混合性腺泡癌包括混合性腺泡 – 内分泌癌、混合性腺泡 – 导管癌、混合性腺泡 – 内分泌 – 导管癌。

混合性腺泡 – 内分泌癌（mixed acinar – endocrine carcinoma）是肿瘤细胞显示腺泡、内分泌两种分化的恶性上皮肿瘤，并且每一种成分至少达 25%。两种成分相互交叉存在，在常规的苏木素 – 伊红染色中可识别，大多需免疫组化染色来鉴别，胰蛋白酶、糜蛋白酶标志腺泡成分阳性，而内分泌成分阴性；嗜铬粒蛋白则相反腺泡成分阴性，而内分泌成分阳性。特殊染色腺泡成分胞质内酶原颗粒经淀粉酶消化后 PAS 染色呈阳性，而内分泌成分阴性（图 5 – 25）。

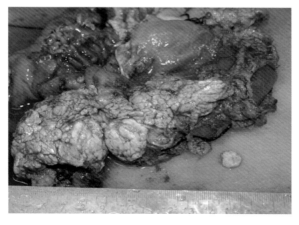

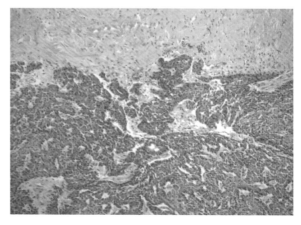

A　　　　　　　　　　　　　　　　　　　B

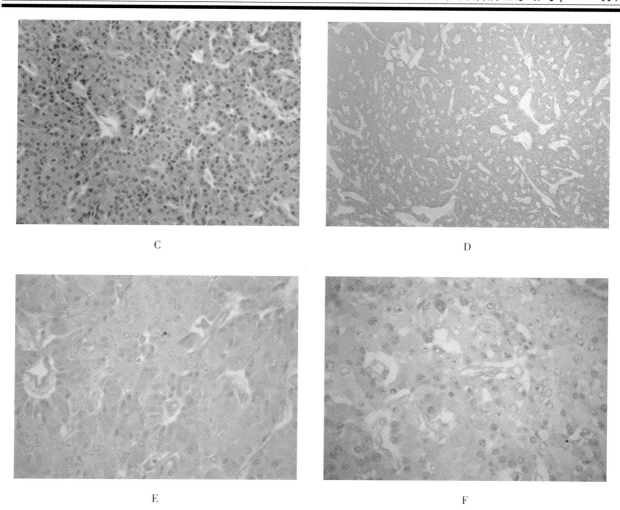

A. 大体见胰腺肿物边界不清；B、C. 镜下肿瘤细胞呈片状排列，由两种形态不同的细胞构成，B 细胞胞浆丰富、嗜酸性，部分区域可见腺泡样结构，C 细胞呈圆形、胞浆淡染，核大小一致；D. Syn（＋）；E. PAS 消化前：部分细胞（＋），部分细胞（－）；F. PAS 消化后：部分细胞（＋），部分细胞（－）

图 5－25　混合性腺泡－内分泌癌

混合性腺泡－导管癌（mixed acinar－ductal carcinoma）是肿瘤细胞显示腺泡、导管两种分化的恶性上皮肿瘤，并且每一种成分至少达 25%。镜下显示实性巢状及腺样结构，周边有结缔组织间质包绕，实性巢状细胞一般为腺泡成分，胞质嗜酸性、颗粒状，无黏液，胞核相对一致，有明显的核仁。导管成分呈腺样结构，有细胞内黏液。免疫组化胰蛋白酶、糜蛋白酶标志腺泡成分阳性；导管腺癌糖蛋白如 CEA、CA19－9、DUPAN－2 等阳性，黏液染色阳性。

混合性腺泡－内分泌－导管癌（mixed acinar－endocrine－ductal carcinoma）是肿瘤细胞显示腺泡、内分泌、导管 3 种分化的恶性上皮肿瘤，并且每一种成分至少达 25%。免疫组化标志显示腺泡、内分泌、导管分化。

4. 组织化学和免疫组化　95% 腺泡细胞癌胞质内酶原颗粒淀粉酶消化后 PAS 染色弱阳性，黏液卡红或阿尔辛蓝染色阴性；由于肿瘤细胞中酶原颗粒的量很少，因此用组织化学染色证实肿瘤向腺泡分化不是十分敏感，这时免疫组化染色很有帮助，95% 的病例表达胰蛋白酶和糜蛋白酶；脂酶阳性率较低（70%~85%）。酶的表达在实性区域癌细胞的胞质内弥散性阳性，而在腺泡区域仅胞质顶端阳性。2/3 以上的病例可见灶性内分泌分化的免疫标志（CgA 或 Syn），半数以上的病例表达导管分化的标志如 CEA、DUPAN－2；腺泡细胞癌也表达 CK8、CK18，约 50% 表达 EMA，而 CK7、CK19 和 CK20 一般为阴性。

5. 鉴别诊断　胰腺腺泡癌要与胰腺内分泌肿瘤、实性假乳头状肿瘤、混合腺泡肿瘤、胰母细胞瘤等鉴别。形态学结合免疫组化结果，可以鉴别。

二、扩散与转移

1. 直接浸润　胰腺癌浸润包括胰腺内扩散和胰周脏器的侵犯。一般而言，癌组织前缘距离肿瘤约2.5cm，极少超过3.0cm，这是手术切除线选择的依据；另外大约70%胰头癌患者的钩突受到侵犯，应一并切除。胰腺癌可沿胰管生长与扩展。胰周侵犯多涉及周围脏器，中华医学会胰腺外科学会汇总621例胰腺癌资料，发现胰周器官侵犯概率为：腹膜后50.9%～81%，肠系膜上静脉39.8%，门静脉15.5%～29.3%，门静脉15.5%，肠系膜上动脉13.8%，十二指肠21.1%～84.5%，胆管10.7%～15.3%，横结肠4.8%～8.9%，胃8.7%～23.8%，脾静脉5.6%。腹胰腺癌向背侧侵犯神经是不同于其他肿瘤的独特浸润方式，可沿神经丛播散，也是术后肿瘤残留和复发的原因之一。我国胰腺癌诊断时多为时已晚，神经侵犯的概率为65%～70%，因此，大多数患者伴有顽固性腹痛。

2. 淋巴转移　是胰腺癌早期最主要的转移途径，手术时胰腺癌淋巴结转移率为54%～88%，即使直径＜2cm，淋巴结转移率也高达39%。胰体尾癌主要转移到胰脾淋巴结群，而胰头癌淋巴结转移多发生于胰头前后、幽门上下、肝十二指肠韧带、肝动脉旁、肠系膜根部和腹主动脉旁淋巴结，晚期锁骨上淋巴结亦可受累，转移率分别为：No. 13a、No. 13b 为30%～48%，No. 17a、No. 17b 为20%～30%，No. 12 为20%～30%，No. 8、No. 14a、No. 14b、No. 14c、No. 16 为10%～20%。淋巴结转移与预后密切相关，淋巴结转移阴性者5年生存率为43.1%，淋巴结转移阳性者中 N_1 为15.9%，而 N_2 及 N_3 患者生存期均不足5年。

3. 远处转移　包括腹膜种植和血行转移，发生率约为4.3%，最多见的远处转移器官为肝脏（3.0%）、腹膜（1.1%）、大网膜（0.4%），肺、皮下疼痛性转移结节、骨转移及脑转移也可发生。

三、pTNM 分期

参见"胰腺癌2011NCCN解读"有关章节。

第五节　小肠腺癌的病理诊断与 pTNM 分期

一、病理诊断

小肠腺癌是小肠的恶性上皮性肿瘤。小肠黏膜占胃肠道黏膜面积的90%，但小肠腺癌仅占胃肠道癌的1%。尽管少见，小肠腺癌却是小肠最常见的恶性肿瘤。多数癌发生于十二指肠，其次是空肠、回肠和小肠的其余部分。十二指肠癌详见本章第三节，本节重点讲述空肠、回肠和小肠其余部位腺癌。

（一）大体观察

肿瘤的大体特征与发生部位、潜在病变和病变分期有关。空肠和回肠肿瘤因为早期没有症状，一般为晚期病变，表现为扁平、缩窄溃疡性、浸润性或息肉样的生长方式。肿瘤的直径为1.2～15cm。相对较大、环形缩窄浸润肠壁的肿瘤大部分完全浸润肠壁肌层并累及浆膜层。大体检查应进一步判断是否存在易感因素：相关腺瘤、乳糜泻、Crohn病、放疗或做过手术（特别是回肠隐窝术和回肠切除术）、息肉病综合征和 Mekel 憩室及肠重复等。

（二）组织病理学

小肠腺癌通常有腺管状结构，腺体显示不同程度背靠背、腺体套腺体、筛状结构。腺体内衬细胞复层或多层、极性消失，有明显细胞和细胞核的多形性（图 5 - 26）。常有黏膜下和邻近组织的浸润，伴有多少不等的黏液。周围纤维组织增生。可以出现肿瘤性内分泌细胞和 Paneth 细胞。肿瘤也可含有良性或恶性鳞状细胞。鳞状、内分泌或 Paneth 细胞的出现没有预后意义。

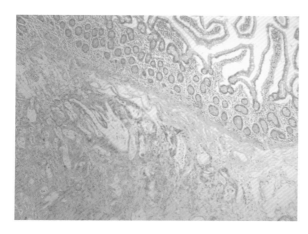

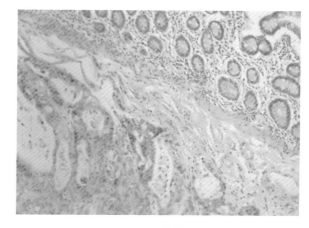

A. 低倍镜　　　　　　　　　　　　　　　　　　　　B. 高倍镜

图 5 - 26　小肠中分化腺癌

（三）少见的组织变型

1. 黏液腺癌（mucinous carcinoma）　50% 以上区域由黏液构成，形成细胞外黏液湖。在黏液湖中肿瘤细胞排列呈腺泡、条索或散在的单个细胞（图 5 - 27）。

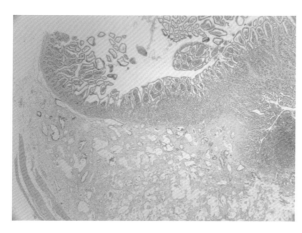

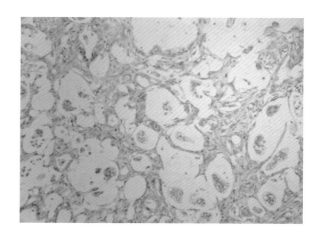

A. 低倍镜　　　　　　　　　　　　　　　　　　　　B. 高倍镜

图 5 - 27　小肠黏液腺癌

2. 印戒细胞癌（signet ring carcinoma）　50% 肿瘤细胞含有黏液，大量胞浆内黏液将肿瘤细胞核挤压至一侧，状如印戒，称为印戒细胞癌。印戒细胞可位于黏液湖中，也可弥散浸润，形成很少的细胞外黏液。好发于比较年轻的患者，预后较差。

（四）免疫组化

小肠腺癌通常表达癌胚抗原（CEA）、CDX2 和绒毛蛋白（Villin）。肿瘤环氧合酶（cyclooxygenase - 2，COX - 2）、SPLA - 2 和 cPLA2 也常阳性。腺癌的内分泌成分神经内分泌标志阳性。Paneth 细胞抗溶菌酶抗体染色阳性。

二、扩散与转移

1. 直接浸润 小肠腺癌始自小肠黏膜，向肌层、浆膜层及四周浸润扩展。纵向侵犯多为 4～5cm，横向浸润可导致肠腔缩窄，肠壁增厚变硬，引起肠梗阻。肿瘤亦可向肠腔内突出，溃疡型癌可穿透浆膜和邻近肠管等器官粘连，甚至形成内瘘。

2. 淋巴转移 可通过直接浸润或区域淋巴管转移至肠系膜淋巴结，文献报道淋巴结转移率为 28.3%～47%。肠系膜上血管周围淋巴结可发生转移，并与胰腺下缘粘连固定，难以切除。

3. 远处转移 癌瘤扩散及肝脏、腹膜、其他腹腔脏器转移，其发生率为 29%～41.5%，其中广泛扩散占 15.1%，肝转移占 13.2%，同时广泛播散及肝转移占 7.5%，远处淋巴结转移及肺转移各占 1.9%，因此，仅有 49.0% 的患者有机会接受根治性切除术。小肠腺癌术后平均生存期为 12 个月，总的 3 年生存率和无复发生存率分别为 66.1% 和 50.8%；姑息性切除患者的平均生存期仅为 8 个月。

三、pTNM 分期

小肠腺癌的 TNM 分类：

T—原发肿瘤。

T_x 原发肿瘤无法评估。

T_0 无原发肿瘤的证据。

T_{is} 原位癌。

T_1 肿瘤浸润固有层、黏膜肌层或黏膜下层。

　T_{1a} 肿瘤浸润固有层或黏膜肌层。

　T_{1b} 肿瘤浸润黏膜下层。

T_2 肿瘤浸润肌层。

T_3 肿瘤浸润浆膜下或非腹膜性肌肉旁组织（肠系膜或腹膜后腔）范围<2cm。

T_4 肿瘤穿透脏层腹膜或直接侵及其他器官或结构（包括其他小肠环，肠系膜或腹膜后腔>2cm 以及由浆膜侵及腹壁；对于十二指肠，为侵及胰腺）。

N—区域淋巴结。

N_x 区域淋巴结无法评估。

N_0 无区域淋巴结转移。

N_1 1～3 个区域淋巴结转移。

N_2 ≥4 个区域淋巴结转移。

M—远处转移。

M_0 无远处转移。

M_1 有远处转移。

表 5－4 小肠腺癌的 pTNM 分期

分期	T	N	M
0 期	T_{is}	N_0	M_0
I 期	T_1、T_2	N_0	M_0
II A 期	T_3	N_0	M_0
II B 期	T_4	N_0	M_0

续表

分期	T	N	M
ⅢA 期	任何 T	N_1	M_0
ⅢB 期	任何 T	N_2	M_0
Ⅳ期	任何 T	任何 N	M_1

注：对于空肠和回肠，非腹膜性肌肉旁组织部分是肠系膜。

第六节　小肠平滑肌肉瘤的病理诊断与 pTNM 分期

一、病 理 诊 断

小肠平滑肌肉瘤可发生于肠腔和肠系膜，但远不如胃肠间质瘤（gastrointestinal stromal tumor，GIST）常见。平滑肌肉瘤发生在老年人，尤其是血管性平滑肌肉瘤。

（一）大体观察

大体表现与恶性 GIST 相同，常常向腔内生长。较小的肿物位于肠壁内，较大时形成溃疡型息肉样肿物，并侵犯周围组织。病变可为分叶状、灰褐色，伴有质软的红褐色和绿色坏死区。肿瘤大小为 10～23cm，也可为多发性。某些肿瘤可能比较大，伴有浸润性破坏性外观。

（二）组织病理学

肿瘤类似软组织平滑肌肉瘤。常常为结节状生长方式，伴有浸润性结构。分化较好和分化中等的平滑肌肉瘤主要由平行束状或交织束状排列的嗜伊红色梭形细胞构成。细胞长形或椭圆形，常为两端钝圆（雪茄形）非典型性核和嗜酸性胞浆。部分瘤细胞核的一端可见空泡，常形成压陷性压迹，曾被认为是平滑肌肉瘤的诊断形态之一；但这种形态也可出现在胃肠道间质瘤中。所有的肿瘤都有核的多形性，而且多形性非常广泛，这一点和 GIST 不同。核分裂数很高（有时可＞50/50HPF）。凝固性坏死常见。间质有玻璃样变及黏液变。平滑肌肉瘤的诊断标准至今尚有争议，大多数学者认为以下标准可作为恶性的重要参考：①瘤细胞核分裂数＞3/10HPF；②肿瘤细胞密集，异型性明显；③肿瘤≥6cm；④瘤细胞侵犯周围组织；⑤出现出血、坏死及囊性变。

（三）免疫组化

瘤细胞弥散强表达 SMA（平滑肌肌动蛋白）、MSA（肌特异性肌动蛋白）、h‑caldesmon 和 calponin。70%～80% 病例表达 desmin（结蛋白）。可以有灶性 CK18 阳性，而 CK19 阴性。不表达 CD117、CD34、S‑100、GFAP 和其他神经标志。平滑肌肉瘤缺乏 c‑kit 基因突变。

（四）鉴别诊断

1. 胃肠道间质瘤　平滑肌肉瘤单纯向平滑肌分化，瘤细胞弥散强表达 SMA、MSA、h‑caldesmon 和 calponin。70%～80% 病例表达 desmin，不表达 CD117、CD34，缺乏 c‑kit 基因突变。

2. 纤维肉瘤　纤维肉瘤细胞核两端尖，而平滑肌肉瘤细胞核两端钝圆，胞浆红染，免疫组化 SMA、desmin 阳性。电镜检查亦有助于鉴别。

3. 恶性神经鞘瘤　平滑肌肉瘤细胞核两端钝圆，胞浆红染，可见肌丝。而恶性神经鞘瘤核扭曲，呈梭形，间质疏松，可见黏液变。免疫组化 S‑100（＋），不表达肌抗原。

二、扩散与转移

1. 直接浸润　小肠平滑肌肉瘤起源于肠壁肌层、黏膜肌层或血管壁平滑肌，虽无包膜，但境界清楚。向腔外生长多见，其次为腔内突出，也可在肠壁内扩张，甚至在肠内外均明显突起。向腔外生长的平滑肌肉瘤可与周围脏器粘连，甚至穿透至其他脏器，发生率为 18.3%，手术时应将受累脏器一并切除，减少术后复发的可能性。

2. 淋巴转移　淋巴结转移少见，文献报道 104 例胃肠平滑肌肉瘤术中发现肿瘤周围淋巴结肿大 20 例（19.2%），但仅 1 例病理证实为淋巴结转移（1%）。Lee 统计淋巴结转移率术时为 5%，术后为 9%，因此，手术应切除远近至少 10cm 肠管和相应的系膜组织，以免遗漏潜在的转移灶，而且此范围手术并不增加术后死亡率。

3. 远处转移　Lee 报道胃肠平滑肌肉瘤约 1/3 发生转移，其中 90% 位于腹腔内，与其他部位的软组织肿瘤最多见现肺和骨转移不同，小肠平滑肌肉瘤易于出现肝转移，发生率为 7%～14.4%，其次腹腔种植率为 10%～15%，尚可发生其他部位如鼻前庭转移。腹腔种植灶往往有完整包膜，术时应彻底检查腹腔，将种植灶完整切除。

三、pTNM 分期

小肠平滑肌肉瘤的 pTNM 分期采用软组织肉瘤分期，TNM 分类如下：

T—原发肿瘤。

T_x　原发肿瘤无法评估。

T_0　无原发肿瘤的证据。

T_1　肿瘤最大径≤5cm。

　T_{1a}　表浅肿瘤。

　T_{1b}　深在肿瘤。

T_2　肿瘤最大径＞5cm。

　T_{2a}　表浅肿瘤。

　T_{2b}　深在肿瘤。

N—区域淋巴结。

N_x　区域淋巴结无法评估。

N_0　无区域淋巴结转移。

N_1　区域淋巴结转移。

M—远处转移。

M_0　无远处转移。

M_1　有远处转移。

G—组织学分级。

G_x　组织学分级无法评估。

G_1　1 级。

G_2　2 级。

G_3　3 级。

表 5-5　小肠平滑肌肉瘤的 pTNM 分期

分期	T	N	M	G
I A 期	T_{1a}	N_0	M_0	G_1、G_x
	T_{1b}	N_0	M_0	G_1、G_x
I B 期	T_{2a}	N_0	M_0	G_1、G_x
	T_{2b}	N_0	M_0	G_1、G_x
II A 期	T_{1a}	N_0	M_0	G_2、G_3
	T_{1b}	N_0	M_0	G_2、G_3
II B 期	T_{2a}	N_0	M_0	G_2
	T_{2b}	N_0	M_0	G_2
III 期	T_{2a}、T_{2b}	N_0	M_0	G_3
	任何 T	N_1	M_0	任何 G
IV 期	任何 T	任何 N	M_1	任何 G

第七节　阑尾腺癌的病理诊断与 pTNM 分期

一、病 理 诊 断

阑尾腺癌肉眼和镜下形态变化多样，可以与常见的结直肠腺癌相似，也可与类癌相似，还可以表现似黏液腺瘤而又在腹腔内广泛扩散的黏液性肿瘤。当在盆腔腹膜发现广泛的假黏液瘤病变时要想到可能是由原发性阑尾肿瘤转移所致。

（一）大体观察

1. 阑尾原发性腺癌　原发性腺癌的患者阑尾可能增粗、变形或完全破坏。呈现 3 种主要类型：①息肉状或乳头状型，肿块呈息肉状或乳头状突入阑尾腔；②溃疡型，局部阑尾壁增厚隆起，表面有溃疡形成；③浸润型，阑尾壁弥散增厚，各层均有癌组织浸润，几乎累及整个阑尾。切面灰白或有灶性出血、坏死，质硬、脆，有黏液，部分有黏液湖形成。与肉瘤不同，淋巴瘤、平滑肌肉瘤等切面为灰红色、质嫩。

高分化腺癌常囊性变，可称之为囊腺癌。阑尾管腔内有大量黏液积聚时整个阑尾看起来似水肿，可称之为黏液囊肿，但这只是描述性诊断，而非病理诊断。

2. 腹膜假黏液瘤　腹膜假黏液瘤命名应该用于那些腹膜广泛播散的病变（而不是局限在阑尾周围的小黏液湖），而且显微镜下有可辨认的上皮性肿瘤细胞。腹膜假黏液瘤常用于表示高分化腺癌造成的一种临床肉眼所见的状况。黏液腺癌细胞在腹膜腔内生长而导致缓慢但又无节制的黏液聚集，黏液物中的癌细胞很少。

高分化腺癌的特点依其在腹部分布情况和程度不同而不同。肠管腹膜表面趋于不受损害，而大网膜、右半膈下、右肝后腔隙、右腹股沟及盆腔中可发现大量黏液样病变。这些病例，肿瘤可在腹腔内保持局限性生长许多年。偶尔脾内可发生黏液性囊肿。

有人提出，阑尾腺瘤可导致广泛性的腹膜假黏液瘤，最终造成致命的后果，但大部分人考虑这些病例更可能是高分化腺癌所致。

尽管大部分腹膜假黏液瘤病例是由阑尾原发性癌扩散所致，但也有源自其他部位黏液腺癌转移而来，包括胆囊、胃、结直肠、胰腺等。

（二）组织病理学

与结肠腺癌的结构相似。可呈高、中、低不同程度的分化，但多为分化较好的腺癌。有的可呈乳头状腺癌结构（图5-28）。

部分病例形成黏液腺癌，或形成黏液囊腺癌。如果肿瘤中印戒细胞占肿瘤＞50%，就适合应用"印戒细胞癌"的名称（图5-29）。

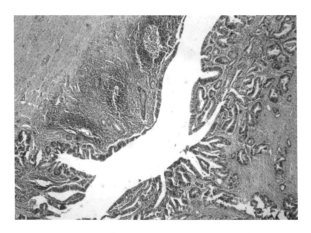

图5-28 阑尾高分化腺癌呈乳头状和腺管状结构

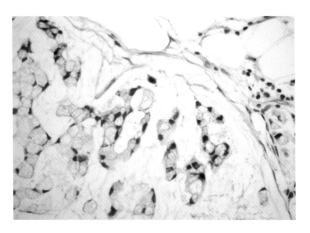

图5-29 阑尾低分化黏液性腺癌、以印戒细胞癌为主

诊断腺癌的基本标准是：肿瘤有浸润并超过黏膜肌层，此标准与整个大肠的肿瘤标准相同。具有腺癌形态学特点的病变如果局限在上皮或仅侵及固有层，但未浸润黏膜肌层进入黏膜下层，那么事实上肿瘤就无转移的危险性。因此"高级别上皮内肿瘤"比起"原位癌"来说是一个更合适的名词，"黏膜内肿瘤"比"黏膜内腺癌"更合适。用这些推荐用词可避免治疗过度。

然而在实际工作中很难判断浸润范围，因为阑尾高分化腺癌可以类似腺瘤只侵犯黏膜肌边界，而不向下浸润，相反，在一些腺瘤中，无细胞性黏液在整个管壁中四散（图5-30），就像浸润一样；如果存在炎症，这些特点更为突出。如果阑尾壁中存在无细胞黏液，同时黏膜肌层是完整的，就应当诊断为腺瘤，因为"腺瘤"一词表示病变可通过完整切除而治愈。对于组织学特点不能区分病变是良性（腺瘤）还是有导致转移潜能（腺癌）时，适合应用"具有不确定恶性潜能的黏液肿瘤"一词。"低度黏液性囊性肿瘤"一词也被用于表示在组织学上没有明确恶性表现的病变。

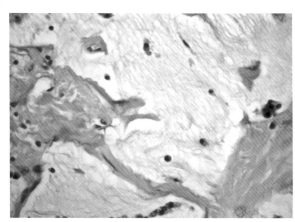

图5-30 阑尾黏液性腺瘤，形成大量细胞外黏液湖、浸润阑尾壁肌层、黏液湖内未见肿瘤细胞

（三）鉴别诊断

1. 阑尾腺瘤 包括类似结肠的绒毛状、腺管状、绒毛管状腺瘤，黏液性囊腺瘤。绒毛状、腺管状、绒毛管状腺瘤可见阑尾腔扩张，腔内有小肿物突起，镜下见腺上皮呈绒毛状或管状增生，或呈混合性增生，腺体结构异型性不明显，细胞有异型性，但未见浸润。黏液性囊腺瘤与黏液性囊腺癌大体和镜下都难以鉴别，但诊断为黏液性囊腺癌有两条标准：即阑尾壁可见明显的恶性腺体浸润，当有腹膜黏液性沉积时，其中可见清楚可辨认的上皮细胞（无论是否具有非典型）。

2. 转移癌 要排除卵巢、胆囊等部位转移来肿瘤。

二、扩散与转移

高分化黏液腺癌一般生长缓慢，在临床上表现为典型的腹膜假黏液瘤。较晚发生淋巴结转移。少数情况下肿瘤生长在腹膜后，产生"腹膜后假黏液瘤"。癌细胞可向阑尾壁深层浸润，甚至穿孔至游离腹腔，形成腹腔脓肿（80%）或广泛种植。统计国内报道 57 例阑尾腺癌，癌组织侵及肌层者占 21.1%，侵及阑尾全层者占 78.9%，肿瘤累及盲肠及右下腹壁组织者占 7%，伴淋巴结转移 19.3% 例，伴小肠系膜、回肠浆膜、盆腔和大网膜转移者占 12.3%，肝转移占 1.8%。阑尾腺癌亦可侵及乙状结肠、膀胱、子宫及附件或形成腹膜假黏液瘤。Dietrich CS 报道 48 例阑尾腺癌附件转移率高达 38%，85% 为 Stage Ⅲ 或 Stage Ⅳ 的进展期恶性肿瘤，总的 2 年生存率为 70%，5 年生存率为 60%。腹膜假黏液瘤有特殊本质，此种肿瘤的恶性细胞很分散，但无细胞的黏液比恶性细胞更分散。

三、pTNM 分期

TNM 分类：

T—原发肿瘤。

T_x　原发肿瘤无法评估。

T_0　无原发肿瘤的证据。

T_{is}　原位癌：上皮内或固有层浸润。

T_1　肿瘤浸润黏膜下层。

T_2　肿瘤浸润肌层。

T_3　肿瘤浸润浆膜下阑尾系膜。

T_4　肿瘤穿透脏层腹膜，包括右下象限腹膜黏液性肿瘤和（或）直接浸润其他器官或结构。

　　T_{4a}　肿瘤穿透脏层腹膜，包括右下象限腹膜黏液性肿瘤。

　　T_{4b}　肿瘤直接浸润其他器官或结构。

N—区域淋巴结。

N_x　区域淋巴结无法评估。

N_0　无区域淋巴结转移。

N_1　1 ~ 3 枚区域淋巴结转移。

N_2　≥4 枚区域淋巴结转移。

M—远处转移。

M_0　无远处转移。

M_1　有远处转移。

　　M_{1a}　腹膜内转移超过右下象限，包括腹膜假性黏液瘤。

　　M_{1b}　无腹膜转移。

G—组织病理分级。

G_x　分化程度无法评估。

G_1　高分化低级别黏液癌。

G_2　中分化高级别黏液癌。

G_3　低分化高级别黏液癌。

G_4　未分化。

表 5 - 6　阑尾腺癌的 pTNM 分期

分期	T	N	M	G
0 期	T_{is}	N_0	M_0	
Ⅰ 期	T_1、T_2	N_0	M_0	
ⅡA 期	T_3	N_0	M_0	
ⅡB 期	T_{4a}	N_0	M_0	
ⅡC 期	T_{4b}	N_0	M_0	
ⅢA 期	T_1、T_2	N_1	M_0	
ⅢB 期	T_3、T_{4a}	N_1	M_0	
ⅢC 期	任何 T	N_2	M_0	
ⅣA 期	任何 T	N_0	M_{1a}	G_1
ⅣB 期	任何 T	N_0	M_{1a}	$G_2 \sim G_4$
	任何 T	N_1、N_2	M_{1a}	任何 G
ⅣC 期	任何 T	任何 N	M_{1b}	任何 G

注：1. 本分类仅适用于癌。

2. 包括癌细胞仅限于腺腔基底膜（上皮内）或固有层（黏膜内），未穿透黏膜肌层至黏膜下层。

第八节　结肠癌的病理诊断与 pTNM 分期

一、病 理 诊 断

不同部位的结肠癌发病率有所不同，结肠癌的部位反映出筛查方法、环境和遗传因素、性别及种族差异、年龄的不同。在低发国家，盲肠和升结肠癌比左半结肠更多见，而在高发国家，大肠癌更多发生在直肠和乙状结肠，随着年龄的增长，右半结肠癌的发病率增加，而乙状结肠和直肠病变发生率下降，尤以女性明显。

（一）大体观察

结肠癌大体可表现为息肉样、蕈伞型（外生型）、溃疡型、缩窄型或弥散浸润型。肿瘤切面灰白色或有灶性出血、坏死，质硬、脆，有黏液，部分有黏液湖形成（图 5 - 31）。

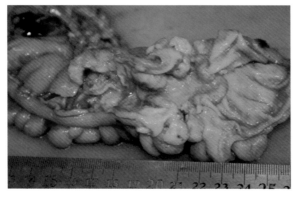
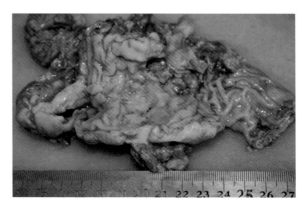

A   B

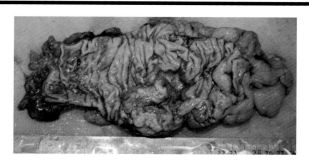

C

A. 溃疡型；B. 弥散浸润型；C. 息肉样伴有溃疡

图 5 - 31　结肠癌

（二）组织病理学

结肠癌的定义特点是肿瘤侵过黏膜肌层进入黏膜下层。具有腺癌形态学特点的病变如果局限在上皮或仅侵及固有层，但未穿透黏膜肌层进入黏膜下层，肿瘤无转移的危险性。因此"高级别上皮内肿瘤"比起"原位癌"来说是一个更为合适的名字，"黏膜内肿瘤"比"黏膜内腺癌"更合适。用这些推荐用词可帮助避免治疗过度。

全部结肠癌的 90% ~95% 是普通型腺癌，通常是很容易被识别的中分化或高分化形成腺管的腺癌。结肠癌中 25% 为高分化，60% 为中分化，15% 为低分化。结肠癌还有较多特殊组织类型，包括黏液癌、含鳞状细胞的癌（鳞癌/腺鳞癌/腺棘皮癌）、基底细胞样（泄殖腔原的）癌、髓样癌、未分化癌、癌肉瘤及其他亚型，具体如下：

（1）黏液癌：许多普通腺癌具有黏液成分，但只有当黏液成分占 50% 以上时，这种肿瘤才被归为黏液癌，黏液癌占结肠癌的 10% ~15%。黏液癌分两个亚型：胶样癌、印戒细胞癌。胶样癌的黏液位于细胞外，而印戒细胞癌的黏液则位于细胞内。

1）胶样癌：占所有大肠癌的 10% ~15%，病理特点：形态破裂的恶性腺体，伴有腺腔内大量的细胞外黏液；结缔组织内黏液湖形成；表浅的黏液湖里漂浮着缎带样或成簇的恶性肿瘤细胞。

2）印戒细胞癌：>50% 肿瘤细胞有细胞内黏液，典型的印戒细胞癌癌细胞胞质内有大黏液泡，把核挤压于一侧，如印戒状。印戒细胞可出现在黏液腺癌的黏液池内，也可呈弥散性浸润，仅有少量的细胞外黏液。黏液癌从临床上及病理上均不同于普通型腺癌，它好发于年轻人，复发率和转移率比普通型腺癌高，预后差。

（2）含鳞状细胞的癌（鳞癌/腺鳞癌/腺棘皮癌）：鳞癌/腺鳞癌/腺棘皮癌与普通腺癌的大体特征没有区别。

1）鳞癌：罕见。它的诊断标准：未见腺癌分化，只有鳞状细胞癌，并且不与肛瘘或肛门的鳞状上皮相连，也无身体其他地方的鳞癌转移。

2）腺鳞癌：是由恶性的腺体与不同角化程度的恶性鳞状细胞组成。

3）腺棘皮癌：具有良性鳞状细胞成分的腺癌，少见。本病常具有高度侵袭性，较早出现远处转移。

（3）基底细胞样（泄殖腔原的）癌：是一种低分化鳞癌，小而分化差的肿瘤细胞被结缔组织分割岛状，可见小灶状角化细胞，周围常见栅栏状排列。极为罕见，具有侵袭性，可转移。

（4）髓样癌：非常罕见。它的特点如下：肿瘤细胞呈串状分布，有明显的核仁及丰富粉染的胞质，癌组织内有多少不等的淋巴细胞浸润。与其他低分化或未分化的结肠癌相比，预后较好。

（5）未分化癌：是指分化极低的结肠癌，不形成腺样结构。癌细胞较小，可呈实体的条索状或团块状排列，故又称实体癌或单纯癌。其分化最低者，癌细胞甚至不形成明显的巢状，有时难与淋巴瘤鉴别，免疫组化可协助诊断，如癌细胞 LCA 阴性、CK 阳性，淋巴瘤 LCA 阳性、CK 阴性。

（6）癌肉瘤：即包括癌又包括异常的间质成分的恶性肿瘤。

（7）其他亚型：梭形细胞癌以梭形细胞为主的癌，又称肉瘤样癌。其他罕见的癌有多形性癌（巨细胞癌）、绒癌、色素沉着性癌、透明细胞癌等。

（三）分级

腺癌分为 4 级高分化（1 级，腺样结构成分＞95%）、中分化（2 级，腺癌有 50% ~ 95% 的腺体）、低分化（3 级，腺癌有 5% ~ 50% 的腺体）、未分化（4 级，癌内 < 5% 的腺样结构），或分为低度恶性（相当于高分化和中分化腺癌）及高级别恶性（包括低分化和未分化癌）。

（四）免疫组化

癌细胞 CK、CEA、CK20 阳性，VIM 阴性。

（五）鉴别诊断

结肠癌需与淋巴瘤、间质瘤及转移癌等鉴别。前者镜下见结肠黏膜上皮不典型增生过渡到癌的特点，当结肠癌浸润到浆膜、腹膜时，要与卵巢癌、膀胱癌等鉴别，尽量在癌与结肠黏膜交界处多取材，看是否有过渡，免疫组化也有帮助。低分化癌与淋巴瘤有时难以鉴别，癌切面灰白色，质脆，淋巴瘤切面灰红色，质嫩；结肠癌免疫组化 CK、CK20、CEA 阳性，VIM、LCA 阴性，淋巴瘤则相反。间质瘤一般呈膨胀性生长，边界清，切面质嫩或质韧，免疫组化 CD117、CD34 阳性，SMA 阳性或阴性，而 CK、CK20、CEA 阴性。

二、扩散与转移

1. 直接浸润 肿瘤可沿纵轴生长，多在距离肿瘤上、下缘 2 ~ 3cm 以内，236 例结肠癌病理标本，仅 0.5% 肠壁浸润超越肿瘤上、下 4cm 以外，但个别病例可达 8cm，因此，结肠癌根治性切除线需距离肿瘤 10 ~ 15cm，术时检查切缘，怀疑残留者，应增加切除范围。肿瘤向深层浸润，侵出肠壁与肝、胆、十二指肠、胰腺、膀胱、子宫、卵巢等周围组织浸润或粘连，或穿透如其他脏器导致内瘘形成，亦可造成腹腔内种植性播散。腹腔种植转移多见于大网膜、肠系膜、膀胱直肠凹、子宫直肠凹等，以盆腔道格拉斯窝（直肠子宫陷凹）附近较为常见，经阴道触及硬结，也可以广泛种植于腹腔内，形成癌性腹水和腹膜炎。横向生长可导致肠腔狭窄，出现肠梗阻，部分患者因肠腔内高压导致肠破裂而失去根治性切除机会。

2. 淋巴转移 大肠黏膜内无淋巴管存在，黏膜内癌无淋巴结转移；一旦黏膜肌层受浸，则淋巴结转移率为 40% ~ 50%。转移途径是肠旁淋巴结首先受累，其次为肠系膜血管周围和根部淋巴结，跳跃式转移少见。结肠癌引流区的淋巴转移阻塞导致病变近侧或远侧肠管淋巴结转移，文献报道距肿瘤 7cm 处结肠淋巴结转移率约为 10%，这也是手术切除至少距离肿瘤边缘 10cm 的原因之一。

笔者资料显示本资料结肠系膜根部淋巴结转移发生率为 10.5%，低分化腺癌及浸润深度达 T_3 或 T_4 者易于发生。Hida 等报道中间淋巴结转移率 T_2 期结肠癌为 20.0%，T_3 期为 30.6%，T_4 期升至 44.4%，而肠系膜根部淋巴结转移率高达 22.2%，因此，对术前考虑肿瘤浸润深度已达 T_3 或 T_4 以及分化不良者，应常规行肠系膜血管高位结扎术，以清除可能存在的转移淋巴结。

NCCN 结直肠癌指南认为肠管系膜内的脂肪组织内的结节如果存在淋巴结的组织学证据或该结节具有淋巴结样外形和光滑的轮廓，即将其认为区域淋巴结；如果该结节轮廓不规则，则将其归类为肿瘤浸润，进一步分为 V_1（镜下肿瘤浸润）及 V_2（肉眼肿瘤浸润），因为此种情况静脉侵犯的可能性较大。然而，目前对系膜肿瘤结节的临床意义尚未达成共识，将其如何归类更为合理有待进一步研究。临床实践发现伴发系膜肿瘤结节的结直肠癌患者预后不良，可能介于淋巴结转移和远处转移之间。Dorothy 等发现 14.8% 的结直肠癌患者伴发系膜肿瘤结节，与 Dukes C 期预后类似。Tateishi 等报道结直肠癌伴有系膜肿瘤结节的概率为 17%，其预后意义等同于淋巴结转移。另一项研究显示约 30% 的直肠癌患者出现系膜肿瘤结节；在无肿瘤远处转移的患者中，亦有 22.7% 标本存在系膜肿瘤结节。笔者统计 105 例结直肠癌解剖所得总淋巴结数为 1 944

个，范围 3～78 个，平均为 18.5 个；其中淋巴结转移 45 例，占 42.9%，转移淋巴结数目为 1～20 个，平均 4.2 个。共发现 13 例标本存在系膜肿瘤结节，Dukes A 期 1 例，B 期 4 例，C 期 4 例，D 期 4 例。伴有与不伴有系膜肿瘤结节的患者总 5 年生存率分别为 38.5% 及 76.1%，伴有系膜肿瘤结节的结直肠癌患者预后类似于 Dukes C 期患者。因此，应将伴有系膜肿瘤结节作为高危因素对待而行辅助化疗，而不应作为肿瘤浸润深度来考虑。

3. 远处转移 结肠癌远处转移发生率为 20%～30%，其中约 70% 为肝转移，其他受累器官依次为卵巢（1.4%～25%）、肺、肾上腺、脑、肾、皮肤和脾脏，晚期肿瘤还可转移至颈部淋巴结、骨（6.9%～10.4%）、甲状腺等。卵巢转移时称为 Krukenberg 瘤，其具体途径仍未阐明，诊断要点为：①肿瘤位于卵巢内；②显微镜下见印戒细胞癌和黏液湖；③卵巢间质内伴有弥散性的肉瘤样组织浸润。因此，将所有胃肠恶性肿瘤卵巢转移统称为 Krukenberg 瘤有失偏颇，换句话说，后者仅为卵巢转移瘤的一种，值得外科医生予以关注。笔者资料显示 15.0% 的结直肠癌伴有远处转移，其中肝转移 13 例（12.1%），肺转移和锁骨上淋巴结转移各 1 例（0.9%）。

4. 多发性结直肠癌 结肠癌具有多发倾向，病灶数目多为 2～5 个，其中约 82% 为 2 个癌灶，诊断标准：①癌灶分散，有正常肠壁间隔，相距 2～10cm；②除外黏膜下播散及吻合口复发。多发癌分为同时性多发癌及异时性多发癌，前者为结直肠内同时存在 2 个以上癌灶或相继 6 个月以内发生者；后者为 6 个月以上发生者。同时性结直肠癌发生率占同期结直肠癌的 1.5%～2.5%；异时性多发癌发生率为 5%～9%。这也是术后必须随访的原因之一。

三、pTNM 分期

参见"结直肠癌 2011 NCCN 解读"有关章节。

第九节 家族性息肉病恶变的病理诊断与 pTNM 分期

家族性息肉病恶变是由家族性息肉病发生了恶性变。家族性腺瘤性息肉病（familial adenomatous polyposis，FAP）也称为结肠腺瘤性息肉病（adenomatous polyposis coli，APC）或结肠家族性息肉病（familial adenomatous coli，FAC），特征是在结肠和直肠存在大量的腺瘤性息肉，并且这些息肉有进展成腺癌的倾向。FAP 是由结肠腺瘤性息肉病（APC）基因发生胚系突变而引起。此基因位于 5 号染色体的长臂（5q21～5q22）。

一、病 理 诊 断

（一）FAP 包括以下几种变型

1. Gardner 综合征 除结直肠的腺瘤外，还包括表皮样囊肿、骨瘤、牙齿异常和硬纤维瘤。
2. Turcot 综合征 是另一种变型，合并有脑肿瘤（髓母细胞瘤）。
3. 衰减性 FAP 型 腺瘤数量<100 个（平均为 30 个），发生腺瘤和腺癌的时间比经典型 FAP 晚 10 年左右。

（二）FAP 的诊断标准

1. 100 个或以上的结肠和直肠腺瘤。
2. APC 基因胚系突变。
3. 有 APC 家族史以及至少有下列表现之一：表皮样囊肿、骨瘤、硬纤维瘤。

如不进行治疗，FAP 最终都要发展成为不典型增生或腺癌。其发生率：21 岁为 7%，39 岁为 50%，45 岁为 90%。

（三）大体观察

腺瘤常均匀分布于整个结肠，但近1/3病例近端结肠腺瘤密度更大。也可出现在消化道的其他部位，特别是小肠。腺瘤数量超过100个，典型FAP常常为500～2 500个。多为无蒂状、圆形或分叶状，仅有少数息肉为有蒂大息肉。瘤体积大小不等，可从几毫米到几厘米（图5－32）。腺癌仅发生于一小部分腺瘤中，腺瘤越大，癌变的可能性越高。

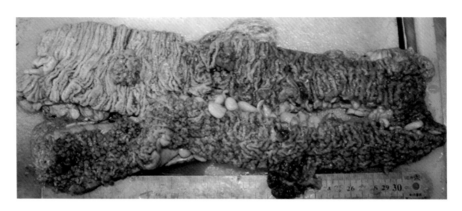

黏膜表面见大量弥散的大小不等的息肉

图5－32　家族性息肉病

（四）组织病理学

FAP内的腺瘤最早呈单隐窝上皮细胞异型增生（"单隐窝"腺瘤），然后扩展为累及几个隐窝的寡隐窝腺瘤。此时肉眼是不可见的，之后才发展成为肉眼可见的腺瘤性息肉。腺瘤多为管状腺瘤，少数为绒毛状管状腺瘤。大约5%的腺瘤为非息肉状的扁平腺瘤。FAP恶变是指FAP的息肉中含有浸润性腺癌的腺瘤，即为明显恶性的腺体穿入息肉的（一般为蒂部）黏膜肌层。恶变的标准是重度不典型增生、纤维增生反应以及穿过黏膜肌层（图5－33）。FAP中的腺瘤和腺癌在组织病理学上与散发病例相同。

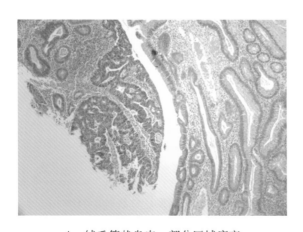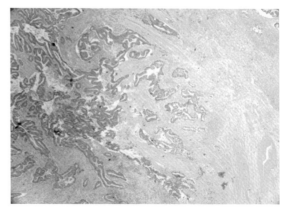

A. 绒毛管状息肉，部分区域癌变　　　　　　B. 部分区域已癌变呈中分化腺癌并浸润肌层

图5－33　家族性息肉病恶变

（五）鉴别诊断

散发性息肉组织学检查与FAP相同。FAP的诊断需要了解临床和家族史，胃肠道其他部位有息肉以及伴随状况。FAP息肉的数量通常＞100个。

二、扩散与转移

家族性息肉病恶变的扩散与转移与结肠癌相同。

三、pTNM 分期

参见"结直肠癌 2011NCCN 解读"有关章节。

第十节 直肠癌的病理诊断与 pTNM 分期

一、病 理 诊 断

直肠癌（carcinoma of rectum）与结肠癌相似，是肿瘤侵过黏膜肌层进入黏膜下层。

（一）大体所见

肿瘤可分为外生性/蕈样型，呈明显的腔内生长；内生性/溃疡型，呈明显的管壁内生长；弥散性浸润/皮革样型，呈不明显的内生性；肿瘤沿直肠壁环状生长可导致管腔狭窄。这些类型可混合存在（图 5 - 34）。肿瘤切面灰白或有灶性出血、坏死，质硬、脆，有黏液，部分有黏液湖形成。

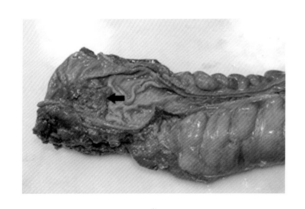
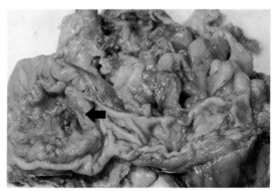

A   B

C

肿物如黑箭头所示（A. 蕈样型；B. 溃疡型；C. 弥散性浸润型）

图 5 - 34 直肠癌大体类型

（二）组织病理学

直肠癌大部分为腺癌，另外根据癌肿的组成及形态学特点分为黏液腺癌、印戒细胞癌、腺鳞癌、髓样癌、未分化癌、癌肉瘤及其他亚型。

1. 腺癌　肿瘤依据分化程度不同，腺体结构的大小和形态有差异，分化好的腺癌，大部分为腺样结构，分化差的腺癌只有腺样结构的趋势（图5-35）。

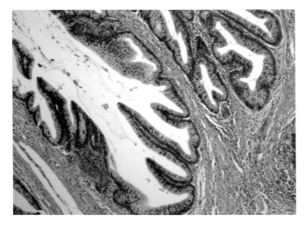

A

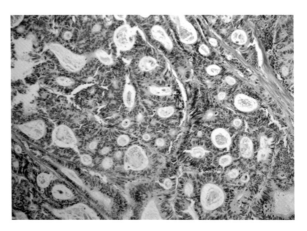

B

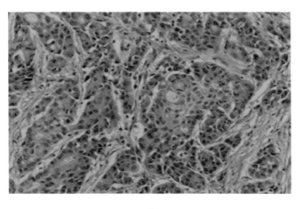

C

A. 高分化；B. 中分化；C. 低分化

图5-35　直肠腺癌

2. 黏液腺癌　肿瘤＞50%成分由黏液组成，它的特点是细胞外黏液池中有腺样的、条索的或单个的恶性上皮细胞（图5-36）。

3. 印戒细胞癌　＞50%肿瘤细胞有细胞内黏液，典型的印戒细胞癌癌细胞胞质内有大黏液泡，把核挤压于一侧，如印戒状。印戒细胞可出现在黏液腺癌的黏液池内，也可呈弥散性浸润，仅有少量的细胞外黏液（图5-37）。

4. 腺鳞癌　少见，它的特点既有鳞状细胞癌的特点，又有腺癌的特点，两者分开或混合存在。如果病灶内只有小灶状鳞状上皮分化不属于此诊断。

5. 髓样癌　非常罕见，它的特点如下：肿瘤细胞呈串状分布，有明显的核仁及丰富粉染的胞质，癌组织内有多少不等的淋巴细胞浸润。与其他低分化或未分化的直肠癌相比，预后较好。

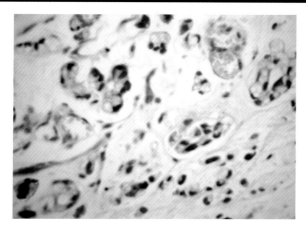

癌细胞呈巢状"漂浮"于黏液湖内，癌细胞胞质呈空泡状，有细胞内黏液

图 5 - 36　直肠低分化黏液腺癌

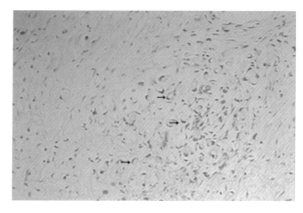

图 5 - 37　直肠印戒细胞癌（印戒细胞癌浸润肌层）

6. 未分化癌　是指分化极低的直肠癌，不形成腺样结构。癌细胞较小，可呈实体的条索状或团块状排列，故又称实体癌或单纯癌。其分化最低者，癌细胞甚至不形成明显的巢状，有时难与淋巴瘤鉴别，免疫组化可协助诊断，如癌细胞 LCA 阴性、CK 阳性，淋巴瘤 LCA 阳性、CK 阴性（图 5 - 38）。

7. 癌肉瘤　即包括癌又包括异常的间质成分的恶性肿瘤。

8. 其他亚型　梭形细胞癌以梭形细胞为主的癌，又称肉瘤样癌。其他罕见的癌有多形性癌（巨细胞癌）、绒癌、色素沉着性癌、透明细胞癌等。

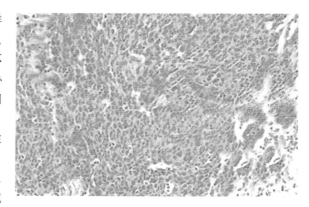

图 5 - 38　直肠未分化癌

（三）分级

腺癌分为 4 级高分化（1 级，腺样结构成分＞95%，见图 5 - 36）、中分化（2 级，腺癌存在 50% ~ 95% 的腺体）、低分化（3 级，腺癌有 5% ~ 50% 的腺体，图 5 - 37）、未分化（4 级，癌内 < 5% 的腺样结构）；或分为低度恶性（相当于高分化和中分化腺癌）及高级别恶性（包括低分化和未分化癌）。当癌存在不同的分化，应根据最差分化的成分来分级，但不应包括肿瘤浸润最前端的成分。

（四）免疫组化

癌细胞 CK、CEA、CK20 阳性，VIM 阴性。

（五）鉴别诊断

直肠癌需与淋巴瘤、间质瘤及转移癌等鉴别。前者镜下见直肠黏膜上皮不典型增生过渡到癌的特点，当直肠癌浸润到浆膜、腹膜时，要与卵巢癌、膀胱癌等鉴别，尽量在癌与直肠黏膜交界处多取材，看是否有过渡，免疫组化也有帮助。低分化癌与淋巴瘤有时难以鉴别，癌切面灰白色，质脆，淋巴瘤切面灰红色，质嫩；直肠癌免疫组化 CK、CK20、CEA 阳性，VIM、LCA 阴性，淋巴瘤则相反。间质瘤一般呈膨胀性生长，边界清，切面质嫩或质韧，免疫组化 CD117、CD34 阳性，SMA 阳性或阴性，而 CK、CK20、CEA 阴性。

二、扩散与转移

1. 直接浸润　直肠癌向口侧肠壁浸润同结肠癌，但向肛侧肠壁侵犯与结肠癌大不相同，目前病理研究证实直肠癌向远端肠壁内的扩散超过 2cm 者不足 3%，在欧美地区及日本等国家已将直肠癌远端肠段切除的安全长度定为无牵拉张力状态下切除 2cm 已经足够。环肠壁生长一周的时间为 1.5 ~ 2 年。向深层浸润，前方可侵及前列腺、精囊腺、阴道或膀胱，称为局部进展期直肠癌；后方侵犯骶骨而导致骶尾骨疼痛，是为难以根治的临床表现；如肿瘤浸润极为广泛，导致盆腔脏器粘连固定为一体，称为冰冻骨盆，已失去手术切除机会。

2. 淋巴转移　腹膜返折以上直肠癌淋巴结转移同结肠癌，腹膜返折以下直肠癌上方转移率：肠系膜下动脉根部、直肠上动脉根部、直肠旁淋巴结分别为 4.8%、17.9% 及 48.5%；侧方转移率：直肠中动脉根部、髂内淋巴结及闭孔淋巴结分别为 7.1%、6.0% 及 3.0%，合计为 16.1%，而直肠肛管癌直肠中动脉根部、髂内淋巴结及闭孔淋巴结分别为 11.2%、12.4% 及 16.7%。其他资料显示侧方淋巴结转移率为 12% ~ 24%，不做侧方淋巴结清扫大约会导致 15% 患者术后残留淋巴结转移灶。低位直肠癌还可向肛侧淋巴结转移，患者发生腹股沟区淋巴结转移，即使行扩大根治术，预后依然不佳。

3. 远处转移　直肠癌远处转移大致同结肠癌，但腹膜返折以下直肠癌血行转移率最高，为 40% ~ 50%，而且可在肝转移之前出现肺转移（16%）、骨转移（38.3%）等远隔器官转移。

三、pTNM 分期

参见"结直肠癌 2011NCCN 解读"有关章节。

第十一节　肛管癌的病理诊断与 pTNM 分期

一、病 理 诊 断

肛管及肛门癌（malignant cancer of the anal canal and anus）包括鳞状细胞癌、基底细胞癌、腺癌、神经内分泌肿瘤。其中鳞状细胞癌、腺癌多见，其他很少见。

（一）肛管及肛门鳞状细胞癌

肛管及肛门鳞状细胞癌（squamous cell carcinoma of the anal canal and anus）为最常见的肛管及肛门恶性上皮性肿瘤，常常伴有慢性 HPV 感染。此癌特征性发生于 60 ~ 70 岁的患者，也可发生于年轻患者，尤其是有免疫缺陷的患者。女性居多，男女之比约 1 : 2，但男同性恋者构成高风险的群体，比普通男性高 11 ~ 34 倍。

1. 大体观察　肿瘤可呈小溃疡状，或呈斑块状，或结节状，少数呈菜花状，可出血和坏死，切面灰白色，质地脆。

2. 组织病理学　分为肛管鳞状细胞癌和肛门边缘鳞状细胞癌，有时很难区分。肛管鳞状细胞癌分化较差，角化较少，恶性程度高，常沿肠淋巴管向上侵及直肠四周及肠系膜内淋巴结，易转移，而且预后不良。肛门边缘鳞状细胞癌分化较好，角化多（图 5 - 39），恶性低，转移少见，手术后预后良好。部分患者可见腺体结构，是为腺鳞癌（图 5 - 40）。另两种罕见的组织学亚型为伴黏液微囊的鳞状细胞癌、小细胞（间变性）癌，预后均不佳。疣状癌被看成是湿疣和鳞状细胞癌的中间状态，预后较好，镜下肿瘤为乳头瘤样改变，鳞状上皮排列整齐，基底层完整但不规则，细胞异型性少见，核分裂少见，且仅限于基底层。HPV 染色常阳性。

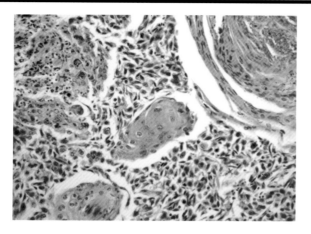

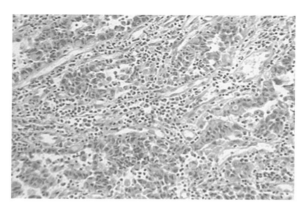

癌细胞呈巢状浸润，细胞异型性不明显，有角化珠形成

图 5 - 39　肛门高分化鳞状细胞癌

图 5 - 40　肛管腺鳞状细胞癌

（二）肛管及肛门腺癌

肛管及肛门腺癌（adenocarcinoma of the anal canal and anus）是一种起源于肛管上皮的腺癌，包括表面黏膜、肛门腺及瘘管内层发生的腺癌。

1. 大体所见及组织病理学　肿瘤跟直肠的腺癌相似，呈隆起、溃疡或弥散浸润状。组织病理很难区分出腺癌的起源，只有通过发现肛管表面黏膜、肛门腺及瘘管内层与肿瘤之间存在连续性，才能确定它的起源，镜下所见与直肠癌相似（图 5 - 41）。

2. 预后　肛管及肛门腺癌预后似乎仅同肿瘤诊断时的分期有关，其预后要比鳞状细胞癌差。

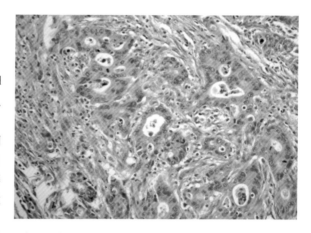

癌细胞排列呈腺样、筛状，浸润肛管肌间，细胞异型性明显

图 5 - 41　肛管中分化腺癌

二、扩散与转移

1. 直接浸润　肛管癌即可向深层浸润，也可向肠腔和环肛管方向生长。文献报道，肛管癌诊断时大约88% 已侵透黏膜层，穿透肠壁或侵犯皮肤者占 50%，侵犯阴道或前列腺者占 15% ~ 20%，晚期可侵犯盆壁和肌肉，甚至于坐骨直肠窝形成脓肿和肛瘘，最终结局将导致肛门或阴道的狭窄。在行腹会阴联合直肠切除术治疗肛管癌时，会阴部切除范围应较直肠癌手术时广泛。值得注意的是，肛管癌与其他恶性肿瘤不同，其最大直径的预后意义比浸润深度更为重要。美国癌症分期联合委员会（American Joint Committee on Cancer Staging，AJCC）和国际防癌联盟（International Union Against Cancer，UICC）关于肛管癌的最新 TNM 分期系统 T 采用的是肿瘤的最大直径大小而不是浸润深度，直径<2cm 的患者（T_{1-2}）5 年生存率为 80%，而直径>5cm 的患者（T_{3-4}）低于 20%。肿瘤大小和局部复发率有关，T_1 期为 0 ~ 20%，T_2 期为 10% ~ 30%，T_3 期及 T_4 期为 20% ~ 40%。

2. 淋巴转移　肛管癌沿直肠上动脉依次转移至直肠旁和肠系膜下动脉根部淋巴结；向侧方淋巴转移至髂内、闭孔、髂总淋巴结，发生率为 12% ~ 19%；下方转移主要向前经过会阴及大腿内侧部皮下组织到达腹股沟浅淋巴结，少数向后沿臀部外侧经两侧髂嵴进入腹股沟浅淋巴结，最后均汇至腹股沟深淋巴结和髂外、髂总淋巴结。腹股沟淋巴结转移多为第 1 站淋巴转移，但淋巴肿大多见，真正癌转移者仅见于 10% ~ 25% 的肛管癌患者；腹股沟淋巴结转移率在内括约肌受侵时约为 30%，外括约肌受侵时增加至 58%；肿瘤直径<2cm 时仅为 3%，>2cm 时升为 25% ~ 35%。腹股沟淋巴结转移的肛管癌患者 5 年生存率仅约为 14.3% 。

3. 远处转移 肛管癌经血行转移至肺、肝、骨、腹膜等器官，在放疗、化疗后肛管癌远处转移率为 10% ~17% ，最常见转移器官为肺脏，发生远处转移后 5 年生存率仅为 18% 。

三、pTNM 分期

参见 "肛管癌 2011 NCCN 解读" 有关章节。

第十二节 胃肠间质瘤的病理诊断与 pTNM 分期

一、病 理 诊 断

胃肠间质瘤（GIST）占胃肠间叶性肿瘤的大部分，现认为它来源于胃肠道壁内 Cajal 间质细胞。主要发生于胃，也可累及小肠、消化道其他部分、网膜、肠系膜，以及腹膜后。GIST 的发生率胃（60% ~70%），其次小肠（20% ~30%）、结直肠和食管（总共小于 10%），大体及显微镜形态相似，下面主要描述胃的胃肠间质瘤的病理特点。GIST 主要发生在成人，年龄在 60 ~80 岁，大多数为恶性。

1. 大体观察 胃的小 GIST 可为黏膜下、胃壁内、浆膜的结节，一般表现为单个结节、斑块或多结节病变，也可见广基的突向腔内的息肉样病变；较大的肿瘤突入腔内或突出于浆膜侧，可能胃外的肿物巨大，从而掩盖了肿瘤由胃起源的真相，向腔内突起的肿物表面被覆完整的黏膜，黏膜常有溃疡形成。肿物边界尚清，部分可见浸润胃壁肌层内，部分可直接浸润到胰腺或肝组织，或有腹膜种植结节；肿物切面黄褐色，可见大片出血坏死及囊性变，质软或稍硬（图 5 – 42）。

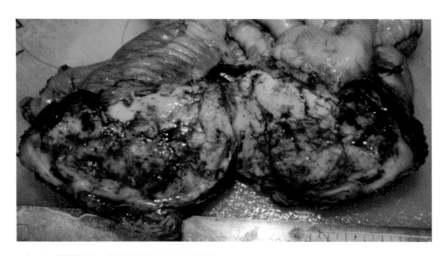

突出于浆膜面，切面可见出血和坏死

图 5 –42　胃肠道间质瘤

2. 组织病理学 GIST 可分为梭形细胞、上皮样、混合性和多形性病变。70% 的肿瘤细胞以梭形细胞为主，梭形细胞排列呈席纹状、栅栏状或鱼骨样，典型的细胞核两端钝圆，呈雪茄或子弹形，似平滑肌细胞；也有的细胞核长而尖，细胞胞质丰富，部分区域可见玻璃样变。上皮样肿瘤由紧密排列的多角形细胞构成，有排列呈巢状或腺泡状的结构。小部分 GIST 含有灶状高度多形性的细胞，核分裂多见，有坏死（图 5 –43）。

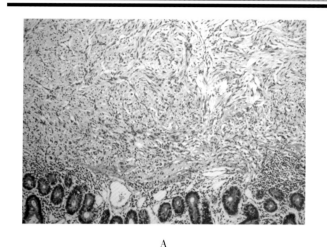

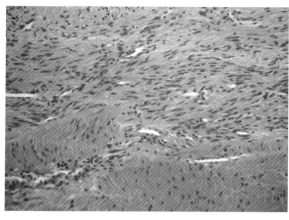

A　　　　　　　　　　　　　　　　　　　　　　B

梭形细胞排列呈席纹状（A. 肿瘤细胞已浸润黏膜下层；B. 肿瘤细胞已浸润肌肉内）

图 5 - 43　胃肠道间质瘤

3. 免疫组化　大部分 GIST 呈 CD117 及 DOG - 1 阳性，可表现为膜阳性、弥散性胞质阳性或核旁浓积；70% ~80% 的 GIST 呈 CD34 阳性（典型呈膜阳性）；30% ~40% 呈灶性或弥散性 α - 平滑肌肌动蛋白（α - SMA）阳性；少数呈结蛋白（desmin）阳性（<5%）及 S - 100 阳性（<5%，且常为弱阳性）（图 5 - 44）。

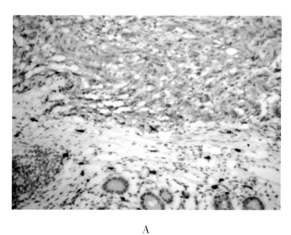

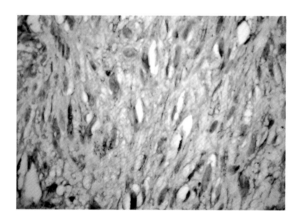

A　　　　　　　　　　　　　　　　　　　　　　B

C

A. CD117（+）；B. CD34（+）；C. DOG - 1（+）

图 5 - 44　胃肠道间质瘤

4. 鉴别诊断 GIST 具有多种形态学改变，根据肿瘤的部位和镜下特点，鉴别诊断包括孤立性纤维瘤、纤维瘤病、炎症性肌纤维母细胞瘤、血管球瘤、神经鞘瘤、平滑肌瘤/平滑肌肉瘤、低分化癌等。

（1）孤立性纤维瘤：梭形细胞弥散增生，细胞丰富区与稀疏区相间，有粗大的胶原纤维，免疫组化标志虽然表达 CD34，但 CD117 不表达。

（2）神经鞘瘤、平滑肌瘤/平滑肌肉瘤：与 GIST 形态学相似，但免疫组化可鉴别，虽然 GIST 可表达平滑肌分化的标志，如 α - SMA、desmin，也可表达神经分化的标志 S - 100，但都是局灶性，不似平滑肌瘤/平滑肌肉瘤或神经鞘瘤那么弥散，且神经鞘瘤、平滑肌瘤/平滑肌肉瘤也不表达 CD117、CD34。

（3）纤维瘤病、炎症性肌纤维母细胞瘤、血管球瘤、低分化癌等均可利用形态学和免疫组化来鉴别。

二、扩散与转移

1. 直接浸润 胃肠间质瘤主要向外膨胀性生长，可与周围脏器浸润粘连，但很少为恶性浸润。中山大学附属第一医院 2005 年 12 月至 2008 年 12 月手术切除并经病理证实的 GIST 患者 110 例，其中原发病例 101 例，复发病例 9 例，平均年龄 52.6 岁（23～85 岁），肿瘤直径平均 7.2cm（0.6～26.0cm），其中 24 例患者（21.8%）有周围脏器侵犯，多见于邻近肠系膜、肠管、大网膜、膀胱、膈肌、脾脏、左肝外叶和胰尾等器官。

2. 淋巴转移 胃肠间质瘤淋巴结转移少见，笔者 110 例胃肠道间质瘤标本共获检淋巴结 145 个，其中阳性转移 2 个（1.4%），中山大学肿瘤中心报道淋巴结转移率为 0.7%，文献报道周围淋巴结转移率为 1.7%～6%。《中国胃肠间质瘤诊断治疗专家共识》（2011 年版）指出胃 GIST 很少发生淋巴结转移，一般不推荐常规进行淋巴结清扫，而 10%～15% 的小肠 GIST 病例出现淋巴结转移，宜酌情清扫周围淋巴结。

3. 远处转移 GIST 具有易于腹腔播散和肝转移的生物学特性。复发最常见于原发器官、腹腔或肝脏，仅 15% 有腹腔外转移。笔者统计资料远处转移率为 15.4%，其中肝脏转移 3.6%，腹膜种植占 10.9%，同时肝转移和腹膜种植占 0.9%。通常的完全切除并不意味着根治，术后复发相当常见，可能发生于原发性肿瘤切除之后 30 年。娄越亮报道 96 例胃肠间质瘤肝转移 2 例（2.1%），大网膜转移 6 例（6.3%），淋巴结转移 2 例（2.1%）。手术切除是 GIST 首选并有可能治愈的唯一方法，但术后复发转移率高，可达 55%～90%，80% 在术后 1～2 年内有局部复发，半数还同时出现肝转移，虽有可能再切除，但难以提高生存率，原发灶切除彻底无转移灶者 5 年生存率 54%（50%～65%）。

三、pTNM 分期

参见"胃肠间质瘤 2011NCCN 解读"有关章节。

第十三节　胃肠道类癌的病理诊断与 pTNM 分期

1980 年 WHO 分类将所有神经内分泌肿瘤都命名为类癌。神经内分泌肿瘤（neuroendocrine neoplasm，NEN）是一组起源于肽能神经元和神经内分泌细胞的异质性肿瘤，可发生于全身许多器官和组织，其中胃肠胰神经内分泌肿瘤最常见，占所有神经内分泌肿瘤的 55%～70%。胃肠胰神经内分泌肿瘤是一组异质性肿瘤。显示了从惰性的缓慢生长、低度恶性，直至高转移性等明显恶性的一系列生物学行为。用简单的"类癌"的诊断囊括源于消化道各种神经内分泌细胞的广泛肿瘤谱系，既不能反映肿瘤的起源和激素分化活性，也不能提示肿瘤的生物学行为。因此，对"类癌"这一病理诊断应采用更为一般的描述性名称：神经内分泌肿瘤，然后依据肿瘤分化程度予以分级。

一、病 理 诊 断

各种胃肠道的神经内分泌肿瘤由于来源细胞和其分泌的产物不同，并不是所有胃肠道内分泌肿瘤都完全一样。长期以来，神经内分泌肿瘤在命名和分类上存在不少混乱。胃肠胰神经内分泌肿瘤（gastroenteropan-creatie neoplasm，GEP – NEN）的病理诊断名称、分类和分级等方面也很不统一。2010 年第 4 版《WHO 消化系统肿瘤分类》也对神经内分泌肿瘤的命名和分类以及分级标准作了修订（表 5 – 7、表 5 – 8）。为避免混淆，类癌一词在修改后的分类中未完全被摒弃。本节主要详述胃肠道内分泌肿瘤。

表 5 – 7　GEP – NEN 分类标准（2010 年 WHO）

神经内分泌瘤（neuroendocrine tumor，NET）
  NET 1 级（类癌，carcinoid）
  NET 2 级

神经内分泌癌（neuroendocrine carcinoma，NEC）
  大细胞 NEC
  小细胞 NEC

混合腺神经内分泌癌（mixed adenoendocrine carcinoma，MANEC）

部位性特异性和功能性神经内分泌肿瘤
  EC 细胞，产生 5 – 羟色胺 NET
  产生胃泌素 NET
  节细胞副神经节瘤
  L 细胞，产生高血糖素样肽和产生 PP/PYY NET
  产生生长抑素 NET
  杯状细胞类癌
  小管状类癌
  胃泌素瘤
  高血糖素瘤
  胰岛素瘤
  生长抑素瘤
  血管活性肠肽瘤

表 5 – 8　胃肠胰神经内分泌肿瘤的分级标准

分级	核分裂象数/10HPF[1]	Ki – 67（%）[2]
G_1，低级别	1	≤2
G_2，中级别	2 ~ 20	3 ~ 20
G_3，高级别	>20	>20

注：1　10HPF = 2mm^2（视野直径 0.5mm、单个视野面积 0.196mm^2），于核分裂活跃区至少计数 50 个高倍视野。

  2　用 MIB – 1 抗体，在该标志最强区域计数 500 ~ 2 000 个细胞的阳性百分比。

所有神经内分泌肿瘤（NET）都具有恶性潜能。神经内分泌肿瘤的分级（grading，G_1/G_2/G_3）并不代表肿瘤的良恶性。肿瘤的良恶性取决于肿瘤的临床分期（staging），而临床分期与肿瘤的大小、部位等有关。（pTNM 分期）

（一）神经内分泌瘤

神经内分泌瘤（neuroendocrine tumor，NET）是指高分化神经内分泌肿瘤，由相似于相应正常内分泌细胞特征的细胞所组成，表达神经内分泌分化的一般标志物（通常弥散强阳性表达嗜铬素 CgA、突触素 Syn 和神经黏附分子 CD56）和部位相关的激素（常强表达但不一定弥散），核异型性轻至中度，核分裂像数低（≤20/10HPF）；按增殖活性和组织学分为 1 级和 2 级。

典型的神经内分泌肿瘤有独特的形态学特征：瘤细胞多呈实体巢状排列，巢间由纤维组织分隔。瘤细胞大小一致，近圆形，边界不清；核多呈圆形或椭圆形，大小相似，不见或偶见核分裂像；胞浆呈颗粒状，嗜伊红染。瘤细胞排列可呈以下形态：实性、结节状和岛状、条索状；小梁状或缎带状结构，常相互吻合；管状、腺样或菊形团样结构（图 5 – 45）。

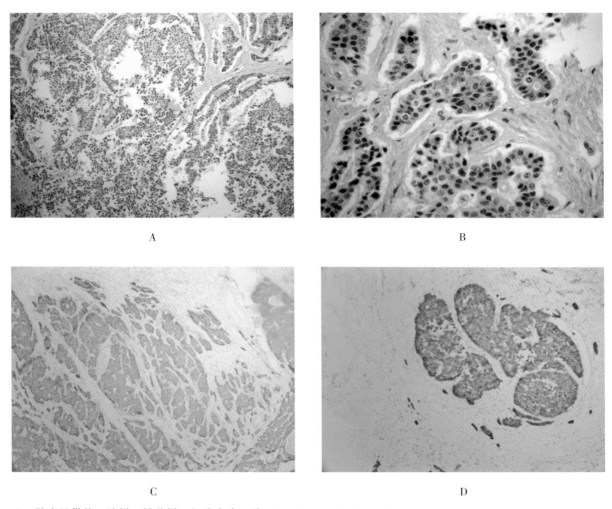

A

B

C

D

A、B. 肿瘤呈巢状、腺样、结节样，细胞大小一致；C. Syn（＋）；D. CgA（＋）

图 5 – 45　神经内分泌瘤

1. **胃神经内分泌瘤**　胃 NET 源于胃黏膜的内分泌细胞，通常是肠嗜铬样细胞（ECL）。在胃各部均可发生。但以幽门部及胃小弯发生的机会较多，多为单发性，少数多发，倾向于小而境界清楚。胃类癌小者呈小结节状，大者可呈息肉状、蕈状或溃疡状。切面黄色或黄褐色，境界清楚。病理组织学同典型神经内分泌肿瘤。

（1）ECL 细胞 NET：最常见，病变通常为多发性，常呈息肉状，分布于整个胃底。这种肿瘤为非亲银性，但是强嗜银。常伴有周围黏膜类似的嗜银细胞的弥散性增生。可以出现各种类型的平滑肌增生，可能是对碱性成纤维细胞生长因子产物的反应。这些肿瘤通常发生在伴有肠化生的萎缩性胃炎的背景上，伴有或不伴有恶性贫血。通常分为以下几类：①Ⅰ型为发生在慢性萎缩性胃炎背景上的 NET；②Ⅱ型为发生在多发性内分泌肿瘤Ⅰ型（MEN－1）－Zollinger－Ellison 综合征背景上的 NET；③Ⅲ型为散发性 NET；④发生在胃酸缺乏症和胃壁细胞增生背景上的 NET。

（2）其他 NET：胃泌素瘤，此瘤由胃泌素细胞（gastrin cell），即 G 细胞组成，类似于发生在胰腺和十二指肠的该类肿瘤。位于胃窦部，多为实性，既不嗜银也不亲银。有时与消化性溃疡有关。

2. 小肠神经内分泌瘤

（1）十二指肠和近段空肠 NET：十二指肠和近段空肠神经内分泌肿瘤平均直径 1.8cm，多数直径＜2cm，呈灰白色息肉状或小丘形。表面黏膜完整或仅有浅溃疡。少数肿瘤直径可达 5cm（图 5－46），形成溃疡并广泛浸润肠壁。13% 的患者肿瘤为多发性。

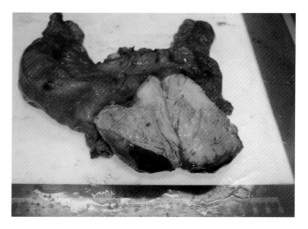

图 5－46　小肠神经内分泌瘤

1）胃泌素 NET（G 细胞 NET）：胃泌素瘤细胞体积小，大小一致，胞浆少。排列成宽的迷路性梁状，常常有明显的含有血管的假菊形团。免疫组化染色胃泌素标志呈阳性表达，还可表达胆囊收缩素、胰岛素、神经紧张素、生长抑素、胰岛素、人类绒毛膜促性腺激素的 α链。由于生长抑素具有抑制胃泌素分泌的功能，因此非功能性胃泌素瘤多呈生长抑素阳性。

2）生长抑素 NET（D 细胞 NET）：多数由 D 细胞构成的十二指肠肿瘤发生于伴有神经纤维瘤病的黑人。肿瘤结构复杂，多以腺管状结构为主，混有明显的岛状和梁状结构。腺管内可见具有同心圆结构的砂粒体，是生长抑素 NETs 的特点。确定具体类型需要免疫组化染色。免疫组化染色生长抑素阳性，部分降钙素、胰岛素、促肾上腺皮质激素阳性。

3）EC 细胞 NET：具有肠嗜铬（EC）细胞的分化特点，呈现典型的中肠类癌特征。肿瘤细胞嗜银染色阳性，细胞大小一致。排列呈实性团巢，胞浆嗜酸性颗粒状。

4）节细胞副节瘤：由梭形细胞、上皮样细胞和节细胞等 3 种细胞构成。梭形细胞是肿瘤的主要细胞成分，为神经源细胞，呈束状排列，或围绕节细胞及轴突，免疫组化染色 S－100 强阳性。上皮样细胞：体积大，胞浆嗜酸性或嗜双色性，细胞核卵圆形、大小一致。细胞排列成实性团巢、缎带形或假腺样，肿瘤细胞不亲银，常常也不嗜银，免疫组化染色生长抑素阳性。节细胞呈小簇或单个散在。以上 3 种细胞之间可见正常的平滑肌和小的胰腺导管，使结构显得更加复杂。

（2）远段空肠和回肠 NET：肿瘤主要是 EC 细胞类癌和 5－羟色胺生成性类癌，少数为 L 细胞、胰高血糖素样肽和 PP/PYY 生成性肿瘤。25%～30% 的空肠、回肠内分泌肿瘤多发性。13% 的肿瘤＜1cm，47% 的肿瘤＞2cm。肿瘤呈深层黏膜及黏膜下结节，肿瘤上方黏膜完整或轻度受侵蚀。常可见肿瘤深层浸润至肌层和腹膜。由于间质受累可刺激产生结缔组织增生纤维化，导致肠管成角、缠绕、扭结并引发肠梗阻。

中肠 NETs 由边界清楚的实性巢或细胞条索构成，巢周边细胞常呈栅栏状排列。实性巢中常可见到花蕾样、腺样结构。在深部浸润伴大量结缔组织反应的区域。距离肿瘤较近或较远的间质动脉和静脉管壁增厚、管腔狭窄，甚至可发生特殊的弹性硬化而使血管腔阻塞，导致肠道局部缺血病变。大部分肿瘤细胞呈强嗜银性，大约 30% 肿瘤有前列腺酸性磷酸酶阳性。P 物质和其他速激肽是部分空肠、回肠 EC 细胞肿瘤的可靠标志。

3. 阑尾神经内分泌瘤　阑尾类癌好发于远端，呈小结节状，实性灰白色，直径＜1cm。直径＞2cm 的肿瘤非常罕见。阑尾的杯状细胞类癌和混合性内分泌－外分泌癌可发生在阑尾任何部位，病变呈灰白色，有时呈黏液样硬化，但无管腔扩张。杯状细胞类癌具有弥散浸润的本质，且易远处转移。有 1 例 40 岁患者，男性，为杯状细胞类癌，肿瘤浸润到盲肠黏膜、盆腔腹膜，并转移到睾丸。

形态学表现为典型类癌。瘤细胞通常位于黏膜下层，有时可浸润肌层、浆膜、阑尾系膜，并发现不少浆膜下淋巴管浸润（图 5 – 47）。

阑尾类癌根据肿瘤细胞分泌的物质分为：分泌 5 – 羟色胺类癌、分泌胰高血糖素样肽类癌，还有混合性内分泌 – 外分泌肿瘤，该肿瘤形态学上，可同时表现为腺样结构和内分泌分化。即杯状细胞类癌，管状类癌和混合性类癌 – 腺癌。

杯状细胞类癌主要位于黏膜下生长，以典型的向心性生长方式侵透阑尾管壁，肿瘤界限不清。黏膜通常不受损害，但个别病例少部分区域见肿瘤细胞巢团与隐窝基底部连接。肿瘤由印戒细胞样细胞排列成小的圆形巢，这些细胞除了细胞核受压外均类似正常的肠上皮杯状细胞（图 5 – 48）。

管状类癌常被误认是转移性腺癌，因为它不像典型类癌，肿瘤很少与黏膜相连。它由小的、不连续的管状结构组成，有时管腔中还有浓缩的黏液。常可见小的梁索状结构，缺乏实性巢状结构。诊断此肿瘤的有价值标准是肿瘤起源于隐窝基底部，管腔黏膜完整，排列整齐，缺乏细胞异型性和核分裂像。免疫组化染色可协诊。

阑尾类癌表达全内分泌标志 CD56、CgA、Syn（图 5 – 49）、NSE 以及很多肽类。杯状细胞类癌还表达 CEA（图 5 – 50）。有点例外的是阑尾病变中存在 S – 100 阳性的支持细胞围绕在肿瘤细胞巢周围。在此方面，内分泌细胞类癌类似上皮下神经内分泌复合体而不是上皮内内分泌细胞。而回肠和结肠内分泌细胞肿瘤中缺乏支持细胞，因为这些肿瘤起源于隐窝黏膜中的内分泌细胞。

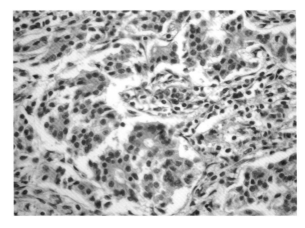

癌细胞大小一致、异型性不明显、排列呈腺样或菊形团样结构

图 5 – 47　阑尾类癌

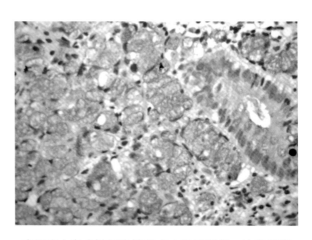

癌细胞由印戒样细胞排列成小的圆形巢，这些细胞除了细胞核受压外，均类似正常的肠上皮杯状细胞

图 5 – 48　阑尾杯状细胞类癌

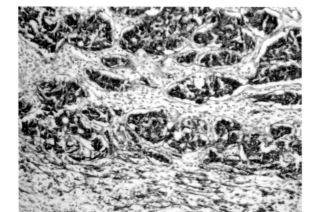

A

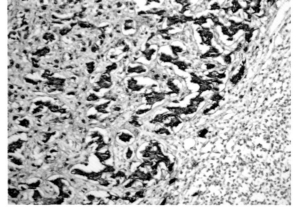

B

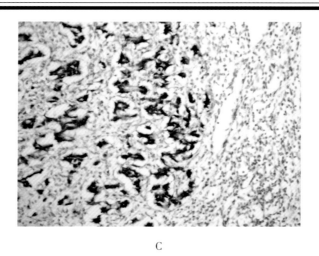

C

免疫组化染色，癌细胞表达 A. CD56（＋）；B. CgA（＋）；C. Syn（＋）

图 5 -49　阑尾类癌

4. 结直肠神经内分泌瘤　结直肠 NET 以直肠最常见。结肠 NET 体积大于阑尾、小肠和直肠。直肠类癌一般多为直径＜2cm 的小结节，略带弹性，切面灰色或带黄色。一般位于黏膜下。较大的肿块可突入肠腔，并可发生溃疡。

肿瘤无包膜，并往往见到向邻近组织浸润现象。本瘤通常由许多实体的细胞巢所构成。在这些实体的细胞巢中可见到一些管腔或菊形团样结构，实体的细胞巢边缘的瘤细胞多呈栅栏状排列。瘤细胞核较小，圆形或卵圆形，居中，染色质呈细点状或稍粗的颗粒状，无或很少核分裂像，胞浆中等，轻度嗜酸性或嗜碱性，细胞边界不清（图 5 -51）。免疫组化可表达 NSE、Syn、CgA、CD56，前列腺酸性磷酸酶免疫反应也可阳性。

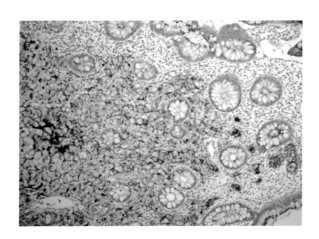

免疫组化染色 CEA（＋）

图 5 -50　阑尾杯状细胞类癌

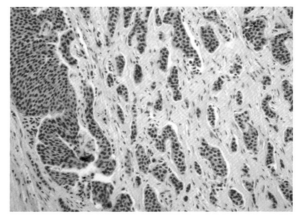

由许多实体的细胞巢所构成，浸润肠壁肌层，细胞异型性不明

图 5 -51　直肠类癌

（二）神经内分泌癌

神经内分泌癌（neuroendocrine carcinoma，NEC）是低分化高度恶性肿瘤，由小细胞或大至中等细胞组成，有时具有类似神经内分泌瘤的器官样结构，弥散性表达神经内分泌分化的一般性标志物（弥散表达突触素 Syn，弱或局灶性表达 CgA），有显著核异型性，多灶性坏死和核分裂像数高（＞20/10HPF）；按增殖活性和组织学定为 3 级。

神经内分泌癌通常分为小细胞癌和大细胞癌。

1. 小细胞神经内分泌癌　小细胞 NEC 在形态、免疫表型和生物学行为上与肺小细胞癌相似，由紧密排列的小卵圆形、短梭形或纺锤间变细胞组成。细胞核深染、圆形或卵圆形，核直径约为成熟淋巴细胞 2 倍，核染色质粗而浓染，核仁不明显。核分裂像高。胞浆稀少，嗜酸性至嗜碱性，胞界不清。肿瘤排列呈实性片、巢、菊形团样和缎带样，有明显核镶嵌现象。可见多核和单核的瘤巨细胞。挤压人工假象和坏死常见。间质数量不等。

（1）胃小细胞癌：更好发于胃底和胃体，也可发生于胃窦。肿瘤表现为典型小细胞癌形态，可含腺癌和鳞癌成分。

（2）肠小细胞癌：小细胞癌可发生在大肠任何部位，多见于右半结肠。肿瘤可为局部息肉样病变、突入肠腔大肿块、环周性或皮革样的生长方式。发生在小肠的小细胞癌可有局灶鳞状上皮分化，常侵犯十二指肠、胰腺和胆管。组织学为典型小细胞癌。45% 病例与绒毛状或绒毛状管状腺瘤伴发，分界明显，缺乏过渡。病变局限，可在肠壁内浸润，而固有层受累范围有限或主要位于黏膜内仅有局部黏膜下浸润。

2. 大细胞神经内分泌癌　罕见的低分化内分泌癌，发生在结肠、直肠及肛管。组织形态介于普通类癌和小细胞癌之间。肿瘤具有神经内分泌分化的大细胞，排列呈器官样、巢状、小梁状、菊形团样和栅栏样。细胞排列松散，胞浆丰富、核空亮，有明显核仁。可见多核瘤巨细胞，核分裂像和坏死易见。和小细胞癌相同可独立发生或周围伴有腺瘤和普通腺癌。肿瘤表达 CK，应与低分化腺癌鉴别，不同的是大细胞癌表达神经内分泌标志。

（三）混合腺神经内分泌癌

混合腺神经内分泌癌（mixed adenoendocrine carcinoma，MANEC）是一种形态学上能形成可识别的腺上皮和神经内分泌细胞两种成分的恶性肿瘤，故命名为癌，应分级。鳞状细胞癌的成分罕见。两种成分的任何一种被认为至少占 30%。用免疫组织化学证实腺癌中有散在的神经内分泌细胞不能归入此类。

二、扩散与转移

1. 直接浸润　类癌体积一般较小，笔者资料统计，肿瘤平均直径为（2.70±1.79）cm（0.4~7.9cm），15 例直径大于均值；浸润黏膜下层者 10 例（20%）、肌层 26 例（52%）、浆膜层 14 例（28%）；伴淋巴结转移 10 例（20%），其中 6 例原发肿瘤的直径＞2.70cm；胰腺浸润 2 例（4%）。

2. 淋巴转移　淋巴结转移罕见，因此手术多无须清扫淋巴结。

3. 远处转移　类癌出现类癌综合征时多出现肝转移，笔者统计发生率为 4%，一般可以行同期肝转移灶切除术。Berge T 报道远处转移率为 29.4%，原发灶 61.2% 来源于小肠，最常见的转移部位依次为肝（44.1%）、肺（13.6%）、腹膜（13.6%）与胰腺（6.8%）。小肠类癌的高转移特性的原因有待进一步探讨。

三、pTNM 分期

发生在不同部位的胃肠胰神经内分泌肿瘤在生物学行为方面有所不同，因此要求对不同部位肿瘤采取不同的分期标准。推荐使用 2010 年 WHO 分类的 pTNM 分期系统，以指导临床做出最佳治疗的选择和预后判断。胃、小肠、阑尾和结直肠的神经内分泌肿瘤分期不同于相同部位癌的 pTNM 分期（详见下述），而壶腹部、胆囊和肝外胆管、胆管以及胰腺的神经内分泌肿瘤分期与相应部位癌的 pTNM 分期相同。

（一）胃类癌（胃肠道神经内分泌肿瘤）TNM 分类

T—原发肿瘤。

T_x　原发肿瘤无法评估。

T_0　无原发肿瘤的证据。

T_{is}　原位类癌/非典型增生（肿瘤直径<0.5cm，局限于黏膜内）。

T_1　肿瘤局限于黏膜并且直径≥0.5cm，但<1cm。

　　或浸润黏膜下层并且直径<1cm。

T_2　肿瘤浸润肌层，或直径>1cm。

T_3　肿瘤浸润浆膜下。

T_4　肿瘤穿透脏层腹膜（浆膜层）或浸润邻近结构。

N—区域淋巴结。

N_x　区域淋巴结无法评估。

N_0　无区域淋巴结转移。

N_1　区域淋巴结转移。

M—远处转移。

M_0　无远处转移。

M_1　有远处转移。

表 5-9　**胃类癌（胃肠道神经内分泌肿瘤）pTNM 分期**

分期	T	N	M
0 期	T_{is}	N_0	M_0
Ⅰ 期	T_1	N_0	M_0
ⅡA 期	T_2	N_0	M_0
ⅡB 期	T_3	N_0	M_0
ⅢA 期	T_4	N_0	M_0
ⅢB 期	任何 T	N_1	M_0
Ⅳ期	任何 T	任何 N	M_1

注：1. 神经内分泌肿瘤（NET）或分化好的神经内分泌肿瘤/癌。

　　2. 任何 T 都以多发肿瘤的累计计算。

（二）小肠类癌 TNM 分类

T—原发肿瘤。

T_x　原发肿瘤无法评估。

T_0　无原发肿瘤的证据。

T_1　肿瘤浸润固有层或黏膜下层，并且直径<1cm。

T_2　肿瘤浸润肌层，或直径>1cm。

T_3　空肠或回肠肿瘤浸润浆膜下；壶腹部或十二指肠肿瘤浸润胰腺或腹膜后。

T_4　肿瘤穿透脏层腹膜（浆膜）或浸润其他器官或邻近结构。

N—区域淋巴结。

N_x　区域淋巴结无法评估。

N_0　无区域淋巴结转移。

N_1　区域淋巴结转移。

M—远处转移。

M_0　无远处转移。

M_1　有远处转移。

表 5 - 10　小肠类癌（胃肠道神经内分泌肿瘤）pTNM 分期

分期	T	N	M
I 期	T_1	N_0	M_0
II A 期	T_2	N_0	M_0
II B 期	T_3	N_0	M_0
III A 期	T_4	N_0	M_0
III B 期	任何 T	N_1	M_0
IV 期	任何 T	任何 N	M_1

注：1. 神经内分泌肿瘤（NET，分化好的神经内分泌肿瘤/癌）。

　　2. 任何 T 都以多个肿瘤的累计计算。

　　3. 壶腹部神经节细胞副神经节瘤局限在壶腹部。

（三）阑尾类癌 TNM 分类

T—原发肿瘤。

T_x　原发肿瘤无法评估。

T_0　无原发肿瘤的证据。

T_1　肿瘤最大径≤2cm。

　　T_{1a}　肿瘤最大径≤1cm。

　　T_{1b}　肿瘤直径>1cm，但≤2cm。

T_2　肿瘤直径>2cm，但≤4cm，或浸润至盲肠。

T_3　肿瘤直径>4cm 或浸润至回肠。

T_4　肿瘤穿透脏层腹膜或浸润其他邻近器官或结构，例如腹壁和骨骼肌。

N—区域淋巴结。

N_x　区域淋巴结无法评估。

N_0　无区域淋巴结转移。

N_1　区域淋巴结转移。

M—远处转移。

M_0　无远处转移。

M_1　有远处转移。

表 5 - 11　阑尾类癌（胃肠道神经内分泌肿瘤）pTNM 分期

分期	T	N	M
I 期	T_1	N_0	M_0
II 期	T_2、T_3	N_0	M_0
III 期	T_4	N_0	M_0
	任何 T	N_1	M_0
IV 期	任何 T	任何 N	M_1

注：神经内分泌肿瘤（NET）；高分化神经内分泌肿瘤/类癌。杯状细胞类癌的分类依据癌的分类。

（四）结直肠类癌 TNM 分类

T—原发肿瘤。

T_x　原发肿瘤无法评估。

T_0　无原发肿瘤的证据。

T_1　肿瘤浸润固有层或黏膜下层，直径 $\leq 2cm$。

　　T_{1a}　肿瘤直径 $< 1cm$。

　　T_{1b}　肿瘤直径 $1 \sim 2cm$。

T_2　肿瘤浸润肌层，或直径 $> 2cm$。

T_3　肿瘤浸润浆膜下，或浸润无腹膜覆盖的结直肠周围组织。

T_4　肿瘤穿透脏层腹膜或浸润邻近结构。

N—区域淋巴结。

N_x　区域淋巴结无法评估。

N_0　无区域淋巴结转移。

N_1　区域淋巴结转移。

M—远处转移。

M_0　无远处转移。

M_1　有远处转移。

表 5 - 12　结直肠类癌（胃肠道神经内分泌肿瘤）pTNM 分期

分期	T	N	M
Ⅰ 期	T_1	N_0	N_0
Ⅱ A 期	T_2	N_0	N_0
Ⅱ B 期	T_3	N_0	N_0
Ⅲ A 期	T_4	N_0	N_0
Ⅲ B 期	任何 T	N_1	N_0
Ⅳ 期	任何 T	任何 N	M_1

注：1. NET：分化好的神经内分泌肿瘤/类癌。

　　2. "原位癌"一词在诊断实践中一向不用。上皮内病变被包括在非典型增生/上皮内肿瘤，高级别；当出现黏膜内浸润，称为"黏膜内类癌"。

（中山大学附属第三医院　唐录英　翁子晋）

参 考 文 献

［1］中国胃肠胰神经内分泌肿瘤病理专家组. 中国胃肠胰神经内分泌肿瘤病理学诊断共识［J］. 中华病理学杂志，2011，40（4）：257 - 262.

［2］朱梅刚，林汉良. 淋巴瘤病理诊断图谱［M］. 广州：广东科技出版社，2010：115 - 236.

［3］Fred T Bosman, Fatima Carneiro, Palph H Hruban. WHO Classification of Tumours. Pathology and Genetics of Tumours of the Digestive System［M］. Lyon：IARC Press，2010：155 - 179.

［4］Celilia M, Amy EN, Grant N. Gastrointestinal Patholoyg：An Atlas and Text［M］. 3th ed. USA：Lippincott Williams & Wilkins，2008：233 - 1099.

［5］Yokoyama T, Kamada K, Tsurui Y, et al. Clinicopathological analysis for recurrence of stage Ib gastric cancer（according to the second English edition of the Japanese classification of gastric carcinoma）［J］. Gastric Cancer，2011，14（4）：372 - 377.

［6］ Carneiro F. New elements for an updated classification of the carcinomas of the stomach ［J］. Pathol Res Pract, 1995, 191 （6）: 571 – 584.

［7］ Schlemper RJ. Review of histological classifications of gastrointestinal epithelial neoplasia: differences in diagnosis of early carcinomas between Japanese and Western pathologists ［J］. J Gastroenterol, 2001, 36 （7）: 445 – 456.

［8］ Sobin LH, Fleming ID. TNM Classification of malignant tumors, 5th ed. Union Internationale Centrele Cancer and the American Joint Committee on Cancer ［J］. Cancer, 1997, 80 （9）: 1803 – 1804.

［9］ Greene FL. TNM Staging for malignancies of the digestive tract: 2003 Changes and Beyond ［J］. Seminars in Surgical Oncology, 2003, 21: 23 – 29.

［10］ Schulz HJ. Duct – oriented classification of exocrine pancreatic carcinoma ［J］. Zentralbl Allg Pathol, 1990, 136 （1/2）: 113 – 126.

［11］ Merkel S, Mansmann U, Meyer T, et al. Confusion by frequent changes in staging of exocrine pancreatic carcinoma ［J］. Pancreas, 2004, 29 （3）: 171 – 178.

［12］ Birk D, Beger HG, Fortnagel G. International documentation system for pancreatic cancer （IDS） ［J］ //The future in pancreatic cancer evaluation. Digestion, 1997, 58 （6）: 578 – 579.

［13］ Chen J, Baithun SI. Morphological study of 391 cases of exocrine pancreatic tumours with special reference to the classification of exocrine pancreatic carcinoma ［J］. J Pathol, 1985, 146 （1）: 17 – 29.

［14］ Hermanek P. Pathology and biology of pancreatic ductal adenocarcinoma ［J］. Langenbecks Arch Surg, 1998, 383 （2）: 116 – 120.

［15］ Hermanek P. Staging of exocrine pancreatic carcinoma ［J］. Eur J Surg Oncol, 1991, 17 （2）: 167 – 172.

［16］ Díez Miralles M, Calpena Rico R, Pardo Correcher JM, et al. Adenocarcinoma of the appendix ［J］. Rev Esp Enferm Apar Dig, 1988, 73 （6）: 709 – 711.

［17］ Singh A, Winkler M, Handt S, et al. Ovarian mucinous adenocarcinoma, mucocele of the appendix and pseudomyxoma peritonei: case report with immunohistochemical analysis ［J］. Zentralbl Gynakol, 2000, 122 （3）: 175 – 178.

［18］ Kunz J, Makek M. Primary adenocarcinoma of the appendix as differential diagnosis of advanced ovarian carcinoma ［J］. Praxis （Bern 1994）, 2006, 95 （33）: 1217 – 1225.

［19］ Fernández Fernández L, Vicente Guillén V, Luengo de Ledesma L. Primary adenocarcinoma of the appendix ［J］. Rev Esp Enferm Apar Dig, 1988, 73 （1）: 94 – 95.

［20］ Younes M, Katikaneni PR, Lechago J. Association between mucosal hyperplasia of the appendix and adenocarcinoma of the colon ［J］. Histopathology, 1995, 26 （1）: 33 – 37.

［21］ Ronnett BM, Zahn CM, Kurman RJ, et al. Disseminated peritoneal adenomucinosis and peritoneal mucinous carcinomatosis. A clinicopathologic analysis of 109 cases with emphasis on distinguishing pathologic features, site of origin, prognosis, and relationship to "pseudomyxoma peritonei" ［J］. Am J Surg Pathol, 1995, 19 （12）: 1390 – 1408.

［22］ Greene FL, Stewart AK, Norton HJ. A new TNM staging strategy for node – positive （stage Ⅲ） colon cancer: an analysis of 50 042 patients ［J］. Ann Surg, 2002, 236 （4）: 416 – 421.

［23］ Lothe RA, Peltomäki P, Meling GI, et al. Genomic instability in colorectal cancer: relationship to clinicopathological variables and family history ［J］. Cancer Res, 1993, 53 （24）: 5849 – 5852.

［24］ Cooper PN, Quirke P, Hardy GJ. A flow cytometric, clinical, and histological study of stromal neoplasms of the gastrointestinal tract ［J］. Am J Surg Pathol, 1992, 16 （2）: 163 – 170.

［25］ Hirota S, Isozaki K, Moriyama Y, et al. Gain – of – function mutations of c – kit in human gastrointestinal stromal tumors ［J］. Science, 1998, 279 （5350）: 577 – 580.

［26］ Yao JC, Hassan M, Phan A, et al. One hundred years after "carcinoid": epidemiology of and prognostic factors for neuroendocrine tumors in 35 825 cases in the United States ［J］. J Clin Oncol, 2008, 26 （18）: 3063 – 3072.

［27］ Werling RW, Yaziji H, Bacchi CE, et al. CDX2, a highly sensitive and specific marker of adenocarcinomas of intestinal origin: an immunohistochemical survey of 476 primary and metastatic carcinomas ［J］. Am J Surg Pathol, 2003, 27 （3）: 303 – 310.

第六章　胃肠恶性肿瘤标志物及其临床应用

第一节　肿瘤标志物概述

一、概　　念

肿瘤是目前人类健康的最大威胁之一。随着人类生存环境的恶化，这种威胁呈上升趋势。对于肿瘤，至今尚无根治良法。早期诊断与早期治疗是降低肿瘤发生率和死亡率的最有效方法。目前图像诊断（包括CT和磁共振）、化学诊断（包括癌反应、血清学和免疫学指标）及细胞学和组织学诊断是肿瘤诊断三大支柱，后两者均以肿瘤标志物作为观察指标。肿瘤标志物在临床肿瘤诊断、检测肿瘤复发和转移、判断肿瘤诊断治疗效果和预后以及群体随访观察等均有较大的实用价值。肿瘤标志物的研究，还可以为肿瘤早期发现和从理论上系统探讨肿瘤的发生和发展机制开辟新的前景。

肿瘤标志物（tumor markers，TM）是恶性肿瘤发生和增殖过程中，肿瘤细胞基因表达而合成分泌的，或由机体对肿瘤反应而异常产生或升高的，反映肿瘤存在和生长的一类物质，存在于患者的血液、体液、细胞或组织中，可用生物化学、免疫学及分子生物学等方法测定，对肿瘤的辅助诊断、鉴别诊断、观察疗效、监测复发和预后评价具有临床价值。在正常组织或良性疾病时有一定程度表达或产量甚微，它反映了肿瘤的发生和发展过程以及肿瘤相关基因的激活或失活程度。此外，在患者机体中，由于肿瘤组织浸润正常组织，引起机体免疫功能和代谢异常，产生一些生物活性物质和因子，虽然这些物质和因子特异性低，但与肿瘤的发生和发展有关，也可用于肿瘤的检测，因此也将其称为肿瘤标志物。

肿瘤标志物作为肿瘤诊断的普遍工具，起始于1963年Abelev发现甲胎蛋白（alpha - fetoprotein，AFP）及Gold和Freeman发现癌胚抗原（carcinoembryonic antigen，CEA）。肿瘤标志物作为目前临床诊断治疗的主要指标之一，但由于单一肿瘤标志物诊断肿瘤缺乏足够的灵敏度和特异性，因此影响了其在疾病筛选中的常规应用。多种肿瘤标志物联合检测与单一肿瘤标志物检测相比，使肿瘤诊断的灵敏度和特异性显著提高。随着分子生物学、免疫学诊断技术的飞速发展，肿瘤标志物越来越多，为肿瘤的筛查和早期诊断带来了新的发展机遇。多年来，寻找具有较高灵敏度和特异性的肿瘤标志物一直是肿瘤研究领域的热点之一。

二、发展概况及分类

1. 肿瘤标志物的发展概况　　自从1846年Henrey Bence - Jones在多发性骨髓瘤患者的尿液和体液中发现了最早的肿瘤标志物——本 - 周蛋白（Bence - Jones protein）后，有关肿瘤标志物的研究到目前已有160多年的历史。肿瘤标志物的发展大体上经历了3个阶段。第1个阶段为探索发现阶段，在这段时间里研究人员从偶然发现某些物质的出现与肿瘤的存在相关开始探索。代表性成果有1928年Brown等报道了促肾上腺皮质激素［adrenocorticotrophic hormone，ACTH］与肺癌异位内分泌综合征相关。1930年Zondek发现人绒毛膜促性腺激素（hCG）与绒毛膜癌等生殖系统恶性肿瘤之间存在一定联系。1959年，Markert研究发现了某些酶和（或）同工酶酶谱变化与一些恶性肿瘤之间的关系。第2个阶段为推广应用阶段，此阶段成果主要有1963年Abelev证实并发现了原发性肝癌标志物甲胎蛋白（alpha - fetoprotein，AFP），以及1965年Gold和Freedman发现的直肠癌标志物癌胚抗原（carcinoembryonic antigen，CEA）。随着放射免疫分析技术的发明与应用，肿瘤标志物研究得到了迅速的发展。第3阶段为深入发展阶段。此阶段肿瘤生物学标志的研究和应用的开创性成果是1975年Kohler和Milstein创造性地运用杂交瘤技术制备单克隆抗体（mono - clonal antibody，McAb）。随后，更多的肿瘤标志物如CA19 - 9、CA125、CA153、PSA等相继被发现。1978年Herberman在美国国家癌症研究所（National Cancer Institute, NCI）召开的人类免疫及肿瘤免疫诊断学术大会上提出了肿瘤标志的概念，1979 年在英国第七届肿瘤生物学和医学会议上被确认。1980 年 Weinbery 和 Bishop 发现癌基因，将肿瘤标志的研究扩展提高到基因水平。国际肿瘤标志物学会也组织了多次人类肿瘤标志物学术研讨会议。现在，肿瘤标志物研究已经成为与肿瘤学和分子生物学、生物信息学等密切联系的新交叉学科领域。

2. 肿瘤标志物的分类　目前已经命名的肿瘤标志物达 100 多种，根据肿瘤标志物的生化属性或者其生理功能不同，通常将现有的肿瘤标志物分成胚胎蛋白和糖蛋白类、酶类、激素类、癌基因蛋白类等。肿瘤标志分类一般根据肿瘤标志的来源可分为细胞肿瘤标志（cellular tumor marker）和体液肿瘤标志（humoras tumor marker）。细胞肿瘤标志：主要是指肿瘤组织或细胞膜上表达的标志，如生长因子、激素受体、癌基因和抗癌基因表达产物 p53 等。体液肿瘤标志：由肿瘤组织分泌到外周血和尿等体液物质中，其浓度高于正常生理水平，如肿瘤相关抗原（CEA、AFP 和 CA 系列抗原）及由肿瘤诱导产生物质。但上述分类较为简单，而目前肿瘤标志物又无统一的分类和命名，笔者根据肿瘤标志物的来源、分布、增殖程度及其与肿瘤的关系，将其分为 5 类。

1）原位性肿瘤相关物质：在同类正常细胞此类物质含量甚微，但当细胞癌变时迅速增加，如本 - 周蛋白、各种细胞内的酶，随着测定方法灵敏度的提高，此类物质对肿瘤诊断的意义和作用就更加明显。由于正常细胞或组织均有一定含量，其特异性不强。

2）异位性肿瘤相关物质：此类物质是由恶变的肿瘤细胞产生，不是同类正常细胞的组分，如异位性激素，在肺癌时促肾上腺皮质激素（ACTH）明显升高。又如神经元特异性烯醇化酶（NSE），正常情况下它分布在神经系统，而小细胞肺癌时 NSE 明显增加，这类物质表达特异性较强。

3）胎盘和胎儿性肿瘤相关物质：癌细胞的特点是无限增殖，并向周围组织浸润和转移，甚至向远隔组织转移，而胎盘绒毛细胞和胎儿组织也有这样特点，但胎儿成长过程中这种增殖是可以控制的。当胎儿成长后，有一些物质就消失，但在成人组织细胞癌变时，这类胎盘性物质又产生或表达就会引起癌变。它可分为 3 类：癌胚性物质如 CEA、AFP、BFP 和 TPA，癌胎盘性物质如妊娠蛋白（SP）、孕激素（hCG）、酶和同工酶。

4）病毒性肿瘤相关物质：凡能在人或动物引起肿瘤或细胞恶性转化的病毒，统称为肿瘤病毒，并分为 RNA 和 DNA 肿瘤病毒，它们在与细胞相互作用方面表现不同。与肿瘤有关的病毒有 HTL - 1 病毒（成人 T 细胞白血病）、EB 病毒（Burkitt 淋巴肉瘤）、单纯疱疹病毒（宫颈癌与皮肤癌）、乙型肝炎病毒（肝癌）和人巨细胞病毒等。

5）癌基因、抗癌基因及其产物：癌是基因性疾病，基因突变和调控异常可促使癌变，在癌变中首先是各种致癌因素诱发癌基因激活和抗癌基因失活及其产物表达异常，而这些变化是肿瘤发生和发展的重要标志。

前 4 类是肿瘤基因表型标志物，而癌基因和抗癌基因及肿瘤相关基因是肿瘤的基因标志物。

三、理想的肿瘤标志物

根据世界卫生组织的报道，肿瘤的发病率在逐年上升，并有年轻化的趋势，估计 2020 年全球肿瘤发患者数将增加到 1 500 万。同样地，我国近年的统计资料表明，每年有 160 万人患肿瘤，近 130 万人死于肿瘤恶化；肿瘤疾病病死率为 20%。肿瘤已成为常见病和多发病，严重地危害人民群众的生命和健康，造成社会财富和人力资源的大量损失，这些已是不容置疑的现实。因此，肿瘤的早期发现、早期诊断和早期治疗是战胜肿瘤的关键，而能完成这一艰巨任务不能完全依靠肿瘤专业医生，更多的要靠工作在第一线的广大基层医生，是他们最先接触患者。他们若掌握并熟悉包括肿瘤标志物在内的各种诊断知识和手段，就有可能更多地早期发现、早期诊断肿瘤患者，这对于患者的生存具有重大意义。

人们希望有理想的肿瘤标志物能对肿瘤进行明确的诊断，并应该具有两个特点：一是在正常人体内无表达，一旦出现肿瘤微小病灶，就可以用常规方法从血液和体液中被检测出来，但由于肿瘤标志物是人体生理性物质，在正常情况下有少量表达，肿瘤发生时会增加或明显增加；二是肿瘤标志物具有器官特异性，即不同类型肿瘤应能表达其相关特异性标志。

因此，理想的肿瘤标志物应符合以下几个条件：①敏感性高，敏感性指的是患某种肿瘤的患者中出现阳性检测结果的频率，也就是真阳率。能早期检测出肿瘤患者的肿瘤标志物，可用于肿瘤普查。如运用甲胎蛋白普查、筛选和诊断无症状小肝癌的方法是我国首创，提高了早期肝癌的检出率和 5 年生存率。②特异性好，特异性指的是在没有患某肿瘤的人中出现阴性检测结果的频率，也就是真阴性率，能准确鉴别肿瘤和非肿瘤患者。如在肿瘤高危人群的筛选中，家族性甲状腺髓样癌的亲属中患该肿瘤的概率比一般人群高，对这些高危人群检测降钙素水平有助于筛选出可能患早期甲状腺髓样癌的患者。③器官特异性，能对肿瘤施行器官定位性的诊断及鉴别诊断。如前列腺特异性抗原（prostate - specific antigen，PSA）不同于其他组织中的酸性磷酸酶，可用于前列腺癌的诊断及判断转移癌是否来自前列腺；又如用 CEA 和神经元特异性烯醇化酶（neuron - specific enolase，NSE）可区别胃肠道肿瘤是腺癌（CEA 阳性，NSE 阴性）还是类癌（CEA 阴性，NSE 阳性）等。④与肿瘤转移、恶性程度有关，能协助肿瘤分期和预后判断。如 PSA 水平可辅助前列腺癌诊断分期；在卵巢上皮癌组织人表皮生长因子受体（human epidermal growth factor receptor 2，HER - 2）的高表达对患者具有预后价值。⑤标志物浓度和肿瘤大小有关，半衰期短，有效治疗后很快下降，较快反映治疗后的疗效及体内肿瘤发展和变化的实际情况；在肿瘤治疗的前、中、后检测 TM 的水平可帮助了解治疗效果，监测肿瘤有无复发和转移，如 CEA 对大肠癌、AFP 对肝癌、人绒毛膜促性腺激素（human chorionic gon-adotrophin，HCG）对绒毛膜癌的监测，糖链抗原 125（carbohydrate antigen 125，CA125）监测上皮性卵巢癌等。⑥为临床选择化疗药提供依据，化疗失败的主要原因是肿瘤产生了耐药性。肿瘤产生耐药性与多种因素有关，如多药耐药基因（multidrug resistance gene，MDR1）、谷胱甘肽 S 转移酶（glutathione transferase - π，GST - π）、拓扑异构酶Ⅱ（type Ⅱ topoisomerase，TOPO - Ⅱ）等。其中最重要的是 MDR1 表达增高及其编码产物的增多。许多肿瘤在化疗前即有 MDR1 表达增高，在化疗后比例则更高。现在已知克服肿瘤化疗耐药的办法有：根据检测 MDR1、TOPO - Ⅱ、GST - π 结果选择非耐药类的化疗药；采用耐药逆转剂，此类药物中疗效较为满意的代表药物有维拉帕米、环孢素、利舍平、吩噻嗪等。⑦可为临床提供靶向治疗依据，如 90% 的 B 细胞淋巴瘤表达 CD20 抗原，1997 年美国 FDA 通过用于临床的第 1 个单抗 Rituximab（美罗华），它的抗瘤机制是通过抗体依赖性细胞毒作用和补体介导的细胞毒作用杀伤 CD20 阳性 B 淋巴细胞。又如在原发性乳腺癌和转移病灶中检测雌激素受体（estrogen receptor，ER）和孕激素受体（progesterone receptor，PR），无论是绝经期前后，还是辅助治疗或姑息性治疗，激素受体状况决定患者是否给予内分泌治疗等。⑧存在于体液中的肿瘤标志特别是血液中，易于检测。测定方法精密度、准确性高，操作简便，试剂盒价廉。

遗憾的是，至今所有发现的 100 多种肿瘤标志物，只有极少数能满足上述要求。由于各种肿瘤标志物的敏感性和特异性还不可能都达到最高或最完美的程度，还存在假阳性和假阴性，有的肿瘤标志物不仅在一种或几种肿瘤表达阳性结果，还在一些良性疾病中也表达阳性，这就存在一个分析和鉴别的问题。于是将几种肿瘤标志物联合测定是近年来研究的重点之一，怎样以最佳的组合、最有效而又最经济地取得肿瘤标志物的检查结果，以确定诊断，有时会成为较复杂的问题，以致还有极少数的肿瘤专业医生不愿用肿瘤标志物，甚至于误认为肿瘤标志物没有用，这里当然存在着交流和学习最新研究成果的问题。正如对待一切事物一样，不应采取绝对化的态度，而应用其所长，避其所短，对待肿瘤标志物也应如此。

当前另一个问题是肿瘤标志物的联合检查，其内容或项目常常是由化验室决定的，肿瘤专业医生只是跟着做，有什么项目做什么项目，甚至有的医院为了经济效益而将检查项目过多地捆绑在一起。我国还是一个发展中国家，节约使用财富和资源仍然是人人都必须重视的一个突出问题。随着肿瘤标志物的研究越来越深入，新的肿瘤标志物和检查方法不断出现，这种矛盾显得更为突出，临床医生应根据新的知识，协商开展新的项目，对肿瘤进行早期诊断和治疗。

四、目前临床上常用的一些肿瘤标志物

绝大部分体液中的肿瘤标志物既存在于肿瘤中，也存在于正常人群和非肿瘤患者中，只是肿瘤患者的标志物浓度高于非肿瘤患者。唯有 PSA 等几个极少数的肿瘤标志和特定的器官相关联，呈现器官特异性，大多数肿瘤标志物在某一组织类型的多种癌症上呈阳性，但阳性率不一。学术界往往把阳性率较高的一种或一类肿瘤看成这一标志物的主要应用对象（表6-1）。除少数肿瘤外，大部分肿瘤往往会有多个肿瘤标志阳性。在一个特定的肿瘤，不同肿瘤阶段、不同的肿瘤细胞类型、不同的预后时，呈阳性的肿瘤标志可能不尽相同；或相同的标志阳性率不同，增加了肿瘤标志应用的复杂性。有的肿瘤标志可在多种肿瘤呈阳性，称为广谱肿瘤标志（nonspecific tumor marker）。

表6-1　临床上常用的一些肿瘤标志及其主要应用范围

	CEA	CA50	CA19-9	CA72-4
胃癌	33%~70%	31%~82%	36%~71%	43%~94%
肠癌	50%	16%~81%	60%	
胰腺癌	55%~77%		80%	

注：表中数值为检测的敏感性，肿瘤标志物不作为确诊的依据。

第二节　肿瘤标志物的生物学意义及其临床应用

一、生物学意义

肿瘤标志物是指肿瘤组织和肿瘤细胞由于癌基因及其产物异常表达所产生的抗原和生物活性物质，在正常组织或良性疾病时几乎不产生或产量甚微，它反映了癌的发生和发展过程及癌基因的活化程度，可在肿瘤患者组织、体液和排泄物中检出作为检测肿瘤的标志。此外，在患癌的机体中，由于肿瘤组织浸润正常组织，并引起免疫功能和代谢异常，产生一些生物活性物质和因子，虽然这些物质和因子的特异性低，但可用于肿瘤诊断，因此称其为肿瘤标志物，目前应用单克隆抗体技术已发现许多肿瘤标志，可用来限制、追踪、控制肿瘤细胞生长，有助于更深入地研究肿瘤生长、分化和发生的机制。在一些肿瘤标志与人胚胎组织和细胞发生和生长有关，具有一定生物学意义。

细胞遗传特征表明，所有细胞均由基因相同细胞衍化而来，一旦细胞癌变，癌的特征也由亲代癌细胞传给子代癌细胞，一个癌细胞就可繁衍为一个恶性肿瘤组织块，而这些变化的生物学基础就是基因的异常改变。

由此可见，基因是决定细胞增殖、生长、分化的关键因素，其突变无论是致癌剂引起的体细胞基因突变和（或）遗传因素导致生殖细胞突变或是正常基因丢失以及正常细胞分化过程中基因调控异常，均可使基因表达发生紊乱，以致进行异常表达，出现异常表型，影响细胞形态和生物活性，导致癌变发生。而这些变化均是肿瘤基因标志研究的内容和基础。

在细胞癌变过程中，癌细胞生物学特性主要为永生化和转移，即无限制地增殖，分化不良，浸润周围组织和向临近组织转移、扩散，这些均由致癌因素引起靶细胞基因表达和调控异常的结果，表现为蛋白质合成紊乱，产生异常的酶和同工酶、胚胎性抗原的异位性蛋白，激素等这些均为肿瘤基因表型标志（简称表型标志）。它们出现于癌细胞转化和临床进展阶段，可作为一般临床诊断、判断疗效、观察复发、鉴别诊断的指标，但对早期诊断较为困难，更不能反映癌前病变。

对于最终服务于临床诊断治疗的肿瘤标志物研究来讲，未来努力的方向必将是围绕着肿瘤标志物的特异性和敏感性而进行。要不断改进检测技术和方法；同时要实现肿瘤标志物研究策略的突破。

二、临床应用价值

1. 高危人群的筛查　敏感性和特异性均好的肿瘤标志物对某些肿瘤高危人群的筛查具有重要意义。如在肝癌高危人群中，检测甲胎蛋白水平及其变化是我国筛选和诊断无临床症状小肝癌的最主要方法，结合超声筛查肝癌，明显提高了我国早期肝癌的检出率和 5 年生存率。1996 年 Thomson 等首先用放射免疫分析测定肿瘤标志物筛查结直肠癌。有报道称成功开展了检测尿中 3 - 甲氧 - 4 - 羟苦杏仁酸和高香草酸来筛查 6 ~ 8 个月婴儿中神经母细胞瘤。利用 hCG 筛查高危人群绒毛膜癌，使得世界范围内绒毛膜癌患者的死亡率明显下降。另外，家族性甲状腺髓样癌的亲族中患该癌症的概率比一般人群高，对这些高危人群检测降钙素水平有助于筛选出可能患早期甲状腺髓样癌的患者。由于大部分的肿瘤标志物既无器官特异性，又无肿瘤特异性，有时即使良性疾病情况下，也可出现血清浓度异常。为此，中华医学会检验医学分会肿瘤标志物专家委员会曾于 2004 年制定了应用肿瘤标志物对高危人群进行筛查时应遵循的原则：①该肿瘤标志物对早期肿瘤的发现有较高的灵敏度；②测定方法的灵敏度、特异度高和重复性好；③筛查费用经济、合理；④筛查时肿瘤标志物异常升高，但无症状和体征，必须复查和随访。目前，肿瘤标志物在对大范围的无症状人群的肿瘤筛查中意义不大，主要是针对特定高危人群进行筛查。

2. 肿瘤的辅助诊断　由于目前临床常用的肿瘤标志物在诊断恶性肿瘤时，灵敏度和特异度不够高，故目前尚不能把肿瘤标志物作为肿瘤诊断的主要依据，而是主要用于肿瘤的辅助诊断。利用肿瘤标志物能在亚临床较早地发现肿瘤。因为肿瘤是单克隆的产物，由单一肿瘤细胞分化而来。根据肿瘤细胞动力学研究结果，大部分肿瘤细胞倍增时间为 40 ~ 140 天，平均 60 天，转移瘤生长速度较原发瘤快 1.5 ~ 2 倍，直径 1cm 的肿瘤，大约含有 10^9 个肿瘤细胞，是原始肿瘤细胞倍增 30 次的结果。一个实体瘤从 1 个肿瘤细胞到 10^9 细胞需 8 ~ 18 年。物理仪器的检测最低限是 1cm 直径，而肿瘤标志物检测最低限为 10^8 个细胞，故它有时能较超声波、CT、MRI 等影像学检查手段提前发现肿瘤的存在。如用 AFP 诊断早期肝癌可比影像学检查发现的时间提前 3 ~ 6 个月。

但是，在用肿瘤标志物对恶性肿瘤进行早期诊断时，最大的瓶颈就是难以寻找到好的肿瘤标志物。从目前情况来看，最大的问题仍在于肿瘤标志物特异度不高和敏感度较低。除 AFP 在诊断肝癌，PSA 在诊断前列腺癌，甲状腺球蛋白（thyroglobulin，TG）在诊断甲状腺癌方面具有器官特异性外，其他许多肿瘤标志物均不为某一种恶性肿瘤所特有。比如 CEA 的血清浓度不仅在结肠癌时增高，在肝癌、胆囊癌、胰癌、肺癌，甚至头颈及口腔的鳞状上皮细胞癌时也会出现上升。CA1 - 25 和 CA153 在卵巢癌和乳腺癌时血清浓度升高，但肝、肾功能低下也可引起其水平的升高。另外，像 AFP、PSA 和 TG 等有器官定位价值并且在肿瘤早期就具有敏感性的特异肿瘤标志物相对较少，这也是肿瘤标志物广泛应用于肿瘤早期诊断的一个难题。虽然肿瘤标志物浓度与肿瘤的大小和临床分期之间存在着一定的关联，但各期肿瘤的标志物浓度变化范围较宽，会有互相重叠，因此不能根据肿瘤标志物浓度高低来判断肿瘤的大小及进行临床分期。

3. 病情及疗效监测　恶性肿瘤治疗后肿瘤标志物浓度的变化与疗效之间有一定的相关性，通常表现为 3 种情况：肿瘤标志物浓度下降到参考范围，提示肿瘤治疗有效；肿瘤标志物浓度下降但仍持续在参考范围以上，提示有肿瘤残留和（或）肿瘤转移；肿瘤标志物浓度下降到参考范围一段时间后，又重新升高，提示肿瘤复发或转移。临床也可通过对肿瘤患者治疗前后及随访中肿瘤标志物浓度变化的监测，了解肿瘤治疗是否有效，判断预后，为进一步治疗提供参考。恶性肿瘤治疗结束后，还可用肿瘤标志物做定期随访监测。由于不同的肿瘤标志物半衰期不同（表 6 - 2），所以监测的时间和周期也不同。有研究认为治疗 6 周后做首次测定；3 年内每 3 个月测定 1 次；3 ~ 5 年内每半年 1 次；第 6 年起每年 1 次。随访中如发现有明显升高，应 1 个月后复测 1 次，连续 2 次升高，可预示复发或转移。此预示常早于临床症状和体征，而有助于临床及时处理。不可忽略的是，肿瘤标志物测定的临床价值在于动态观察，有时即使在参考值范围内的浓度变化，可能也是有价值的。因此，每位患者总是最佳的自身对照。为了保证结果的可靠性，当测得的肿瘤标志物浓度增加时，应在短期内（14 ~ 30 天）进行重复测定。最好应根据不同的患者、不同的肿瘤制定不同的测定时间表。

表6-2　主要肿瘤标志物半衰期

肿瘤标志物	半衰期	参考范围
CEA	3~4天	$<2.5~5$ mg/L
CA19-9	8.5天	<37 kU/L
AFP	4~5天	$<10\mu$g/L
PSA	2.3~3.2天	$<2.5~6.5\mu$g/L
hCG	12~20天	$<5~10\mu$g/L
CA15-3	8~15天	$<25~35$kU/L
CA125	4.8天	<35kU/L
SCC	20min	$<1.5\mu$g/L
CYFRA21.1	4天	$<1.8\mu$g/L
TPA	7天	<95U/L

4. 肿瘤的预后判断　一般来说，治疗前肿瘤标志浓度明显异常，表明肿瘤较大，患病较长可能已有转移，预后较差。现在发现有一些肿瘤标志物专用于观察预后，如乳腺癌的雌激素受体和孕激素受体，如两者阴性，即使CA15-3不太高，预后也差，复发机会较高，治疗效果不好。类似的指标还有上皮生长因子受体（epithelial growth factor receptor，EGFR）、癌基因c-erbB2编码蛋白（c-erbB2）异常，这些指标阳性都预示较差的预后。关于直肠癌和乳腺癌肿瘤标志应用相关指南中建议：手术后的患者应每隔2~3个月测定1次肿瘤标志，连续至少2年，在未再给予治疗时，至少连续2次（2个时间间期）肿瘤标志呈直线上升，可认为肿瘤复发。正在治疗的患者，肿瘤标志升高意味疾病恶化。恶化定义为肿瘤标志测定值增加25%，为了可靠，2~4周应复查1次。有报道，监测了421例直肠癌手术后患者，复发者96例，其中64%是因CEA升高而发现。报道认为，CEA监视直肠癌复发的效果优于X线、直肠镜和其他实验。

三、研究技术及其发展趋势

1. 肿瘤标志物的研究技术　肿瘤标志研究内容包括生物化学、免疫组织学和肿瘤免疫显像等几个方面。随着分子生物学的发展，人类基因组计划后基因组学、蛋白组学研究进展以及芯片技术和纳米技术发展，实际上还应将肿瘤基因标志在基因诊断和基因治疗的应用作为肿瘤标志的重要内容之一。

1）生物化学技术：测定的肿瘤标志是指肿瘤细胞产生并分泌到体液中的物质，可用无损伤性生化分析方法进行定量测定。由于肿瘤标志物含量与肿瘤活动度有关，所以它对于肿瘤患者的监测是很有意义的，肿瘤标志对绝大多数肿瘤患者的预后、监视和疗效观察是一种有效的工具，但目前还不能用于诊断。肿瘤标志血清学的测定表明，它仅能表示相对趋势，而不是肿瘤变化的绝对值或阈值。

2）免疫组织化学技术：可从形态学上详细阐明细胞分化、增殖和功能变化的情况。因此，这将有助于确定肿瘤组织类型分布，定位分期预后和临床特征的分析。

3）肿瘤免疫显像技术：它的价值是有助于确定肿瘤生长的部位和定位，主要用放射性标志的肿瘤标志物（抗体）来确定肿瘤积蓄的细胞、组织和器官，进行定位，从而可进一步进行外科治疗。

4）基因诊断技术：随着人类基因组计划研究完成，应用新的生物学技术，通过分析基因结构和功能的改变，进行有关疾病（包括肿瘤）发病机制，特别是癌基因、抗癌基因、转移抑制基因、耐药基因与肿瘤相关基因及其产物的研究也是肿瘤标志物重要研究内容。正在以它特有的高灵敏度和高特异性，以及能应用基因诊断技术直接查明在基因水平变化的优点，已开始应用于肿瘤诊断和病因学的研究，目前基因标志在基因治疗中的研究与应用，也正在由实验室研究向临床应用发展。

5）基因芯片技术：基因芯片或 DNA 微阵列（gene chip，又称 DNA chip microarray）是指将大量靶基因或寡核苷酸片段有序地、高密度固定（包被）在固相载体（玻璃、硅等）上与探针杂交，经激光共聚焦显微镜扫描，以计算机系统对荧光信号作出比较和检测。可以高通量分析数千种基因表达情况。从而可以观察肿瘤发生过程中不同基因变化，为肿瘤病理基因分类，肿瘤早期发现，尤其肿瘤相关基因发现，提供了高效、大量生物信息分析技术平台，在肿瘤研究和检测中具有重要应用前景，但目前还不能用于肿瘤临床诊断。

6）组织芯片技术：组织芯片或组织微阵列技术（tissue microarray）是 1998 年 Kononen 等在 DNA 微阵列基础上发明的，它是其重要分支，先根据 HE 染色结果确定肿瘤类型，分期再确定取样组织的位置。然后用不锈钢针进行穿刺取样，将不同肿瘤组织样本按微阵列，以每个标本间隔 0.1mm 排列在新的蜡块上，然后以 0.4mm 厚度进行切片。将此涂片黏附于玻片上或尼龙膜上，然后用不同基因（寡核苷酸）或抗体与进行杂交或免疫组化染色。以研究基因或其表达产物在不同肿瘤组织上异常表达的情况。因此，组织芯片应用范围很广，可用于基因表达检测，寻找未知基因表达突变体与多态性，药物筛选及不同肿瘤基因表达谱。从而观察不同肿瘤有不同基因异常表达。其应用简便，效力高，信息量大，可以更丰富、更直接地获得资料，从而使人们研究肿瘤发生机制更为简捷，对肿瘤易感因素的判定、早期诊断、治疗和预后判断起着重要作用。

7）蛋白质芯片技术：蛋白质芯片是高通量、微型化与自动化的蛋白分析技术，主要有两种：一种类似 DNA 芯片即在固相支撑物表面高密度排列的探针点阵。可特异地捕获产品中的靶蛋白，然后通过检测器对靶蛋白或蛋白分析。另一种是微型化的凝胶电泳板，在电场作用下，样品中蛋白质通过芯片上的泳道分离开来，经喷雾直接进入质谱中进行检测，以确定样品中蛋白质分析量及种类。

2. 肿瘤标志物检测技术的发展趋势 人类基因组测序完成后，基因组学和蛋白质组学等基础研究快速发展，肿瘤标志物的检测技术也飞速发展和日益完善。目前，准确、快速、自动化、大量地分析和鉴定新基因及蛋白功能的技术正不断涌现，如实时荧光定量聚合酶链反应（polymerase chain reaction，PCR）技术、双向蛋白电泳、生物芯片、表面增强激光解析电离飞行时间质谱技术等。这些技术较以往的放射核素标志探针的放射免疫分析、化学发光免疫分析、电化学发光免疫分析更能检测到极微量的特异性抗原、糖蛋白、癌基因和抑癌基因等肿瘤标志物。对于最终为了服务于临床诊断治疗的肿瘤标志物研究发展来讲，未来努力的方向必将是围绕着肿瘤标志物的特异性和敏感性而进行。不断改进检测技术和方法；同时要实现肿瘤标志物研究策略的突破。而敏感、特异、准确、快速、微量、广谱性、高通量、自动化则是肿瘤标志物检测技术的必然趋势。

第三节 胃癌肿瘤标志物及其临床应用

胃癌是消化道常见的恶性肿瘤之一，胃癌的发病率及死亡率在我国瘤谱中仍居高位。因其症状的非特异性而常被延误诊治，内镜等检查方法难于进行普查。同其他肿瘤一样，胃癌的发生也是一个多基因参与、多阶段演进的复杂过程。在这个过程中，无论是基因水平，还是蛋白质水平，均有许多分子的变化，它们可能作为胃癌的肿瘤标志而在其临床诊疗中发挥作用，也为胃癌的诊断带来希望。值得注意的是，同肝癌、前列腺癌等肿瘤相比，迄今尚未发现某一肿瘤标志物能独立应用于胃癌的诊断或对胃癌的预后判断，也尚未发现真正意义上的肿瘤标志物，大部分仅是表达含量上的差异而已，但将对不同肿瘤标志的检测进行合理组合并结合临床的其他相关检查，目前在胃癌诊疗中的应用价值及地位仍是较为有限的。但对提高胃癌早期诊断的阳性率及预后判断的准确性，依然具有重要意义。

一、胃癌组织中肿瘤标志物

胃癌组织中肿瘤标志物的检测对于判断预后有一定的价值。组织肿瘤标志物主要分为以下 3 类：①增殖标志，细胞周期相关抗原（Ki-67）、CD133、增殖细胞核抗原（proliferating cell nuclear antigen，PCNA）、肿瘤生长因子（tumor growth factor，TGF）及其受体，周期素（cyclin）依赖的蛋白激酶（cyclin dependent protein kinase，CDKs）及其抑制蛋白（CKIs）等。②转移潜在性标志，金属蛋白酶（metalsoproteinases，MMPs）及其抑制剂（tissue inhibitors of metalloproteinases，TIMPs），nm23 基因产物以及细胞黏附因子等。③癌基因及抗癌基因：癌基因如 C－myc、H－ras、erbB－2 等，抗癌基因如 p53、p16 及结肠癌抑癌基因等。虽然这些组织肿瘤标志将来有希望在胃癌临床中成为预后判断及调整治疗的工具，但绝大多数在目前还仅处于研究观察阶段。

1. MMPs 及 TIMPs　MMPs 是一类结构高度同源的内肽酶的总称，因含有金属离子而得名，是参与细胞外基质降解活动的主要蛋白酶之一，在多种肿瘤的侵袭转移过程中发挥重要作用。Chu 等研究发现组织中 MMP－9 的表达与胃癌浸润深度、淋巴结转移和远处转移密切相关，与患者的年龄、性别、肿瘤位置或分化程度无关。MMP－9 表达阳性患者无病生存率和总生存率较 MMP－9 表达阴性患者显著缩短。MMP－9 可能作为预测预后指标。肿瘤标志物 Ps 是 MMPs 的特异性抑制因子，主要包括 TIMP－1、TIMP－2、TIMP－3、TIMP－4。研究发现 TIMP－1 在胃癌浸润和转移过程中发挥重要作用，在进展期胃癌、复发患者及有淋巴结转移的患者中明显升高，并与胃癌的预后和复发密切相关。

2. p53 基因　p53 基因的突变是多种人类肿瘤的最常发生的基因改变。p53 为抑癌基因。其编码的蛋白质称为 p53 蛋白。众多研究证实，p53 基因是胃癌发生和发展的重要影响因素，p53 与胃癌细胞的增殖、转移、分化、浸润血管及预后等因素相关。野生型 p53 基因可以在转录水平上调节 p21，诱导 p21 蛋白表达，可以引起肿瘤细胞的生长抑制。而突变型 p53 无此作用，只具有促进细胞生长的作用。用免疫组化所测 p53 蛋白均为突变型蛋白。Liu 等检测 178 例胃癌，发现肠型胃癌阳性率为 50%，弥散型胃癌为 33.46%，说明 p53 基因突变在胃癌发生中起较大作用。冯为华等对 22 例浅表型胃炎、25 例重度不典型增生、30 例早期胃癌标本进行 p53 和 p21 蛋白免疫组化检测。结果在浅表型胃炎中 2 种蛋白均为阴性；重度不典型增生和早期胃癌中 2 种蛋白阳性率非常接近，其差异无统计学意义（$P > 0.01$），但均高于浅表型胃炎，差异有统计学意义（$P < 0.01$），p53 和 p21 蛋白联合检测阳性率，在重度不典型增生（76.0%）和早期胃癌（70.0%）中均高于两组中 p53 蛋白单项阳性率（40.0% vs 36.7%）和两组中 p53 和 p21 蛋白同时阳性（24.0% vs 26.7%），其差异有统计学意义（$P < 0.01$）。因此认为，重度不典型增生在 p53 和 ras 基因表达水平上接近早期胃癌，两种基因表达产物联合检测在胃癌早期诊断中有临床应用价值。

3. CD133　CD133 是肿瘤干细胞标志物。李亚卓等研究发现，胃癌组织中的 CD133 阳性细胞越多，分化越差，浸润越深，分期越晚，淋巴结转移数目越多，术后生存时间也就越短，提示肿瘤组织中 CD133 阳性细胞越多，含有的肿瘤干细胞就越多。术后一些残留的肿瘤干细胞通过自我更新和多向分化，导致肿瘤复发和转移，由此推测 CD133 可能是胃癌干细胞的特异性分子标志物。研究发现，CD133 可能在胃腺癌演化过程中起着重要作用，提示 CD133 可作为判断胃癌预后的指标。

4. Ki－67　Ki－67 又称为细胞核增殖抗原，是一种 DNA 结合蛋白，定位于细胞核。它存在于增殖细胞中，参与驱动细胞周期的调控网络，除 G_1 期、G_1 早期外，其他各期均有表达，M 期达到高峰。因其半衰期短，细胞脱离增殖周期后迅速降解，因此被视为较全面反映细胞群体增殖活性的指标。有研究表明，它与很多恶性肿瘤的发展、转移及预后具有相关性。Tsamandas 等报道 Ki－67 高表达的胃癌患者存活率较差，Ki－67 可作为胃癌患者一个独立的预后因素，并与胃癌细胞凋亡和增殖相关。

二、血清肿瘤标志物

1. 癌胚抗原（CEA）　CEA 是从结肠癌组织中分离出来的一种糖蛋白，一般被认为是消化道肿瘤的标志，尤其是肠道肿瘤，但它不是消化道肿瘤所特有的。在临床的原发性胃癌中，CEA 的阳性率仅为 25% 左右，但在胃癌发生转移，特别是发生肝转移时，血清中 CEA 的水平明显升高，且与转移程度有关。胃癌患者胃液中的 CEA 含量明显增高；高于血清中的含量，故对胃癌的诊断有辅助作用。对血清中 CEA 水平进行动态观察，是临床判断疗效及有无复发的重要指标。但同时 CEA 具有广谱性标志物的特点，广泛应用于消化系统肿瘤的诊断、随访和疗效观察。研究表明，血清 CEA 水平诊断胃癌的敏感性为 19.0% ~ 56.1%，特异性为 50% ~ 92%。由于 CEA 的多克隆抗体易与样品中无关抗原结合，故部分胃炎、消化性溃疡、慢性肝胆疾病和乳腺病等也可出现假阳性。

2. CA72 - 4　CA72 - 4 是一种相对分子质量为 220 ~ 400 kD 的糖蛋白，在各种消化道肿瘤及卵巢癌中均可升高，较之其他肿瘤标志，CA72 - 4 的升高在胃癌中也较为常见，是目前诊断胃癌较理想的肿瘤标志物，其敏感性可达 28% ~ 80%，CA72 - 4 水平在术后可迅速下降至正常。70% 的复发病例可有血清水平升高。与其他标志物相比，CA72 - 4 最主要的特点为其对良性病变的鉴别诊断有较高的特异性，在良性胃病患者中，其检出率仅为 0.7%。CA72 - 4 诊断胃癌的敏感性为 31.4% ~ 84.0%，特异性为 92.0% ~ 95.9%，高于 CEA 和 CA19 - 9。CA72 - 4 水平且与胃癌的分期有明显的相关性。一般在胃癌的 TNM 分期增高，胃癌伴有转移者 CA72 - 4 的阳性率高于非转移患者。同时 CA72 - 4 能较好地反映肿瘤负荷情况，在胃癌根治术后患者的随访与复发监测中，其敏感性高于 CEA。在胃癌中，常对 CA72 - 4 与 CEA 进行联合检测，可明显提高对胃癌诊断的敏感性。单纯 CA72 - 4 对胃癌的敏感性为 40% ~ 50%，但两者联合或与 CA19 - 9 进行联合检测，敏感性可增加 10% ~ 20%。CA72 - 4 同胃癌的分期有关，随胃癌分期升高其阳性率也显著提高，故高水平的 CA72 - 4 同胃癌预后有关。单纯检测 CA72 - 4 不能作为胃癌复发的指标。

3. CA19 - 9　CA19 - 9 是唾液酸化的乳 - N - 岩藻戊糖Ⅱ，是一种糖蛋白肿瘤抗原，与 Lewis 血型成分有关，在胰腺、胆管中有少量生成，在唾液、胰液及乳汁中的含量相对较高，在正常血清中含量较低，但当消化系统发生肿瘤时，血清中 CA19 - 9 含量会有明显升高，故又将其称为消化道肿瘤相关抗原。其在胃癌、结直肠癌、胰腺和肝胆系等消化系统肿瘤中呈阳性表达。胃癌患者血清 CA19 - 9 水平的敏感性为 26.3% ~ 69.0%，特异性为 52.0% ~ 95.0%；其水平和敏感性随胃癌 TNM 分期递增而升高，尤以Ⅳ期与有肝转移组升高最显著，并与胃癌淋巴结转移、生存率以及预后密切相关。CA19 - 9 也可作为治疗前后的随诊指标，对复发进行监测。在消化道良性病变中 CA19 - 9 也能升高，但幅度较小。在胰腺癌的血清中，CA19 - 9 的升高最为明显，是胰腺癌的第一标志。在胃癌中单独检测 CA19 - 9 的临床意义较为有限，但若联合 CEA 一起检测，将有助于对胃癌的诊断及患者生存期的判断等。

4. CA242　CA242 的化学特性为唾液酸化鞘脂类抗原，胃癌、胰腺癌、结肠癌患者血清水平增高。血清 CA242 水平和诊断阳性率随胃癌 TNM 分期递增而升高，尤以Ⅳ期和伴有肝转移组最为明显。CA242 水平与胃癌各组织学类型无明显相关性。

5. CA50　CA50 是一种较普遍的癌症相关抗原。CA50 在正常细胞向恶性细胞转化时合成，体现了细胞恶变的动态过程。血清 CA50 水平可作为胃癌检测的指标，敏感性为 25.7% ~ 70.3%，特异性为 92% ~ 96%。胃癌早期 CA50 水平升高，晚期升高更显著。胃癌根治术后 CA50 水平较术前显著下降，而姑息性手术前后患者 CA50 水平变化不大，提示 CA50 表达与肿瘤存在与否相关。故 CA50 可作为胃癌诊断和预后的参考指标。

6. 甲胎蛋白（AFP）　AFP 是肝癌诊断的重要指标，在部分组织类型的胃癌中也可检测到 AFP 的含量增高，但它不同于肝癌产生的 AFP 具有胃肠道特异性，其与凝集素反应的特征是 AFP - Cl 等增多。AFP 在 3 种组织类型的胃癌中升高相对较为显著，即肝样型、卵巢瘤样型及胎儿胃肠型，其中尤以肝样型胃癌相对最为常见，恶性度高。AFP 升高的胃癌患者易发生肝脏转移，预后较差，并多见于胃癌进展期。在极少数早期胃癌中，如发现 AFP 升高或经化疗后 AFP 仍持续升高，证明胃癌易发生肝转移或对化疗不敏感。因此，胃癌中 AFP 的检测有助于对预后及化疗疗效的判断。

7. CA125　CA125 是一相对分子质量为 200kD 左右的糖蛋白，是卵巢癌的首选标志，但在其他肿瘤，主要在消化道肿瘤中也有较高的敏感性。胃癌发生远处转移，尤其当发生腹腔转移时，常伴有 CA125 的升高。在临床上，CA125 结合腹腔镜检查是判断胃癌腹腔转移的良好指标。

8. 胃蛋白酶原（pepsinogen，PG）　胃蛋白酶原是胃蛋白酶的前体，根据其生化及免疫学特性分为 PGⅠ 和 PGⅡ。PGⅠ 主要由胃体的主细胞和黏液颈细胞分泌；PG 除由上述细胞分泌外，还由贲门、幽门及 Brunner 腺体细胞分泌。研究表明，胃蛋白酶原水平可间接反映胃黏膜组织学状态及功能状态，胃癌患者的血清 PGⅠ 水平和 PGⅠ/PGⅡ 比值均下降，术后 PGⅠ、PGⅡ 水平均下降。日本筛选胃癌高危人群界值为 PGⅠ ≤70ng/L 和 PGⅠ/PGⅡ ≤3.0。

9. 血管内皮生长因子（vascular endothelial growth factor，VEGF） VEGF 是一种糖基化分泌性多肽因子，多数组织以 VEGF165 为主。VEGF 的表达具有一定的异质性，广泛表达于多种细胞，包括巨噬细胞、成纤维细胞、平滑肌细胞、内皮细胞以及肿瘤细胞，其中以肿瘤细胞和内皮细胞为主。VEGF 是一重要的血管形成因子，在生物体内有着广泛的生理和病理意义。有学者研究发现胃癌患者血清和血浆中的 VEGF - A 的水平明显高于正常对照组。血清 VEGF - A 的水平与肿瘤负荷有关，胃癌患者肿瘤切除后 VEGF - A 的水平明显下降；VEGF - C 水平的高低和淋巴侵袭、血管侵袭和 TNM 分期有关，与手术时的年龄、性别、肿瘤大小、位置和肿瘤侵袭深度无关。回顾性分析发现 VEGF - C 在诊断伴有淋巴结转移胃癌方面的敏感性、特异性分别为 73.8%、70.2%。另有研究发现，VEGF - C 的表达与肿瘤分化程度有关，与是否出现浆膜侵袭无关，VEGF 血清水平较高的患者，术后的无瘤生存率和总生存数下降。

10. MG 抗原（MG - antigen，MG - Ag） MG - Ag 是鼠源性抗人胃癌单抗 MG 所识别的胃癌肿瘤标志物，目前已应用 MG7 制成了体液中 MG7 - Ag 的一步法双抗体夹心放免试剂盒（MG7 - IRMA），并应用于临床。血清 MG - Ag 水平诊断胃癌的敏感性为 32.1% ~ 90.4%，特异性为 85.5% ~ 96.8%。其血清水平与胃癌发生部位、分化程度和病理类型无明显相关性，但与胃癌分期显著相关，且胃癌根治术后血清 MG 抗原含量显著下降，接近正常水平。因此，血清 MG 抗原检测对胃癌的诊断、判断病情、观察手术疗效和估计预后具有重要意义。

11. 铁蛋白（Ferritin） 铁蛋白主要存在于网状内皮系统，其主要功能是贮存和调节体内的铁代谢。初时，主要作为缺铁性贫血及铁负荷过多的诊断指标，后来发现某些恶性肿瘤（如肝癌、白血病等）患者血清铁蛋白水平升高。但在胃癌中血清铁蛋白水平降低，其原因可能与铁吸收障碍有关。一般认为食物中的铁经胃酸作用，转变为二价铁离子后，才能被小肠吸收，当胃组织癌变时，盐酸分泌可能受到影响，导致铁吸收减少，继而引起血清铁蛋白水平下降，可作为晚期胃癌患者进行免疫监测的重要指标。

12. 血清肿瘤相关物质群（tumor supplied group of factor，TSGF） TSGF 是一类与多种恶性肿瘤生长有关的糖类物质和代谢物质的总称，是一类可能与恶性肿瘤血管增生有关的标志。TSGF 是一种广谱而灵敏度高的肿瘤标志，被报道为早期发现癌及癌转移的有效指标。与其他常见的血清检测肿瘤标志物不同的是，TSGF 在癌症早期浓度就已经很高，而其他标志物的浓度是跟癌症的病程有关，也就是说在癌症的早期标志物的浓度较低，不容易被检测出来。有研究显示 TSGF 诊断胃癌的敏感性为 54.4%，特异性为 92.2%，同时胃癌的检测结果显著高于健康对照组及胃良性疾病组，差异有统计学意义（$P < 0.01$），这也说明 TSGF 对于胃癌的判断具有重要的价值。

三、胃液和腹水中肿瘤标志物检测

1. 胃液中传统肿瘤标志物的检测 直接收集胃液进行有关肿瘤标志物测定，对胃癌的诊断也有一定的意义。研究报道胃液中肿瘤标志物 CA72 - 4、CEA、CA19 - 9、CA242 等的检测与血清肿瘤标志物相比，对于胃癌具有更大的诊断价值。

2. α_1 - 抗胰蛋白酶 α_1 - 抗胰蛋白酶是具有蛋白酶抑制作用的一种急性时相反应蛋白。有研究发现，胃液中 α_1 - 抗胰蛋白酶的检测是胃癌早期诊断一种新型非侵入性的检测方法。有报道胃液 α_1 - 抗胰蛋白酶在胃癌患者中的浓度明显高于正常人和良性胃肠道疾病患者，其诊断胃癌的敏感性和特异性分别为 96% 和 92%。

3. 腹水癌胚抗原（ascites CEA，ACEA） 有学者对 119 例并发腹水晚期胃癌患者进行血清 CEA（serum CEA，SCEA）和腹水癌胚抗原（ACEA）的测定并进行回顾性分析。结果提示，ACEA ≥ 5ng/mL 的患者预后较差，而 SCEA 水平与胃癌预后无关，故 ACEA 可作为一种判断胃癌患者预后的标志物。

四、其他肿瘤标志物

近年来研究发现，白细胞介素 - 6（interleukin - 6，IL - 6）与肿瘤分期、浸润深度、淋巴侵袭、静脉侵袭、淋巴结转移和生存率显著相关。IL－6临界值为1.97pg/mL时，对晚期胃癌和淋巴结转移的诊断敏感性分别为81.8%和87.5%，特异性分别为66.7%和58.3%。血清 β_2 －微球蛋白（β_2 － microglobulin，β_2 － MG）诊断胃癌的敏感性为61.54%，β_2 － MG水平升高与癌瘤的恶性程度及淋巴结转移有关。血清甘氨酰脯氨酸二肽氨基肽酶对胃癌患者进展期诊断敏感性较高为91%。其活性在胃癌时减低，而发生肝转移时增高。对胃癌和胃癌肝转移的诊断及对胃良恶性病变的鉴别诊断有一定的意义，但目前在临床上尚未广泛应用。

除上述标志物外，其他许多肿瘤标志物如 c － erbB2、突变的 p53 蛋白、细胞因子（如 IL－2、IL－10、TNF）等在胃癌中的临床意义尚需进一步明确，故目前尚未作为常规进行检测。

五、胃癌标志物的联合检测

近年来报道的胃癌标志物虽然很多，但在胃癌的早期诊断以及与其他部位恶性肿瘤的鉴别方面，其敏感性和特异性均不甚理想。在同一种肿瘤可能有不仅一种肿瘤标志物，同一种标志物也可能会在不同的肿瘤中出现，这种特点就为临床选择高敏感性或高特异性检测胃癌提供了灵活多样的结合方式。对于胃癌的检测，可同时选定几种特异性高的指标，相互补充进行联合检测，从而提高其敏感性。联合检测的方法有两种：一是同时做几种肿瘤标志物的检测，只要有一个阳性即认为有某肿瘤存在，虽然与单项检测相比提高了敏感性，但假阳性率提高，也增加了误诊率；二是依次相继检验，需所有检测的肿瘤标志物皆为阳性才认为某肿瘤的存在，虽然提高了特异性，但降低了敏感性，即降低了误诊率，却增加了漏诊的机会。

有研究对胃癌患者血清进行 CA72－4、CEA、CA19－9、CA125 和组织多肽抗原（tissue polypeptide antigen，TPA）检测，发现其敏感性分别为16.4%、31.4%、16.1%、31.6%和6%，联合应用时敏感性为56.5%。另外有报道 CEA 与 CA50 联合检测对胃癌的敏感性为87.0%，特异性为89.5%。联合检测 CEA 与 CA50 对胃癌的敏感性为74.0%。血清 CEA 和 CA19－9 对胃癌的联合检测敏感性为61.4%，特异性为92.1%；在 CA19－9、CA125 与 CEA 二项联合检测中，以 CEA 与 CA19－9 组的敏感性最高（82.4%），以 CA19－9 与 CA125 组的特异性最高（81.43%），三者联合检测的敏感性则达到89.29%，特异性为70.0%。另报道 CEA 与 CA19－9 联合检测对于胃癌患者术后复发及（或）转移的敏感性85.3%，而假阳性率仅为15.4%，因此血清 CEA 与 CA19－9 的联合检测对胃癌术后监护，及时治疗可起重要作用。有学者应用放射免疫方法对胃癌患者的 CEA、CA19－9、CA72－4、MG－Ag 进行双项联合检测，结果显示，MG－Ag 与 CA72－4 组的敏感性最高，达70.6%，MG－Ag 与 CA19－9 组次之，为64.6%；按组织学类型运用适宜的双项组合法定期随访，更具临床意义，胃腺癌以 MG－Ag 与 CA72－4 组敏感性最高，可达74.7%；胃恶性淋巴瘤也以 MG－Ag 与 CA72－4 组最高，达62.5%；胃平滑肌肉瘤则以 CA72－4 与 CA19－9 组最高，达55.6%；未分化腺癌则以 MG－Ag 与 CA19－9 组最高，达70.6%。也有研究表明，在各种联合组合中，敏感性最高的 CA72－4 与特异性最高的 CA242 联合的敏感性和特异性分别为52.4%和93.3%。CA72－4、CA19－9 及 CA242 三项联合或 CEA、CA19－9、CA72－4 及 CA242 四项检测敏感性虽然稍高，但其特异性下降。术前联合检测 CEA、CA19－9、CA72－4 血清水平，若三者之一为阳性，即便是早期胃癌，也被认为有高度复发的危险。

第四节　结直肠癌肿瘤标志物及其临床应用

大肠癌包括结肠癌和直肠癌（carcinoma of colon and rectum），是常见的恶性肿瘤，发病率和病死率在消化系统恶性肿瘤中仅次于胃、食管癌。但大肠癌早期无特异性症状，临床诊断时已多为进展期，一般难以治疗，造成的损失更为严重。因此大肠癌的早期发现和诊断很重要。但是，到目前为止，还没有发现具有结直肠癌特异性的肿瘤标志，在与结直肠癌相关的肿瘤标志中，癌胚抗原（CEA）敏感性较高。

一、结直肠癌的早期诊断及其临床意义

美国癌症协会在过去的 20 年中建议进行结直肠癌筛查，并为早期检查制定了标准。2001 年的标准提供了数种筛查结直肠癌的方法供具有危险性的人群和高危人群。由于结直肠癌筛查在人群中利用率较低，标准允许为达到筛查目的较大的灵活性。

大多数结直肠癌患者（75%）没有特异的危险因子。50 岁或以上的成年人的筛查首先是每年 1 次的大便潜血试验，可以降低 1/3 死亡的危险性。其他的筛查包括每隔 5 年的乙状结肠镜检查或双倍对比度的钡灌肠。乙状结肠镜检查在结肠镜范围内的病变是值得信赖的筛查试验，结合大便潜血试验可以对结肠任何部分的癌变进行检查。双倍对比度的钡灌肠是对整个结肠、直肠的放射学检查，然而这种方法对较小的肿瘤不是很敏感。最后可供选择的是结肠镜，推荐具有危险性的个体每 10 年进行 1 次结肠镜检查，一些特定人群可缩短时间间隔。

具有较高结直肠危险性的个体包括炎性肠病、家族性腺瘤息肉病、遗传性非息肉结肠癌或家族癌症史。高危险人群从低年龄段开始筛查，可以获益匪浅，许多个体要求特殊的筛查或较密集的随访监督。结直肠癌的家族史包括相关的结肠癌或结肠息肉，可以使个体的危险性提高大约 2 倍，这些个体比普通人群预计早 10 年发病。因此结直肠癌筛查标准建议有家族史的患者（男女均包括）在 40 岁起进行筛查。大多数结直肠癌是由腺瘤、息肉等发展而来的，向恶性状态转化的损伤过程可能进行 10 ~ 12 年。癌症发展如此长的间隔时间为癌变前的介入提供了良好的机会。现有研究证实，筛查、诊断和息肉的切除可以有效地降低结直肠癌的发生率和死亡率。

早期检测的步骤是发现癌前的腺瘤、息肉的同时将它们切除，防止其向癌症进一步发展。通过息肉切除术来预防结直肠癌，筛查可以在结肠癌前期阶段得到治疗，其发病率显著降低。更重要的是，结直肠癌的筛查不仅使疾病的发现向更早阶段转化，而且通过随机控制的试验，筛查与疾病死亡率下降有相关性。不幸的是，结直肠癌的筛查率较低，现阶段重点是提高公共意识实施有效的结直肠癌检查计划。

二、结直肠癌的分子生物学标志

结直肠癌发生的主要途径是染色体不稳定途径，即大肠癌是经过正常黏膜→增生黏膜→息肉→腺瘤→原位癌→浸润癌的顺序演变而来。这一顺序中逐渐积累的基因变异导致肿瘤的发生与发展，形成染色体不稳定，进而产生更多的遗传学变异。结直肠癌的癌变过程是多步骤、多阶段、多因素发展过程，同样也是多基因发生异常变化过程。大肠癌癌变发生过程中各段的基因异常变化相对比较清楚，随着研究深入发展，目前已知有多个分子生物学标志（基因标志）变化与大肠癌发生有关，并具有一定的临床意义（表 6 – 3），但它们均是非特异性的。

表 6 – 3　肿瘤分子生物学标志在大肠癌中的临床意义

肿瘤标志	临床意义
血管生成素	血清中浓度升高与结肠癌进展程度有关
c – erbB2	c – erbB2 高表达与临床预后有关
E – 选择素（E – selectin）	在结肠癌和乳腺癌中其水平升高
MMP – 9	在结肠癌和乳腺癌中阳性率增高
p53	p53 蛋白高表达与预后差及转移有关
CD44	在结肠癌中血清 CD44 升高
C – myc	与黏液性和高分化肿瘤有关

续表

肿瘤标志	临床意义
ras	结节阳性肿瘤（node – positive tumors）
组织蛋白酶 – B 基因	与低分化肿瘤有关
nn23Hi	与肿瘤转移有关
生长因子（7GGFZ、EGFR）	与肿瘤生长有关

三、癌胚抗原在结直肠癌中的临床应用

癌胚抗原（CEA）于 1965 年由 Gold 和 Freeman 等首先从结直肠癌中发现，此抗原也出现在胚胎细胞上，故称癌胚抗原。

1. 血清 CEA 检测在结直肠肿瘤的临床应用　CEA 在临床上已应用 20 余年，由于癌细胞的浸润，使本应该分泌到肠道及其他管腔中的黏液成分被吸收到血管内，促使大肠癌患者血清中 CEA 水平升高，CEA 早已成为大肠癌辅助诊断的常用检查方法和主要的参考指标之一，但目前 CEA 还不能作为大肠癌早期检测指标。普遍认为 CEA 的主要作用是在结直肠癌患者治疗过程中用于判断预后、监测复发和评估对治疗的反应的辅助方法。

（1）CEA 在正常健康人中的表达：胎儿在 2 个月后由消化道分泌 CEA，出生后消失，而在正常成人组织如支气管、唾液腺、小肠、胆管、胰腺、尿道、前列腺均有 CEA，并由结肠黏膜细胞分泌到粪便中，1 天约 70μg，其中有少量重吸收至血液。健康不吸烟者 CEA 值为 2.5 ~ 5μg/L，阈值为 5.5μg/L，吸烟者 CEA 值的范围为 3 ~ 10μg/L，高时可超过 20μg/L，其生物半衰期尚不清楚，但一般报道结肠癌术后 1 个月左右恢复；肺癌约 3 个月，一般在术后 6 ~ 8 周恢复。通过对 3 500 份正常人和患者血清样品研究发现，在 1 435 例不吸烟正常人中有 98.7% CEA 水平低于 5μg/L，在 857 例吸烟者中有 33% CEA 水平升高。

（2）CEA 在良性疾病中的表达：除大肠癌外，在良性疾病如肝炎、肝硬化、阻塞性黄疸、肺结核、胸膜炎、慢性支气管炎、结核性腹膜炎、胰腺炎、胶原性疾病、心血管疾病、糖尿病、结肠炎和直肠息肉及肝、肾功能不全等良性疾病时有一过性升高，在妊娠期血中也可增高。肠道炎症患者 CEA 阳性率为 7% ~ 20%，吸烟者阳性率在 13.6% 左右，非恶性肿瘤患者其 CEA 浓度升高为中等水平（5.5 ~ 30μg/L），当疾病稍恢复 CEA 达到正常水平。在 576 例无明显临床症状患者中，经钡灌肠检查发现 23 例癌症，其中 18 例 CEA 水平高于 2.5μg/L。病理情况下，胃肠道肿瘤细胞因 CEA 反流人淋巴或血液，导致血清 CEA 增高。当 CEA 水平高于 20μg/L 时往往提示有消化系统肿瘤。

（3）CEA 在各种肿瘤中的表达及其临床意义：由于 CEA 是一个广谱性肿瘤标志，特异性不强，它在多种肿瘤均不同程度的表达（表 6 – 4），因此用于肿瘤诊断不敏感，但可用于肿瘤发展的监测、疗效判断和预后估计。

表 6 – 4　CEA 在不同肿瘤中表达的阳性率

肿瘤	阳性率（%）
结直肠癌	70
胰腺癌	55
胃癌	50
肺癌	45
乳腺癌	40

续表

肿瘤	阳性率（%）
泌尿系统肿瘤	40
卵巢癌	25

在表6-4中所列各种肿瘤CEA阳性率均升高，但在临床上还需与直肠息肉、溃疡性结肠炎、胃溃疡、肺气肿、良性乳腺疾病相鉴别。此外，还考虑到CEA有较多的假阳性和假阴性，所以CEA不适用于肿瘤筛查。

尽管CEA并非诊断大肠癌的特异性标志，但结合大肠癌的其他检查可以提高诊断的准确性。如结合细胞学检查，可使大肠癌的诊断率提高。目前在临床上对CEA的测定，多用于进行动态观察，如CEA维持在高水平或不断升高，则提示恶性肿瘤的可能性增加，这对肠癌、肝癌、胰腺癌等具有一定的辅助诊断价值。

2. CEA与大肠癌的临床分期及复发、转移的关系

（1）CEA与大肠癌的临床分期：结肠癌患者血清CEA水平升高的阳性率与癌的分期有关（表6-5）。按Dukes分型，A期患者中，3%有CEA升高，B期患者中25%升高，而在C期患者中，阳性率高达43%。当结肠癌发生转移和复发，特别是转移至肝、肺、骨时，CEA阳性率高达70%（60%~90%）。说明CEA对于预测大肠癌转移、复发和判断疗效及预后是比较有价值的指标。

表6-5　CEA的阳性率与大肠癌患者分期的关系

分期（Dukes）	病例数	CEA水平（μg/L）				
		<5.0	5.1~10	10.1~20	21~100	>100
良性疾病	47	100	—	—	—	—
A	58	97	3	—	—	—
B	51	78	10	15	—	—
C	63	56	14	13	11	3
D	186	30	11	11	26	19

（2）CEA与肿瘤转移与复发的关系：CEA是一种细胞黏附分子，在临床被作为无症状复发的一个指示因子，与肿瘤的浸润和转移有关。CEA水平升高通常早于临床症状数月。在鉴定结肠癌患者的复发中，据报道CEA敏感性为80%（17%~89%），特异性为70%（34%~91%），CEA对于诊断肝脏、腹膜后转移最敏感，其次是腹膜或肺等转移。有研究显示较为缓慢的CEA水平升高通常提示局部范围的复发，而CEA水平快速升高提示肝转移。血清CEA水平高于80μg/L，可看作肿瘤已有转移。如及时治疗后有效，CEA即下降；如治疗后CEA水平有升高，往往意味着肿瘤的复发。一般来说，临床有明显复发症状前约5个月CEA就开始升高，这在90%第2次手术的患者身上得到了证实。有些研究表明，如果因观察到CEA升高而进行第2次手术，其5年生存率可达37%（16/43例），而不是根据CEA检测结果而直接进行第2次手术，其5年生存率为34%（11/32）。表6-6是有关研究CEA与结直肠癌复发的关系。

表6-6　CEA水平与结直肠癌复发的关系

研究年份	病例数	阳性率（%）≥5μg/L
1974	53	68
1976	12	67

续表

研究年份	病例数	阳性率（%）≥5μg/L
1976	82	77
1976	23	87
1978	19	89
1979	18	81
1980	18	94
合计	225	76

对其他肿瘤血清 CEA 测定表明，肿瘤转移后 CEA 水平和阳性率均升高，肝转移为 85%（17/20 例），腹膜转移 58%（7/12 例），淋巴结转移为 50.3%，肿瘤复发后远隔转移 CEA 阳性率为 76%，局部复发为 64%，有 1 例早期胃癌术后 2 年内 CEA 缓慢上升，3 年后在肝左叶发现直径 1cm 的肿瘤，所以 CEA 可为术后疗效及肿瘤复发提供有用的参考指标。

（3）结直肠癌患者手术前 CEA 水平与复发和转移的关系：大肠癌患者手术前 CEA 水平对于判断肿瘤治疗后的发展情况、疗效、转移和复发很重要。如果术前 CEA 水平正常，手术治愈或术后不复发的可能性较大，平均复发时间为 30 个月；治疗前 CEA 水平在 10 ~ 70μg/L 者。平均复发时间为 19 个月；> 70μg/L 者为 10 个月。治疗前 CEA 水平升高，则提示有血管壁、淋巴系统、神经周围侵犯或远处转移，预后较差。

术前 CEA 升高的患者，只有切除主要部分或全部癌组织后，CEA 才有可能降到正常。在术后 CEA 水平升高的患者中，约有 50% 的患者 CEA 水平升高是复发的预警指标，一般出现在患者出现症状前 10 周到 13 个月。

因此，对目前 CEA 临床实验室检查指标不高的患者，仍须考虑第 2 次手术。对术后的大肠癌患者需进行 CEA 含量动态观察。术后 CEA 随访监测表明，如有些病例在 2 ~ 6 个月后 CEA 水平恢复正常，则预示肿瘤已绝大部分被切除，对这些病例应在随后 2 年内每个月测定 1 次 CEA 含量。若术后 CEA 水平持续不断升高，或其数值超过正常 6 倍或较先前 CEA 水平超过 35% 者，则暗示肿瘤的局部复发或转移，或预后不佳。有些患者在开始化疗和放疗后 CEA 短暂升高，并超过治疗前水平，这是由于治疗造成肿瘤组织破坏 CEA 释放到血液中的结果。

3. 化疗和疾病进展中 CEA 的监测　尽管手术是治疗结肠癌最有效的方法，但是化疗 5 - Fu - 左旋咪唑仍具作用，尤其是病情持续发展的患者。CEA 可用于评估治疗的反应。值得注意是应用 5 - Fu - 左旋咪唑后 CEA 水平可能有短暂升高。CEA 不能单独用于决定治疗类型和持续时间，但是可用于估计疾病状态，可能为临床和诊断标准提供其他的信息。在肿瘤转移的情况下，CEA 可以准确反应肿瘤的活动性，使医生不再进行无效治疗。尽管没有关于 CEA 在结直肠癌病情进展应用的统一结论，国际临床生物化学联合会（NBCA）、欧洲肿瘤标志分会（EGTM）和美国临床肿瘤协会等一致推荐 CEA 用于治疗反应的监测中。

美国临床癌症协会专家组把 CEA 作为监测结直肠癌病情发展可选择的标志，但是也认为单纯的血清学试验对于监测治疗反应是不够的。为估计疗效反应，国际临床生物化学联合会（NBCA）和欧洲肿瘤标志分会（EGTM）等推荐开始治疗前进行 CEA 水平检测，然后每 2 ~ 3 个月检测，至少持续在初次诊断 2 年以后。

进行性的病情发展可通过 2 次连续的高于基线的 CEA 水平确诊，由于 CEA 具有很高的预测价值，即使缺乏其他诊断的证实也能确诊。EGTM 认为 CEA 在特定的结直肠癌患者的随访中起作用，发现无症状的复发患者，对有可能治愈的患者实施手术。而且，在随访患者中检测 CEA 可以延长作放射性检查的间隔时间，甚至可以减少放射性检查的次数，这样也减少患者的花费并且提高了灵活性。然而，当利用 CEA 水平连续监测结直肠癌患者时，一定要注意下列情况：CEA 水平升高通常只发生在病情进行性发展的患者，并不是所有结直肠癌复发患者会出现 CEA 水平升高，CEA 的高水平可能与病情复发无关，某些化疗会引起 CEA 水平短暂升高。

四、其他血清肿瘤标志物对结直肠癌患者的诊断价值

1. CA19 - 9　CA19 - 9 是一类含黏液成分的大分子糖蛋白，是胰腺癌及胃肠恶性肿瘤较好的肿瘤标志物，是胰腺癌和胃肠癌患者独立预后肿瘤标志物，血清 CA19 - 9 高水平常提示患者生存期短，可与其他肿瘤标志物联合应用提示肿瘤腹腔种植和腹膜复发等，但不适于筛查和早期诊断。

2. 细胞角蛋白分化抗原（cytokeratin fragment antiogen 21 - 1，CYFRA21 - 1）　近年来发现 CYFRA21 - 1 在消化道恶性肿瘤中水平明显升高，并且有较高的阳性率，同时发现 CYFRA21 - 1 的改变随肿瘤发生转移出现灵敏的变化。消化道肿瘤 CYFRA21 - 1 升高的原因可能和 CYFRA21 - 1 来源于上皮细胞有关。文献报道 CYFRA21 - 1 对大肠癌的特异性和阳性预测值分别是 82.0% 和 76.6%，其敏感度（42.2%）也仅次于 CEA。

五、血清肿瘤标志物联合检测在结直肠癌诊断中的价值

结直肠癌的早期诊断、早期治疗和复发、转移的监控是提高疗效的最有效手段。寻找肿瘤特异性抗原一直是肿瘤研究的热点，但迄今尚未发现结直肠癌特异性的肿瘤标志物，目前临床最常用的结直肠癌肿瘤标志物为癌胚抗原（CEA）、癌相关糖抗原（CA19 - 9、CA72 - 4）及细胞角蛋白分化抗原（CYFRA21 - 1）等。但血清肿瘤标志物均为非特异性的肿瘤相关抗原，其检测肿瘤的敏感性及特异性均有限。而联合检测多种肿瘤标志物是提高结直肠癌诊断准确率的较有效方法。为此国内外学者均对此问题进行多方面研究，探讨联合检测肿瘤标志物对结直肠癌诊断和疗效监测的价值。

1. 正常人和结直肠癌患者血中 CEA、CA19 - 9 和 CA242 水平检测　赵先文等对 134 例结直肠癌患者和 200 例健康人对照血中的 CEA、CA19 - 9 和 CA242 进行检测，其平均值列入表 6 - 7 中，这些数据是中国人的数据，很有参考价值。

表 6 - 7　结直肠癌患者与健康人血清中 3 种标志物水平（WL）的比较　　　　　　　　　　　　（µg/L）

组别	例数	CEA	CA19 - 9	CA242
大肠癌	134	11.62 ± 16.99	34.77 ± 56.61	25.52 ± 35.90
健康人	200	0.84 ± 0.91	37 ± 91.75	5.34 ± 3.44

2. 肿瘤标志物联合检测对大肠癌的诊断价值　蒋晓婷对 161 例大肠癌患者进行研究，发现 CEA、CA19 - 9、CA72 - 4 和 CYFRA21 - 1 阳性者分别为 90 例、59 例、62 例和 68 例。CEA 的敏感度和特异性最高，分别为 55.9% 和 84.0%，其余依次为 CYFRA21 - 1、CA72 - 4 和 CA19 - 9。若采用平行实验联合检测法，即 4 项指标中任何 1 项≥临界值即为阳性，可以提高检测的敏感度（80.5%）和阴性预测值（79.3%），但特异性和阳性预测值降低；若采用系列实验，即 4 项指标全部≥临界值为阳性，可提高检测的特异性（100%）和阳性预测值（100%），但敏感度和阴性预测值降低。而赵先文等对 134 例结直肠癌患者的 CEA、CA19 - 9 及 CA242 标志物检测结果（表 6 - 8），说明这些指标对大肠癌的诊断有较高的价值，但同时也提示单一指标仍存在敏感度低、特异性不高的问题。而多种肿瘤标志物联合检测可以提高阳性检出率，其灵敏度均高于 CEA 单独检测，因此，联合检测在一定程度上可弥补单一检测的不足，提高准确率。但缺点是降低了特异性，检测结果表明三项联合的特异性明显低于单项，因为这些指标原本就是非特异的，在临床上作为辅助诊断用，影响不大，但联合检测能提高阳性检出率，这在临床上具有重要意义。

表6-8　各项标志物检测结直肠癌的阳性率及特异性比较　　　　　　　　（%）

标志	阳性率	特异性
CEA	55.2	96.5
CA19-9	34.3	93.5
CA242	57.5	89.0
CEA+CA242	73.1	86.5
CEA+CA19-9	59.7	91.5
CA242+CA19-9	68.2	88.5
CEA+CA19-9+CA242	73.1	68.5

3. 肿瘤标志物联合检测与结直肠癌分期　CEA、CA19-9和CA242肿瘤标志与结直肠癌分期密切相关，均随着结直肠癌病情进展加重其阳性率升高（表6-9）。3种标志物水平与结直肠癌的病期及预后相关，随着分期的增加，血清CEA、CA19-9和CA242水平有逐渐增高趋势。对手术切除后的患者血清肿瘤标志物连续监测显示，术前标志物水平升高的患者，肿瘤切除后其水平随之降低，而术后肿瘤标志物水平异常增高时，则大都有肿瘤的复发或转移发生，说明肿瘤标志物水平与肿瘤负荷相关，监测其水平变化可评估大肠癌的病期和预后。

表6-9　结直肠癌分期与血清CEA、CA19-9、CA242水平的比较　　　　　（μg/L）

期别	例数	CEA	CA19-9	CA242
A	10	2.89±2.61	14.81±9.99	5.76±4.34
B	63	9.13±11.65	21.32±34.08	17.72±25.93
C	44	12.25±17.58	45.69±62.23	30.86±35.06
D	17	21.62±27.87	89.54±86.27	64.29±49.46

4. 糖类抗原系列肿瘤标志物与结直肠癌侵袭和转移的关系　CEA、CA19-9和CA242在结直肠癌不同侵犯深度比较见表6-10。其中侵犯浆膜外层的CEA水平显著高于黏膜层和肌层，浆膜层显著高于肌层；侵犯浆膜外层的CA19-9水平显著高于肌层；侵犯浆膜外层的CA242水平显著高于黏膜层、肌层及浆膜层，肌层显著高于黏膜层。淋巴结转移的结直肠癌患者血清CEA、CA19-9和CA242水平均显著高于无淋巴结转移者（表6-11），CEA检测淋巴结转移和无淋巴结转移患者的阳性率分别为57.6%和45.3%，CA19-9分别为52.5%和18.7%，CA242分别为69.5%和46.7%。CEA、CA19-9和CA242淋巴结转移者的阳性率显著高于无淋巴结转移者。

表6-10　结直肠癌肠壁不同侵袭深度与血清CEA、CA19-9、CA242水平的比较　　（μg/L）

侵袭深度	例数	CEA	CA19-9	CA242
黏膜层	9	1.55±0.75	13.60±9.35	3.39±1.99
肌层	16	2.77±2.73	17.37±17.74	10.37±8.23
浆膜层	91	10.97±14.85	30.83±48.36	23.90±33.83
浆膜外层	18	14.22±15.42	51.97±62.16	45.95±52.40

表 6-11　CA 系列肿瘤标志物水平与结直肠癌淋巴结转移的关系　　　　　　　　　（μg/L）

组别	例数	CEA	CA19-9	CA242
淋巴结转移	59	16.24±29.90	50.49±65.14	36.42±39.69
无淋巴结转移	75	8.27±11.81	19.62±30.90	14.59±20.67

第五节　胰腺癌肿瘤标志物及其临床应用

　　胰腺癌是常见的消化系统恶性肿瘤，其特点是临床表现隐匿、发展迅速、恶性程度高、治疗困难、预后差。大多数患者在确诊后多已属晚期无法手术切除，欲提高患者的预后，只有早期诊断，早期治疗。在胰腺癌早期诊断中，肿瘤标志物检测已在临床广泛应用，一般用分子生物学或免疫学方法检测在肿瘤中合成和分泌的蛋白质抗原、酶、激素、多肽等物质，以及肿瘤发生过程中基因的异常改变。

一、胰腺癌血清肿瘤标志物相关抗原

　　1. 胰腺癌胚胎抗原（pancreas cancer embryonal antigen，POA）和胰腺癌相关抗原（pancreas cancer related antigen，PCAA）　　POA 是从胚胎期胰腺中提取的一种糖蛋白，Gelder 等在胰腺癌患者血清中也提取出了这种糖蛋白，并提出 POA 可以作为胰腺癌较特异性的标志物。部分肝癌、胃癌、胆管癌和肺癌患者血清中 POA 亦可升高，与胰腺癌鉴别有一定困难。但良性胰腺疾病 POA 浓度大多偏低。PCAA 是由胰腺癌腹水中分离出来的一种糖蛋白，正常人血清 PCAA 含量<16.2μg/L。胰腺癌、肺癌、乳癌都有一定阳性率，组织化学研究表明，在正常人胃、十二指肠、大肠、肝胆上皮组织内均有 PCAA 存在。上述各组织中发生的癌肿，尤其是含有黏液的癌细胞内含量特别多。胰腺高分化腺癌内 PCAA 的阳性率高于低分化腺癌，目前这两类胰腺癌的肿瘤标志物理论上对胰腺癌诊断有一定特异性，实际应用价值有待进一步检验。

　　2. CA19-9　　CA19-9 是通过结肠癌细胞 SW116 对家鼠进行免疫接种获得的单克隆抗体所识别的碳水化合物癌抗原，为唾液酸化的 I 型乳糖系岩藻五糖，共由 6 个糖基组成。CA19-9 是目前知道的对胰腺癌敏感性最高、临床应用最多和最有价值的肿瘤标志物。CA19-9 定量检测采用放免法测定血清中的参考值为<37U/mL，以>37 U/mL 为标准诊断胰腺癌，敏感性和特异性分别为 70%~93% 和 60%~85%；采用 ELISA（通常采用法）测定血清中的参考值为<39 U/mL。

　　在胰腺癌、肝胆系癌、胃癌和结肠癌等消化系恶性肿瘤患者血清中 CA19-9 明显增高，可分别超过正常均值的 683 倍、535 倍、279 倍和 115 倍，阳性率分别为 72.1%、66.7%、61.9% 和 19.0S%，以胰腺癌为最高，消化系以外的恶性肿瘤和良性疾患也有一定的阳性率。血清 CA19-9 水平与胰腺癌 TNM 分期呈明显正相关，而与患者生存期呈负相关。Kokhaneko 等分析 685 例胰腺癌，发现 CA19-9 的水平与胰腺癌的发展阶段直接相关，且对预后判断也有一定价值：CA19-9 水平越高，其中位生存期越短，而 CA19-9 低者，预后较好。Glenn 等报道，CA19-9<1 000U/mL 的胰腺癌患者 55% 可以手术切除，而>1 000U/mL 的患者中，89% 是无法手术切除的，术后 CA19-9 降至正常者其生存期也长于未降至正常者。测定 CA19-9 水平还可以监测肿瘤有无复发，肿瘤复发时，CA19-9 可再度升高，并且常发生于影像学能够作出诊断之前。少数慢性胰腺炎患者 CA19-9 也可能升高，应用 CA19-9 诊断胰腺癌在和慢性胰腺炎鉴别时，胰腺癌病例 CA19-9 水平往往很高，而慢性胰腺炎病例 CA19-9 水平仅仅轻度升高。若 CA19-9 持续升高达初始水平的 2 倍以上，应高度怀疑胰腺癌 CA19-9 经肝脏代谢和胆汁排泄，因此在肝功能不全和肝外胆管阻塞时 CA19-9 可能会升高。胆汁淤积会增加 CA19-9 在诊断胰胆恶性肿瘤中的敏感性和减少特异性，把诊断标准提高到>100 U/mL 可增加其特异性；在这些病例中 CA19-9<224U/mL 的患者是可以手术切除的。因此，在有胆

汁淤积的病例，应用中应结合具体情况调整诊断标准，以保证 CA19 – 9 在胰胆恶性肿瘤中的应用价值。另外，CA19 – 9 是 Lewis a 血型抗原的一部分，一些人由于缺少这种基因，不表达 CA19 – 9，即使发生胰腺癌也不能合成 CA19 – 9 而产生假阴性。临床意义：①胰腺癌、胆囊癌、胆管壶腹癌时，血清 CA19 – 9 水平明显升高，尤其是胰腺癌晚期患者，血清 CA19 – 9 浓度可达 40 万 U/mL，阳性率约为 74.9%。②胃癌阳性率约为 50%，结肠癌阳性率约为 60%，肝癌阳性率约为 64.6%。③急性胰腺炎、胆囊炎、胆汁淤积性胆管炎、肝硬化、肝炎等疾病 CA19 – 9 也有不同程度升高。尽管目前 CA19 – 9 在胰腺癌诊断中运用有价值，但仍然不能单独作为胰腺癌与良性疾病鉴别的指标。

3. CA50　用人类结直肠腺癌细胞进行免疫接种而获得的单克隆抗体（C – 50），能被此单抗所识别的碳水化合物癌抗原称为 CA50。CA50 位于细胞膜上，同时与 1 个神经节苷脂和另一相对大质量的糖蛋白相连，其化学结构是去岩藻糖基的 CA19 – 9，即唾液酸化的 I 型乳糖系四糖。胰腺癌、肝胆系癌、结直肠癌等消化系肿瘤患者的血清 CA50 阳性率与 CA19 – 9 相仿。增高最明显者为胰腺癌。临床意义：①胰腺癌、结肠癌、直肠癌、胃癌等血清 CA50 升高，特别是胰腺癌患者升高最为明显。②肝癌、肺癌、子宫癌、卵巢癌、肾癌、乳腺癌等也可见 CA50 升高。③溃疡性结肠炎、肝硬化、黑色素瘤、淋巴瘤、自身免疫性疾病等也有 CA50 升高现象。

4. CA242　CA242 是一种新的胰腺癌相关抗原，主要存在于胰腺和结肠恶性肿瘤细胞中，在正常人体组织中也含少量 CA242。其单克隆抗体是由 Lindholm 等于 1983 年用人结肠癌细胞株 Colo205 免疫鼠而得，抗原决定簇结构目前还不清楚。由于其诊断胰腺癌特异性高，而被认为是一种有潜力的肿瘤标志物。血清 CA242 升高主要见于胰腺癌，其敏感性与 CA19 – 9 相似或略低。有研究系统地比较了 CA242 与 CA19 – 9 对消化系统良恶性疾病的诊断意义。以 CA19 – 9 > 37U/mL、CA242 > 30U/mL 作为诊断标准，两者对胰腺癌的敏感性分别为 79% 和 82%；而对消化系统除结肠癌外其他恶性肿瘤，均以 CA19 – 9 的阳性率为高，特别是原发性肝癌 CA19 – 9 阳性率高达 35%，而 CA242 仅 7%，两者差异显著。不同学者类似的研究得出 CA242 对胰腺癌诊断的敏感性为 85.7%，特异性为 92.2%，认为它比 CA19 – 9 和 CA50 更特异，且不受肝实质损害及胆汁淤积的影响。Furaya 等应用免疫组化研究显示，在胆管结石或胆管狭窄时，CA242 在胰管及在胰腺细胞中的表达比 CA19 – 9 明显减少，从而释放到血液中的量也比 CA19 – 9 明显减少，表明急性胰腺炎或良性梗阻性黄疸对 CA242 的值影响小。由于 CA242 对胰腺癌诊断的敏感性与 CA19 – 9 相近，而特异性较高，在胰腺炎、慢性肝炎和肝硬化等良性疾病中也很少升高，并且不受胆汁淤积的影响，因此可作为能与 CA19 – 9 相媲美的又一个有价值的胰腺癌标志物。

二、胰腺癌标志物的联合检测

目前尚无单一对胰腺癌具有较高敏感性和特异性的肿瘤标志物，研究还在致力于通过联合检测以提高诊断的敏感性和特异性。与血清 CA19 – 9 检测比较，K – ras 基因突变分析与之敏感性相似但特异性较高，可以弥补 CA19 – 9 特异性不高的不足。Maire 等对 47 例胰腺癌进行 K – ras 基因突变分析与 CA19 – 9 检测，敏感性为 98%，特异性为 77%，阳性预测值 87%，阴性预测值 96%。Dianxu 等运用 K – ras 基因突变分析与 CA19 – 9 检测，58 例术前诊断胰腺占位病例和 21 例健康对照者，单用 K – ras 基因突变分析或 CA19 – 9 检测，胰腺癌检出率分别为 70.7% 与 73.2%，联合检测检出率为 90.27%，同样显示联合检测的优势。K – ras 突变分析与其他一些血清肿瘤标志物联合检测各家报道也很多。多基因联合检测可望提供更多诊断胰腺癌的信息，能提高检测的敏感性与特异性。Yamaguchi 等对胰腺癌 K – ras 基因和 p53 抑癌基因联合突变分析，敏感性为 92%，特异性为 73.1%。另外，国内也有多家报道，以血清 CA19 – 9 为主，联合 CEA、CA242、CA50 或 CA125 等其他糖类抗原中 1 项或几项检测诊断胰腺癌，比单项检测敏感性和特异性更高。

三、胰腺癌肿瘤标志物的临床评价

由于仍没有一种对胰腺癌具有较高敏感性和特异性的生化免疫诊断方法，因而目前普遍采用联合检测以提高敏感度和特异性，生化免疫诊断只能作为辅助诊断的手段，应用时还需要结合临床资料和影像学检查进行全面分析。基于肿瘤的发生均先有基因的异常，通过检测这些改变了的基因及其表达产物，有助于胰腺癌的早期诊断，基因诊断有望成为一种新的诊断方法。胰腺癌基因研究已成为近年消化腺肿瘤研究领域的一个重要课题。

第六节　广谱肿瘤标志物与多种肿瘤标志物联合检测

一、肿瘤早期诊断的价值

对于无症状人群，由于多数肿瘤标志物的特异性和敏感性低，将其作为普查指标意义并不大。倘若我们用有脏器定位特性或肿瘤专一性的标志物来做普查，就像大海捞针，无从着手，而且费用极大。除 AFP 之外的各种标志物都因组织解剖的关系，在未突破基底膜侵犯黏膜下层之前，其抗原不能入血，所以在血液中 I 期的早期肿瘤很难发现，能检测的都是 II 期以上，并随着病期的发展而升高，不能用于早期诊断。然而对于有症状的人或肿瘤风险人群，肿瘤标志物作为普查和健康查体的指标有一定参考价值，如甲胎蛋白升高对于曾患有肝炎、肝损伤的人群，将提示肝癌发生增加危险性。在老年人群查体中前列腺特异性抗原对于男性前列腺癌发生也是主要参考指标。

临床上有肿瘤家族史或征象可疑者，特别是至少出现下述症状之一者都应立即进行肿瘤标志物检测，以期尽早发现癌症。

1. 原因不明的疼痛及体重减轻。
2. 伤口长期不愈。
3. 疣或黑痣发生明显变化。
4. 持续性消化不良、便血、血尿。
5. 持续性嘶哑、干咳及吞咽困难。
6. 月经期异常大出血、月经期外或绝经后出血。
7. 耳、鼻分泌物带血，视觉障碍，听力下降，常出现耳鸣现象。
8. 出现肿块或可触及的硬结、硬变；肝硬化患者检测 AFP。
9. 疑有胚胎细胞肿瘤检测 AFP、hCG。
10. 男性＞50 岁的前列腺腺瘤患者检测 PSA。
11. 疑有甲状腺髓质癌或家族中出现过这类癌症的患者检测降钙素 CT。

对于肿瘤标志物初次检测结果阳性而未见任何异常的体检对象，建议每隔 3～6 周复检 1 次。若复检结果呈阴性，自然排除肿瘤的可能（可能是良性疾病的一过性升高）。若连续 3 次呈持续阳性，应引起高度重视，详细询问病史和进行体格检查，并结合定位肿瘤标志物测定及各种影像学检查，以便进行肿瘤定位。持续阳性而一时查不出阳性体征者，应继续跟踪做定期复检。还可结合受检者肿瘤家族史和当地肿瘤疾病谱特点进行相关检查，并适当进行预防性阻断干预。

为了提高检测肿瘤的敏感性，用于早期诊断，学术界很重视广谱性肿瘤标志物与多种肿瘤标志物联合检测。研究表明，肝癌直径和手术后 5 年生存率密切相关：肿瘤直径＜2cm，5 年生存率 100%，肿瘤直径＜5cm，5 年生存率 66.7%，肿瘤直径＞5cm，5 年生存率 31.2%。肝癌直径每增加 1cm，5 年生存率下降 20%。肿瘤早期（亚临床期）往往不伴转移，容易切除，患者有较多的存活机会。

众所周知，肿瘤高死亡率的原因之一是肿瘤细胞在体内有一个很长的无症状潜伏期，一个倍增时间为 80 天的肿瘤，从一个细胞到 10^9 个细胞约 2 600 天，如未经治疗，从有症状的 10^{10} 个细胞到晚期 10^{12} 个细胞约 320 天，从肿瘤发生至晚期的 3 000 天中，90% 是无症状期。由于肿瘤早期患者无特异症状和主诉，很难选择恰当的脏器特异性标志物。困难的是用什么方法达到目的。争论的焦点是是否要在健康人群中筛查肿瘤。筛查是从人群中寻找可疑者，筛查过程本身不具诊断意义，结果阳性或可疑者须进一步确诊。早期诊断是临床上对可疑者的确诊或对无症状患者的及时诊断。对于无症状早期患者，用肿瘤标志物筛查出高危者是早期诊断的主要途径。

二、肿瘤筛查的实际价值

肿瘤筛查除对早期诊断起着积极作用外，还有以下实际应用价值。

1. 改善预后，提高生活质量，降低筛查人群癌症的死亡率。日本报道，微小胃癌，手术切除后 5 年生存率达 100%，Ⅰ期乳腺癌术后 5 年生存率 92.5%，早期食管癌术后 5 年生存率 90.3%。以肝癌为例，按癌瘤直径分为 3 期，普查才能发现的Ⅰ期患者的癌瘤中位直径 4cm，70% 以上无症状，89.5% 能手术切除，1 年生存率 88.1%，5 年生存率 46.9%；有症状的肝癌大都为Ⅱ期（直径 9cm），平均生存期 < 12 个月，5 年生存率 24.5%。

2. 减少根治疗法的使用率。

3. 有助于及时区分可疑癌症患者和非患者，使阴性结果的人群消除顾虑。

4. 降低治疗费用。考虑到经济效益，应局限于 45 岁以上的人群或肿瘤的高发区，间隔 1~2 年就要进行筛查。

一些反对筛查的学者认为，肿瘤标志物的特异性不高，假阳性会造成患者不必要的紧张情绪。现在通用的做法是首次肿瘤标志物的升高并不下结论，一般在 2~3 周后复查，如果持续升高也不下肿瘤结论，称其为高危患者，转临床最后确诊。

三、肿瘤筛查方法的选择

用什么手段来筛查早期患者，对于某些肿瘤有其独特的筛查方法，包括子宫颈癌的 PAP 涂片，结肠癌的潜血实验，前列腺癌的肛指检查，食管癌的拉网，乳腺癌的红外照相、CT、PET 等。但是上述检查往往局限于特殊的肿瘤，通用性差，或敏感性和特异性差。物理仪器检测的最小极限为 1 cm（10^9 个细胞），受到一定的限制。肿瘤标志物较敏感，当肿瘤细胞数达到 10^8 个时，就能测到生化指标变化，有报道用肿瘤标志物测到直径仅为 0.2cm 的前列腺癌。临床实践也表明，AFP 阳性比物理检查早出现 9 个月。肿瘤标志物以无需定位、可以定量、无创、费用低廉、能动态监测、易于普及和推广等优点成为首选。在大部分肿瘤诊断中，肿瘤生化标志物往往是早期发现肿瘤的唯一线索。发现合适的肿瘤标志物和合理选择肿瘤标志物达到筛查和早期诊断目的是当前首要任务。国内外的研究进展有以下 4 个方面：①特定肿瘤的筛查；②广谱肿瘤标志物；③基因标志物；④肿瘤标志物的联合应用。

四、多种肿瘤标志物的联合应用

广谱肿瘤标志物又名非特异性肿瘤标志物（nonspecific tumor markers），是指脏器特异性不强的肿瘤标志物。广谱肿瘤标志物的特点是针对大部分肿瘤发生、发展时都可能产生的物质，如某些糖蛋白、唾液酸等，即每种广谱肿瘤标志物和多个肿瘤有关，加上大多数广谱肿瘤标志物价格低廉，测定简单易行，成了肿瘤筛查和查体的主要指标。

目前，世界公认的广谱肿瘤标志物有以下几种：脂质唾液酸（lipid - associated sialic acid，LA - SA）、组织多肽抗原（tissue polypeptide antigen，TAP）、癌胚抗原（carcinoembryonic antigen，CEA）、乳酸脱氢酶（lactate dehydrogenase，LDH）、铁蛋白（ferritin）、碱性磷酸酶（alkaline phosphatasc，AIJ 或 AKP）、tennessee antigen、β_2 - 微球蛋白（β_2 - microglobulin，β_2 - MG）。为了早期发现肿瘤，国内外学者正在根据肿瘤发生的机制，把越来越多的精力放在寻找所有肿瘤共同出现的物质，以便寻找敏感度较高的广谱肿瘤标志物上，如端粒酶、基因标志等，大大提高肿瘤检出率。广谱肿瘤标志物就筛查和早期发现肿瘤患者作用强于单一标志物，但大多数广谱肿瘤标志物敏感性不高，影响了检测的准确性。临床上常用广谱肿瘤标志物结合多标志物联合检测用于高危人群的筛查和早期发现肿瘤。临床上应用多标志物联合检测有如下理由：

1. 单细胞克隆时存在着亚群　理论上讲，肿瘤发生是由原始肿瘤单细胞克隆而成，1cm 直径的实体瘤有至少 10 亿个细胞，大约需要单个细胞倍增 30 次。肿瘤细胞在倍增时，遗传基因不稳定，容易发生变异，在最初的克隆后出现的亚群中，有些可能发展较快，有的亚群发展较慢，甚至可能死亡，最后发展快的占了优势，但肿瘤仍保留了少数亚群的特性。在一种肿瘤中，存在着不同特性的细胞，在生长速率、表面受体、免疫特性、浸润性、转移性、对细胞毒性药物反应方面均有不同。Leal 等发现，导管型乳腺癌存在杂合子群组，有组织学多态性，临床特性多处不同。仔细观察培养的肿瘤细胞株，也能见到异类细胞的存在。LN-CaP、PC－3 和 DU145 3 株细胞都来自转移性前列腺癌，但只有 LNCaP 株有较高的 PSA，3 株细胞都表达酸性磷酸酶，但在量上差别很大，因此解释了为什么有 20% 的前列腺癌患者 PSA 始终阴性的原因。

2. 除了 PSA 等极少数的几种肿瘤标志物有明确的脏器特异性外，大部分肿瘤标志物检测的物质在 1 种以上肿瘤中存在，即同一标志物可能在 1 种以上肿瘤呈阳性。1 个标志物在多种肿瘤中都出现亦称广谱肿瘤标志物，至于多个肿瘤是几个，只有学术界的共识，并无明确的定义。

CA125、CA19－9、CA15－3、CEA 是 4 种上皮细胞癌的标志物，在实际使用肿瘤标志物筛查卵巢癌时发现单独使用 CA125 时阳性率较低，无法满足临床需要。怀孕初期时可测到 CA125，当怀孕第 16～20 周时，CA19－9、CA15－3、CEA 也随之升高。CA125 测定卵巢癌有一定的假阳性，如果同时测定 CEA，计算 CA125/CEA 值，并以 100 为界定值，敏感性和特异性都大大提高。

3. 广谱肿瘤标志物和多肿瘤标志物都是当前肿瘤标志物应用的常用策略，可以提高检测灵敏度，有较多机会发现肿瘤；对于相对确诊的肿瘤，也期望可以找到一个较适合的肿瘤标志物用于将来治疗监测，预后判断，指导治疗，监视复发。

第七节　肿瘤标志物的应用评估和质量控制

一、肿瘤标志物基本评估指标

肿瘤标志物评估指标是指导如何从文献中选择有价值的论文，及用以判断得出结论的可靠程度。对于具体的标志物有一套根据群体检测结果的指标，判断指标的实用价值（一般不用群体显著性差异指标），其中有许多指标，如金标准、特异性、敏感性、阴性预测价值、阳性预测价值、准确性、判断值、受试者工作曲线（receiver operating curve，ROC）。

1. 金标准　指最可靠和最可信的指标，凡符合金标准的指标，百分之百是确诊的疾病，即特异性 100%。用金标准可以判断其他标准。在肿瘤标志物中通常以手术所见结合病理结论作为金标准。其他检测方法的结果和金标准比较，两者皆阳性称真阳性，两者皆阴性称真阴性，金标准阳性、其他方法阴性称假阴性，金标准阴性、其他方法阳性称假阳性。

2. 敏感性（sensitivity，又称灵敏度）　反映该实验正确判别某种疾病的能力。敏感性（%）：真阳性结果的数量×100/（真阳性结果数量 + 假阴性结果的数量）。

3. 特异性（specificity）　反映该实验正确判别该患者群的能力指标。特异性：真阴性结果数量×100/（真阴性结果数量 + 假阳性结果数量）。敏感性和特异性是判断肿瘤标志物临床价值的首要指标。

4. 预测值（predictive value，PV）　将敏感性和特异性结合起来，表明患者正常或得病的可能性多大。预测值还和患病率有关。

（1）阳性预测价值（PVpos）：PVpos = 真阳性结果的数量×100/所有阳性结果的数量（包括真阳性 + 假阳性），表示在实验结果为阳性的人群中，真患肿瘤的百分率。PVpos 和疾病发病率有关。如果患病率很低，即使敏感性和特异性很高，PVpos 仍然很低，PVpos = 发病率×敏感性×100/［发病率×敏感性 + （100 - 发病率）×（100 - 特异性）］。

（2）阴性预测价值（PVneg）：PVneg = 真阴性结果的数量×100/所有阴性结果的数量（包括真阴性 + 假

阴性），表示在实验结果为阴性的人群中，未患肿瘤的百分率。PVneg 和疾病发病率有关。如果患病率很低，即使敏感性和特异性很高，PVneg 仍然很高，PVneg（100 - 发病率）×特异性×100/［（100 - 发病率）×特异性 + 发病率×（100 - 敏感性）］。

5. 准确度（accuracy） 在评估肿瘤标志物时常用这一指标，表明在所有检测人群中，真阳性和真阴性的比例。准确度 =（真阴性 + 真阳性）/总检测人数，无论特异性或敏感性高低都能影响准确度。

6. ROC 曲线和 cut - off 值 大部分肿瘤标志物在肿瘤患者和健康人共存，只是肿瘤患者升高，因而确定判断值在正确鉴别阴、阳性患者时有重要意义，影响标志物的特异性和敏感性高低。科学、客观地确定判断值的最佳方法是受试者工作曲线（receiver operating characteristic curve，ROC），ROC 纵坐标为敏感性，横坐标为（1 - 特异性），当用某一肿瘤标志物检测患者时，改变 cut - off 可得 - ROC。一般以曲线最靠近左上角的点相应的 cut - off（判断值，或决定水平）为最理想的 cut - off 值，这时的诊断准确度最高。ROC 另一作用是比较标志的优劣，ROC 的右侧面积越大，该标志物实用性越大。理论上讲，由于不同地区、不同人群肿瘤标志物基础水平有差异，各公司的产品也不尽相同。因而每个医院、至少每一地区应针对具体公司的产品建立自己的 cut - off 值。实际上，大部分使用单位都参照了文献或试剂使用说明书的 cut - off 值。考虑到建立一个 cut - off 值需要较大量的健康人群和确诊的患者，不是一个医院所能承担，中华检验学会肿瘤标志物专业组正在策划联合国内医院建立国人自己的 cut - off 值。

二、肿瘤标志物临床检验的质量控制

1. 标本的正确收集及处理 用于肿瘤标志物检验的临床标本最为常用的是血清（浆），标本在处理和保存方面要考虑以下几个方面。

（1）要注意避免出现严重溶血：血红蛋白中含有血红素基团，其有类似过氧化物的活性，因此，在以辣根过氧化物酶（horseradish peroxidase，HRP）为标志酶的 ELISA 测定中，如血清标本中血红蛋白浓度较高，则其很容易在温育过程中吸附于固相，从而与随后加入的 HRP 底物反应显色。

（2）样本的采集及血清分离中要注意尽量避免细菌污染，一则细菌的生长，其所分泌的一些酶可能会对抗原抗体等蛋白产生分解作用；二则一些细菌的内源性酶如大肠杆菌的 O - 半乳糖苷酶本身会对用相应酶作标志的测定方法产生非特异性干扰。

（3）血清标本如果是以无菌操作分离，可以在 2 ~ 8℃下保存 1 周；如为有菌操作，则建议冰冻保存。长时间保存样本，应在 - 70℃以下。

（4）冰冻保存的血清标本须注意避免因停电等造成的反复冻融。标本的反复冻融所产生的机械剪切力将对标本中的蛋白等分子产生破坏作用，从而引起假阴性结果。此外，冻融标本的混匀亦应注意，不要进行剧烈振荡，反复颠倒混匀即可。

（5）标本在保存中如出现非细菌污染所致的混浊或絮状物时，应离心沉淀后取上清检测。

2. 分析后与临床的沟通联系 实验室人员和临床医生良好的交流有助于在诊断性检验结果与临床特征不相符时，促进临床医生迅速地与实验报告联系，这有助于对实验室潜在的错误进行早期检查，也能降低由于错误的实验报告导致临床不正确或是有潜在危害的临床决定的风险。当申请项目时，给出关于患者的很简洁的临床描述（举例来说，不明原因肝转移灶）能够引起实验室对潜在问题的警觉。同样，当报告肿瘤标志物结果时，通过实验室提供累积结果和（或）简短解释，有助于增进交流，也有助于更好地做这些实验。而由于学术专业的不同，往往临床医生与实验室人员很难做到良好的沟通与交流。以下几点有利于临床医生与实验室人员的互相交流。

（1）在肿瘤标志物结果发出前再次确认结果的正确性：实验室人员再次确认结果的正确性（结合与临床初步诊断判断并警惕可能出现的干扰）；临床人员在申请单上尽量提供足够的患者信息。对患者来说，基于肿瘤标志物结果的临床决策与其他的免疫分析相比影响巨大。当缺乏其他的诊断证据，例如超声时，化疗主要是依据升高的肿瘤标志物来进行的。因此实验室的主要责任是确认肿瘤标志物结果是否正确，从根本上来说是为了患者，但同时也避免了损害和昂贵的赔偿。

（2）实验室更换某项肿瘤标志物方法和参考范围时要提示临床：要提示临床避免出现不必要的误解。方法相关的差异提示，用不同的检测方法获得的肿瘤标志物结果是不能互换的，直到与临床相符的最合适的特异性抗体被广泛推荐应用，才有可能互换结果。实际上，当一个检验中心更换检测方法或患者用不同的方法、在不同的实验室多次监测肿瘤标志物的动态变化时，结果分析才会考虑方法学的差异造成的影响。例如同一患者在不同的实验室采用不同的方法检测血清 PSA 的水平，由于结果的不同，解释其意义可能会造成混淆。曾经建议实验室在更换方法时应有合适的操作流程，这需要用新方法检测以前的标本，或用其他标本重新建立肿瘤标志物水平的基线或趋势，这对实验室本身有利。如果实验室强调方法的变化可能影响结果的解释，对于临床医生也很有帮助。

（3）对于可疑样本或者混乱样本需重新抽血检测：务必要与临床交流，必要时建议在患者合适的时间内重新抽血。常规检测肿瘤标志物时发生的错误有可能是所有实验室出现的分析前错误中最常见的。重视细节的处理可以最大限度上减少这种错误的发生，对于有疑问的检测结果可以要求临床科室再次采集标本检测。试管的发展和样本的编码使运送过程中产生的错误减少，在确认结果前的审慎分析有助于减少因为样本混淆导致错误结果的风险。后分析阶段的细心偶尔会发现由于自动分析仪的问题导致的错误结果。

（4）常规检测中常发生的问题：常规检测中常发生的问题（如干扰），不但实验室人员要做到熟知于心，也应对临床医生进行专业培训。要想避免得出错误的结果必须重视所用方法对于识别高剂量 Hook 效应或异嗜性抗体等干扰的能力。实际上，识别这些错误需要临床对结果的高度怀疑，然而许多这样的错误没有被发现。微小的干扰总是比大的干扰更难发现，浓度高到出现 Hook 效应的样本并不多，重要的是不能忽视一些样本的高浓度肿瘤标志物，它们有助于诊断虽致命而能治疗的恶性肿瘤。而在常规检测中异嗜性抗体的干扰较为常见。

三、肿瘤标志物临床应用的基本原则

肿瘤标志物可作为肿瘤的辅助诊断、预后判断、观察疗效和监测复发的指标。

1. 肿瘤标志物对肿瘤的辅助诊断价值　由于目前临床常用的肿瘤标志物在诊断恶性肿瘤时灵敏度和特异性不够高，故目前主要用于肿瘤的辅助诊断，不能作为肿瘤诊断的主要依据，也不提倡对无症状人群进行普查。

2. 肿瘤标志物用于高危人群筛查的原则　应用肿瘤标志物对高危人群进行筛查时应遵循下列原则：

（1）该肿瘤标志物对肿瘤的早期发现有较高的灵敏度，如甲胎蛋白（AFP）和前列腺特异性抗原（PSA）。

（2）测定方法的灵敏度、特异性高和重复性好。

（3）筛查费用经济、合理。

（4）筛查时肿瘤标志物异常升高，但无症状和体征者，必须复查和随访。

3. 肿瘤标志物的器官定位价值　由于绝大多数肿瘤标志物的器官特异性不强，因此肿瘤标志物阳性不能对肿瘤进行绝对定位。但少数肿瘤标志物，如前列腺特异性抗原（PSA）、甲胎蛋白（AFP）和甲状腺球蛋白（TG）等对器官定位有一定价值。

4. 肿瘤标志物在判断肿瘤的大小和临床分期的价值　大多数情况下，肿瘤标志物浓度与肿瘤的大小和临床分期之间存在着一定的关联。但各期肿瘤的肿瘤标志物浓度变化范围较宽，会有互相重叠，因此不能根据肿瘤标志物浓度高低来判断肿瘤的大小和进行临床分期。

5. 肿瘤标志物在肿瘤监测中的价值　肿瘤标志物的主要临床应用价值是肿瘤的疗效判断和复发监测。临床可通过对肿瘤患者治疗前后及随访中肿瘤标志物浓度变化的监测，来了解肿瘤治疗是否有效，判断其预后，为进一步治疗提供参考依据。为确定何种肿瘤标志物适用于对该患者的监测，在治疗前应做相关肿瘤标志物检测。

6. 肿瘤标志物浓度变化对肿瘤的疗效判断价值　恶性肿瘤治疗后肿瘤标志物浓度的变化与疗效之间有一定的相关性。治疗后肿瘤标志物浓度变化常有 3 种类型：

（1）肿瘤标志物浓度下降到参考范围，提示肿瘤治疗有效。

（2）肿瘤标志物浓度下降但仍持续在参考范围内，提示有肿瘤残留和（或）肿瘤转移。

（3）肿瘤标志物浓度下降到参考范围内一段时间后，又重新升高，提示肿瘤复发或转移。

7. 肿瘤标志物的定期随访原则　恶性肿瘤治疗结束后，应根据病情对治疗前升高的肿瘤标志物作定期随访监测。不同的肿瘤标志物其半衰期不同，所以监测的时间和周期也不同。大部分国内外专家建议，治疗后6周做第1次测定；头3年内每3个月测定1次；3~5年每半年1次；5~7年每年1次。随访中如发现有明显升高，应在1个月内复测1次，连续2次升高，可预示复发或转移。此预示常早于临床症状和体征的出现，有助于临床及时处理。

8. 肿瘤标志物的联合检测原则　同一种肿瘤或不同类型的肿瘤可有1种或几种肿瘤标志物异常；同一种肿瘤标志物可在不同的肿瘤中出现。为提高肿瘤标志物的辅助诊断价值和确定何种标志物可作为治疗后的随访监测指标，可进行肿瘤标志物联合检测，但联合检测的指标须经科学分析、严格筛选。在上述前提下，合理选择几项灵敏度、特异性能互补的肿瘤标志物组成最佳组合，进行联合检测。经过临床应用，以循证医学的观点来评价和修改联合检测的肿瘤标志物组合。

四、肿瘤标志物实验室检测的基本原则

1. 实验室必须使用国家有关机构批准的仪器和试剂，做好室内质控和参加室间质评，以保证实验结果的准确性、重复性和可比性。

2. 使用不同方法、不同试剂测定同一种肿瘤标志物时，其结果可能出现差异。因此同一患者在治疗前后及随访中，应采用同一种方法和试剂；在更换检测方法和试剂时，应作比对。

3. 检验医学工作者应了解肿瘤标志物的方法学评价，并积极参加对肿瘤标志物的评估和临床应用的讨论；检验医学学术团体应制定相应的肿瘤标志物应用原则。

（中山大学附属第一医院　徐鸿绪）

参 考 文 献

［1］张天泽，徐光纬. 肿瘤学［M］. 天津：天津科学技术出版社，2005.

［2］李春海. 肿瘤标志学：基础与临床［M］. 北京：军事医学科学出版社，2008.

［3］王惠. 肿瘤标志物测定及其临床应用［M］. 合肥：安徽科学技术出版社，2008.

［4］张秉琪，刘馨，安煜致. 肿瘤标志物临床手册［M］. 北京：人民军医出版社，2008.

［5］齐军. 检验与临床：肿瘤分册［M］. 北京：人民军医出版社，2006.

［6］夏想厚，谷俊朝. 肿瘤标志物研究的历史、现状和趋势［J］. 肿瘤研究与临床，2009，21（12）：793-795.

［7］张青云. 肿瘤标志物检测技术的发展趋势［J］. 中华检验医学杂志，2006，29：585-589.

［8］中华医学会检验医学分会肿瘤标志专家委员会. 肿瘤标志临床检测的基本原则：建议稿［J］. 中华检验医学杂志，2004，27：393-394.

［9］徐敏，郭继中，王磊，等. 肿瘤标志联合检测对结直肠癌诊断的临床价值［J］. 中华消化杂志，2009，29（10）：700-701.

［10］蒋晓婷. 血清肿瘤标志物联合检测在大肠癌诊断中的价值［J］. 肿瘤学杂志，2010，16（2）：97-99.

［11］冯为华，冯玉荣，刘定军. p53和ras癌基因表达产物联合检测在胃癌早期诊断中的意义［J］. 河北医学，2002，8（5）：394-396.

［12］李亚卓，王凤华，赵坡. CD133、Ki-67在胃癌的表达及临床病理意义［J］. 世界华人消化杂志，2008，16（28）：3167-3171.

［13］凤敏华，姚立军，翁莲荚，等. 血清肿瘤标志物的联合检测在胃癌诊断中的价值［J］. 国际检验医学杂志，2009，30（10）：950-954.

［14］叶颖江，王杉，高志海，等. 胃癌和大肠癌患者血清肿瘤标志物联合检测的临床意义［J］. 中华普通外科杂志，2006，21（4）：272-274.

［15］李岩. 合理应用结直肠癌血清肿瘤标志物的临床检测［J］. 中华医学杂志，2008，88（29）：2023-2024.

［16］赵先文，江波，韩存芝，等. 大肠癌患者血清肿瘤标志含量测定与临床研究［J］. 中华肿瘤杂志，2005，27：286-288.

［17］ Yoshikawa T, Cho H, Tsuburaya A. Impact of plasma tissue inhibitor of metalloproteinase – 1 on longterm survival in patients with gastric cancer［J］. Gastric Cancer, 2009, 12（1）: 31 – 36.

［18］ Lock EA, Bonventre JV. Biomarkers in translation: past, present and future［J］. Toxicology, 2008, 245: 163 – 166.

［19］ Manne U, Srivastava RG, Srivastava S. Recent advances in biomarkers for cancer diagnosis and treatment［J］. Drug Discov Today, 2005, 10: 965 – 976.

［20］ Hodgson DR, Whittaker RD, Herath A, et al. Biomarkers in oncology drug development［J］. Mol Oncol, 2009, 3: 24 – 32.

［21］ Sturgeon CM. Practice guidelines for tumor marker use in the clinic［J］. Clin Chem, 2002, 48: 1151 – 1159.

［22］ Sturgeon CM, Hoffman BR, Chan DW, et al. National academy of clinical biochemistry laboratory medicine practice guidelines for use of tumor markers in clinical practice: quality requirements［J］. Clin Chem, 2008, 54: 1 – 10.

［23］ Vogl M, Muller MM. Tumor markers: review and clinical application［J］. Milan（Italy）, IFCC: 2002.

［24］ Angeliki Sarandakou, Efthimia Protonotariou, Demetrios Rizos. Tumor markers in biological fluids associated with pregnancy［J］. Critical Reviews in Clinical Laboratory Sciences, 2007, 44（2）: 151 – 178.

［25］ Duffy MJ, Crown J. A personalized approach to cancer treatment: how biomarkers can help［J］. Clin Chem, 2008, 54: 1770 – 1779.

［26］ Jiang XT, Tao HQ, Zou SC. Detection of serum tumor markers in the diagnosis and treatment of patients with pancreatic cancer［J］. Hepatobiliary Pancreat Dis Int, 2004, 3（3）: 464 – 468.

［27］ Carpelan – Holmstrom M, Louhimo J, Stenman UH, et al. CEA, CA242, CA19 – 9, CA72 – 4and hCG beta in the diagnosis of recurrent colorectal cancer［J］. Tumour Biol, 2004, 25（5 – 6）: 228 – 234.

［28］ Liu X P, Tsushimi K, Tsushimi M, et al. Expression of p53 protein as a prognostec indicator of reduced surival time in diffuse – type gatric carcinoma［J］. Pathol Int, 2001, 51（6）: 440 – 447.

［29］ Chu D, Zhang Z, Li Y. Matrix metal lop roteinase – 9 is associated with disease free survival and overall survival in patients with gastric cancer［J］. Journal International Cancer, 2010, 10: 120 – 125.

第七章　胃肠恶性肿瘤内镜诊断

第一节　胃癌的内镜诊断

　　胃镜检查是发现和诊断胃癌的主要手段。目前我国的胃癌死亡率较高，其中一个重要的原因是多数胃癌经常到了晚期才得到诊断。早期胃癌在临床上症状并不明显，而且在内镜下容易漏诊。因此，提高早期胃癌的诊断对于提高胃癌生存率具有重要意义。

一、正常胃黏膜内镜表现

　　正常胃在胃镜下的表现是黏膜呈粉红色，黏膜皱襞粗细均匀，黏膜光滑，有光泽。通常观察胃镜应该适当充气，使皱襞展开，必须观察到全面的胃腔，不漏诊。图 7-1 至图 7-4 显示了正常胃在胃镜下的结构，所有图像显示胃黏膜光滑、粉红色。

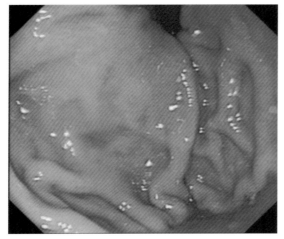

图 7-1　正常胃底胃镜图像

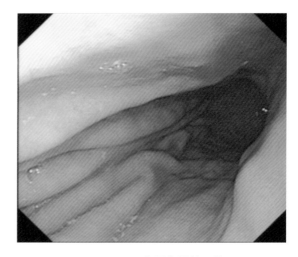

图 7-2　正常胃体胃镜图像

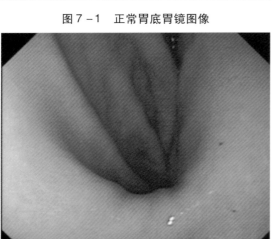

图 7-3　正常胃角胃镜图像

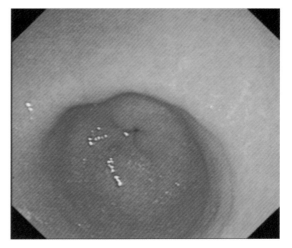

图 7-4　正常胃窦胃镜图像

二、癌前疾病内镜诊断

对于一些癌前病变的准确认识并能在癌前疾病的基础上及早发现早期癌变，是发现和诊断早期胃癌的基础。常见癌前病变的内镜下表现如下：

1. 慢性萎缩性胃炎　病灶黏膜颜色多出现改变，常出现红白相间的黏膜，皱襞减少，黏膜菲薄并可见黏膜下血管显露。病理提示正常腺体减少或消失，多伴随肠上皮化生或不典型增生。图7-5至图7-7分别显示了胃体、胃角和胃窦的萎缩性胃炎。

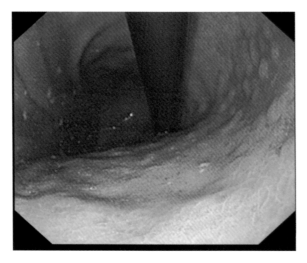

表现为黏膜菲薄，皱襞减少，活检病理证实有黏膜萎缩

图7-5　胃体黏膜萎缩

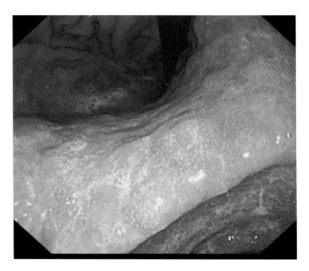

表现为黏膜菲薄，粗糙，颗粒样，活检病理证实有黏膜萎缩

图7-6　胃角黏膜萎缩

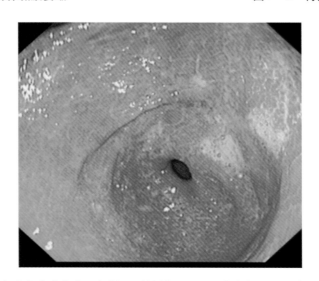

表现为黏膜菲薄，粗糙，颗粒样，呈现红白相间的花斑样改变，活检病理证实黏膜萎缩

图7-7　胃窦黏膜萎缩

2. 胃息肉　可单发或多发，可无蒂或带蒂，部分息肉为无蒂广基。根据组织学可以分为腺瘤性和非腺瘤性（增生性、炎性）。腺瘤癌变率不一，与息肉的大小与病理类型密切相关。腺瘤性息肉多继发于肠上皮

化生，多见于胃窦部。病理学可分为管状腺瘤、乳头状腺瘤和混合性腺瘤。管状腺瘤多单发，较平坦，直径多＜1cm；乳头状腺瘤，多于胃窦部，直径多＞1cm，癌变率较高。非腺瘤性息肉主要包括增生性息肉和炎性息肉，恶变率较低。增生性息肉，单发或多发，直径多＜1.5cm，部分增生性息肉可伴发肠化生和不典型增生。炎性息肉，多单发，多位于胃窦部，一般直径＜5cm。

3. 胃溃疡　存在一定恶变率，因此对胃溃疡患者需要随访。内镜下发现胃溃疡需要进行多点活检。

4. 残胃　残胃癌变的发生率随时间增加而显著上升。因此对残胃患者需要长期随访。内镜下对于残胃黏膜病变尤其是吻合口处的病变应该提高警惕。

三、早期胃癌内镜诊断

早期胃癌，目前主要是指胃癌仅侵犯黏膜或黏膜下层而未达到肌层，无论是否有淋巴结或者远处转移者。胃癌内镜下的分类方法有多种，现今主要采用日本内镜学会的分类方法，其内镜下表现如下：

1. 隆起型（Ⅰ型）　病灶隆起高度超过黏膜厚度的2倍，一般隆起高度＞5mm，可无蒂、亚蒂或有蒂息肉状隆起，表面稍粗糙，可呈颗粒状。

2. 平坦型（Ⅱ型）　病灶隆起及凹陷均不显著，可分为3个亚型。

（1）表浅隆起型（Ⅱa型）：隆起高度＜5mm，为扁平隆起，病灶形态不一，表面凹凸不平，部分可见糜烂、出血，与周围黏膜稍有差异（图7-8）。

（2）表浅平坦型（Ⅱb型）：可仅表现为病灶黏膜色泽改变，可为黏膜褪色或者黏膜斑片状发红，因而呈苍白、红斑或者糜烂等。

（3）表浅凹陷型（Ⅱc型）：表现为黏膜表面不规则凹陷，边界一般较清晰；周边皱襞集中，可出现皱襞中断；病灶表面多粗糙，部分蠕动僵硬。

3. 凹陷型（Ⅲ型）　表现为溃疡，周边黏膜粗糙。

早期胃癌以Ⅱc型、Ⅲ型和Ⅱ型+Ⅲ型多见。图7-8a及图7-8b分别显示了早期胃癌的常规和染色内镜表现。

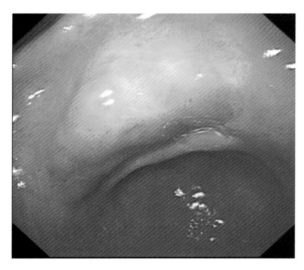

图7-8a　胃窦小弯见一处约1.5cm×1.0cm黏膜不规则隆起，部分黏膜略粗糙

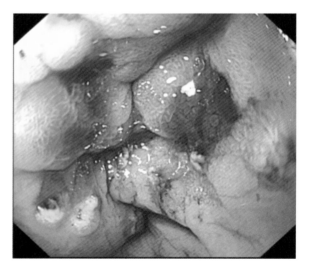

黏膜上皮粗糙、部分不染色，活检病理报告为原位癌

图7-8b　染色放大内镜观察

四、进展期胃癌内镜诊断

进展期胃癌主要是指胃癌仅侵犯超过黏膜下层而深达到肌层的胃癌，目前主要采用 Borrmann 分类法，其内镜表现如下：

1. Borrmann Ⅰ 型（息肉型）　癌呈息肉样，多呈分叶或菜花状，表面质地较脆，可见糜烂、溃疡，与周围黏膜界限清晰。

2. Borrmann Ⅱ 型（溃疡型）　癌呈溃疡状，直径多＞2cm，溃疡周围为突出黏膜表面的围堤与周围分界较清，溃疡面可见污垢样改变。

3. Borrmann Ⅲ 型（溃疡浸润型）　癌呈溃疡状，癌四周的围堤较低，部分与周围黏膜分界不清，向溃疡集中的黏膜皱襞可中断或变细。

4. Borrmann Ⅳ 型（弥散浸润型）　癌在胃壁内广泛浸润，癌表面可呈结节状改变，部分可伴浅溃疡样改变，病灶处胃壁增厚，较僵硬导致蠕动减弱或消失，癌灶与周围黏膜分界不清。

以上病变以 Borrmann Ⅲ 型最为常见，Borrmann Ⅳ 型较少见；Borrmann Ⅰ 型、Borrmann Ⅱ 型手术效果较好，Borrmann Ⅳ 型较差（图 7-9 至图 7-12）。

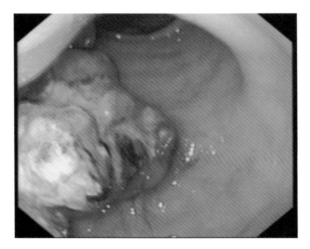

图 7-9　Borrmann Ⅰ型胃癌

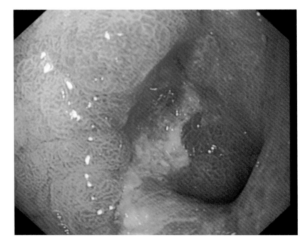

图 7-10　Borrmann Ⅱ型胃癌

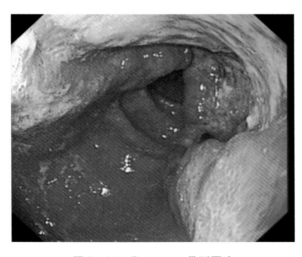

图 7-11　Borrmann Ⅲ型胃癌

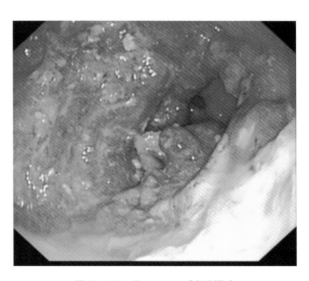

图 7-12　Borrmann Ⅳ型胃癌

值得一提的是，在胃癌的内镜诊断过程中，除了常规的内镜检查外，还应该充分使用染色内镜、放大内镜、超声内镜以及 NBI 内镜协助诊断。图 7 – 13a 和图 7 – 13b 分别显示了胃癌的普通内镜和染色内镜结果，对于有条件的单位，建议染色内镜检查应该成为常规。

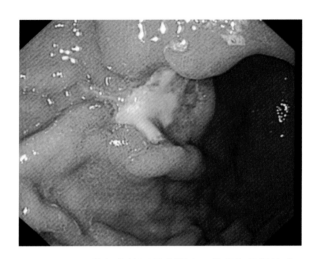

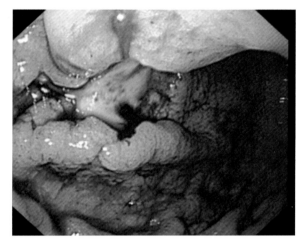

图 7 – 13a 常规内镜下观察胃癌 较难与普通溃疡鉴别

溃疡周边病灶黏膜不染色，高度怀疑为胃癌，活检病理证实为胃癌

图 7 – 13b 染色内镜下观察胃癌

（中山大学附属第三医院 毛 苇 尉秀清）

第二节 原发性胃恶性淋巴瘤的内镜诊断

原发性胃恶性淋巴瘤（primary gastric malignant lymphoma，PGML）近年来发病率呈逐渐升高的趋势，其临床表现缺乏特异性，误诊率较高，PGML 的预后明显优于胃的其他恶性肿瘤。因此，早诊断、早治疗是目前提高 PGML 生存率、延长生存期的关键。PGML 易与胃癌、胃平滑肌肉瘤等其他胃恶性肿瘤相混淆，目前内镜下活检病理检查仍是其最主要的诊断手段。

一、普通内镜诊断

原发性胃恶性淋巴瘤胃镜下表现形态多样，最常见的为胃腔内隆起性黏膜下肿块或溃疡，病变范围广泛，好发部位依次为胃窦及胃体，贲门、幽门和胃底较少受累，病变常呈多中心性。胃镜下可分为隆起型、溃疡型和弥散浸润型。隆起型（图 7 – 14）表面可见大小不一的息肉样或结节状隆起，伴糜烂，周边黏膜尚光滑；溃疡型（图 7 – 15）与胃癌性溃疡难以鉴别，易误诊为胃癌 Borrmann Ⅲ型，PGML 形成的溃疡形态不规则，可多发，相比较胃癌性溃疡，其溃疡边缘触之相对较软，表面被覆的苔较松散，溃疡底部常呈颗粒样不平；弥散浸润型（图 7 – 16）病变与胃癌 Borrmann Ⅳ型比较，胃壁僵硬程度相对较轻，一般胃镜肉眼下难以区别，胃镜下表现为黏膜皱襞增厚、不规则隆起、结节状或广泛糜烂以及不规则溃疡，呈多中心、多形态改变等。由于胃恶性淋巴瘤病变常位于黏膜下层，应于适当深度，多部位取材，每次活检组织不少于 6 块，以提高诊断阳性率。

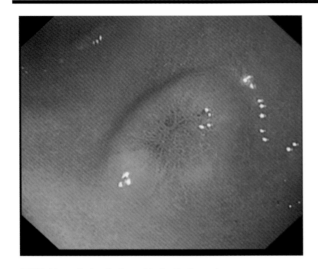

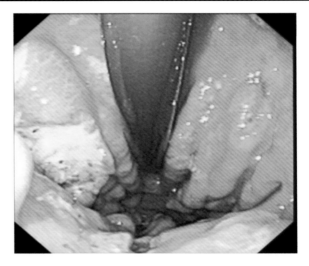

胃体见一隆起病变，基底较广，为 1.0 ~ 1.5cm，表面呈脐样凹陷，见糜烂，质地较息肉硬，周边黏膜尚光滑

图 7 – 14　原发性胃恶性淋巴瘤（隆起型）

以胃体大弯侧为主见多个大小不一溃疡，最大约 2.5cm × 2.0cm，周围黏膜火山状隆起，表面白苔，质地稍硬、较脆

图 7 – 15　原发性胃恶性淋巴瘤（溃疡型）

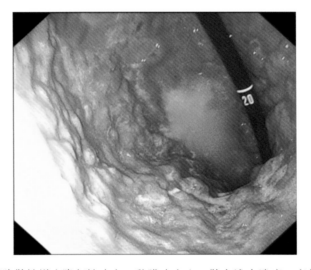

全胃黏膜弥散性增生隆起性改变，黏膜略充血，散在浅表溃疡，底部凹凸不平，质中

图 7 – 16　原发性胃恶性淋巴瘤（弥散浸润型）

二、超声内镜诊断

由于 PGML 病变主要起源于黏膜下层，因此普通胃镜活检诊断率不足 60%。超声内镜通过内镜顶部的高频超声探头，可清晰地显示正常胃壁的黏膜层、黏膜肌层、黏膜下层、固有肌层和浆膜层 5 层结构，还可显示周围临近脏器的超声图像，在评价浸润范围、组织类型及对治疗的反应方面有明确的优越性。典型声像表现为病变早期第 2 层或第 2、第 3 层明显增厚，为低回声取代，原有 5 层结构仍存在；进展期则出现胃壁明显增厚且原有结构层次不清，并可探及壁外肿大的淋巴结。有文献报道超声内镜在诊断 PGML 方面特异性为 90% ~ 100%，敏感性为 39% ~ 44%。此外，若能对病灶行超声内镜下细针穿刺活检则可获更高确诊率。图 7 – 17 分别显示了 PGML 的普通内镜图像（a）及超声内镜图像（b、c）。

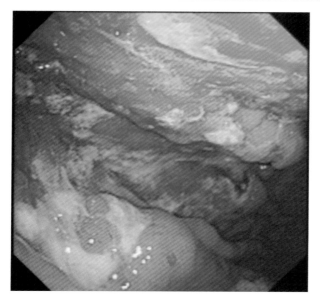

胃体大弯侧处见大片黏膜粗糙隆起，凹凸不平，大小约占整个胃体大弯侧，边界不清，表面黏膜糜烂，可见血痂，被覆污白苔

图7－17a　普通内镜图像

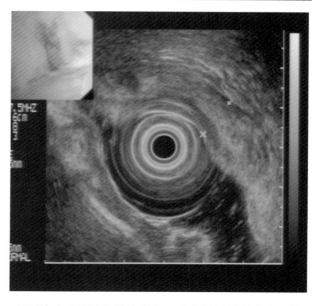

显示病变黏膜层次结构消失，代之以低回声病变，最厚处黏膜达15mm，局部浆膜层显示不清

图7－17b　局部超声扫描

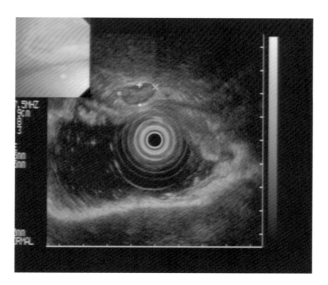

病变部胃周可见数个淋巴结，边界清楚，回声较低，最大横截面约10mm×15mm

图7－17c　超声内镜图像

（中山大学附属第三医院　李雷佳　尉秀清）

第三节　十二指肠癌的内镜诊断

内镜检查是早期诊断原发性十二指肠腺癌的重要手段，其诊断率约为90%，显著高于其他检查诊断率。

内镜可在直视下观察病变的部位、性状、形态、色泽、范围以及与周围黏膜的关系，并能在病灶处钳取组织标本送病理检查，对病变的定位、定性诊断具有重要意义。

一、普通内镜诊断

原发性十二指肠腺癌的好发部位为十二指肠降部，其中乳头周围最多，其次为球部，而水平部及升部少见。在内镜下表现一般分为3种类型：息肉型、溃疡型及浸润型。

1. 息肉型　病变局部出现不规则隆起，可成菜花状或分叶状结节突起于黏膜，黏膜组织明显增粗、表面糜烂，组织较脆或质硬，易出血。

2. 溃疡型　多呈不规则溃疡，面积较大，底部较深，上覆盖坏死组织及污秽厚苔，边缘隆起呈环堤，并伴小结节样赘生，蠕动差。

3. 浸润型　黏膜呈不规则斑片状糜烂，伴有肉芽样赘生，表面被覆污苔，黏膜脆性增加，局部肠壁僵硬，可致肠腔环形狭窄，蠕动消失或减弱。

上消化道内镜检查在原发性十二指肠腺癌的诊断，尤其是早期诊断中具有重要意义，应作为首选，但对于部分浸润型十二指肠腺癌，由于肠腔变形、狭窄，病理活检有一定困难，应尽可能做多点、多块活检，取好第一块组织尤其重要。胃镜检查时，应尽量插镜至十二指肠水平部，发现十二指肠可疑病变后立即活检，对于十二指肠降部，特别是十二指肠乳头周围区的可疑病变如胃镜活检困难，应换用十二指肠镜检查并取活检。胃镜检查无异常而上消化道钡餐或其他影像学检查发现十二指肠异常改变时，应常规复查十二指肠镜，并结合多种其他辅助检查，以提供更全面的诊断依据。图7-18至图7-22分别显示了不同部位及表现的原发性十二指肠腺癌的内镜图像。

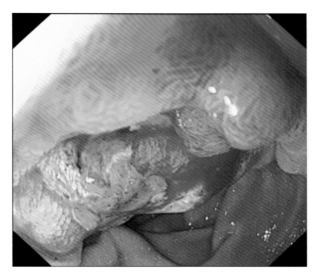

十二指肠降段乳头偏下对侧可见肿物隆起，范围约25mm×20mm，质地脆，表面粗糙、充血，可见一处糜烂，被污秽苔，乳头结构正常，其余降段黏膜未见异常

图7-18　十二指肠降段腺癌

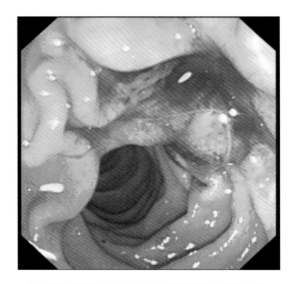

十二指肠降段乳头下方可见不规则隆起性肿物，范围约20mm×15mm，表面充血，可见一处溃疡，见活动性渗血，乳头结构正常

图7-19　十二指肠降段腺癌

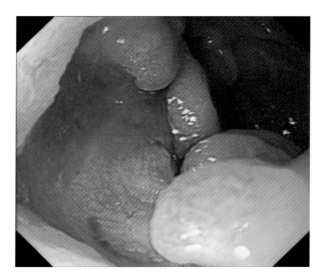

十二指肠降段侧壁可见黏膜凹陷，底部粗糙，易出血，质地脆，约 2cm×2cm，周围黏膜呈堤状隆起，充血

图 7-20 十二指肠降段溃疡型腺癌

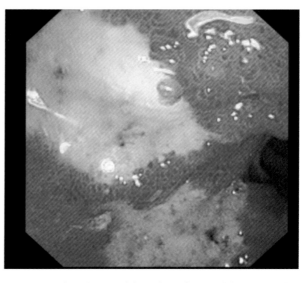

十二指肠球腔变形，球部上角至降段起始部可见黏膜肿胀，充血、粗糙，表面溃烂，被厚白苔，质地韧，乳头黏膜正常，肠腔轻度狭窄

图 7-21 十二指肠球部腺癌

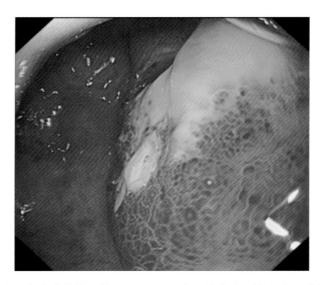

球腔变形，后壁见一半球形肿物，约 2cm×3cm，表面见溃疡，被白苔，质硬，至球腔狭窄，镜身无法通过

图 7-22 十二指肠球部腺癌

二、超声内镜诊断

超声内镜能够清晰地显示消化道管壁的结构，从内到外依次为黏膜层（高回声）、黏膜肌层（低回声）、黏膜下层（高回声）、固有肌层（低回声）和浆膜层或外膜层（高回声），对于了解肿瘤浸润范围、深度、周围区域淋巴结有无转移有重要意义。超声内镜下可见十二指肠腺癌是起源于第 1～2 层的低回声区，亦可侵及肠壁 5 层正常结构，内部回声不均，边界不清，病灶部位肠壁结构部分或完全消失，可见周围肿大的淋巴结，可侵犯周围脏器，胰腺最易受累（图 7-23、图 7-24）。

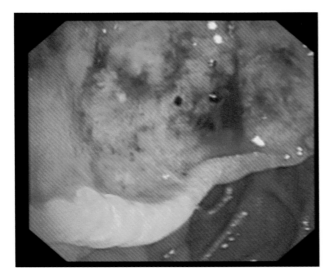

乳头下方见一约3cm×4cm的溃疡型肿块，表面见溃疡灶，苔污秽，质稍硬

图7-23　内镜下所见

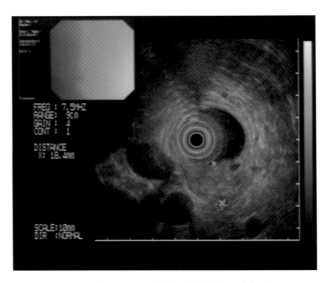

逐段扫描，乳头下方见一低回声占位，厚度达18mm，局部侵及胰头，胰头部主胰管扩张，直径约4.2mm，肿块未侵及胆总管、肠系膜血管、门静脉；胆总管无扩张，胰腺体尾部未见异常回声或者占位性病变；壶腹部周围未见明显淋巴结影

图7-24　超声内镜下所见

（中山大学附属第三医院　陶　金　尉秀清）

第四节　胰腺癌的超声内镜诊断

一、概　　述

　　超声内镜（EUS）插入胃和十二指肠肠腔，可经胃壁和十二指肠肠壁观察邻近的胆囊、胆总管、壶腹部和胰腺，清晰看到胆囊、肝外胆管系统、整个胰腺实质及其导管，这些都是超声内镜在胆胰疾病临床诊断应用中的突出优点，对胆胰疾病的诊断方面有着较高的特异性和灵敏度。特别是对胰腺及壶腹部疾病的诊断有独特的意义，由于胰腺是位于腹膜后的器官，没有骨性组织，一般的体格检查和普通的影像学检查对诊断胰腺疾病有一定的局限性，限制了对胰腺疾病的早期诊断，而壶腹部则因其周围是空腔状态，一般的影像学检查无法清楚显示，对微小病变尤其如此。在这些情况下，超声内镜提供的诊断准确度要超过腹部超声（US）、计算机断层扫描（CT）及核磁共振检查（MRI），因此，超声内镜成为除无创性的上腹部CT及MRI以外对胆胰疾病的诊断和介入治疗的一种新型有效的影像学方法。随着超声内镜技术发展的成熟，新近发展出了彩色多普勒超声内镜（color doppler EUS）、对比增强超声内镜（contrast - enhanced EUS）和腔内超声（intraductal ultrasonography，IDUS）等，使医务工作者在不同疾病的诊断和治疗方法上具有更有针对性地选择，最大限度地提高临床诊治水平。

二、适应证和禁忌证

（一）针对胰腺检查的适应证

主要包括：①体表 B 超或其他影像学检查发现胰腺有异常征象；②临床有胰腺疾病症状或体征者；③血液或体液化验与胰腺相关的指标异常，如 CA19 - 9 升高者；④胰腺占位性病变的鉴别诊断；⑤胰腺癌患者需要进一步作进展度判断者；⑥胰腺炎症性疾病的病因诊断和性质诊断。

（二）禁忌证

大致与普通内镜相同，随着内镜操作技术和声像图概要能力的完善，禁忌证可相对缩小一些。

三、基本方法及并发症

参见本章第一节相关内容。

四、超声内镜诊断

（一）正常胰腺

正常胰实质内超回声呈均匀点状回声，随着年龄的增加，回声可以有所增强；可在多个平面清楚显示主胰管，正常主胰管直径一般在 3mm 以内，胰腺边缘相对较光滑，无异常突起，胰周淋巴结多可显示（图 7 - 25）。

（二）胰腺癌

胰腺癌是胰腺恶性肿瘤中最常见的一种，其恶性程度高、进展迅速，预后甚差，病死率很高。胰腺癌早期症状隐匿，缺乏特异性表现，早期诊断十分困难。

EUS 从胃后壁和十二指肠探测整个胰腺，能避免胃肠道气体和腹壁脂肪的干扰，对胰腺癌，包括早期胰腺癌的诊断有较大的价值。

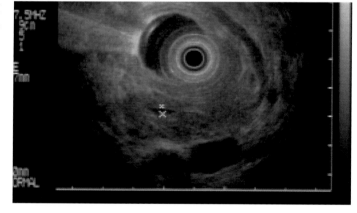

胰实质内超声回声呈均匀点状回声

图 7 - 25　正常胰腺 EUS 声像图

EUS 在检测小胰腺癌、判断周围血管侵犯、远处转移、获取原发肿瘤和淋巴结活检组织方面有着较高的优越性，可用于阻塞性黄疸的诊断和鉴别诊断、小的囊性或实性胰腺损害的诊断、胰腺内分泌肿瘤的诊断及胰腺癌的术前分期。EUS 在胰腺癌的总检率为 96.6%，对直径＜2cm 的肿瘤的检出率达 100%（原位肿瘤除外）。但是，EUS 在诊断胰腺肿瘤（尤其是直径＜1cm 的肿瘤）敏感性要高于 CT，但是特异性要稍低于 CT，EUS 在判断肿瘤大小、邻近淋巴结转移方面准确率最高，而螺旋 CT 在判断原发肿瘤范围部扩散、血管侵犯、远处转移和肿瘤的可切除性方面准确率最高。对于有阻塞性黄疸的患者，EUS 对胰腺癌为梗阻病因的诊断准确率较螺旋 CT 更高，但是在判断血管侵犯方面的灵敏度、特异性和阳性预测率较低。

胰腺癌的 EUS 声像图特征：小胰腺癌（直径＜2cm），多表现为低回声结节，大多内部回声均匀，边缘清楚，应用腔内超声（IDUS）显示小胰腺癌则更为清楚，表现为高回声区中的低回声灶，IDUS 显示主胰管黏膜的增粗和增厚比普通 EUS 更为清晰、可靠；进展期胰腺癌的 EUS 声像图表现为胰腺形态异常，肿瘤呈

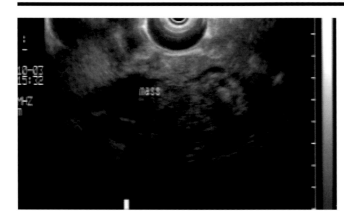

低回声肿块内可见液性暗区

图 7 -26　胰腺癌

结节样、团块状或不规则形，并常有伪足样突起的浸润性改变，肿块多为低回声，部分为高回声或混合回声，少部分为等回声或无回声结构，部分胰腺癌因局部坏死而形成液性暗区（图 7 - 26）；此外，还可以观察到一些肿瘤引起的间接征象，如胆管或胰管扩张、周围血管或脏器浸润、淋巴结转移征象、腹水等。进展期胰腺癌诊断多无困难。

对于某些较难定性的肿瘤，可以应用静脉注射微气泡超声造影剂，可见胰腺组织内部增强的回声，回声增强的程度取决于组织内部血液供应多寡，胰腺癌血液供给多比正常胰腺组织丰富，注射造影剂后，回声增强的程度比正常胰腺组织更为显著，因此可增加肿瘤组织与正常组织的对比，图像更为鲜明。

　　EUS 与介入技术的结合，如 EUS 介导细针穿刺技术（EUS - FNA），在 EUS 直视下可以准确获取胰腺内占位性病变组织的活体标本进行组织病理学检查，且路径短，分辨率高，能够准确穿刺直径＜1cm 的占位性病变组织，因此取材具有很高的针对性和准确性，可以发现传统检查方法所不能发现的肿瘤，并能够直接提供肿瘤定性诊断依据，从而不但可以提高胰腺肿瘤的检出率，还可在外科手术前对肿瘤组织进行定性诊断，对提前制定外科手术术式有较大的帮助。

　　Takahashi 等通过 EUS - FNA 所获取的组织样本对局灶性慢性胰腺炎和胰腺肿瘤进行了鉴别分析，结果显示细胞病理学的敏感性、特异性、总准确率、阳性预测率和阴性预测率分别为 82%、100%、86%、100% 和 58%，组织病理学则分别为 44%、100%、55%、100% 和 32%，在 74% 的胰腺癌患者中发现有 K - ras 点突变而 CP 患者中则没有发现。可见 EUS - FNA 能很好地帮助鉴别由局灶性慢性胰腺炎或胰腺癌引起的胰腺损害。近来有报道指出，EUS - FNA 联合分子生物学检查较单纯 K - ras 点突变或细胞学检测更能提高灵敏度（81%）、特异性（100%）、准确率（85%）。还可以通过多部位取材来提高诊断的准确率。EUS - FNA 能够鉴别腹腔、腹主动脉丛或肠系膜区域的淋巴结是否存在肿瘤转移，被认为是唯一能在术前证明以上区域淋巴结是否存在肿瘤转移的手段。囊性胰腺肿瘤较少见，有时难以与胰腺囊肿相鉴别，而 EUS - FNA 通过抽取囊肿液进行细胞学、肿瘤标志物（如 CEA 等）等检查可以提高诊断的灵敏度。而对于导管内乳头状黏液性肿瘤，EUS - FNA 所获取标本的细胞学或组织学检测的灵敏度较低。

（三）鉴别诊断

1. 小胰癌的鉴别诊断

（1）壶腹癌：胰头癌与壶腹癌具有相似的临床表现，有时 EUS 较难鉴别。一般来说，壶腹癌多位于胰头与下腔静脉的右侧，胰头一般正常，梗阻较严重时可见胰头内胰管扩张，管内可见肿瘤回声，肝内外胆管可见轻中度甚至重度扩张。除非肿瘤恰恰侵犯胰内段胆管，小胰癌一般不引起胆管扩张，肿瘤主体多数在胰头以内。

（2）假瘤性胰腺炎：多发生于胰腺头部，胰头常常增大，但胰腺边缘光滑，多无胆管梗阻现象或者仅有轻度梗阻征象，若进行超声造影，可见病灶与正常胰腺组织具有相同或相似的强化现象。常伴有慢性胆管炎，扩张的胰管可通过肿块。

（3）胆管癌：声像图中主要表现为胆总管"截断"征象及胆管壁内不规则的增粗和增厚，但有时因为胆管内胆泥淤积会掩盖胆管壁的病变。

（4）胰腺良性内分泌肿瘤：较多见的有胰岛细胞瘤（图 7 - 27），特别是无功能性者，由于无经常发作性的低血糖表现，仅在影像学中发现占位性病变，且直径常常＜2cm，导致与小胰癌鉴别困难。一般来说，胰腺内分泌肿瘤的 EUS 声像图表现是圆形或椭圆形，肿瘤内部呈现均匀低回声或等回声、边缘光滑，肿瘤边缘往往有连续或不连续的高回声或低回声的轮晕，一般不会引起胰管或胆管的改变。

2. 进展期胰腺癌的鉴别诊断

（1）胰腺囊腺瘤和囊腺癌：胰腺癌伴有液化时，有时与胰腺囊性病变容易混淆。胰腺囊腺瘤和囊腺癌多发生在胰腺体部，为囊状结构，内部可见分隔甚至蜂窝状，有囊壁回声增强现象，有时可见附壁组织生长，用 IDUS 直接插入囊腔内检查，准确性更高。

（2）壶腹癌：因为解剖位置相邻的原因，有时，胰头部进展期癌与壶腹癌在 EUS 下几乎无法鉴别，这时，应用 EUS‑FNA 有助于从组织学方面进行鉴别。

（3）腹膜后肿瘤：多数为淋巴瘤，EUS 检查可发现多个圆形或者椭圆形低回声结节，内部低回声，边缘清晰，常见部分结节有融合现象。

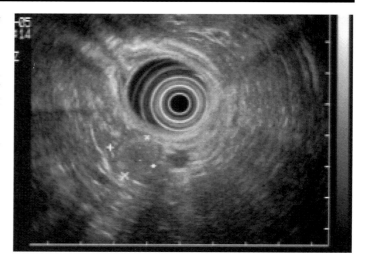

肿瘤回声与正常胰腺相似，周边呈高轮晕回声

图 7‑27　胰岛细胞瘤

（4）慢性胰腺炎：由于慢性胰腺炎常伴有胰腺假性囊肿或者炎性假瘤，须与胰腺癌鉴别。假性囊肿一般有完整而光滑的包膜，囊内均匀无回声，合并感染时可见囊内弥散性点状高回声；炎性假瘤内部可见胰管通过，胰腺癌则可见胰管"截断"征。

EUS 目前已经成为诊断胰腺疾病的一项有实用价值的检查，EUS 及其引导下的介入方法的结合应用极大地提高了胰腺疾病及其并发症的诊断和治疗水平。EUS 目前主要由消化内科医师操作，有赖于操作者的知识、经验和操作水平。这就要求相关的消化内科医师接受严格的训练，能够熟练地操作 EUS 和进行介入治疗。但是目前这种训练缺乏规范的教程和条件、花费较昂贵，这就制约了从事该项技术的人员的数量。而且 EUS 的操作过程与 CT/MRI 的自动化、标准化不同，操作者对声图像的概要带有一定的主观性，因此操作者对该技术掌握的熟练程度与疾病诊断的敏感性和特异性有很大的相关性，一定程度上影响诊断的准确性。同时，由于生产商对 EUS 相关设备更新慢、患者接受诊疗的费用较高，也不利于 EUS 的发展和推广。现阶段 EUS 还是继普通内镜、腹部超声和 CT 等常用方法后的补充诊断方法。随着 EUS 的临床广泛应用和发展，其在诊治胆胰疾病方面的作用将进一步扩大。

（中山大学附属第三医院　陈小良　尉秀清）

第五节　小肠腺癌的内镜诊断

小肠腺癌的影像学检查方法虽然较多，但通过胶囊内镜和小肠镜这两种内镜检查手段是发现小肠腺癌的最主要方法，而最终确诊需要病理学诊断。小肠腺癌由于较缺乏特异性的临床表现，因而往往延迟诊断或漏诊，及时进行相应的检查，对提高诊断水平至关重要。近年来，内镜专家们对其内镜下的表现及特征进行了系统研究，主要总结如下。

一、胶囊内镜诊断

胶囊内镜可完成全小肠检查，使得小肠肿瘤的漏诊率显著降低。小肠腺癌的胶囊内镜下主要表现：浸润增殖性的病变或外生性的肿物，可表现为菜花样肿物或表面溃疡性病变，质地脆，容易形成狭窄或出血，但再无病理证据的情况下，往往不能与其他小肠肿瘤完全鉴别开；由于胶囊内镜无法进行活检，因而术后病理或小肠镜检查取病理后方可确诊。另外，胶囊内镜发现病变的敏感性偏低，有漏诊风险，必要时还需要与其他检查结合或加做小肠镜检查。此外，如果存在肠梗阻、重度狭窄或瘘管时，有可能会引起胶囊滞留，检查前必须进行相应的评估。图7-28显示了1例小肠腺癌的胶囊内镜图像。

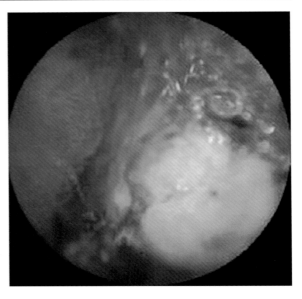

镜下表现为浸润性肿物隆起，表面溃疡形成；术后病理诊断为腺癌

图7-28　胶囊内镜图像

二、小肠镜诊断

目前的双气囊或单气囊小肠镜，均能够完成全小肠的检查，可以镜下取活检，提供病理诊断依据，因而可以确诊小肠腺癌。小肠镜的阳性率、准确率均较高，缺点是操作相对要求较高、费用较高，目前不普及。小肠腺癌的小肠镜下表现与胶囊内镜下大致相同，但更加清晰，主要为浸润增殖性的病变或外生性的肿物，可表现为菜花样肿物或表面溃疡性病变，质地脆，容易形成狭窄或出血（图7-29、图7-30）。

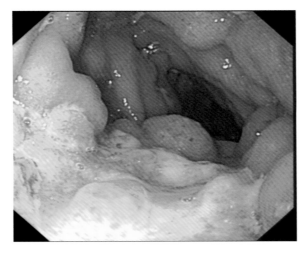

小肠镜检查示浸润增殖性病灶，表面溃疡形成。病理：腺癌

图7-29　小肠镜图像

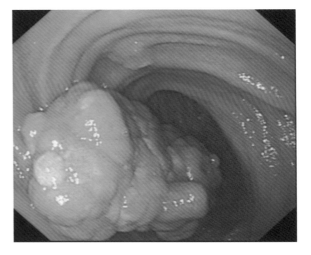

小肠镜检查见一约4cm×2cm的菜花样隆起性肿物，表面黏膜粗糙，质地脆。病理：腺癌

图7-30　小肠镜图像

（中山大学附属第三医院　陶　力　尉秀清）

第六节　小肠平滑肌肉瘤的内镜诊断

根据小肠平滑肌肉瘤的生长方式，临床可分为4型：腔外型、腔内型、腔内外型和壁间型。平滑肌肉瘤主要见于腔外型和腔内外型。内镜检查是发现小肠平滑肌肉瘤的主要方法之一，最终确诊需要病理学诊断，

平滑肌肉瘤与平滑肌瘤的鉴别主要依赖于病理检查，平滑肌肉瘤核分裂像明显较多。

一、胶囊内镜诊断

小肠平滑肌肉瘤常表现为反复不明原因消化道出血，可行胶囊内镜检查明确诊断。行胶囊内镜检查前需评价是否会发生胶囊滞留在肠道不能排出，因而胶囊内镜发现的病变主要为：腔内肿物、溃疡型肿物、黏膜下肿物等，表面黏膜可以大致正常，也可以见明显溃疡形成。确诊需进一步组织活检明确诊断。

二、小肠镜诊断

根据不同的病理类型，平滑肌肉瘤的小肠镜表现各异。腔内型：约占65%，可见肿块突向肠腔内，呈半球状或球状，表面黏膜光滑或有溃疡形成，少数可见带蒂肿块；壁间型：约占15%，肿瘤环形浸润肠管，晚期可出现肠腔狭窄而出现梗阻；腔外型：约占8%，主要表现为外压性肿物；腔内外型：约占10%，肿瘤向腔内外突出，形成哑铃状（图7-31、图7-32）。

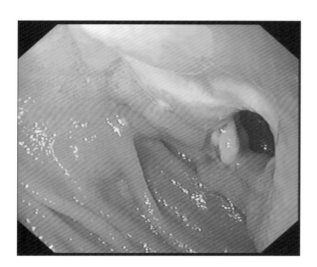

肿瘤环形浸润肠管，伴溃疡形成

图7-31　小肠平滑肌肉瘤

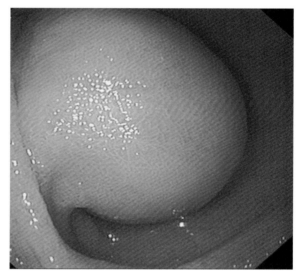

腔内巨大球形肿物，表面黏膜大致正常

图7-32　小肠平滑肌肉瘤

（中山大学附属第三医院　陶　力　尉秀清）

第七节　阑尾腺癌的内镜诊断

临床发现的阑尾腺癌绝大多数不是通过内镜发现的，往往是急性阑尾炎手术或其他手术过程"偶然"发现的，因而，肠镜并不是诊断阑尾腺癌的常规手段。Trivedi报道了121例连续的阑尾腺癌病例，其中64例有术前结肠镜检查，仅有2例通过内镜检查和活检术前确诊。但是若在内镜下偶尔发现一些阑尾口周围区的病变，应该想到本病的可能性。急性阑尾炎患者可以表现为阑尾口周围脓肿和脓性分泌物，有合并阑尾类癌或腺癌的可能。Sieren报道了141例急性阑尾炎手术患者，其中10例为合并肿瘤，而阑尾腺癌有4例，因而看到此类病变必须行阑尾的影像学检查或手术后详细的病理检查。图7-33及图7-34分别显示了1例急性阑尾炎患者阑尾口的变化，术后病理均提示合并阑尾癌。少数情况结肠下可以直接观察到起源于阑尾的肿物，应该给予病理活检，确定肿物的性质。图 7-35 显示了 1 例阑尾息肉合并早期癌变的病例。部分阑尾腺癌从内镜的观察可以表现为黏膜下肿物和阑尾口狭窄（图 7-36）。另外，根据 Trivedi 的结果，42% 的阑尾腺癌患者合并有结肠息肉，提示结肠息肉患者可能容易患阑尾腺癌，对此类患者可能应该加强阑尾的影像学检查。总之，结肠镜对诊断阑尾腺癌价值并不大，不是常规手段，但是如若发现有一些内镜下的异常，应该想到该病的可能性。

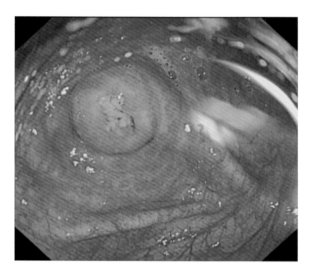

图 7-33　阑尾口周围明显肿胀，阑尾口见脓性分
　　　　　泌物和粪渣

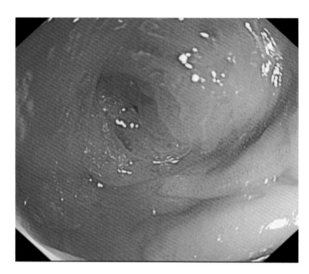

图 7-34　阑尾口周围明显肿胀隆起

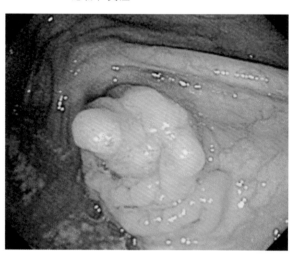

图 7-35　阑尾口中央见一指状息肉突入肠腔，活
　　　　　检病理提示早期癌变

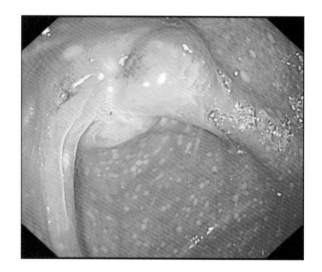

图 7-36　阑尾口狭窄，见一 2cm×2.2cm 的黏膜
　　　　　下肿物，术后病理为阑尾腺癌

（中山大学附属第三医院　尉秀清）

第八节　结肠癌的内镜诊断

内镜检查包括直肠镜、乙状结肠镜、结肠镜和超声内镜等，随着电子结肠镜的普及，结肠癌的诊断率不

断提高。电子结肠镜还可以在直视下针对病灶进行病理组织学检查、治疗，是目前诊治结肠癌的重要手段。结肠癌在结肠镜下观察根据大体形态可分为早期结肠癌和进展期结肠癌。

一、早期结肠癌的内镜诊断

早期结肠癌指原发肿瘤局限于黏膜或黏膜下层。放大内镜观察腺管开口分型、染色内镜观察染色状态、超声内镜观察病变深度等新技术的合理应用可以协助提高早期癌的诊断。早期结肠癌内镜下分为3型：

隆起型（Ⅰ型）：可进一步分为有蒂型（Ⅰp）、亚蒂型（Ⅰsp）、广基型（Ⅰs），此型多为黏膜内癌。临床发现的早期癌多为隆起型，尤其以腺瘤性息肉恶变为主。

扁平隆起型（Ⅱ型）：肿瘤如分币状隆起于黏膜表面，包括表浅隆起型（Ⅱa）、平坦型（Ⅱb）、无边缘隆起的凹陷型（Ⅱc）。

扁平隆起伴溃疡型（Ⅲ型）：肿瘤如小盘状，边缘隆起，中间凹陷，此型均为黏膜下层癌。

图7-37显示了1例扁平隆起型（Ⅱ型）的早期结肠癌，肿物为扁平隆起型，大小约2.5cm×3.0cm，病理证实为高分化腺癌；图7-38为病变的超声内镜图像，显示病变局限于黏膜层和黏膜下层，诊断为早期癌。

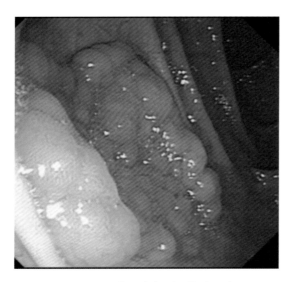 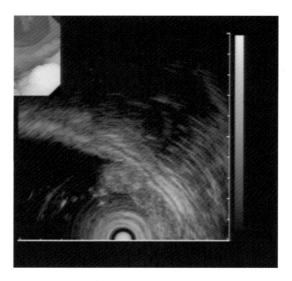

图7-37　扁平隆起型早期结肠癌　　　　图7-38　超声图像显示病变局限于黏膜层和黏
　　　　　　　　　　　　　　　　　　　　　　　　膜下层

二、进展期结肠癌的内镜诊断

当癌浸润超过黏膜下层达到肌层或更深层时称为进展期结肠癌。大体分为4型，其中以隆起型和溃疡型多见。隆起型（Borrmann Ⅰ型）：又称髓样癌，肿瘤主体向肠腔内突出，呈结节状、息肉状或菜花样隆起（图7-39、图7-40），境界清楚，有蒂或广基，多发于右半结肠，特别是盲肠。溃疡型（Borrmann Ⅱ型）：癌体一般较大，底覆污秽苔，边缘环堤样隆起（图7-41、图7-42）。浸润溃疡型（Borrmann Ⅲ型）：肿瘤向肠壁周围及深部浸润生长，表现为较大溃疡，界限不清，表面糜烂，边缘脆，易出血。病变环周浸润时导致环腔狭窄（图7-43、图7-44）。弥散浸润型（Borrmann Ⅳ型）：肿瘤向肠壁各层弥散浸润，肠壁增厚变僵硬，管腔狭窄，已引起肠梗阻，好发于直肠、乙状结肠和降结肠（图7-45、图7-46）。对进展期癌症，超声内镜下肿瘤呈低回声，可累及一层或多层，层次紊乱、结构不清；隆起型病变则表现为突入腔内的不规则低回声影像；还可发现局部淋巴结转移；因而超声内镜可判断肿瘤浸润生长情况及与周围脏器组织的毗邻关系，对肿瘤分期、术前评价有一定的意义。

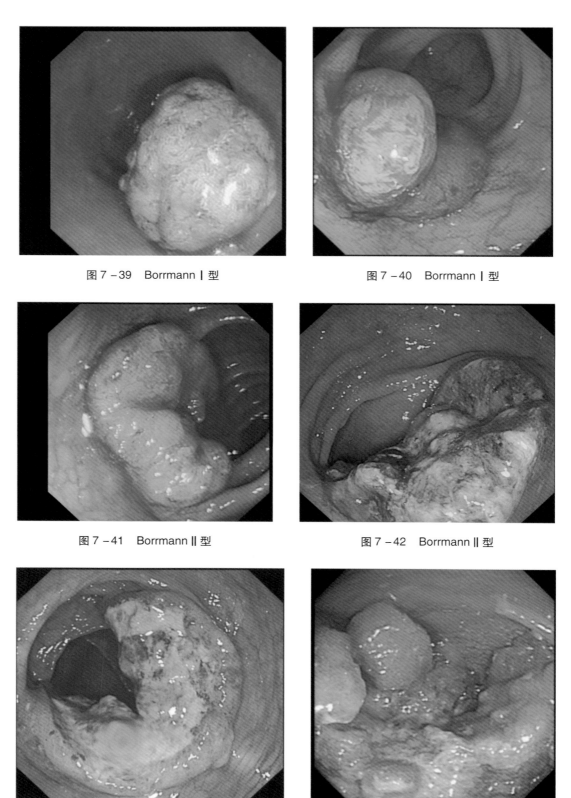

图 7 - 39　Borrmann Ⅰ型　　　　　　　　图 7 - 40　Borrmann Ⅰ型

图 7 - 41　Borrmann Ⅱ型　　　　　　　　图 7 - 42　Borrmann Ⅱ型

图 7 - 43　Borrmann Ⅲ型　　　　　　　　图 7 - 44　Borrmann Ⅲ型

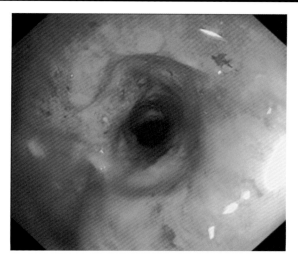

图 7 - 45 Borrmann Ⅳ型

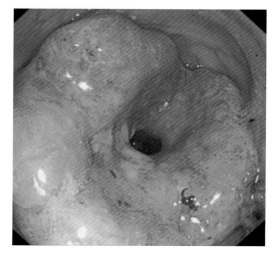

图 7 - 46 Borrmann Ⅳ型

（中山大学附属第三医院 林显艺 尉秀清）

第九节 家族性息肉病恶变的内镜诊断

　　胃镜、小肠镜和结肠镜检查是家族性息肉病（familial adenomatous polyposis，FAP）恶变的主要诊断手段，但确诊需要病理学检查证实。FAP 是以结直肠为主要发病部位的多发性腺瘤性息肉病，同时可伴有胃、十二指肠和小肠多发性息肉。家族性息肉病诊断标准为多于 100 个腺瘤性息肉或者腺瘤性息肉少于 20 个且有家族史或遗传倾向。

　　根据内镜所见息肉数量，将 FAP 分为经典型和轻表型。经典型 FAP 指结直肠息肉的数目多于 100 个，内镜下可见全结直肠大量息肉，分布较均匀，个别患者息肉密布，难以见到正常黏膜，息肉数目可达几千个。息肉大小自数毫米至数厘米不等，可见山田Ⅰ型至山田Ⅳ型的各种形态，但同一患者息肉形态大致相似。息肉表面光滑、分叶状、糜烂，恶变者可见溃疡或不规则肿物、表面污秽、质地韧、易出血，其中直乙状结肠息肉恶变可能性大，应予以重视（图 7 - 47 至图 7 - 50）。轻表型 FAP 指结直肠息肉数目不足 100 个，分布较分散，息肉形态以山田Ⅳ型多见，此类型癌变年龄较晚。Gardner 综合征和 Turcot 综合征是 FAP 的两种亚型。Gardner 综合征是指除外结直肠腺瘤病外，患者还伴有骨及软组织肿瘤，肠道腺瘤发生迟，数目较 FAP 少，恶变年龄亦较迟。Turcot 综合征指除外结直肠腺瘤病外，尚有中枢系统肿瘤，结直肠腺瘤发生早，恶变早，但数目一般不超过 200 个。

　　胃体、胃底的 FAP 息肉，可为增生性息肉（图 7 - 51 至图 7 - 54）。而胃窦近幽门处息肉多为腺瘤，实为癌前病变，活检证实后应给予完整切除。十二指肠息肉为腺瘤性息肉，好发于十二指肠第二或第三段，包括 Vater 壶腹部，直径 3 ~ 5mm，多有 50 余个，腺瘤有时可以很小而难以发现，有时可很大，以致覆盖一部分十二指肠肠段（图 7 - 55）。十二指肠腺瘤易癌变，因此，应定期行内镜检查并予以活检，必要时行内镜下切除术。

　　既往空回肠息肉等病变难以检测，随着胶囊内镜和小肠镜的广泛开展，此问题已获得解决。FAP 患者可伴有小肠的多发性息肉，十二指肠息肉往往预示空回肠息肉的存在，小肠息肉直径多为 3 ~ 5mm，可至 1cm，多为腺瘤性息肉，可诱发肠梗阻或肠套叠。

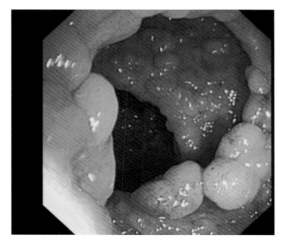

大小不一，直径 3～8mm，半球形或广基
底，难以见到正常结肠黏膜

图 7－47　结肠息肉

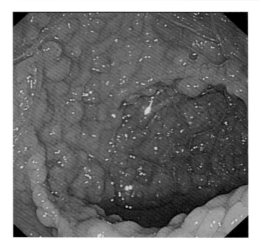

直径 3～5mm，半球形或广基底，难以见
到正常结肠黏膜

图 7－48　结肠息肉

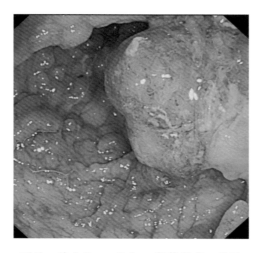

可见一约 2.0cm×2.0cm 广蒂息肉，分叶
状，活检证实有癌变

图 7－49　直肠息肉

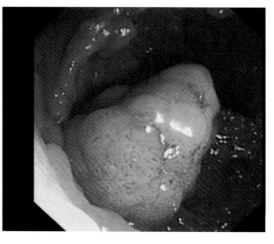

可见一约 2.5cm×2.5cm 广蒂息肉，分叶状，活
检证实有癌变，周围可见结肠多发小息肉

图 7－50　乙状结肠息肉

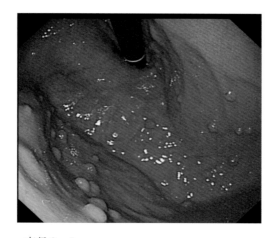

直径 3～5mm

图 7－51　胃底广蒂息肉

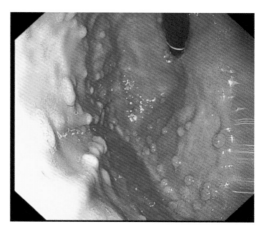

直径 3～6mm

图 7－52　胃底广蒂息肉

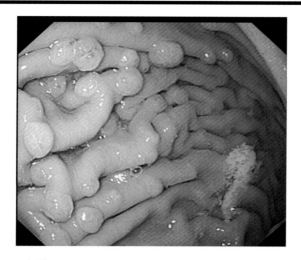

直径 5~7mm

图 7-53　胃体大弯侧广蒂息肉

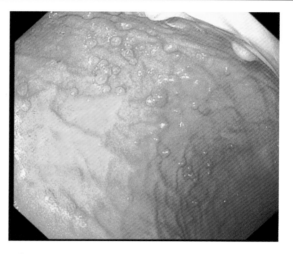

直径 3~6mm

图 7-54　胃体广蒂息肉

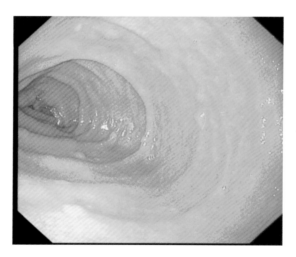

直径 3~4mm

图 7-55　十二指肠降部小息肉

（中山大学附属第三医院　郭云蔚　中山大学附属第一医院　王天宝）

第十节　直肠癌的内镜诊断

直肠癌的内镜表现和分型与结肠癌大致相同，参见"结肠癌"相关章节，此节仅示例图片。①隆起型：肿瘤主体向肠腔内突出，呈结节状、息肉状或菜花样隆起，境界清楚，有蒂或广基（图 7-56、图 7-57）。②溃疡型：癌体一般较大，底覆污秽苔，边缘环堤样隆起（图 7-58、图 7-59）。③浸润溃疡型：肿瘤向肠壁周围及深部浸润生长，表现为较大溃疡，界限不清，表面糜烂，边缘脆，易出血。病变环周浸润时导致环腔狭窄（图 7-60、图 7-61）。④弥散浸润型：肿瘤向肠壁各层弥散浸润，肠壁增厚变僵硬，管腔狭窄，已引起肠梗阻，好发于直肠、乙状结肠和降结肠（图 7-62、图 7-63）。

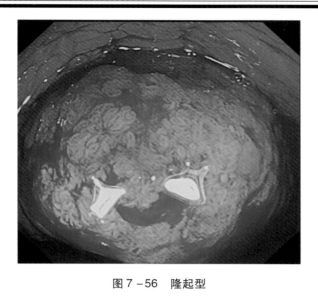

图 7 - 56　隆起型

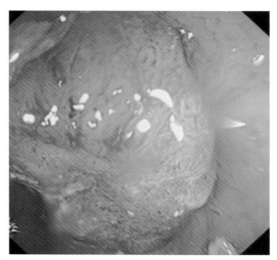

图 7 - 57　隆起型

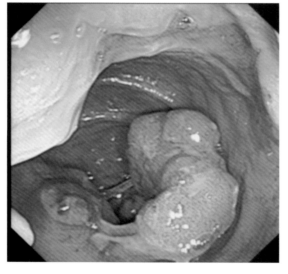

图 7 - 58　溃疡型

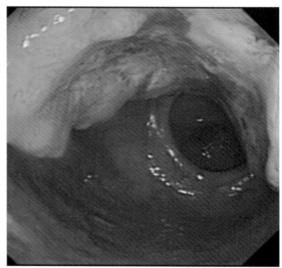

图 7 - 59　溃疡型

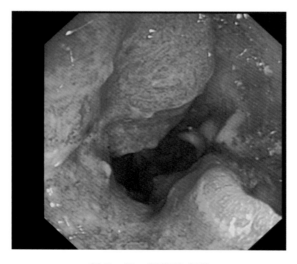

图 7 - 60　浸润溃疡型

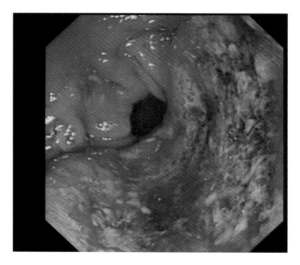

图 7 - 61　浸润溃疡型

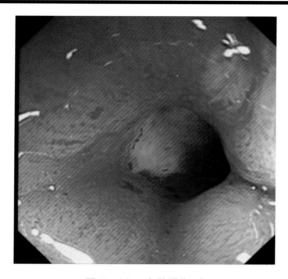

图 7-62　弥散浸润型

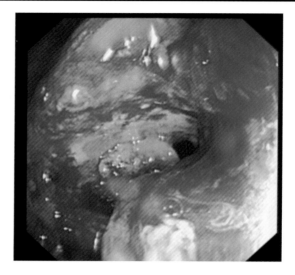

图 7-63　弥散浸润型

另外，值得一提的是，放大内镜观察腺管开口、染色内镜观察染色状态、超声内镜观察病变深度等新技术的合理应用可以协助提高早期癌的诊断。超声内镜对术前鉴别早期癌和进展期癌有重要意义。进展期癌，超声内镜下肿瘤呈低回声，可累及一层或多层，层次紊乱、结构不清；隆起型病变则表现为突入腔内的不规则低回声影像；还可发现局部淋巴结转移；因而超声内镜可判断肿瘤浸润生长情况及与周围脏器组织的毗邻关系，对肿瘤分期、术前评价有重要意义。图 7-64 显示直肠距肛门口 8~13cm 处所见两个息肉样肿块，大小分别约 2.5cm×3.5cm 和 1.5cm×2.5cm，组织脆，病理证实均为腺癌。图 7-65 显示局部超声探头扫描提示该处直肠壁黏膜及黏膜下层由低回声占位性病变取代，局部侵及肌层，浆膜层观察不清，提示为进展期癌。

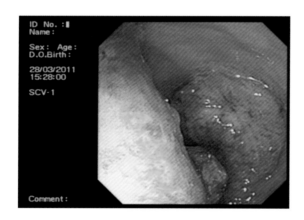

图 7-64　息肉样肿块

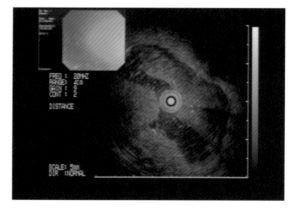

图 7-65　低回声占位

（中山大学附属第三医院　林显艺　尉秀清）

第十一节　肛管癌的内镜诊断

肛管是消化道末端 3~4cm 长的管状结构，发生在齿状线及其上方的称为肛管癌；发生在齿状线下方，以肛门为中心直径 6cm 范围的圆形区域内称为肛周癌。肛管癌通常在肛肠外科门诊通过肛窥镜检查结合取材病理检查即可诊断，但结直肠内镜检查同样也可以对本病进行全面观察。结直肠内镜检查有助于对病变范围进行更全面的观察，尤其是倒镜观察还可以从口侧对肛门进行观察，弥补外科肛窥镜检查的不足；特殊情况下结肠镜头端带透明帽检查肛管、肛门并进行活检，也具有一定的优势。值得一提的是，结肠镜检查对直肠癌侵犯肛管、肛门与肛管癌的鉴别有一定的价值。

结直肠镜下肛管癌的表现往往表现为质地脆的各种形态的肿物，环绕肛管生长时可出现狭窄或梗阻，也可表现为恶性溃疡或溃疡型肿物；发现病变时务必活检，方可确诊（图7-66、图7-67）。

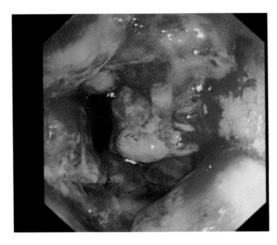

表现为绕肛管一周的腐鱼肉样肿物，质地脆

图7-66　肛管癌

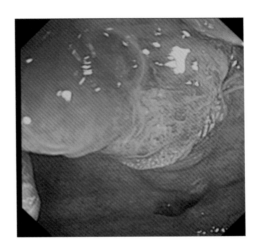

表现为齿状线偏向口侧的隆起型肿物，
略呈菜花样，质地脆

图7-67　肛管癌

第十二节　胃肠间质瘤的内镜诊断

胃肠间质瘤（GIST）的影像学检查方法较多。内镜检查是发现GIST的主要方法之一，最终确诊需要病理学诊断。近年来内镜专家们对其内镜下的表现及特征进行了多方面研究，主要如下。

一、普通内镜诊断

普通内镜检查（胃镜和结肠镜）可发现黏膜下隆起，呈球形或半球形、盘状等，质稍硬，表面光滑，有的形成桥型皱襞，色泽正常，与周围边界清楚，有些表面有溃疡形成。内镜下活检因所取组织表浅，往往无阳性发现，确诊仍需要病理检查。

二、超声内镜诊断

内镜超声检查分为超声内镜（EUS）检查和经内镜超声小探头（TEMP）检查。内镜超声检查能够清晰地显示与组织学相对应的消化道管壁的5层结构，从内到外依次为黏膜层（高回声）、黏膜肌层（低回声）、黏膜下层（高回声）、固有肌层（低回声）和浆膜层或外膜层（高回声）。其在消化道肿瘤的分期、判断黏膜下肿瘤的起源和浸润程度等有独特的优势，并可根据多普勒血流图，判断肿瘤血供的情况。内镜超声检查GIST一般表现为圆形或椭圆形低回声，但高于正常组织，有的具有边晕，位于消化道管壁的第2层或第4层。通常良性GIST的特点为超声内镜下瘤体直径<3cm，形态规则，边界清晰，回声均匀；而恶性的GIST

一般直径＞3cm，形态不规则，内部回声不均匀或有囊性变，边界欠清晰。

超声内镜检查结合超声内镜引导下细针抽吸活检（EUS - FNAB），行病理及免疫组织化学检查 CD117、CD34、SMA、S - 100、Desmin 可诊断 GIST，并与平滑肌瘤、神经纤维瘤鉴别。当 CD117 阴性不能确诊时进行 KIT 和 PDGFRA 基因突变的分析。Vander 等研究表明 EUS - FNAB 在消化道肿瘤的诊断敏感性、特异性、准确性分别为 89%、88% 和 89%。但 EUS - FNAB 对病变的良、恶性判断仍有一定的局限性，有研究显示结合 MIB - 1 染色标志指数检查，对恶性程度诊断的准确率为 85.7%。因此，对消化道黏膜下病变行术前的超声内镜检查，对选择治疗措施，确定能否行内镜下切除，切除的范围、深度，预测风险具有重要作用。

图 7 - 68 至图 7 - 75 分别显示了不同部位胃肠间质瘤的内镜图像。

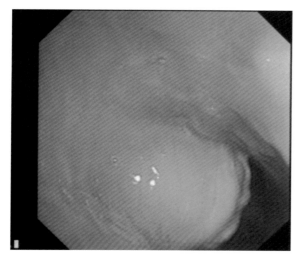

距门齿 37～39cm 处食管前壁可见一约 1.8cm×1.8cm 的肿物，肿物表面接近于正常黏膜但略比黏膜粗糙、不平

图 7 - 68　普通内镜

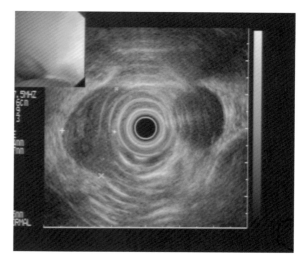

显示该隆起起源于固有肌层，呈高低混合回声，包膜尚完整，横截面约 2cm×2.5cm，考虑为间质瘤

图 7 - 69　局部超声扫描

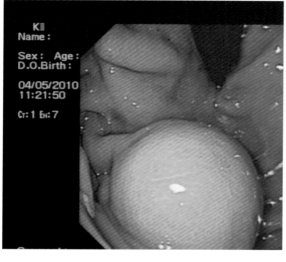

胃底一约 3cm×3cm 的球形肿物，表面黏膜大致正常，考虑为黏膜下病变

图 7 - 70a　普通内镜

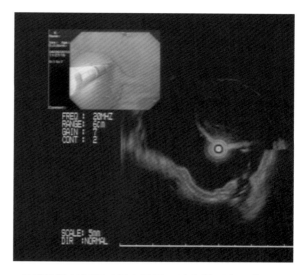

显示该隆起起源于固有肌层，呈高低混合回声、低回声为主，包膜尚完整，横截面约 3cm×3.5cm，考虑为间质瘤

图 7 - 70b　局部超声扫描

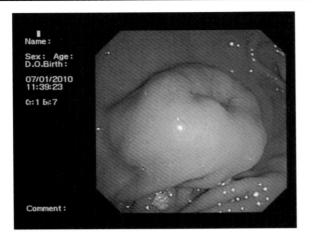

胃底可见一个约 2cm×2cm 的球形肿物，表面黏膜光滑，中央见溃疡

图 7 –71a　普通内镜

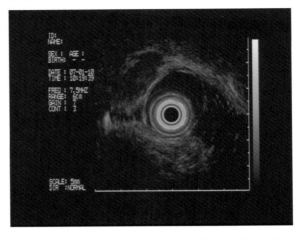

胃底肿块起源于固有肌层，回声不均匀，横截面约 2cm×2.5cm，考虑为间质瘤

图 7 –71b　局部超声扫描

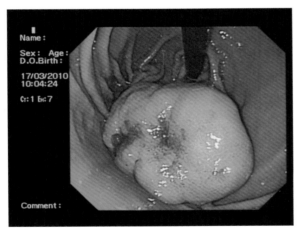

胃底穹隆部见一约 5cm×7cm 的盘状黏膜下肿块，表面黏膜多正常，见两处小溃疡，并有少许新鲜血迹

图 7 –72a　普通内镜

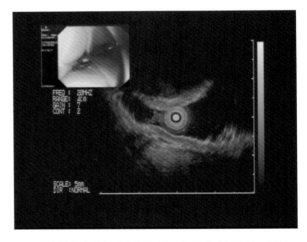

显示该肿块起源于固有肌层，欠均匀低回声，无法扫描全貌，考虑为恶性间质瘤

图 7 –72b　局部超声扫描

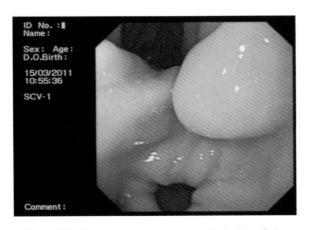

胃窦小弯侧壁见一约 1cm×1.2cm 的黏膜下隆起，表面光滑

图 7 –73a　普通内镜

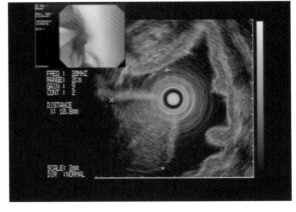

显示该隆起起源于肌层，欠均匀稍低回声，最大横径约 11mm，黏膜其余层次结构完整、清晰，回声正常

图 7 –73b　局部超声扫描

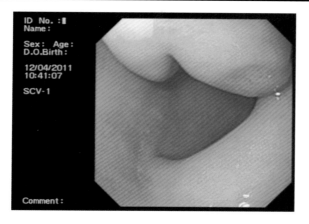

球部小弯侧壁见一约 1.5cm×2.0cm 的黏膜下隆起，表面稍凹陷

图 7－74a　普通内镜

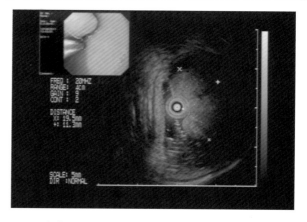

显示该隆起起源于肌层，欠均匀的稍高回声，横截面约 1.1cm×2.0cm，考虑为间质瘤

图 7－74b　局部超声扫描

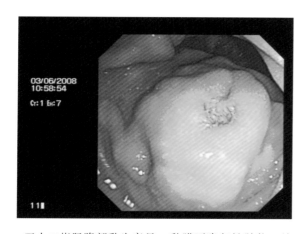

于十二指肠降部乳头旁见一黏膜下隆起性肿物，约 2.0cm×3.0cm，中央黏膜裂口状，余表面黏膜正常

图 7－75a　普通内镜

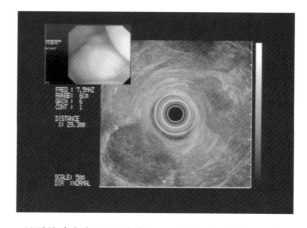

显示该隆起起源于黏膜下层，向腔外生长，尚均匀的低回声，横径约 3.2cm，尚未穿破浆膜层，考虑为间质瘤

图 7－75b　局部超声扫描

三、小肠间质瘤胶囊内镜诊断

小肠间质瘤占总 GIST 的 25%～35%，临床上诊断小肠间质瘤较困难，其主要原因：①小肠间质瘤起病隐匿，早期可无任何症状，当肿瘤较大时出现的症状特异性不强，主要表现为消化道出血、腹痛、腹胀、腹部包块、不完全肠梗阻等；②小肠病变部位较深，全消化道钡餐、小肠钡灌、血管造影等传统检查方法受客观条件限制，灵敏度和准确度低。胶囊内镜（CE）检查是一种无创伤性的内镜检查，特别是对小肠疾病的检查，弥补了普通胃肠镜的缺憾。特别对于不明原因的出血、息肉样病变等的诊断尤其重要，而 GIST 临床表现为慢性消化道出血及肿瘤较小，类似于息肉时，胶囊内镜对于早期发现胃肠间质瘤并选择合适的治疗具有意义，但当病变表现为肠梗阻时，胶囊内镜检查是禁忌的，因为此时会出现胶囊滞留无法排除体外；另外，单纯靠胶囊内镜检查无法提供病理诊断，难以确诊，主要功能还是发现病变。图 7－76 显示了 1 例胶囊内镜发现的小肠间质瘤，术后病理得以确诊，其各自特点简述于图片说明。

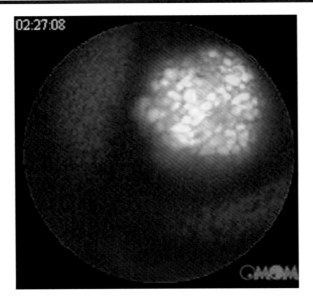

呈突入肠腔的球形肿物，约 2.0cm×2.0cm

图 7 - 76　小肠间质瘤

四、小肠间质瘤小肠镜诊断

如前所述，小肠间质瘤起病隐匿，早期可无任何症状，出现的症状特异性不强；病变部位较深，全消化道钡餐、小肠钡灌、血管造影等传统检查方法受客观条件限制，灵敏度和准确度低。应用小肠镜检查可明显提高对小肠 GIST 的诊断率，国内外学者一致认为双气囊推进式小肠镜是一种安全、可靠、有较高诊断价值的检查，可从口侧或肛侧进镜，或两种方法结合使用，能完整、全面地检查小肠，不再有盲区，故小肠镜对于早期发现胃肠间质瘤并选择合适的治疗具有意义。小肠镜下小肠间质瘤也主要表现为黏膜下隆起，呈球形或半球形或盘状隆起，质稍硬，表面光滑，色泽正常，与周围边界清楚，有些表面有溃疡形成，同样小肠镜结果也不是确诊 GIST 依据。另外小肠镜有检查时间长，患者耐受性差，容易引起肠穿孔，活检组织较小等缺点。图 7 - 77 显示了 1 例小肠镜检查发现的小肠间质瘤病变。

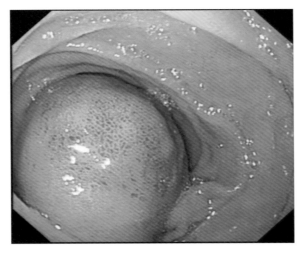

呈突入肠腔的球形肿物，约 3.5cm×3.5cm，表面光滑

图 7 - 77　小肠间质瘤

（中山大学附属第三医院　尉秀清）

第十三节　胃肠道类癌的内镜诊断

消化道类癌（gastrointestinal carcinoid）缺乏典型的临床表现和体征，可累及消化道任何部位，国外报道以阑尾、小肠多见，国内则以直肠多见。内镜检查是直接发现病灶并获取活检标本的重要手段，是诊断消化道类癌的有效方法，内镜下深取肿瘤组织做病理检查是确诊的必要条件。

类癌在内镜下形态差异较大，有结节状、息肉状及环形，有时呈浅表糜烂或溃疡。类癌典型的内镜下表现为黏膜下结节状隆起，直径多＜1cm，黄白色或淡黄色，质硬或韧，推之常可以动，表面黏膜光滑，亚蒂或广基，当病变侵及基层时，则推之不动。若肿物较大，部分病灶顶部可有凹陷、糜烂或溃疡。一般认为内镜下活检的阳性率较低，其原因与取材技术，是否大块、多块，深凿活检有关，尤其是第一块活检必须准确。对常规活检不能确诊者，可采用内镜下黏膜切除方法进行活检。

超声内镜检查是发现类癌并判断其大小、浸润深度及有无周围淋巴结转移的有效检查方法，类癌在超声内镜下多表现为黏膜下的梭形肿物，为稍高或稍低回声，内部欠均匀，当出现浸润时，各层肠壁结构显示不清，可穿透浆膜层，侵及周围组织。图7-78至图7-81分别显示了不同部位类癌的内镜或超声内镜图像。

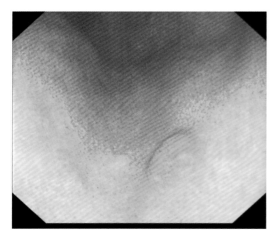

胃窦与胃体交界处大弯侧可见一个黏膜轻度隆起，约0.5cm×0.7cm，表面轻度糜烂，应用APC标志范围、底部注射生理盐水后，应用透明帽吸引后予以高频电凝切除，病理示胃体大弯侧类癌

图7-78　内镜所见

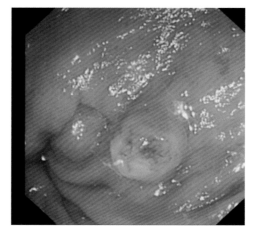

距肛门6cm直肠见一1.0cm×1.0cm息肉样肿物，表面光滑，质地韧，行内镜下黏膜切除术，病理示直肠类癌

图7-79　内镜所见

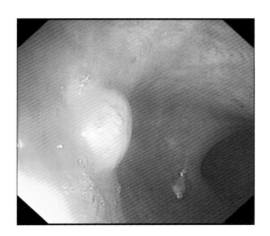

距离肛门4cm直肠见一0.6cm×0.6cm的广基隆起性病变，表面光滑，质地偏硬，活动尚可，生理盐水黏膜下注射，电凝切除后标本送检，病理示直肠类癌

图7-80　内镜所见

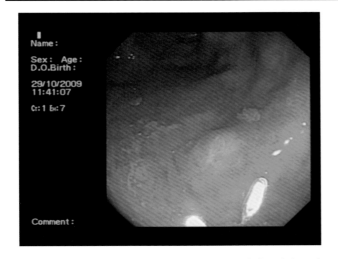

距肛门口约0.4cm见一约0.4cm×0.5cm的黏膜下隆起，表面光滑，质地硬

图7-81a 内镜所见

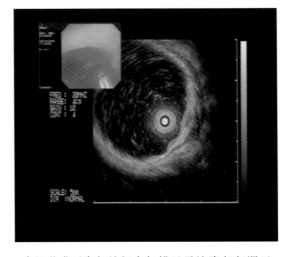

直肠黏膜下隆起处超声扫描显示该隆起起源于黏膜下层，欠均匀稍低回声，行电凝切除后标本送检，病理示直肠类癌

图7-81b 超声内镜所见

（中山大学附属第三医院 陶 金 尉秀清）

参 考 文 献

[1] 马升高，钟谷平，董磊，等. 原发性胃肠道恶性淋巴瘤内镜表现与病理分析 [J]. 中华消化内镜杂志，2009，26（6）：314-316.

[2] 姜利佳，湛先保，陈洁，等. 胃黏膜相关淋巴组织淋巴瘤16例临床诊断分析 [J]. 中华消化杂志，2008，28（4）：279-280.

[3] 刘旭妍，辛艳芹，王少烽. 38例胃原发非霍奇金淋巴瘤内镜活检病理分析 [J]. 中华消化内镜杂志，2008，25（2）：92-93.

[4] 吴斌，王文中，王崇文，等. 原发性十二指肠癌的诊断、治疗及预后 [J]. 中华消化内镜杂志，2001，18（3）：175-176.

[5] 李姝，王邦茂，方维丽，等，原发性胃恶性淋巴瘤的内镜诊断和临床病理特点 [J]. 世界华人消化杂志，2010，18（35）：3796-3799.

[6] 刘清华，徐雷鸣，陈慧芳，等. 原发性胃淋巴瘤超声内镜诊断探讨 [J]. 胃肠病学和肝病学杂志，2008，17（3）：228-229.

[7] 许永春，邹晓平，孙振兴，等. 原发性胃恶性淋巴瘤的内镜诊断 [J]. 中华消化内镜杂志，2004，21（4）：241-243.

[8] 杜晓辉，李荣，宋少柏，等. 原发性十二指肠恶性肿瘤101例的诊断与治疗 [J]. 中华胃肠外科杂志，2003，6（4）：217-219.

[9] 徐萍，金震东. 胰腺癌 [M] //金震东，李兆申. 消化超声内镜学. 北京：科学出版社，2006：514-533

[10] 汤茂春，徐敏. 超声内镜在胰腺疾病诊断和介入治疗中的应用 [J]. 世界华人消化杂志，2007，15（9）：994-999.

[11] 张定国，崔毅. 超声内镜对胰腺疾病的诊断价值 [J]. 国际内科学杂志，2007，34（3）：159-162.

[12] 郑树. 大肠肿瘤 [M] //萧树东，许国铭. 中华胃肠病学. 北京：人民卫生出版社，2008：485-500.

[13] 陈世耀，罗忠芬. 大肠癌 [M] //陈灏珠. 实用内科学. 12版. 北京：人民卫生出版社，2005：1920-1926.

[14] 江学良. 结直肠癌 [M] //李兆申，金震东，邹多武. 胃肠道疾病内镜诊断与治疗学. 北京：人民卫生出版社，2009：323-332.

[15] 潘其美，李德春. 结肠息肉及胃肠道息肉综合征 [M] //潘国宗，曹世植. 现代胃肠病学. 北京：科技出版社，1998：1260-1273.

[16] 吴静，董文广，王天宝. 胃肠道类癌诊治与预后因素分析 [J]. 华西医学，2007，1：47-48.

[17] 王正廷，钟捷，唐永华，等. 双气囊电子内镜对小肠间质瘤的诊断价值 [J]. 诊断学理论与实践，2008，7（1）：23-25.

[18] 汪润芝，韩真. 消化内镜在胃肠间质瘤诊治中的应用 [J]. 国际消化病杂志，2007，27（5）：329-331.

[19] 戎龙，张齐联，年卫东，等. 胃间质瘤不同侵袭危险性的超声内镜图像特点 [J]. 中华消化内镜杂志，2009，26（1）：15-19.

[20] 彭贵勇，代建化，房殿春，等. 内镜超声在消化道黏膜下肿瘤诊断与治疗中的价值 [J]. 中华消化内镜杂志，2006，23（2）：102-105.

[21] Zia N, Hussain T, Salamat A, et al. Diagnostic evaluation of patients presenting with bleeding per rectum by colonoscopy [J]. J Ayub Med Coll Abbottabad, 2008, 20（1）：73-76.

[22] Yasuda I, Tsurumi H, Omar S, et al. Endoscopic ultrasound-guided fine-needle aspiration biopsy for lymphadenopathy of unknown origin

［J］. Endoscopy, 2006, 38 (9): 919 – 924.

［23］ Lee CC, Ma WK, Lin KW, et al. Adenocarcinoma of the duodenum ［J］. Hong Kong Med J, 2008, 14 (1): 67 – 69.

［24］ Allum WH, Griffin SM, Watson A, et al. Guidelines for the management of oesophageal and gastric cancer ［J］. Gut, 2002, 50 (Suppl 5): 1 – 23.

［25］ Nogueira C, Silva AS, Santos JN, et al. Early gastric cancer: ten years of experience ［J］. World J Surg, 2002, 26 (3): 330 – 334.

［26］ Okines A, Verheij M, Allum W, et al. ESMO Guidelines Working Group. Gastric cancer: ESMO Clinical Practice Guidelines for diagnosis, treatment and follow – up ［J］. Ann Oncol, 2010, 21 (Suppl 5): 50 – 54.

［27］ Hung FC, Kuo CM, Chah SK, et al, Clinical analysis of primary duodenal adenocarcinoma: An 11 – year experience ［J］. J Gastroenterol Hepatol, 2007, 22 (5): 724 – 728.

［28］ Janssen J. The impact of EUS in primary gastric lymphoma ［J］. Best Pract Res Clin Gastroenterol, 2009, 23 (5): 671 – 678.

［29］ Kahl S, Glasbrenner B, Leodolter A, et al. EUS in the diagnosis of early chronic pancreatitis: a prospective follow – up study ［J］. Gastrointest Endosc, 2002, 55: 507 – 511.

［30］ Maguchi H. The roles of endoscopic ultrasonography in the diagnosis of pancreatic tumors ［J］. J Hepatobiliary Pancreat Surg, 2004, 11: 1 – 3.

［31］ Soriano A, Castells A, Ayuso C, et al. Preoperative staging and tumor resectability assessment of pancreatic cancer: prospective study comparing endoscopic ultrasonography, helical computed tomography, magnetic resonance imaging, and angiography ［J］. Am J Gastroenterol, 2004, 99: 492 – 501.

［32］ Frossard JL, Amouyal P. Performance of Endosonography – Guinded Fine Needle Aspiration and Biopsy in the Diagnosis of Pancreatic Cystic Lesions ［J］. Am J Gastroenterol, 2003, 98: 1516 – 1524.

［33］ Aslanian H, Salem R, Lee J, et al. EUS diagnosis of vascular invasionin pancreatic cancer: surgical and histologic correlates ［J］. Am J Gastroenterol, 2005, 100: 1381 – 1385.

［34］ Takahashi K, Yamao K, Okubo K, et al. Differential diagnosis of pancreatic cancer and focal pancreatitis by using EUS – guided FNA ［J］. Gastrointest Endosc, 2005, 61: 76 – 79.

［35］ Williams DB, Sahai AV, Aabakken L, et al. Endoscopic ultrasound guided fine needle aspiration biopsy: a large single centre experience ［J］. Gut, 1999, 44: 720 – 726.

［36］ Buscail L, Faure P, Bournet B, et al. Interventional endoscopic ultrasound in pancreatic diseases ［J］. Pancreatology, 2006, 6: 7 – 16.

［37］ Marmo R, Rotondano G, Riccio G, et al. Small-bowel adenocarcinoma diagnosed via capsule endoscopy in a patient found to have hereditary nonpolyposis colorectal cancer ［J］. Gastrointest Endosc, 2007, 65 (3): 524 – 525.

［38］ McGowan CE, Lagares-Garcia JA, Bhattacharya B. Retained capsule endoscope leading to the identification of small bowel adenocarcinoma in a patient with undiagnosed Crohn disease ［J］. Ann Diagn Pathol, 2009, 13 (6): 390 – 393.

［39］ Ross A, Mehdizadeh S, Tokar J, et al. Double balloon enteroscopy detects small bowel mass lesions missed by capsule endoscopy ［J］. Dig Dis Sci, 2008, 53 (8): 2140 – 2143.

［40］ Ares DM, Gonzalez-code B, Yanez J, et al. Jejunal leiomyosarcoma, a rare cause of obscure gastrointestinal bleeding diagnosed by wireless capsule endoscopy ［J］. Surgical Endoscopy, 2004, 18 (3): 554 – 556.

［41］ Yoshidal Y, Endol T, Sasaki1 Y, et al. Jejunal carcinoid tumor mimicking leiomyosarcoma: preoperative diagnosis by endoscopic biopsy ［J］. J Gastroenterol, 2001, 36: 39 – 43.

［42］ Akwari OE, Dozois RR, Weiland LH. Leiomyosarcoma of the small and large bowel ［J］. Cancer, 1978, 42: 1375 – 1384.

［43］ Deck KB, Sdilbermamnd H. Leiomyosarcomas of the small intestine ［J］. Cancer, 1979, 44: 323 – 325.

［44］ Trivedi AN, Levine EA, Mishra G. Adenocarcinoma of the appendix is rarely detected by colonoscopy ［J］. J Gastrointest Surg, 2009, 13 (4): 668 – 675.

［45］ Sieren LM, Collins JN, Weireter LJ, et al. The incidence of benign and malignant neoplasia presenting as acute appendicitis ［J］. Am Surg, 2010, 76 (8): 808 – 811.

［46］ Soetikno RM, Gotoda T, Nakanishi Y, et al. Endoscopy mucosal resection ［J］. Gastrointest Endosc, 2003, 57 (4): 567 – 579.

［47］ Kudo SE, Takemura O, Ohtsuka K. Flat and depressed types of early colorectal cancers: from East to West ［J］. Gastrointest Endosc Clin N Am, 2008, 18 (3): 581 – 593.

［48］ Nagata S, Tanaka S, Haruma K, et al. Pit pattern diagnosis of early colorectal carcinoma by magnifying colonoscopy: clinical and histological implications ［J］. Int J Oncol, 2000, 16 (5): 927 – 934.

［49］ Snady H, Merrick MA. Improving the treatment of colorectal cancer: the role of EUS ［J］. Cancer Invest, 1998, 16 (8): 572 – 581.

［50］ McClave SA, Jones WF, Woolfolk GM, et al. Mistakes on EUS staging of colorectal carcinoma: error in interpretation or deception from innate pathologic features ［J］. Gastrointest Endosc, 2000, 51 (6): 682 – 689.

［51］ Half E, Bercovich D, Rozen P. Familial adenomatous polyposis ［J］. Orphanet J Rare Dis, 2009, 4：22.

［52］ Galiatsatos P, Foulkes WD. Familial adenomatous polyposis ［J］. Am J Gastroenterol, 2006, 101 （2）：385 - 398.

［53］ Plum N, May A, Manner H, et al. Small - bowel diagnosis in patients with familial adenomatous polyposis：comparison of push enteroscopy, capsule endoscopy, ileoscopy, and enteroclysis ［J］. Z Gastroenterol, 2009, 47 （4）：339 - 346.

［54］ Iaquinto G, Fornasarig M, Quaia M, et al. Capsule endoscopy is useful and safe for small - bowel surveillance in familial adenomatous polyposis ［J］. Gastrointest Endosc, 2008, 67 （1）：61 - 67.

［55］ Midley R, Kerr D. Colorectal cancer ［J］. The Lancet, 1999, 353 （1）：391 - 399.

［56］ Heald RJ, Moran BJ, Ryall RDH, et al. Rectal cancer：The Basingstoke Experience of Total Mesorectal Wxcision, 1978 - 1997 ［J］. Arch Surg, 1998, 133 （8）：894 - 899.

［57］ Wang H, Cao FA, Gong HF, et al. Could tumor characteristics identified by colonoscopy predict the locally advanced rectal carcinoma ［J］. Chin Med J （Engl）, 2010, 123 （17）：2353 - 2357.

［58］ Snady H, Merrick MA. Improving the treatment of colorectal cancer：the role of EUS ［J］. Cancer Invest, 1998, 16 （8）：572 - 581.

［59］ McClave SA, Jones WF, Woolfolk GM, et al. Mistakes on EUS staging of colorectal carcinoma：error in interpretation or deception from innate pathologic features ［J］. Gastrointest Endosc, 2000, 51 （6）：682 - 689.

［60］ Oono Y, Fu K, Nakamura H, et al. Narrow band imaging colonoscopy with a transparent hood for diagnosis of a squamous cell carcinoma in situ in the anal canal ［J］. Endoscopy, 2010, 42 （Suppl 2）：183 - 184.

［61］ Rodriguez SA, Faigel DO. Endoscopic diagnosis of gastrointestinal stromal cell tumors ［J］. Curr Op in Gastroenterol, 2007, 23 （5）：539 - 543.

［62］ Pavic T, Hrabar D, Duvnjak M. The role of endoscopic ultrasound in evaluation of gastric subepithelial lesions ［J］. Coll Antropol, 2010, 34 （2）：757 - 762.

［63］ Okubo K, Yamao K, Nakamura T, et al. Endoscopic ultrasound - guided fine needle aspiration biopsy for the diagnosis of gastrointestinal stromal tumors in the stomach ［J］. J Gastroenterol, 2004, 39 （8）：747 - 753.

［64］ Kurella RR, Ancha HR, Ancha HB, et al. Obscure GI bleeding due to gastrointestinal stromal tumor （GIST） diagnosed by capsule endoscopy ［J］. J Okla State Med Assoc, 2008, 101 （2）：35 - 37.

［65］ Bailey AA, Debin ski HS, Appleyard MN, et al. Diagnosis and outcome of small bowel tumors found by capsule endoscopy：a three center Australian experience ［J］. Am J Gastroenterol, 2006, 101 （10）：2237 - 2243.

［66］ Zhong J, Ma T, Zhang C, et al. A retrospective study of the application on double - balloon enteroscopy in 378 patients with suspected small - bowel diseases ［J］. Endoscopy, 2007, 39 （3）：208 - 215.

［67］ Mitsui K, Tanaka S, Yamamoto H, et al. Role of double - balloon endoscopy in the diagnosis of small - bowel tumors：the first Japanese multicenter study ［J］. Gastrointest Endosc, 2009, 70 （3）：498 - 504.

［68］ Modlin IM, lye KD, Kidd M. A 5 - decade ananlysis of 13 715 carcinoid tumors ［J］. Cancer, 2003, 97：934 - 959.

［69］ Shebani KO, Sonba WW, Finkeletein DM, et al. Prognosis and survival in patients with gastro - intestinal tract carcinoid tumors ［J］. Ann Surg, 1999, 229：818 - 823.

［70］ Massironi S, Sciola V, Spampatti MP, et al. Gastric carcinoids：between underestimation and overtreatment ［J］. World J Gastroenterol, 2009, 15 （18）：2177 - 2183.

［71］ Chuah SK, Hu TH, Kuo CM, et al. Upper gastrointestinal carcinoid tumors incidentally found by endoscopic examinations ［J］. World J Gastroenterol, 2005, 11 （44）：7028 - 7032.

第八章　营养风险筛查方法与评价

自 20 世纪 70 年代北美首先发现住院患者存在营养不良，30 年以来，营养筛查与评定受到了临床营养界的广泛关注，人们不断地探讨科学、有效的指标和方法。

一、营养风险的概念

目前，在描述营养状况时，文献中使用不同的名词，如营养不足、营养不良、营养不良的风险、营养风险等，这些概念的定义取决于研究的目标和被研究人群的特点，也决定了用什么样的工具来评定营养状况。

在 1996 年 1 份有关妇女、婴儿和儿童的特别营养项目（Women Infants and Children Special Supplemental Food Program，WIC）的报告中，营养风险被广义地定义为"通过生化指标或人体测量指标可以检测的营养状况损害或异常，可由于饮食摄入不足或疾病状况对健康引起损害或使健康受到威胁"。欧洲肠外肠内营养学会（European Society for Parenteral and Enteral Nutrition，ESPEN）对营养风险的定义是指"现存的或潜在的营养和代谢状况所导致的疾病或手术后出现相关的临床结局的机会"。非常值得注意的是，在这个定义中所强调的营养风险是指与营养因素有关的，出现临床并发症的风险，而不仅仅是出现营养不良的风险。因此，欧洲肠内肠外营养学会所提出的营养风险（nutritional risk）的概念是与临床结局密切相关的，与一些研究中所提出的营养不良的风险（risk of malnutrition）是完全不同的概念。通过发现患者的营养风险，来预测患者的临床结局，以及监测患者使用临床营养支持的效果。

二、营养风险筛查的概念

美国营养师协会（The American Dietetic Association，ADA）指出，"营养风险筛查是发现患者是否存在营养问题和是否需要进一步进行全面营养评估的过程"。美国肠外肠内营养学会（American Society for Parenteral and Enteral Nutrition，ASPEN）定义如下："营养风险筛查是识别与营养问题相关的特点的过程。目的是发现个体是否存在营养不足和有营养不足的危险。"欧洲肠外肠内营养学会认为"营养风险筛查是一个快速而简单的过程，通过营养筛查如果发现患者存在营养风险，即可制订营养计划，如果患者存在营养风险但不能实施营养计划或不能确定患者是否存在营养风险时，需进一步进行营养评估"。

三、营养风险筛查的现状

美国肠外肠内营养学会和欧洲肠外肠内营养学会均建议应常规进行营养风险筛查。有关营养风险筛查实施状况的调查显示，目前临床实施营养筛查的实际情况尚不令人满意。美国的研究显示 90.2% 的医院或机构有营养筛查的指南，但不同医院或机构实施的状况是不同的，45.9% 使用标准的评估表格，10.6% 的医院对所有的患者进行评估。Rasmussen 等对丹麦 857 医生和护士的调查发现，77% 的调查对象认为患者在入院时应进行营养风险的筛查，但真正实施的只有 24%。40% 的调查对象感到有困难发现患者存在营养风险，同时 52% 的调查对象认为需要有效的筛查工具。Corish 等指出营养风险筛查没能很好地实施是因为缺乏简单而有效的筛查工具，以及由谁来实施营养风险筛查尚未达成共识。

四、营养风险筛查的方法

自 20 世纪 70 年代初关注到住院患者营养不良问题，有很多不同的营养评估和筛查的方法被应用于临床，包括使用身体组成、血浆蛋白浓度、免疫功能等指标，逐渐地，人体测量的方法被较广泛地接受和使用，如用于估计皮下脂肪含量的皮褶厚度，估计肌肉容量的前臂周围。因转铁蛋白半衰期短，并且与血清白蛋白有很好的相关性，该方法也开始被广泛使用。并且通过皮肤迟发性超敏试验来反映免疫状况。但这些指标都有一定的局限性，不能够完全地反映营养状况，同时又预测营养支持的有效性。到 20 世纪 80 年代后，为了能够更好的通过营养评估，准确地甄别真正需要营养支持的患者，避免营养支持的滥用，将不同的评估指标结合起来，形成不同的复合营养评估的工具。目前虽然已有许多不同的方法进行患者营养风险的筛查，但 Jeejeebhoy 指出缺乏真正可信的和已经被证实其效度的筛查工具。近年又有一些新的筛查工具发展出来并在不断地进行验证和逐渐应用于临床。

（一）单一指标的筛查方法

1. 人体测量　人体测量有很多的优点，因而在营养评估的过程中越来越受到重视。它简单、安全、经济、易操作，能够识别轻、中度营养不良，同时可以监测营养状况的变化。但也存在一定的不足，对于发现短时间内营养状况的失调不够敏感，不能够发现某些营养素的缺乏。

（1）体重：临床最常用的指标，短期的体重变化可反映体液的变化，长期的体重变化体现了真正的机体组织变化，尽管它不能反映人体组成的变化。3 个月内体重减轻是评价营养状况的重要指标，体重减轻＜5% 表明轻度体重减轻，体重减轻＞10% 为重度体重减轻。除考虑体重减轻外，还应将个体的体重与理想体重进行比较。体重是评估患儿生长状况的重要指标，结合身长（婴儿）或身高可以更好地判断营养状况。体重是计算代谢率、营养需要量和药物剂量的重要参数。

（2）体重指数（body mass index，BMI）：BMI = 体重（kg）/身高^2（m^2），被认为是反映蛋白质热量营养不良以及肥胖症的可靠指标。

中国人中，BMI＜18.5 为营养不足，18.5≤BMI＜24.0 为正常，24.0≤BMI＜28.0 为超重，≥28.0 为肥胖。通过将患者的体重指数与标准值以及近期的数值进行比较来判断患者的营养状况。

（3）三头肌皮褶厚度（triceps skin fold thickness，TSF）：被测者上臂自然下垂，取左（或右）上臂背侧肩胛骨肩峰至尺骨鹰嘴连线中点，于该点上方 2cm 处，测定者以左手拇指与示指将皮肤连同皮下脂肪捏起呈皱褶，捏起处两边的皮肤须对称。然后，用压力为 10g/mm^2 的皮褶厚度计测定。应在夹住后 3s 内读数，测定时间延长可使被测点皮下脂肪被压缩而导致误差。连续测定 3 次后取其平均值。为减少误差，应固定测定者和皮褶计。TSF 正常值为男性 8.3mm，女性 15.3mm。实测值在正常值＞90% 为正常；80% ~ 90% 为轻度亏损；60% ~ 80% 为中度亏损；＜60% 为重度亏损。

（4）上臂周围（midarm circumference，MAC）和上臂肌围（arm muscle circumference，AMC）：在无法测量体重时，可用上臂周围进行替代，它与某些疾病的发病率、死亡率等指标有很好的相关性。上臂周围和三头肌皮褶厚度两个指标相结合可用于分析机体肌肉和脂肪的比例。

上臂肌围可间接反映体内蛋白质贮存水平，它与血清白蛋白水平相关。有研究发现，当血清白蛋白值＜2.89% 时，87% 的患者出现 AMC 值的减小。AMC（cm）= MAC（cm）－3.14×TSF（cm）。

AMC 的正常值为男性 24.8cm，女性 21.0cm。实测值在正常值＞90% 为正常；占正常值 80% ~ 90% 时，为轻度营养不良；60% ~ 80% 时，为中度营养不良；＜60% 时，为重度营养不良。

（5）腰围（waist circumference，WC）和腰臀围比（waist - to - hip ratio，WHR）：腰围是指腰部周径的长度。目前认为腰围是衡量脂肪在腹部蓄积（即中心型肥胖）程度最简单和实用的指标。腹部脂肪增加（即腰围大于界值）是独立的危险性预测因子。中国的研究数据显示，男性腰围≥85cm，女性腰围≥80cm者，患高血压的危险是腰围低于此界值者的 3.5 倍，患糖尿病的危险约为 2.5 倍。

腰围和臀围的测定时，患者空腹，着内衣裤，身体直立，腹部放松，双足分开 30 ~ 40cm，测量者沿腋中线触摸最低肋骨下缘和髂嵴，将皮尺固定于最低肋骨下缘与髂嵴连线中点的水平位置，在被测量者呼气时读数，记录腰围。臀围测量位置为臀部的最大伸展度处，皮尺水平环绕，精确度为 0.1cm，连续测量 3 次，取其平均值。WHR = 腰围（cm）/臀围（cm）。成年男女的腰臀比是：未怀孕的女性 0.67 ~ 0.8，男性 0.85 ~ 0.95。

2. 功能检查

（1）肌力测量：可测量患者的握力。握力是反映肌肉功能有效的指标，也可反映肌肉组织增长和减少的状况。握力与机体的营养状况相关，也可反映患者手术后恢复的状况。

握力的测定方法：先将握力计指针调到"0"位置；被测者站直，放松，胳膊自然下垂，单手持握力计，一次性用力握紧握力计。测量过程中，被测者胳膊不要接触身体，不要晃动握力计，读数并记录。被测者稍作休息后，重复上述步骤，测定 2 次，结果取平均值。结果判断参照表 8-1。

表 8-1　握力测定参考值　(kg)

年龄（岁）	男性		女性	
	左手	右手	左手	右手
20~29	43.0	43.8	26.0	27.0
30~39	43.6	45.0	27.2	27.4
40~49	41.1	42.5	26.3	26.4
50~59	36.0	36.5	21.9	23.7
>60	32.0	32.2	21.1	22.2

（2）直接肌肉刺激：该方法用于测量非自主性肌肉的力量。通过对拇收肌进行电刺激后测量肌肉收缩、舒张和力量，并记录力量频率曲线。在机体饥饿和再喂养早期可观察到变化。

（3）呼吸功能：呼吸功能与机体蛋白质营养状况密切相关，如果机体蛋白质减少 20%，呼吸功能会急剧下降。最大呼气量的峰值随营养状况的改变而变化，代表呼吸肌的力量。

（4）免疫功能：

1）总淋巴细胞计数（total lymphocyte count，TLC）：是评定免疫功能的简易方法，细胞免疫与营养相关。但有研究指出 TLC 与营养状况缺乏相关性不能反映营养状况的变化，同时与临床结局的相关性较差，加之一些原发病，如心功能衰竭、尿毒症、霍奇金病以及使用免疫抑制剂，均可使 TLC 下降，故目前临床少用。淋巴细胞数目为（12~20）×10^8/L，提示机体轻度营养不良，（8~12）×10^8/L 为中度营养不良，如果淋巴细胞<8×10^8/L，提示机体严重营养不良。

2）皮肤迟发性超敏反应（skin delayed hypersensitivity，SDH）：自 20 世纪 70 年代以来，发现营养不良患者的 SDH 反应异常，并于接受营养支持后立即恢复。因而建议以 SDH 作为营养状况，特别是细胞免疫功能判定的重要指标。

检测方法为在受检者前臂表面不同部位皮内注射 0.1mL 的抗原（一般 1 次用两种抗原），待 24~48h 后测量接种处硬结直径，若>5mm 为正常。常用抗原包括链激酶或链道酶、流行性腮腺炎病毒素、白色念珠菌提取液、植物血凝素和结核菌素试验。

3. 生化及实验室检查

（1）血清白蛋白：该指标与外科术后患者并发症及死亡率相关，同时可反映疾病的严重程度。但不能反映营养不良的状况。急性疾病患者血清白蛋白恢复到正常需要一定时间，这与患者能量和蛋白质的摄入相关。血清白蛋白的浓度受分布和血液稀释的影响。

（2）血清前白蛋白：其半衰期短，在体内的分布主要受分布和稀释的影响，是判断蛋白质急性改变较白蛋白更敏感、反映近期膳食摄入更敏感的指标。对于输注白蛋白进行治疗的患者，宜使用前白蛋白作为营养评价的指标。很多疾病可对血清前白蛋白的浓度产生影响，如脱水、慢性肾功能衰竭、外科手术后、肝脏疾病、感染、透析等，使用时应慎重。

（3）肌酐身高指数（creatinine height index，CHI）：该指标是衡量机体蛋白质水平的敏感指标，可用于评价机体肌肉组织的情况。肌酐身高指数为 24h 肌酐排泄量与 24h 同性别及身高的标准肌酐值的比值。

CHI 测定方法：连续保留 3 天的 24h 尿液，取肌酐平均值并与相同性别及身高的标准肌酐值比较，所得的百分比即为 CHI。

CHI 评定标准：CHI ＞90% 为正常；80% ～90% 表示机体肌肉组织轻度缺乏；60% ～80% 表示中度缺乏；＜60% 表示重度缺乏。

（4）氮平衡：是评价机体蛋白质情况最常用的指标。最经典的测量方法为凯式定氮法。在一般膳食摄入的情况下，住院患者大部分氮的排出通过尿氮，占排氮总量的 80%，但在营养不良和疾病状态下这个比例会改变，是重症患者机体蛋白质代谢的一个有意义的指标，而且测定方法简单。

4. 人体成分分析　生物电阻抗分析法是目前临床测量身体组成的常用技术，该方法可反映患者细胞外液和总体水，以及脂肪组织和无脂组织。同时研究数据显示重症患者身体的电阻值比健康人的电阻值显著降低，生物电阻抗分析法不仅能够反映患者的机体构成和营养状况，还可能反映疾病的严重程度。

5. 膳食摄入　膳食摄入量可由患者自行记录，或由护士记录 3～7 天的饮食摄入情况。膳食摄入量的计算是评价患者营养状况的重要内容，即有助于计算能量和蛋白质的需要量，又可以预测患者营养状况的发展趋势。

（二）复合指标的筛查方法

1. 主观全面评定法（subjective global assessment，SGA）　主观全面评定法是美国肠外肠内营养学会推荐的临床营养状况的评估工具，其评估的内容包括详细的病史与身体评估的参数。病史主要强调 5 个方面的内容：体重改变，进食改变，现存的消化道症状，活动能力改变，患者疾病状态下的代谢需求。身体评估主要包括 5 个方面：皮下脂肪的丢失，肌肉的消耗，踝部水肿，骶部水肿，腹水。

SGA 的信度和效度已经通过研究得到检验。不同研究者间的一致性信度为 81%。敏感度和特异度分别为 0.82 和 0.72。研究显示，通过 SGA 评估发现的营养不足患者并发症的发生率是营养良好患者的 3～4 倍。针对不同住院患者的前瞻性研究显示 SGA 能够很好地预测并发症，包括透析患者、肝移植患者和 HIV 感染的患者。

SGA 作为营养风险筛查工具有一定的局限性，Jeejeebhoy 指出这一工具更多反映的是疾病的状况，而不是营养的状况。SGA 不易区分轻度营养不足，更多侧重于慢性的或已经存在的营养不足，而不能很好地体现急性营养状况的变化。该筛查工具缺乏筛查结果与临床结局的证据支持，同时，由于此筛查方法未把观察的指标和如何将患者进行分类直接联系起来，使得该工具不能满足快速的临床筛查目的。另外，这个评估工具是一个主观的评估工具，使用者在使用该工具前需要很好地培训，才能够保证该工具的敏感性和特异性。正如 Reilly 指出的 SGA 更适合于接受过专门训练的专业人员使用，作为大医院常规的营养筛查工具则不实用。

2. 微型营养评定（mini nutrition assessment，MNA）　微型营养评定是用于老年患者营养风险评估的工具。Barone 等的研究指出，MNA 比 SGA 更适合于发现 65 岁以上的严重营养不足的患者，不仅适用于住院患者，也可用于家庭照顾的患者。Guigoz 等将 MNA 用于社区的健康老年人群，认为 MNA 可以发现营养风险，以及和营养风险相关的生活方式，也可用于那些白蛋白和体重指数均正常的人群。MNA 快速、简单，易操作，一般需要 10min 即可完成。新版本的 MNA 包括两部分，一为营养筛查，二为营养评估，可进行营养不足和营养风险的评估。该评估工具的信度和效度得到研究的证实。该工具两部分的内部一致性信度为 Cronbach's Alpha 分别等于 0.83 和 0.74；重测信度为 0.89。不同研究者间的信度为 Kappa 系数，等于 0.51。Murphy 等使用新版本的 MNA 对 49 名英国老年女性骨科的住院患者进行了评估，证明该工具既可用于有营养风险的患者，也可用于已经发生营养不足的住院患者。很多研究发现该工具可用于预测健康结局、社会功能、死亡率、看医生的次数和住院花费。

MNA 是否能够监测患者对于治疗的反应还需要进一步的研究，同时需要更多的研究进一步的证实内外科老年住院患者 MNA 的评分与患者临床结局的关系。

3. 营养不良通用筛查工具（malnutrition universal screening tool，MUST）　MUST 是由英国肠外肠内营养协会多学科营养不良咨询小组发展的，适用于不同医疗机构的营养风险筛查工具，并且适合不同专业人员的使用，如护士、医生、营养师、社会工作者和学生等。该工具得到了英国营养师协会、英国皇家护理学院、注册护士协会、营养肠外肠内营养协会的支持。该工具主要用于蛋白质热量营养不良及其发生风险的筛查，主要包括3方面的评估内容：体重指数（BMI）、体重减轻、疾病所致的进食量减少。通过3部分的评分最终得出总得分，分为低风险、中等风险和高风险。

MUST有很好的表面效度和内容效度，其预测效度也得到了证实。Stratton等的研究显示，MUST可以预测老年住院患者的死亡率和住院时间，并且研究指出即使是无法测量体重的卧床老年患者，MUST也可进行筛查，并预测临床结局。Stratton等将MUST与其他7个目前被使用的营养风险筛查工具进行了比较，对该工具的效标、效度进行了测定，结果表明，MUST与SGA和营养风险评分（nutritional risk score，NRS）有很好的一致性（k 0.775~0.813）。该工具的不同研究者间的一致性信度也得到了研究的证实。MUST在不同使用者间有很好的一致性信度（k 0.809~1.000）。研究证明该工具是容易使用的快速营养风险筛查方法，一般可在3~5min内完成。因而研究者指出，MUST是适用于所有的住院患者。

MUST是新近发展的营养风险筛查工具，还有待于更多的临床干预研究证明其预测性和有效性。

4. 营养风险筛查2002（nutritional risk screening 2002，NRS 2002）　NRS 2002是由丹麦肠外肠内营养协会发展的，欧洲肠外肠内营养学会推荐的，适用于住院患者营养风险筛查的方法。该评估方法建立在循证医学基础上，简便易行，目前在欧洲已开始应用。该工具是迄今为止唯一以128个随机对照研究作为循证基础的营养筛查工具，信度和效度在欧洲已得到验证。NRS 2002可用于住院患者营养不足和营养风险的评估，包括人体测量、近期体重变化、膳食摄入情况和疾病的严重程度4个方面的评估内容。NRS 2002具体评分内容包括3个方面：①营养状况受损评分（0~3分）；②疾病的严重程度评分（0~3分）；③年龄评分，在以上评分基础上年龄≥70岁者加1分。总分为0~7分。根据对128个关于营养支持与临床结局的随机对照实验（RCT）的分析发现，在NRS评分≥3分的情况下，大部分研究显示营养支持有效（能够改善临床结局），而在NRS评分<3分的情况下，大部分研究显示营养支持无效。因此将是否具有营养风险的评分切割点定为3分，NRS评分≥3分为具有营养风险，需要制订基于个体化的营养计划，予以营养干预。NRS 2002评分筛选见表8-2和表8-3。

表8-2　营养风险筛查（NRS 2002）初步筛查表

1. BMI是否小于18.5（注：18.5采用中国BMI标准）	是	否
2. 在最近的3个月内患者体重是否下降	是	否
3. 在最近的1周内患者饮食摄入量是否减少	是	否
4. 患者是否病情严重	是	否

注：如果任何一个问题的答案为"是"，则继续用常规筛查表进行常规检查。如果所有问题答案都是"否"，则1周后再次对患者进行筛查；如果患者将进行大手术，则需要考虑预防性的营养干预计划以避免相关的危险状态。

表8-3　营养风险筛查（NRS 2002）常规筛查表

营养状态的削弱程度		疾病的严重程度	
未受损评分（0）	正常营养状态	没有评分（0）	正常营养需求
轻度评分（1）	3个月内体重下降＞5%或前1周的进食为正常需求的50%~75%	轻度评分（1）	如髋部骨折、慢性疾病（如肝硬化）出现新的并发症、COPD、长期血透、糖尿病、肿瘤
中度评分（2）	2个月内体重下降＞5%或体重指数（BMI）18.5~20.5，并全身情况受损或前1周的进食为正常需求的25%~50%	中度评分（2）	如大的腹部外科手术、脑卒中、重度肺炎、恶性血液病

续表

营养状态的削弱程度		疾病的严重程度	
重度评分（3）	1 个月内体重下降＞5%（≈3 个月内体重下降＞15%）或 BMI ＜18.5，并全身情况受损或前 1 周的进食为正常需求的 0～25%	重度评分（3）	如严重的头部损伤、骨髓移植、APACHE＞10 的危重症患者

计算总分的步骤：

1. 根据营养状态的削弱程度（选择最差的数值作为评分的基础）和疾病的严重程度（应激代谢会增加营养需求）进行评分

2. 将 2 项的评分相加（总分）

3. 如果患者年龄≥70 岁：应在总分的基础上再加 1 分作为校正

4. 如果年龄校正后的分值≥3 分：应给予营养支持

注：评分标准中疾病的严重程度（1 分）：慢性病的患者由于并发症的发生而住院，虽然身体很虚弱，但是还是可以规律地下床活动。许多患者的蛋白需求增加量可以通过日常饮食或其他方式补充。评分标准中疾病的严重程度（2 分）：患者由于疾病而卧床，这些患者的蛋白需求增加，例如：较大的腹部外科手术、严重的感染。尽管许多患者需要人工喂养辅助，但是仍然可以满足要求。评分标准中疾病的严重程度（3 分）：需要辅助呼吸、正性肌力药物的危重症患者的蛋白需求大量增加，大部分的这些患者无法通过人工喂养满足，蛋白质分解和氮损失显著增加。

　　NRS 2002 的信度和效度在欧洲已得到验证。NRS 2002 的内容效度建立在文献基础上，并且得到了欧洲肠外肠内营养学会专家的审阅。应用 NRS 2002 对 128 个有关的营养支持临床随机对照研究进行分析，证实了该工具的预测效度。研究结果显示，经 NRS 2002 评估发现存在营养风险的患者，给予营养支持后临床预后比无营养风险的患者更好。通过前瞻性的临床随机对照研究证实应用 NRS 2002 预测临床结局，对有营养风险的患者进行营养支持能缩短患者的住院时间。

　　不同研究者使用 NRS 2002 工具对不同患者营养风险评估的结果的一致性反映了该工具的信度。丹麦的护士和营养师使用该工具对患者进行营养评估时得到了一致的结果。护士、营养师和医生使用 NRS 2002 评估患者营养不良风险时，Kappa 系数为 0.67。研究表明，NRS 2002 有很好的临床适用性。丹麦的两项研究显示分别有 93.5% 和 99% 的患者可以使用 NRS 2002 进行营养风险筛查。陈伟等进行了 NRS 2002 对中国住院患者营养风险筛查的可行性研究，研究者认为结合中国人的 BMI 正常值，应用 NRS 2002 对中国住院患者营养风险进行筛查并判断是否需要营养支持是可行的。中华医学会肠外肠内营养学分会主持的住院患者应用 NRS 2002 进行营养风险筛查的研究显示，结合中国人 BMI 正常值，NRS 2002 营养风险筛查能够应用于 94%～99% 的中国住院患者。在美国住院患者的调查中显示，99.5% 的患者可应用 NRS 2002 进行营养风险筛查。Kyle 等通过与其他筛查工具的比较指出，NRS 2002 具有花费时间少、不需过多培训等优点。

　　NRS 2002 的使用的不足之处是如果患者卧床无法测量体重，或者有水肿、腹水等影响体重的测量，以及意识不清的患者无法回答评估者的问题时，该工具的使用将受到限制。NRS 2002 是新近发展的营养风险筛查工具，目前的研究多数是在欧洲进行，其他国家和地区的数据尚不足，同时还有待于更多的临床干预研究证明其预测性和有效性。

　　5. 营养风险指数（the nutrition risk index，NRI）　这一筛查工具是由美国退伍军人协会肠外营养研究协作组（The Veterans Affairs Total Parenteral Nutrition Cooperation Study Group）于 1991 年发展的，用于临床腹部大手术和胸外科手术前患者全肠外营养支持效果的评价。该工具根据血清白蛋白的浓度，体重减少的百分比进行营养风险的评估。通过如下公式计算出营养风险指数。营养风险指数 = 1.519 × 白蛋白浓度 + 41.7 × 目前体重/既往体重。美国退伍军人协会肠外营养研究协作组研究发现 NRI 的敏感性和特异性很好，可预测患者的并发症。Clugston 等的研究发现 NRI 与死亡率和住院时间延长相关，但与感染率无关。

　　NRI 主要的不足是该评估方法需要根据患者目前和既往的体重，如果患者由于疾病的原因出现水肿，则会影响测量的结果。另外，应激会影响血清白蛋白的浓度，也是 NRI 筛查方法使用受到限制的原因。

6. 营养风险筛查工具的比较　Kyle 等对目前较常用和权威的营养风险筛查工具的敏感性和特异性进行了比较。研究者分别使用主观综合评定法（SGA）、营养风险指数（NRI）、营养不良通用筛查工具（MUST）和营养风险筛查 2002（NRS 2002）工具对 995 例新入院患者的营养状况进行评估，结果显示 NRS 2002 与 NRI、MUST 相比具有更高的敏感性和特异性。上述 4 个工具评估的患者营养状况与住院时间相关，上述工具均可用于住院患者的营养风险筛查。

Bauer 等对 MNA、SGA 和 NRS 2002 在老年住院患者营养风险筛查中的应用进行了比较。结果发现，在对老年住院患者营养风险筛查时，MNA、SGA 和 NRS 2002 工具使用率分别为 66.1%、99.2% 和 98.3%。上述 3 个工具的评估结果显示老年住院患者的营养状况均与 BMI 显著相关。由于 MNA 的评估结果显示老年住院患者的营养状况与临床转归密切相关，因此，MNA 应作为老年住院患者营养评估的首选工具，对于不能应用 MNA 进行营养评估的患者，建议使用 NRS 2002。

综上所述，营养风险筛查是患者发现营养问题的重要手段，因而使用敏感性和特异性均很好的测量工具测量营养风险是至关重要的。目前对营养风险筛查的方法有很多种，各种方法均有其特点和不足之处，已使用多年的筛查工具目前仍在使用，而新发展的工具有些虽有证据支持，但仍需要大量的临床研究不断的验证。对于临床进行营养风险筛查选择合适的工具时应根据所需筛查对象的特点、筛查人员的情况等进行选择。

（北京协和医学院　梁晓坤）

参 考 文 献

［1］陈伟，蒋朱明，张咏梅，等. 欧洲营养不良风险调查方法在中国住院患者的临床可行性研究［J］. 中国临床营养杂志，2005，13（3）：137－141.

［2］梁晓坤，蒋朱明，揭彬. 营养风险的理念及其应用［J］. 中国临床营养杂志，2007，15（3），167－170.

［3］Lochs H，Allison SP，Meier R，et al. Introductory to the ESPEN guiderlines in enteral nutrition：terminology，definitions and general topics［J］. Clinical Nutrition，2006，25（2）：180－186.

［4］American Dietetic Association. Identifying patients at risk：ADA's definitions for nutrition screening and nutrition assessment［J］. J Am Diet Assoc，1994，94（8）：838－839.

［5］ASPEN. Definition of terms used in ASPEN. Guidelines and Standards［J］. Nutr Clin Pract，1995，10（1）：1－3.

［6］Corish CA，Flood P，Kennedy NP. Comparison of nutritional risk screening tools in patients on admission to hospital［J］. J Hum Nutr Diet，2004，17（2）：133－139.

［7］Jeejeebhoy KN. Nutritional assessment［J］. Nutrition，2000，16（7/8）：585－590.

［8］Reilly HM. Screening for nutritional risk［J］. Proceeding of the Nutrition Society，1996，55（3）：841－853.

［9］Barone L，Milosavljevic M，Gazibarich B. Assessing the older person：is the MNA a more appropriate nutritional assessment tool than the SGA?［J］. J Nutr Health Aging，2003，7（1）：13－17.

［10］Soini H，Routasalo P，Lagstrom H. Characteristics of the Mini－Nutritional Assessment of elderly home－care patients［J］. Eur J Clin Nutr，2004，58（1）：64－70.

［11］Guigoz Y，Lauque S，Vellas BJ. Identifying the elderly at risk for malnutrition：the Mini Nutritional Assessment［J］. Clin Geriatr Med，2002，18（4）：737－757.

［12］Stratton RJ，Hackston A，Longmore D，et al. Malnutrition in hospital outpatients and inpatients：prevalence concurrent validity and ease of use of the "malnutrition universal screening tool"（"MUST"）for adults［J］. Br J Nutr，2004，92（5）：799－808.

［13］Stratton RJ，King CL，Stroud MA，et al. "Malnutrition Universal Screening Tool" predicts mortality and length of stay in acutely ill elderly［J］. Br J Nutr，2006，95（2）：325－330.

［14］Kondrup J，Rasmussen HH，Hamberg O，et al. Nutritional risk screening（NRS 2002）：a new method based on an analysis of controlled clinical trials［J］. Clin Nutr，2003，22（3）：321－336.

［15］Johansen N，Kondrup J，Plum L，et al. Effect of nutritional support on clinical outcome in patients at nutritional risk［J］. Clin Nutr，2004，23（4）：539－550.

［16］Kondrup J，Johansen N，Plum LM，et al. Incidence of nutritional risk and causes of inadequate nutritional care in hospitals［J］. Clin Nutr，2002，21（6）：461－468.

［17］ Liang XK，Jiang ZM，Nolan TM，et al. Comparative survey on nutritional risk and nutritional support between Beijing and Baltimore teaching hospitals ［J］. Nutrition，2008，24（10）：969 – 976.

［18］ Liang XK，Jiang ZM，Nolan TM，et al. Nutritional risk，Malnutrition（Undernutrition），Overweight，Obesity and nutritional support among hospitalized patients in Beijing teaching hospitals ［J］. Asia Pac J Clin Nutr，2009，18（1）：54 – 62.

［19］ Kyle UG，Kossovsky MP，Karsegard VL，et al. Comparison of tools for nutritional assessment and screening at hospital admission：a population study ［J］. Clin Nutr，2006，25（3）：409 – 417.

［20］ Gibson RS. Principles of Nutritional Assessment ［M］. 2nd ed. New York：Oxford university press. 2005：809 – 826.

［21］ Clugston A，Paterson HM，Yuill K，et al. Nutritional risk index predicts a high – risk population in patients with obstructive jaundice ［J］. Clin Nutr，2006，25（6）：949 – 954.

［22］ Bauer JM，Vogl T，Wicklein S，et al. Comparison of the Mini Nutritional Assessment，Subjective Global Assessment，and Nutritional Risk Screening（NRS 2002）for nutritional screening and assessment in geriatric hospital patients ［J］. Z Gerontol Geriatr，2005，38（5）：322 – 327.

［23］ Sobotka L. Basic in clinical nutrition ［M］. 3rd ed. Prague，Publishing House Galen. 2004：11 – 18，281 – 288.

［24］ Kondrup J，Allison SP，Elia M，et al. ESPEN guidelines for nutrition screening 2002 ［J］. Clin Nutr，2003，22（4）：415 – 421.

［25］ Detsky AS，McLaughlin JR，Baker JP，et al. What is subjective global assessment of nutritional status？［J］. JPEN，1987，11（1）：8 – 13.

［26］ Rasmussen HH，Kondrup J，Staun M，et al. Prevalence of patients at nutritional risk in Danish hospitals ［J］. Clin Nutr，2004，23（5）：1009 – 1015.

第九章　胃肠恶性肿瘤围手术期营养支持方法与选择

营养支持（nutritional support）一般认为可以通过经口营养补充（oral nutrition supplement）、管饲（tube feeding）或经肠外途径为患者增加大分子和小分子营养素的摄入，包括肠内营养（enteral nutrition，EN）和肠外营养（parenteral nutrition，PN）。目前，营养支持成为临床治疗的一部分，甚至成为某些疾病的有效治疗方法，因此，有学者提出营养支持宜更名为营养支持治疗（nutritional support therapy）。

第一节　肠　内　营　养

肠内营养是通过口服或管饲的途径经肠道提供代谢需要的热量及必需的营养素。肠内营养支持适应范围广，方法简便，易于管理，且能保持对消化道适当负荷，维持消化道功能，避免肠道黏膜废用性萎缩对全身免疫及营养代谢功能的损害。应遵循"只要胃肠功能允许，应首先采用肠内营养"的基本原则，以维持或改善患者的营养状态。

一、肠内营养制剂

（一）肠内营养制剂的分类

1. 非要素制剂　该类肠内营养制剂以整蛋白或蛋白质游离物为氮源，接近等渗（300～450mOsm/L），口感较好，口服或管饲均可，使用方便，耐受性强。适用于胃肠道功能较好的患者，是临床上应用最广泛的肠内营养制剂。

（1）匀浆制剂：匀浆制剂采用天然食物经捣碎并搅拌后制成。其成分需经肠道消化后才能被人体吸收和利用，且残渣量较大，故适用于肠道功能正常的患者。此类制剂一般包括商品匀浆制剂和自制匀浆制剂两类。前者是无菌、即用的均质液体，成分明确，可通过细孔径喂养管，应用较为方便；缺点在于营养成分不易调整，价格较高。后者优点为：三大营养素及液体量明确，可根据实际情况调整营养素成分，价格较低、制备方便、灵活；缺点为：维生素和矿物质的含量不明确或差异较大，固体成分易于沉降及黏稠度较高而不易通过细孔径喂养管。

（2）整蛋白为氮源的非要素制剂：此类制剂是临床上应用最多的肠内营养制剂。氮源为完整的蛋白质，低渣。蛋白质结构完整，口感较好，渗透压较低。适用于消化吸收功能正常或接近正常的患者。根据其蛋白质来源、是否含乳糖或膳食纤维又可分为含牛奶制剂、不含乳糖制剂及含膳食纤维制剂。

1）含牛奶制剂：氮源为全奶、脱脂奶或酪蛋白，蛋白质生物价高，口感以大豆蛋白为氮源者为佳。含有乳糖，不宜用于乳糖不耐受患者。

2）不含乳糖制剂：乳糖不耐受患者，可考虑采用不含乳糖制剂。氮源为可溶性酪蛋白盐、大豆蛋白分离物或鸡蛋清固体。

3）含膳食纤维制剂：此类制剂包括添加水果、蔬菜的匀浆制剂和以大豆多糖纤维形式添加膳食纤维的非要素制剂。适用于葡萄糖不耐受、结肠疾患、便秘或腹泻等患者。膳食纤维使肠内营养液的黏稠度增加，管饲时应采用大口径导管，以免堵管。

2. 要素制剂（elemental diet）　是指包括自然食物中各种营养素的单体，如氨基酸或短肽、葡萄糖、脂肪、多种维生素、矿物质和微量元素的营养制剂，分为高脂肪和低脂肪两种。低脂肪要素制剂脂肪供能占0.2%～2.0%，目的是供给必需脂肪酸（EFA），还可作为脂溶性维生素溶剂。高脂肪要素制剂脂肪供能占

18%~30%，除供给 EFA 外，尚可供给部分能量。

要素型肠内营养制剂主要适用于胃肠道消化和吸收功能部分受损的患者，如短肠综合征、炎症性肠病、胰腺炎等患者，或做结直肠手术前准备的患者。要素制剂的基本成分列于表 9-1。

表 9-1 要素制剂的基本成分

组成	基本成分
氮源	L-氨基酸、蛋白质完全水解或部分水解产物
	标准含氮量（STD）：热量比例 8%
	高含氮量（HN）：热量比例 17%
脂肪	红花油、葵花籽油、玉米油、大豆油或花生油
	低脂肪型：热量比例 0.9%~2%
	高脂肪型：热量比例 9%~31%
	中链甘油三酯（medium chain triglyceride，MCT）型
碳水化合物	葡萄糖、双糖、葡萄糖低聚糖或糊精
维生素和矿物质	国产要素制剂除个别产品外，不含生物素和胆碱

应该强调的是，要素制剂氮源的氨基酸组成对其营养价值影响较大。必需氨基酸（essential amino acid，EAA）的组成模式应与参考模式接近。若采用蛋白质水解物作氮源，应补充不足的 EAA，并除去过多的非必需氨基酸（nonessential amino acid，NEAA）使之无论在质或量上均能满足蛋白质合成的需要。

要素制剂的特点：营养全面，要素制剂中各类营养素含量可满足推荐的膳食供给量标准；无需消化即可直接或接近直接吸收，即使仅有 60~100cm 小肠存在，也可通过要素制剂供给充分的营养；成分明确，便于使用时的选择，并可根据病理生理需要，增减某种或某些营养素成分或改变其比例（如热氮比等），以达到治疗效果；不含残渣或残渣极少，使粪便数量显著减少；不含乳糖，适用于乳糖不耐受者；口感差，因含氨基酸和（或）短肽，有不良的气味，口感不佳，故以管饲为佳。

3. 组件制剂（module diet） 亦称不完全制剂，是仅以某种或某类营养素为主的肠内营养制剂。它可对完全制剂进行补充或强化，以弥补完全制剂在适应个体差异方面欠缺灵活的不足；亦可采用两种或两种以上的组件制剂构成组件配方（modular formula），以适应患者的特殊需要。组件制剂主要包括蛋白质组件、脂肪组件、糖类组件、维生素组件和矿物质组件。

（1）蛋白质组件：氮源为氨基酸混合物、蛋白质水解物或高生物价整蛋白（包括牛奶、酪蛋白、乳清蛋白、大豆蛋白分离物等）。适用于创（烧）伤、大手术等需要增加蛋白质的情况，亦可用于肾功能衰竭或肝性脑病需限制蛋白质的患者。

（2）脂肪组件：原料包括长链甘油三酯（long-chain triglyceride，LCT）及中链甘油三酯（MCT）。LCT 含丰富的必需脂肪酸。MCT 熔点低、分子量小、溶解度高、水解更快更完全；消化时，无需或仅需很少胰脂酶或胆盐作用；可越过淋巴系统，直接经门静脉进入血液；而且 MCT 通过线粒体膜进入基质时，不需要肉毒碱的参与。MCT 适用于脂肪消化或吸收不良的患者；因其不含必需脂肪酸，应用 1 周以上时应补充必需脂肪酸。此外，MCT 的生酮作用较强，故不宜用于糖尿病酮症酸中毒患者。

（3）糖类组件：原料可采用单糖（包括葡萄糖、果糖和半乳糖）、双糖（包括蔗糖、乳糖和麦芽糖）、低聚糖（包括糊精、葡萄糖低聚糖、麦芽三糖和麦芽糊精）或多糖。为减轻甜度及渗透压，提高患者耐受性，可采用麦芽糊精或葡萄糖多聚体（glucose polymers）。他们对升高血糖及引起胰岛素反应的作用较葡萄糖、蔗糖为低。糖类组件在临床上主要与其他组件一起组成配方，应用于特殊需要的患者，如心力衰竭、糖尿病、肝功能衰竭、肾功能衰竭等。

（4）维生素及矿物质组件：使用组件制剂时，应添加维生素及矿物质组件。

4. 特殊应用制剂

（1）婴儿应用制剂：母乳是婴儿最佳的天然食物，婴儿肠内营养制剂应仿照人乳设计，以确保婴儿正常的生长发育。

（2）肝功能衰竭用制剂：氮源为14种氨基酸，其特点是支链氨基酸（BCAA）含量较高（36%～50%），而苯丙氨酸及蛋氨酸等芳香族氨基酸含量较低；目的是维持适当营养，有利于肝功能恢复和肝细胞再生，防止或减轻肝性脑病。

（3）肾功能衰竭用制剂：氮源为8种必需氨基酸及肾功能损害时必需的组氨酸，同时提高碳水化合物供能比例以节约蛋白质；可用于急性或慢性肾功能衰竭的患者；目的是重新利用体内分解的尿素氮以合成非必需氨基酸，这样既可减轻氮质血症，又有助于合成体蛋白。

（4）肺疾患用制剂：高能量密度（达到6.276kJ/mL）以限制液体摄入量；高脂肪比例以降低呼吸商，减少二氧化碳产生；高蛋白质含量以维持瘦体组织并满足合成代谢需要。

（5）创伤用制剂：能量密度、蛋白质含量及支链氨基酸比例均较高。适用于大手术、烧伤、多发性创伤及脓毒血症等高代谢患者。

（6）糖尿病用制剂：碳水化合物供能比例降低，脂肪供能比例提高，或采用降解速度慢的碳水化合物，如支链淀粉、果糖和膳食纤维等物质代替直链淀粉和糊精，以降低餐后血糖水平。并且，该制剂强调膳食纤维及单不饱和脂肪酸的提供。

（7）肿瘤用制剂：肿瘤组织缺乏降解脂肪的关键酶，很少利用脂肪供能，而是依赖葡萄糖的酵解而获得能量。减少葡萄糖供给可能减少肿瘤的能量来源。同时，肿瘤机体对葡萄糖的耐受性较差，因此不宜大量使用葡萄糖。因此，该制剂常采用高能量、高脂肪、低碳水化合物配方，以符合宿主和肿瘤细胞的代谢特点；并富含 $\omega-3$ 多不饱和脂肪酸、免疫增强物质及抗氧化剂等。

（8）免疫增强型制剂：精氨酸、核糖核酸和 $\omega-3$ 脂肪酸等物质能从不同角度提高机体的免疫功能，肠内营养制剂中添加上述物质可能降低手术和创伤后感染的发病率。

（9）先天性氨基酸代谢缺陷症用制剂：如苯丙酮尿症专用的无苯丙氨酸制剂，（枫）槭糖尿病专用的无支链氨基酸（BCAA）制剂，组氨酸血症专用的缺乏组氨酸制剂，酪氨酸血症专用的不含酪氨酸和苯丙氨酸制剂。

（二）肠内营养制剂的选择

可供临床选用的肠内营养制剂很多，成分与营养价值差别很大，选择配方时主要考虑其蛋白质、碳水化合物与脂肪的来源及比例，各配方的膳食纤维、维生素和矿物质含量也可能不同。肠内营养制剂发展迅速，配方常有改变，因此要注意所用产品的具体配方。

目前常用的肠内营养制剂中糖含量一般均较高，容易导致患者体内脂肪堆积而蛋白质合成不足，体细胞群改善不明显。可以考虑督促患者加强功能锻炼，同时添加蛋白质组件以弥补蛋白质的不足，减少糖的摄入；或考虑使用以缓释淀粉为碳水化合物的肠内营养制剂以减少单位时间内的糖摄入。

根据患者的消化吸收能力，确定肠内营养制剂中营养物质的化学组成形式。消化功能受损（如胰腺炎、腹部大手术后早期、胆管梗阻）或吸收功能障碍（广泛肠切除、炎症性肠病、放射性肠炎）者，需要简单、易吸收的配方（如水解蛋白、多肽或氨基酸、单糖、低脂等）；如消化道功能完好，则可选择完整蛋白质、复杂碳水化合物和较高脂肪的天然食物制成的肠道营养制剂；如结肠功能障碍，可选择含有高浓度膳食纤维的配方。

根据输注途径选择肠内营养制剂，直接输入小肠的营养液应尽可能选用等渗配方。由于胃具有缓冲作用，因此通过鼻胃管输注的营养液与经小肠输注的营养液相比，对配方浓度的要求不高。

若患者对某些营养成分有过敏或不能耐受，出现恶心、呕吐、肠痉挛、腹胀或腹痛等症状，轻者可调整速度及浓度，重者则可改用肠外营养。

根据患者的营养状态及代谢状况确定营养需要量。高代谢患者应选择高热卡配方，需要限制水分摄入的患者应选择浓度较高的配方（如能量密度为6.276kJ/mL），免疫功能异常的患者应选择具有免疫调节作用的配方。

肠内营养支持提供的非蛋白热量一般取决于患者的静息能量消耗及其活动情况。一般对于无严重感染或烧伤的患者，提供 125.52~146.44kJ／（kg·d）的非蛋白热量较为理想，其中 15%~40% 的非蛋白热量可由脂肪乳剂提供，热氮比一般为（100∶1）~（150∶1）。需要指出，大多数肠内营养制剂中矿物质、电解质及微量营养素浓度的设计依据，是每天摄入约 2 000mL 即可满足每天营养素需要量。如果只能达到需要量的 50% 或更少，电解质、矿物质或微量元素的摄入量就相应减少，此时尤需注意。

二、肠内营养的给予方法

（一）口服营养

口服营养指口服由极易吸收的中小分子营养素配制的营养液。口服是最经济、最安全、最简便的提供全面营养的方法，且符合正常营养生理过程。口服对胃肠道功能的要求较高，只适合于能口服摄食、但摄入量不足者。口服的肠内营养液不一定要求等渗。冷饮、热饮、加调味剂或以其他饮料配制都可随患者的喜爱。口服的量应能满足机体对营养素的需要及纠正过去的缺乏。不能耐受要素肠内营养液的味道与气味者，可用热饮或冷饮，以降低其不适。

（二）管饲营养

管饲是把经过物理或化学方法精制的营养液，通过质软、口径小、刺激性小的导管输入肠内，供给患者营养。凡是小肠具有吸收营养素功能，有肠内营养适应证，但不能主动经口摄食，或经口摄食不足者，均可管饲肠内营养。管饲与口服的区别在于管饲可以保证营养液的均匀输注，充分发挥胃肠道的消化吸收功能。因管饲法肠内营养适应证广，营养治疗效果好，管理简单，费用低，目前已成为临床营养支持的重要方法。

1. 管饲的途径　管饲途径的选择原则包括以下几个方面内容：满足肠内营养需要；置管方式尽量简单、方便；尽量减少对患者损害；患者舒适和有利于长期带管。

管饲途径分为两大类：一是无创置管技术，主要指经鼻胃途径放置导管，根据病情需要，导管远端可放置在胃、十二指肠或空肠中；二是有创置管技术，根据创伤大小，再分为微创（内镜协助）和外科手术下的各类造口技术。

最常用的管饲途径是鼻饲管，管端可置于胃、十二指肠或空肠等处。主要用于短期患者（一般短于 4 周），优点是并发症少，价格低廉，容易放置。

鼻胃管喂养具有无创、简便、经济等优点。缺点是有反流与误吸的危险；而且经鼻放置导管可导致鼻咽部溃疡、鼻中隔坏死、鼻窦炎、耳炎、声嘶以及声带麻痹等并发症。聚氨酯或硅胶树脂制成的细芯导管（型号从 5F 至 12F）比较光滑、柔软、富有弹性，可以增加患者舒适度、减少组织压迫坏死的风险，能保证鼻饲管的长期应用。目前的观点是：对于仅需要 2~3 周的肠内营养，首选经鼻胃管饲。抬高患者头部 30°~45° 可以减少吸入性肺炎的发生；没有证据显示细的管路、连续或间断的喂养方式以及导管远端位置不同（幽门以远或空肠）可以减少肺炎发生。

鼻十二指肠管或鼻空肠管是指导管尖端位于十二指肠或空肠，主要适用于胃或十二指肠连续性不完整（胃瘘、幽门不全性梗阻、十二指肠瘘、十二指肠不全性梗阻等）和胃或十二指肠动力障碍的患者。此法可基本避免营养液的反流或误吸。

胃造瘘术常用于较长时间不能经口进食者，这种方法接近正常饮食，能供给人体所需要的营养物质，方法简便。经胃造口管喂饲肠内营养避免了鼻腔刺激，而且可用于胃肠减压、pH 监测、给药等。

常用的胃造瘘术是经皮胃镜下胃造瘘术（percutaneous endoscopic gastrostomy，PEG）。PEG 无需全麻，创伤小，术后可立即灌食，可置管数月至数年，能满足长期喂养的需求，近年来在国内发展较快。一些关于PEG 的临床研究发现：PEG 比鼻胃管喂养更简单，患者更易耐受，肠内营养使用的连续性更好，减少食管反流和吸入性肺炎的发生，营养疗效也较好。

PEG 的适应证：中枢神经系统疾病导致的吞咽障碍；口腔及食管肿瘤导致的吞咽障碍；有正常吞咽功

能，但摄入不足，如烧伤、获得性免疫缺陷综合征（AIDS）、厌食、骨髓移植后等；慢性疾病，如囊性纤维化、先天性心脏病；胃扭转。PEG 的前提条件是胃肠道有功能，非短期存活和肠内营养超过 30 天。非腹部手术患者，若需要接受＞2 周的肠内营养，如严重的头部外伤患者，PEG 是首选的管饲途径。

胃造瘘术后，肠蠕动恢复即可灌注饮食。开始时给 5% 葡萄糖盐水或生理盐水 100mL，后渐加量，使胃肠逐渐适应，最终注入半流质饮食。每次灌注后用 50mL 温开水冲洗管道。造瘘管每 2 周更换消毒 1 次。

若患者具有严重腹水、肥胖、肿瘤腹腔转移等情况，有学者提出可行经皮食管内胃造瘘术（percutaneous transesophageal gastrostomy，PTEG）。

空肠造瘘可以在剖腹手术时实施，包括空肠穿刺插管造口或空肠切开插管造口，也可以直接在内镜下进行，即经皮内镜空肠造瘘术（percutaneous endoscopic jejunostomy，PEJ）。优点在于可避免反流与误吸，并可同时实行胃肠减压，因此尤其适用于十二指肠或胰腺疾病者，以及需要长期营养支持的患者。为充分利用小肠功能并减少腹泻，插管部位以距屈氏韧带 15～20cm 为宜。对于接受腹部手术，并且术后需要较长时间肠内营养的患者，建议术中放置空肠造瘘管。对于接受近端胃肠道吻合术的患者，术后可通过放置在吻合口远端的空肠营养管进行肠内营养。经空肠造瘘喂养时，滴速不宜过快，因大量营养液快速进入肠道会产生心悸、出汗、头晕、腹胀或腹泻等倾倒综合征症状，影响吸收；速度以 80～100 滴/min 为宜。

临床上管饲途径的选择见图 9-1 所示。

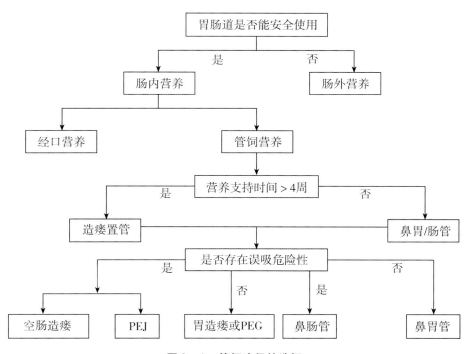

图 9-1　管饲途径的选择

2. 管饲的方式　分为一次性给予、间歇重力滴注和连续经泵滴注。采用何种方式取决于肠内营养液的性质、鼻饲管的类型与大小、管端的位置及营养素的需要量。

（1）一次性给予：将配好的肠内营养液经注射器 5～10min 内缓慢注入饲管内，每次 250～400mL，每天 4～6 次。有的患者初期不耐受，易发生恶心、呕吐、腹胀、腹痛与腹泻。适用于胃造口需长期家庭肠内营养的患者。

（2）间歇重力滴注：将肠内营养液置于输液瓶或塑料袋中，经饲管借重力将营养液缓慢注入胃肠道内，每次 250～400mL，每天 4～6 次。速度一般为 30mL/min。间歇滴注法简便，多数患者可耐受这种喂养，类似于正常肠内营养的餐次，患者有较多的下床活动时间；缺点是可能发生胃排空延缓。

（3）连续经泵滴注：肠内营养制剂置于密封袋或瓶中，经硅胶管嵌入输注泵内，在泵的带动下连续滴注，一般可持续 12~24h。滴注速度可根据病情控制，初期宜缓慢，例如 25mL/h；一般需要 3~4 天的适应期，至 75~100mL/h。若肠道旷置 2 周以上，则适应期还应适当延长。

采用滴注法进行肠内营养支持时，患者应采取半卧位，尤其是老年、体弱、痴呆及昏迷的患者，以免发生吸入气管的危险。肠内营养液的温度应保持于 40℃ 左右；浓度、输液量与速度必须从低值逐渐增加，直至能够满足需要。

目前临床上多主张采用连续经泵滴注进行肠内营养支持。临床实践表明，连续经泵滴注营养素吸收较好，胃肠不良反应较少，大便次数及数量显著少于间歇滴注，达到营养治疗目标量的时间较短，效果较好。

3. 肠内营养输注泵（enteral feeding pump） 是一种由电脑控制输液的装置，可精确控制肠内营养液的输注。

在肠内营养中，输液速度过快或过慢，一方面可引起患者血糖水平的明显波动，不利于营养物质的吸收和利用，甚至发生高渗非酮症性昏迷或低血糖反应及其他严重的代谢并发症；另一方面，可能造成或加重患者的胃肠道不适。而采用持续性肠内营养输注泵喂养，保证输液的速度，可有效减少胃和食管不适的发生，并且可以为吸收能力受限的患者提供最大限度的营养支持。

美国肠外肠内营养学会（ASPEN）和欧洲肠外肠内营养学会（ESPEN）均在其指南中推荐，长期（2~3 周或更长）接受肠内营养的患者应使用肠内营养输注泵。

根据中华医学会肠外肠内营养学分会（Chinese Society for Parenteral and Enteral Nutrition，CSPEN）推荐意见，下述情况均推荐使用肠内营养输注泵：①危重症患者（如短肠综合征、IBD、部分肠梗阻、肠瘘、急性胰腺炎等）、重大手术后患者在刚开始接受肠内营养时；②接受 2~3 周及以上肠内营养支持，或长期（6 个月或更长）采用 PEG 进行肠内营养的患者；③血糖波动较大的患者（高渗非酮症性昏迷或低血糖反应及其他严重的代谢性并发症）；④老年卧床患者进行肠内营养时；⑤对输入肠内营养液的速度较为敏感的患者；⑥肠内营养液黏度较高（如高能量密度的肠内营养液），进行直接的十二指肠或空肠喂养时，需要严格控制输注速度时，输注大剂量、高渗透压的营养液时。

4. 管饲的注意事项

（1）对于消化道外瘘的患者，为保证营养物质的充分消化吸收，可将患者丢失的消化液加以收集回输。

（2）评价肠内营养支持安全性及有效性的一个重要指标是胃肠道有无潴留。放置鼻胃管的危重病者胃底或胃体的允许潴留量应 ≤200mL，而胃肠造口管的允许潴留量应 ≤100mL。

（3）所有肠内营养管均可能堵管，含膳食纤维的混悬液制剂较乳剂型制剂更易发生堵管。因此在持续输注过程中，应每隔 4h 即用 20~30mL 温水冲洗导管，在输注营养液的前后也应予冲洗。营养液中的酸性物质可以引发蛋白质沉淀而导致堵管，若温水冲洗无效，则可采用活化的胰酶制剂、碳酸氢钠冲洗，也可采用特制的导丝通管。

三、肠内营养的适应证、禁忌证和并发症

（一）适应证

肠内营养的可行性主要取决于小肠是否具有一定的吸收功能。口服摄入不足，但胃肠道有消化吸收功能的患者，应首先考虑肠内营养支持。

临床上有以下多种情况适合肠内营养：

1. 经口摄食不足或禁忌 ①经口摄食困难：因口腔、咽喉炎症或食管肿瘤手术后、烧伤或化学性损伤等造成咀嚼困难或吞咽困难者；②经口摄食不足：因疾病导致营养素需要量增加而摄食不足，如大面积烧伤、创伤、脓毒血症、甲亢、AIDS 及癌症化疗及放疗患者；③经口摄食禁忌：中枢神经系统功能紊乱、知觉丧失、脑血管意外以及咽反射丧失而不能吞咽者。

2. 胃肠道疾病 短肠综合征、胃肠道瘘、炎性肠道疾病、胰腺疾病、结肠手术与诊断准备、憩室炎、吸收不良综合征及顽固性腹泻、神经性厌食或胃轻瘫。

3. 其他：包括术前、术后营养支持，肿瘤化疗、放疗的辅助治疗，烧伤、创伤，肝功能衰竭，肾功能衰竭，心血管疾病，先天性氨基酸代谢缺陷病，肠外营养的补充或过渡。

（二）禁忌证

肠内营养不宜应用或慎用于下列情况：

1. 重症胰腺炎急性期。

2. 严重应激状态、麻痹性肠梗阻、上消化道出血、顽固性呕吐、严重腹泻或腹膜炎，不宜给予肠内营养。

3. 小肠广泛切除 4~6 周以内。

4. 严重吸收不良综合征及长期少食衰弱的患者，在行肠内营养以前，应给予一段时间的肠外营养，以改善其小肠酶的活力及黏膜细胞的状态。

5. 空肠瘘的患者，不论在瘘的上端或下端喂养，均有困难。由于缺乏足够的小肠吸收面积，不能贸然进行管饲，以免加重病情。

6. 年龄<3 个月的婴儿，不能耐受高张液体肠内营养的喂养，应采用等张的婴儿肠内营养。

7. 症状明显的糖尿病、接受高剂量类固醇药物治疗的患者，都不耐受高糖负荷的肠内营养。

8. 完全性肠梗阻及胃肠蠕动严重减慢的患者。

9. 胃大部切除后，不能耐受高渗糖的肠内营养，因易产生倾倒综合征。有的患者只能耐受缓慢的滴注。

10. 先天性氨基酸代谢缺陷病的儿童，不能采用一般的肠内营养。

11. 休克、昏迷的患者

12. 没有肠内营养适应证的患者。

（三）并发症

肠内营养是一种简便、安全、有效的营养支持方法，但使用不当，也会发生一些并发症，增加患者痛苦且影响疗效。临床上常见的肠内营养并发症主要有机械、胃肠道、代谢及感染等几方面，其中大多数可以预防（表 9 - 2）。

表 9 - 2　肠内营养并发症的分类

分类	临床表现
机械性并发症	鼻、咽及食管损伤，喂养管堵塞，喂养管拔出困难，造口并发症
胃肠道并发症	恶心、呕吐、腹痛、腹泻、腹胀、便秘、倾倒综合征
代谢并发症	脱水、高血糖、低血糖、高血钾、低血钾、维生素及微量营养素缺乏
感染性并发症	吸入性肺炎、管饲污染、造口旁皮肤感染

四、肠内营养的监测

肠内营养的患者必须在代谢与营养两方面做周密的监测，以便及时发现或避免并发症的发生，观察是否可达到营养支持的目的。主要的监测项目如下：

1. 肠内营养剂名称、体积、浓度、滴注速度及预计输注时间。

2. 鼻饲管位置　喂养以前，必须确定管端的位置。胃内喂养以吸出胃内容物证实。如胃内无内容物或管端在十二指肠或空肠，则依靠 X 线片证实。

3. 胃内喂养时，床头要抬高 30°~45°。每次输注的肠内营养液悬挂时间不得超过 8h。管饲营养液易变质，故在配制后或液体开放后应置冰箱内保存，配制液量不要过多，于 24h 内用完；室温下的营养液应在 8h

内用完。

4. 胃内喂养时，每隔 3~4h 检查胃残留物的体积，其量不应大于前 1h 输注量的 2 倍。当肠内营养液浓度与体积达到可满足需要及能耐受时，每天检查胃残留物 1 次，其量不应大于 150mL，如残留物过多，宜停止输注数小时或降低滴速。

5. 每天更换输注管及肠内营养容器。

6. 每次间歇输注后或投给研碎药物后，以 20mL 水冲洗鼻饲管。

7. 开始管饲的前 5 天，每天由营养师记录能量及蛋白质（氮）的摄入量。肠内营养输入恒定后，每周记录 1 次。

8. 记录每天液体出入量，肠内营养液的体积与其他摄入的水分体积分开记录。

9. 每周称体重。

10. 喂养开始前及开始后的第 1 周，每天检查全血细胞计数及血液生化指标，以后每周 2 次。

11. 每天上午收集 24h 尿，做尿素氮及肌酐排出量分析。

第二节　肠 外 营 养

肠外营养（parenteral nutrition，PN）是经静脉途径供应患者所需要的营养要素，包括热量（糖、脂肪乳剂）、必需氨基酸和非必需氨基酸、维生素、电解质及微量元素。肠外营养分为完全肠外营养（total parenteral nutrition，TPN）和部分补充肠外营养（partial parenteral nutrition，PPN）。TPN 是指患者所需要的合理配比的全部营养素均经胃肠外途径获得。肠外营养目的是使患者在无法正常进食的状况下仍可以维持营养状况、体重增加和创伤愈合，幼儿可以继续生长、发育。静脉输注途径和输注技术是肠外营养的必要保证。

一、肠外营养制剂

肠外营养制剂没有统一的配方，但必须含有全部人体所需的营养物质。应根据患者的年龄、性别、体重或体表面积及病情需要等制备。肠外营养制剂的组成成分包括氨基酸、脂肪、糖、多种维生素、多种微量元素、电解质和水等，均是中小分子营养素。提供足够的水分及能量，以维持患者的营养需要。肠外营养制剂的基本要求包括无菌、无毒、无热源；适宜的 pH 和渗透压；良好的相容性、稳定性及无菌无热源包装等。

（一）肠外营养液成分

1. 葡萄糖　制剂来源丰富，价廉，无配伍禁忌，符合人体生理要求，在体内利用率高，能被所有器官利用，其省氮效应早已肯定，是临床上应用最多的能源物质。人体某些组织，如脑、神经、肾髓质、红细胞等只能以其作为能源物质。葡萄糖进入血液后，在酶及内分泌激素的作用下很快被代谢成二氧化碳和水并释放能量，剩余的以糖原的形式储存在肝脏和肌肉组织中。为了提供足够的能量，在配方中常用高浓度的葡萄糖作为肠外营养的能量来源。由于机体利用葡萄糖的能力有限，输入太快可发生高血糖、糖尿及高渗性脱水。超量补充葡萄糖，多余的糖可能转化为脂肪而沉积在肝脏组织内，引起脂肪变性。

2. 脂肪乳　肠外营养中所应用的脂肪是以大豆油或红花油为原料，经卵磷脂乳化制成的脂肪乳剂，与人体内的乳糜颗粒相似，只是缺少载脂蛋白外壳。进入机体后，脂肪乳剂颗粒立即获得游离胆固醇载脂蛋白与胆固醇酯，从而在组成结构与代谢上与人体乳糜颗粒完全相同。近年来认为含有脂肪的肠外营养是一种安全、平衡、重要的营养支持复合物。优点在于：与高渗葡萄糖、电解质同时输入，可减少营养液浓度，减少对血管壁的损伤；脂肪释放的能量是碳水化合物的 2 倍，在输入液体总量不变的情况下可获得更多能量；作为非蛋白质的能量来源，既可减少葡萄糖用量，减低与高糖输入有关的危险因素，又可提供必需脂肪酸（亚油酸与亚麻酸），避免必需脂肪酸的缺乏；脂肪的呼吸商为 0.7，比碳水化合物呼吸商低，比同等能量的糖溶液产生的二氧化碳少，有利于呼吸道受损的患者。

脂肪乳剂有长链脂肪乳剂、中或长链脂肪乳剂、含橄榄油的脂肪乳剂和含鱼油的脂肪乳剂。

中华医学会肠外肠内营养学分会（CSPEN）推荐：应用肠外营养的成人患者其肠外营养配方中常规推荐使用脂肪乳（A 级推荐）；但对于有严重高脂血症（甘油三酯＞3.5mmol/L）或脂代谢障碍的患者，应根据患者的代谢状况决定是否应用脂肪乳，使用时应充分权衡其可能的风险与获益（D 级推荐）；重度高甘油三酯血症（＞4mmol/L）应避免使用脂肪乳（D 级推荐）；脂肪乳在肠外营养中的供能比例应根据患者的脂代谢情况决定，一般应占非蛋白热量的 25% ~ 50%；无脂代谢障碍的创伤和危重症患者建议选择高脂肪乳配方，可使用中长链脂肪乳或用鱼油脂肪乳替代部分长链脂肪乳（D 级推荐）；鱼油脂肪乳有益于减少腹部大手术后患者的感染性并发症，缩短住院时间（C 级推荐）。

3. 氨基酸　氨基酸是肠外营养时的氮源物质，输注氨基酸的目的是提供机体合成蛋白质及其他生物活性物质所需的底物。商品用复方氨基酸溶液的品种繁多。一般均含有 8 种必需氨基酸和数量不同的非必需氨基酸。归纳起来可以分为以下 2 大类：

（1）平衡型氨基酸溶液：除含 8 种必需氨基酸外，还常含有 8 ~ 12 种非必需氨基酸，生物利用度高，适用于肝、肾功能正常的患者。非必需氨基酸在蛋白质合成代谢中与必需氨基酸有同样重要的作用。当必需氨基酸与非必需氨基酸的比例达到（1:1）~（1:3）时，能为机体有效利用。因此临床上所用复方氨基酸溶液至少含 14 种以上的氨基酸。没有特殊代谢限制时，尽可能选用含氨基酸种类完整的平衡型氨基酸溶液，以补充必需氨基酸。

（2）不平衡型氨基酸溶液：其配方的设计是以某一疾病的代谢特点为基础。如肝病氨基酸富含支链氨基酸，能够调节血浆支链氨基酸或芳香族氨基酸的比例，用于肝硬化、重症肝炎和肝昏迷的治疗；肾病氨基酸由 8 种必需氨基酸和组氨酸构成，用于纠正因肾病引起的必需氨基酸不足。不平衡型氨基酸溶液兼有代谢支持和治疗的作用，临床选择需视应用目的、病情、年龄等因素而定。当轻度肝、肾功能损害时，为促进利用和蛋白质合成，仍以选择平衡配方的氨基酸溶液为合适。

4. 水与电解质　水分按生理需要量补给。电解质在无额外丢失的情况下，钠、钾、镁、钙、磷等按生理需要量补给即可。临床患者往往由各种因素导致水、电解质额外丢失，因此，无论肠内或肠外营养支持的患者，都需要监测出入液量、水肿或脱水的症状体征、血电解质水平等，并及时调整补充剂量。

5. 维生素与微量元素　维生素参与糖、脂肪、蛋白质代谢及人体生长发育、创伤修复等。肠外营养时，一般提供生理需要量，否则可出现神经系统与心血管系统的损害和维生素缺乏症。但有研究发现，长期含维生素 D 的肠外营养制剂可使代谢性骨病加重。微量元素参与酶、核酸、多种维生素和激素的作用，按生理需要量补给。

6. 胰岛素　胰岛素可促进合成代谢。应激患者除存在分解代谢外，常伴有对葡萄糖耐受性减退或高糖血症。在营养支持时，为促进所供营养素的有效利用，可根据血糖水平，按 3 ~ 10g 葡萄糖加 1U 胰岛素。

7. 特殊营养制剂　现代临床营养采用了新的措施，进一步改进营养制剂以提高患者耐受性。为适应营养治疗的需求，对特殊患者提供特殊营养基质，以提高患者免疫功能、改善肠屏障功能、提高机体抗氧化能力。新型特殊营养制剂主要有谷氨酰胺、精氨酸和核苷酸。

（二）肠外营养液配方及每天需要量

1. 热卡　一般非蛋白热卡为 104.6 ~ 125.52kJ/（kg·d）。特殊情况下可根据病情增加。围手术期允许性低热卡［62.76 ~ 104.6kJ/（kg·d）］有利于减少感染并发症与费用支出，缩短住院时间。

2. 氨基酸　成年人蛋白质应用的安全剂量为 0.75g/（kg·d）。肠外营养液中，氨基酸的供给量为 0.8 ~ 1.2g/（kg·d）；在疾病及恢复阶段、严重分解代谢、明显的蛋白质丢失或重度营养不良时，需要增加补充量，每天摄入蛋白质 1 ~ 2g/kg。

肠外营养液中，非蛋白热卡:氨基酸氮为（150:1）~（200:1）；高应激状况或高蛋白质需要时（肝、肾功能正常），非蛋白热卡:氨基酸氮应趋近于 100:1。并应尽可能选用所含氨基酸种类完整的平衡氨基酸溶液。

3. 脂肪乳剂　根据每位患者对糖类和脂肪的耐受性，脂肪所提供的能量可占非蛋白热卡的 30% ~

50%，某些情况下可达到 60% 以上。成人常用剂量为 1.2 ~ 1.5g/（kg·d）。为了保证必需脂肪酸的摄入，长期完全禁食患者的脂肪乳剂最低用量应≥0.2g/（kg·d）。

含脂肪乳剂营养液的输注时间应在 16h 以上，最好能够 24h 均匀输注。第 1 天应用脂肪乳剂时，特别是应激期患者，输注速度应尽可能慢，如输注只含 LCT 的脂肪乳剂时应低于 0.1g/（kg·h），而输注含 MCT/LCT 的脂肪乳剂时应低于 0.15g/（kg·h）。

4. 葡萄糖 所供葡萄糖量根据患者的体重、消耗量、创伤及感染程度而定。一般占总能量的 60% ~ 70%，每天提供糖 200 ~ 250g，最多不超过 300g。

成人葡萄糖的最大输注剂量推荐为 5mg/（kg·min）。根据肠外营养输注途径，决定"全合一"营养液中的输注浓度。若经周围静脉输注，葡萄糖浓度应不超过 10%。

5. 液体量 因个体而异，需根据不同临床条件调整。包括生理需要量、累积需要量和继续损失量 3 部分。成人的人体水分生理需要量为 2 000 ~ 2 500mL/d。

6. 电解质 应每天供给。人体正常需要量、不同液体电解质含量见表 9-3。

表 9-3 人体正常需要量、不同液体电解质含量

项目	液量（mL）	Na^+（mmol/L）	K^+（mmol/L）
60kg 成人生理需要量	2 100 ~ 2 400	80 ~ 120	40
复方糖电解质溶液	2 000	100	40
5% GNS	2 000	308	—
10% GS	2 000	—	—

7. 维生素 肠外营养时需补充 13 种维生素，包括 4 种脂溶性维生素和 9 种水溶性维生素。需要量见表 9-4。

表 9-4 每日维生素推荐摄入量

维生素	RNI/AI	UL
A（视黄醇）（μgRE）	800，700	3 000
D（维生素 D_3）（μg）	5	20
E（α-生育酚）（mg）	14*	800（美国标准）
K_1（mg）	0.12	
B_1（硫胺素）（mg）	1.4，1.3	50
B_2（核黄素）（mg）	1.4，1.2	
B_6（吡哆醇）（mg）	1.2*	100
尼克酸（mg）	14，13	35
B_{12}（μg）	2.4*	
叶酸（μg）	400	1 000
生物素（μg）	30*	
C（mg）	100	1 000
泛酸（mg）	5.0*	

注：* 为 AI 值Δ前后数值分别为男性、女性的需要量 1μgRE = 3.33IU 维生素 A = 6μg beta-胡萝卜素；1μg = 40IU 维生素 D。

8. 微量元素 推荐量见表 9-5，临床上一般应用微量元素混合制剂。

表9-5　每天微量元素推荐摄入量

微量元素	RNI/AI	UL
锌（mg）	15.5，11.5	45，37
铜（mg）	2.0*	8.0
铁（mg）	15，20*	50，50
锰（mg）	3.5*（美国 AI 2.0~5.0）	
硒（μg）	50	400
铬（μg）	50*	500
钼（μg）	60*	350
碘（μg）	150	1 000
氟（mg）	1.5*	3.0

注：* 为 AI 值Δ前后数值分别为男性、女性的需要量。

总之，肠外营养的临床实施，最主要的是掌握好营养液的用量。用量不足效果不明显，用量过大则有不良反应发生。根据病情，可按下列程序制定当天营养液用量：①确定当天拟补充的总能量、总氮量及总入水量；②根据总能量及入水量，确定葡萄糖液的浓度及量；③脂肪乳剂通常占非蛋白热卡的30%~50%；④选用合适的氨基酸，根据总氮需要量，确定其用量；⑤加入胰岛素、适量电解质溶液、复合维生素及微量元素。

二、肠外营养的输注方式和途径

（一）肠外营养的输注方式

肠外营养的输注方式包括全营养混合液（total nutrient admixture，TNA）或称"全合一（All in One）"和多瓶输液两种方式。

1. 目前，临床上配制和使用肠外营养液时主张采用 TNA 方式输注，即将患者全天所需的所有肠外营养成分注入3L袋中混合后再作静脉输注。

（1）TNA 方式输注的优点：

1）全部营养物质混合后同时均匀地输入体内，有利于其更好地代谢和利用，尤其是氨基酸和能源物质同时输入体内，有利于前者合成蛋白质，避免作为供能物质。

2）避免了多瓶输注时的营养剂输入不均匀现象，减少甚至避免它们单独输注时可能发生的不良反应和并发症。TNA 液中含有脂肪乳剂，不仅能够有效降低溶液渗透压，还具有一定的保护血管内皮作用。此外，长时间均匀慢速输注也能够减少对血管的刺激。

3）3L塑料输液袋壁薄质软，是一个全封闭的输液系统，不易被污染或发生气栓。

4）无须更换输液瓶和反复插入进气针，使用方便。

5）各种营养剂在 TNA 中互相稀释，渗透压降低，一般可经外周静脉输注，增加了经外周静脉行肠外营养支持的机会。

（2）TNA 配制的步骤：肠外营养液需根据当天医嘱，在层流室或配制室超净台内严格按无菌操作技术进行配制。为保证 TNA 液内各成分的稳定性，配制时应按规定的混合顺序进行：①电解质溶液（10% NaCl、10% KCl、钙制剂、磷制剂）、水溶性维生素、微量元素制剂先后加入葡萄糖溶液或（和）氨基酸溶液；②将脂溶性维生素注入脂肪乳剂；③充分混合葡萄糖溶液与氨基酸溶液后，再与经步骤②配制的脂肪乳剂混合；④轻轻摇动混合物，排气后封闭备用。（图9-2）

（3）TNA 保存及注意事项：避光、4℃保存，无脂肪乳剂的混合营养液尤应注意避光。建议现配现用。由于聚氯乙烯（PVC）袋的脂溶性增塑剂可致一定的毒性反应，聚乙烯醋酸酯（EVA）是目前肠外营养袋的主要原料。

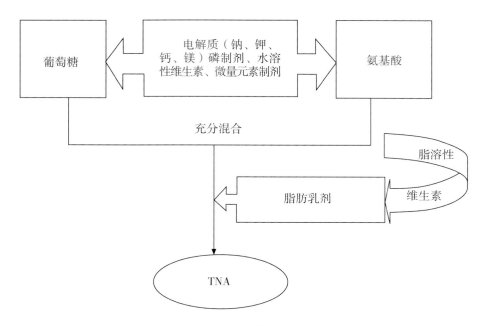

图9-2 肠外营养液配制步骤

注意事项：①TNA液配制完毕后，应常规留样，保存至患者输注该混合液完毕后24h；②电解质不宜直接加入脂肪乳剂液中；③避免在肠外营养液中加入其他药物，除非已经过配伍验证。

近年来新技术、新型材质塑料（聚乙烯/聚丙烯聚合物）已用于肠外营养液成品袋生产。新型全营养液产品（两腔隔膜袋、三腔隔膜袋）可在常温下保存24个月，避免了医院内配制营养液的污染问题。能够更安全、便捷用于不同营养需求患者经中心静脉或经周围静脉的肠外营养液输注。缺点是无法做到配方的个体化。

2. 多瓶输液 氨基酸与葡萄糖电解质溶液混合后，以Y形管或三通管与脂肪乳剂体外连接后同时输注。适用于不具备无菌配制条件的单位。缺点是工作量相对大，且不利于营养素充分利用。注意单瓶脂肪乳剂输注时间应6h以上。

（二）肠外营养途径

肠外营养途径（parenteral access devices）是将营养素和水经胃肠外输入的管道系统。肠外营养途径包括中心静脉导管（CVC）与周围静脉导管（PVC）。导管的尖端插至腔静脉的为CVC；导管的尖端未到达腔静脉的为PVC。中心静脉置管又可分为经外周静脉穿刺置入中心静脉导管（peripherally inserted central catheter，PICC）、直接经皮穿刺中心静脉置管、隧道式中心静脉置管（CVTC）、输液港（port）。选择合适的肠外营养输注途径取决于患者的病情、血管穿刺史、静脉解剖条件、凝血状态、预期使用肠外营养的时间、操作者的资质与技术熟练程度、护理的环境等因素。应用CVC可显著减少周围静脉穿刺的次数，但不可避免地，也导致一些并发症的发生。因此，必须由经培训的专门人员置管和护理，操作时必须严格遵守无菌操作规程。

1. 周围静脉 经周围静脉的肠外营养途径是指由四肢或头皮等浅表静脉输入营养液的方法。成人患者周围静脉穿刺常规首选上肢远端部位。

（1）适应证：①短期肠外营养（<2周）、营养液渗透压<850mOsm/L；②中心静脉置管禁忌或不可行者；③导管感染或有脓毒症者。

（2）优缺点：该方法简便易行，可避免中心静脉置管相关并发症（机械、感染），且容易早期发现静脉炎的发生。缺点是输液渗透压不能过高，需反复穿刺，易发生静脉炎，故不宜长期使用。CSPEN推荐：如果经周围静脉输入出现3次以上静脉炎，考虑为药物所致，应采用CVC或PICC置管（D级推荐）。

2. 中心静脉　适合于肠外营养＞2 周、营养液渗透压＞850mOsm/L 者。

（1）PICC：PICC 是较长时间肠外营养推荐的输注途径。穿刺首选肘窝区，尽可能避免接受乳房切除术和（或）腋窝淋巴结清扫、接受放射治疗的患侧上肢；PICC 导管尖端必须位于腔静脉内。PICC 具有留置时间长、减少穿刺次数的优点，而且并发症发生率较低，可输入高渗液体。缺点是护理不当可能引起导管阻塞、血栓性静脉炎等并发症。CSPEN 推荐：PICC 置管及置管后护理应由经专门培训、具有资质的护理人员进行（B 级推荐）。

（2）锁骨下静脉置管：直接经皮穿刺中心静脉置管途径包括锁骨下静脉穿刺、颈内静脉穿刺、股静脉穿刺。与其他部位相比，成人患者的股静脉有更高的感染发生率和静脉栓塞发生率，因此不推荐作为肠外营养支持途径。颈内静脉与锁骨下静脉置管比较，有更高的局部血肿、动脉损伤、导管相关性感染发生率。锁骨下静脉置管优点是易于活动和护理，置管时间长，可输入高渗液体。主要并发症是气胸，偶发生导管有关的败血症、血管损伤、血栓等。

CSPEN 推荐：CVC 穿刺部位首选锁骨下静脉（B 级推荐）；超声引导颈内静脉置管成功率显著高于体表标志法，而行锁骨下静脉置管体表标志法成功率高于超声引导置管法（A 级推荐）；中心静脉置管后（包括 PICC）应常规行影像学检查，确定导管尖端部位，并排除气胸，超声引导穿刺例外（A 级推荐）。

（3）其他：中心静脉置管需长期使用的，还可采用隧道式中心静脉导管（CVTC）。经中心静脉置管皮下埋置导管输液（Catherter‐Port），即输液港，适用于长期间歇性静脉输注的患者，对于肠外营养支持患者而言应用意义不大。CSPEN 推荐：若静脉置管单纯为输注肠外营养，通常不采用输液港（D 级推荐）。

CSPEN 关于肠外营养输注的其他推荐：

1）刺局部消毒 2% 洗必泰优于 10% 聚维酮碘；纱布敷料和亚聚氨酯透明敷料均可用于穿刺部位（A 级推荐）；

2）如果穿刺部位有出血或渗出，纱布敷料较亚聚氨酯敷料为佳；敷料一旦发生潮湿、松脱，需要及时更换（C 级推荐）；

3）不推荐穿刺部位使用抗菌素药膏，这样做反而增加真菌感染和耐药的发生，并可能破坏亚聚氨酯敷料（B 级推荐）；

4）小剂量肝素可能有效预防导管堵塞（A 级推荐）；

5）头端剪口与侧向瓣膜 PICC 导管相比，对预防血栓发生无影响（A 级推荐）；

6）长期肠外营养建议选用硅胶、亚聚氨酯材料（C 级推荐）；

7）CVC 和 PICC 的体内最长保留时间尚无明确规定。但应当经常对穿刺部位进行检测，怀疑导管感染或其他相关并发症时，应立即拔除导管（C 级推荐）。

三、肠外营养的适应证、禁忌证和并发症

（一）肠外营养的适应证

肠外营养的基本适应证是胃肠道功能障碍或衰竭者，也包括需家庭肠外营养支持者。

1. 肠外营养疗效显著的强适应证

（1）胃肠道梗阻。

（2）胃肠道吸收功能障碍：①短肠综合征：广泛小肠切除＞70%；②小肠疾病：免疫系统疾病、肠缺血、多发肠瘘；③放射性肠炎；④严重腹泻、顽固性呕吐＞7 天。

（3）重症胰腺炎：先输液抢救休克或 MODS，待生命体征平稳后，若肠麻痹未消除、无法完全耐受肠内营养，则属肠外营养适应证。

（4）高分解代谢状态：大面积烧伤、严重复合伤、感染等。

（5）严重营养不良：蛋白质‐热量缺乏型营养不良常伴胃肠功能障碍，无法耐受肠内营养。

2. 肠外营养支持有效的适应证

（1）大手术、创伤的围手术期：营养支持对营养状态良好者无显著作用，相反可能使感染并发症增加，但对于严重营养不良患者可减少术后并发症。严重营养不良者需在术前进行营养支持 7 ~ 10 天；预计大手术后 5 ~ 7 天胃肠功能不能恢复者，应于术后 48h 内开始肠外营养支持，直至患者能有充足的肠内营养或进食量。

（2）肠外瘘：在控制感染、充分和恰当的引流情况下，营养支持已能使过半数的肠外瘘自愈，确定性手术成为最后一种治疗手段。肠外营养支持可减少胃肠液分泌及瘘的流量，有利于控制感染、改善营养状况、提高治愈率、降低手术并发症和死亡率。

（3）炎性肠道疾病：Crohn 病、溃疡性结肠炎、肠结核等患者处于病变活动期，或并发腹腔脓肿、肠瘘、肠道梗阻及出血等，肠外营养是重要的治疗手段。可缓解症状、改善营养，使肠道休息，利于肠黏膜修复。

（4）严重营养不良的肿瘤患者：对于体重丢失 ≥ 10%（平时体重）的患者，应于术前 7 ~ 10 天进行肠外或肠内营养支持，直至术后改用肠内营养或恢复进食为止。

（5）重要脏器功能不全：①肝功能不全，肝硬化患者因进食量不足致营养负平衡，肝硬化或肝肿瘤围手术期、肝性脑病、肝移植后 1 ~ 2 周，不能进食或接受肠内营养者应给予肠外营养支持。②肾功能不全，急性分解代谢性疾病（感染、创伤或多器官功能衰竭）合并急性肾功能衰竭、慢性肾功能衰竭透析患者合并营养不良，因不能进食或接受肠内营养而需肠外营养支持。慢性肾功能衰竭透析期间可由静脉回输血时输注肠外营养混合液。③心、肺功能不全，常合并蛋白质－能量混合型营养不良。肠外营养能改善慢性阻塞性肺病（COPD）临床状况和胃肠功能，可能有利于心衰患者（尚缺乏证据）。COPD 患者理想的葡萄糖与脂肪比例尚未定论，但应提高脂肪比例、控制葡萄糖总量及输注速率、提供蛋白质或氨基酸［至少 1g／（kg·d）］，对于危重肺病患者应用足量谷氨酰胺，有利于保护肺泡内皮及肠道相关淋巴组织、减少肺部并发症。④炎性粘连性肠梗阻，围手术期肠外营养支持 4 ~ 6 周，有利于肠道功能恢复、缓解梗阻。

（二）肠外营养的禁忌证

1. 胃肠功能正常、适应肠内营养或 5 天内可恢复胃肠功能者。
2. 不可治愈、无存活希望、临终或不可逆昏迷患者。
3. 需急诊手术，术前不可能实施营养支持者。
4. 心血管功能障碍或严重代谢紊乱需要控制者。

（三）肠外营养的并发症

目前，肠外营养已被临床普遍接受，其疗效也得到大家的首肯，是一种安全、有效的营养支持方法。但是，肠外营养尤其是长期肠外营养可导致一系列并发症，严重者甚至可危及患者生命。

1. 置管并发症　多数发生在中心静脉导管放置过程中，多与置管操作不当有关。常发生的置管并发症：气胸、空气栓塞、血肿形成、胸腔或纵隔积液、动脉和静脉损伤、导管栓塞、导管位置不当、胸导管损伤、臂丛神经或膈神经损伤等。少数是长期应用、导管护理不当或拔管操作不当所致，如导管脱出、导管扭折或折断、导管漏液、衔接部托开、导管堵塞等。若能严格按照操作规程并熟练掌握操作技术，这些并发症是可以预防的。

2. 感染并发症

（1）中心静脉导管相关感染：是肠外营养最常见、较严重的并发症，包括导管的局部感染或全身性感染。

1）局部感染是发生在导管局部皮肤或周围组织的感染、腔隙感染及隧道感染。临床上，导管局部感染常表现为局部皮肤红、肿、化脓等症状，部分患者可有发热或低体温。局部感染一旦出现，需及时处理，不然，可成为全身性感染的原发灶。关键在于预防，置管后每天清洁导管入口处，更换敷料；若采用无菌透明胶布密封者，可隔数天更换。更换敷料时应严格按无菌技术要求操作。

2）全身感染是指导管所致菌血症或败血症。患者常可出现寒战、高热、呼吸急促、低血压，严重者可出现意识模糊。实验室检查见白细胞计数及中性粒细胞增高。疑有导管性感染或败血症时，必须立即在无菌条件下拔管，将导管尖端剪下 2 段，分别做细菌和真菌培养，在细菌培养同时做抗生素敏感试验。与此同步，采集周围血标本做细菌和真菌培养。当导管培养与周围血培养结果（菌种）一致时，即为导管性败血症。拔管后立即建立周围通道，更换输液系统和营养液；根据病情，选用抗生素。治疗适当时限后可按需要更换部位重新做深静脉穿刺置管。

导管性败血症对患者危害极大，预防措施有：严格按无菌技术穿刺、置管；长期置管者其导管最好经皮下隧道引出；有气管切开者宜避开锁骨上区；尽量避免将营养支持用的中心静脉导管作他用；由专人在无菌室内、空气层流台配制营养液；加强导管护理。

（2）内源性败血症：TPN患者可因长期禁食，胃肠道黏膜缺乏食物刺激和代谢原料，腺体分泌减少、黏膜萎缩变薄、绒毛变短、通透性增加、肠黏膜结构和屏障功能受损而导致肠道内细菌易位，甚至并发全身性感染。随着对肠源性感染的认识和重视，提倡尽可能应用肠内营养治疗或在肠外营养时增加经口饮食机会。重度应激需长期TPN者，可考虑添加双肽形式的谷氨酰胺，不仅能改善患者的营养状态，还可降低因肠黏膜萎缩所致的肠源性感染、内源性败血症的发生率。

3. 代谢并发症　这类并发症多与对病情动态监测不够、治疗方案选择不当或未及时纠正有关。可通过加强监测并及时调整治疗方案予以预防。

（1）液体量超负荷：液体量过多可致心肺功能不堪负荷而出现衰竭症状。对老年人、心肺功能与肾功能不全者，应特别注意控制液体输入量与输液速度。

（2）糖代谢紊乱：常表现为低血糖反应、高血糖反应、高渗性非酮性昏迷。大多数营养不良患者治疗前已存在进食量少、胰岛素分泌量不足、胰高血糖素等升血糖激素分泌增多等状况。葡萄糖输入过多、过快，外源性胰岛素补充不足则出现高血糖。此时，可对营养液中的糖与脂肪比例加以调整，或在葡萄糖液中加入适量胰岛素。高血糖所致的高渗状态可使脑细胞脱水，出现高渗性非酮性昏迷。严重高血糖反应发生后应立即停用肠外营养，改用低渗盐水（0.45%），以250mL/h的速度输入，以降低血浆渗透压。

有RCT证据表明，肠外营养过程中强化胰岛素治疗，即通过调节胰岛素用法与用量，纠正高血糖，使血糖控制在$4.4 \sim 6.1$mmol/L，有助于减少并发症和改善临床结局。

长期肠外营养治疗的患者，突然停止输液，可致血糖骤降而胰岛素尚未减少分泌；或感染控制后，组织对胰岛素敏感度突然增加，导致反应性低血糖症。应在停用肠外营养前4h，将输液速度减小一半，并改用等渗糖溶液。

（3）高甘油三酯血症：可能发生于某些接受静脉输入脂肪乳剂的患者。若不注意及时处理，可能会导致胰腺炎的发生及肺功能的紊乱。

（4）二氧化碳（CO_2）产生过多：过度喂养和葡萄糖供能比例过高可产生过量的CO_2，对呼吸功能欠佳者不利。减少总能量摄入（目前主张的营养支持原则）和降低葡萄糖的供能比例可避免上述并发症的发生。

（5）酸碱平衡失调：高糖溶液的pH为$3.5 \sim 5.5$，大量输入时可影响血液pH。氨基酸溶液中某些氨基酸如精氨酸、组氨酸、赖氨酸及胱氨酸的碱基代谢后可产生氢离子，导致高氯性酸中毒。特别是伴有腹泻的患者，更易产生代谢性酸中毒。在少数伴有先天性代谢障碍的患者，输入果糖、山梨醇后可出现乳酸性酸中毒。关于代谢性碱中毒，除肾功能衰竭患者，在肠外营养中较少出现。

（6）电解质紊乱：在肠外营养时较易发生，最常见的是低钾、低镁及低磷，其中需特别注意的是磷的补充。长期肠外营养治疗的患者，大量磷、钾、镁从细胞外进入细胞内，导致低磷、低钾和低镁血症。尤其是有肠外瘘的患者，更应注意补充。由于各种电解质的补充量没有固定的标准，唯一的办法是定期监测其血液浓度，因病和人及时调整补充。

4. 脏器功能损害

（1）肝损害：肝损害是肠外营养实施中常见的并发症，其原因与长期过高的能量供给，葡萄糖、脂肪与氮量的供给不合理，胆汁淤积及某些营养制剂中的某些成分有关。过多的热量，无论是以糖或脂肪的形式超量输入，特别是过量葡萄糖，进入体内后不能被完全利用，而转化为脂肪沉积于肝内，引起脂肪肝。早期这种肝损害往往是可逆的，停用肠外营养或减少用量后肝功能多可恢复正常。但是，长期应用全肠外营养的患者或不适当停用，可造成严重的肝损害；除脂肪肝外，还可发生肝内毛细胆管胆汁淤积、门静脉炎等，其进展可形成门静脉系统的纤维化，导致肝功能不全和肝硬化，重者可引起肝功能衰竭及死亡。

一旦发现肝脏损害，需及时调整 TPN 配方。经减少总能量摄入、调整葡萄糖与脂肪乳剂的比例和更换氨基酸制剂，直至暂停应用 TPN，一般可逆转肝功能的损害。

近年来，富含支链氨基酸的氨基酸溶液和富含中链甘油三酯的脂肪乳剂的应用，对肝功能的恢复有一定的作用。

为了减少和避免与长期 TPN 有关的肝损害，只要消化道功能存在，应首选经口饮食或管饲营养，即使摄入量极少，也可作为肠外营养的补充。

（2）胆管系统疾病：长期肠外营养使肠道处于休息状态，肠道激素的分泌受抑制。胆囊收缩的最主要刺激因素是缩胆囊素（CCK）的释放，肠外营养时 CCK 的缺乏导致胆囊动力下降，不可避免地出现胆汁淤积、胆囊或胆管系统结石形成；还可能进一步诱发急性胆囊炎、急性胰腺炎和胆管感染等并发症。长期肠外营养的患者应定时行超声波检查，及时发现问题。另外，有学者提出肠外营养时每天预防性注射 CCK，可防止胆汁淤积和胆泥、胆结石的形成。

（3）代谢性骨病：部分长期肠外营养患者出现骨钙丢失、骨质疏松、血碱性磷酸酶增高、高钙血症、尿钙排出增加、四肢关节疼痛，甚至出现骨折等表现，称之为代谢性骨病。肠外营养时代谢性骨病主要与营养物质吸收不良和钙、磷代谢紊乱有关，具体原因有：①钙和维生素 D 摄入不足；②磷摄入不足和（或）镁缺乏；③肠外营养液中氨基酸过量（尤其是含硫氨基酸）；④缺乏活动；⑤维生素 D 中毒；⑥长时间应用肝素和激素；⑦慢性代谢性酸中毒；⑧铝污染。

四、肠外营养的监测

对行肠外营养支持者进行全面的监测至关重要。

1. 每天测体温、血压、脉搏、体重，记录 24h 液体出入量；观察患者皮肤黄染、瘀点、瘀斑；观察神志改变，有无水、钠潴留或脱水。

2. 记录每天总能量、蛋白质的供给量。

3. 导管监测　导管皮肤出口处有无红肿，导管接头有无裂损，导管是否扭曲或脱出。胸部 X 线监测导管是否置入正确部位。导管插入部位应每天局部皮肤严格消毒，发现导管引起感染，应将导管头剪下，送细菌、真菌培养。

4. 血常规　开始肠外营养的第 1 周，每周测 2~3 次。稳定后每周测 1~2 次。

5. 血生化　开始肠外营养的头 3 天，每天测血糖、电解质（钾、钠、氯、钙、磷）。稳定后每周测 2 次，如代谢状况不稳定应增加检测次数。高血糖患者每天至少测 3~4 次血糖（微量血糖监测）。

6. 肝、肾功能　开始肠外营养的第 1 周测 1 次，以后每 1~2 周测 1 次。

7. 血浆甘油三酯、总胆固醇　开始肠外营养的第 1 周测 1 次，必要时监测。血脂测定标本采集前 6h 内，应暂停输注含脂肪乳剂营养液。

8. 随访凝血酶原时间。

9. 血气分析　必要时监测。

10. 营养评价　包括体重、上臂肌围、肱三头肌皮褶厚度、肌酐 – 身高指数、血清白蛋白、前白蛋白、运铁蛋白浓度及免疫功能试验（血白细胞计数、皮肤超敏反应）等，每周测 1 次。

第三节　围手术期营养支持方法选择与评价

一、围手术期营养支持的必要性

1. 围手术期营养代谢变化

（1）许多疾病所表现的不同代谢状态，可引起不同程度和类型的营养不良。据统计，29.2% 围手术期患者存在蛋白质－热能营养不良或营养风险。导致营养不良的常见原因：术前疾病导致了营养摄入的下降或需求上升；各种检查须禁食；手术应激增加了蛋白质的丢失；手术并发症进一步加剧了蛋白质的丢失。营养不良一直是影响外科手术患者结局的重要因素。术前营养不良易导致免疫功能障碍，患者对手术治疗的耐受性降低，手术后易有感染、肺功能障碍、胃肠吻合口易裂成瘘、伤口愈合不良等并发症，造成住院时间延长，治疗费用增加，死亡率上升，生活质量下降。

（2）手术部位和手术方式直接影响患者的营养摄取和利用。头颈部手术后会干扰咀嚼及吞咽，给予鼻饲管会引起患者的不适。消化道手术可能造成正常进食困难，切除大部分小肠时，则可严重影响多种营养素的消化和吸收。全胃切除的患者会逐渐发生维生素 A、维生素 B$_{12}$、维生素 D 的缺乏。胰腺切除术后因胰酶缺乏，将产生假性腹泻样综合征，蛋白质和脂肪都会发生吸收不良。肝脏部分切除会引起出血、胆汁瘘、肝功能衰竭等并发症。

（3）手术所致的应激，使机体分解代谢加重，成比例地增加机体营养物质的消耗，并常伴发严重的炎性反应及免疫功能的抑制。而感染及持续分解代谢又进一步加剧了宿主营养不足，形成恶性循环。

2. 围手术期营养支持的意义　围手术期给予患者适当的营养和代谢支持治疗，提供适宜的蛋白质、热卡和其他营养素，可以降低高分解代谢，改善机体营养状况，维持组织器官的结构和功能，调节炎症免疫反应，维持肠道黏膜屏障功能，促进创伤愈合，降低手术病死率与并发症的发生率，增加患者围手术期安全性，提高康复率和缩短住院时间。

二、围手术期营养支持原则

1. 围手术期营养支持的适应证　①营养摄入不足：如短肠综合征；②高代谢状态：严重烧伤、多发性创伤、机械通气、各种大手术前准备等；③消化道功能障碍：胃肠道梗阻、炎性肠道疾病、严重放射性肠损伤、消化道瘘、各种肝脏及胆系疾病、重症胰腺炎、肠道准备等；④疾病所伴有的各种营养不良及重要脏器功能不全；⑤某些特殊患者，如器官移植、重症糖尿病。

ESPEN 推荐：①有营养不良（malnutrition）或营养风险（nutrition risk）的成年住院患者才有临床营养（肠外营养、肠内营养）支持的适应证。目前推荐使用 NRS 2002 作为评估营养风险的工具。住院患者按照 NRS 2002（ESPEN）评分标准，≥3 分者即有营养风险，需要进行营养支持（A 级推荐）；②连续 5～10 天无法经口摄食达到营养需要量的重症患者，应当给予营养支持（A 级推荐）；③有营养风险的腹部创伤或手术后患者，要先考虑肠内营养支持，其次为肠外营养支持（A 级推荐）；④轻至中度胰腺炎患者不常规推荐使用临床营养支持，在起病初 2～5 天应禁食并给予糖电解质输液以维持水电解质平衡，第 3～7 天起尝试给予含碳水化合物、不含脂肪的膳食，并给予一定量蛋白质；但对于患病前已经存在营养不良或有营养风险的患者，则上述意见尚缺乏足够的证据支持（A 级推荐）；急性重症胰腺炎患者，在适当的时候予以临床营养支持；推荐先考虑经空肠置管的肠内营养，只有在患者无法耐受肠内营养支持时，才考虑给肠外营养支持；⑤头部创伤患者应及时开始临床营养支持，肠外与肠内营养支持方式均可（A 级推荐）。

总之，应根据患者存在的营养不良及其程度、营养不良和原发病的关系、某些伴发疾病对机体和治疗方式的影响等情况，决定患者是否进行及如何进行营养支持。但营养支持绝非急诊处理措施，应该在患者生命体征稳定后才按适应证指南和使用规范进行。国际上已有的多个 RCT 和系统评价的结果表明，对于大多数无营养风险的患者，围手术期接受单纯的糖电解质输液比较合适；给予这类患者肠外营养可能导致感染和代谢并发症的增加，并且增加不必要的医疗费用。

2. 围手术期营养需要量　营养支持的补充量主要根据患者摄入量不足的程度来决定。可根据 Harris－Benedict 公式计算，由于该公式所得热量比实际需要量高 10%，所以在实际工作中应将计算值减去 10%；另外可使用间接能量测定仪测出热量需要量。根据热氮比为（418.4～627.6）kJ：1g 氮的比例计算氮量。对于大多数患者可按 104.6kJ/（kg·d），氮量为 0.16g/（kg·d）给予。

ESPEN 推荐：确定营养素需要量应当根据疾病状况、体重与体成分组成、生理功能变化等方面进行个体化评估，制定合理化配方（B 级推荐）；大部分住院患者实际能量消耗通常低于经典的方程式或教科书上的公式推算出来的值（D 级推荐）；在败血症或创伤的急性代谢期，不主张采用高热卡营养支持获得正氮平衡或氮平衡（C 级推荐）；允许性低摄入有益于围手术期患者临床结局（A 级推荐）。

3. 营养支持时间　主要取决于病情缓急和病变性质，一般为术前 7 天左右及术后 7 天左右。良性疾病的术前营养支持的时间不受限制，待患者营养状态改善后再进行手术。但恶性肿瘤患者则应尽可能在 7 ~ 10 天内使其营养状态改善后尽早手术。

4. 围手术期营养支持方法的选择　选择肠内营养、肠外营养或两者联合应用在很大程度上决定于患者胃肠道功能和对营养供给方式的耐受程度。如果患者胃肠道有功能或有部分功能，应首选安全、有效的肠内营养。肠内营养是符合生理性的给养途径，既避免了中心静脉插管可能带来的风险，又可以帮助恢复肠道功能。若胃肠道吸收功能大部分丧失，则考虑肠外营养。肠内营养补充不足时，可加用肠外营养。肠内营养的补充有多种途径，但对患有胃肠道疾病的患者来说选择一个合适时间、安全可靠的途径给予肠内营养并不十分容易，而且有潜在的加剧原发病的可能。一些临床症状（如恶心、饱胀感、腹痛）和体征（如腹泻、腹胀气、肠鸣弱等）均限制了肠内营养的应用。另外，如果患者不能容忍鼻胃管置入，鼻胃管置管不顺利或食道、胃手术后原解剖位置变异而不能顺利置管，或肠内营养过程中发生了气管误吸、腹泻等并发症，均限制了肠内营养的应用。不适合肠内营养的患者，应及时转换营养补给的方式，考虑肠外营养；或单纯肠内营养无法供给足够的热量和营养素时，考虑肠内营养与肠外营养联合应用。围手术期营养支持方法的选择可概括为图 9 - 3。

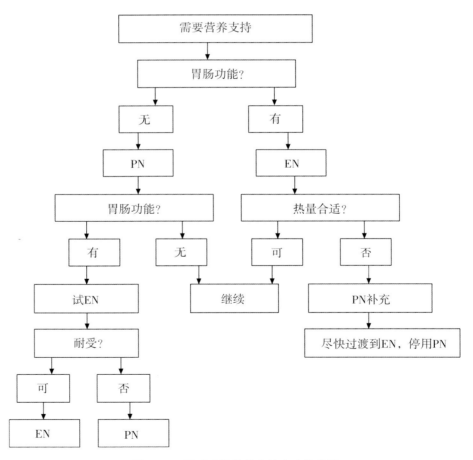

图 9 - 3　围手术期营养支持方法的选择

三、围手术期肠内营养

1. 围手术期肠内营养的目的　围手术期营养支持过程中，特别强调肠内营养的重要性，肠内营养是围手术期营养支持首选途径。应激反应导致肠黏膜屏障功能减弱，包括肠黏膜结构和功能严重损害：黏膜水肿、萎缩，肠绒毛高度降低、通透性增加；肠内细菌异常繁殖，细菌或内毒素易位，从而导致肠源性感染。而肠内营养有利于维持肠黏膜细胞的结构与功能完整性，维持肠黏膜屏障作用，刺激消化液和胃肠道激素分泌，增加内脏血流，减少肝胆并发症的发生。故围手术期肠内营养的目的绝不仅仅在于为患者提供足够的热量和营养底物，更是希望通过肠内营养保护肠黏膜屏障、避免细菌易位及器官功能衰竭。

2. 围手术期肠内营养的应用指征　围手术期肠内营养的适应人群为营养不良或存在营养风险的患者，只要其胃肠道解剖与消化吸收功能允许，应尽可能首先考虑肠内营养支持。专家共识认为应根据围手术期患者的胃肠功能和耐受能力确定早期进食或肠内营养开始的时间和剂量。过去强调胃肠道手术后胃肠道"休息"，等待胃肠道通气甚至通便后，才开始经口进水、进食，一般已是术后第4～5天。现在的观念是腹部外科手术包括胃肠手术等，为促进肠道功能的恢复，术后早期就可以进水、喝流质，不需要等到肠道通气才开始，而且不会增加腹胀及恶心、呕吐的风险。进食的量及种类，可以根据不同手术的情况逐渐增加，以患者可以耐受，没有腹胀、恶心、呕吐等不良症状为标准。

对于头颈部及腹部大手术患者，若存在术前营养不足，其术后感染的风险将增加；术后由于吻合口水肿、梗阻或胃排空障碍等常导致延迟进食。这些患者应于肠道功能恢复、生命体征及内环境趋于平稳时，术后24～48h内开展肠内营养。

ESPEN推荐：

（1）无胃瘫的择期手术患者不常规推荐在手术前12h禁食（A级推荐）。

（2）有营养不良风险的患者，大手术前应给予10～14天的营养支持（A级推荐）。

（3）以下患者应尽早开始营养支持（尽可能通过肠内途径）：预计围手术期禁食时间>7天；预计10天以上经口摄入量无法达到推荐摄入量的60%以上（D级推荐）。

（4）对于有营养支持指征的患者，经由肠内途径无法满足能量需要（<60%的热量需要）时，可考虑联合应用肠外营养（D级推荐）。

（5）围手术期肠内营养禁忌证：肠梗阻、血流动力学不稳定、肠缺血（A级推荐）。

（6）术前鼓励那些不能从正常饮食中满足能量需要的患者接受口服营养支持，在住院之前就可以开始肠内营养支持。没有特殊的误吸风险及胃瘫的手术患者，建议仅需麻醉前2h禁水，6h禁食（A级推荐）。

（7）手术后应尽早开始正常食物摄入或肠内营养。大部分接受结肠切除术的患者，可以在术后数小时内开始经口摄入清淡流食（A级推荐）。

（8）对不能早期进行口服营养支持的患者，应用管饲喂养，特别是以下患者：①因为肿瘤接受了大型的头颈部和胃肠道手术（A级推荐）；②严重创伤（A级推荐）；③手术时就有明显的营养不良（A级推荐）；④>10天不能经口摄入足够的（>60%）营养（D级推荐）。

（9）在术后24h内对需要的患者进行管饲营养（A级推荐）。

（10）对围手术期接受了营养支持的患者，在住院期间常规进行营养状态的再评估，如果需要的话，出院后继续营养支持（D级推荐）。

3. 围手术期肠内营养途径　可口服，但多数患者需经鼻胃管、鼻肠管或经胃肠造口管实施管饲，否则难以达到治疗剂量。多项研究表明经胃管饲是一种简单可行的方法，适用于接受肠内营养时间<3周的患者；临床转归与经十二指肠营养治疗患者相似，且胃通道比十二指肠通道更容易建立；因此胃内营养支持治疗是值得首先选择的营养支持方式。但对于胃、十二指肠功能障碍者或具有高风险的危重病患者，可通过经皮内镜空肠造口术（percutaneous endoscopic jejunostomy，PEJ）行空肠喂养。

CSPEN推荐：在所有接受腹部手术的患者的管饲营养装置中，推荐放置较细的空肠造瘘管或鼻空肠管（A级推荐）；近端胃肠道吻合术后患者，可通过顶端位于吻合口远端的营养管进行肠内营养（B级推荐）；

长期（＞4周）管饲营养患者（如严重头部外伤），可考虑放置经皮内镜下胃造瘘（PEG）（D级推荐）。

4. 围手术期肠内营养配方　根据患者肠道功能、原发病和伴发病类型，可选用要素型、非要素型、组件型及特殊类型的肠内营养制剂。

CSPEN 推荐：

（1）标准的整蛋白配方适用于大部分患者（D级推荐）。

（2）对以下患者可考虑在围手术期应用含有免疫调节成分（精氨酸、ω－3脂肪酸和核苷酸）的肠内营养配方（A级推荐）：①因为肿瘤接受大型的颈部手术（喉切除术、咽部分切除术）；②接受大型腹部肿瘤手术（食管切除术、胃切除术和胰十二指肠切除术）的患者。

（3）不推荐将含有精氨酸的"免疫肠内营养"用于合并重度创伤、全身感染和危重症患者（A级推荐）。

（4）由于肠道耐受力有限，管饲肠内营养推荐采用输注泵以较低的滴速（10～20mL/h）开始，可能需要5～7天才能达到目标摄入量（D级推荐）。

四、围手术期肠外营养

1. 围手术期肠外营养的目的　围手术期营养支持治疗的目的是维护脏器、组织的结构和功能，促进器官组织的修复，加速患者的康复。包括：纠正营养物质的异常代谢；提供合理的营养底物，尽可能将机体组织分解代谢降低到合理水平，预防和减轻营养不良；通过特殊营养物质的营养支持来调节机体的炎症免疫反应，增强肠道的黏膜屏障功能，预防多器官功能障碍综合征（multiple organ dysfunction syndrome，MODS）的发生。

2. 围手术期肠外营养的应用指征　很多临床结果表明肠外营养支持的有效性不尽如人意，甚至增加了并发症。这可能与营养支持适应证选择不当、支持方案设计不合理、应用不规范等有关。临床上常见问题有两方面：①术前需要营养支持的患者，支持时间不够；②术后营养支持应用不规范甚至滥用。因此，使得对不需要营养支持的患者给予支持，而需要营养支持的患者出现支持不足。大量临床实践提示，对无营养不良或应用状况接近正常的择期或限期手术患者，短期营养支持是无益的。即使术后获得一些蛋白质节省作用和某些生化指标的改善，但对术后并发症、死亡率和住院时间均无影响，并使住院费用增加。从循证医学的角度来看这种支持是无效的，从卫生经济学的角度来看是浪费的。

有无营养风险是决定哪些患者需要进行围手术期肠外营养支持的一个决定性因素。ESPEN 推荐：①围手术期有营养不良或有营养风险的患者，以及由于各种原因导致连续5天以上无法经口摄食达到营养需要量的患者应给予肠外营养支持（A级推荐）。②中、重度营养不良患者，术前给予7～10天的营养支持；术后 TPN 支持包括以下患者：术前接受 TPN 支持者；有显著营养不良的大手术患者，术前未给予营养支持者；任何手术或发生手术并发症估计1周或1周以上不能正常进食者（A级推荐）。③大多数无营养风险的患者，术后接受单纯的糖电解质输液治疗已经足够，无需给予营养支持（A级推荐）。④有不可逆肠道功能衰竭的短肠综合征患者应该使用肠外营养支持（A级推荐）。⑤营养支持非急诊处理措施，应该在患者生命体征平稳后按适应证指南和使用规范进行（A级推荐）。

围手术期肠外营养支持可分为3类：①术前需要营养支持；②术前开始营养支持，并延续至手术后；③术前营养状况良好，术后发生并发症或是手术创伤大、术后不能经口进食的时间较长或者术后摄入的营养量不足而需要营养支持。

并非所有存在营养风险的患者均需接受营养支持，当出现下列情况时，可视为禁忌证：①不可治愈、无存活希望、临终患者；②需急诊手术的患者，术前不能实施营养支持者。

3. 围手术期肠外营养途径　可选择外周静脉或中心静脉以及经外周静脉的中心静脉置管途径进行肠外营养液的输注。

4. 围手术期肠外营养配方　建议标准配方为：热卡104.6～125.52kJ/（kg·d），其中30%～40%由脂肪供能；0.15～0.2g/（kg·d）氮摄入已能够满足机体需要；并添加常规剂量的矿物质与微量营养素。现多数 RCT 发现，接受低热量肠外营养的患者其高血糖的发生率明显低于"标准"热量对照组；部分研究显示对营养条件适当的患者，低热量肠外营养能缩短患者的术后住院日、住院费用及减少感染相关并发症。

ESPEN 推荐：围手术期需要肠外营养支持的患者，可添加特殊营养素：谷氨酰胺（Gln）（A 级推荐）；围手术期有营养不良或有营养风险需要肠外营养支持的患者，尤其是危重症患者可添加特殊营养素：ω－3 脂肪酸（C 级推荐）。

五、围手术期肠外营养到肠内营养的过渡方法

当胃肠功能完全障碍，无法从胃肠道获得营养或是根据治疗的要求不能从肠道供给营养时，肠外营养是有效而且不可废弃的途径。但长期应用肠外营养可造成肠黏膜萎缩。而肠内营养合乎生理，不但有供给营养的作用，而且能改善肠黏膜的屏障功能，这是单纯肠外营养所不具备的作用。肠外营养与肠内营养的应用比例，已从 20 世纪 70 年代的肠外营养多于肠内营养逐渐转向为当代的肠内营养多于肠外营养。肠外营养的应用，也从以往的完全肠外营养（TPN）趋向于部分补充肠外营养（PPN），这意味着肠外营养支持时，尽可能同时启用肠内营养，即使后者只能应用极少量，也有积极意义。

只要胃肠道有功能，从肠外营养过渡到肠内营养势在必行。但因为长期肠外营养造成胃肠道功能衰退，因此，从肠外营养过渡到肠内营养必须逐渐进行，不能骤然停止肠外营养，否则会加重肠道的负担而不利于恢复。这种过渡大致可分为 4 个阶段：①肠外营养与管饲结合；②单纯管饲；③管饲与经口摄食结合；④正常经口摄食。根据患者的临床情况，程序与肠内营养选择亦应个别制定。当开始能够耐受肠内营养时，先采用低浓度，缓慢输注要素肠内营养制剂或非要素肠内营养制剂，监测水、电解质平衡及营养素摄入量（包括肠外与肠内），以后逐渐增加肠内营养量而降低肠外营养量，直至肠内营养能满足代谢需要时，才完全撤除肠外营养，进而将管饲与经口摄食结合，最后至正常经口摄食。

（中山大学附属第一医院　麦海妍）

参 考 文 献

［1］于康. 临床营养治疗学［M］. 北京：中国协和医科大学出版社，2008.

［2］马方，焦广宇. 临床营养学［M］. 北京：人民卫生出版社，2008.

［3］吴国豪. 实用临床营养学［M］. 上海：复旦大学出版社，2006.

［4］中华医学会. 临床诊疗指南：肠外肠内营养学分册［M］. 北京：人民卫生出版社，2009.

［5］中华医学会肠外肠内营养学分会. 恶性肿瘤营养指南［M］. 蒋朱明. 临床诊疗指南：肠外肠内营养学分册. 2008 版. 北京：人民卫生出版社，2009.

［6］Ukleja A，Freeman KL，Gilbert K，et al. Standards for nutrition support：adult hospitalized patients［J］. Nutr Clin Pract，2010，25（4）：403 － 414.

［7］O'Keefe SJ. A guide to enteral access procedures and enteral nutrition［J］. Nat Rev Gastroenterol Hepatol，2009，6（4）：207 － 215.

［8］Singal AK，Dekovich AA，Tam AL，et al. Percutaneous transesophageal gastrostomy tube placement：an alternative to percutaneous endo-scopic gastrostomy in patients with intra-abdominal metastasis［J］. Gastrointest Endosc，2010，71（2）：402 － 406.

［9］Metheny NA，Aud MA，Wunderlich RJ. A survey of bedside methods used to detect pulmonary aspiration of enteral formula in intubated tube-fed patients［J］. Am J Crit Care，1999，8：160 － 169.

［10］Bozzetti F，Forbes A. The ESPEN clinical practice Guidelines on Parenteral Nutrition：present status and perspectives for future research［J］. Clin Nutr，2009，28（4）：359 － 364.

［11］Télessy IG，Balogh J，Csempesz F，et al. Comparison of the physicochemical properties of MCT － containing fat emulsions in total nutrient admixtures［J］. Colloids Surf B Biointerfaces，2009，72（1）：75 － 79.

［12］Pittiruti M，Hamilton H，Biffi R，et al. ESPEN Guidelines on Parenteral Nutrition：central venous catheters（access，care，diagnosis and therapy of complications）［J］. Clin Nutr，2009，28（4）：365 － 377.

［13］Kondrup J，Rasmussen HH，Hamberg O，et al. Nutritional risk screening（NRS 2002）：a new method based on an analysis of controlled clinical trials［J］. Clin Nutr，2003，22（3）321 － 336.

［14］Tanaka Y，Asakawa T，Saikusa N，et al. Perioperative nutritional support from the viewpoint of risk management［J］. Nippon Geka Gakkai Zasshi, 2010, 111 (3): 149 - 155.

[15] Li N. Perioperative nutrition support in hepatobiliary and pancreatic surgery [J]. Hepatobiliary Pancreat Dis Int, 2009, 8 (1): 9 - 10.

[16] Shrikhande SV, Shetty GS, Singh K, et al. Is early feeding after major gastrointestinal surgery a fashion or an advance? Evidence - based review of literature [J]. J Cancer Res Ther, 2009, 5 (4): 232 - 239.

[17] Braga M, Ljungqvist O, Soeters P, et al. ESPEN Guidelines on Parenteral Nutrition: surgery [J]. Clin Nutr, 2009, 28 (4): 378 - 386.

[18] Schreiter D, Rabald S, Bercker S, et al. The significance of perioperative immunonutrition [J]. Laryngorhinootologie, 2010, 89 (2): 103 - 113.

[19] Calder PC. Rationale and use of n - 3 fatty acids in artificial nutrition [J]. Proc Nutr Soc, 2010, 69 (4): 565 - 573.

[20] Kuwabara Y, Takeyama H. Nutritional support to prevent infectious complications after surgery [J]. Nippon Geka Gakkai Zasshi, 2010, 111 (6): 348 - 352.

[21] Mueller C, Compher C, Ellen DM, et al. ASPEN clinical guidelines: nutrition screening, assessment, and intervention in adults [J]. JPEN J Parenter Enteral Nutr, 2011, 35 (1): 16 - 24.

[22] Arends J, Bodoky G, Bozzetti F, et al. ESPEN Guidelines on Enteral Nutrition: non - surgical oncology [J]. Clin Nutr, 2006, 25: 245 - 259.

[23] Bozzetti F, Arends J, Lundholm K, et al. ESPEN Guidelines on Parenteral Nutrition: non - surgical oncology [J]. Clin Nutr, 2009, 28: 445 - 454.

[24] August DA, Huhmann MB. American Society for Parenteral and Enteral Nutrition (ASPEN) Board of Directors. ASPEN clinical guidelines: nutrition support therapy during adult anticancer treatment and in hematopoietic cell transplantation [J]. JPEN J Parenter Enteral Nutr, 2009, 33: 472 - 500.

第十章 循证肿瘤营养：从指南到实践

一、循证临床指南简介

"循证"是指"遵循当前最佳证据"之意。一般而言，循证意味着无论是进行诊断还是治疗，都需要拿出科学上的依据，且是到目前为止最好的依据。要做到这一点，需要采用一套系统性的办法收集和评价全世界范围内的研究论文，并由来自于本领域的专家对它们进行整理及分析，进而根据专家的临床经验将相应的证据应用于与临床治疗有关的各个领域中。通过这种方式最终形成的，是指南的推荐意见。所以，一个可以称之为"循证指南"的肿瘤营养治疗文件，必须具备以下两点：①按照系统的方法收集了与肿瘤营养有关的大量证据；②把证据及对证据的应用与众多知名专家在肿瘤营养治疗方面经验相结合。到目前为止，美国肠外肠内营养学会（ASPEN）、欧洲肠外肠内营养学会（ESPEN）、中华医学会肠外肠内营养分会（CSPEN）等国家和地区临床营养专业组织就肿瘤情况下的营养支持制定了相应指南，本章将对这些不同机构的指南进行比较。

1. 指南中推荐意见分级（grading）与循证医学"证据级别"的关系 任何一种科学研究，结果都是对真实状况的一种模拟，所以其结论并非绝对的"正确"。在临床研究中，得到的结论是某一疗法对某种疾病（或异常）的有效与否，或者是某一诊断技术对疾病诊断的正确与否。这里的"有效"、"正确"其实所指的都是一种相对概念。一种结论是更接近于真，还是比较令人生疑，基本上取决于其设计和执行中的质量控制。能够尽可能摒除干扰因素，最大限度还原临床真实状况的设计，便将之定义为"质量高的"。所以，证据级别，是根据研究设计、研究质量、研究结果的一致性和证据的直接性对研究质量高下所做的评定。其目标，是采用一套系统而又统一易行的方法帮助人们更好地判断研究与真实情况的接近程度。可以通俗地说，级别越高的研究，其结论越接近于真。那么，为什么在有了证据分级之外，还需要推荐意见呢？推荐意见正是循证指南的特色。目前在临床工作中，针对特定的临床问题（如"ω-3脂肪酸是否有助于改善肿瘤患者的临床结局"）存在有不止一个研究，研究与研究之间，不仅在设计上可能不同，研究质量也存在差异，此外，即使研究的方法和对象很相似，其结论往往可能有差异，甚至完全得出相反结论。换言之，对于解决一个问题，可能存在大量既相似又相异的研究。究竟应采纳哪个研究的结论，又拒绝哪个研究，就成为一个不得不解决的问题。推荐意见正是为了解决上述问题而产生的，通过由各领域专家根据研究的证据级别及其与临床实践的符合程度，将多个证据的结论加以提炼和整合，最终形成可直接帮助临床医师、患者和决策者进行决策的指向性意见。由于证据的来源级别不同，所以推荐强度的等级与研究质量之间有相对应关系，即高质量证据推荐强度也高。

推荐意见分级和证据级别作为循证医学的重要方法技术，经历了20余年的发展。世界卫生组织（WHO）《WHO临床指南编写》和AGREE协作网（Appraisal of Guideline Research and Evaluation）发展并建立了临床指南编写方法学原则，分级工作组（GRADE working group）于2004年发表的一个对6种指南"推荐意见分级"的分析评价。3个学会的指南中，ASPEN 2002年版《成人和儿科患者肠外肠内营养指南》采用三级推荐意见分级，但此版指南没有对推荐意见分级的方法学进行详细描述。2009年，ASPEN更新了其指南，方法学部分得到强化，其推荐分级直接采用2004年美国危重病学会、胸科医师学会和急诊医师学会的《重度脓毒症及脓毒症休克诊疗指南》（Surviving Sepsis Campaign Guidelines for Management of Severe Sepsis and Septic Shock）的分级标准，后者采用的是基于1989年Sackett等为美国胸科医师协会抗血栓药物共识（American College of Chest Physicians Antithrombotic Consensus）所建立的三级分类标准的一个改良分级系统（表10-1）。该分类系统实际为一简单专家共识分类，主要聚焦于干预措施评价，强调大样本随机对照研究对高级别推荐意见的贡献。最初版并未提及如何使用Meta-分析这类二次研究证据，后来的修正版中，Sackett等提出，可以根据Meta-分析纳入的研究特征进行使用，即若Meta-分析中纳入的研究具备良好同质性、合并后具备一定的检验效能，且合并后得到明确结论，则即使单个研究属于Ⅱ级研究，亦可形成A级推荐意见。然而，该分级仅是一针对干预研究的系统，对于诊断性问题、预后性问题中的证据处理未有涉及。此外，由于其对证据定级采用的是个别考察法，对于归入同一问题的研究未作加权处理，因此可能出现外部特征（研究设计）相似但结论不同时，无法对结果进行客观判断。此时，对各种结果的采纳与否实际上就取决于专家意见。2006年版ESPEN肠内营养指南采用苏格兰学院间指南协作网SIGN（Scottish Intercollegiate Guidelines Network，SIGN）分级标准，将证据分级转化为推荐分级（表10-2）。2009年版ESPEN肠外营养指南采用了同样的标准。CSPEN（2008年版）指南则采用了牛津循证医学中心（Oxford Centre for Evidence-based Medicine，OCEBM）的分级系统。该系统在操作的可重复性、清晰性等方面有优势。与ESPEN所采用的SIGN分级相比较，OCEBM分级包括的证据类型更完全，在易用性相似的条件下，更准确。例如，对于严重的短肠综合征患者，肠外营养是"维持生命"的措施，不能用随机对照研究来评价。这类治疗措施在OCEBM分级中，被划入Ⅰc类证据，从而转化为A级推荐。而按照SIGN分类，则此类治疗措施难以归类，亦可能被归入低级证据。

表10-1 ASPEN（2009年版）指南采用的分级系统标准

推荐意见分级	描述	对应的证据级别
A	至少2个Ⅰ级研究（证据）支持	Ⅰ级研究：大样本随机对照研究，有明确结论（显著的阳性或阴性结果）；出现假阳性和假阴性的风险低
B	得到1个Ⅰ级研究（证据）支持	Ⅰ级研究：大样本随机对照研究，有明确结论（显著的阳性或阴性结果）；出现假阳性和假阴性的风险低
C	仅有Ⅱ级研究（证据）支持	Ⅱ级研究：小样本随机对照研究，结果不明确；出现假阳性和（或）假阴性的风险中/高
D	至少得到1个Ⅲ级研究（证据）支持	Ⅲ级研究：非随机，同期对照研究
E	由Ⅳ级或Ⅴ级证据支持	Ⅳ级证据：非随机、历史对照和专家意见 Ⅴ级证据：病例报告、非对照研究和专家意见

表10-2 SIGN分级标准

推荐意见分级	证据级别	要求
A	Ⅰa	Meta-分析
	Ⅰb	至少1个随机对照研究
B	Ⅱa	至少1个设计良好的对照研究（非随机）
	Ⅱb	至少1个设计良好的其他类型试验研究
	Ⅲ	设计良好的非试验描述性研究（如比较研究、相关性研究、病例对照研究）
C	Ⅳ	专家意见或权威临床经验

2. 怎样使用推荐意见　根据推荐意见强度确定临床应用。如果一种疗法的使用为A级推荐，则基本上多数患者若无禁忌证就可以使用；如为B级推荐则可以选择性地使用，但应注意其证据并不充分，专家共识在推荐意见中有相当的作用，存在不确定性，在理由充分时可用或不用，应随时注意新证据的发表；若为C级或D级推荐则提示证据更加缺乏，共识的参与更多，具有更大的不确定性，临床可以使用，但医生应更加灵活，只要理由充分则可选择用或不用。但总的原则是如果没有充分理由，就应该参考指南的意见，因为即

使是 C 级或 D 级推荐，也是大量复习文献结合多人多次讨论达成的共识，在多数情况下比起个人有限的经验来说，其参考价值相对更大。

需要特别指出的是，推荐意见级别及其所依据的证据级别都是具有时间性的相对分级，随着新研究的出现，其级别可能发生变化。另外，"当前最好"也是一个重要的应用前置条件。这意味着：①不存在绝对的"最好推荐"；②即使推荐级别较低，其反映的也是相对于目前条件而言最佳证据的结论。

二、不同学会指南概况

3 个学会的指南，ESPEN 指南条目数最多（将 PN 和 EN 分开制定），CSPEN 指南则相对精简。A 级推荐所占比例均低于 50%，可见虽然使用了不同的分级系统，总的来说，都反映了本领域高质量证据的缺乏。3 个学会指南的推荐意见分级情况见表 10 - 3。

表 10 - 3　ESPEN、ASPEN 及 CSPEN 肿瘤临床营养指南推荐级别一览

指南名称	ESPEN 肠内	ESPEN 肠外	ASPEN 肠外肠内	CSPEN
年份	2006	2009	2009	2008
A 级推荐	5	5	2	3
B 级推荐	3	3	6	2
C 级推荐	19	12	4	1
D 级推荐	n/a	n/a	3	4
E 级推荐	n/a	n/a	1	n/a
A 级推荐占比（%）	42	40	12.5	30
合计	27	20	16	10

注：n/a 为不适用。

三、主要推荐意见解读

概括起来，具备临床指导意义的指南需要为临床医护人员提供的综合性意见可归纳为以下 4 类：

1. 什么是不应该做的　有很强的证据表明，某种干预措施或操作对某类特定患者具有伤害性，因而应该避免实施。所属的推荐意见级别：A 级。

2. 什么是应该做的　有很强的证据表明，某种干预措施或操作对某类特定患者具有相当保护作用，因而当出现适用条件时就应该去做。所属推荐意见级别：A 级。

3. 可能有益的　有一定的证据表明可能有益。当出现适用条件时可以考虑去做：B 级、C 级、D 级。随着推荐级别的降低，意味着支持这一推荐的证据级别在降低，临床应用时需更多结合具体情况，并考虑患者经济条件。

四、肿瘤循证营养实践

1. 不应该做什么　不应不加选择地常规给肿瘤患者以肠外营养或肠内营养支持。作为一种治疗手段，无论是肠外营养（PN）还是肠内营养（EN）都有其适用范围，不恰当使用，反而有害。所以，从研究证据中发现哪些条件下营养支持无效甚至可能有害，就成为 3 个学会指南的首要任务。

营养支持不是接受外科大手术治疗肿瘤患者的常规措施（A 级，ASPEN）。ASPEN 给出此意见，是由于大多数接受外科大手术患者在接受常规应用营养支持的随机对照研究中均未获益。该结论所指的"营养支

持"适用于肠外营养和肠内营养。在纳入的 26 条临床研究证据中，包含了多个大样本随机对照试验，研究对比的干预措施包括 3 个亚类：PN/标准膳食、PN/EN、EN/标准膳食。患者类型主要涵盖开胸及开腹大手术，营养支持时机多数为术后给以。无论是干预措施亚类，还是患者亚类，多数研究均为发现有对结局的促进作用。对于无吞咽困难，且不存在胃肠道功能衰竭的患者 PN 不仅无效，反而可能有害（A，ESPEN - 09），能经口服或肠内营养管饲获得足量营养素的患者，也不推荐 PN（A，ESPEN - 09）。

不推荐给放疗或化疗的患者常规行 PN（A，ESPEN - 09）。不推荐对营养状况良好的患者行 PN（A，ESPEN - 09）。对于放疗或接受联合化疗患者，常规营养支持不是适应证（B & B，ASPEN；C，ESPEN - 06）。支持 ASPEN 给出 B 级推荐的主要证据为 17 个随机对照研究（化疗 14 个，放疗 3 个）。这批研究中，大多数为小样本研究，它们的设计、随访均不同程度存在一些问题，且得出的结果多有相互矛盾之处。虽然，有一个放疗营养支持研究的样本量为 1 000 以上，也得出放疗前给以 EN 可减少放疗后体重丢失及严重黏膜炎发生的结论。但该研究中，放疗前接受 EN 的患者与另外两组显著不平衡（其肿瘤分期显著晚于其他两组，且基线营养状况更差）。在 ESPEN 指南中，对于这两类患者，也给出了不宜常规进行肠内营养支持的意见，但级别为 C 级，其理由为：对于头颈部肿瘤放疗和（或）化疗所致摄入减少以及体重下降，有很强的证据表明，强化膳食咨询即可使大多数患者摄入量增加并增加体重（A）；而 EN 的获益仅在非随机小样本研究中发现，且仅限于有吞咽障碍者（C）。由于这是一个间接的推论，因此 ESPEN 将该推荐的级别定为 C 级。CSPEN 指南中也给出了类似推荐：患者放疗期间不推荐常规适用肠内营养（D，CSPEN；B，ASPEN - 09）。

肿瘤进入终末期患者接近生命终点时，已不需要给以任何形式的营养支持，仅需提供适当的水和食物以减少饥饿感（B，ESPEN - 06；B，CSPEN）。

2. 应该做什么　需行手术治疗的患者，若合并重度营养风险［6 个月内体重丢失＞10%，或 BMI ＜18.5，或主观全面评定达到 C 级，或血清白蛋白＜30g/L（无肝功能不全）］，营养支持可以使其获益，应在术前给以 10 ~ 14 天营养支持，即使需要因营养支持而推迟手术，也是值得的（A，ESPEN - 06，3.1）。该条意见中"营养支持"指肠内营养，是基于对 35 个随机对照研究的定性评价，ESPEN 工作组发现，其中 26 个研究发现 EN 可使患者的临床结局得到显著改善（感染率降低，住院时间缩短）。ESPEN 进一步推荐，任何情况下，只要肠内途径可用，应优先使用肠内营养（A，ESPEN - 06）

ASPEN 指南也对围手术期有营养问题的患者进行营养支持给出了类似推荐，但有以下两点不同：①将患者适用营养支持的条件放宽为"中/重度营养不良"（若按此条件 SGA B 级亦可给以围手术期营养支持）。②提醒临床工作者注意需权衡营养支持本身的风险及推迟手术可能带来的风险（A，ASPEN）。③对于不能接受 EN 的患者，推荐给以围手术期 PN（A，ESPEN - 09，3.1）。

上述三条推荐意见在 CSPEN 指南中被简化为：围手术期恶性肿瘤患者的营养支持适应证可参照围手术期患者的营养支持（A，CSPEN）。

ASPEN 和 ESPEN 均对于免疫增强型肠内营养的使用给出了 A 级推荐，具体适应证为围手术期患者。ESPEN 指出对于开腹大手术患者，无论其营养状况如何，免疫增强型肠内营养应作为有 EN 指征时的优先选择（A，ESPEN - 06）。ASPEN 则将适用条件限定为同时合并营养不良的头颈部肿瘤或胃肠道肿瘤患者，使用免疫增强型肠内营养的获益主要来自于术前应用 5 ~ 7 天（A，ASPEN）。ASPEN 指南中进一步指出，研究中使用的免疫增强型肠内营养均为同时含有 $\omega - 3$ 脂肪酸、精氨酸和核苷酸 3 类底物的复合制剂，对于是否可从添加单一营养素的 EN（$\varepsilon - 3$ 脂肪酸、精氨酸等）从获益，由于缺乏相应研究，目前无定论。

强化营养咨询即可使大多数放疗患者摄入量获得增加，并增加体重（A，ESPEN - 06）。事实上，这是最容易被忽略的有效治疗手段。ESPEN 工作组发现，随机对照试验和 Meta - 分析均证实，给以个体化营养咨询并辅以恰当的营养教育材料，放疗患者的口服摄入量可显著增加，并减轻由放疗所致的体重下降。这提示，对于此类患者，应重视临床营养专业医师的作用，在观察到患者出现营养问题时，应及时请相关专科介入，而非一味管饲或 PN。对于出现肿瘤恶病质的患者，给以类固醇激素或孕激素可有效增强食欲，减轻代谢紊乱并改善患者的生活质量（A，ESPEN - 06，2.4）

3. 特定主题

（1）营养筛查与评定：ASPEN 指南提出，对于可能有营养风险的患者应常规进行营养筛查以明确需要接受进一步营养评估的患者，以便制定营养支持方案（D，ASPEN）。ASPEN 工作组将该推荐定为 D 级，原因是其推荐的 3 种营养筛查工具：PGSGA、SGA、NRI 均是得到队列研究验证的方法。支持 PG - SGA 的有 2个研究，其中 1 个为小样本回顾性队列研究、另 1 个是大样本前瞻性队列研究。支持 SGA 的包括 1 个前瞻性队列研究、1 个回顾性队列研究及 2 个横断面研究。支持 NRI 的则为 1 个回顾性队列研究。需要指出的是，若按照牛津证据与指南推荐意见分级，若有与金标准对照的队列研究，则该证据可归属于Ⅰb类并转化为 A级推荐。即使暂无金标准对照，设计良好，按合理参照标准设立暴露因素的队列研究，亦应归入Ⅱb类证据并转化为 B 级推荐。而 ASPEN 指南纳入的几个研究中，已至少包括 1 个可归入Ⅱb 类的研究。再考虑到，临床流行病学与循证医学专业领域中早已达成共识，考察诊断性问题的最高级别单个研究类型是队列研究。由此可见，面对营养筛查与评定这类诊断性问题，牛津标准更具有合理性。

（2）ω－3 脂肪酸：药理性营养底物中，ω－3 脂肪酸是近年来在肿瘤营养领域受关注的一种。ESPEN 工作组指出，现有的随机对照研究证据还存有矛盾和争议，由于没有确切结论，因此不能肯定单独使用 ω－3脂肪酸是否可以促进患者的营养状况，同时也没有证据表明单独使用 ω－3 脂肪酸可以延长进展期恶性肿瘤患者的生存时间（C，ESPEN － 06）。

（3）PN 时热量配置策略：2009 年 ESPEN 指南讨论了本问题。总体而言，本领域的研究以代谢过程或机制研究为主，很少肯定性的结局治疗，因此主要推荐意见均基于这些相对基础性的研究或专家临床经验。由于肿瘤患者的总代谢率并不特别增高，所以此类患者的热量摄入推荐量与普通健康人无异，即卧床83.68～104.6kJ/（kg·d），有活动能力 104.6～125.52kJ/（kg·d）（C，ESPEN － 09）。对于有肿瘤恶病质而需要接受数周 PN 的患者，适当调高脂肪占供能比或许有益（可达到非蛋白热量的 50%，C，ESPEN － 09）。

（4）造血干细胞抑移植（HSCT）时的营养：ESPEN 指南同样指出，不宜常规对造血干细胞移植患者进行营养支持，当口服摄入不足且患者可能存在较高出血风险时，宜优先考虑 PN（C，ESPEN － 06）。该推荐同样为 2009 年 ESPEN 指南采纳，并进一步给出一个 PN 适应证的 B 级推荐，即当患者合并重度黏膜炎或严重呕吐时应优先考虑 PN（B，ESPEN － 09）。PN 的另一个 B 级推荐是 HSCT 时可从谷氨酰胺强化的 PN 中获益（B，ESPEN － 09）。对于 PN 的停止时间，2009 年 ESPEN 指南建议是当患者的日需要量 50% 已能从肠内给予时，即应停止（C，ESPEN － 09）。ASPEN 指南则并未给出具体的 PN 停药指征，而是提出一旦 HSCT 相关毒性反应停止，即应尽早停止 PN（B，ASPEN）。

（四川省医学科学院四川省人民医院院　江　华）

参 考 文 献

［1］中华医学会肠外肠内营养学分会. 恶性肿瘤营养指南［M］. 蒋朱明. 临床诊疗指南：肠外肠内营养学分册. 2008 版. 北京：人民卫生出版社，2009.

［2］Mueller C，Compher C，Ellen DM，et al. ASPEN clinical guidelines：nutrition screening，assessment，and intervention in adults［J］. JPEN J Parenter Enteral Nutr，2011，35（1）：16－24.

［3］Arends J，Bodoky G，Bozzetti F，et al. ESPEN Guidelines on Enteral Nutrition：non-surgical oncology［J］. Clin Nutr，2006，25：245－259.

［4］Bozzetti F，Arends J，Lundholm K，et al. ESPEN Guidelines on Parenteral Nutrition：non－surgical oncology［J］. Clin Nutr，2009，28：445－454.

［5］August DA，Huhmann MB. American Society for Parenteral and Enteral Nutrition（ASPEN）Board of Directors. ASPEN clinical guidelines：nutrition support therapy during adult anticancer treatment and in hematopoietic cell transplantation［J］. JPEN J Parenter Enteral Nutr，2009，33：472－500.

［6］World Health Organization. Guidelines for WHO guidelines. EIP/GPE/EQC/2003.1，World Health Organization. Geneva，Switzerland，2003.

［7］Atkins D，Best D，Briss PA，et al. Grading qual ity of evidence and strength of recommendations［J］. BMJ，2004，328（7454）：1490－1494.

［8］ASPEN. Guidelines for the use of parenteral and enteral nutrition in adult and pediatric patients［J］. JPEN，2006，25：1－137.

［9］ Sackett DL. Rules of evidence and clinical recommendations on the use of antithrombotic agents ［J］. Archives Int Med，1986，146：464 - 465.

［10］ Guyatt GH，Sackett DL，Sinclair JC，et al. Users'guides to the medical l iterature. Ⅸ. A method for grading health care recommendations ［J］. Evidence - Based Medicine Working Group. JAMA，1995，274：1800 - 1804.

［11］ Scottish Intercollegiate Guidelines Network. SIGN guidelines - an introduction to SIGN methodology for the development of evidence - based clinical guidelines ［M］. Edinburgh，SIGN Publication No. 39，SIGN Secretariat，Royal College of Physicians of Edinburgh，1999.

第十一章 水、电解质及酸碱平衡紊乱

第一节 体液代谢失调

体液动态平衡依赖于机体对水和电解质调节，一旦这种调节失常，就会造成体液平衡失调。水平衡失调常伴有电解质以及渗透压的平衡失调。体液代谢失调可以有 3 种表现：容量失调、浓度失调和成分失调。容量失调是指等渗性体液的减少或增加，只引起细胞外液量的变化，而细胞内液容量无明显改变。浓度失调是指细胞外液中的水分增加或减少，以致渗透微粒的浓度发生改变，即使渗透压发生改变。由于钠离子构成细胞外液渗透微粒的 90%，此时发生的浓度失调就表现为低钠血症或高钠血症。细胞外液中其他离子的浓度改变虽能产生各自的病理生理影响，但因渗透微粒的数量小，不会造成对细胞外液渗透压的明显影响，仅造成成分失调，如低钾血症或高钾血症，低钙血症或高钙血症，以及酸中毒或碱中毒等。

一、水平衡失调

水平衡失调可表现为总体水过少（脱水）或过多（水肿），或变化不大但水分布有明显差异，即细胞内水增多而细胞外水减少，或细胞内水减少而细胞外水增多。水失平衡的基本原因为水摄入和排出不相等，不能维持体内水的动态平衡。

1. 脱水 脱水是指体液丢失造成细胞外液减少。各种脱水的分类的区别见表 11 - 1。

表 11 - 1 3 种不同类型脱水的特点

	高渗性脱水	等渗性脱水	低渗性脱水
特点	水丢失多于 Na^+ 丢失 血浆渗透压升高	丢失的水和电解质基本平衡 血浆渗透压变化不大	电解质丢失多于水的丢失，血渗透压降低
原因	水摄入不足或丢失过多	消化液丢失，大面积烧伤，反复抽胸水、腹水等	丢失体液时，只补充水而不补充电解质；通过肾丢失
临床表现	口渴、尿少、体温上升及出现各种神经精神症状	血容量不足，血压下降、外周血循环障碍等	无口渴感，患者易恶心、呕吐，四肢麻木、无力以及神经精神症状
实验室检查	血浆 $Na^+>150mmol/L$ 或 $Cl^-+HCO_3^->140mmol/L$	血浆 Na^+ 为 130～145mmol/L 或 $Cl^-+HCO_3^-$ 为 120～140 mmol/L	血浆 $Na^+<130mmol/L$ 或 $Cl^-+HCO_3^-<120$ mmol/L

2. 水肿 当机体摄入水过多或排出减少，使体液中水增多、血容量增多以及组织器官肿胀，称为水肿或水中毒。引起水肿的原因有血浆蛋白浓度降低、充血性心力衰竭、水和电解质排泄障碍等。水肿后由于血浆渗透压出现不同的变化，又可分为高渗性、等渗性和低渗性水肿。

二、钠平衡失调

临床上测定血清 $Na^+<135mmol/L$ 称为低钠血症（hyponatremia），$Na^+>145$ mmol/L 称为高钠血症（hypernatremia）。

（一）低钠血症

1. 病因　低钠血症可由钠减少或水增多引起，常见引起原因：

（1）肾性因素：肾功能损害引起的低钠血症有渗透性利尿、肾上腺功能低下、肾素生成障碍以及急、慢性肾功能衰竭等。

（2）非肾性因素：如呕吐、腹泻、肠瘘、大量出汗和烧伤等。除钠丢失外还伴有水丢失，血浆渗透压降低，引起水分向细胞内转移，出现细胞水肿，严重者可出现脑水肿。

2. 临床表现

（1）轻度：血 Na^+ <135mmol/L，无口渴感，有恶心，呕吐，视觉模糊。

（2）中度：血 Na^+ <130mmol/L，有休克初期表现，如脉细速，血压不稳或下降，起立晕倒，尿少而尿中 Na^+ 和 Cl^- 浓度明显下降。

（3）重度：血 Na^+ <120mmol/L，神志不清，肌痉挛，昏迷，休克。

（二）高钠血症

1. 病因

（1）水摄入不足：昏迷、拒食、消化道病变引起饮水困难，脑外伤、脑血管意外等导致渴感中枢迟钝或渗透压感受器不敏感。

（2）水丢失过多：①经肾外丢失，喘息状态、过度换气、气管切开等可使水从呼吸道丢失过多，胃肠道渗透性水样腹泻也可造成本症；②经肾丢失，主要由中枢性尿崩症及肾性尿崩症或应用大量渗透性利尿药引起。未被控制的糖尿病导致渗透性利尿也可导致高钠血症。

（3）水转入细胞内：乳酸性酸中毒时，糖原大量分解为小分子的乳酸，使细胞内渗透压过高，水转移到细胞内，也造成高钠血症。

（4）钠输入过多：常见于注射 $NaHCO_3$、过多输入高渗性 $NaCl$ 等，患者多伴有严重血容量过多。

（5）肾排钠减少：见于右心衰竭、肾病综合征、肝硬化腹水等肾前性少尿，急、慢性肾功能衰竭等肾性少尿，使用排钾保钠类药物等。

2. 临床表现　临床表现取决于血钠浓度升高的速度和程度，急性高钠血症比慢性高钠血症的症状严重。高钠血症主要临床表现为神经精神症状。早期主要症状为口渴、尿量减少、软弱无力、恶心、呕吐和体温升高；体征口唇干燥、皮肤失去弹性、眼窝下陷。晚期则出现脑细胞失水的临床表现，如烦躁、易激惹或精神淡漠、思睡、抽搐或癫痫样发作和昏迷；体征有肌张力增高和反射亢进等，严重者因此而死亡。

三、钾平衡失调

正常血浆钾浓度为 3.5~5.5mmol/L，细胞间液为 3.0~5.5mmol/L。钾代谢平衡包括两个方面：①摄入与排出平衡：人体钾的来源完全从外界摄入；②细胞内、外平衡。

（一）低钾血症

是指实验室检查血清钾<3.5mmol/L。

1. 病因

（1）缺钾性低钾血症：钾摄入不足，如慢性消耗性疾病，长时间进食不足使钾摄入减少，而肾脏照常排钾；钾排出增多，胃肠失钾如严重呕吐、腹泻、胃肠减压和肠瘘等因消化液丢失造成低钾；肾脏失钾，肾脏疾病如急性肾功能衰竭多尿期、失钾性肾病等；内分泌疾病如原发性或继发性醛固酮增多症等；利尿药如呋塞米、依他尼酸等排钾性利尿剂或甘露醇等渗透性利尿药；补钠过多致肾小管钠－钾交换加强，钾排出增多；碱中毒或酸中毒恢复期；某些抗生素如青霉素、多黏菌素 B 等；其他原因导致的失钾如大面积烧伤、放腹水、腹腔引流、腹膜透析等。

（2）转移性低钾血症：因细胞外钾转移至细胞内导致，表现为体内总钾正常，细胞内钾增多，血清钾下降。见于：代谢性或呼吸性酸中毒的恢复期；大量使用葡萄糖液（特别是与胰岛素同时应用时）；周期性麻痹，如家族性低血钾性周期性瘫痪、Graves 病；急性应激状态，如颅脑损伤、心肺复苏后、震颤性谵妄、急性缺血性心脏病等致肾上腺素分泌过多，促进钾进入细胞内；棉籽油或氯化钡；使用叶酸或维生素 B_{12} 治疗贫血；反复输入冷存洗涤过的红细胞；低温疗法致血钾进入细胞内。

（3）稀释性低钾血症：细胞外液潴留时，血清钾相对降低，总体钾和细胞内钾量正常，见于水过多或水中毒，或过多过快补液而未及时补钾。

2. 临床表现　严重低钾血症可出现肌无力，导致麻痹和呼吸衰竭。低血钾最重要的是影响心肌功能，表现为室上性心动过速、心传导阻滞、室性期外收缩和室性心动过速，严重者心跳停止于收缩期。典型心电图改变为 T 波降低、变平甚至倒置，进而出现 ST 段降低、QT 间期延长和 U 波，但并不是所有低钾血症患者心电图具有上述典型改变，因此不能仅依据心电图诊断有无低钾血症。其他肌肉功能紊乱包括痉挛，肌束自发性收缩，麻痹性肠梗阻，换气过低，低血压，抽搐，横纹肌溶解。持续性低钾血症还可损害肾浓缩功能，引起多尿伴继发性烦渴。虽然低钾血症同样可伴随代谢性酸中毒发生，如腹泻和肾小管酸中毒，但常常有代谢性碱中毒。低钾血症导致碱中毒的原因为钾离子自细胞内代偿性移至细胞外液，将通过钠、氢离子交换进行，每移出 3 个钾离子，即有 2 个钠离子和一个氢离子进入细胞内，细胞外液氢离子浓度降低；同时肾脏远曲小管 Na^+、K^+ 交换减少，而 Na^+、H^+ 交换，H^+ 排泄增加，患者出现低钾性碱中毒，而尿液反成酸性，称为反常性酸性尿。

（二）高钾血症

是指实验室检查血清钾＞5.5mmol/L。

1. 病因

（1）钾输入过多：如钾溶液输入过快或量过大，特别是肾功能不全、尿量减少时，又输入钾溶液，尤其容易引起高血钾症。

（2）排泄障碍：如少尿或无尿，如急性肾功能衰竭；③细胞内钾向细胞外转移：如大面积烧伤，组织细胞大量破坏，细胞内钾大量释放入血。代谢性酸中毒，血浆 H^+ 往细胞内转移，细胞内的钾转移到细胞外。与此同时，肾小管上皮细胞分泌 H^+ 增加，分泌钾减少，使钾潴留于体内。

2. 临床表现　高血钾症可出现神经肌肉症状，如肌肉酸痛、苍白和肢体湿冷等一系列类似缺血现象。主要毒性作用在心脏，可发生心内传导阻滞，出现心跳变慢及心律不齐，引起循环功能衰竭，甚至引起纤维性颤动，最后心脏停搏于舒张期。典型心电图表现为 T 波高尖、P 波下降，进而出现 QRS 波增宽。

四、钙平衡失调

体内的钙大部分以磷酸钙和碳酸钙的形式贮存于骨骼中。血清钙浓度的正常值为 2.25～2.75mmol/L，其中 45% 为离子化钙，对维持神经肌肉的稳定性起重要作用；约 50% 为与血清蛋白相结合的非离子化钙；5% 为与血浆和组织液中其他物质相结合的非离子化钙。离子化与非离子化钙的比例与血液 pH 相关，酸中毒时 pH 降低离子化钙增加，碱中毒时 pH 上升可使离子化钙减少。

（一）高血钙

1. 病因　多数高钙血症患者由甲状旁腺功能亢进或恶性肿瘤所致。甲状旁腺功能亢进症时可分泌过多的甲状旁腺素，促使破骨细胞活性增加，动员骨钙释放入血，近端肾小管对钙的回吸收增加，并间接促进肠钙吸收而形成高钙血症。恶性肿瘤可伴溶骨性转移，多见于乳腺癌、肾癌、肺癌和前列腺癌等，溶骨性转移引起大量骨质破坏，其释放出的钙超过肾和肠清除钙的能力，出现高血钙。约有 1/3 的患者在出现高血钙时可合并有低钾血症。

2. 临床表现　取决于血钙增高的程度和速度，主要表现：①食欲不振、恶心、呕吐为最常见；②肾浓缩能力降低同时有溶质性利尿，患者有多尿、多饮、烦渴症状；③可损害神经系统传导，患者情绪低落、失眠和表情淡漠等。严重者可有嗜睡、恍惚、幻觉，甚至昏迷；④高钙血症可增强心脏收缩，影响心脏传导，有心动过速或心动徐缓，心律紊乱，血压轻度增高，容易发生洋地黄中毒。当血钙≥3.75mmol/L 时，多数患者病情迅速恶化，如不及时抢救，常死于肾功能衰竭或循环衰竭。

（二）低血钙

1. 病因　引起低血钙的原因有：①甲状旁腺激素（PTH）缺乏或作用受阻；②维生素 D 缺乏或代谢异常；③慢性肾功能不全；④急性胰腺炎。

2. 临床表现　离子钙浓度<1.5mmol/L 即可出现低钙血症的症状和体征。临床上常表现感觉异常、口唇麻木、深部腱反射亢进、痉挛、无力、恍惚和惊厥。患者也可出现 Chvostek 征（当手指敲击颧弓部位第Ⅶ对颅神经时出现嘴角颤动）或 Trousseau 征（当血压计袖带高于收缩压时充气 3min 以上，即可引起手部痉挛）。pH 每下降 0.1，离子钙的浓度大约会升高 0.05mmol/L，这是因为 H^+ 替代了与白蛋白结合的钙离子；同样，如果 pH 升高，钙与白蛋白结合增多，因此，碱中毒的患者可有总体钙正常，而离子钙降低。难治性心力衰竭患者的血钙浓度也会降低。

五、镁平衡失调

正常成人体内镁总量约为 1 000mmol，约合镁 23.5g，约有一半的镁存在于骨骼内，其余几乎都存在于细胞内，仅有 1% 存在于细胞外液中。血清镁浓度的正常值为 0.70 ~ 1.10mmol/L。当机体血清镁浓度降低时，肾脏的排镁并不停止。在许多疾病中，均可出现镁代谢的异常。

（一）镁缺乏

1. 病因　长期的胃肠道消化液丧失，如肠瘘或大部分小肠切除术后，长期进食不足；长期应用无镁溶液治疗，静脉高营养未加适量镁作补充等。

2. 临床表现　临床上与钙表现相似，常见症状有记忆力减退、精神紧张、易激动、神志不清、烦躁不安、手足徐动等。患者面容苍白、精神萎靡。严重缺镁者可有癫痫发作。

对于存在诱发因素且伴低血镁症状的患者，应该怀疑有镁的缺乏。镁缺乏常和缺钾与缺钙同时存在，在某些低钾血症患者中，若补钾后情况仍无改善时，应考虑有镁缺乏。血清镁浓度的测定一般对确诊价值不大，因为镁缺乏不一定会出现血清镁过低，而血清镁过低也不一定有镁缺乏。必要时，可作镁负荷试验有助于镁缺乏的诊断。正常人在静脉输注氯化镁或硫酸镁 0.25mmol/kg 后，注入量的 90% 很快地从尿内排出，而镁缺乏的患者，注入相同量的溶液后，输入镁的 40% ~ 80% 可保留在体内，甚至每天从尿中仅排出镁 1mmol。

（二）镁过多

1. 病因　多发生于肾功能不全时，或应用硫酸镁治疗子痫的过程中。烧伤早期、广泛性外伤或外科应激反应、严重细胞外液不足和严重酸中毒也可引起血清镁增高。

2. 临床表现　疲倦、乏力、腱反射消失和血压下降等。血清镁浓度有较大的增高时，心脏传导功能发生障碍，心电图显示 PR 间期延长，QRS 增宽和 T 波升高，与高钾血症时的心电图变化相似。晚期可出现呼吸抑制、嗜睡和昏迷，甚至心搏骤停。血镁>3.5mmol/L 深部腱反射消失；血镁>4mmol/L 出现肌无力；血镁>5mmol/L 可有低血压；血镁>8mmol/L 时出现呼吸麻痹。

第二节　酸碱平衡失调

正常人体的动脉血 pH 为 7.35 ~ 7.45，正常血液酸碱度是维持人体代谢及生理功能所必需的。pH<7.35

称为酸中毒，pH＞7.45 为碱中毒。机体通过体液缓冲系统、肺调节、肾调节及离子交换调节等 4 组缓冲对来调节血液酸碱平衡。当 H^+ 增加时，首先通过细胞外的缓冲系统降低其浓度，其次通过呼吸增快由肺排出 CO_2，部分 H^+ 进入细胞内，最后由肾脏排出 H^+，回收 HCO_3^-。肾脏虽然调节过程缓慢，但是作用重要，在处理酸碱平衡失调时需注意保护肾功能。

机体对维持酸碱平衡的调节有以下几个特点：①"肺快肾慢"，快与慢是指代偿作用的产生、并达到最大代偿程度和消退的速率而言。肺代偿起始于代谢指标变化后 30～60min，在数小时内即可达高峰；与此相反，肾的代偿则始于呼吸指标变化后 8～24h，在 5～7 天方能达到最大代偿程度。肾代偿的消退亦慢，约需在呼吸指标纠正后 48～72h。充分认识"肺快肾慢"这一特点，对临床病情判断与治疗都是十分重要的。②代偿作用是有限度的，如肾代偿肺的极限，是指单纯性呼吸性酸中毒（简称呼酸）的患者，当 $PaCO_2$＞60mmHg 并继续升高时，肾代偿也无法使血液中的 HCO_3^- 超过 40mEq/L；换言之，$HCO_3^- \leqslant$ 40mEq/L 或碱剩余（BE）$\leqslant$ 15mEq/L 就是肾代偿的极限。此时患者的 $PaCO_2$ 若进一步增加（＞60mmHg），pH 就会随着 $PaCO_2$ 的上升而相应地下降。根据同一法则，慢性呼酸患者，如果 BE＞15mEq/L，则不应单纯归咎于代偿所致，而应考虑此病例合并有代谢性碱中毒（简称代碱），因而应当作出复合型酸碱失衡的判断。③代偿是机体的一种生理性反应，它以原发性酸碱失衡为动力，属于继发性改变，代偿不会过度。临床上发现过度代偿时，应考虑复合型酸碱失衡。

判断机体酸碱平衡失调的指标包括：①血 pH；②呼吸性指标，二氧化碳分压（PCO_2）和氧分压（PO_2）；③代谢性指标，标准碳酸氢盐（SB）、实际碳酸氢盐（AB）、碱剩余（BE）、缓冲碱（BB）等。酸碱平衡由呼吸和代谢两个部分组成。机体新陈代谢可产生两种酸，即呼吸酸（H_2CO_3）和代谢酸。呼吸酸来自 H_2CO_3，又可分解成 CO_2 和 H_2O，由于 CO_2 可由肺排出，因而称为挥发性酸。代谢酸一般均来自氨基酸、脂肪和碳水化合物的中间代谢产物（乳酸等有机酸；还有磷酸及硫酸等无机酸），它们均由肾脏排出。由此可以看出，酸碱平衡与机体的呼吸、代谢状态以及肺、肾功能有着密切的关系。

血液酸碱度的异常多伴有电解质的改变，特别是代谢性因素导致的酸碱平衡失调。酸碱平衡失调一般分为 4 种：代谢性酸中毒（简称代酸）、代谢性碱中毒、呼吸性酸中毒及呼吸性碱中毒（简称呼碱）（表 11 - 2）。

表 11 -2　酸碱平衡失调的代偿变化

	最初改变	代偿性反应	预期代偿	代偿时限	代偿极限
代谢性					
酸中毒	↓HCO_3^-	↓PCO_2	$PCO_2 = 1.5 (HCO_3^-) + 8 \pm 2$ HCO_3^- ↓1mmol/L，PCO_2 ↓1～1.3mmHg pH 的后两位数 ＝ PCO_2（如 PCO_2 ＝28，pH ＝7.28） HCO_3^- ＋15 ＝ pH 的后两位数（HCO_3^- ＝15，pH ＝7.30）	12～24h	10mmHg
碱中毒	↑HCO_3^-	↑PCO_2	HCO_3^- ↑10mmol/L，PCO_2 ↑6mmHg HCO_3^- ＋15 ＝ pH 的后两位数（HCO_3^- ＝35，pH ＝7.50）	12～24h	45mmHg
呼吸性					
酸中毒					
急性	↑PCO_2	↑HCO_3^-	PCO_2 ↑10mmHg，HCO_3^- ↑1mmol/L	几分钟	30mEq/L
慢性	↑PCO_2	↑HCO_3^-	PCO_2 ↑10mmHg，HCO_3^- ↑3.5mmol/L	3～5 天	42～45mEq/L
碱中毒					
急性	↓PCO_2	↓HCO_3^-	PCO_2 ↓10mmHg，HCO_3^- ↓2mmol/L	几分钟	18mEq/L
慢性	↓PCO_2	↓HCO_3^-	PCO_2 ↓10mmHg，HCO_3^- ↓5mmol/L	3～5 天	12～15mEq/L

第三节 单纯性酸碱平衡紊乱

形成单纯性酸碱中毒的机制：①酸或碱的生成增加；②酸或碱的排泄减少；③碱或酸的丢失增加。

一、单纯性代谢性酸中毒

单纯性代谢性酸中毒（Metabolic acidosis）是指血浆 HCO_3^- 原发性减少，导致血浆 pH 下降的酸碱平衡紊乱。按 AG 值的变化，代谢性酸中毒可分为 AG 增高型和 AG 正常型。

（一）原因

1. AG 增高型代谢性酸中毒　特点是血浆固定酸增多，AG 增高，血氯含量正常。常见原因：

（1）固定酸摄取过多：如大量服用阿司匹林，使血浆中的有机酸阴离子增多而引起酸中毒。

（2）固定酸生成过多：①乳酸酸中毒，见于休克、心力衰竭、低氧血症等，可导致组织细胞缺血缺氧，乳酸生成增加引起酸中毒。②酮症酸中毒，糖尿病时，因胰岛素相对或绝对不足使葡萄糖利用减少，脂肪加速分解，可生成大量酮体（β-羟丁酸、乙酰乙酸和丙酮），当超过外周组织氧化利用和肾脏排出能力时，可造成酮症酸中毒。

（3）固定酸排出减少：肾功能衰竭时，固定酸经肾排泄障碍而在体内蓄积，肾小管泌 H^+ 产 NH_4^+ 和重吸收 HCO_3^- 能力减弱，使血浆中的 H^+ 增高，SO_4^{2-}、HPO_4^{2+} 等相应增多。

2. AG 正常型代谢性酸中毒　特点是 AG 正常，血氯升高。常见的原因：

（1）摄入氯过多：见于长期或大量服用氯化铵、盐酸精氨酸等药物，在体内生成大量的 HCl，并消耗血浆中 HCO_3^-，导致酸中毒。

（2）经消化道丢失 HCO_3^- 过多：见于严重腹泻、小肠和胰腺外引流等情况。大量 $NaHCO_3$ 随肠液丢失，增强肾小管对 Na^+ 和 Cl^- 的重吸收，导致血浆 Cl^- 增高。

（3）肾脏泌 H^+ 功能障碍：①肾功能不全时肾小管泌 H^+ 和重吸收 HCO_3^- 减少。②肾小管性酸中毒，排 H^+ 功能障碍，血浆 H^+ 增高。③长期或大量应用碳酸酐酶抑制剂。如过多服用乙酰唑胺，造成肾小管上皮细胞生成 H_2CO_3 减少，肾小管泌 H^+ 和重吸收 HCO_3^- 障碍。

（二）对机体的影响

1. 心血管系统　①心肌收缩力减弱：血 H^+ 增高可引起心肌细胞代谢障碍，阻碍心肌细胞 Ca^{2+} 内流和肌浆网的 Ca^{2+} 释放，导致心肌收缩力减弱。②室性心律失常：多由于酸中毒时血钾升高引起，可出现传导阻滞、心室纤颤，甚至心搏骤停。③血管张力降低：H^+ 增高时，毛细血管前括约肌及微动脉平滑肌对儿茶酚胺的反应性降低，血管扩张，回心血量减少，血压下降。

2. 中枢神经系统　酸中毒时可影响细胞内氧化磷酸化过程，脑组织 ATP 生成减少，抑制性介质 γ-氨基丁酸生成增多，导致中枢神经系统代谢障碍，表现为意识障碍、嗜睡、昏迷，甚至因呼吸和血管麻痹而致死亡。

二、单纯性呼吸性酸中毒

单纯性呼吸性酸中毒（respiratory acidosis）是指 $PaCO_2$（或血浆 H_2CO_3）原发性升高，血浆 pH 下降的一种酸碱平衡失调，依据其病程长短可分为急性和慢性两种。

（一）原因

1. CO_2 排出减少　常见于呼吸通气功能障碍所致的 CO_2 排出受阻，具体包括：

（1）呼吸中枢抑制：如颅脑损伤、脑卒中、呼吸中枢抑制剂（吗啡、安定类）应用过量、酒精中毒等，呼吸中枢抑制引起呼吸减慢，导致 CO_2 潴留。

（2）呼吸肌麻痹：如重症肌无力、急性脊髓灰质炎、有机磷农药中毒、重度低钾血症等，呼吸肌乏力，肺泡扩张受限，导致 CO_2 排出障碍。

（3）呼吸道梗阻：如喉头水肿、痉挛、异物堵塞气管等，也可因支气管哮喘、慢性阻塞性肺部疾患导致。

（4）胸廓病变：如严重的胸部创伤、大量气胸及胸腔积液等，胸廓活动受限导致 CO_2 排出减少。

（5）肺部疾患：如呼吸窘迫综合征、急性心源性肺水肿、重度肺气肿等，因严重通气障碍和肺泡通气急剧减少而引起 CO_2 排出受阻。

（6）呼吸机使用不当：如通气量设置过低，使 CO_2 排出减少。

2. CO_2 吸入过多　如矿井塌陷时机体吸入过多的 CO_2 而引起。

（二）对机体的影响

呼吸性酸中毒对心脏的影响与代谢性酸中毒类似，不同的是 PCO_2 升高可引起一系列血管运动和神经精神障碍。

1. CO_2 对血管的舒张作用　体内的 CO_2 可直接扩张脑血管，使脑血流量增加，颅内压及脑脊液压增高，引起持续性头痛，尤以夜间和晨起时为甚。

2. 中枢神经系统功能障碍　主要起因于高碳酸中毒。常见于 $PaCO_2 > 80mmHg$ 时，早期症状为头痛、焦虑、不安等，晚期可见震颤、精神错乱、嗜睡、昏迷等"CO_2 麻醉"表现，严重时可产生肺性脑病。

三、单纯性代谢性碱中毒

单纯性代谢性碱中毒（metabolic alkalosis）是指血浆 HCO_3^- 原发性增高，导致血浆 pH 升高的一种酸碱平衡紊乱。根据应用盐水后的疗效可分为盐水反应性碱中毒和盐水抵抗性碱中毒两类。

（一）原因

1. H^+ 丢失过多

（1）经胃丢失：正常情况下，胃黏膜壁细胞能将胞质中的 CO_2 和 H_2O 催化生成 H_2CO_3，后者解离为 H^+ 和 HCO_3^-。H^+ 与来自血浆的 Cl^- 生成 HCl，进食时分泌到胃腔内，成为胃液的主要成分。HCO_3^- 则返回血液，一过性地使血浆 HCO_3^- 升高，称"餐后碱潮"。这种状况直到酸性食糜进入十二指肠，其内的 H^+ 刺激肠黏膜细胞和胰腺分泌大量 HCO_3^-，并与 H^+ 中和。剧烈呕吐时，大量 HCl 随胃液丢失，难以足量中和血浆中的 HCO_3^-，使血浆中 HCO_3^- 原发性升高，形成代谢性碱中毒。

（2）经肾丢失：①应用利尿药：长期应用某些利尿剂（如速尿）能抑制肾小管髓袢升支重吸收 Cl^-、Na^+ 和 H_2O，使远曲小管滤液中 Na^+ 和 Cl^- 增高，H^+ 锐降，并伴流量增大和流速加快，从而导致远曲小管和集合管泌 H^+、泌 K^+ 增加，重吸收 HCO_3^- 增多，Cl^- 随尿液大量排出，产生低氯性碱中毒。②盐皮质激素增多：原发性或继发性醛固酮增多症时，体内增多的醛固酮除可促使集合管保 Na^+ 排 K^+、泌 H^+ 外，还可刺激其泌氢细胞排泌 H^+，结果，血浆 H^+ 浓度降低，造成低钾性碱中毒。

2. 碱性物质负荷过量　常为医源性因素导致。如肾功能不全的患者输注过多的碳酸氢钠，或大量输入库存血（含柠檬酸盐），因肾小管对 HCO_3^- 的排泌障碍而使血浆 HCO_3^- 原发性升高。

3. H^+ 向细胞内转移　低钾血症时，出现细胞内、外 K^+—H^+ 交换，K^+ 移出细胞外，H^+ 进入细胞内，

血浆 H^+ 下降，形成代谢性碱中毒。此时，由于肾小管上皮细胞内 H^+ 增多，肾小管泌 H^+ 相应增加，尿液呈酸性称反常性酸性尿。

（二）对机体的影响

1. 中枢神经系统功能障碍　重度代谢性碱中毒时常有烦躁不安、精神错乱、谵妄、意识障碍等临床表现，其发生机制与血浆 H^+ 下降时，脑组织内 γ - 氨基丁酸生成减少，对中枢神经系统抑制减弱和血红蛋白氧离曲线左移所致的脑组织缺氧等有关。

2. 血红蛋白氧离曲线左移　受血浆 pH 升高的影响所致，Hb 与 O_2 的亲和力增强，引起血红蛋白氧离曲线左移，流经组织血液中的 Hb 不易释放 O_2，引起组织缺氧。

3. 血浆游离 Ca^{2+} 降低　常见于急性代谢性碱中毒，因血浆 H^+ 降低，血浆游离钙转化为结合钙，使血浆游离钙浓度降低，造成神经肌肉应激性增高，出现面部和肢体肌肉抽动、手足搐搦、惊厥等症状。

4. 低钾血症　为代谢性碱中毒所致。其发生机制：血浆 H^+ 降低时，细胞内外 H^+—K^+ 交换增多，H^+ 移出细胞外，K^+ 进入细胞内，可直接降低血 K^+。此外，肾小管上皮细胞泌 H^+ 减少，尿 K^+ 排出增多，导致低钾血症。

四、单纯性呼吸性碱中毒

单纯性呼吸性碱中毒（respiratory alkalosis）是指血浆 H_2CO_3 原发性减少，以致血浆 pH 升高的一种酸碱平衡紊乱。根据其发病时间可分为急性呼吸性碱中毒和慢性呼吸性碱中毒两种类型。

（一）原因

1. 低氧血症　如肺水肿、肺炎、间质性肺疾患等外呼吸功能障碍，或吸入气 PaO_2 过低，均可造成肺通气过度，以致 CO_2 排出过多。

2. 肺疾患　急性呼吸窘迫综合征（ARDS）、肺梗死、肺炎等所致的呼吸性碱中毒，其发生机制除低氧血症作用外，还与肺牵张感受器和肺毛细血管旁感受器受刺激，以致肺过度通气有关。

3. 呼吸中枢受到直接刺激　通常可直接刺激呼吸中枢，导致过度通气。常见的疾患有：①中枢神经系统疾病：如脑外伤、脑肿瘤、脑炎等。②精神障碍：如癔病发作。③某些药物：水杨酸、氨等。④机体代谢率过高：如甲状腺功能亢进、高热等。

4. 人工呼吸机使用不当　如通气量设置过大，患者 CO_2 排出过多。

（二）对机体的影响

呼吸性碱中毒时，低碳酸中毒可导致脑血流量减少，患者容易产生眩晕、抽搐（与血浆游离 Ca^{2+} 减少有关）、四肢及口周围感觉异常、意识障碍等临床表现。此外，多数重度患者血浆磷酸盐明显降低，细胞内 H^+ 下降，使糖原分解加强。

第四节　混合性酸碱平衡失调

混合型酸碱平衡失调是由各种原因引起的，由两个或两个以上原发改变和相应的代偿改变所构成的酸碱平衡失调。通常所说的复合型酸碱平衡失调是指各种单纯型代谢性酸碱平衡失常与单纯型呼吸性酸碱平衡失常同时出现。在呼吸性酸碱平衡失调中，不可能同时既存在呼碱，又有呼酸，所以没有呼碱和呼酸合并存在。而代谢性酸碱平衡失调则不然，代谢性酸碱平衡失调的类型很多，而残余阴离子（residual anion，RA）概念的引入使我们有可能对各种单纯型代谢性酸碱失衡加以区分，RA 为 HPO_4^{2-}、有机酸根离子和 SO_4^{2-} 之和。RA = ［（Na^+ + 11）－（BB + Cl^-）］mEq/l，RA 的正常值为 11mEq/L，RA 增高提示有酸中毒的存在，往往是复合型酸碱失衡中代酸存在的唯一线索。如果在此基础上再加上一种呼吸性酸碱失衡，就构成了三重酸碱失衡。复合型酸碱失衡的改变比较复杂，要根据病因、病程、干预措施（如机械通气等）、电解质及酸碱检查结果等，进行动态观察、综合分析，才能做出准确的判断。

混合性酸碱平衡紊乱（mixed acid – base disorders）是指在多种原因的作用下，同一患者同时出现 2 种或 3 种酸碱平衡紊乱类型的状况。

一、双重性酸碱平衡紊乱

（一）呼吸性酸中毒合并代谢性酸中毒

1. 原因　①心跳呼吸骤停；②急性肺水肿；③慢性阻塞性肺疾患伴严重缺氧；④累及心肌和呼吸肌的重度低钾血症；⑤药物及一氧化碳中毒等。

2. 特点　呼吸性和代谢性双重因素均促使向酸中毒发展，以致 HCO_3^- 减少时呼吸不能完全代偿，$PaCO_2$ 增多时肾脏不能代偿，呈严重失代偿状态，此时，血浆 pH 显著降低，SB、AB、BB 均下降，AB＞SB、AG 增大，血清 K^+ 浓度升高，伴有高钾血症。

（二）代谢性碱中毒合并呼吸性碱中毒

1. 原因　在危重患者较为多见，如低氧血症、败血症、机械通气过度、颅脑外伤、妊娠中毒症等导致呼吸性碱中毒的因素；而剧烈呕吐、胃肠引流、大量输入库存血或频繁应用利尿药等是引起合并代谢性碱中毒的主要病因。

2. 特点　呼吸性与代谢性的双重因素均促使向碱中毒发展，两者之间不能相互代偿，故而出现严重的失代偿状态，血浆 pH 升高明显，SB、AB、BB 均升高，AB＜SB、$PaCO_2$ 降低，伴有低钾血症。

（三）呼吸性酸中毒合并代谢性碱中毒

1. 原因　常见于慢性阻塞性肺疾患或慢性肺源性心脏病的患者，在通气未改善之前，因过多使用碱性药物（$NaHCO_3$）、过急过度人工通气，或大量应用利尿剂等导致。

2. 特点　呼吸性与代谢性的双重因素使血浆 pH 变化方向相反，效应相互抵消。故血浆 pH 可正常、略高或略低，AB、SB、BB 均升高，BE 正值增大。

（四）代谢性酸中毒合并呼吸性碱中毒

1. 原因　①慢性肝病、高血氨并发肾功能衰竭；②糖尿病、肾功能衰竭并发感染、感染性休克等危重患者伴发热或机械通气过度。

2. 特点　HCO_3^- 和 $PaCO_2$ 均显著降低（即小于代偿的最低值），pH 变动不大，可在正常范围内。

（五）代谢性酸中毒合并代谢性碱中毒

1. 原因　常见于肾功能衰竭或糖尿病伴剧烈呕吐、严重胃肠炎伴呕吐、腹泻伴低钾血症、脱水等情况。

2. 特点　因为引起血浆 HCO_3^- 升高和降低的原因同时存在，并相互抵消，故血浆 pH 和 HCO_3^- 可在正常范围内，$PaCO_2$ 可正常、略高或略低。若 AG 增大型代谢性酸中毒合并代谢性碱中毒，则测量 AG 值具有重要的诊断意义。

二、三重性酸碱平衡紊乱

由于呼吸性酸中毒和呼吸性碱中毒不可能并存发生于同一患者，故这种酸碱平衡紊乱只存在以下两种类型。

1. **呼吸性酸中毒合并 AG 增高性代谢性酸中毒和代谢性碱中毒**　其特点在于 $PaCO_2$ 明显增高，AG >16mmol/L，HCO_3^- 一般会升高，Cl^- 显著下降。

2. **呼吸性碱中毒合并 AG 增高性代谢性酸中毒和代谢性碱中毒**　其特点在于 $PaCO_2$ 降低，AG <16mmol/L，HCO_3^- 升高或降低，Cl^- 一般降低。

三、酸碱平衡紊乱的判断

对于酸碱平衡紊乱的实验室诊断，主要依赖于血气分析检测的系列指标。除测定指标 pH、PCO_2、PO_2 外，其余计算指标还有 12～16 项之多。根据这些指标，结合患者临床症状，对其酸碱中毒的类型，代偿程度以及治疗经过的观察，可以得到有价值的诊断。

（一）酸碱平衡紊乱的一般判断

当 pH、$PaCO_2$、HCO_3^- 以及 AG 值均在参考值范围内时，可认为机体无酸碱平衡失调发生。

1. **一般判断**　酸中毒 pH <7.35，碱中毒 pH >7.45；代酸 BE < -3mEq/L，或 RA >15mEq/L；代碱 BE >3mEq/L；PCO_2 <35mmHg，应考虑为呼吸性碱中毒；PCO_2 >45mmHg，应考虑呼吸性酸中毒；HCO_3^- <22mmol/L，应考虑代谢性酸中毒；HCO_3^- >27mmol/L，应考虑代谢性碱中毒；AG >16mmol/L，应考虑代谢性酸中毒。

2. **评价**　若患者临床症状不明显而 pH 有异常，则可从 $PaCO_2$（mmHg）和 HCO_3^-（mmol/L）变化程度进行区别，具体见表 11-3。

表 11-3　酸碱平衡紊乱的一般判断分析表

pH	$HCO_3^- \times PaCO_2$ 值	$PaCO_2$ 与 HCO_3 变化		诊断
<7.4	>1 000	$PaCO_2 \uparrow\uparrow\uparrow$	$HCO_3^- \uparrow$	呼吸性酸中毒
<7.4	>1 000	$PaCO_2 \downarrow$	$HCO_3^- \downarrow\downarrow\downarrow$	代谢性酸中毒
>7.4	<1 000	$PaCO_2 \downarrow\downarrow\downarrow$	$HCO_3^- \downarrow$	呼吸性碱中毒
>7.4	<1 000	$PaCO_2 \uparrow$	$HCO_3^- \uparrow\uparrow\uparrow$	代谢性碱中毒

以上的方法可初步评估 4 种单纯性酸碱平衡紊乱，但不够准确，只能作为参考。为避免对临床上存在的大量混合型酸碱平衡紊乱的错判或漏判，必须结合临床症状、完整的病史、治疗情况，并充分考虑机体的代偿能力，对患者的血液酸碱平衡紊乱作出较为客观全面的评价。酸碱平衡诊断步骤如图 11-1 所示。

（二）血液酸碱平衡失调综合判断

此法结合病史，血气分析及电解质测定，应用正常人群参考范围，通过酸碱平衡紊乱预计代偿公式以及电中和原理进行综合分析。

（三）血液酸碱平衡失调与血钾的关系

酸碱平衡失调可以影响到钾的平衡，反过来，血钾的高低也可造成酸碱平衡失调，上述几种情况总结如下：

1. 细胞外液 H^+ 增高（即酸中毒）引起高钾血症。

2. 细胞外液 H^+ 减少（即碱中毒）引起低钾血症。

3. 细胞外液 K^+ 增高引起酸中毒和"反常性碱性尿"。

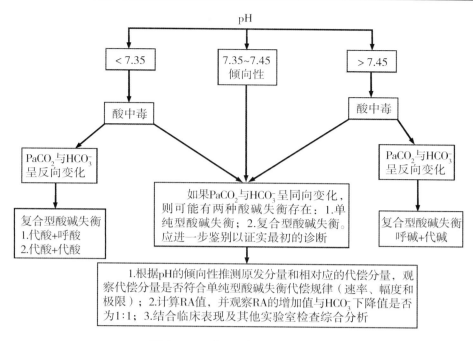

图 11 - 1 酸碱平衡诊断步骤示意

4. 细胞外液 K⁺ 降低引起碱中毒和"反常性酸性尿" 实际上不是所有酸中毒患者都有高血钾，也不是所有低血钾都有碱中毒，因为血钾浓度并不代表体钾的总量。在体钾总量不足但同时有脱水及严重酸中毒时（如腹泻），血钾可以正常。如果在此情况下测定血钾已有降低，则表示全身缺钾很严重；如果患者有低血钾病史而又有酸中毒，那么一旦用碱性药物纠正了 pH 后，应当预见到血钾将显著下降，应及时补充。

第五节 水、电解质与酸碱平衡紊乱的处理原则

一、水平衡失调处理原则

（一）脱水

1. 等渗性缺水 首先应尽可能同时处理引起等渗性缺水的原因，以减少水和钠的丧失。针对细胞外液量的减少，用平衡盐溶液或等渗盐水尽快补充血容量。脉搏细速和血压下降等症状常表示细胞外液的丧失量已达体重的 5%，可先从静脉给患者快速滴注上述溶液约 3 000mL（按体重 60kg 计算），以恢复血容量。如无血容量不足的表现时，则可给患者上述用量的 1/2～2/3，即 1 500～2 000mL，补充缺水量，或按红细胞压积来计算补液量。补等渗盐水量（L）＝红细胞压积上升值/红细胞压积正常值×体重（kg）×0.20，此外，还应补给日需要液量 2 000mL 和氯化钠 4.5g。

等渗盐水含 Na⁺ 和 Cl⁻ 各 154mmol/L，而血清内 Na⁺ 和 Cl⁻ 的含量分别为 142mmol/L 和 103mmol/L，两者相比，等渗盐水的 Cl⁻ 含量比血清的 Cl⁻ 含量高 50mmol/L。正常人肾有保留 HCO₃⁻、排出 Cl⁻ 的功能，故 Cl⁻ 大量进入体内后，不致引起高氯性酸中毒。但在重度缺水或休克状态下，肾血流减少，排氯功能受到影响。从静脉内输给大量等渗盐水，可导致血 Cl⁻ 过高，有引起高氯性酸中毒的危险。平衡盐溶液的电解质含量和血浆内含量相仿，用来治疗缺水比较理想，可以避免输入过多的 Cl⁻，并对酸中毒的纠正有一定帮助。目前常用的平衡盐溶液有乳酸钠和复方氯化钠溶液（1.86% 乳酸钠溶液和复方氯化钠溶液之比为 1：2）与碳酸氢钠和等渗水溶液（1.25% 碳酸氢钠溶液和等渗盐水之比为 1：2）两种。在纠正缺水后，钾的排泄会

有所增加，K$^+$浓度也会因细胞外液量增加而被稀释降低，故应注意低钾血症的发生。一般应在尿量达40mL/h后补充氯化钾。

2. 低渗性缺水　应积极处理致病原因。针对细胞外液缺钠多于缺水和血容量不足的情况，采用含盐溶液或高渗盐水静脉输注，以纠正体液的低渗状态和补充血容量。

（1）轻度和中度缺钠：根据临床上缺钠程度来估计需要补给的液体量。例如，体重60kg的患者，测定血清钠为135mmol/L，则估计每千克体重丧失氯化钠0.5g，共缺钠盐30g，一般可先补给一半，即15g，再加上氯化钠的日需要量4.5g，共19.5g，可通过静脉滴注5%葡萄糖氯化钠约2 000mL来完成。此外，还应给日需要液体量2 000mL，并根据缺水程度，再适当增加一些补液量。其余一半的钠，可在第2天补给。

（2）重度缺钠：对于出现休克者，应首先补足血容量，以改善微循环和组织器官的灌流。晶体液如乳酸复方氯化钠溶液、等渗盐水和胶体溶液如琥珀酰明胶、羟乙基淀粉、右旋糖酐和血浆白蛋白溶液等都可应用。但晶体液的用量一般要比胶体液用量大2～3倍。此后开始静脉滴注高渗盐水（3%氯化钠溶液）200～300mL，尽快纠正血钠过低，以进一步恢复细胞外液量和渗透压，使水分从水肿的细胞内移出。以后根据病情再决定是否需继续给予高渗盐水或改用等渗盐水。

一般可按下列公式计算需要补充的钠盐量：

需补充的钠盐量（mmol）＝［血钠的正常值（mmol/L）－血钠测得值（mmol/L）］×体重（kg）×0.60（女性为0.50）。

按17mmol Na$^+$＝1g氯化钠计算补给氯化钠的量。当天补给一半和日需量4.5g，其中2/3的量以5%氯化钠溶液输给，其余量以等渗盐水补给。以后可测定血清Na$^+$、K$^+$、Cl$^-$和做血气分析，作为进一步治疗时的参考。

（3）缺钠伴有酸中毒：在补充血容量和钠盐后，由于机体的代偿调节功能，酸中毒常可同时得到纠正，一般不需要在治疗的开始就使用碱性药物。如经血气分析测定，酸中毒仍未完全纠正时，可静脉滴注5%碳酸氢钠溶液100～200mL或平衡盐溶液200mL，以后视情况再决定是否继续补给。在尿量达到40mL/h后，应补充钾盐。

3. 高渗性缺水　应尽早去除病因，使患者不再丢失体液，以利机体发挥自身的调节功能。对于不能口服的患者，可经静脉滴注5%葡萄糖氯化钠溶液或0.45%氯化钠溶液，来补充已丧失的液体。估计需要补充已丧失的液体量有两种方法：

（1）根据临床表现的严重程度，按体重百分比的丧失来估计。每丧失体重的1%，补液400～500mL。

（2）根据血Na$^+$浓度来计算。补水量（mL）＝［血钠测得值（mmol/L）－血钠正常值（mmol/L）］×体重（kg）×4。计算所得的补水量不宜在当天1次补给，以免发生水中毒。一般可分2天补给。当天先给补水量的一半，余下的一半在次日补给。此外，还应补给日需要量2 000mL。

必须注意的是，血清Na$^+$测定虽有增高，但因同时有缺水，血液浓缩，体内总钠量实际上仍有减少。故在补水的同时应适当补钠，以纠正缺钠。如同时有缺钾需纠正时，应在尿量超过40mL/h后补钾，以免引起血钾过高。经过补液治疗后，若酸中毒仍未纠正，可酌情补给碳酸氢钠溶液。

（二）水中毒

预防水中毒的发生比治疗水中毒更为重要，对于容易发生抗利尿激素分泌过多者，如存在疼痛、失血、休克、创伤和大手术等诱发因素；急性肾功能不全的患者和慢性心功能不全的患者，应严格限制入水量。对水中毒患者，应立即停止水分摄入，在机体排出多余的水分后，程度较轻者，水中毒即可解除。程度较重者，除禁水外，用利尿剂促进水分排出。一般用渗透性利尿剂，如20%甘露醇或25%山梨醇200mL静脉内快速滴注，以减轻脑细胞水肿和增加水分排出。也可静脉注射袢利尿剂，如速尿和利尿酸。尚可静脉滴注5%氯化钠溶液，以迅速改善体液的低渗状态和减轻脑细胞肿胀。

二、电解质平衡失调处理原则

（一）钾平衡失调

1. 低钾血症　应尽早解除造成低钾血症的病因，以减少或终止钾的继续丢失。临床上较难判定缺钾的严重程度，可参考血清钾测定的结果来初步确定补钾量。血清钾＜3mmol/L，补给 K^+ 200～400mmol，一般才能提高血清钾 1mmol/L。血清钾为 3.0～4.5 mmol/L，补给 K^+ 100～200mmol，一般即可提高血清钾 1mmol/L。细胞外液的钾总量仅为 60mmol，如果从静脉中输注的含钾溶液过速，血钾即可在短时间内迅速增高，可引起致命的后果。补钾的速度一般不宜＞20mmol/h（1.5g 氯化钾），每天补钾量则不宜＞200mmol（15g 氯化钾）。如患者有休克，应先输给晶体或胶体溶液，以尽快恢复血容量。待每小时尿量＞40mL 后，再从静脉输给氯化钾溶液。低血钾时常伴有细胞外碱中毒，和钾一起输入的 Cl^- 可有助于减轻碱中毒。此外，氯缺乏还能影响肾保钾的能力，故输给 KCl，除可补充 K^+ 外，还可增强肾的保钾作用，有利于低钾血症的治疗。完全纠正体内缺钾需时较长，患者能够口服后，可服氯化钾缓释片。

2. 高血钾症　高血钾症的患者有心跳骤停的危险，故发现患者有高钾血症后，应立即停给一切带有钾的药物或溶液，并尽快处理原发疾病和改善肾功能，避免食用含钾量较高的食物，以免血钾增高。降低血清钾浓度的方法有：

（1）使 K^+ 暂时转入细胞内：①静脉注射 5% 碳酸氢钠溶液 60～100mL 后，继续静脉滴注碳酸氢钠 100～200mL。高渗碱性溶液可使血容量增加，K^+ 得到稀释，K^+ 移入细胞内或由尿排出，有助于酸中毒的治疗。注入的 Na^+ 也可对抗 K^+ 的作用。②用 25% 葡萄糖溶液 100～200mL，每 4～6g 葡萄糖加 1U 胰岛素静脉滴注，可使 K^+ 转移入细胞内，暂时降低血清钾浓度。必要时每 3～4h 重复给药。③肾功能不全，不能补液过多者，可用 10% 葡萄糖酸钙溶液 100mL、11.2% 乳酸钠溶液 50mL、25% 葡萄糖溶液 400mL，加入胰岛素 30U，作静脉持续滴注 24h，每分钟 6 滴。④静脉注射 10% 葡萄糖酸钙溶液 20mL，钙与钾有对抗作用，能缓解 K^+ 对心肌的毒性作用。葡萄糖酸钙可重复使用。也可用 30～40mL 葡萄糖酸钙加入静脉补液内滴注。

（2）应用阳离子交换树脂：每天口服 4 次，每次 15g，可从消化道携带走较多的钾离子。同时口服山梨醇或甘露醇导泻，以防发生粪块性肠梗阻。也可加 10% 葡萄糖溶液 200mL 后作保留灌肠。

（3）透析疗法：有腹膜透析和血液透析两种，一般用于上述疗法仍不能降低血清钾浓度时。

（二）钙平衡失调

1. 高钙血症　有下述情况时应紧急处理：血钙＞3mmol/L，有临床表现、不能口服和肾功能异常者。

（1）静脉输注生理盐水 5～10L，纠正脱水状态，必要时进行有创血流动力学监测。

（2）呋塞米 40mg 静注，注意不能加重脱水。伴有低钾血症或低镁血症患者，应同时予纠正。避免使用噻嗪类利尿药，因为可加重高钙血症。

上述治疗无效者，可用降钙素 0.5～4MRC U/kg，持续静脉输注 24h，或每 6h 1 次肌内注射。同时给予氢化可的松 25～100mg，每 6h 1 次静脉输注。血清钙增高达 4.5mmol/L 时，即有生命危险。对甲状旁腺功能亢进症应进行手术治疗，才能根本解除高钙血症的病因。对骨转移性癌症患者，可给低钙饮食和充足的水分，防止缺水，以减轻症状和痛苦。乙二胺四乙酸（EDTA）和硫酸钠等药物输注，均可以暂时降低血钙浓度。

2. 低钙血症　无症状的患者可口服葡萄糖酸钙片，1～4g/d，每 6h 1 次，可联合应用维生素 D（0.25μg，每天 2 次）。牛奶含钙量低，不适于补钙。

有症状的患者，可给予 10% 葡萄糖酸钙或氯化钙 10mL，10min 内静脉注入。如有碱中毒，需同时纠治，以提高血内离子化钙的浓度。必要时可多次给药（葡萄糖酸钙 1g 含 Ca^{2+} 2.5mmol；氯化钙 1g 含 Ca^{2+} 10mmol）。对需要长期治疗的患者可服碳酸钙、乳酸钙或葡萄糖酸钙，或同时补充维生素 D。

（三）镁平衡失调

1. 低血镁　首先纠正容量不足和低钾血症、低钙血症和低磷酸盐血症。震颤性谵妄或震颤性谵妄期间，第1h给予2g硫酸镁，随后在头24h内给予6g，每15min检查深部腱反射。若血镁＞3.5mmol/L，患者深部腱反射消失，此时应停止输注含镁溶液。

一般可按0.25mmol/（kg·d）的剂量补充镁盐。如患者的肾功能正常，而镁缺乏又严重时，可按1mmol/（kg·d）补充镁盐。常用氯化镁溶液或硫酸镁溶液静脉滴注。患者有搐搦时，一般用硫酸镁溶液静脉滴注，可以较快地控制抽搐。用量以每千克体重给10%硫酸镁0.5mL计算。静脉给镁时应避免给镁过多、过速，以免引起急性镁中毒和心搏骤停。如遇镁中毒，应立即静脉注射葡萄糖酸钙或氯化钙溶液。完全纠正镁缺乏需要时较长，故在解除症状后，仍应继续每天补镁1～3周。一般用量为50%硫酸镁5～10mmol（相当50%硫酸镁2.5～5mL），肌内注射或稀释后静脉注射。

2. 高血镁　首先用生理盐水纠正脱水，无肾功能衰竭的患者，应用呋塞米20～40mg静脉注射。酸中毒患者应改善通气，必要时静脉输注5%碳酸氢钠50～100mL。有症状的患者，予以10%氯化钙5mL静脉推注，以对抗镁的作用。

三、酸碱失衡处理原则

（一）代谢性酸中毒

治疗上以消除引起代谢性酸中毒的原因为主要措施。由于机体可通过加速肺通气排出CO_2、肾排H^+保Na^+和HCO_3^-来调节酸碱平衡的能力，因此只要病因被消除和增加补液来纠正缺水，轻度的酸中毒（血浆HCO_3^-＞16mmol/L者）常可自行纠正，一般不需要使用碱性药物治疗。

对血浆HCO_3^-＜10mmol/L的患者，应立刻用液体和碱剂进行治疗。常用碱性溶液为5%碳酸氢钠溶液，碳酸氢钠可离解为Na^+和HCO_3^-，HCO_3^-与体液中的H^+合成H_2CO_3，再离解为H_2O和CO_2，CO_2可由肺部排出，降低体内的H^+浓度，从而改善酸中毒。而Na^+留于体内，可提高细胞外液渗透压和增加血容量。5%碳酸氢钠溶液每20mL含有Na^+和HCO_3^+各12mmol。一般稀释为1.25%溶液后应用。在估计输给$NaHCO_3$的用量时，应考虑到体内非HCO_3^-缓冲系统的缓冲作用。因为输入体内的碳酸氢钠的一半会很快会被非HCO_3^-缓冲系统所释放的H^+结合。下列公式可计算拟提高血浆HCO_3^-所需的$NaHCO_3$的量。所需HCO_3^-的量（mmol）＝［HCO_3^-正常值（mmol/L）－HCO_3^-的测得值（mmol/L）］×体重（kg）×0.4。一般可将应输给量的一半在2～4h内输完，以后再决定是否继续输给剩下的量的全部或一部分。不宜过速地使血浆HCO_3^-超过14～16mmol/L，以免出现手足抽搐、神志改变和惊厥。过快的纠正酸中毒，还可引起大量K^+转移至细胞内，导致低钾血症，应注意避免。输注醋酸钾，可避免氯化钾引起的体内Cl^-过多。在酸中毒时，离子化Ca^{2+}增多，即使患者有总体的低钙血症，仍可无手足抽搐的低钙表现。但在纠正酸中毒后，离子化Ca^{2+}减少，便有发生手足抽搐的可能，应及时静脉注射葡萄糖酸钙予以纠正。

（二）代谢性碱中毒

治疗上应着重于对原发疾病的积极治疗。对胃液丢失引起的代谢性碱中毒，可输注等渗盐水或葡萄糖盐水，恢复细胞外液量和补充Cl^-，纠正低氯性碱中毒，使pH恢复正常。碱中毒时几乎都会伴发低钾血症，故须同时补给KCl，才有利于碱中毒的纠正，但补给钾盐应在患者尿量超过40mL/h后。对缺钾性碱中毒，必须补充钾才能纠正细胞内外离子的异常交换，并终止H^+从尿中继续排出。

治疗严重碱中毒时（血浆HCO_3^-45～50mmol/L，pH＞7.65），可应用盐酸的稀释溶液来迅速消除过多的HCO_3^-。输入的酸只有一半可用于中和细胞外HCO_3^-，另一半会被非碳酸氢盐缓冲系统所中和。采用下列公式计算需补给的酸量，即需要补给的酸量（mmol）＝［测得的（mmol/L）－目标HCO_3^-（mmol/L）×体重（kg）×0.4。下列公式也应用：［Cl⁻的正常值（mmol/L）－Cl⁻的测得值（mmol/L）］×体重（kg）×0.2，算出盐酸用量。第一个24h内一般可给计算所得的补给量一半。

纠正碱中毒也不宜过于迅速，一般也不要求完全纠正。在治疗过程中，可以反复测定尿内的氯含量，如尿内有多量的氯，表示补氯量已足够，不需再继续补充。

（三）呼吸性酸中毒

需尽快改善患者的通气功能和治疗原发病。必要时，予以气管插管或气管切开术，使用呼吸机改善换气功能。如因呼吸机使用不当而发生酸中毒，则应调整呼吸机的频率、压力或容量。单纯给高浓度氧，对改善呼吸性酸中毒的帮助不大，反而使呼吸中枢对缺氧刺激不敏感，呼吸功能更受抑制。

导致慢性呼吸性酸中毒的多为慢性肺疾患，故其治疗比较困难。一般方法为控制感染、扩张小支气管、促进排痰等措施，以改善换气功能和减轻酸中毒的程度。该类患者耐受手术的能力较差，围手术期容易发生呼吸衰竭，导致酸中毒进一步加重，故应做好围手术期的肺功能维护。呼吸性酸中毒时应慎用碱性药物，尤其是在通气尚未改善前要严加控制。一般在通气改善后可慎重应用三羟甲基氨基甲烷（THAM，一种不含钠的有机碱）。一般不用碳酸氢钠，以免加重高碳酸中毒和并发代谢性碱中毒。

（四）呼吸性碱中毒

应积极处理原发疾病。用纸袋罩住口鼻，增加呼吸道死腔，减少 CO_2 的呼出和丧失，以提高血液 PCO_2。也可给患者吸入含 $5\% CO_2$ 的氧气。如系呼吸机使用不当所造成的通气过度，应调整呼吸机。静脉注射葡萄糖酸钙可消除碱中毒时低钙引起的手足抽搐。

（南方医科大学附属南海医院 檀谊洪）

参 考 文 献

[1] 于泳浩，王国林. 围手术期液体治疗［M］//石汉平，詹文华. 围手术期病理生理与临床. 北京：人民卫生出版社，2010：707－718.

[2] 杨乃众. 水、电解质和酸碱失衡［M］//黄莛庭. 腹部外科手术并发症. 北京：人民卫生出版社，2000：136－145.

[3] 吴肇汉. 外科患者的体液失调［M］//吴在德，吴肇汉. 外科学. 北京：人民卫生出版社，2003：22－36.

[4] 廖二元. 水、电解质代谢和酸碱平衡失常［M］//叶任高，陆再英. 内科学. 北京：人民卫生出版社，2006：842－861.

[5] Shires III GT, Shires GT. Fluid and electrolyte management of the surgical patient［M］//Sabiston DC. Textbook of Surgery. 北京：科学出版社，1999：92－111.

[6] Brackett NC, Wingo CF, Muren O, et al. Acid-base response to chronic hypercapnia in man［J］. N Engl J Med, 1969, 280（3）：124－130.

[7] Halperin ML, Goldstein MB. Fluid, Electrolyte and Acid－Base physiology［M］. Philadelphia：W. B. Saunders, 1999：80－158.

[8] Hansen TK, Møller N. Acute Metabolic Complications of Diabetes：Diabetic Ketoacidosis and Hyperosmolar Hyperglycemia［M］//Holt RIG, Cockram C, Flyvbjerg A, et al. Textbook of diabetes. UK：Blackwell Science Ltd, 2010：546－554.

第十二章　胃肠恶性肿瘤术前评估与麻醉注意事项

一、心脏功能术前评估及麻醉注意事项

麻醉前初步评估包括采集病史，重点是了解心脏状况及进行必要的体格检查。与麻醉风险有关的是心血管疾病的类型和心功能的状态，超声心动图提供解剖结构的变化，还可评估心室功能。

冠心病患者可因冠状动脉狭窄、阻塞或冠脉痉挛而诱发心绞痛、心肌梗死、心力衰竭、心律失常或心搏骤停而死亡。心绞痛是冠心患者主要的临床表现，按其严重程度，加拿大心血管病学会将其分为 4 级：Ⅰ级，日常生活的体力活动不引起心绞痛，但在剧烈、节奏快、时间长的工作或娱乐时发生心绞痛；Ⅱ级，日常生活稍受限，平地行走 > 2 条街区或蹬楼梯 ≥ 2 层可诱发心绞痛；Ⅲ级，日常生活体力明显受限，平地行走 1 ~ 2 条街区或上一层楼梯即发生心绞痛；Ⅳ级，稍活动甚或休息即发生心绞痛。

不稳定性心绞痛，尤其加拿大标准Ⅲ ~ Ⅳ级者，围手术期心肌梗死发生率可达 28%，且死亡率高。故术前应改善心肌供血、控制心绞痛发作。通常给予 β 受体阻滞剂（阿替洛尔 25 ~ 50mg 或美托洛尔 25 ~ 100mg，每天 2 次）和硝酸甘油（舌下含服 0.6mg）及钙通道阻滞药（硝苯地平 40 ~ 80mg，每天 1 次）。药物治疗无效时，可考虑介入治疗。

围手术期急性心肌梗死的发生率 0.1% ~ 0.4%，在现今医疗条件下其死亡率仍不低于 10%，再次心肌梗死者死亡率高达 30%。心肌梗死后 < 3 个月（6 周内最危险）手术的再次心肌梗死率为 20% ~ 37%（> 6%），3 ~ 6 个月手术为 10% ~ 16%（> 2%），> 6 个月手术再次心肌梗死率 3% ~ 5%。心肌梗死后可否行非心脏手术，取决于心功能的恢复状况。凡心绞痛未控制、心电图（ECG）示 ST 段下移（≥ 0.2mV）、左室射血分数低下者（< 0.4），非急症手术应推迟。

一些慢性心律失常虽不作为手术的禁忌，但仍有手术危险性。频发室性早搏、室性或室上性心动过速以及严重心动过缓（< 50/min），未纠正前不宜手术。高度房室传导阻滞或病态窦房结综合征（SSS）致心率过缓者，应予临时起搏。

无论风湿性或先天性瓣膜病变，其手术危险性均取决于瓣膜损坏程度、心功能状态及其他重要器官的受累状况。

心力衰竭患者术前应给予正性肌力药及利尿药，重症可并用血管扩张药治疗，控制心绞痛与血糖、缓解心力衰竭。如手术并不急迫，待病情改善、心功能 < Ⅲ级后再予手术。

先天性心脏病的种类繁多，现知有 100 多种，凡有频发肺内感染、严重紫绀、晕厥或脑栓塞史、心脏扩大（心/胸 > 0.5）、严重肺动脉高压（MPAP > 50mmHg）、PaO_2 < 60mmHg、Hct > 0.5、流出道阻塞、左心射血分数（LVEF）< 0.4、伴器官功能障碍以及心脏复杂畸形者均为重症，麻醉危险性很大。紫绀术前每天至少吸氧 3 次，每次 30min。若 Hct > 0.5，应予输液（10mL/kg）使其降至 0.35 ~ 0.4。反复脑缺氧发作者，可静脉滴注普萘洛尔（0.01μg/kg）或（和）艾司洛尔（0.02 ~ 0.05mg/kg）以缓解漏斗部痉挛并减少分流量。肺动脉高压者除每天间断吸氧外，可静脉滴注前列腺素 E_1（PGE_1）[0.05 ~ 0.4μg/（kg·min）] 或吸入 NO（1 ~ 5ppm），也可滴注硝普钠（SNP）或氨力农。必须依赖开放的动脉导管方能维持生命的心脏畸形（肺动脉闭锁、主动脉弓中断等），亦应滴注 PGE_1 或 PGE [0.1 ~ 0.2μg/（kg·min）]。合并心力衰竭者应给予正性肌力药和利尿药，心功能改善后再予手术。心脏功能的临床评估可根据患者在日常活动后的表现估计，心脏功能分级见表 12 - 1。

表 12 - 1 心功能分级及其意义

心功能	屏气试验	临床表现	临床意义	麻醉耐受力
Ⅰ级	30s 以上	普通体力劳动、负重、快速步行、上下坡,不感到心慌气短	心功能正常	良好
Ⅱ级	20~30s	能胜任正常活动,但不能跑步或较用力的工作,否则心慌气短	心功能较差	麻醉处理恰当,麻醉耐受力仍好
Ⅲ级	10~20s	必须静坐或卧床休息,轻度体力活动后即出现心慌气短	心功能不全,避免增加心脏负担	麻醉前应准备充分
Ⅳ级	10s 以内	不能平卧,端坐呼吸,肺底啰音,任何轻微活动即出现心慌气短	心力衰竭	麻醉耐受力极差,手术必须推迟

以上方法虽然比较简单实用,但目前临床上常根据一些客观检查指标来反映左心功能,如心指数(Cardiac index,CI)、左室射血分数(ejection fraction,EF)、左室舒张末压(left ventricular end – diastolic pressure,LVEDP)等,这些指标与心功能的关系如表 12 - 2。

表 12 - 2 心功能分级与 CI、EF、LVEDP

心功能类别	EF	LVEDP	运动时 LVEDP	休息时 CI
Ⅰ	>0.55	正常,(≤12mmHg)	正常,(≤12mmHg)	>2.5L/(min·m²)
Ⅱ	0.5~0.4	≤12mmHg	≤12mmHg	>2.5L/(min·m²) ±
Ⅲ	0.3	>12mmHg	>12mmHg	>2.0L/(min·m²) ±
Ⅳ	0.2	>12mmHg	>12mmHg	>1.5L/(min·m²) ±

注:二尖瓣正常时,PCWP = LVEDP 1mmHg = 133.3Pa。

此外,连续心电图可用于检查心律失常或者心肌缺血的时段,将症状与检查联系起来。超声心电图用于评估整体和局部的心室功能,检查有无心包积液和先天畸形,当运动心电图不能明确诊断,基础心电图或存在不典型症状时,可做负荷超声心电图。

麻醉前患者可能存在焦虑不安的情绪,心脏疾病患者应用抗焦虑药会降低交感神经张力,因此不宜使用,而治疗服用心脏病的药物应继续服用,除外血管紧张素转换酶抑制剂、缓释或者长效药物及利尿药物。围麻醉期应尽可能维持血流动力学稳定。

二、肺功能术前评估及麻醉注意事项

麻醉前对患者重要系统和脏器功能进行客观评估,完善麻醉前的各项准备工作,对提高围手术期治疗的安全性具有重要意义。由于呼吸系统在麻醉中的特殊意义,因此详细了解既往病史和现病史至关重要,特别是呼吸系统相关的症状。然后结合体格检查和实验检查进行评估,才能做到恰当的麻醉准备。麻醉前要重点掌握有关病史和体检,以判断感染程度和肺功能减退程度。

呼吸困难(活动后)是衡量肺功能不全的主要临床指标:0 级,无呼吸困难症状;Ⅰ级,能较长距离缓慢平道走动,但懒于步行;Ⅱ级,步行距离有限制,走一或两条街后需要停步休息;Ⅲ级,短距离走动即出现呼吸困难;Ⅳ级,静息时也出现呼吸困难。慢性咳嗽多痰术后极易并发弥散性肺泡通气不足或肺泡不张,术前应用抗生素控制感染。感冒可显著削弱呼吸功能,呼吸道阻力增高可持续达 5 周,同时对细菌感染的抵抗力显著减弱,或使原有呼吸系统疾病加重。哮喘提示小气道明显阻塞,肺通气功能减退,但一般均可用支气管扩张药和肾上腺皮质激素治疗而获得缓解。哮喘患者围手术期的呼吸系统并发症可比呼吸系统正常的患者高4倍。急性大量咯血可能导致急性呼吸道阻塞和低血容量，甚至出现休克，有时需施行紧急手术，麻醉处理的关键在于控制呼吸道，必须施行双腔支气管插管。凡每天吸烟20支以上，并有10年以上历史者，即可认为已经存在慢性支气管炎，平时容易继发细菌感染而经常咳嗽咳痰，麻醉后则容易并发呼吸系统严重并发症。老年人易并发慢性肺疾病，并由此继发肺动脉高压和肺心病，这是高龄老人麻醉危险的重要原因之一。体重超过标准体重30%以上者为肥胖患者，易存慢性肺功能减退，术后呼吸并发症可增高2倍。

在评估呼吸系统时，应注意患者的体形和外貌，极度肥胖、胸廓畸形或脊柱侧弯者肺容积可明显减少，肺顺应性下降，容易发生肺不张和低氧血症。观察皮肤和黏膜的色泽，有无苍白或紫绀。成人平静呼吸时频率>25次/min是呼吸衰竭的早期表现。呼气费力常提示有气道梗阻。注意辅助呼吸肌是否参与呼吸运动。听诊时注意呼吸音的强弱、是否粗糙以及有无啰音，有高音调的喘鸣音提示小气道痉挛。

在术前评估中，肺功能的评估是一项很重要的内容。通气试验是评估气道疾病、气道收缩反应可逆程度及对药物治疗效果的常用方法。简易的肺功能试验：①屏气试验，正常人可以持续屏气30s以上，能持续屏气20~30s者麻醉危险性较小。<10s者，提示患者心肺代偿功能很差，麻醉手术风险很高。②测量胸围，深吸气与深呼气胸围差>4cm者，一般没有严重肺疾患或呼吸功能不全。③吹火柴试验，深吸气后快速吹气，能将15cm远的火柴吹熄者，提示肺储备功能良好。肺功能测验：第1s用力肺活量（FEV_1）主要反映大气道阻塞程度，不能说明外周气道的精细变化。用力呼气流量（FEF）25%~75%能较好地反映小气道状态。支气管痉挛时呼气峰值流量（PEFR）明显降低。最大通气量（MVV）是一种呼气试验，急性支气管痉挛发作时不适用。流速－容量环是小气道疾病的敏感指标，能够同时评估用力相关部分的呼气和非用力相关部分的呼气。临床上可以用术前测定的肺功能预测术后肺部并发症的危险性。当用力肺活量（FVC）小于预计值的50%、FEV_1<2L、FEV_1百分比小于预计值70%或MVV小于预计值50%时，有发生术后肺部并发症的中度危险；当FVC<15mL/kg、FEV_1<1L、FEV_1百分比小于预计值35%或FEF25%~75%<14L/s时，有发生术后肺部并发症的高度危险。动脉血气分析（ABG）也是评价肺功能的常用指标。在肺功能测验高度异常的哮喘患者（FEV_1小于预测值的25%或PEFR小于预测值的30%），可见到高碳酸中毒和（或）低氧血症。当$PaCO_2$>45mmHg时，术后出现呼吸系统并发症的危险明显增加。胸部影像学检查如胸部X线、MRI、CT用于发现或排除可引起呼吸功能障碍的胸廓、气管和肺组织的异常情况，如：胸廓畸形、脊柱严重侧弯、气管或支气管梗阻（包括气管外原因对气道压迫或牵拽以及气管内新生物引起的气道狭窄）、膈肌上移或运动障碍、气胸或胸腔积液、肺间质纤维化、肺大疱、肺气肿、毁损肺等。

呼吸系统有损害的患者在围麻醉期应谨慎。苯二氮卓类药物有良好的镇静和抗焦虑作用，但对呼吸中枢有抑制作用，慢性阻塞性肺疾病（COPD）患者对其尤其敏感，因此在用于呼吸功能障碍患者时应注意控制和调整剂量。镇痛药的使用目前仍有争议。吗啡能抑制由迷走神经介导的支气管痉挛，但又能升高血浆中的组胺浓度，引起气道阻力增加。虽作为麻醉前用药不大可能对气道产生直接或反射性作用的支气管痉挛，但镇痛药可使麻醉期呼吸抑制延长，故不主张麻醉前使用。抗胆碱能药物可解除迷走神经反射，减少气道分泌物，但会增加分泌物的黏稠度，不利于痰液排出。H_1受体拮抗药具有镇静和气道干燥作用，而H_2受体拮抗药则可诱发支气管痉挛，应避免使用。因此，重视术前呼吸系统的评估将减少围手术期呼吸系统并发症的发生，提高麻醉质量和保障患者安全。

三、肝功能术前评估及麻醉注意事项

肝脏接受的血流量是心排出量的20%~25%。肝动脉供给肝脏血流的20%~25%，肝需氧量的45%~50%；门静脉血流占肝血流75%，肝需氧量的55%。手术因影响肝血流和腹腔脏器血管而对肝脏功能的影响较麻醉显著，肝功能异常增加麻醉的难度。麻醉前对肝脏的评估需结合实验室检查与临床来判断肝功能的情况。肝脏具有蛋白质糖类等合成储存、胆红素代谢、药物代谢、凝血机制等重要的生理功能。通过实验室检查和临床可以反映肝脏的损害情况如下表12－3。

表 12 -3　肝功能评估

类别	轻度损害	中度损害	重度损害
血清胆红素（μmol/L）	<34	34～51	>51
血清白蛋白（g/L）	>35	28～35	<28
腹水	无	易控制	不易控制
神经症状	无	轻度	昏迷前期
营养状态	好	尚好	差、消瘦
手术危险	小	中	大

凝血机制正常对麻醉和手术非常重要，肝实质性病变，凝血因子（Ⅱ、Ⅶ、Ⅸ、Ⅹ）和内生抗凝物质如蛋白 C 和蛋白 S 合成减少；胆汁淤积减少了脂溶性维生素（维生素 A、维生素 D、维生素 E、维生素 K）吸收，影响凝血因子的合成；库普弗细胞吞噬功能下降，AT - Ⅲ 合成减少，易发生弥散性血管内凝血（DIC）；抗纤溶酶和抗纤溶原活化素合成减少，可引起原发性纤溶。术前需补充凝血因子和维生素等纠正凝血异常。在实施硬膜外阻滞前应考虑到凝血机制异常的可能性。

麻醉药物多数在肝脏代谢。吸入麻醉药氟烷代谢产物可引起免疫性肝炎，目前尚无其他吸入麻醉药引起肝炎的报道。巴比妥类药物、苯二氮卓类和阿片类药物主要用在肝脏中代谢，肝功能不全患者，其作用时间延长，低蛋白血症使蛋白结合率降低，药物活性增加，因此用药需谨慎。肝脏疾病亦影响肌肉松弛药物的代谢，潘库溴铵30%经肝胆系统清除，维库溴铵、罗库溴铵主要在肝脏代谢和排泄（>50%），因此在肝胆疾病患者作用时间延长；琥珀胆碱被肝脏合成的血浆假性胆碱酯酶降解，在肝脏功能不全时合成胆碱酯酶减少，其药效延长。在围麻醉期应通过避免使用和减少药物用量达到不加重肝脏负担的目的。

四、肾功能术前评估及麻醉注意事项

肾脏通过调节血流量渗透浓度酸碱电解质的平衡，以及分泌激素、排泄代谢产物，用药物来维持内环境的稳定。麻醉所引起的低血压、肾血管收缩等肾血流异常，其严重程度与持续时间有关。多数情况下影响是可逆的。大手术和长时间麻醉会加重术前已存在的肾功能异常，因此麻醉前对肾功能评估和制定预防措施尤为重要。

术前应系统全面地了解病史并进行体格检查。应了解有无多尿、烦渴、排尿困难、水肿、呼吸困难等症状和体征，并且熟悉相关的用药如利尿药、抗高血压药、洋地黄类及肾毒性物质。

对肾功能评价的实验室指标很多，其中内生肌酐清除率是推测肾储备功能的较好指标，其正常值为80～120mL/min。其他实验室检查，如尿液分析可对肾功能情况进行定性评价，尿电解质渗透浓度和尿肌酐检查有助于鉴别肾前性和肾性病变，血尿素氮和血肌酐因受其他因素影响而不敏感，二者正常比值为10∶1～20∶1。

肾脏是最重要的排泄器官，肾功能异常影响许多常用麻醉药物的作用，原因包括分布容积的改变，内环境稳态的改变，血清蛋白减少使与蛋白质结合的药物生物利用度增加，药物生物转化和排泄功能受损。因此药物选择和用量上要慎重，防止药物或者代谢产物在体内堆积，造成药效延长或者出现严重副作用。

慢性肾病患者常伴有其他脏器的病变，如高血压、凝血机制异常等，术前均应给予适当的治疗。慢性肾病患者长期使用利尿剂可使血容量下降和电解质紊乱。对这类患者应调整和纠正体液和血浆蛋白，增加对手术和麻醉的耐受程度。慢性肾功能衰竭患者配合血液净化如透析滤过等术前优化措施，也可实施麻醉，但耐受能力较低。慢性肾功能衰竭发展到尿毒症时，对需行肾移植手术或其他手术，应全面了解血透的情况，维持适当的血容量和电解质、酸碱平衡。

五、高血压术前评估及麻醉注意事项

高血压定义为收缩压≥140mmHg或舒张压≥90mmHg（血压的定义和分类见表12-4）。高血压病按其发病原因分为原发性高血压和继发性高血压。原发性高血压是以血压升高为主要临床表现伴或不伴有多种心血管危险因素的综合征，是多种心脑血管疾病的重要病因和危险因素，影响重要脏器，如心、脑、肾的结构和功能，最终导致这些器官的功能衰竭。继发性高血压是指由某些确定的疾病或病因引起的血压升高，其常见病因有肾实质性高血压、肾血管性高血压、原发性醛固酮增多症、嗜铬细胞瘤、皮质醇增多症和主动脉狭窄。无论原发性高血压还是继发性高血压，长期存在都将对重要的靶器官心脑肾和视网膜产生损害。

表12-4　血压的定义和分类

类别	收缩压（mmHg）	舒张压（mmHg）
正常血压	<120	<80
正常高值	120~139	80~89
高血压		
1级	140~159	90~99
2级	160~179	100~109
3级	≥180	≥110
单纯收缩期高血压	≥140	<90

注：当收缩压和舒张压分属于不同分级时，以较高的级别作为标准。

高血压患者麻醉危险性主要取决于重要器官是否受累以及其受累的严重程度。Glodman和Galdera证实了轻度到中度的高血压患者并没有增加术中发生较严重事件的风险。一些研究表明，术前未系统治疗，血压控制不佳或不稳定的高血压患者，术中发生血压不稳定，心脏节律障碍，心肌缺血和暂时性神经系统并发症的风险较大。高血压患者脑血流的自主调节能力已经发生改变，其对术中低血压的耐受减低。对患者的术前评估除了常规的询问病史外还应重点了解患者高血压的病因，高血压的严重程度和持续时间，目前的治疗，是否合并高血压并发症如胸痛、胸闷、气促、头晕、下肢水肿等。

高血压的潜在病因应尽可能明确，肾血管性高血压患者的手术死亡率比较高，术前未诊断出的嗜铬细胞瘤可能会引起致命的后果。

虽然高血压患者最有用的检查是眼底镜检查，因为明显的视网膜血管改变，通常与高血压的严重程度、动脉粥样硬化的进展和高血压对靶器官的损害呈正相关，但临床应用很少。

术前血压应控制在160/90mmHg以下为宜。术前服用的抗高血压药物尽可能用到术前。目前的常用的降压药物包括利尿剂、钙通道阻断剂、血管紧张素转化酶抑制剂、血管紧张素Ⅱ受体拮抗剂、β受体阻断剂。降压药有不同的麻醉并发症，如利尿药常可导致慢性的低血钾症和低镁血症，增加心律失常的风险。血管紧张素转化酶抑制剂可能会导致术中顽固性低血压的出现等。

心、脑、肾等靶器官损害的表现意味着高血压长期控制的不佳。心电图和胸片常作为心脏功能评估的最基础的检查，超声心动图可帮助发现左心室肥厚的出现。尿常规、血清肌酐清除率和血尿素氮的检查可帮助明确肾功能的损害。脑血管疾病史、短暂性脑缺血发作史可对脑血管功能的评估提供借鉴。行眼底镜检查可明确高血压性视网膜病变的发生。行电解质检查可明确有无电解质紊乱的情况，对相关电解质紊乱应于术前及时纠正。

高血压患者麻醉管理原则是在适当的范围内维持血压的相对稳定。长期高血压或血压控制欠佳的患者，由于脑血流自主调节发生改变，可能需要维持较高的平均动脉压以保证脑血流。长期高血压的患者绝大部分存在某种程度的冠心病和心肌肥厚，血压维持不能过高。高血压合并心动过速时，可引起或加重心肌缺血或心室功能不全的发生。因此一般情况下，动脉压应维持在较术前低 10% ~20% 的水平，对于术前存在明显的高血压的患者（＞180/110mmHg），动脉压应维持在正常高限（150 ~ 140/90 ~80mmHg）。

六、糖尿病术前评估及麻醉注意事项

糖尿病是一组以慢性血葡萄糖水平增高为特征的代谢性疾病，是由于胰岛素分泌和（或）作用缺陷所引起。长期碳水化合物以及脂肪蛋白质代谢紊乱可引起多系统的损害，导致眼睛、肾神经心脏血管等组织器官的慢性进行性病变功能减退及衰竭；病情严重或应激时刻发生急性严重代谢紊乱，如糖尿病酮症酸中毒、高血糖高渗状态等。糖尿病类型常见类型为 1 型糖尿病和 2 型糖尿病，前者是 β 细胞破坏，常导致胰岛素绝对缺乏；后者从以胰岛素抵抗为主，表现为胰岛素敏感性降低的胰岛素相对不足，其诊断标准见表 12 – 5。

表 12 – 5　糖尿病及其他类型高血糖的诊断标准

	血糖浓度（mmol/L）		
	静脉全血	静脉血浆	毛细血管全血
糖尿病			
空腹和（或）	≥7.0	≥6.1	≥6.1
服糖后 2h	≥11.1	≥10.0	≥11.1
糖耐量减低（IGT）			
空腹（如有检测）和	＜7.0	＜6.1	＜6.1
服糖后 2h	7.8 ~ 11.0	6.7 ~ 9.9	7.8 ~ 11.0
空腹血糖调节受损（IFG）			
空腹和	6.1 ~ 6.9*	5.6 ~ 9.9	5.6 ~ 6.0
服糖后 2h（如有检测）	＜7.8	＜6.7	＜7.8

注：mmol/L 转换 mg/L 为乘以换算系数 18。* 2003 年国际糖尿病专家委员会将 IFG 的界限值修正为 5.6 ~ 6.9mmol/L。

糖尿病患者围手术期的死亡率高于非糖尿病患者的 5 倍，其原因并非是糖尿病本身，而是其并发症所致的终末脏器损害。糖尿病长期的慢性高血糖导致的血管和神经病变，使糖尿病患者心、脑、肾疾病的发生率增高，如缺血性心脏病、糖尿病性肾病及脑血管疾病等，糖尿病伴发高血压的患者中 50% 的患者可能同时存在糖尿病自主神经病变，自主神经病变可限制心脏对血管内容量变化的代偿功能并使患者处于心血管系统不稳定状态（如诱导后低血压）甚至心源性猝死，同时自主神经病变可导致胃排空延迟，使误吸的风险增加，而外周神经病变可能影响区域麻醉阻滞的选择。因此对糖尿病患者术前评估应了解患者有无心脑血管病发生的病史，有无肾脏疾病及外周血管和神经病变的病史，了解目前的用药及血糖控制的情况，行心电图和超声心动图检查以了解有无心脏病变，行脑血流图检查有无脑血管的病变，行尿常规检查以了解尿中有无酮体，行肾功能检查以了解肾功能受损的情况。

糖尿病的治疗药物分为口服类药物如磺脲类、格列萘类、双胍类、噻唑烷二酮类、α 葡萄糖苷酶抑制剂、二肽基肽酶 IV（DPP IV）抑制剂等和注射类药物如胰岛素、胰升糖素样多肽 1（GLP – 1）类似药物等。

择期手术的糖尿病患者术前准备应达到如下标准：无酮血症，尿酮阴性；血糖控制在 7.0 ~ 10.0mmol/L；尿糖阴性或弱阳性；纠正同时存在的电解质等异常。糖尿病患者的手术通常安排在早上，以缩短术前禁食的时间，口服降糖药物至手术前一天的晚上，对于较大或大手术的患者术前一天应改用常规胰岛素。对于急症手术的患者应评估患者的代谢情况，如血糖、电解质、pH、尿酮体，应短暂推迟手术进行必要准备，给予胰岛素并补充钾和血容量。

糖尿病围手术期的管理应加强对血糖的监测，大手术应每隔 1 ~ 2h 和术后早期及时监测血糖，使血糖控制 8.3 ~ 11.1mmol/L，但不宜＞13.9mmol/L 或＜5.6mmol/L，如血糖＞13.9mmol/L，可静脉输注胰岛素 5 ~ 10U；血糖＜5.6mmol/L，可给予含糖液输入，输注后及时行血糖监测以调整胰岛素和含糖液的输入。术前有心脏自主神经病变的患者如体位性低血压和休息时心动过缓，在麻醉中可突然出现心动过缓和低血压对阿托品和麻黄碱无反应，其迅速有效的措施是静脉注射肾上腺素。麻醉有应及时发现可能存在的并发症如酮症酸中毒和高渗性非酮症昏迷并给予及时的处理。

七、甲状腺功能术前评估及麻醉注意事项

（一）甲状腺功能亢进

甲状腺功能亢进（简称甲亢）是由各种原因导致正常甲状腺素分泌的反馈机制失控，导致循环中甲状腺素异常增多而出现以全身代谢亢进为主要特征的疾病总称。

1. 甲亢患者的麻醉处理较为棘手，术前应对全身状况进行全面的检查与评估，重点是注意以下几个方面：

（1）是否合并糖尿病、心脏病、肌肉病变及贫血、肾小球肾炎、红斑狼疮等其他自身免疫疾病。

（2）本病常合并不同程度肾上腺皮质功能不全。

（3）应尽量明确甲亢病因，不同病因麻醉处理不同，如：Graves 病甲亢危象的发生率较高。毒性甲状腺肿若体积巨大，可压迫气管，影响通气。

（4）气道评估：肿大的甲状腺组织或腺瘤可压迫气管引起呼吸道梗阻，或使声门移位，气管插管困难。严重者长期气管压迫或使气管壁软化，手术切除甲状腺组织后，软化的气管壁失去支撑作用，术后可造成气管塌陷，引起窒息。术前应对气道进行充分的评估，必要时应行气管软化实验。

2. 甲亢患者无论是行甲亢手术治疗还是合并其他疾病的手术，为预防甲亢危象，应在控制其症状和体征后方可行择期手术。具体要求如下：

（1）基础代谢率 ±20%（基础代谢率 = 脉率 + 脉压 − 111），体重增加心率减慢并稳定在 80 次／分，脉压缩小，情绪稳定，全身症状改善或消失，T_3、T_4 正常。

（2）甲状腺手术前应用碘剂使甲状腺体积缩小、变硬。碘剂用量不足，腺体质软易碎，手术过程中易出血，术前应了解碘治疗过程。

（3）抗甲状腺药物及其他治疗药物（如他巴唑、丙基硫氧嘧啶，普萘洛尔等）应服用至手术当天早晨。术前应充分镇静，应适当增加镇静药的用量。但有呼吸道梗阻症状者，应减少用量。不用抗胆碱药或仅用东莨菪碱。术前用皮质激素治疗肾上腺皮质功能不全者，应给予应激量的激素。

（二）甲状腺功能低下

甲状腺功能低下（简称甲低）是由于各种原因致甲状腺素合成或分泌不足。甲状腺功能低下本身不需要手术治疗，但患者合并其他外科疾病常需要手术治疗，术前应重点对心脏、呼吸及其他重要器官的功能进行仔细的检查和评估。

（1）甲状腺功能低下性心脏病：是指甲低患者伴有心肌受损或心包积液。临床表现为心包积液、心脏扩大、心输出量减少，心电图示传导异常及肢体导联低电压。甲状腺素替代治疗有效。但要注意本病患者常合并高血压和冠心病，术前应积极治疗改善后方可行择期手术。心包积液伴心包填塞者，术前应行心包穿刺或先行心包部分切除术。

（2）甲低患者常合并不同程度的呼吸功能障碍，缺氧与二氧化碳蓄积。术前根据患者情况选择进行肺功能测定，动脉血气分析等检查，详细评估其呼吸功能，尤其注意以下几点：①口腔、舌及咽部组织黏液水肿可致上呼吸道狭窄及气管插管困难；②胃排空障碍，麻痹性肠梗阻都要注意呕吐误吸；③肿大的甲状腺可压迫气管；④此类患者常合并不同程度的睡眠呼吸暂停综合征（SAS）；⑤大量胸腔积液者，术前应行胸腔穿刺抽液；⑥控制肺部感染。

（3）明确甲低的原因，不同原因麻醉处理不同，如：桥本甲状腺炎是甲低的主要原因，要注意是否合并其他自身免疫性疾病。下丘脑及垂体病变者要注意是否合并肾上腺功能不全。

（4）纠正贫血，控制感染，纠正低血糖、电解质紊乱和酸碱失衡等。

（5）麻醉前应了解所服用的甲状腺制剂及服药过程、用量，同时应测定血 T_4、T_3 及 TSH 浓度。

（6）本病患者常合并不同程度的肾上腺皮质功能不全，围手术期应适当补充肾上腺皮质激素。

（7）本病无特殊禁忌的麻醉药，但由于患者全身组织器官功能减退，小剂量麻醉药可引起严重呼吸抑制，应适当减少麻醉药用量；术前慎用镇静药或仅用抗胆碱药。

八、高龄患者术前评估及麻醉注意事项

我国规定 59 岁以上者为老年，国际上多以 65 岁开始称为老年。对于健康的老年人来说，此时的生理变化和对药理的影响尚不显著，还不是生理意义上的老年。有些划分方法将 65～74 岁称为年长（eldly），75～84 岁称为老年（aged），≥85 岁为高龄老年（very old）。WHO 规定 45～59 岁为中年，59～74 岁为青年老年，75～89 岁为老年，90 岁以上为长寿老年。这些区分方法均尚未被普遍采用。纪年年龄（chronologic age）与"生理年龄"常不一致，在临床上"生理年龄"较之实际年龄更为重要。

（一）老年人的病理生理特点

1. 神经系统

（1）中枢神经系统：老年人神经系统呈退行性改变，储备功能降低。在从青年至老年的过程中，脑的重量减轻，体积缩小，有一定程度的脑萎缩，脑脊液则代偿性增加。脑组织的萎缩主要由于神经元的进行性减少。

健康的老年人其维系脑电活动、代谢和脑血流的内在机制仍近于保持完好无损。老年人脑血流量减少，脑血管阻力增加。老年人的脑血管自主调节功能一般仍能保持正常。但如果老年患者具有卒中和动脉粥样硬化的危险因素，则脑血管的舒张反应性降低，特别是对低氧的反应性降低，即低氧不能明显使脑血流量增加。脑的退行性改变表现在电生理方面，主要是电位振幅减小、冲动传递速度减慢。例如在 40 岁以后视觉诱发电位振幅减少，潜伏期约增加 20%。脊髓也同样经历着退行性改变的过程，神经元减少、神经胶质增生。据国外资料，65 岁以上老年性痴呆的发生率为 2.5%，75 岁以上则为 14%。

（2）周围神经系统和神经肌肉接头功能：老年人各种感觉的阈值均增高，包括视觉、听觉、触觉、关节位置觉、嗅觉、外周痛觉、温度觉等，此种情况可因特殊感觉器官的退行性改变而加速。

老年人的骨骼肌无明显的普遍性的改变，其酶系统也保持相对完整。因此老年人对非去极化型肌松药的敏感性很可能无明显下降。至于在某些老年人中见到的对琥珀胆碱的敏感性增加，则是由于血浆胆碱酯酶浓度降低而非由于神经肌接头的改变。

（3）自主神经功能：自主神经系统同样也经历着退行性改变的过程，神经元丧失、神经纤维数量减少，传导减慢，受体和神经递质在数量和功能方面发生改变。

老年人自主神经反射的反应速度减慢，反应强度减弱。其压力反射反应、冷刺激的血管收缩反应和体位改变后的心率反应均启动较慢，反应幅度较小，不能有效地稳定血压。故老年人不易维持血流动力学的稳定，其适应外界因素改变的能力和反应速度下降。老年人自主神经系统的自我调控能力差，如使用能降低血浆儿茶酚胺水平或能破坏终末靶器官功能的麻醉药，或采用迅速阻滞交感神经的麻醉技术如蛛网膜下腔阻滞或硬脊膜外腔阻滞，都很可能导致低血压。如患者在手术前因代偿严重的器官疾患（如充血性心力衰竭）其内源性自主神经活性已经很高，则此种脆弱的平衡更易被打破。

2. 心血管系统

（1）血管：随着年龄的增长，主动脉和周围动脉管壁增厚，硬化程度增加，对血流的阻抗增加，收缩压、脉压增加。一般来说，与年龄有关的大动脉僵硬度的增加会增加心搏出量射血的阻抗也提高主动脉舒张压。动脉弹性的丧失则使脉压增宽和舒张压下降。老年人血压的上升也可能还与血浆中去甲肾上腺素水平随年龄的增长而升高有关。冠状动脉的硬化过程开始较早，在达到某一临界阶段以前不表现出临床症状。冠状动脉梗死的发病率随年龄增长而增加。静脉血管壁则弹性减弱，使血液淤积。

（2）心脏：在无明显疾病的情况下，心脏亦随年龄的增长呈退行性改变。在解剖学上的主要改变是心室壁肥厚、心肌纤维化的严重程度加重以及瓣膜的纤维钙化。左室心肌渐行肥厚，从 30 岁至 90 岁平均每岁增加 1～1.5g，这主要与心脏后负荷进行性增加有关；左室顺应性下降，左房容积亦继而增加；左房室瓣在舒张早期的开放速率随年龄增长而降低。在心室顺应性降低时，血管内容量或静脉容量对于循环的稳定就成为更加重要的决定因素。因为增龄使患者成为容量依赖性，也难于耐受容量负荷，即心腔僵硬度的增加使患者的血流动力学功能仅能适应于窄范围内的舒张末期压力和容积。老年人心脏传导系统中弹性纤维及胶原纤维增加，心外膜脂肪存积，可包围窦房结甚至参与病态窦房结的发生、发展过程。窦房结起搏细胞在近 59 岁时开始减少，希氏束亦随增龄变老而细胞减少，纤维和脂肪组织增加，出现淀粉样浸润。增龄变老过程使左心支架（包括左房室瓣和主动脉瓣环、中央纤维体、近端室间隔）不同程度的纤维化，房室结、希氏束、左右束支的近端均可能受到影响，这是老年人慢性房室传导阻滞的常见原因。

一般认为老年人心功能降低。但在健康老年静息时年龄增加对左室收缩功能的影响轻微。较近的研究表明，健康好动的老年人其静息时心指数的下降是与其骨骼肌的减少和伴随无脂肪组织减少而下降的代谢率成正比或平行的。

由于老龄使心室肥厚，心室腔的弹性降低，舒张期充盈较慢，故更多地依赖于心房收缩。如果丧失窦性节律和心房收缩将严重影响老年人的心排血量。舒张功能障碍是老年人血流动力学功能不全的常见原因。心律失常的发生率随年龄增长而增加，以室上性和室性期前收缩为多见。

老年人的心血管功能除受衰老进程的影响外，还常受到各种疾病的损害，在老年人中约 50%～65% 有心血管疾病。故在评估其心血管功能状态时应特别重视其储备功能，在围手术期要特别注意对心功能的支持、维护和及时处理。

3. 呼吸系统　呼吸系统的功能随年龄增长而减退，特别是呼吸储备和气体交换功能下降。

（1）通气调节的改变：老年人在睡眠中易出现呼吸暂停和血氧饱和度降低，有睡眠呼吸暂停综合征者较易在恢复室发生呼吸暂停和呼吸道梗阻，需加警惕和采取预防性措施。老年人对高二氧化碳和低氧的通气反应均降低，表现为潮气量增加不足，而通气频率仍维持原水平，致每分钟通气量无明显增加，极可能是呼吸中枢本身功能改变所致。易造成低氧血症，引起心律失常、心绞痛发作甚或心力衰竭。

（2）气道及肺实质：大、小气道均随增龄老化而顺应性增加，变得较为松软，在用力呼气时气道容易受压，致最大呼气流速下降并使余气量增加。在 30 岁以后，呼吸性细支气管和肺泡管进行性扩大，其变化类似于肺气肿，肺泡隔破坏，总的肺泡表面积下降，解剖无效腔和肺泡无效腔均进行性增加。由于随年龄增长肺弹性硬蛋白发生质量恶化，老年人肺的弹性回缩力进行性下降，肺的静态顺应性增加，但也因此使扩张肺泡和小气道的负压减少，影响吸入气的恰当分布，肺低垂部小气道的闭合倾向增大，这种倾向又因气道松软而加强。余气量渐进增加而肺活量逐渐降低。闭合气量呈进行性增大，当气道闭合发生在功能余气量以上时（可能在 45 岁以上发生），则在潮气量呼吸时肺底部即可发生气道闭合。从以上不难看出，老年人有进行性的通气/血流比值失调，损害氧合甚至降低二氧化碳的排出效率。

（3）胸廓：随年龄增加胸壁的僵硬程度亦渐增加，这主要是由于肋骨及其关节的纤维化、钙化所致。此种僵硬减少呼吸"风箱"的有效性，并在一定程度上限制肺的机械活动，肺的动态顺应性和总顺应性降低或变化不大，老年人的呼吸做功因此需要增加。而老年人呼吸肌萎缩，呼吸肌的收缩强度和收缩速率均渐进下降，最大通气时胸内正负压的变化幅度均减少；在呼气末膈肌变平，膈肌收缩时所能产生的张力较小，可见呼吸的机械效能降低。老年人可能不能进行有效的咳嗽，甚至膈肌在工作水平时出现疲劳而致呼吸衰竭。任何增加呼吸肌负担或降低其能量供应的因素均可使老年人受到呼吸衰竭的威胁。

概括起来，胸壁僵硬、呼吸肌力变弱、肺弹性回缩力下降和闭合气量增加是造成老年人呼吸功能降低的主要原因。基于上述变化，老年人在应激时易于发生低氧血症、高二氧化碳血症和酸中毒。在围手术期应注意监测、维护和支持呼吸功能，防止呼吸并发症和呼吸衰竭的发生。

4. 消化系统和肝脏　老年人胃肠道的退行性改变主要表现在：胃肠道血流量降低，胃黏膜有某种程度的萎缩，唾液及胃液分泌减少，胃酸低，胃排空时间延长，肠蠕动减弱。但一般对老年人的消化、吸收功能没有大的影响。老年人可有食欲减退，术后肠胀气的机会可能较多。结肠平滑肌收缩力降低可能是老年人常发生便秘的原因之一。

老年人肝脏重量减轻，肝细胞数量减少，肝血流也相应降低。老年人肝合成蛋白质的能力降低，血浆蛋白减少，血清蛋白与球蛋白的比值降低。虽然男性老年人常有血浆胆碱酯酶活性的降低，但对肝细胞内酶系统的研究表明，其微粒体和非微粒体酶的活性与青年人相同，说明在无疾病时年龄增加对肝细胞酶的功能没有引起质的改变。但在老年人，阿片类、巴比妥类、苯二氮卓类、异丙酚、依托咪酯、大多数非去极化肌松药以及其他一些需经肝脏进行生物转化的药物，其血浆清除率降低。合理的解释看来是，功能性肝组织的减少以及随之肝血流灌注量的降低是最重要的因素。另外，值得注意的是，老年女性比老年男性能更经常地维持肝细胞对几种苯二氮卓类药的正常清除速率。

5. 肾脏和水、电解质及酸碱平衡　增龄老化对肾的主要影响是肾组织萎缩、重量减轻，肾单位数量平行下降，到 80 岁时较青年人肾脏总体积约减少 30%。增龄也通过对肾血管的影响损害肾功能。肾血流量在 40 岁以前一般尚可保持良好，其后进行性下降，约每 10 年降低 10% 或稍多，主要为肾皮质血流量下降。至 80 岁时肾血流量可降低 50%，此时约一半肾功能单位已丧失或无功能。肾小球硬化进一步损害肾的滤过功能。肾血浆流量的下降较肾组织的改变为剧，肾小球滤过率（GFR）约每 10 年下降 0.133mL（s·1.73m^2）即 8mL/（min·1.73m^2），老年人肾小球滤过率（GFR）一般降低 30%~40%，近 80 岁时可降低 50%。肌酐清除率约从 30 岁以后开始下降，65 岁以后降低的速度加快，平均约每 10 年减少 0.277mL（s·1.73m^2）即 16.6mL（min·1.73m^2）。从成年至老年约降低 40%。由于老年人骨骼肌萎缩，体内肌酐生成减少，尿中肌酐排出减少，故血清肌酐浓度仍维持在正常范围内。

尽管老年人其残留的肾功能在满足基础需要的情况下可以避免严重的氮质血症或尿毒症，但可用于经受极度的水、电解质失衡的肾功能储备是很有限的。老年人对葡萄糖的最大吸收速率降低。其肾脏保钠的能力较差，肾素 - 血管紧张素 - 醛固酮系统反应迟钝、肾单位减少、每肾单位溶质负荷加重可能均是造成其保钠能力下降的原因，故老年人易于出现低钠血症。但老年人 GFR 降低，对急性的钠负荷过重也不能适应，可造成高钠血症。老年人肾素 - 醛固酮反应迟钝（功能性低醛固酮症），GFR 又明显下降，存在发生高钾血症的潜在危险；但另一方面，由于无脂肪组织的减少降低了全身可交换钾的储备，又易于出现医源性低钾血症。

老年人肾浓缩功能降低，保留水的能力下降，遇有对水摄入的限制或因口渴感缺乏而摄入不足可出现高钠血症；另一方面，应激反应所致 ADH 过度分泌或某些药物影响水的排出也使老年人有发生水中毒的危险。

老年人肾血流供应的降低和心排血量的重新分布无疑增加了肾对缺血的易感性。

老年人的肾功能改变对药代动力学的主要影响是，需经肾清除的麻醉药及其代谢产物的消除半衰期延长，从老年人的肾功能改变不难体会：①对维持老年人的水、电解质和酸碱平衡要进行适当的监测，精确的计算和调节；②对经肾排泄的药物要注意调整剂量；③尽可能避免增加肾脏过多的负担，避免使用有肾毒性的药物。

6. 内分泌系统及代谢　神经系统与内分泌系统相互作用的主要部位在下丘脑。增龄老化使下丘脑体温调控区神经元减少，下丘脑中多巴胺和去甲肾上腺素含量减少。随年龄增长下丘脑对葡萄糖和肾上腺糖皮质激素变得较不敏感，对甲状腺激素却较为敏感。受体数量减少可能是其对一些激素和代谢产物反应降低的原因。

老年时神经垂体的重量增加，对渗透性刺激的反应性较青年人为高，释放 ADH 较多，致血中水平较高；老年人血管对抗利尿激素（ADH）的敏感性也比青年人为高。腺垂体靶腺轴，除促性腺功能方面外，增龄老化过程引起的改变有：①腺体萎缩和纤维化；②血浆激素水平可维持正常；③激素的分泌速率及其代谢降解率均降低；④组织对激素的敏感性发生改变；⑤下丘脑和垂体对负反馈调节的敏感性降低。

健康的老年人在中等程度的应激状态下仍能正常地增加 ACTH 和皮质醇的分泌，可以耐受中等程度的应激。到 80 岁时肾上腺重量约减少 15%。

所有老年人糖耐量均降低，其原因可能为胰岛素拮抗或胰岛素功能不全，也可能与增龄所致肌肉等无脂肪组织减少致可储存碳水化合物的场所减少有关。在围手术期对老年人不应静脉输用大量含糖液体。

由于肌肉组织的丧失，在体力活动多的老年男性其最大氧耗量约降低 30% ~ 50%。无论老年男性或女性静息时均有明显的氧耗降低，从 30 岁以后基础代谢率约每年降低 1%，基础的静息代谢活动的下降程度是与无脂肪组织随年龄增加而耗损成正比的。体热的产生也与之平行下降，老年人体温调节能力降低，在周围环境温度下降时，血管收缩反应减弱，寒战反应也较微弱，体热容易丧失过多出现体温下降或意外的低温，手术期间应注意保温。另一方面，在温热的环境下其外周血管扩张反应也减弱。

老年人体液总量减少，特别是细胞内液明显减少。过去长期认为血浆容量随年龄增长而下降，与细胞内液情况相似，现知在健康和活跃的老年男女仍能较好地维持血浆容量。

7. 血液系统　在无疾病的情况下，增龄老化对于循环的红细胞总量、白细胞计数、血小板的数量或功能和凝血机制均极少影响。骨髓总量和脾脏体积随年龄增长而渐行缩减，使老年人对贫血时的红细胞生成反应减弱、红细胞脆性增加。但老年人的贫血常是由于疾病而不是由于年龄增长的生理过程所致。增龄老化使免疫反应的选择性和有效性受到抑制，使老年人易于受到感染。免疫反应的低下与胸腺的退化和 T 细胞的功能改变有关。有关肾上腺和内分泌功能的一些研究表明，老年人在应激时的神经内分泌反应一般无损或只受到轻度的损害。

8. 心理方面问题　老年外科患者在心理方面的苦恼与青年人并无基本的差别，但关注的内容可能各异。老年人考虑较多的是：①了解并感到自己在许多方面储备降低或不足，担心不能耐受手术；②担心可能因此丧失独立进行日常生活的能力；③担心可能需长期住院（或其他医疗机构）；④经济问题、家庭问题、社会交往、孤寂等；⑤下意识地或感情上感到自己很可能接近死亡。但另一方面，老年人在面对癌症时较青年人或中年人要平静得多。

存在着对老年人的各种偏见，医师应该不抱偏见。事实上老年人探索、思考，与医师合作同意治疗的能力是没受到损害的。在手术前老年患者可能日益全神贯注于往事，耐心而尊重地聆听患者的叙述可能有助于麻醉医师从心理方面作术前准备。如果老年患者表现得过分倾注于琐事或过去的经验，可能提示有内源性或反应性抑制，有内源性抑制者术后发病率和死亡率较高，老年人从内源性抑制恢复常需较长时间。总之，与青年人相比，老年人在情感障碍和心理异常方面的发病率较高。

9. 其他　老年人机体构成成分的变化将对麻醉药和辅助药等的药代动力学发生影响。与青年人相比，到 59 岁时男性体重约增加 25%，女性则约增加 18%。59 岁以后，体重急速减轻，降至接近年轻时或更低水平。从中年到老年机体构成成分逐渐变化，增龄使脂肪对体内水分的相对比例稳定增加。由于机体脂肪的增加，就等于体内增加了一个麻醉药和其他脂溶性药物的贮存库。

老年妇女的全身脂肪常特别惹人注目地增长，另一方面骨质疏松使骨质丢失、细胞内水分显著减少，故其全身体重变化轻微。男性老人则普遍多处组织丢失、脂肪组织及骨质均中度减少、细胞内和间质内水分减少（与骨骼肌萎缩有关）。

此外，解剖上的一些老年性改变，如牙齿的脱落、脊柱一些韧带的钙化等都对麻醉的实施有影响。

（二）术前估计及麻醉前准备

老年人由于全身性生理功能降低，对麻醉和手术的耐受能力较差，并存其他疾病的发生率高，因而麻醉和手术的风险普遍高于青壮年患者。术前对患者的全身情况和重要器官功能进行检查；对其生理和病理状态作全面评估；对原发病和并存症积极治疗，使其在最佳生理状态下实施麻醉和手术。这是提高麻醉、手术成功率和安全性，降低术后并发症和死亡率的重要环节。

术前估计包括患者的全身状况及心、肺、肝、肾等重要器官的功能，以及中枢神经系统和内分泌系统的改变。应详细了解患者的现在和过去病史，通过体格检查、实验室和影像检查，必要时增加一些特殊检查，对所获得的资料加以综合分析，一旦诊断明确，应及早对异常状态进行治疗。

老年人麻醉、手术的危险，主要与原发病的轻重，并存疾病的多少及其严重程度密切相关。在评估麻醉和手术的风险程度时，一般均需考虑患者、手术、麻醉三方面的危险因素，这些因素之间存在着辩证的消长关系，每一具体因素也存在着程度上的差别。一般情况下，危险因素越多、程度越重或其性质越严重则风险越大。

老年人由于衰老过程所带来的生理改变，虽然增加了手术和麻醉的风险，但其危险程度远不如其术前存在的并存症以及并存症发展加重的可能性。一般而言，外科患者的年龄越大，存在与年龄有关的疾病的概率就越高，其体格状态也就可能越差。老年患者术前的病情及体格状态与围手术期的发病率有明确的相关性。对病情和体格情况的粗略评估一般采用美国麻醉医师协会（ASA）分级标准，就发病率和死亡率的高低而言，ASA4 级＞ASA 3 级＞ASA 2 级和 ASA 1 级。老年外科患者常并存有各种疾病，如高血压、冠心病、慢性呼吸系统疾病、慢性肾脏疾病、慢性肝脏疾病、代谢性疾病等。据统计，老年患者有 4 种以上疾病者约占 78%，有 6 种以上疾病者约占 38%，有 8 种以上疾病占 3%。这些疾病对老年人已经减退的各脏器系统的功能有广泛和（或）严重的影响，将进一步损害重要器官的储备功能，增加麻醉和手术的危险。可见老年患者手术时的病情和体格情况是头一项重要的危险因素。其次，急症手术是另一个危险因素。与择期手术相比，急症手术的危险要增加 3 ~ 10 倍，其原因是多方面的，例如：急症手术各方面的条件要比正常情况下的择期手术差；术前评估和术前准备不足；急症情况本身的严重程度及其急性后果对老年患者所造成的影响等。感染和脓毒症则无疑会危及患者的生命。再者，手术部位和手术创伤大小也是决定围手术期危险大小的一个重要因素。在老年人，手术部位浅表或创伤小的手术与体腔、颅内或创伤大的手术相比，其死亡的危险相差 10 ~ 20 倍。此外，老年人常服用多种药物，药物的不良反应常对老年人构成严重的威胁。

（三）麻醉前用药

老年人对药物的反应性增高，对麻醉性镇痛药（如哌替啶、吗啡）的耐受性降低。因此，麻醉前用药剂量约比青年人减少 1/3 ~ 1/2。麻醉性镇痛药容易产生呼吸、循环抑制，导致呼吸频率减少、潮气量不足和低血压，除非麻醉前患者存在剧烈疼痛，一般情况下应尽量避免使用。老年人对镇静、催眠药的反应性也明显增高，易致意识丧失出现呼吸抑制，应减量慎重使用，一般宜用咪达唑仑 3 ~ 5mg 肌内注射，少用巴比妥类药，也有主张麻醉前只需进行心理安慰，不必用镇静催眠药。老年人迷走神经张力明显增强，麻醉前给予阿托品有利于麻醉的实施和调整心率。如患者心率增快、有明显心肌缺血时应避免使用，可以东莨菪碱代之。然而东莨菪碱常出现的兴奋、谵妄，对老年人一般属于禁忌，应酌情慎用。

（中山大学附属第一医院　孙来保　徐　辉　魏　明　冯璐璐）

参 考 文 献

[1] 庄心良，曾因明，陈伯銮. 现代麻醉学 [M]. 北京：人民卫生出版社，2003.

[2] 陈志扬. 临床麻醉难点解析 [M]. 北京：人民卫生出版社，2010.

[3] 孙大金. 实用临床麻醉学 [M]. 北京：中国医药科技出版社，2008.

[4] 吴在德，吴肇汉. 外科学 [M]. 北京：人民卫生出版社，2007.

[5] 刘俊杰，赵俊. 现代麻醉学 [M]. 北京：人民卫生出版社，2005.

[6] 徐启明，李文硕. 临床麻醉学 [M]. 北京：人民卫生出版社，2003.

[7] 徐启明. 临床麻醉学 [M]. 北京：人民卫生出版社，2006.

[8] Morgan GE. 摩根临床麻醉学 [M]. 北京：人民卫生出版社，2007.

[9] Yao FF. 麻醉学 [M]. 北京：北京大学医学出版社，2009.

[10] 陆再英，钟南山. 内科学 [M]. 北京：人民卫生出版社，2008.

[11] 郑利民. 少见病的麻醉 [M]. 北京：人民卫生出版社. 2004：66 - 75.

[12] Peter F Dunn，Theodore Alston，Keith Baker，et al. Clinical Anesthesia Procedures of the Massachusetts General Hospital [M]. Lippincott Williams&Wilkins，2006.

第十三章　胃肠恶性肿瘤手术麻醉

　　手术是治疗外科疾病的有效方法，但手术引起的创伤和失血可使患者的生理功能处于应激状态；各种麻醉方法和药物对患者的生理功能都有一定的影响；外科疾病本身所引起的病理生理改变，以及并存的非外科疾病所导致的器官功能改变，都是围手术期潜在的危险因素。据统计，与麻醉相关的围手术期死亡率为1/1 388～1/85 708，但麻醉的风险性与手术大小并非完全一致，手术复杂可使麻醉的风险性增加，然而有时手术并非复杂，但患者的病情和并存病却为麻醉带来许多困难。据分析，在围手术期风险中，来自患者自身的因素约占85%，手术因素约占10%，而麻醉用药和操作引起的风险仅占5%。

　　为了提高麻醉的安全性，麻醉前应仔细阅读病历，详细了解临床诊断、病史记录及与麻醉有关的检查。术前访视患者时，应结合病史，重点进行体格检查，如生命体征、心肺、脊柱及神经系统，并对共存的疾病进行术前评估，目前均采用美国麻醉医师协会（ASA）的标准，将术前的病情分为5级，见如下表13－1。

表13－1　ASA病情分级和围手术期死亡率

分级	标准	死亡率（%）
I	体格健康，发育营养良好，各器官功能正常	0.06～0.08
II	除外科疾病外，有轻度并存，功能代偿健全	0.27～0.40
III	并存病较严重，体力活动受限，但尚能应付日常活动	1.82～4.30
IV	并存疾病严重，丧失日常活动能力，经常面临生命威胁	7.80～23.0
V	无论手术与否，生命难以维持24h的濒死患者	9.40～50.7

一、麻醉前准备

　　对患者的手术麻醉前准备与疾病的轻重缓急、手术范围的大小有密切关系。按照手术的时限性，外科手术可分为3种：急诊手术、限期手术和择期手术。

　　1. 心理准备　患者手术麻醉前难免有恐惧、紧张及焦虑等情绪，或对手术麻醉及预后有多种顾虑。医务人员应从关怀、鼓励出发，就病情进行综合分析，以恰当的言语和安慰的口气，对患者及家属作适度的解释，取得他们的信任和同意，同时履行书面知情同意手续，包括手术和麻醉同意书等。

　　2. 生理准备　手术麻醉前应做适应性锻炼，如练习在床上大小便，教会患者正确地咳嗽和咳痰方法，术前2周应停止吸烟。施行大中手术者，术前应做好血型和交叉配合试验，备好一定的血液成分。采取各种措施提高患者的体质，预防感染。由于手术创伤和手术麻醉前后的饮食限制，必然会使机体消耗增加，热量、蛋白质和维生素等各种营养物质的摄入不足，以致影响组织修复和窗口愈合，削弱防御感染的能力。因此，对于择期和限期手术的患者，都应有一段时间（最好1周左右），通过口服或静脉途径，提供充足热量、蛋白质和维生素等各种营养物质。成人择期手术前应8～12h开始禁食，术前4h禁饮，小儿术前应禁食（奶）4～8h，禁水2～3h，以防因麻醉或手术过程中的呕吐而引起窒息或吸入性肺炎。必要时可行胃肠减压（表13－2）。

表 13 - 2　ASA 术前禁食禁饮指南

年龄	清淡液体（h）	牛奶（h）	清淡固体食物（h）	煎炸肉类（h）
婴儿	2	4	6	8
儿童	2	4	6	8
成人	2	4	6	8

　　涉及胃肠道手术者，手术麻醉前 1 ~ 2d 开始进流质饮食，有幽门梗阻的患者，需在术前进行洗胃。对于一般性手术，在手术麻醉前 1 天应做肥皂水灌肠。手术麻醉前，可给予镇静剂，以保证良好的睡眠，入手术室前，应排尽尿液；估计手术时间长的，还应留置尿管；由于疾病原因或手术需要，可在手术麻醉前放置胃管。手术麻醉前应取下患者的义齿，以免麻醉或手术过程中脱落或造成误咽或误吸。遇具体的特殊情况，应延迟手术，如患者有与疾病无关的体温升高，或妇女月经来潮等情况。

二、困难气道的预测

　　呼吸道的管理是围手术期重点项目，术前 Mallampati 分级评定是目前公认的简便的预计困难气道常用方法。根据舌根不成比例地增大时影响窥视声门的程度进行 Mallampati 分级评定。其评定的方法是患者取直立坐位，头自然位，尽可能张大口，最大限度伸舌进行检查。改良后的分级方法分为以下 4 级：Ⅰ级，可见咽峡弓、软腭和悬雍垂；Ⅱ级，咽峡弓和软腭可见，但悬雍垂被舌根掩盖；Ⅲ级，仅可见软腭，提示插管困难；Ⅳ级，软腭不可见，仅见硬腭，提示插管困难。

三、术前特殊准备

　　患者全身各系统有出现异常或并存病的特殊准备请参阅第十二章相关评估内容。
　　为了使麻醉和手术能顺利进行，防范任何意外事件的发生，麻醉前必须对麻醉和监测设备、麻醉用具及药物进行准备和检查。

四、术前患者原用药物共识

　　目前一般主张抗高血压药物应持续使用到手术当日，使血压控制于适当的水平，尤其是不主张术前停用 β 受体阻滞剂类药物，抗心律失常药物可继续使用至手术当日，而术前 24 ~ 48h 应停用洋地黄类药物、血管紧张素转换酶抑制剂和利尿类药物。心绞痛患者内科治疗稳定后再手术，心肌梗死患者至少 3 个月后行择期手术相对安全。

　　服用单胺氧化酶抑制药（MAOIs）患者，必须于术前 2 ~ 3 周停药，行急诊手术时只宜在局麻下施行，用药需慎重。服用三环类抗抑郁药患者，术前最好也停药 2 周以上。

　　服用阿司匹林等抗凝药物的患者，如无特殊，术前要求至少停药 1 周，以防加重术中出血。使用肝素的患者应在停药后 4 ~ 6h 以上才考虑手术，行急诊手术的患者应用鱼精蛋白紧急中和体内肝素方可手术，而低分子肝素则需停用 12h 以上。

　　糖尿病患者术前血糖应控制在 7.0 ~ 10.0mmol/L 范围，尿酮体（-），口服降糖药的 2 型糖尿病患者应在手术当天停用二甲双胍类、磺脲类、葡萄糖苷酶抑制剂类药物，使用胰岛素的患者应加强围手术期血糖的监控，预防糖尿病酮症酸中毒、高渗性非酮症性昏迷和低血糖的发生。

　　抗甲状腺药物、抗生素药物等可继续使用至手术前。

五、麻醉前用药

目的在于消除患者紧张、焦虑及恐惧的心情，增强合作性。抑制呼吸道腺体的分泌功能，防止误吸。消除围手术期的不良反射，特别是迷走神经反射，维持血液动力学的稳定。

麻醉前用药一般在麻醉前 30～60min 肌内注射。精神紧张者，可于手术前 1 晚口服催眠药或安定镇定药，以消除患者的紧张情绪（表 13-3）。

表 13-3　常用麻醉前用药

药物类型	药名	作用	用法和用量（成人）
安定镇静药	地西泮（diazepam） 咪达唑仑（midazolam）	安定镇静、催眠、抗焦虑、抗惊厥	肌内注射 5～10mg 肌内注射 0.04～0.08mg/kg
催眠药	苯巴比（phenobarbital）	镇静、催眠、抗惊厥	肌内注射 0.1～0.2g
镇痛药	吗啡（morphine） 哌替啶（pethidine）	镇痛、镇静	肌内注射 0.1mg/kg 肌内注射 1mg/kg
抗胆碱药	阿托品（atropine） 东莨菪碱（scopolamine）	抑制腺体分泌、解除平滑肌痉挛和迷走神经兴奋	肌内注射 0.01～0.02m/kg 肌内注射 0.2～0.6mg

胃肠道主要功能是消化吸收代谢排泄，这些脏器发生病变导致相应的生理功能改变及内环境紊乱，因此患者需要在麻醉前接受完备的术前评估与准备，尽可能纠正病理生理，以增加手术与麻醉的安全性。

胃肠道每天可分泌大量含有相当量的电解质的消化液，因胃肠道内肿瘤发生蠕动异常或者梗阻，消化液不仅大量存留在胃肠道内，还因呕吐腹泻使大量的体液丢失，导致水电解质含量锐减，酸碱平衡紊乱。为此纠正体液电解质及酸碱失衡是麻醉手术前准备的一项重要内容。

胃肠道肿瘤根治术可因手术部位血液循环丰富和止血困难而发生术中大量失血，渗血导致严重低血压，需开放足够且通畅的静脉通路，有必要进行有创性动脉血压监测和中心静脉压的监测，及时输注胶体等维持循环系统稳定。肠梗阻巨大腹内肿瘤大量腹水患者，麻醉手术中可因腹内压骤然改变而发生血流动力学及呼吸的明显变化。当肿瘤摘除后，放腹水和解除肠梗阻后容易引起血流动力学变化致血压下降。遇到此情况，应与术者合作，让腹内压缓慢下降，同时加快补液，必要时用血管收缩药如麻黄碱纠正。腹内压下降后，有时也会使回心血量增加而导致心脏负荷增加，应强心利尿。胃肠恶性肿瘤患者，术前常因腹内压过高使膈肌活动受限而有呼吸功能障碍，椎管内麻醉期间应给予适当的扶助呼吸。腹内操作，尤其是膈肌下操作也会影响膈肌运动和压迫心脏大血管，需要注意监测预防和及时对症处理。手术操作常有内脏牵拉反应。术中牵拉反射除可导致恶心呕吐和疼痛外，更可引起副交感神经兴奋致循环系统改变，如牵拉胃肠可致血压下降，心率减缓。尤其是椎管内麻醉，不能完全阻断这种位于延髓的反射，故麻醉中应常规加用局部麻醉药和备用麻黄碱和阿托品，以便及时处理。椎管内麻醉导致低血压，术中探查腹部出现牵拉反射可导致术中恶心呕吐，因而要预防误吸的并发症。呕吐或反流误吸是胃肠道手术麻醉常见的并发症和死亡原因之一。消化器官的分泌液和内容物可导致急性呼吸道梗阻，吸入性肺炎或肺不张，麻醉前应采取有效的预防措施。

胃肠恶性肿瘤，常伴便秘、呕吐、腹泻、便血、肠梗阻等消化功能紊乱，不少患者有贫血和营养不良。因此术前纠正严重贫血与低蛋白血症，尽可能使血红蛋白＞100g/L，血浆总蛋白＞60g/L。适当补充电解质和调整酸碱平衡紊乱，力求围手术期麻醉平稳和减少并发症。为防止麻醉呕吐误吸，有利于术后胃肠功能恢复，胃肠恶性肿瘤手术常规置入胃管施行胃肠减压。全麻患者应了解术前所用的抗生素的情况，注意与肌肉松弛药与之协同导致呼吸抑制影响复苏。

胃癌等胃部恶性肿瘤行胃大部切除术的患者宜选择安全且有效的全身麻醉。结肠直肠手术部分病例可选择硬膜外阻滞或腰硬联合麻醉。通过硬膜外管分次少量注药，使阻滞平面控制在 T_4 以下，对呼吸循环的影响小。为了消除术中内脏牵拉反应，可应用局麻药行胃小弯和肠系膜等部位神经阻滞，也可适当应用镇静镇痛药物，使镇痛与肌松效果达到满意。全身麻醉或全身麻醉联合硬膜外麻醉适用于创伤较大的胃癌、直肠癌根治手术等。目前国内全身麻醉诱导药物多选用镇静药物丙泊酚（$1 \sim 2mg/kg$）、镇痛药物芬太尼（$3 \sim 5\mu g/kg$）或瑞芬太尼 $0.1\mu g/kg$ 和非去极化肌松药维库溴铵（$0.08 \sim 0.1mg/kg$）或者罗库溴铵（$0.5 \sim 1mg/kg$）。全身麻醉维持麻醉的药物多选用丙泊酚 $[2 \sim 4mg/（kg \cdot h）]$，瑞芬太尼 $[0.1 \sim 0.3\mu g /（kg \cdot min）]$ 微泵输注，维库溴铵或者罗库溴铵和吸入麻醉药异氟烷或者七氟烷。全身麻醉可达到肌肉松弛，镇痛完善而术后患者清醒快。麻醉时应重点监测 ECG、SPO_2、BP、RR 和尿量等情况，危重患者或者创伤较大手术可行有创动脉压（ABP）、中心静脉压（CVP）、血气分析等监测。小儿和老年患者注意体温监测。对于失血量不多，术前无贫血患者，在出血量允许的范围内应用等量血浆代用品或者 3 倍于失血量的晶体液补充即可维持有效循环血容量。肿瘤患者输血后产生的免疫反应对预后的不良影响已得到证实，因此，肿瘤手术患者尽可能少输血或不输血。

（中山大学附属第一医院　孙来保　徐　辉　魏　明　冯璐璐）

参 考 文 献

［1］庄心良，曾因明，陈伯銮. 现代麻醉学［M］. 北京：人民卫生出版社，2003.

［2］陈志扬. 临床麻醉难点解析［M］. 北京：人民卫生出版社，2010.

［3］孙大金. 实用临床麻醉学［M］. 北京：中国医药科技出版社，2008.

［4］吴在德，吴肇汉. 外科学［M］. 北京：人民卫生出版社，2007.

［5］刘俊杰，赵俊. 现代麻醉学［M］. 北京：人民卫生出版社，2005.

［6］徐启明，李文硕. 临床麻醉学［M］. 北京：人民卫生出版社，2003.

第十四章 胃肠恶性肿瘤手术后监护

一、循环功能监护

（一）目的与意义

循环功能监护对胃肠恶性肿瘤术后患者预后的评估、治疗过程中效果的观察及方案的调整均至关重要，它包括两个方面：血流动力学与氧代谢监测。循环功能状态早期判断有助于改善患者的预后。

（二）血流动力学主要监测指标与意义

1. 上肢动脉血压（AP）   正常值：收缩压 90~140mmHg，舒张压 60~90mmHg。

2. 心率（HR）   正常值 60~100rpm。反映心脏对代谢改变、应激反应、容量改变、心功能改变的代偿能力。心率适当加快有助于心输出量的增加，<50rpm 或>140rpm，心输出量将明显下降。

3. 中心静脉压（CVP）   正常值 5~12cmH$_2$O。体循环血容量改变、右心室射血功能异常或静脉回流障碍均可使 CVP 发生变化，胸腔、腹腔内压变化亦可影响 CVP 测定结果。

4. 肺动脉嵌压（PAWP）   正常值 6~12mmHg。PAWP 能较准确地间接反映左室舒张末期压力（LVEDP），从而反映了左心室前负荷大小。

5. 心输出量（CO）   正常值 4~6L/min。用温度稀释法所得的结果实际上是右室输出量。输出量大小受心肌收缩力、心脏的前负荷、后负荷及心率等 4 个因素影响。表示为：CO = SV（心室每搏量）×HR（心率）。

6. 心指数（CI）   正常值 2.6~4.0L/（min·m^2）。经体表面积化后排除了体重不同对心输出量的影响，更准确地反映了心脏泵血功能。表示为：CO/BSA。

（三）氧代谢监测意义

氧代谢障碍概念是对组织灌注认识的重大进展，由于胃肠恶性肿瘤术中出血可能较多，手术应激导致液体再分布，同时释放促血管舒张因子如一氧化氮、前列腺素、β 内啡肽类等物质使血管张力降低，术后患者常因绝对或相对血容量不足引起组织灌注不良。因此，对于胃肠恶性肿瘤术后的患者同时监测和评估一些全身灌注指标（氧输送 DO$_2$、氧消耗 VO$_2$、血乳酸、SvO$_2$ 或 ScVO$_2$ 等）。

1. 脉搏血氧饱和度（SpO$_2$）   SpO$_2$ 主要反映氧合状态，可在一定程度上表现组织灌注状态。低血容量休克的患者常存在低血压、四肢远端灌注不足、氧输送能力下降或者给予血管活性药物的情况，影响 SpO$_2$ 的精确性。

2. 动脉血气分析   根据动脉血气分析结果，可鉴别体液酸碱紊乱性质，及时纠正酸碱平衡，调节呼吸参数。碱缺失可间接反映血乳酸水平。当术后患者存在组织供血不足时碱缺失下降，提示乳酸中毒的存在。碱缺失与血乳酸结合是判断组织灌注是否良好的较好指标。

3. DO$_2$、SvO$_2$ 的监测   DO$_2$、SvO$_2$ 可作为评估术后存在组织灌注不良患者早期液体复苏的良好指标，尤其是动态监测 SvO$_2$，不仅能连续反映心输出量（CO）的变化，还能反映全身供氧和耗氧之间的平衡。

4. 动脉血乳酸监测   动脉血乳酸浓度是反映组织缺氧的高度敏感的指标之一，持续动态监测动脉血乳酸对判定组织缺氧情况、指导液体复苏及预后评估具有重要意义。

二、肺功能监护

肺部并发症是胃肠恶性肿瘤术后引起死亡的主要原因之一，术后早期可出现低肺容量综合征、肺不张、误吸综合征、肺水肿及支气管痉挛等；晚期可发生肺部感染、肺栓塞或 ARDS。因此，正确认识和监测术后肺功能（主要是肺通气功能、氧合功能和机械通气功能的监测），以帮助判断肺功能的损害程度和呼吸治疗效果。

（一）肺通气功能监测

1. 潮气量（Vt）　指平静呼吸时一次吸入或呼出的气量。正常值：8 ~ 12mL/kg。

2. 残气量（RV）与功能残气量（FRC）　残气量指最大呼气后肺内残留的全部气量，正常 1.5 ~ 2L，增高见于肺组织或胸廓弹力减退或任何原因所致呼气受阻，其与肺总量的比值可评价肺气肿的严重程度，正常 20% ~ 25%；功能残气量指平静呼气后肺内残留的气量，正常成年男性 2 300mL，女性 1 600mL，减少说明肺泡缩小和塌陷。

3. 肺活量（VC）与用力肺活量（FVC）　肺活量指最大吸气后缓慢呼出的最大气量或最大缓慢呼气后用力吸入的最大气量，正常成年男性 3 500mL，女性 2 400mL，其减少见于任何原因所致呼吸受限；用力肺活量指深吸气后用最快速度、最大用力呼气所能呼出的全部气量，FEV_1、FEV_2、FEV_3 分别代表最大吸气后 1s、2s、3s 快速呼出的气量，是呼气速度和容积的测定，用于判断气道阻塞性疾病的程度。

4. 肺总量（TLC）　指最大吸气时存留肺内的全部气量，增加见于 COPD 或呼吸肌锻炼后肌力增强，减少见于呼吸肌肌力衰弱、肺切除、胸腔积液、积气或胸廓畸形等。

（二）氧合功能监测

1. 氧合指数　常指 PaO_2/FiO_2，为动脉血氧分压与吸氧浓度的比值，或称改良吸氧分数。正常值 430 ~ 560mL，其 ≤300mmHg 为急性肺损伤的诊断标准，≤200mmHg 为 ARDS 的诊断标准。

2. 肺泡-动脉血氧分压差（$A-aDO_2$）　指肺泡气与动脉血之间的氧分压差，其反映肺的氧弥散功能。

3. 死腔率　由解剖无效腔和肺泡无效腔组成，正常 25% ~ 30%，增大见于肺泡血流灌注下降（如休克、低血容量、控制性降压、肺栓塞、机械通气时气道压力过高等）；COPD 使肺泡和毛细血管床广泛破坏及通气/血流分布不均；死腔率增高将导致 $PaCO_2$ 增加。

4. 分流率（Qs/Qt）　指每分钟从右心排出的血中未经氧合直接进入左心的血流量占心排量的比例，正常约 5%。以上监测项目均可通过血气分析所得。

（三）机械通气的监测

1. 平台压　在机械通气吸气末屏气 0.5 ~ 2s 测得的气道压力，反映肺泡峰压，机械通气时，应维持平台压 ≤35cmH₂O，以减轻呼吸机相关性肺损伤。

2. 内源性呼气末正压（PEEPi）　在机械通气呼气末屏气 0.5 ~ 2s 测得的气道压力，但在有自主呼吸时自主呼吸的不同步会影响其测定，它反映呼气结束时肺内残留气体的压力，正常 <3cmH₂O，升高见于呼气不完全，而过高的 PEEPi 将导致气道压力的增加。

3. 气道阻力　直接反映气道阻塞情况，在定容呼吸流速恒定时吸气时气道阻力 = （吸气峰压 - 平台压）/吸气末流量，呼气时气道阻力 = （平台压 - PEEP）/呼气末流量。

4. 呼吸末二氧化碳分压（$PetCO_2$）　$PetCO_2$ 近似于 $PaCO_2$，比 $PaCO_2$ 约低 1 ~ 3mmHg，$PetCO_2$ 异常除考虑与疾病相关还需注意呼吸环路是否通畅。

三、肝功能监护

胃肠恶性肿瘤术后肝功能紊乱并不少见，其表现从酶轻度升高至爆发肝功能衰竭。

（一）术后肝功能紊乱的原因

1. 手术因素　手术创伤和出血，低血压和低氧血症，长时间使用缩血管药物等，包括影响肝血流或阻塞胆管系统的操作（钳夹血管、牵拉或直接损伤），均使肝血流减少和供氧不足，严重时可引起肝细胞功能损害；术后血清肝细胞酶或胆红素升高，也可由大量输血、血肿吸收和溶血所致。

2. 非手术因素　术前未确诊的病毒性肝炎、酗酒和胆石症可引起肝功能异常；此外，多数麻醉药物对肝功能有暂时性影响。

（二）监测指标

肝功能监测项目繁多，有狭义与广义之分。狭义的肝功能监测指标是指反映肝细胞合成、代谢、转运和排泄等基本功能及肝细胞损伤的检查，又称之为常规肝功能检查。广义的肝功能监测除此之外，尚包括病史与体检以及反映炎症、纤维化、病因和形态学改变方面的检查。而狭义的肝功能监测能更及时地反映肝脏的状况。目前临床常用的监测项目大致可分为5类（表14－1）。

表14－1　临床常用肝功能监测项目

功能分类	监测项目
合成	血清白蛋白、前清蛋白、凝血因子和凝血酶原时间、脂蛋白、血清胆碱酯酶、磷脂酰胆碱（卵磷脂）、胆固醇酰基转移酶
排泄	血清胆红素、血清胆汁酸、色素（磺溴酞钠、靛青绿）
肝细胞损伤	血清转氨酶、腺苷脱氨酶、乳酸脱氢酶、谷氨酸脱氢酶、乙醇脱氢酶、鸟嘌呤
胆汁代谢	血清胆红素、胆汁酸、胆固醇、碱性磷酸酶、γ－谷氨酰转移酶、5′－核苷酸酶
免疫调节功能	γ－球蛋白、免疫球蛋白

（三）肝功能不全的评估分级

肝脏有多方面的功能，要评估它的功能状态，需要做多种实验室检查，并结合临床症状进行综合分析，才能作出合理的诊断。肝功能损害程度，可采用 Child－Pugh 推荐的肝功能不全评估分级加以评定（表14－2）。

表14－2　肝功能不全评估分级

类别	正常值	肝功能不全		
		轻度	中度	重度
血清胆红素（$\mu mol/L$）	1.7～17.1	<34.2	34.2～51.3	>51.3
血清白蛋白（g/L）	35～50	>35	28～34	<28
PT 延长秒数（s）	<1	1～4	4～6	>6
肝性脑病分级	无	无	分级 I～II	分级 III～IV
每项异常的记分（分）	0	1	2	3
手术危险性估计	0	小	中	大

注：按上表累计计分：1～3分者为轻度肝功能不全；4～8分为中度肝功能不全；9～12分为重度肝功能不全。重度肝功能不全，常并存严重营养不良、消瘦、贫血、低蛋白血症、大量腹水、凝血功能障碍或肝昏迷前期脑病征象，危险性极高。

四、肾功能监护

目前常用的肾功能监测方法多为间断性，难以反映实时的生理状态，但监测肾功能的动态变化不仅能评价肾脏本身的功能状态，而且在评估全身的组织灌注、体液平衡状态及心血管功能等方面都有重要价值，尤其在重症患者术后肾功能的监测就更为重要，可以及时发现肾功能不全的早期征兆，以便采取治疗和预防措施，避免发生急性肾衰竭，改善手术患者的预后。临床常用的有：

（一）内生肌酐清除率

1. 它是评价肾脏功能的最常用的方法，肌酐主要从肾小球滤过，不被肾小管重吸收，但有时从肾小管排泄，故肌酐清除率高于肾小球滤过率的实际值，尤其在肾功能减退时。

2. 测定方法　测清晨空腹血肌酐及取血前后共 4h 全部尿量的肌酐，然后计算肌酐清除率。

3. Cockcroft 推算法　此公式对老年人、儿童及肥胖者不适用。

肌酐清除率（mL/min）（男性）=（140 - 年龄）×体重（kg）/ [72×血肌酐（mg/dL）]

肌酐清除率（mL/min）（女性）=（140 - 年龄）×体重（kg）/ [85×血肌酐（mg/dL）]

4. 正常值为 80~120mL/min。

（二）肾小球滤过率（GFR）

目前临床多推荐用肾小球滤过率来评价肾功能，其比肌酐清除率较为准确，正常值男性为（100±10）mL/min，女性略低。

1. 简化 MDRD 公式计算　GFR [mL/（min·1.73m^2）] = 186×（Scr）- 1.154×（年龄）- 0.203×（0.742 女性）。

2. 中国改良公式　c - aGFR [mL/（min·1.73m^2）] = 186×Scr - 1.154×年龄 - 1.154×[女性×0.742]×[中国人×1.233]

（三）单位时间尿量监测

每天尿量＜400mL 称为少尿，＜100mL 称为无尿，治疗目标为 0.5mL/（kg·h）。

（四）尿的比重监测

正常人 24h 总尿比重为 1.015~1.030，单次尿最高与最低尿比重之差应＞0.008，而且必须有一次尿比重＞1.008。如果患者的尿比重持续在 1.010，称为固定低比重尿，说明肾小管浓缩功能极差。尿比重测定方法简单易行，但应注意尿内糖、蛋白质均影响尿比重值。

（五）尿钠排泄分数

尿钠排泄分数（FENa）反映了尿钠（Na）与 Cr 浓度的比值与血清钠（Na）与肌酐浓度的比值之比。FENa =（尿 Na/尿 Cr）/（血清 Na/血清 Cr）%。肾前性肾功能障碍时 FENa＜1，急性肾小管坏死时 FENa＞2。

（六）自由水清除率

正常人在禁食 8h 后的晨尿自由水清除率是 - 25 ~ - 120mL/h，在急性肾小管坏死的患者，其值为正值，在其恢复过程中，可以作为追踪观察了解肾小管恢复情况的指标，也可以用于发现移植肾早期排异的检测项目。

（七）肾衰竭指数计算

肾衰竭指数 = 尿 Na/（尿 Cr/血 Cr），肾前性肾功能障碍时＜1，急性肾小管坏死时＞1。

（八）肾血流量的测定

监测肾血流量有助于了解肾灌注情况，但因条件所限，临床上很少用，主要有：染料稀释法、肾动静脉造影、热稀释法和超声多普勒法。

（九）早期监测指标

血清半胱氨酸蛋白酶拮抗剂 – 胱抑素 C（cystatin C）、中性粒细胞明胶酶相关脂质运载蛋白等是评价急性肾功能衰竭的早期生物指标，能早期发现急性肾功能衰竭，早期治疗，改善预后。

五、高龄患者监护

高龄患者各个系统都有与年龄有关的衰老的改变，又有疾病所引起的病理生理变化，各脏器功能之间的平衡非常脆弱。因此，术后除常用的基本的监测项目外，应根据病情的轻重、手术的繁简、麻醉和手术对患者生理功能的影响等来有所侧重或加强。这样有助于及早发现问题，及早调节处理以维持脏器功能之间的均势。例如，高龄患者有冠心病和高血压，心电图电极的安放应能适时显示 S－T 段的变化，以便能及时处理可能出现的心肌缺血；呼气末二氧化碳张力或浓度的监测，有助于及时发现、避免低二氧化碳血症以防冠状动脉收缩和痉挛。对于有阻塞性和（或）限制性通气功能障碍的高龄患者，除监测一般的通气功能指标、血氧饱和度、呼气末二氧化碳张力以外，可能需要定时进行血气分析、连续监测呼吸系统顺应性的动态变化，以指导呼吸管理。

在术后，尤其是术后早期，一些必要的监测仍应继续进行。应该警惕，呼吸功能不全和低氧血症是老年患者术后早期死亡的重要原因。对于术后估计需进行呼吸功能支持的患者，应给予一定时间的机械通气支持，不要急于拔管，应在达到所需的拔管标准后才能予以拔除。拔管后继续注意保持呼吸道通畅，并充分供氧。对于在拔管后出现严重呼吸抑制者，除给予相应拮抗药物外，应注意及早重新作气管内插管（或置入喉罩、气管 – 食管联合导管）扶助呼吸，切勿丧失抢救时机。对于一般高龄手术患者，针对其氧合能力的降低，术后吸氧的时间不应＜24h。

术后应注意维持循环功能的稳定。包括维持合适的血容量、维护和支持心功能、保持内环境的稳定等。高龄人常有冠心病和高血压，要注意维持心肌氧供与氧输之间的平衡，避免一些引起心肌缺血的因素，如高血压、心动过速、疼痛、贫血、寒战等。过高的血压容易引起脑血管意外，适当的镇痛也有助于减少呼吸并发症。必要时应合理使用心血管活性药物。

高龄患者较易出现麻醉后苏醒延迟、兴奋、谵妄等异常表现。苏醒延迟往往是药物的残余作用或麻醉过程有某种程度的低氧。术后的谵妄、定向力障碍等中枢神经系统症状则可能与代谢因素有关，如水中毒、低钠血症、低血糖症、高血糖症、低氧血症、低温、高二氧化碳血症等，应注意分析原因处理，还应警惕出现脑血管意外的可能性。

其他如感染的预防、合理的营养支持都是术后应注意的。还应注意防范一些在高龄患者比较容易出现的并发症，如皮肤、软组织易出现受压所致的缺血性损伤；由于骨质疏松，搬动体位不当可致医源性损伤；泪腺分泌减少，保护眼睛更为重要等。

六、术后镇痛

疼痛是一种不愉快的感觉和情感经验，伴有急性或潜在的损伤，或某种损伤的一段时期。根据疼痛的持续时间和组织的愈合时间，将疼痛划分为急性疼痛（疼痛持续时间短于 1 个月）和慢性疼痛（疼痛持续时间超过 3 个月）。手术后疼痛是手术后即刻发生的疼痛（通常其持续时间不超过 7 天），其性质是伤害性疼痛。术后疼痛如果不能充分控制会对术后患者的生理功能产生严重的影响，如对呼吸、心血管、胃肠及泌尿系统、神经内分泌免疫及代谢的影响、精神心理伤害等；如果术后急性疼痛未能有效控制，有可能发展为慢性疼痛，对患者的身心健康产生长期的不良影响。

（一）疼痛的评估

有效的疼痛评估是术后疼痛管理的重要环节。常有的评估方法包括以下几种：

1. 视觉模拟评分法（visual analogue scales，VAS） 以一条长10cm的标尺，一端标示"无痛"，另一端标示"最剧烈的疼痛"，患者根据疼痛强度标定相应的位置。

2. 数字等级评定量表（numerical rating scal，NRS） 用0~10数字的刻度标示出不同程度的疼痛强度等级，"0"为无痛，"10"为最剧烈疼痛，4以下为轻度疼痛，4~7为中度疼痛，7以上为重度疼痛（疼痛导致不能睡眠或从睡眠中痛醒）（图14-1）。

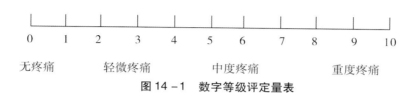

图14-1 数字等级评定量表

3. 语言等级评定量表（verbal rating scale，VRS） 将疼痛强度的词汇通过口述表达为无痛、轻度痛、中度痛、重度痛。

4. Wong-Baker面部表情量表（Wong-Baker faces pain rating scale） 由六张从微笑或幸福直至流泪的不同表情的面部象形图组成。适用于交流有困难的患者，如3~5岁的儿童，老年人，意识不清或不能用言语准确表达的患者（图14-2）。

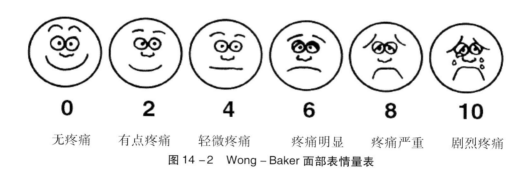

图14-2 Wong-Baker面部表情量表

（二）术后镇痛方法

1. 全身用药 肌内注射、静脉输入、经皮渗透（芬太尼贴剂）、经鼻黏膜（曲马多或芬太尼喷剂）、口服等。

2. 局部麻醉技术 局部浸润阻滞、臂丛神经阻滞、置管、各种区域穿刺技术、神经丛阻滞以及经皮给药连续镇痛等。

3. 患者自控镇痛（PCA） PCA具有起效快、无镇痛盲区、血药浓度相对稳定、可及时控制爆发痛、用药个体化等优点。20世纪70年代初Sechzer根据需要（on demand）镇痛提出，早期主要是静脉途径给药，20世纪90年代随着工业电子技术的发展PCA应用自如。1988年Ready首先提出急性疼痛的服务（APS）的概念，近期调查结果：美国超过100张病床的医院均有PCA服务，73%的工作是依靠麻醉师。另一调查显示，不论医院大小，42%具有APS，13%计划建立这样的机构。

（1）PCA的概念：患者感觉疼痛时，自己启动药物输送系统注射一定量药物，达到自控镇痛的目的。其特点是在医生设置的范围内，患者自己掌握注药的时机和剂量，可以满足不同患者、不同时刻、不同疼痛程度的镇痛具体要求。

（2）PCA 相关的术语：负荷量（loading dose）、背景剂量（background dose）、自控剂量（bolus dose）、单位时间限定量（maximum dose rate）、锁定时间（lockout‑time）。

（3）PCA 类型：静脉自控镇痛（PCIA）、硬膜外自控镇痛（PCEA）、皮下自控镇痛（PCSA）、蛛网膜下自控镇痛（PCSSA）、外周神经阻滞自控镇痛（PCNA）等。其中 PCIA 和 PCEA 临床应用最多。

（4）注药模式：单纯自控或连续输入 + PCA、或二者结合应用电脑泵（首剂量 + 连续输入 + 自控，LCP模式）。关于 PCA 的应用，医生、护士、患者的培训和沟通较重要，决定着临床效果。镇痛维持时间一般为24~72h，中、小手术 24~48h，大手术为 72h。

（5）PCA 常用设备：术后镇痛泵主要包括注药泵、药盒和输注管道系统，临床上理想的镇痛泵要求有：产品质量可靠，设置参数精确，配药方便，体积小，重量轻，不易损坏，安全报警准确，误报率低，容量范围变化大，有上锁功能等。

临床使用的有机械镇痛泵和电子镇痛泵两种。简易一次性机械镇痛泵主要有伟氏 1~2 型、百特 1~2型、奥贝泵。伟氏泵的原理是利用负压回抽药物，注药模式完全自控，锁定时间为 5~15min，特点是临床应用质量可靠，方便、安全。配药时注意一定要排空空气，保证自控容量。百特泵是利用非乳胶材料弹性回缩原理恒速注射药物，其特点为固定流量控制，无需程序化，密闭系统设计，减少污染机会。临床应用安全、简便、体积小，配药简单，易培训使用，不易损坏。缺点是流速调节器可受环境温度的影响。奥贝泵为持续性硅胶囊输液泵，具有较为精确的流速，精制小巧，配药方便，不易损坏，缺点有流速仍受环境温度的影响，价格不低。所有一次性机械镇痛泵均无注射药物阻塞报警装置，因此，临床应用镇痛效果不佳时，首先要考虑输液管道的阻塞，其次再考虑药物配方的合理性。

电脑镇痛泵的共同原理是利用直流电微型电脑控制，可使注射药物程序化。临床应用安全可靠、镇痛效果确切，可调性强。缺点是临床需用的成本高、使用较复杂，需要一段的培训时间，配药不方便。如百特泵程序设置较复杂、体积大、容量小，误报警率较高；佳士比泵体积小、美观、但设置程序也较复杂、误报警率高，不易术后管理；雅培泵体积大、容量小，但设置较简单，应用方便。因此，临床应用需要根据其特点选择，笔者实践表明应用电脑镇痛泵的给药模式较佳应是负荷量 + 连续量 + 自控量，即 LCP 模式。

（三）常用镇痛药物

1. 阿片类药物　阿片类药物通过作用于外周和中枢的阿片类受体而产生镇痛作用，镇痛作用强，是治疗中重度急慢性疼痛的常用药物。阿片类药物可经多种使用途径，如静脉注射、肌内注射、皮下注射、患者自控静脉镇痛、患者自控硬膜外腔镇痛、鞘内注射、皮肤贴剂及经皮电离贴剂等。阿片类药物亦具有相当的副作用，其常见副作用及防治措施如下：

（1）呼吸抑制：重点观察术后 6h 患者呈"麻醉后残余效应"的睡眠，因为麻醉后残余药物作用易与术后首剂量镇痛药物作用相加或协同，因此一般主张与术中麻醉辅助镇痛药相隔 1h 以上注入负荷剂量。一般认为平静状态下呼吸频率（R）＜10 次/min，定为呼吸抑制，处理即可停药，给予吸氧观察，有条件监测SpO_2，必要时采用生理盐水稀释纳洛酮 0.2mg 缓慢静注，可 30min 重复 1 次，也可用 0.4mg 纳洛酮放入 5%GNS 500mL 静脉滴注。临床上呼吸抑制有多种形式表现，SpO_2 应是金指标。有人提出患者的镇静程度与呼吸抑制关系密切。

（2）恶心、呕吐：术后镇痛负荷剂量硬膜外或静脉可预注氟哌啶 1.5~2mg，以减少发生率。处理可肌内注射异丙嗪 25mg 治疗或肌内注射氟哌啶 2.5mg 治疗。严重患者采用生理盐水 10mL 稀释枢复宁 4mg 静注。以上无效时考虑纳洛酮静注，具体用法同呼吸抑制的治疗，有必要查找外科因素。

（3）尿潴留：早期可采用下腹部膀胱上热敷、按摩，无效时唯一方法是置入尿管。

（4）瘙痒：轻度瘙痒一般 1~2 天自动消失，无需处理；重者可用苯海拉明 20mg 或异丙嗪 25mg 或氟哌啶 2.5mg 肌内注射。

（5）头晕、头昏：轻度 1~2 天自动缓解，无需处理。重者可查对原因，多数是患者紧张、睡眠差造成，对症处理可吸氧，应用安定 10mg 或咪唑安定 2.5mg 肌内注射。

（6）低血压反应：原因可能为术中血容量相对补充不足；患者对局麻药及吗啡类药扩血管作用敏感性

高。处理先停药，多输液500～1 000mL或加少量麻黄素10mg即可。

2. 非甾体抗炎药（NSAID$_s$）　NSAID$_s$的主要药理作用是通过抑制体内环氧化酶（COX）的合成，进而前列腺环素（PG$_s$）的合成而产生镇痛作用。主要用于术后轻度－中度疼痛的治疗，具有较少阿片类药物用量，减轻疼痛评分，减少恶心、呕吐等作用，传统的非选择性的NSAID$_s$同时阻断了COX－1和COX－2，且只具有外周的作用，且具有剂量依赖性的副作用如影响血小板功能、胃炎、肾功能损害和影响骨的修复。而新的COX－2抑制剂可避免上述风险同时具有疼痛抑制中枢和外周敏化的作用，但其有引起血栓形成的风险，对于缺血性心脏病及高血压病患者具有不利的影响。环氧化酶抑制剂均具有"封顶"效应，因此不应超量给药。

3. 局麻药物　常用的局麻药物如布比卡因，左旋布比卡因和罗哌卡因等长效局麻药不论是局部浸润还是与阿片类药物联合用于硬膜外镇痛时，都可较少阿片类药物的用量。在使用局麻药物进行区域阻滞和连续性外周神经阻滞除可减轻疼痛还有减少患者在ICU停留时间和住院时间、胃肠功能恢复早、减少肺功能不全、减少心血管疾病的发生等优点，但是由局麻药导致的神经毒性和神经损伤亦应引起注意。

4. 代谢外科硬膜外镇痛首次剂量参考　以吗啡为例，15～65岁患者为3mg，66～75岁患者为2mg，＞76岁患者1mg。常用阿片类药物PCA用药量参考（表14－3、表14－4）。

表14－3　PCA的用药参考

药物	浓度（mg/mL）	单次剂量（mg）	锁定时间（min）
吗啡	1	0.5～2.5	5～10
哌替啶	10	5～25	5～10
美散痛	1	0.5～2.5	8～20
芬太尼	0.01	0.01～0.02	3～10
苏芬太尼	0.002	0.002～0.005	3～10
阿芬太尼	0.1	0.1～0.2	5～8
镇痛新	10	5～30	5～15

表14－4　椎管内用药参考

药物	单剂量（mg）	连续剂量（mg/h）	起效（min）	单剂量维持（h）
硬膜外给药途径				
吗啡	1～3	0.1～0.5	15～30	6～24
哌替啶	20～50	5～30	5	4～8
美散痛	1～8	0.3～0.5	10	6～10
芬太尼	0.025～0.05	0.010～0.05	5	2～4
苏芬太尼	0.01～0.06	0.01～0.05	5	2～4
阿芬太尼	0.5～1	0.2	15	1～3
丁丙诺啡	0.075～0.15	0.015～0.045	10	4～8
蛛网膜下给药途径				
吗啡	0.1～0.3		15	8～24
哌替啶	10～30		/	10～24
芬太尼	0.005～0.025		5	3～6

（四）多模式镇痛及预防性镇痛

多模式镇痛是指利用多种药物之间的协同作用及多种镇痛手段以实现创伤的多模式镇痛，如联合应用阿片类药物和非甾体抗炎药、联合使用局部浸润麻醉和病员自控镇痛的手段，从而达到减少阿片类药物为中心的镇痛模式的相关并发症，如生理依赖、成瘾、便秘、呼吸抑制及阿片类药物导致的痛敏，从而为术后患者提供安全、有效、满意的镇痛。

预防性镇痛是指在围手术期采用持续的、多模式的镇痛方式达到消除围手术期手术创伤应激所引起的疼痛，以防止和抑制中枢和外周敏化的发生。较之以前的超前镇痛，其更强调镇痛的持续性（覆盖术前、术中、术后）和镇痛的强度（期冀彻底地抑制和消除痛敏）。其实质仍然是防止和抑制中枢和外周敏化的发生，减轻术后疼痛，减少术后镇痛药物的使用，预防急性疼痛向慢性疼痛的转化。其要求在围手术期使用作用时间长、作用效果强且包括抗痛敏药物在内的多模式的镇痛方法。

（五）治疗效果的评估

应定期评估药物或治疗方法的疗效和副作用，并以此做出相应的调整。其原则包括：评估静息和运动时的疼痛强度，因为只有运动时疼痛减轻才能保证患者术后躯体功能的最大恢复；在疼痛未能稳定控制时，应反复评估每次药物治疗/方法干预后的效果。原则上静脉给药后 5 ~ 10min 口服后 1h；对于 PCA 的患者应了解无效按压次数，是否寻求其他镇痛药物；评估镇痛的副作用。

（六）术后镇痛的管理

急性疼痛服务机构（APS）和医生和护士均有各自的责任，医生主要责任在于治疗，护士主要责任在于参与管理、执行医嘱、协助观察、记录患者的生命体征和镇痛效果及不良反应，帮助患者与 APS 医生联系。有必要熟悉电脑泵的程序设计、修改。记录表具有基本项目：时间、配方、血压、心率、呼吸、（频率、脉搏血氧饱和度）、神志状态、治疗处理等。

术后镇痛的全面开展，需要有一套严格的管理制度，把好质量是关键。要制定术后镇痛工作方式、术后镇痛服务纪律、术后镇痛常规配方和方法、术后镇痛治疗记录表、术后镇痛副反应的防治原则、手术后镇痛随访问卷。镇痛负责人不定期检查、培训、主持镇痛方法及患者反馈信息研讨会，重点抓好专人巡诊查房，提高镇痛医生的责任心。

（中山大学附属第一医院　孙来保　徐　辉　魏　明　冯璐璐）

参 考 文 献

[1] 黄宇光，杨克勤，葛朱敏，等. 择期手术患者对麻醉认识程度的调查 [J]. 中华麻醉学杂志，1997，17：505－507.

[2] 中华医学会麻醉学分会. 成人手术后疼痛处理专家共识（2009）.

[3] 佘守章，许学兵. 预先镇痛有效性的争议及预防性镇痛的研究现状 [J]. 实用疼痛学杂志，2007，12：401－404.

[4] 詹仁智，孙大金. 肺动脉导管的临床应用和研究进展 [M] // 杭燕南. 当代麻醉与复. 上海：上海科学技术出版社，1994：420.

[5] 林派冲. 术前麻醉风险的评估和处理 [M] // 陈秉学. 临床麻醉监测及异常情况的判断和处理. 卫生部国家级继续医学教育项目教材，2001：1－9.

[6] 叶铁虎. 麻醉手术后肺功能的变化特点及处理 [J]. 国外医学：麻醉学与复苏分册，1991，6：321.

[7] 谭秀娟. 老年人麻醉 [M] // 庄心良. 现代麻醉学. 北京：人民卫生出版社，2008：1441－1457.

[8] Warfield CA, Kahn CH. Acute pain management. Programs in U. S. hospital and experiences and attitude among U. S. adults [J]. Anesthesiology, 1995, 83：1090－1094.

[9] Sechzer PH. Study in pain with analgesic demand system [J]. Anesth Analg, 1971, 50：1－5.

[10] Ready LB, Oden R, Chadwick HS, et al. Development of an anesthesiology – based postoperative pain management service [J]. Anesthesiology, 1988, 68：100－106.

[11] Ready LB, Ashburn MA, Caplan R, et al. Practice guidelines for acute pain management in the perioperative setting [J]. Anesthseiology, 1995, 82：1071－1081.

［12］ Cousins MJ，Mather LE. Intrathecal and epidural administration of opioids ［J］. Anesthesiology，1984，61：270 - 310.

［13］ Gilbert HC，Vender JS. Cardiovascular Monitoring ［M］ // Kirby RR，Gravenstein N. Clinical Anesthesia Practice. W. B. Saunders CO，1994：360.

第十五章　胃肠恶性肿瘤常见并存症的围手术期处理

第一节　高血压的围手术期处理

围手术期高血压（perioperative hypertension）是指从确定手术治疗到与本手术有关的治疗基本结束期间内，即指手术前、手术中、手术后（一般 3~4 天），患者的血压超过基线 20% 以上。

一、原　　因

1. 原发性高血压　原发性高血压患者占高血压患者的 95% 以上，目前认为是由一定的遗传因素引起，这些患者中绝大多数患者的靶器官由于长期受高血压的影响而受损甚至功能衰竭。

2. 围手术期因素　术前紧张，焦虑等情绪；术中输液过多，缺氧；术后疼痛，排尿不畅，寒冷，恶心、呕吐等因素都可以引起血压升高。

3. 麻醉　麻醉的方式、麻醉过程中的管理及应用某些药物也可以引起血压升高。

4. 手术对血压的影响　手术类型不同，对血压的影响不同，有些手术若操作不当可引起血压剧烈波动。

二、特　　点

1. 血压波动大　术前紧张及焦虑、术后疼痛等因素都可以引起血压较大范围的波动。

2. 并发症多　高血压患者围手术期危险性主要与靶器官受损程度密切相关，如高血压伴左室肥厚者易诱发室性心律失常，心肌缺血甚至心力衰竭。

三、控 制 目 标

治疗目的是保护靶器官功能。患有高血压的患者手术前应将血压控制在什么水平应当按高血压严重程度来考虑，一般应降至基线的 10%；易出血或严重心力衰竭患者可以将血压降得更低。对于单纯收缩性高血压患者，建议当收缩压＞200mmHg 时，即使无任何症状择期手术也应取消。如果对于 60 岁以上老年患者，收缩压在 180~190mmHg 多无需治疗，更不应延迟择期手术。

四、治　　疗

围手术期高血压处理的关键在于麻醉诱导期气管插管和术终拔管期高血压、诱导后期低血压、术中血压不稳定及术后高血压的防治。目的在于防止或减少心肌缺血或心肌梗死等严重并发症的发生。

（一）围手术期高血压的治疗策略

1. 治疗原则　目前推荐的抗高血压药有利尿剂、β 受体阻滞剂、钙拮抗剂、血管紧张素转换酶抑制剂（ACEI）、血管紧张素 II 受体拮抗剂（ARB）等。目前抗高血压药的应用原则如下：

（1）对 1 级、2 级高血压，任何药物开始治疗时应从小剂量开始，以减少副作用。

（2）尽量应用每天 1 次，作用持续 24h 的长效药物。

（3）合理选择联合用药以达到最大的降压效果及减少副作用，一般情况应联合应用非同类的第二种药物，而不增加第一种药物的剂量。

（4）对手术需要空腹即必须停用口服药物的患者尽量避免选择 β 受体阻滞剂，因此类药物易引起停药综合征。

2. 个体化用药　根据抗高血压药物适应证，对心力衰竭患者宜选择利尿剂、β 受体阻滞剂（从小剂量开始）、ACEI/ARB 和醛固酮拮抗剂；对心肌梗死后患者宜选择 β 受体阻滞剂、ACEI/ARB；对冠状动脉疾病高危因素患者宜选择利尿剂、β 受体阻滞剂、ACEI/ARB 和钙拮抗剂；对糖尿病患者宜选择 β 受体阻滞剂、ACEI/ARB 和钙拮抗剂；对慢性肾病患者宜选择 ACEI/ARB；对中风患者宜选择利尿剂和 ACEI；对单纯收缩期高血压，宜选择长效二氢吡啶类；对老年高血压，可选择利尿剂、ACEI、二氢吡啶类钙拮抗剂及 β 受体阻滞剂，合并前列腺肥大者可选用长效的 α_1 受体阻滞剂。为控制老年人的清晨高血压可采用长效与短效药物联合用药。对应激状态高血压，宜选用 β 受体阻滞剂、钙拮抗剂。对肥胖患者，宜选择脂溶性好的抗高血压药。

3. 联合用药　单用一种药物治疗高血压其有效率即使在 1 级高血压病患者也仅有 50% ~ 60%，虽然加大剂量可提高疗效，但同时也增加了不良反应的发生率。临床上为了增加疗效，减少不良反应通常采用联合药物疗法来治疗高血压，目前推荐的联合方案如下：①利尿剂 + ACEI/ARB；②钙拮抗剂 + ACEI/ARB；③钙拮抗剂 + β 受体阻滞剂；④钙拮抗剂 + 利尿剂等。

（二）围手术期高血压的处理

1. 手术前期处理　指患者入室至切皮前的治疗。

（1）控制患者情绪反应：可用咪唑安定 0.1mg/kg 静脉注射镇静，消除患者紧张情绪，防止诱导术前血压升高较有效。

（2）适宜扩容：由于高血压患者的血管长期处于收缩状态，血容量相对不足，麻醉诱导前应给予适当扩充血容量，能防止或减轻诱导后期低血压。

（3）控制高血压：除术前应用抗高血压药物治疗外，还可采用如下治疗措施：可乐定 5mg/（kg·h）单次静脉注射可明显减轻术中血压和心率的波动，又能节省麻醉用药量；β 受体阻滞剂药可使心肌缺血发生率降低 26%，对于合并冠心病患者或有冠心病危险因素的普通外科手术患者，在围手术期内给予 β 受体阻滞剂，可防止围手术期心律失常和心肌缺血的发生及减少手术后心血管疾病事件的发生。在复合全麻和高位胸段硬膜外阻滞过程中，术前给予 β 受体阻滞剂可以稳定围手术期的心率和心脏指数，并减少总的心肌耗氧量；血管紧张素 Ⅱ 转换酶抑制药（ACEI），既有良好的降压效果又可抑制气管插管反应。

2. 手术中及术后处理　手术期间血压和心率改变远比麻醉诱导期为轻。因全身麻醉下所应用的麻醉性镇痛药、吸入性麻醉药、肌肉松弛药等协同作用多能防止血压剧烈变化。在切皮等刺激较强时可通过加深麻醉控制血压升高。关键在于维持适宜麻醉深度，多能维持患者术中血压等血流动力学稳定。一方面，要防止低血压，平均动脉压下降 33% 持续 10min 以上，或短时间内下降 50% 均可造成心肌缺血，尤其因大失血等导致血容量不足，麻醉过深等应予相应处理及时提升血压；另一方面如已达到一定麻醉深度而血压仍然升高者可采用静脉降压药物，具体应用如下：

（1）硝普钠：动静脉均衡扩张剂，避光静脉滴注，即刻起效。开始 10µg/min，依据血压每隔 5 ~ 10min 可增加 5µg/min，停止滴注 3 ~ 5min 作用即消失。

（2）硝酸甘油：扩张静脉为主，大剂量也扩张动脉，静脉滴注 5min 内起效。从 5 ~ 10µg/min 开始，然后依据血压 5 ~ 10min 增加 5 ~ 10µg/min，至 20 ~ 50µg/min，>40µg/min 即扩张动脉，停药数分钟作用即消失。

（3）乌拉地尔：对于需紧急控制血压者 10 ~ 50mg（通常 25mg）静脉注射，如血压无明显降低，可重复。然后 50 ~ 100mg 加 100mL 液体以 0.4 ~ 2mg/min 静脉滴注，并依据血压调整滴速。起效时间 15min，作用持续时间 2 ~ 9h。

（4）尼卡地平：静脉滴注 80 ~ 250µg/min，起效时间 5 ~ 10min，作用持续时间 1 ~ 4h。

（5）艾司洛尔：静脉滴注 50 ~ 100µg/（kg·min），起效时间 1 ~ 2min，作用持续时间 10 ~ 20min。

（山东省交通医院　周　国）

第二节 冠心病的围手术期处理

一、术前准备

1. 冠心病常用术前检查方法

（1）动态心电图：可明确是否存在心肌缺血和心律失常及其严重程度。手术前动态心电图监测有心肌缺血表现时，术后心脏意外事件的预测发生率为38%。但也有研究认为，有些患者仅在手术时发生心肌缺血，而术前检查并无异常。

（2）运动心电图试验：对于一些亚临床症状的冠心病患者，运动心电图比静息心电图能更敏感的反映心肌缺血。有报道认为，对于中危风险患者，运动心电图对判断围手术期心肌缺血事件具有良好的预测价值，ST 段下移≥0.1mV 是心脏事件发生的独立预测因素。

（3）超声心动图：可明确各心腔的大小、室壁运动情况，测定心脏射血分数，是术前心功能评估的重要指标之一。左心射血分数与手术后晚期的心血管意外事件发生的相关性较好，但不能更好地预测术后早期的心血管意外事件。

（4）冠状动脉造影：目前被认为是诊断冠心病的金指标，手术前进行冠状动脉造影的情况不多，但对于临床上有指征做心脏介入治疗的高风险患者应该在择期手术前进行，以降低择期手术的心脏并发症的发生率。

2. 围手术期的心血管危险因素评估　美国心脏病学会/美国心脏协会（ACC/AHA）推出《心脏病非心脏手术围手术期评估和处理指南》2009 版。该指南推荐用五步法则做风险评估处理，涉及临床危险因素（表15－1）、心脏疾病活动期、手术危险分层和活动时的能量需求（METs）（表15－2）等。外科手术分级及其可能导致的围手术期心脏不良事件的发生率：①高风险手术（发生率＞5％）：急症大手术、主动脉及大血管手术、长时间手术（＞3h）、大量失液失血手术；②中风险手术（发生率＜5％）：头颈部手术、腹腔和胸腔手术、大关节置换手术、前列腺手术；③低风险手术（发生率＜1％）：内镜手术、白内障手术、乳腺手术、体表手术。心血管疾病患者的体能评估日益受到临床重视，美国 ACC/AHA 推荐的 Duke 活动状态指数（Duke activity status index，DASI）见表15－2。低体能者术前心功能分级也较高。国外研究显示＞7 MET 表明体能良好，围手术期心血管事件发生率低；4～7METs 为中等体能，有一定发生率；＜4METs 则心血管危险大幅度增加。

表15－1　围手术期心血管危险因素分级

危险分级	危险因素
高危（围手术期心脏事件发生率10%～15%，其中心源性死亡＞5%）	①不稳定型冠状动脉综合征：急性（7天）或者近期（1个月）心肌梗死，不稳定型或者严重心绞痛；②失代偿性心力衰竭及严重心律失常，重度房室传导阻滞及心脏病伴发症状明显的室性心律失常，心室率不能控制的室上性心律失常
中危（围手术期心脏事件发生率3%～10%，其中心源性死亡＜5%）	①轻度心绞痛；②心肌梗死病史或 Q 波异常；③代偿性心力衰竭或有心力衰竭病史；④糖尿病（胰岛素依赖）；⑤肾功能不全
低危（围手术期心脏事件发生率＜3%，其中心源性死亡＜1%）	①高龄；②ECG 示左室肥大，左束支传导阻滞，ST－T 异常；③非窦性心律（房颤）；④心功能差（不能上楼）；⑤脑血管意外史；⑥不能控制的高血压

表 15 -2　患者 DASI 体能指数评估

日常活动	METs 加权均数
1. 生活自理，如吃饭、穿衣、洗澡、上厕所	2.75
2. 室内行走，如在自己房间内	1.75
3. 在平地上走两个街区	2.75
4. 爬一层楼或爬小山坡	5.50
5. 短跑	8.00
6. 能做轻度家务，如倒垃圾、洗盘子	2.70
7. 能做中度家务，如用吸尘器、扫地、搬杂物	3.50
8. 能做重体力活，如擦洗地板、抬挪重家具	8.00
9. 能做田园活，如耙树叶、锄草、推电动锄草机	4.50
10. 能过性生活	5.25
11. 能参加运动量适中的娱乐活动，如高尔夫、滚木球、跳舞、双人网球或棒球	6.00
12. 能参加大强度的运动，如游泳、网球单打、踢足球、打篮球、滑冰	7.50

3. 术前考虑冠心病药物治疗的影响　有证据表明，高危患者非心脏手术围手术期使用 β 受体阻滞剂有益，围手术期停用 β 受体阻滞剂药的患者术后心肌梗死死亡的发生率明显增高，应予以避免。即使在血尿素氮（BUN）和肌酐升高的患者，术前都应该继续使用 ACEI，这类药物可显著改善心力衰竭患者术后的生存率。

4. 麻醉对心血管风险的影响　麻醉中心血管事件主要包括：ECG 显著动态改变、急性心肌梗死、充血性心力衰竭、严重心律失常、心源性猝死。

（1）全身麻醉：全身麻醉可引起非心脏手术的冠心病患者的心肌产生微小的损伤。麻醉诱导、气管内插管和拔除气管导管过程中，局部的强烈刺激引起机体应激反应，对冠心病患者由于体内儿茶酚胺释放增多，使心脏后负荷加大，心率加快，从而增加心肌耗氧；血压升高；可影响心肌供血、供氧。因此该循环反应可引起冠心病患者心肌缺血、损伤以至坏死而加重病情。

（2）胸段硬膜外腔阻滞麻醉（TEA）：胸段硬膜外阻滞可使冠状动脉阻力下降 20% ～25%，血流量增加 18%，明显改善冠脉血流。TEA 其他优点还有：①良好的术后镇痛；②改善术后呼吸功能；③有利于早期活动；④抑制机体对手术刺激的应激反应；⑤T_{12} 平面交感神经阻滞后可减慢心率，降低心肌耗氧；同时扩张冠状动脉，增加心肌供氧，减少术中心肌缺血的发生；⑥降低体肺动脉压力，而不影响冠脉灌注压、心排血量和每搏量；⑦血流动力学平稳，可降低术后心律失常的发生。

（3）麻醉前用药：首选吗啡及东莨菪碱，但在 80 岁以上老年人宜避免用东莨菪碱，因可能引起烦躁加重心肌氧耗。理想的麻醉前用药应使患者进入手术室时呈嗜睡状态，无焦虑、紧张，表情淡漠，对周围漠不关心。心率<70 次/min，血压较在病房时低 5% ～10%，无胸痛、胸闷等心血管症状。为达到上述要求，术日晨适当给予镇静药物，通常选用咪唑安定最为适宜。对于常有心绞痛发作者，术日晨可给予硝酸甘油。应参考术前心率、血压情况，给予 β_2 受体阻滞剂及（或）钙通道阻滞药。

（4）麻醉诱导及维持：诱导力求平稳，麻醉深度适宜，寻求每个人最适宜的血流动力学管理目标，可有效预防心肌缺血加重。Kheterpal 等对围手术期心血管事件进行单因素分析，认为相关因素是平均动脉压<50 mmHg，平均动脉压降低超过 40%、心率>100 次/分。近年来提倡静脉麻醉维持，提倡使用持续输注特别是靶控持续输注，持续输注在 4～5 个分布半衰期后即可达到药物血液浓度的稳态，有效取代单次给药时血药浓度和药效呈现"峰"、"谷"交替现象，从而避免随之而来的毒性作用和药效不足的交替出现。

二、术中管理

术中管理是围手术期管理的重要组成部分，应特别注意：①注意保温，围手术期体温过低，可增加心血管事件，应保持核心体温＞35.5℃。②血细胞比容（HCT）＜28%可增加心脏病患者围手术期心肌缺血和心脏事件的发生率。③目前主张围手术期血糖应维持在 7.0~10.0mmol/L，美国糖尿病学会推荐糖尿病患者术前空腹血糖维持在 5.0~7.0mmol/L，随机血糖不宜超过 11.1mmol/L，心脏手术则需将血糖控制在＜8.3mmol/L。已证实能够降低心脏手术和非心脏手术的感染，但未证实其对术后心血管预后的影响。④注意特殊操作对心脏的影响，如压迫胆囊，牵拉胆囊。⑤麻醉平面不宜过高、过宽等。

除常规监测外，冠心病患者胃肠手术麻醉应特别强调：①ECG 胸前导联或选取术前缺血最明显的导联，有心动过缓时及早给予阿托品静脉滴注。当有严重心律失常，特别是多源性室性早搏或室性心动过速者应尽早控制。②直接动脉测压，应保持血压≥90/60mmHg，如收缩压下降至 80~95mmHg、心率＜50 次/min 者，适当减少麻醉并应用麻黄素 10~15mg 或阿托品 0.5~1mg。血压＞150mmHg 可给予硝酸甘油静脉滴注，血压＞180/110mmHg，给予乌拉地尔 25~50 mg 或佩尔地平 0.5~1mg，使血压控制在 140~120/90~70mmHg 为佳。③放置中心静脉导管，可用于补液及测压。④肺动脉导管监测可用于高危患者。⑤采用持续硬膜外麻醉者应常规吸氧，使 SpO_2 保持在 97% 以上。

术中心肌缺血加重常见诱因：紧张焦虑；麻醉表浅，镇痛不全；术中血压剧烈波动；严重心律失常如心动过速、房颤、室早、室速等；通气功能障碍如过度通气致 $PaCO_2$ 过低，氧离曲线左移。如已发生心肌梗死，应采取如下措施：①必不可少的血流动力学监测，以及时了解 MAP、CVP、肺动脉压、肺毛细血管楔压、左室舒张末压及尿量等；②充分供氧；③维持冠脉正常灌注，可用多巴胺、多巴酚丁胺提高血压，增强心肌收缩力；④利用硝普钠、硝酸甘油、钙离子拮抗剂扩张外周血管，降低前后负荷；⑤利用主动脉反搏系统，降低收缩压，减少心室做功，增加舒张压，改善冠脉供血；⑥对症处理；⑦请专科医生会诊，决定是否进行溶栓治疗。

三、术后处理

全麻患者术后气管导管尽可能保持至患者完全清醒，不能耐受导管的刺激，而自主呼吸下 SpO_2 能保持在 97% 以上才考虑拔出导管，拔管后继续给氧，氧流量可开至 3~4L/min。使 SpO_2 能保持在 97% 以上。常因术后伤口疼痛，患者不愿深呼吸，或药物对呼吸的影响尚未完全消除，而有效呼吸交换量不足，易导致低氧血症，延迟拔管既可保持呼吸道畅通，通过导管吸收氧气，必要时尚可用呼吸机支持呼吸，待患者完全清醒，呼吸代偿机能恢复较好后再拔管较安全。

防止心肌缺血，警惕 AMI 的发生。术后心肌梗死一般高发于术后 1 周内，故此期间仍应加强监测心电图和血氧饱和度，其中肌钙蛋白 cTnT 水平是最敏感的特异指标，术后 24h、4 天或出院时可对具有心功能异常征象的患者进行肌钙蛋白测定。术后患者情绪波动对心脏功能的影响亦应注意，必要时适当镇静。有明显心肌缺血的病例，术后防止血压过高，可静脉持续给予硝酸甘油控制血压于正常范围。通过留置的硬膜外导管或经静脉自控镇痛（PCA）消除疼痛，以避免疼痛引起的应激反应。充分给氧及应用他汀类药物，以稳定斑块、预防肺部并发症、纠正水及电解质紊乱、避免高热和寒战造成耗氧量增加。同时防止低血容量和其他原因所致的低血压，一旦发生，则针对病因及时纠正。

（山东省交通医院　赵　伟）

第三节　围手术期心肌梗死的处理

一、易患因素

以下几种情况提示患者具有发生 PMI 的高风险：

（1）高龄：术后急性心肌梗死的发生主要集中在高龄患者中，年龄＞75 岁即为独立的危险因素。原因是高龄患者循环系统多已存在器质性病变，如冠状动脉粥样硬化、管腔狭窄、心肌肥厚等，心功能储备下降。

（2）术前已有基础心脏病，包括冠心病、心力衰竭：术前已发现冠心病的患者，建议行冠脉裸金属支架植入术 2 周后，最好是 4～6 周后择期行外科手术，可降低 PMI 发生风险。而雷帕霉素药物洗脱支架治疗术后的下包患者，建议术后服用阿司匹林和氯吡格雷至少 3 个月，紫杉醇药物洗脱支架术需 6 个月，以预防支架内血栓形成。因此，如果预测近期将要进行胃肠手术者，推荐植入裸支架，或者仅行球囊扩张术。

（3）新发的长时间的术中 ST－T 改变。

（4）术中大量失血和输血。

（5）术中长时间低血压。尤其是术前长期高血压患者，术中及术后较长时间低血压是诱发急性心肌梗死的主要因素。

二、发生机制

术中、术后疼痛等应激反应使血液内儿茶酚胺含量增高，继之心率加快、血压升高，诱发心肌需氧与供氧的矛盾。而 72h 后血液内儿茶酚胺含量明显下降。PMI 多发生在术后 3 天内。

冠状动脉粥样硬化斑块破裂、血栓形成是 PMI 的主要发生机制。通常表现为心电图 ST 段压低，即非 ST 段抬高型心肌梗死（NSTEMI），而且大多数患者无明显胸痛。也有部分患者表现为 ST 段抬高型心肌梗死（STEMI）。胃肠肿瘤手术，尤其是肿瘤分期较晚者，由于手术难度大、时间长、出血较多，易致术中长时间低血压，容易诱发急性心肌梗死。

三、诊　　断

按照心肌梗死定义为符合急性缺血性心脏病表现且心脏生化标志物升高超过诊断标准的所有患者。按照 WHO 诊断标准对于外科手术患者 PMI 诊断要求下列 3 个条件中至少有 2 项符合：

1. 缺血性胸痛　PMI 胸痛发生率低，且疼痛常被镇痛药和麻醉药所掩盖。

2. 心电图动态改变　心电图在非外科手术患者心肌梗死中有诊断价值的占 50%，40% 有心电图异常但没有诊断意义，另 10% 心电图正常。常规重症监测导联 ST 段变化趋势与 12 导联心电图相比，缺血事件检出率仅约 3%。大多数缺血事件发生于 $V_2 \sim V_4$ 导联，并不在监测导联。大多数患者缺血发生于手术末尾、麻醉过程中及在术后 24h 以后，占 40%～70%，多数患者无痛，表现为持续 ST 段压低，术前常有心率增快，长时间 ST 段压低患者通常有肌钙蛋白增加。术后即刻心电图、术后 2 天心电图意义最大。冠心病患者手术后出现低氧血症、心律失常及明显呼吸困难者，应及时做心电图及心肌酶谱检查有助于早期发现 PMI。因此，在已知具有或怀疑冠心病，拟行高危诊疗操作患者，ACC/ESC 指南建议手术后立即和术后 2 天内采集心电图作为参照。

3. 血清心脏标志物升高　肌钙蛋白 T 和 I 特异性高，尤其是肌钙蛋白 T，但是在心肌梗死早期敏感度低，可能导致 PMI 漏诊，应根据发病时间窗及时给予复查。当肌钙蛋白升高时间不清楚时，早期标志物 CK－MB 或肌红蛋白可有助于早期诊断。CK－MB 在非外科手术患者敏感度 77%～92%，特异度 100%；而在外科手术患者敏感度60%～75%，特异度80%～95%。推荐于术后24h、4天及出院前对具有心功能异常征象的患者进行肌钙蛋白测定。

四、治　疗

（一）PMI的药物治疗

PMI治疗原则与非手术心肌梗死相似。基本治疗包括止痛、吸氧、应用硝酸甘油、阿司匹林、肝素和再灌注治疗等。治疗矛盾在于所有治疗策略都需要一定方式和程度的抗凝，可能导致手术部位大量出血和血肿形成。如何抗凝、抗血小板治疗，需要由外科手术医生和心脏科医生共同商议决定。

1. 抗血小板治疗　如阿司匹林、噻吩吡啶、替罗非班和氯吡格雷等。氯吡格雷与阿司匹林联用于急性冠脉综合征和近期植入冠状动脉内支架患者，但联合抗血小板治疗使围手术期大出血危险增加50%。血小板Ⅱb/Ⅲa受体拮抗剂在行急症PCI的患者受益更多，但其出血风险也相应增加。急诊外科手术不应因为患者服用氯吡格雷和阿司匹林而拖延。

2. 抗凝治疗　急性心肌梗死时由于斑块不稳定和破裂导致组织因子释放，启动凝血途径，形成血栓。低分子肝素与普通肝素一样，都是通过与抗凝血酶Ⅲ结合后发挥抗凝作用。低分子肝素因无需监测部分凝血活酶时间，每天2次皮下注射，应用相对简便、安全。应用肝素治疗后小量出血增加。因此对于PMI，普通肝素仍是最佳选择，因为其容易被鱼精蛋白拮抗。

3. 止痛治疗　可使用鸦片类镇痛药。静脉注射吗啡还可减轻心脏前负荷，有助于心功能的保护。止痛治疗的根本目的是减少儿茶酚胺释放，减少心肌耗氧量，纠正心肌缺血。硝酸酯类药物通过非内皮依赖的血管扩张作用减轻心脏前负荷，增加缺血心肌灌注，从而减轻胸痛。对无心肌缺血典型证据的持续性胸痛可选择尝试应用硝酸酯类药物。

4. β受体阻滞剂　建议PMI后早期应用β受体阻滞剂，除非有严重禁忌证。例如，严重心动过缓，失代偿的心力衰竭（啰音超过1/2肺野），严重的慢性阻塞性肺病（COPD）。应用机制在于减少心肌耗氧量，抵抗儿茶酚胺产生的致心律失常作用，直接降低室颤阈值。对于左室功能不全的患者，推荐使用短效的制剂，例如艾司洛尔，一旦低血压发生、肺水肿加重，应立即停用。

5. 血管紧张素转化酶抑制剂（ACEI）类药物　如无禁忌主张早期应用ACEI类药物。多个大规模临床试验统计学分析证明，ACEI类药物可显著降低心肌梗死后的死亡率。建议从小剂量起始应用，以免出现低血压。

6. 他汀类调脂药物　急性冠脉综合征患者应用他汀类药物后6个月及1年的死亡率均明显降低。试验证明应用他汀类药物强化降脂治疗可明显降低死亡终点、非致死性心肌梗死发生、心源性猝死及心肌缺血症状复发。

（二）其他治疗

主动脉内球囊反搏（IABP）通过增加舒张期血压来增加冠状动脉血流，降低体循环后负荷，降低左室搏动做功。ACC/AHA指南建议该技术用于难治性低血压、低心排量状态、已接受药物治疗但缺血性胸痛复发且有产生大面积心肌坏死潜在危险、多形性室速或难治性肺淤血等。

（三）紧急再灌注治疗

包括溶栓治疗和冠脉介入治疗。

1. 溶栓治疗　适合于急性心肌梗死发病后12h内的患者；但已行手术者有严重出血危险，PMI患者不适用。

2. PMI的介入治疗　包括经皮冠状动脉球囊扩张术（PTCA）和直接经皮冠状动脉介入治疗（PCI）。单纯PTCA有较高的冠状动脉再闭塞率。主要原因在于单纯球囊扩张使阻塞斑块破裂，血管壁撕裂，形成夹层，易致血栓形成。直接 PCI 可降低心肌梗死病死率，且优于溶栓治疗，应作为再灌注治疗首选，大量出血的危险也相对较小。

五、预防措施

1. 术前详细询问病史，细致体检，对有基础心脏病者，充分评估心肺功能，加强心肺功能锻炼，必要时给予极化液及心肌营养药物 3～5 天，增加心肺功能储备；对于不稳定心绞痛、急性心肌梗死 30 天内、失代偿心力衰竭、严重心律失常或瓣膜病者推迟或取消手术，必要时行冠脉造影评估。

高危外科手术的心血管危险因素主要包括：心绞痛、心肌梗死、心力衰竭、糖尿病、肾功能不全、脑卒中。对≤2 个危险因素者给予 β 受体阻滞剂、他汀类、ACEI 类治疗后按计划手术。多个危险因素者术前行心脏负荷试验，未诱发心肌缺血或仅轻中度缺血者予 β 受体阻滞剂、他汀类、ACEI 类治疗后按计划手术；诱发严重心肌缺血者先行冠脉介入诊疗。

下列情况建议术前行冠脉血运重建：

（1）严重左主干狭窄的稳定性心绞痛。

（2）三支血管病变的稳定性心绞痛，LVEF ＜50%。

（3）两支血管病变的稳定性心绞痛。

（4）高风险的不稳定性心绞痛或非 ST 段抬高型心肌梗死。

（5）ST 段抬高型心肌梗死。

植入支架前应充分考虑患者能否坚持双重抗血小板治疗，如不能耐受 12 个月噻吩吡啶者应避免植入药物洗脱支架，可能在 PCI 术后 12 个月内行外科手术者推荐植入裸支架或仅球囊扩张。

如患者必须进行切除恶性肿瘤的胃肠手术，冠心病也相当严重，经过检查属高危冠脉病变并且有做冠状动脉搭桥手术（CABG）指征，应先做 CABG 以解除冠状动脉供血不足，然后再切除肿瘤，以改善长期预后。

2. 术中麻醉力求平稳，应用对心肺功能影响小的药物，防止血压大幅度波动。

3. 术中操作轻柔，尽可能减轻对心脏大血管的刺激，防止大出血，防止术中长期低血压的出现，必要时应用升压药物、输血或胶体液。

4. 术中及术后严密监测动脉氧分压和二氧化碳分压情况，严防低氧血症发生。

5. 适量补液，及时复查电解质，发现电解质紊乱及时纠正。

6. 术后医务人员要增强责任心，严密监测，必要时反复行心电图检查及心肌酶谱测定，以便早期发现，及时正确治疗。

（山东省交通医院　孟海燕）

第四节　心功能不全的围手术期处理

一、急性心功能不全

（一）急性左心功能不全常见诱因

1. 前负荷　短期内增加输液速度太快或输液量太多。

2. 后负荷　上升，如麻醉过浅、高血压。

3. 心脏收缩力　麻醉药抑制，导致心肌收缩力减弱。

4. 各种类型心律失常　心率过快、过慢。

5. 手术　原有慢性心力衰竭，手术对心脏侵袭，心排量锐减，导致急性左心衰竭的发生。

（二）急性左心功能不全的治疗

1. 一般治疗

（1）体位：呼吸困难明显者取半卧位或端坐位，双腿下垂以减少回心血量，降低心脏前、后负荷。

（2）四肢交换加压：四肢轮流绑扎止血带或血压计袖带，通常同一时间只绑扎三肢，每隔 15～20min 轮流放松一肢。血压计袖带的充气压力应较舒张压低 10mmHg，使动脉血流仍可顺利通过，而静脉血回流受阻。此法可降低前负荷，减轻肺淤血和肺水肿。

（3）吸氧：低氧血症和呼吸困难明显的患者，应尽早吸氧，使 SaO_2 在 95%～98%。采用的方式：

1）鼻导管吸氧：从低氧流量（1～2L/min）开始，如仅为低氧血症，可采用高流量给氧（6～8L/min）。肺水肿患者可在湿化瓶中加 50%～70% 酒精或有机硅消泡剂，以改善肺泡通气。

2）面罩吸氧：适用于伴呼吸性碱中毒患者。

3）必要时还可采用无创性或气管插管呼吸机辅助通气治疗：手术时，多数患者采用气管插管，应使用正压给氧，可提高肺泡与间质的压力，减少毛细血管中的液体渗出，使粉红色泡沫样痰减少直至消失。

（4）抢救准备：至少开放 2 条静脉通道，并保持通畅。必要时可采用深静脉穿刺置管，以随时满足用药的需要。血管活性药物一般应用微量泵泵入，以维持稳定的输液速度和正确的剂量。固定和维护好漂浮导管、深静脉置管、心电监护的电极和导联线、鼻导管或面罩、导尿管以及指端无创血氧仪测定电极等。

（5）出入量管理：肺循环、体循环淤血及水肿明显者，应严格限制液体量和输液速度，对无明显低血容量者，每天液体量 1 500mL 以内，不要超过 2 000mL。保持每天水出入量负平衡约 500mL，严重肺水肿者为 1 000～2 000mL，以减少水钠潴留和缓解症状。3～5 天后，如淤血、水肿明显消退，应减少水负平衡量，逐渐过渡到出入水量大体平衡。在水负平衡下应注意防止发生低血容量、低血钠和低血钾等。

（6）镇静剂：吗啡可引起静脉扩张和微弱的动脉扩张并减慢心率，减轻心脏前、后负荷，降低呼吸频率，改善通气。早期治疗严重急性心力衰竭，尤其是躁动、呼吸困难、焦虑或胸痛的患者，可考虑应用吗啡剂量 2.5～5mg 静脉注射，必要时可以重复应用 1 次。禁忌证：低血压、休克、意识障碍、慢性阻塞性肺疾病，未应用呼吸机者等。度冷丁 25～50mg 静脉注射；安定 2.5～5mg 静脉注射。

2. 药物治疗 利尿剂、正性肌力药物与血管扩张剂。

（1）利尿剂：降低左室充盈压，使肺部液体迅速转移，可在短时间内降低容量负荷，改善呼吸困难和肺水肿，但不增加心排量，不能改善组织灌注不足。适用于急性心力衰竭伴肺循环和（或）体循环明显淤血以及容量负荷过重的患者。首选袢利尿剂，呋塞米 20～40mg 静脉推注，继以静脉滴注 5～40mg/h，总量在 6h 内不超过 80mg，24h 内不超过 200mg，10～15min 起效，但不宜长期静脉应用。禁忌证：低血压（收缩压＜90mmHg）严重低钾血症或酸中毒。若效果欠佳，可选择强力利尿剂托塞米 10～20mg 静脉注射或依那尼酸 25～50mg 静脉注射或布美他尼 0.5～1mg 静脉注射，其次氢氯噻嗪 25～50mg + 螺内酯 20～40mg 口服，每天 2 次，低剂量联合疗效优于单一利尿剂的大剂量，且不良反应也少。

（2）正性肌力药物：抑制心肌细胞膜上 $Na^+ - K^+ - ATP$ 酶，使细胞内 Na^+ 增加，促使 $Na^+ - Ca^{2+}$ 跨膜交换，细胞内 Ca^{2+} 增加，作用于收缩蛋白，增强心肌收缩或认为洋地黄与 K^+ 竞争结合在 ATP 酶上，当洋地黄与 ATP 酶结合，K^+ 不能进入细胞，细胞内 Ca^{2+} 释放，补充阳离子不足，Ca^{2+} 增强心肌收缩力。适用于低心排血量综合征患者，尤其适用于血压较低和对血管扩张药物及利尿剂不耐受或反应不佳的患者。适应证：收缩压＜90 mmHg，或持续低血压并伴症状，尤其是肾功能不全者；严重阻塞性心瓣膜病，如主动脉瓣狭窄、二尖瓣狭窄；梗阻性肥厚型心肌病。

1）洋地黄：乙酰毛花苷丙（西地兰）作用较快的洋地黄制剂，特别适用于伴快速心室率的房颤患者。西地兰 0.2～0.4mg/次，24h 总量 0.8～1.2mg 或毒毛旋花子苷 K0.25mg 稀释后静脉注射 5～10min 起效，必要时隔 30～60min 再用 1 次，剂量同前或减半量，症状控制后改用维持量。在下列情况下，应用洋地黄时要慎重考虑：预激综合征并发快室率的房颤、房扑时，洋地黄可诱发室颤，禁忌应用洋地黄；二尖瓣狭窄窦性心律并发肺水肿，用洋地黄有可能使肺淤血加重。此时应采取减轻前负荷措施，如硝酸甘油或异舒吉静脉滴注和速尿静脉注射；甲亢、贫血、动静脉瘘等高排量的心力衰竭，洋地黄疗效差；病态窦房结综合征、冠状动脉粥样硬化性心脏病、房室传导阻滞、特发性肥厚性心肌病、肺心病、电解质紊乱（低钾、低镁、高钙）、肾功能不全等，应用洋地黄须慎重，权衡利弊，或应用非洋地黄正性肌力药。

2）左西孟旦：是钙增敏剂，是近年来新出现的一种正性肌力药物。它通过与心肌细胞上的肌钙蛋白 C 结合增强对 Ca^{2+} 的敏感性，使心肌收缩力增强。它通过介导 ATP 敏感的 K^+ 通道产生重要的扩血管作用。左西孟旦也有微弱的磷酸二酯酶抑制剂的作用。先以 $3 \sim 12\mu g/kg$ 缓慢静脉注射，然后以 $0.05 \sim 0.2\mu g/$（$kg \cdot min$）静脉滴注 24h。

3）非洋地黄正性肌力药物：β-受体激动剂（多巴胺、多巴酚丁胺）和磷酸二酯酶抑制剂（氨力农和米力农）。

①β-受体激动剂：增加细胞膜上腺苷酸环化酶的活力，使 ATP 转化为 cAMP，cAMP 作用于肌浆网，使钙离子释放，增加心肌收缩。

②多巴胺：主要适用于心源性休克、急性左心衰竭伴低血压者。剂量不同作用也不同，$2 \sim 5\mu g/$（$kg \cdot min$）时作用于多巴胺受体，使心脏、肾脏血管扩张，血流量增加，尿量与心排量均增加。$5 \sim 10\mu g/$（$kg \cdot min$）时则兴奋 β_1-受体，使去甲肾上腺素释放，心肌收缩力增强，心率加快。$10 \sim 20\mu g/$（$kg \cdot min$）时，α_1-受体、β_1-受体均兴奋，血管收缩，血压上升。治疗心力衰竭剂量 $250 \sim 500\mu g/min$，常用量 $120 \sim 160mg$ 静脉滴注，维持 8h，短期静脉应用。

③多巴酚丁胺：化学结构类似异丙基肾上腺素合成的儿茶酚胺，使心肌收缩力增强，对心率与升压作用小，利尿不明显。用法：起始静脉滴注速度为 $2 \sim 3\mu g/$（$kg \cdot min$），常用量为 $100 \sim 250\mu g/min$。短期静脉应用。常用量 $2 \sim 7\mu g/$（$kg \cdot min$）。

④磷酸二酯酶抑制剂：选择性抑制心肌细胞的磷酸二酯酶，使细胞环磷酸腺苷（cAMP）增加，改变细胞内外钙的转运，产生正性肌力和扩张外周血管效应，由此增加心输出量和搏出量，同时伴随有肺动脉压、肺楔压的下降，全身和肺血管阻力下降，使体循环与肺循环的血管阻力下降。

⑤氨力农（氨联吡啶酮 amrinone）：适用于急性失代偿性心力衰竭。以 $1 \sim 4mg/kg$ 用蒸馏水或生理盐水稀释后静脉推注，继而氨力农 180mg 以生理盐水稀释后按 $5 \sim 10\mu g/min$ 维持 6h。一般不超过 48h。

⑥米力农（二联吡啶酮 Milrinone）：以 $35 \sim 50\mu g/kg$ 静脉推注，继 $0.75\mu g/$（$kg \cdot min$）静脉滴注。根据效应可调整用量。其副作用有：肝功能损害、血小板降低。用药过程中要注意血压下降，心率加快，偶尔出现早搏。适合静脉短期应用。

（3）血管扩张剂：减轻心力衰竭时神经-内分泌反应引起的水钠潴留和血管收缩，降低前、后负荷。适用于急性心力衰竭的早期阶段（收缩压≥90mmHg）。围手术期常用制剂：

1）硝酸甘油：特别适用于急性冠脉综合征伴心力衰竭，主要作用部位是静脉，减轻心脏前负荷。有效量 $5 \sim 100\mu g/min$，静脉滴注起始剂量为 $5 \sim 10\mu g/min$，每 $5 \sim 10min$ 递增 $5 \sim 10\mu g/min$，最大剂量 $200\mu g/min$；常用量 $20 \sim 50\mu g/min$，舌下含服剂量 $0.3 \sim 06mg/$次，可重复应用。

2）二硝酸异山梨醇（异舒吉 isoket）：松弛血管平滑肌，以静脉为主。有效剂量 $30 \sim 60\mu g/min$，常用量 $40 \sim 60\mu g/min$。硝酸盐制剂主要副作用为头痛、眩晕、血压轻度下降。

3）硝普钠：适用于严重心力衰竭、后负荷增加或心源性休克患者。对动静脉血管床扩张作用均衡，左室充盈压下降，心排量增加。有效剂量 $50 \sim 150\mu g/min$，静脉滴注起始剂量为 $10\mu g/min$，以后每 10min 递增 $5 \sim 10\mu g$。常用量 $50 \sim 250\mu g/min$，静脉滴注时间一般不超过 72h，持续时间太长或剂量太大可引起氰化物在体内积聚。

4）酚妥拉明：主要作用部位是动脉，α 肾上腺素阻滞剂。常用量 $0.1 \sim 0.2mg/min$。主要副作用为血压下降，心动过速。禁忌证：收缩压＜90mmHg，或持续低血压并伴症状，尤其是肾功能不全者；严重阻塞性心瓣膜病，如主动脉瓣狭窄、二尖瓣狭窄；梗阻性肥厚型心肌病。应用血管扩张剂过程中要注意低血压，必要时与多巴胺联用。肺或体静脉瘀血时，选用硝酸酯。周围血管阻力增高时，选用酚妥拉明或硝普钠。

如有血流动力学参数，可参考下列情况分别处理：肺动脉楔（PAWP）升高，心排量不低：利尿剂（速尿 $40 \sim 80mg$ 静脉注射），血管扩张剂（硝酸甘油 $20 \sim 30mg$）维持 8h，或异舒吉 $20 \sim 30mg$ 稀释后维持 8h；PAWP 不高，心排量低：扩容治疗；PAWP 升高，心排量低：正性心肌药物。

（4）辅助药物：有支气管痉挛者，氨茶碱：0.125～0.25g＋5%葡萄糖静脉推注10min或0.25～0.5mg/（kg·h）静脉滴注，静脉推注4～6h后可重复。喘定0.25g＋5%葡萄糖缓慢推注，也可用激素，如琥珀酰氢化可的松50～100mg或甲基泼尼松龙40～80mg稀释后静脉滴注。禁忌证：心动过速或其他心律失常、冠心病所致的急性心力衰竭。

3. 血液净化治疗　血液净化不仅可维持水、电解质和酸碱平衡，稳定内环境，还可清除尿毒症毒素、细胞因子、炎症介质以及心脏抑制因子等。治疗中的物质交换可通过血液滤过（超滤）、血液透析、连续血液净化和血液灌流等来完成。

（1）高容量负荷，如肺水肿或严重的外周组织水肿，且对袢利尿剂和噻嗪类利尿剂抵抗。

（2）低钠血症且有相应的临床症状如神志障碍、肌张力减退、腱反射减弱或消失、呕吐以及肺水肿等。

（3）肾功能进行性减退，血肌酐＞500μmol/L或符合急性血液透析指征的其他情况。

二、慢性心功能不全

慢性心功能不全基本病因是各种慢性心肌病损和长期心室负荷过重。其诱因主要是：感染、心律失常、水电解质紊乱、过度疲劳、精神压力过重、环境气候急剧变化及妊娠、分娩并发其他疾病等。临床上，慢性心功能不全以左心功能不全最常见，它主要影响患者的肺循环。可表现为呼吸困难、咳嗽、咳痰、咯血、夜尿增多、疲乏无力。

（一）收缩性心功能不全

1. 临床表现　呼吸困难、尿少、颈静脉怒张、肺部湿啰音、肝肿大，心室射血分数降低。

2. 治疗　三联疗法，即血管紧张素转换酶抑制剂（ACEI）、利尿剂、洋地黄。

（1）转换酶抑制剂（ACEI）或血管紧张素Ⅱ受体拮抗剂：具有血管扩张剂、神经内分泌拮抗剂或抗重塑的作用。常用药卡托普利每次12.5～25mg，每天3次或依那普利5mg/d，培哚普利4mg/d，福辛普利10mg/d，西拉普利2.5mg/d等制剂。肾动脉狭窄是禁忌证。主要副作用是咳嗽、皮疹、高血钾症、白细胞下降等。对血压偏低的心力衰竭患者需慎用或与多巴胺合用。

血管紧张素Ⅱ受体拮抗剂：氯沙坦25～50mg/d，一次服用，如应用ACEI出现咳嗽，可以AⅡ拮抗剂取代。副作用有头晕，少见有腹泻、肝功能异常、肌痛、荨麻疹，偶有高血钾症。

（2）利尿剂：轻度心功能不全选用噻嗪类，如双氢克尿噻25mg，每天2～3次；中度心功能不全选用袢利尿剂，如速尿20～40mg，每天2～3次或丁尿胺0.5～1mg，每天1～2次。利尿作用较强的袢利尿剂或噻嗪类利尿剂需补充钾盐。潴钾利尿剂螺旋内酯20mg，每天2～3次。氨苯蝶啶50mg，每天2～3次。潴钾利尿剂与ACEI合用，要警惕患者高血钾症，加用袢利尿剂较为安全。

（3）正性肌力药物：洋地黄，增强心肌收缩，增加迷走神经张力，但总体效果不如ACEI，心功能Ⅰ～Ⅱ级心力衰竭患者系窦性心律者，首先用ACEI，如患者心力衰竭伴房颤，需给洋地黄。最常用制剂地高辛0.25mg，每6～8h 1次，在短期24～48h内，可取得最佳疗效，或用西地兰静脉给药，后每天地高辛维持。或病情不紧急情况下，则口服地高辛0.25mg/d，经6～8天可达血浆有效浓度。Ⅲ～Ⅳ级心力衰竭，上述药物控制心力衰竭欠佳时，或因长期慢性心力衰竭β-受体数下调，或对β-受体激动剂不敏感，可应用多巴胺、多巴酚丁胺、氨力农或米力农以及血管扩张剂。

（4）β-肾上腺能受体阻滞剂（β-阻滞剂）在心力衰竭中应用：在强心、利尿、扩血管药物应用基础上加用β-受体阻滞剂；最小剂量开始，可选择β₁-受体阻滞剂如美多心安6.25mg/d口服，每周递增1次，第2周每次6.25mg，每天2次。递增过程中，如患者心衰加重则撤回到原来的剂量，并减慢递增速度。预计剂量为每次25～50mg，每天2次。短期用药大多数无效，用药至少6～8周方见效。

（二）舒张性心功能不全

1. 临床表现　呼吸困难，而代表收缩功能的左心室射血分数（LVEF）正常。机制：左室舒张期主动松弛能力受损，心肌僵硬度增加，导致舒张期充盈减少，心排量下降。

2．治疗

（1）β-受体阻滞剂：使心率减慢，舒张期延长，心室充盈增加，应用心脏选择性β-受体阻滞剂（美多心安、氨酰心安）剂量每次 25~50mg，2 次/d。

（2）钙离子拮抗剂：改善舒张功能，地尔硫䓬每次 30~60mg，3 次/d。如心率过缓可用硝苯地平每次 10mg，3 次/d；或氨氯地平每次 5mg，1 次/d。

（3）ACEI：使肥厚的心肌消退，室壁应力与心肌僵硬度降低，常用卡托普利每次 12.5~25mg，3 次/d；或依那普利 5mg/d，培哚普利 4mg/d，福辛普利 10mg/d，西拉普利 2.5mg/d 等制剂。

三、心功能不全的围手术期处理

心功能不全与手术死亡率密切相关，心功能 I 级者手术死亡率为 4%，II 级者为 11%，III 级者为 25%，IV 级者为 67%。

（一）术前准备

应根据择期或急症手术而定

（1）急症手术：应权衡心力衰竭程度与手术紧迫性，病情许可情况下，做心脏超声检查，了解心脏形态及心功能，积极控制心力衰竭，术前监测肝、肾功能、电解质等。

（2）选择性手术：心功能 I~II 级的患者，不影响进食的手术，服用 ACEI、利尿剂、洋地黄使心功能达到代偿状态。心功能 III~IV 级需加用扩血管药物，如硝酸甘油或异舒吉以减轻前负荷，或加用β-受体激动剂如多巴胺、多巴酚丁胺，增强心肌收缩力。对于较大的选择性手术如腹部的手术需禁食者，应静脉途径用药，术前 12h 停服 ACEI、利尿剂、洋地黄。

（二）术中处理

1．术中需要心电、血压、血氧、血流动力学监测　对手术医生要求尽可能的缩短手术时间，减少损伤，降低手术危险性，避免血压波动，保证心肌供氧、供血。

2．输液量与速度则根据血流动力学的测定来指导。

3．术中用药　西地兰，每次 0.2~0.4mg，多巴胺、多巴酚丁胺、磷酸二酯酶抑制剂替代或合用，具体用法及用量同上所述。

（三）术后处理

1．心功能 I~II 级的患者，术后继续服用原有治疗心脏的药物。

2．监护心电、血压、血氧、尿量、中心静脉压，有条件时可测定肺动脉与肺毛细血管楔压，直到病情稳定。

3．防治并发症　麻醉时肌肉松弛剂对呼吸肌的作用及术后患者不敢咳嗽，使气管内黏液阻塞，更容易诱发心力衰竭加重，应给予相应的处理，应用抗生素。

（山东省交通医院　张　琴）

第五节　心律失常的围手术期处理

一、心律失常的术前评估

胃肠手术本身导致的心律失常可起源于内分泌系统、神经系统以及心血管系统本身。起源于内分泌系统疾病者主要通过神经－体液因素作用于心血管系统导致心律失常。围手术期发生心律失常的患者，往往术前即有先兆，高龄、高血压、疼痛、应激、血容量不足、输液输血反应、水电解质紊乱和酸碱平衡失调等均可诱发心律失常，此时应严密观察病情变化，进行24h动态心电图监测和心脏超声检查，重视以心电活动为中心的循环和呼吸功能监测，补充血容量、纠正水电解质和酸碱平衡失调，评估心功能状态，必要时与心内科医师协同处理。术前伴有心律失常的患者多数已在服药治疗，另有一些患者虽然术前未发现心律失常，但手术中由于手术操作、麻醉药物和低温等可诱发不同程度的心律失常，严重时可引起心搏骤停。对此，外科和麻醉科医师均应有深刻的认识和思想准备。术前充分镇静，消除患者恐惧心理很有必要，镇静可强化患者的麻醉效果，减低患者的兴奋性，降低氧耗量，对预防心律失常有一定作用。

二、心律失常的术中监测和处理

（一）缓慢性心律失常

缓慢性心律失常由于心率缓慢或伴有短暂或较长时间的心脏停搏，引起心室舒张末期容量和压力增加，久之将发生心功能不全，造成心、脑、肾等重要脏器供血不足，使患者对手术麻醉的耐受力下降，严重者可发生阿－斯综合征。

1. 窦性心动过缓　心电图：窦性心律的频率<60次/min。

（1）发生的原因：常因窦房结激动降低和传导异常而致，如术中刺激迷走神经、冠心病、颅内疾患、严重缺氧、黄疸等。

（2）处理：无症状窦性心动过缓通常无需治疗；若因心率过慢出现血流动力学异常时，可静注阿托品，必要时应用异丙肾上腺素治疗。

2. 房室传导阻滞　按照传导阻滞的严重程度，通常将其分成3度。Ⅰ度房室传导阻滞，Ⅱ度房室传导阻滞分为：莫氏Ⅰ型和Ⅱ型，Ⅲ度房室传导阻滞。

（1）Ⅰ度房室传导阻滞：心电图见每个心房冲动都能传导到心室，但PR间期超过0.20s。

（2）Ⅱ度房室传导阻滞分为两型：莫氏Ⅰ型和Ⅱ型。

1）Ⅱ度Ⅰ型房室传导阻滞：此阻滞可发生在任何心脏部位。心电图：PR间期进行性延长、直至1个P波受阻不能下传心室；相邻RR间期进行性缩短，直至1个P波不能下传心室；包含受阻P波在内的RR间期小于正常窦性PP间期的2倍。

2）Ⅱ度Ⅱ型房室传导阻滞：心电图见心房冲动传导突然阻滞，但PR间期恒定不变。下传搏动的PR间期正常或延长。

（3）Ⅲ度房室传导阻滞：心电图见心房与心室各自独立、互不相关；心房率快于心室率，心房冲动来自窦房结或异位心房节律；心室起搏点通常在阻滞部位稍下方。

（4）室内传导阻滞：是指希氏束分叉以下部位的传导阻滞。包括左、右束支传导阻滞。

1）左束支阻滞：心电图见QRS时限达0.12s或以上，V5、V6导联R波宽大，顶部有切迹或粗钝，其前方无q波，V1、V2导联呈宽阔的QS波或rS波形，T波与QRS主波方向相反。多见于原有心脏疾患。

2）右束支阻滞：心电图见QRS时限达0.12s或以上，V1呈rSR'波，R'波粗钝，V5、V6导联呈rRS，S波宽阔，T波与QRS主波方向相反。

应针对不同的病因进行治疗。单纯的窦性心动过缓、Ⅰ度房室传导阻滞、Ⅱ度Ⅰ型房室传导阻滞或单侧的束支传导阻滞患者若无症状且运动试验或阿托品试验心率均＞90 次/min，一般不影响血流动力学，术前不必特殊处理，可常规进行手术。病情较轻者，可及时应用阿托品、异丙肾上腺素、麻黄素等增加心脏兴奋性和传导性的药物治疗。

Ⅱ度Ⅱ型房室传导阻滞与Ⅲ度房室传导阻滞如心室率显著缓慢，伴有血流动力学障碍，甚至 Adams - Stokes 综合征发作者，应给予适当治疗。

严重的心动过缓，如双束支/三束支传导阻滞、Ⅱ度Ⅱ型房室传导阻滞、Ⅲ度房室传导阻滞多为心脏严重的或不可逆的器质性病变所致，患者对手术麻醉的耐受力差，随时都有心搏骤停的危险。麻醉和手术的诸多因素，例如麻醉用药的抑制，各种操作的刺激，过量失血及缺氧和二氧化碳的蓄积等均可使病情加重，危及生命。对于此类患者术前预防性安置心脏起搏器可以预防和治疗术中、术后严重缓慢型心律失常，为麻醉手术及术后提供安全可靠的保证。术前安置心脏起搏器，间断启用起搏，心动过缓得到纠正，围手术期血压脉搏稳定，为麻醉手术创造了良好的条件。

缓慢型心律失常进行非心脏手术时，如有下列情况之一者，无论其有无晕厥史，术前均应考虑安置心脏起搏器：①严重窦性心动过缓伴有窦性停搏 2s 以上，阿托品试验或运动试验窦性心率＜90 次/min。②严重窦性心动过缓伴有头晕、乏力、气促。③病态窦房结综合征。④Ⅱ度、Ⅲ度房室传导阻滞。⑤完全性左或右束支传导阻滞伴有 P - R 间期延长。⑥双束支/三束支传导阻滞。⑦迷走神经张力过高行胆囊切除术患者。⑧房室传导阻滞伴有室性心律失常。

（二）快速性心律失常

1. 窦性心动过速　心电图见窦性心律的频率低于 100～160 次/min。

（1）原因：紧张、疼痛、浅麻醉、发热、低血容量、输液过量、缺氧、药物等。

（2）治疗：心率＜120bpm 且无低血压，暂不用药，可给予吸氧，纠正诱因，适当镇静；心率在 130～150bpm，无明显心力衰竭或低血压者，可静脉注射美托洛尔 5mg，不能使用者，可选用维拉帕米或地尔硫草；若伴有心力衰竭，可静脉注射西地兰；若无心力衰竭而血压偏低者，在排除低血容量后，可用升压药如阿拉明。

2. 阵发性室上性心动过速（PSVT）　心电图 P＞160/min，心律齐整，QRS 时间在 0.10s 以内。可发生于无器质性心脏病、预激综合征、风湿性心脏病二尖瓣狭窄、低钾、甲状腺功能亢进等。

使用各种方法刺激迷走神经，常可终止 PSVT；血压正常时可用心律平、普萘洛尔或维拉帕米静脉推注等，腺苷或 ATP 快速静脉推注，起效快，可在 10～40s 内可终止 PSVT，毛花苷 C 静脉推注，起效慢，终止效率低，但对心功能不全者比较安全，严重者可采用电复律或超速抑制。

3. 阵发性室性心动过速　心电图 3 次或 3 次以上快速而连续的搏动，其 QRS 时间≥0.12s，T 波方向与 QRS 波群主波方向相反；P 波比 QRS 波群慢且无固定关系。多发生于并存器质性心脏病者，如心肌病、冠心病、急性心肌梗死。一旦发生，应仔细判断病因，积极进行治疗，并做好电除颤准备。利多卡因是首选药，1～2mg/kg 稀释后静注，5min 后可重复；效果不佳也可选用普鲁卡因酰胺（静脉给药不超过 50mg/min）或溴苄铵（5mg/kg 静脉缓注）。药物治疗无效或有血流动力学障碍者立即同步电复律，情况紧急（如发生晕厥、多形性室速或恶化为室颤）也可非同步转复，心率在 200 次/min 以下的血流动力学稳定的单形室速可以通过置右心室临时起搏电极而终止。

4. 过早搏动　胃肠道疾患、急性感染、手术及麻醉、导管介入、电解质紊乱、低钾等是引起过早搏动的主要原因。并存器质性心脏病、心肌病、冠心病和风湿性心脏病等较为多见，但在健康人中亦不少。

（1）房性早搏：心电图异常的 P 波提前出现。常发生在并存器质性心脏病或无心脏病者，可为房颤、房扑、阵发性房性心动过速的先兆。如非频发性房早可暂不处理，频发者如伴有低血压可用甲氧胺或苯肾上腺素，血压正常可用异搏定静脉注射。

（2）室性早搏：心电图提早出现的宽大畸形 QRS 波群，其前无 P 波；QRS 波群时间≥0.12s，过早搏动后常有一完全性代偿间歇。常见于冠心病、洋地黄中毒、低氧血症、二氧化碳蓄积、高血压等。偶发室早

（也可见于正常人），加强观察，暂不予处理；＞5 次/min 或多源性室性早搏可静脉注射利多卡因 1～2mg/kg，并 39～60μg/（kg·min）静脉维持；如无效可用可达龙或心律平；洋地黄中毒所致者可选用苯妥英钠。

（3）心房扑动：心电图 P 波消失，代之以连续、匀齐、大小相同的锯齿状扑动波（F 波），频率 250～350 次/min。常发生于心脏疾病的患者，心导管检查及心脏手术刺激亦可引起心房扑动。治疗可选用洋地黄（地高辛 0.25～0.75mg 静注），也可和心得安合用；必要时也可选用异搏定、可达龙、艾司洛尔。

（4）心房颤动：是心房扑动的进展。心电图无明显的 P 波可辨认，代之以纤细、零乱、快速而形态不同的颤动波（f 波），频率为 350～600 次/min。最常见于风湿性心脏病二尖瓣狭窄，也可见于冠心病、肺栓塞、手术刺激、预激综合征等。治疗：血流动力学稳定者，以减慢心室率为首要治疗目标。无心功能不全者，可用美托洛尔、维拉帕咪、地尔硫草静注，然后口服。心功能不全者，首选洋地黄制剂。心室率降至 70～90/min 被认为有效（预激综合征房颤禁用洋地黄和异搏定）。胺碘酮对终止房颤、减慢心室率及复律后维持窦律均有价值，可静脉用药并口服治疗，如血流动力学不稳定，需迅速同步电击复律。术中新发生的房颤由于对血液动力学的剧烈影响（可出现严重低血压）需即刻治疗，首选措施为电击除颤，单纯依靠药物治疗房颤，可能丧失救治的机会。

（5）室性心动过速：心电图 QRS 波群宽大畸形，≥0.12s；P 波节律比 QRS 节律慢，房室分离；偶有心室夺获或心室融合波。阵发性室性心动过速常用利多卡因、普鲁卡因胺静脉注射。病情危急而药物无效时，应紧急进行电复律。麻醉期间当心室率突然减慢＜30bpm 或停搏达 3s 以上或引起血流动力学改变时，应紧急处理，可用阿托品静脉注射或异丙肾上腺素静脉滴注（紧急情况可用异丙肾上腺素 30～50μg 静脉注射）。药物无效时，可考虑紧急临时起搏。

（6）心室颤动：心电图无 QRS 波群及 T 波，代之以不规则、形态和大小各异的颤动波，频率为 250～500 次/min。是最严重的一种异位心律，室颤时心室完全失去有效的收缩能力，心输出量等于零。此时必须立即进行心肺复苏术，体外或直接心脏按摩、除颤或起搏等，否则很快死亡。预测可能发生室颤的因素包括：心肌缺血、电解质紊乱、动脉低氧血症、深低温心脏手术、麻醉及心脏手术时严重缺氧，增加心肌自律性的药物、高危室性早搏等。电击除颤是有效和可靠的治疗方法，细小的心室颤动波不易除颤，应先用肾上腺素 0.5～1mg 静脉或心内注射，再按压心脏数次使之变为粗大的颤动波，然后除颤。对室颤应以预防为主，术中连续心电图监护，有连续性室性早搏发生时，可静注利多卡因。术中出现室颤，处理关键在于早发现，及时使用药物或电转复治疗。

麻醉和手术期间发生的心律失常有些属于良性，不需要特殊处理。但严重心律失常可引起血流动力学改变，甚至可导致心脏骤停，必须迅速纠正。处理术中心律失常的关键是纠正可能导致心律失常的原因，包括手术刺激、麻醉、血气、电解质及循环动力学（低血压、高血压等）异常等。因此，针对心律失常的高危患者术前制定和选择合理的麻醉方式和麻醉剂对减少术中心律失常的发生有利。对于术中出现的心律失常的用药或处理与非手术期心律失常患者并不存在明显差别。胃肠外科手术需全身麻醉的患者强调术中应常规进行连续心电监测，甚至需要多导联监测心律失常和 ST–T 的变化，从而提高心律失常的早期诊断和治疗。

三、心律失常的术后处理

术终随着麻醉的终止，患者回到病房或 ICU，术后持续心电监护非常必要。患者即使渡过了手术关，麻醉和手术的应激反应可延续到手术后，心律失常依然可以存在，术后除针对不同的心律失常继续给予相应的处理外，应特别注意避免可能导致心律失常的各种诱因，如术后疼痛、高二氧化碳血症以及苏醒激动等均可成为心律失常的激发因素，应给予有效的镇静剂和镇痛药稳定。

术中出现明显心律失常，经解除诱因及积极对症处理后能消失或缓解，对严重的心律失常如高危室性早搏、室速及Ⅱ度以上房室传导阻滞、心律失常引起血流动力学改变者必须立即处理。预防性的措施包括间断吸氧，改善通气，保持呼吸道通畅，避免发生低氧血症；纠正水与电解质紊乱；给予镇痛，消除焦虑和恐惧，减轻应激反应；注意体液平衡，控制输液速度，避免诱发心力衰竭；对围手术期心肌缺血或怀疑发生心肌梗死的患者需动态观察心电图和心肌酶学的变化，并给予抗心肌缺血治疗。

第六节 肾功能不全的围手术期处理

一、术前准备

术前请麻醉师会诊，选择合适的麻醉方法，并与手术者共同讨论手术时机、方式、范围，尽可能增加患者对手术的耐受力，避免发生或加重原有肾功能不全。

（一）围手术期处理

1. 下述监测项目可用以评价肾脏功能

（1）尿量：尿量是肾小球滤过率的直接反映。尿量<0.5mL/（kg·h）时，应鉴别肾前性灌注不足抑或肾实质性损害，因两者处理截然相反。围手术期肾后性尿路梗阻少见。

1）肾前性少尿：尿钠极少的高浓缩尿（比重>1.020，尿钠<20mmol/L），尿/血浆渗透摩尔比值>600mmol/L。原因：肾血流量减少、低血容量、血液浓缩、低心排血综合征。

2）肾性少尿：肾实质损害引起的少尿，尿呈低张性（比重<1.010，尿钠>40mmol/L），尿渗透压<400mmol/L。原因：急性肾小管坏死、肾前性因素所致肾缺血、药物毒性、血红蛋白与肌球蛋白尿等。围手术期ARF最常见原因为低血容量引起的肾脏低灌，术前合并肾损害者，更易发生。肾脏低灌注持续30～60min即出现ARF，因此应尽量缩短肾脏低灌注的时间。

（2）评价肾小球滤过功能的指标

1）血尿素氮（BUN）：正常值2.5～5mmol/L。BUN与肾小球滤过率（GFR）成反比，其增高程度与病情严重性成正比。当BUN明显升高，说明肾小球滤过率已降低到正常值的25%以下，有效肾单位的60%～70%受损。尿素氮增高：肾前性因素，如上消化道出血、大面积烧伤、大手术后等蛋白质分解过剩时；肾性因素，如肾动脉硬化、慢性肾炎、肾结核；肾后性因素，如脱水、水肿、尿路结石等因素引起的尿量显著减少或尿闭塞时。尿素氮降低：蛋白质摄入不足、尿崩症、甘露醇利尿、严重肝功能障碍等。

2）肌酐（Cr）的测定：正常人血清肌酐（Scr）为男性53～133μmol/L；女性44～106μmol/L。通常GFR急性降低24～72h后才有反应。另外，骨骼肌群的多少对肌酐亦有影响。GFR随年龄增长进行性减退，但随年龄增长骨骼肌亦减少，老年人肌酐值仍正常，而老年人如肌酐值有轻度增加，即提示已有明显肾损害。

3）肌酐清除率（Ccr）：正常值110～150mL/min。Ccr是评估GFR最可靠的指标。Ccr>50mL/min时为轻度肾功能不全；Ccr降至30～50mL/min为中度肾功能不全，术前要补液，防止血容量不足，并避免使用肾毒性药物；Ccr在15～29mL/min为重度肾功能不全，常常伴少尿，预后甚差，可在数天至数周内因心力衰竭、呼吸衰竭、心律失常、尿毒症、感染而死亡。

（3）肾小管功能指标

1）尿比重：正常值1.015～1.030。循环血容量不足，排出的尿浓缩，比重>1.020；肾性损害引起的少尿，由于不能浓缩无蛋白质的滤液，尿呈低张性，比重<1.010。尿比重反应尿中溶质的含量，易受溶质微粒大小的影响，故尿中蛋白、葡萄糖等含量变化可影响尿比重的结果。

2）尿渗透压：尿渗透压能真正反映肾小管浓缩和稀释功能。等渗尿：尿渗透压与血浆渗透压相等，约300mmol/L；高渗尿：渗透压高于血浆渗透压；低渗尿：尿渗透压显著下降，反映远端肾小管的浓缩功能减退。

2. 术前适当限制蛋白质摄入 胃肠手术合并肾功能不全患者多伴有分解代谢亢进，体内蛋白质分解加速，加之胃肠道紊乱，恶心、呕吐不能进食。因此尽量采用含必需氨基酸丰富的高效价蛋白质（如鸡蛋、牛奶等），同时给予充分热量，以减少蛋白质分解，促进蛋白质合成并使血中含氮废物下降。首先是肠外营养，主要是高渗葡萄糖、脂肪乳、必需氨基酸、多种维生素。鉴于急、慢性肾衰竭时应限制输液量，30%脂肪乳和50%葡萄糖可缩减液量。总热量6 276kJ即可，氮、热比例1g∶627.6kJ为宜。待病情趋向稳定，胃肠道功能有所恢复，可逐渐转换为肠内营养。

3. 术前肾功能不全对手术的影响因素　水、电解质及酸碱平衡紊乱，凝血功能障碍，免疫抑制导致感染、创口延迟愈合、药物排泄障碍等。酸中毒者宜用碳酸氢钠而避免用乳酸钠纠正。

（二）关于肾功能衰竭患者的手术指征问题

1. 急症手术　即非手术不能挽救患者生命，如肾功能衰竭合并穿孔、出血、梗阻、脓肿、严重感染等，只要无明显心、肺功能衰竭，均应立即行急诊手术。

2. 非手术不能治疗的疾病（择期手术）　如已接受透析治疗者，可在择期手术前12～24h接受透析治疗，以纠正高钾血症、氮质血症，使水、电解质达到平衡，若合并严重出血倾向者，可行无肝素血液透析或常规透析后给予鱼精蛋白中和肝素，然后在充分透析的情况下，考虑施行手术，术后24～36h即可恢复常规透析治疗；尚未接受透析者，应将患者的血肌酐调整到最佳状态，再行手术治疗（手术后可能接受透析乃至终身透析治疗）。

3. 可做与不可做的手术，视肾脏的情况而定。

二、术 中 处 理

麻醉和手术创伤均可诱发并加重肾功能不全，而术中失血、输血、缺氧、缺血再灌注损伤可进一步损害肾功能，故应加强术中监测，以防止诱发或加重肾功能不全的发生与发展。

（一）麻醉方式及药物选择

1. 麻醉方式　根据手术部位而选用局部麻醉、神经阻滞、低位硬膜外阻滞或全麻。局麻、硬膜外阻滞麻醉对血压的影响较小，通过阻滞区域交感神经，血管扩张，从而增加肾脏血液流量。高位硬膜外麻醉易导致血压波动，即使血压和心排血量无明显变化，麻醉后肾功能正常的患者也会出现短暂肾功能改变。

2. 麻醉药物　无论采取何种麻醉方法，均应避免使用肾上腺素等交感神经兴奋药，局麻药中以麻黄碱替代肾上腺素为佳。麻醉药一律不用如安氟醚，如一定需要，应减少用量。麻醉前用药：抗胆碱能药物应选用东莨菪碱，慎用阿托品；镇静药应选地西泮，慎用巴比妥类；镇痛药可选阿片类，但应避免对呼吸、循环的抑制。

（二）手术

1. 手术操作　手术力求简单、有效，避免手术时间过长，尽量减少创伤和出血，避免不必要的手术探查，尽量缩小手术范围。对合并肾功能不全有手术指征的，宜及早手术。

2. 维护围手术期血流动力学稳定，调节电解质及体液平衡　维持内环境的稳定，减少肾脏因缺血、缺氧造成的继发性损害，是手术成功的前提。肾功能不全患者常有贫血和凝血障碍，需应用新鲜血浆或补充纤维蛋白原、凝血酶原复合物等纠正凝血功能；术中应尽可能地减少出血和输血，避免低血压发生及血压大幅度波动，使血压下降不低于基础水平的20%，以保证肾脏的有效灌注。

3. 保持循环稳定　术中给予足够的液体，以维持足够尿量，保证循环的稳定及重要脏器的灌注。故术中需要动态监测尿量，至少达到40mL/h。

4. 腹腔冲洗　一定要用温水，禁用凉水。因为凉水导致低体温可致内脏血管收缩，影响脏器的血液灌流。

5. 引流　一定要充分有效引流，以防术后创面渗出液积存继发感染，感染是诱发或加重肾功能不全的重要因素。

三、术后处理

要做到动态监测、细心观察、全面支持、重点保护、积极预防、早期处理、防止反复。

（一）监测生命体征及重要指标

术后除了监测血压、脉搏、呼吸、心电图、尿量、尿比重、尿渗透压及中心静脉压外，还应对血常规、肝、肾功能、凝血功能、电解质、血气等进行动态连续监测。较大范围手术后或并存肾功能不全的患者术后应在重症监护病房（ICU）观察治疗数天，待病情稳定后再转回普通病房。肾功能不全患者术后往往出现肌肉恢复延迟和清醒延迟，应持续氧疗至完全恢复。

（二）全身营养支持

营养液基质以葡萄糖-脂肪为能源，其中脂肪占热量的40%左右，10%～20%葡萄糖为主，限制氮源，待尿素氮和肌酐接近正常再给予充足的白蛋白或氨基酸，术后通过有效的阶段性营养支持，可使患者安全地渡过手术危险期。充分的营养支持可以改善负氮平衡，帮助患者应付不正常的中间代谢使衰弱的器官逐渐恢复功能。

（三）保持内环境平衡

1. 水、酸碱平衡的维持　术后患者因术中扩容和抗利尿激素分泌增多导致液体超负荷，应给予呋塞米和短效降压药物。少尿期应限制液体量，以"量出为入，宁少勿多"的原则计算补液量，每天补液量 = 显性失水 + 非显性失水 - 内生水。成人每天补液量为显性失水量 + 500mL。同时测量患者体重，以每天减轻0.5kg为宜。多尿期及时补充体液的丢失，保证肾脏有效灌注。如术后有血容量不足或低血压，应及时纠正，若持续存在可导致肾功能受损加重；在血容量充足和血压稳定的情况下，应用酚妥拉明10～20μg/min，山莨菪碱每次30～50mg，增加肾血流灌注，改善微循环。补液量为每天排出量的1/3～1/2为宜。总之要做到出入平衡，切勿因补液过量造成新的并发症或使多尿期相对延长。

2. 电解质紊乱　该类患者术后易出现内环境紊乱，急性肾功能衰竭少尿期血钾进行性升高，及时给予25%～50%葡萄糖和胰岛素按2：1～4：1的静脉输入促进糖原合成，将钾转移入细胞内，同时可以静脉推注10%葡萄糖酸钙10～30mL以拮抗高钾血症；血钾＞6.5mmol/L，应立即透析治疗。

（四）透析疗法

目前国内外学者主张对严重肾功能不全需手术的患者进行术前充分的血液透析，可使体液、电解质成分处于最佳状态。急性肾功能衰竭一旦确诊，即应考虑透析疗法。透析指征：①尿素氮＞30mmol/L。②严重高血容量综合征，包括心力衰竭或肺水肿。③血钾＞6.5mmol/L，心电图有表现或稀释性低钠呈水中毒者。至于采用何种透析模式应依具体情况而定。

1. 血液透析　适用于急危重症患者，伴有严重出血倾向患者为相对禁忌证。维持性血液透析的患者术后24h～36h应恢复透析，如凝血功能异常，可行无肝素透析或常规透析后给予鱼精蛋白中和肝素，而无需因避免伤口出血而延迟透析。

2. 腹膜透析　应用一根长30～40cm，内径4mm的硅胶管，尖端10cm范围内开数十个小孔，经套管针插入骨盆腔直肠前窝内，灌注37℃的透析液1 500～2 000mL，在15min内滴完，留滞腹腔内20～30min后，再开放三通管排放引流瓶中。每天可行1～2次，每个透析疗程8 000～10 000mL。每天可使尿素氮平均下降约3.3～7.8mmol/L，可带出水分500～2 000mL。严重腹部大手术后，腹腔广泛粘连、腹腔严重感染，腹部手术后放置引流管以及术后高分解代谢等为腹膜透析的禁忌，应改为血液透析。

（五）术后防止感染

肾功能不全患者机体处于高分解代谢状态，消耗增加、营养不良、免疫力下降，术后易并发感染，从而诱发、加重肾功能衰竭。一旦发现，应根据细菌培养结果选择快速、高效的抗生素，尽量选择对肾功能影响小的抗生素。肺部、尿路和腹腔是常见的感染部位。致病菌多为金葡菌、链球菌和革兰阴性杆菌。抗生素应以青霉素类、头孢菌素类为主，抗菌谱广，无明显肾毒性。但因肾功能衰竭时排泄缓慢，其维持量为常用量 $1/2 \sim 1/4$。红霉素、氯林可霉素不受肾功能影响，应用中不必减量。氨基苷类、四环素、氯霉素及磺胺类均有一定的肾毒性，在肾功能不全患者应慎用或不用。

（六）术后用药

非甾体抗炎药（NSAIDS）抑制前列腺素合成，引起血容量不足，肾功能不全应慎用或禁用，选择性环氧合酶（COX）–2 抑制剂，同其他 NSAIDS 一样，慎用或者禁用。血管紧张素转化酶抑制剂和血管紧张素受体阻滞剂有抑制血管效应，加重肾功能不全，故慎用。

（山东省交通医院　张　琴）

第七节　糖尿病的围手术期处理

一、糖尿病患者围手术期血糖控制目标与方法

1. 糖尿病与手术应激反应　文献显示糖尿病患者一生中约有 50% 个体因各种原因需接受手术治疗，另一方面，外科手术患者，特别是老年患者，并发糖尿病的概率为 5% ~ 10%，因此，糖尿病的围手术期处理至关重要。临床糖尿病的诊断依据：①典型糖尿病症状（多饮、多尿、多食、消瘦）加空腹血糖 $\geqslant 7.0mmol/L$ 者，或加任何时间血糖 $\geqslant 11.1mmol/L$ 者，或加口服葡萄糖耐量（OGTT）实验，2h 血糖 $>11.1mmol/L$ 者，需重复一次确认，诊断才成立；②无糖尿病症状，仅一次血糖达到糖尿病诊断标准，另一天复查核实确认血糖达到诊断标准即可诊断。糖尿病患者手术恐惧、麻醉和手术创伤均能引发应激反应，交感–肾上腺髓质系统兴奋，对机体有利的方面包括：儿茶酚胺兴奋心脏、心收缩力加强、心率加快、血压上升及血液重新分配，重点保证心脑血供；肺支气管扩张、肺泡通气量增加，利于机体摄氧；激活胰腺组织 α 受体，胰岛素分泌增加，β 受体兴奋，胰高血糖素分泌增加，结果导致脂肪动员、糖原分解、糖异生增加及血糖升高。其他生长激素、促肾上腺皮质激素、肾素及促红细胞生成素分泌均增加，兴奋机体以利于应对应激。交感–肾上腺髓质系统兴奋对机体不利的是持续或过于强烈的手术刺激导致机体过度消耗能量、组织分解及器官组织由于血管收缩而导致极度缺血状态。下丘脑–垂体–肾上腺皮质轴（hypothalamic pituitary adrenal axis，HPA）在手术刺激下，同样得以兴奋，肾上腺糖皮质激素分泌增加。糖皮质激素促进糖异生、蛋白分解、脂肪动员，导致血糖升高，利于心、脑血糖供应；还可以加强儿茶酚胺对心血管的兴奋作用；减少炎性介质的生成与释放；稳定溶酶体膜，减少溶酶体对细胞的损伤。糖皮质激素的负面影响包括抑制免疫反应、减缓伤口愈合、抑制甲状腺激素等应激激素分泌。手术创伤刺激之下，糖原分解加速、合成减少、糖异生增加、无氧酵解增加、糖利用障碍，血糖升高；蛋白质大量消耗，出现负氮平衡；脂肪消化吸收及肝脏摄取障碍，而脂肪动员及肝外组织摄取增加，氧化功能增加，甚至出现酮症酸中毒。一般中、小手术可使血糖升高约 $1.11mmol/L$，大手术可使血糖升高 $2.05 \sim 4.48mmol/L$，麻醉剂可使血糖升高 $0.55 \sim 2.75mmol/L$。

2. 糖尿病与外科手术感染　糖尿病患者易于并发感染的原因在于：高血糖降低切口炎性反应，抑制新生血管生成与胶原聚集；糖尿病患者白细胞的趋化性显著降低，对刺激的反应低下；糖尿病患者往往伴有动脉硬化，导致微循环供氧及营养障碍；患者同时患有免疫功能低下疾病如恶性肿瘤。陈殿远等报道糖尿病患者术后并发症中感染占 2/3，主要是由于体内起防御作用的白细胞功能降低，而在血糖控制满意患者，伤口

愈合与非糖尿病者无区别。石瑜等报道腹部外科手术患者并存糖尿病术后发生酮症酸中毒占6.3%，切口感染占11.9%，肺部感染占12.5%，泌尿系感染占4.2%，真菌感染占2.1%，腹部切口裂开占4.2%，多脏器功能衰竭死亡占2.1%。文献亦报道糖尿病患者腹部手术切口感染率高达9.5%～13.9%。佟建秋等报道腹部疾病合并糖尿病术后切口感染占11.3%，切口裂开占1.6%，泌尿系感染占8.1%，肺内感染占4.8%。

3. 糖尿病与切口愈合　糖尿病患者蛋白质代谢障碍，分解增加，合成减少，出现负氮平衡，成纤维细胞减少，胶原纤维合成不足，新生的胶原纤维缺乏足够的坚韧性；同样的原因导致组织新生血管发育障碍；原有的糖尿病神经病变、微血管病变等均可导致切口的营养物质输送及氧供障碍，切口愈合较非糖尿病患者为迟。加上糖尿病抗感染能力下降，在切口积液或血肿存在下，更易于出现感染及裂开等并发症。一般要求糖尿病患者切口拆线时间比常规时间延长3～5天。

4. 糖尿病择期手术的围手术期血糖控制　目前围手术期血糖维持在何等水平对患者最为有利尚存在争议，有待循证医学予以答复。美国临床内分泌医师协会和美国糖尿病协会建议重症监护病房患者空腹血糖波动于4.4～6.1mmol/L为宜，随机血糖不超10.0mmol/L，但过于严格地控制血糖会增加低血糖的风险，因低血糖易引发心血管事件，对老年糖尿病患者危害更大。Marks认为糖尿病患者围手术期血糖应稳定于6.7～10.0mmol/L，术中血糖波动于6～10mmol/L，血糖＞13.9 mmol/L和＜4.8mmol/L对患者不利。Textbook of diabetes推荐围手术期理想的血糖为6～11mmol/L。术前1～3天，全部停用口服降糖药，改为普通胰岛素三餐前皮下注射，睡前皮下注射中效胰岛素，监测空腹及三餐后2h血糖，调整胰岛素用量，维持血糖波动于6～11mmol/L。术前一晚胰岛素用量减半，以免术晨禁食导致低血糖。术中将胰岛素50U加入生理盐水500mL中（1U/10mL），或20～40mL/h（2～4U/h）速度静脉滴注；为减少脂肪分解，防治术中低血糖发作，需同时静脉滴注不含胰岛素的5%～10%葡萄糖氯化钠溶液，每1h测微量血糖，调整胰岛素滴速，血糖维持于6～11mmol/L。如血糖在6～11 mmol/L继续维持原速率胰岛素输注；血糖在11～14mmol/L增加2U/h胰岛素；血糖在14～17 mmol/L增加3U/h胰岛素；17～20 mmol/L增加4μ/h胰岛素；20～22 mmol/L增加5U/h胰岛素；＞22 mmol/L增加6U/h胰岛素。术后所有含糖液体，均按（3：1）～（5：1）（糖：胰岛素）的比例添加胰岛素，测微量血糖，每4h1次。另配500mL生理盐水加50U胰岛素，滴速调整同前述。患者开始进食后，改为三餐前及睡前皮下注射胰岛素。病情稳定后，过渡为术前口服降糖药。高血糖导致感染已为广大临床医生重视，然而低血糖易于导致心血管意外，对患者危害更大，因此，围手术期检测微量血糖具有重要意义。

5. 糖尿病急症手术的围手术期血糖控制　在临床实践中，约30%的糖尿病患者不知自己已患有此病，因此急诊患者必须抽血化验血糖、酮体、电解质及血气分析，以发现客观存在的糖尿病及酮症酸中毒等情况。糖尿病急诊手术前，必须纠正明显的酮症酸中毒及电解质紊乱，大出血等无法纠正者，也应手术的同时积极予以尽可能的纠正。血糖＞13.3mmol/L时，给予胰岛素50U加入生理盐水500mL，以20～50mL/h速度静脉滴注，每30min测定血糖，调整胰岛素用量，争取在1～2h之内，将血糖控制在13.3mmol/L以下方可手术。为避免术中发生低血糖反应，要求在血糖降至13.3mmol/L时，应给予葡萄糖盐水滴入，每0.5～1h测定血糖，参照上述标准，调节胰岛素滴速。

6. 糖尿病患者麻醉与手术　①麻醉选择：糖尿病患者应激能力低下，麻醉选择基于保证手术安全，便于手术操作及对血糖影响小的方式。硬膜外麻醉以及局部麻醉对患者血糖影响较小，术后患者恢复较快，对术后心肺功能影响亦小，因此是糖尿病患者手术麻醉的首选。对于必须全麻的患者，最好选用三氯乙烯及硫喷妥钠等对血糖影响较小的全麻药物。另外，全麻患者术中应给予葡萄糖盐水，以防止不为麻醉师发觉的低血糖发作。②手术方式：糖尿病患者手术应该安排在当天上午第一台，防止禁食时间过长。手术范围如恶性肿瘤手术达到根治目的即可，切忌扩大手术，缩短手术时间，争取1.5～2h完成手术。术中止血彻底，切忌大块结扎，尽量不用或少用各种引流管并尽早拔除之。③腹壁切口的切开与缝合：患者均采用腹部正中切口，手术刀切开皮肤及皮下脂肪层，电凝凝固出血点，功率切忌过高，用手术刀而不是电刀切开皮下脂肪层，可避免脂肪热变性坏死液化，锐性切开白线，纱布保护切口，适度牵拉切缘，不可用手术钳钳夹脂肪层或拉钩大力牵拉腹壁，以免导致脂肪层缺血坏死。各种引流管及造瘘肠管切忌经腹壁切口。

7. 糖尿病患者围手术期营养支持　对于伴有营养不良或进食不足的患者，给以低热量、低氮的肠外营养，而且还可以提供切口愈合必需的维生素以及微量元素。此类患者因已有糖尿病，术前肠外营养需加胰岛素，以利于利用葡萄糖。围手术期给予肠外营养支持，按 104.6~125.52kJ/kg 体重的标准提供非蛋白热量，其中糖提供热量占 60%，参照 1：（418.4~627.6）kJ（氮：非蛋白能量）的比例提供氨基酸；按胰岛素：糖为（1：4）~（1：6）比例添加胰岛素，血糖＞11mmol/L 者，参考前述方法追加胰岛素用量。

8. 糖尿病患者围手术期抗生素选择　由于恶性肿瘤患者免疫功能低下，糖尿病降低白细胞吞噬功能，因此必须选择高效的抗生素，于切开皮肤前 30min 给予足量首剂，超过 3h 者，追加一次抗生素，术后也应适当延长抗生素的应用时限（3~5 天）。第 3 代头孢菌素头孢哌酮或喹喏酮类抗生素拜复乐，对杆菌及球菌都有良好的杀灭作用，可兼顾防治腹腔、切口及肺部感染。由于糖尿病微血管病变，组织供氧不足，在局部缺血或血肿的情况下，易于出现厌氧菌感染，加用甲硝唑颇有裨益。

（山东省烟台芝罘医院　邹红梅　中山大学附属第一医院　王天宝）

二、糖尿病乳酸性酸中毒的处理

（一）病因

糖尿病患者易发生乳酸性酸中毒的原因：

1. 丙酮酸氧化障碍及乳酸代谢缺陷。

2. 糖尿病急性并发症如感染、酮症酸中毒时，常可因休克、组织缺氧、酮酸竞争性抑制乳酸氧化等因素造成乳酸堆积，诱发乳酸性酸中毒。

3. 糖尿病患者合并的心、肝、肾脏疾病使组织器官灌注不良，低氧血症；患者糖化血红蛋白水平增高，血红蛋白携氧能力下降，更易造成局部缺氧引起乳酸生成增加；此外肝、肾功能障碍影响乳酸的代谢、转化及排出，进而导致乳酸性酸中毒。

4. 糖尿病合并其他重要脏器的疾病　如脑血管意外、心肌梗死等，可加重组织器官血液灌注不良，导致低氧血症和乳酸性酸中毒。

5. 大量服用降糖灵　双胍类药物尤其是降糖灵能增强无氧酵解，抑制肝脏及肌肉对乳酸的摄取，抑制糖异生作用，故有致乳酸性酸中毒的作用。糖尿病患者如合并有心、肝、肾疾病，还服用大量降糖灵时，容易诱发乳酸性酸中毒。

6. 其他　如酗酒、一氧化碳中毒、水杨酸、乳糖过量时偶亦可诱发乳酸性酸中毒。

（二）临床表现

乳酸性酸中毒症状与体征无特异性，临床上经常可能引起误诊或漏诊。症状包括乏力、恶心、呕吐、腹痛、食欲降低、头昏、嗜睡、呼吸深快、休克、严重贫血、心律失常尤其是快速性心律失常。

（三）实验室检查

1. 多数患者血糖升高，但常在 13.9mmol/L 以下。

2. 血酮体和尿酮体正常，偶有升高。

3. 血乳酸升高，＞5.0mmol/L，血乳酸/丙酮酸比值＞30（丙酮酸正常值为 0.045~0.145mmol/L）。

4. 血二氧化碳结合力下降，＜10.0mmol/L。

5. 动脉血气分析　pH 明显降低；血渗透压正常，阴离子间隙扩大（＞18mmol/L）。

（四）诊断要点

1. 病史　糖尿病患者过量服用双胍类药物，如苯乙双胍（降糖灵）＞75mg/d，二甲双胍＞2 000mg/d，出现病情加重；糖尿病患者有肝、肾功能不全，缺氧或手术等同时使用双胍类降糖药物；糖尿病患者出现多种原因休克，又出现代谢性酸中毒者，应高度怀疑本病。

2. 有代谢性酸中毒呼吸深大、意识障碍等表现。

3. 实验室检查　血乳酸增高；血 pH 降低，血糖常增高；血酮体正常；血渗透压正常。

（五）治疗

乳酸性酸中毒现尚缺乏有效的治疗，一旦发生死亡率极高，应积极预防诱发因素，合理使用双胍类药物，早期发现，积极治疗。

1. 胰岛素治疗　本病是因胰岛素绝对或相对不足引起，需要用胰岛素治疗。即使是非糖尿病患者，也有人主张胰岛素与葡萄糖合用，以减少糖类的无氧酵解，有利于血乳酸清除，糖与胰岛素比例根据血糖水平而定。

2. 迅速纠正酸中毒　当 pH＜7.2、HCO_3^-＜10.05mmol/L 时，患者肺脏能维持有效的通气量而排出二氧化碳，肾脏有能力避免钠水潴留，就应及时补充5%碳酸氢钠 100～200mL（5～10g），用氯化钠注射液稀释为 1.25% 的浓度。严重者血 pH＜7.0，HCO_3^-＞5.0mmol/L，可重复使用，直到血 pH＞7.2，再停止补碱。补碱不宜过多、过快，否则可加重缺氧及颅内酸中毒。

3. 迅速纠正脱水　治疗休克、补液扩容可改善组织灌注，纠正休克，利尿排酸，可补充氯化钠溶液维持足够的心输出量与组织灌注。补液量要根据患者的脱水情况，心肺功能等情况来定。目标是维持适当的中心静脉压、平均动脉压和尿量。

4. 早期给予呼吸机辅助呼吸　因机械通气通过提高氧饱和度，可在一定程度上改善周围组织氧供，减少乳酸的产生，加速乳酸代谢。

5. 补钾　根据酸中毒情况、血糖、血钾的高低，尿量＞40mL/h，酌情补钾。

6. 监测血乳酸　当血乳酸＞13.35mmol/L 时，病死率几乎达 100%。

7. 血液净化　也是抢救成功的关键，尤其在抢救急危重症中显示出独特的优势。血液净化可以清除血乳酸和严重酸中毒时机体产生的炎症介质。如果患者对钠水潴留不能耐受，尤其是因降糖灵引起的乳酸酸中毒，可用不含乳酸根的透析液进行血液或腹膜透析。

8. 对症治疗，去除诱因　如控制感染，停止使用引起乳酸酸中毒的药物等。

三、糖尿病酮症酸中毒的处理

糖尿病酮症酸中毒（diabetic ketoacidosis DKA）是糖尿病的一种严重的急性并发症。糖尿病患者在各种诱因的作用下，机体胰岛素缺乏加重，而升糖激素不适当升高，造成糖、蛋白质、脂肪代谢紊乱而导致高血糖、高血酮、酮尿、脱水、电解质紊乱和代谢性酸中毒等症候群。当血酮＞2mmol/L（2mg/dL）时称为酮症，当酮酸积聚发生代谢性酸中毒时，称为酮症酸中毒，此时血酮多＞5mmol/L。

（一）病因

1 型糖尿病常有自发性糖尿病酮症酸中毒倾向，2 型糖尿病在一定诱因下也可发生。在某些 2 型糖尿病患者可以 DKA 为首发表现。DKA 的临床发病大多有诱发因素，这些诱因多与加重机体对胰岛素的需要有关。

1. 急性感染　是 DKA 最常见的诱因。常见有急性上呼吸道感染、肺炎、泌尿系感染、化脓性皮肤感染，胃肠道感染，如急性胃肠炎、急性胰腺炎、胆囊炎、胆管炎、腹膜炎以及深部脓肿。

2. 胰岛素突然减量或中止降糖药物治疗。

3. 暴饮暴食。

4. 严重外伤、烧伤、大手术、麻醉、急性心肌梗死、心力衰竭、脑卒中等。

5. 严重的精神应激。

6. 胃肠功能紊乱，如食物中毒导致恶心呕吐，不能进食。

7. 妊娠，尤其是分娩。

8. 静脉输注葡萄糖或使用大剂量的糖皮质激素、生长激素、生长抑制素、肾上腺素、苯妥英钠等。

9. 违禁药物如可卡因。

（二）发病机制

引起酮症酸中毒的原因，一方面是胰岛素分泌相对或绝对不足，高血糖不能刺激胰岛素的进一步分泌；另一方面是对抗胰岛素的升糖激素分泌过多。升糖激素包括胰高糖素、肾上腺素、糖皮质激素和生长激素等，其中胰高糖素的作用最强。由于胰岛素及升糖激素分泌双重异常，患者体内葡萄糖运转功能降低，糖原合成与糖的利用率降低，糖原分解及糖异生加强，血糖显著增高。同时由于脂肪代谢紊乱，游离脂肪酸水平增加，给酮体（乙酰乙酸、β-羟丁酸和丙酮）的产生提供了大量前体，最终形成了酮症酸中毒。

酮症酸中毒时机体病理生理改变主要包括以下几个方面：

1. 高血糖 DKA 患者的血糖呈中等程度的升高，常在 16.6~27.7mmol/L，除非发生肾功不全否则多不超过 27.7mmol/L。

2. 酮症 正常人血酮体不超过 1.0mmol/L，酮症酸中毒时可升高 50~100 倍，尿酮体阳性。

3. 酸中毒 酮症酸中毒时，酮酸、乳酸等有机酸以及硫酸、磷酸等无机酸生产增多，肾脏排酸失碱加重，再加上脱水和休克造成机体排酸障碍，最终导致代谢性酸中毒的发生。

4. 脱水 酮症酸中毒时，血糖明显升高，同时大量酸根产生渗透性利尿及排酸失水，加上呼吸深快呼吸道丢失水分和可伴有的恶心、呕吐、腹泻引起的消化道失水等因素均可导致脱水的发生。脱水 5% 可有脱水症状（尿量减少、皮肤干燥、眼球下陷），>15% 时可有循环衰竭（心率快、脉细弱、血压体温下降）。

5. 电解质紊乱 渗透性利尿、摄入减少及呕吐、细胞内外水分转移、血液浓缩均可以导致电解质紊乱尤其是钾的丢失。由于同时有电解质的丢失和血液浓缩等方面因素的影响，实际测定的血电解质水平可高可低、亦可在正常范围。酮症酸中毒时，由于血脂水平增高可使水溶性的电解质成分如血钠假性降低，同时由于细胞分解代谢量增加，磷的丢失亦增加，临床上可出现低血磷症。

6. 周围循环衰竭和肾功能障碍 严重失水、有效血容量减少、加之酸中毒导致微循环障碍，如不能及时纠正，可导致低血容量性休克。且糖尿病患者本身可并发糖尿病肾病。肾前性及肾性损害可同时存在，导致少尿或无尿，严重者引起肾功能衰竭。

7. 中枢神经系统 由于严重失水、循环障碍、渗透压升高、脑细胞缺氧等多种因素引起中枢神经细胞功能障碍，出现不同程度的意识障碍、嗜睡、甚至脑水肿昏迷。

（三）临床表现

1. 酮体在体内蓄积的程度分为酮症和酮症酸中毒 酮症酸中毒按其程度可分为轻度、中度及重度 3 种情况（表 15-3）。轻度实际上是指单纯酮症并无酸中毒，有轻中度酸中毒者可列为中度；重度则是指酮症酸中毒伴有昏迷，或虽无昏迷但二氧化碳结合力<10mmol/L，后者很容易进入昏迷状态。

表 15-3 酮症酸中毒分度

分度	CO_2CP		pH
	mmol/L	vol/dL	
轻度	<20	<44	<7.35
中度	<15	<33	<7.20
重度	<10	<22	<7.05

2. 较重的酮症酸中毒临床表现包括以下几个方面

（1）糖尿病症状加重：多饮、多尿、乏力及体重下降的症状加重。

（2）胃肠道症状：包括食欲下降、恶心、呕吐。有的患者可出现腹痛症状，有时甚至被误为急腹症。

造成腹痛的原因尚不明了，有人认为可能与脱水及低血钾（或）低血镁所致胃肠道扩张和麻痹性肠梗阻、肝包膜膨胀、腹膜失水等原因有关。

（3）呼吸改变：当血 pH ＜7.2 时，血浆 H^+ 增多直接刺激呼吸中枢，导致呼吸深快（Kussmaul 呼吸），以利排酸，患者呼吸中可有类似烂苹果气味的酮臭味；当 pH ＜7.0 时则发生脑干呼吸中枢受抑制，呼吸减慢。

（4）脱水与休克症状：中、重度酮症酸中毒患者常有脱水症状，如尿量减少、皮肤干燥、眼球下陷等。脱水超过体重15%时则可有循环衰竭，症状包括心率加快、脉搏细弱、血压及体温下降等，严重者可危及生命。

（5）神志改变：神志改变的临床表现个体差异较大，早期有头痛、头晕、萎靡继而烦躁、嗜睡、昏迷，造成昏迷的原因包括乙酰乙酸过多，脑缺氧，脱水，血浆渗透压升高，循环衰竭。

（6）诱发疾病表现：各种诱发疾病均有特殊表现，应予以注意以免与酮症酸中毒互相掩盖贻误病情。

3．临床转归及并发症　一般糖尿病酮症酸中毒病死率为5%～10%，而老年糖尿病患者患酮症酸中毒的病死率达50%以上。死亡的主要原因是糖尿病并发的心肌梗死、循环衰竭、脑卒中、肠坏死、严重感染和肾功能衰竭。在儿童糖尿病患者中，入院时的血浆渗透压是 DKA 预后的预测因素。妊娠合并 DKA 时，胎儿和母亲的死亡率较单纯 DKA 高。因此，应重视预防酮症酸中毒的发生。

（四）主要的实验室检查

1．尿糖、尿酮　尿糖多为（＋＋）～（＋＋＋）。当肾功能受损时肾糖阈可升高，尿糖可减少或阴性。尿酮可用试纸或酮体粉测定，酮体粉的有效成分为硝普钠（亚硝基铁氰化钠）主要与乙酰乙酸反应，玫瑰紫色为阳性。将尿液覆盖酮体粉后观测颜色变化30s 内出现玫瑰紫色为强阳性，1min 内出现为阳性，2min 内出现为弱阳性，2min 以上出现则无临床意义。

2．血酮　如取尿液标本有困难时，可测血酮，方法是用血清及其稀释物或试纸反应，正常者做 1：2 以上稀释时多呈阴性反应，酮症酸中毒则可达 1：16 仍为阳性。血酮最低可测值为 1.0mmol/L，故计算血酮水平的公式为：血酮浓度 ＝1.0mmol/L×稀释倍数。DKA 时血酮体＞5mmol/L。

3．血糖　多高于 16.6mmol/L，一般在 16.6～27.7mmol/L，如＞27.7mmol/L，则说明有肾功能不全。

4．血电解质及尿素氮（BUN）　钠、氯常降低，但由于血液浓缩，亦可正常或升高；严重高血糖可导致稀释性低血钠，血糖每增加5.6 mmol/L，血钠可降低1.6mmol/L。校正后的血 Na^+：［Na^+］＋1.6×［血糖（mg/dL）－100］/100 可评价脱水状态，Na^+＞140 mmol/L，提示大量脱水。严重的高甘油三酯血症可导致假性低钠血症，此时应审慎评价化验指标，避免给予高渗盐水补液。血钾在治疗前多正常，可偏低，偶可见升高，见于合并肾功能损害者。治疗后血钾可严重、急剧下降。BUN 多升高，这是血容量下降、肾灌注不足、蛋白分解增加所致，BUN 持续升高者，预后不佳。

5．血酸碱度　血二氧化碳结合力及 pH 下降，HCO_3^- 降低，剩余碱水平下降，阴离子间隙明显升高。

（五）诊断

根据糖尿病酮症酸中毒的临床表现和实验室检查所见，不难及时做出正确诊断。关键是要想到 DKA 的可能。出现以下情况是 DKA 的诊断线索：

1．加重胰岛素绝对或相对不足的因素，如治疗中断、感染应激、暴饮暴食。

2．恶心、呕吐、食欲减退。

3．呼吸深快。

4．头晕、头痛、烦躁或表情淡漠。

5．脱水表现、心率增快、血压下降或休克。

6．血糖明显升高、酸中毒等。

7．昏迷。

（六）治疗

（1）小剂量胰岛素疗法：此疗法是指按每千克体重（按标准体重计算）每小时 0.1U/kg 体重的剂量，经静脉、肌肉或皮下给予正规胰岛素，成人通常用 4~6U/h，一般不超过 10U/h。使血糖以 3.9~5.9mmol/L 的速度下降。小剂量胰岛素疗法即可对酮体生成产生最大抑制，而又不至引起低血糖及低血钾。低血糖不利于酮体消除，尤其不能进食的患者，热量不足可导致饥饿性酮体参与酮症酸中毒。

不同途径胰岛素给药，首剂由静脉、肌肉或皮下注射相同剂量的胰岛素 0.33U/kg，以后 7U/h，给药途径同首剂方式，直至血糖降至 13.9mmol/L。静脉给药，酮体在最初 2h 内下降速度最快，血糖在最初 2h 内下降速度最快，但 8h 后三者的血糖下降程度相似。

小剂量胰岛素使用过程中应注意：①胰岛素可皮下给药，但严重 DKA 患者末梢循环差，或全身性水肿及病危患者皮下用药效果不佳，胰岛素可在组织内蓄积，血压恢复后，容易引起低血糖反应，故常需静脉给药；②可用冲击量 20U 左右，尤其是采用胰岛素皮下给药时；③血糖＜13.9mmol/L 时，可按胰岛素：葡萄糖 =（1：4）~（1：6）给药，即 500mL 5% 葡萄糖液中加入胰岛素 4~6U；④恢复饮食后，停止静脉胰岛素输注后应及时皮下注射胰岛素，否则由于静脉胰岛素代谢清除率高作用难以持久，如果造成酮症酸中毒的诱因尚未完全消除，可能导致酮症酸中毒的复发。

治疗过程中应防治低血糖：低血糖的发生直接影响患者的预后，其发生原因与对胰岛素的调节方案不熟练，使血糖下降速度过快；单纯使用末梢血糖监测造成误差有关。因危重患者尤其是有循环衰竭的患者，末梢血糖明显高于静脉血糖，末梢血糖与静脉血糖相差可达 3.3~4.3mmol/L，在治疗过程中要密切注意末梢血糖检测与静脉血浆血糖测定的比对。

（2）补充血容量：是抢救 DKA 重要的措施，只有在有效血容量恢复后，胰岛素才能发挥生物学效应。对重症酮症酸中毒患者更是治疗的关键，不只利于失水的纠正，而且有助于血糖的下降和酮体的消除。成年酮症酸中毒患者一般失水 3~6L，原则上前 4h 应补足水量的 1/3~1/2，以纠正细胞外脱水及高渗问题；以后则主要纠正细胞内脱水并恢复正常的细胞功能和代谢。补液开始用生理盐水，当血糖降至 13.9mmol/L 左右，可改为葡萄糖并联合胰岛素输注。可同时胃肠道补液，对于昏迷患者予以胃管补液，开始给予温开水，以后参考血钠、钾水平，给予电解质液体。经胃管每 4h 注入温开水 300~400mL，24h 饮水 1 500~2 000mL，直至酮症酸中毒纠正。

（3）纠正电解质紊乱：

1）钠和氯的补充：可通过输入生理盐水而实现。过多补充氯化钠及氯化钾可造成高氯血症，治疗过程中应避免高氯血症的发生，可考虑消化道补液饮水。

2）钾：对本症患者纠正电解质紊乱主要是补钾，患者总体钾丢失往往较严重，而且胰岛素的使用和血 pH 升高可促使钾进入细胞内，扩容补充血容量能利尿排钾，都可加重钾的缺乏。实验室化验血钾在正常上限以下 5.5mmol/L 时就应该开始补钾。常用 10% 氯化钾。值得注意的是高血钾可引起严重的后果，如心搏骤停等，必须加以预防。补钾时应加注意：血钾低或正常而且有尿者（每小时尿量＞40mL）可立即补钾；血钾高或无尿者暂缓补钾；24h 补氯化钾 3~6g；可辅以口服 10% 氯化钾以减少静脉补钾量。

3）磷：DKA 患者体内总磷缺乏，平均 1.0mmol/kg 体重，但是血磷表现为正常或升高，随着胰岛素治疗，血磷降低。为了避免低磷血症导致的潜在心肌、骨骼肌乏力及呼吸肌抑制，在心功能不全、贫血或存在呼吸肌疲劳患者及血磷＜1.0mmol/L，应谨慎缓和补磷，不超过 4.5mmol/h（1.5mL/h K_2PO_4）是较为安全的补磷速度。

4）镁：充分补钾 2~3 天后，低血钾难以纠正，或血镁＜0.74mmol/L 时，如肾功能正常，可考虑补镁。10% 硫酸镁稀释为 1% 浓度静脉滴注，每天 10% 硫酸镁 60~80mL。补镁过多、过快可导致呼吸抑制，血压下降，心脏骤停，可给予 10% 葡萄糖酸钙对抗其副作用。

5）纠正酸中毒：DKA 患者中补碱治疗存在争议。大部分专家认为，只有在重度酸中毒，pH＜7.1 或 HCO_3^-＜5mmol/L 时方需补碱。补碱的原则为宜少且宜慢。常用 5% 碳酸氢钠 100~200mL（2~4mL/kg 体重）缓慢输入，直到静脉 pH＞7.0。输入碱液时应注意避免与胰岛素使用同一条通路，以防胰岛素效价的下降。不宜使用乳酸钠，以免加重可能存在的乳酸性酸中毒。

（中山大学附属第一医院　王天宝　山东省交通医院　孟海燕　朱　蕾）

第八节　肺炎的围手术期处理

目前尽管应用先进的外科设备，开展一些最低限度损伤的微创手术，同时亦加强术前或术后的围手术期管理，但患者术后仍然具有潜在的呼吸并发症的风险，尤其是老年人，术后肺炎发病率和死亡率仍很高。因此术后肺炎的早期发现和适当处理非常重要。

1. 病因　术后机体抵抗力降低和致病菌的入侵是发病的直接原因。术后肺炎通常由细菌引起，尤其是急性呼吸窘迫综合征（ARDS）患者，最常见致病菌是革兰阴性杆菌，包括铜绿假单胞菌、肠杆菌属、肺炎克雷伯菌、不动杆菌属、沙雷菌属和枸橼酸杆菌属等，其次是革兰阳性球菌，包括金黄色葡萄球菌、肺炎球菌、耐甲氧西林金黄色葡萄球菌（MRSA）等，但是病毒、真菌和非典型致病菌等也不能忽视。多药耐药致病菌有增加趋势，需要进行检测。

术后肺炎的高危因素如下：①老年、体弱、吸烟、原有慢性基础疾病及长期应用糖皮质激素或其他免疫抑制剂治疗患者；②气管插管或（和）机械辅助通气者，因麻醉和手术使咳嗽变弱，黏膜纤毛运送机制遭到破坏、肺泡内巨噬细胞功能减退；③24h更换呼吸机管道、应用西咪替丁或雷尼替丁（或制酸剂）预防应激性溃疡出血、应用抗菌药物、留置鼻胃管、严重创伤和近期进行支气管镜检查等情况；④肺不张。

2. 临床表现　本病最突出的特点是有手术史，且术后出现发热、咳嗽、咳黄痰、呼吸困难等，查体可在肺部局部或双肺闻及湿性啰音。主要做胸部X线检查、痰液和支气管分泌物的细菌学检查。X线检查出现新的或进展的肺部浸润影加上下列3个临床症候中的2个或以上可以诊断肺炎：①发热超过38℃；②脓性气道分泌物；③血白细胞总数和中性白细胞增多或减少。但HAP的临床表现、实验室和影像学检查特异性低，应注意与肺不张、肺水肿、肺栓塞及ARDS等相鉴别。痰液细菌学检查对确定诊断和治疗有重要意义。

3. 预防　吸烟患者术前2周戒烟，给予呼吸道雾化吸入。术毕吸尽痰液，避免腹带绑扎过紧。鼓励患者做深呼吸及有效咳嗽。定期变换体位，用手掌轻拍背部，协助咳痰。防止呕吐物吸入。早期下床活动。

4. 治疗

（1）抗感染治疗：是术后肺炎治疗的最主要环节，包括经验性治疗和针对病原菌治疗。一般首选广谱抗生素，主要针对革兰阴性杆菌，因其常见而且危害较大。明确细菌学诊断后，再参考下述方案用药。

1）克雷伯杆菌肺炎（肺炎杆菌肺炎）：原则选用第2、第3代头孢菌素联合氨基糖苷类药，如头孢噻肟钠、头孢曲松合并阿米卡星或妥布霉素肌内注射或静脉滴注。亦可选择哌拉西林钠与氨基糖苷联用。也可单独应用氨基糖苷类药物，如庆大霉素、卡那霉素、妥布霉素、丁胺卡那霉素肌内注射、静脉滴注。部分病例使用氟喹诺酮类、氯霉素、四环素及SMZ-TMP亦有效。

2）铜绿假单胞菌：目前有效的药物有：β-内酰胺类，如头孢他啶、头孢哌酮/舒巴坦、哌拉西林/他唑巴坦、亚胺培南、氨曲南等；氨基糖苷类，如丁胺卡那、妥布霉素等；氟喹诺酮类，如环丙沙星、左氧氟沙星。

3）大肠杆菌肺炎：氨苄青霉素或羧苄青霉素；可加用庆大霉素或丁胺卡那霉素。也可用第三代头孢菌素。

4）金黄色葡萄球菌肺炎：青霉素加用苯唑青霉素或邻氯青霉素，也可单用第一代头孢菌素或加用氨基甙类抗生素。

5）耐甲氧西林金黄色葡萄球菌（MRSA）：推荐万古霉素、利奈唑胺、替考拉宁或克林霉素治疗，疗程7～21天。

对于严重感染可以选择联合用药。

（2）采用各种措施协助排痰：加强咳嗽，应用祛痰剂及支气管扩张剂等雾化吸入，必要时给予支气管镜吸痰或环甲膜穿刺吸痰。

（3）支持治疗：发热患者处于高分解代谢状态，能量消耗多，同时术后患者食欲差或不能进食，故应加强支持治疗，给予部分营养或全量肠内或肠外营养支持，低蛋白血症者应补充白蛋白。

第九节　肺不张的围手术期处理

肺不张是腹部手术后的常见并发症之一，约25%的腹部手术患者出现肺不张。

1．病因和分类　肺不张分为阻塞性和非阻塞性两种。阻塞性肺不张多为支气管内过多的分泌物、积血或误吸的呕吐物阻塞支气管，造成肺泡内的气体不能呼出而被组织间液和血液吸收，肺泡内压力减低，肺泡萎陷，形成肺不张；非阻塞性肺不张主要因为：①创伤、休克等发生过度换气，消耗了表面活性物质；同时低血压等使肺泡Ⅱ型细胞产生的表面活性物质减少，表面活性物质减少，肺泡表面张力增加，肺泡萎陷。②呼吸过浅：手术后或昏迷患者呼吸浅表，当肺内压力减低到不足以抗拒局部表面张力时，就可逐渐引起肺泡关闭与肺不张。③可能与肺终末气道神经肌肉结构有关：手术后，终末气道的肌弹力纤维收缩可造成肺不张。老年人、长期吸烟者及有呼吸道基础疾病者，更容易发生术后肺不张。

2．临床表现和诊断　肺不张多发生于术后48h内，少数出现在术后第2～5天。肺功能较好的患者术后出现较小范围的肺不张可以没有明显的临床症状。肺功能较差或肺不张范围较大时，患者表现为发热、咳嗽、咳痰、呼吸急促、心率增加、血压升高；气管向患侧移位，患侧胸廓不同程度塌陷，病变区叩诊音变浊，呼吸音减弱或为管状呼吸音等体征。辅助检查：白细胞和中性粒细胞计数均增高。X线表现肺体积缩小，密度增加，与肺相邻的叶间胸膜向不张肺靠拢，不张的肺叶内血管与支气管呈聚拢现象，可见肺实变区和纵隔移位等变化。CT检查可发现支气管阻塞或较小的肺不张。血气分析氧分压降低。支气管镜检查可进一步明确肺不张的原因，不但能直接观察到阻塞病变，取标本做细菌学检查，还是一种有效的治疗手段。肺不张诊断主要靠胸部影像学检查、病因，诊断需结合病史。肺不张持续3天以上者，易发生感染而导致肺炎甚至肺脓肿。

3．预防　术后肺不张是可以预防的。吸烟者术前停止吸烟，患慢性支气管炎者采取增强支气管清除措施。术中避免使用长效麻醉剂，术后少用止痛剂，因为此类药物抑制咳嗽反射。术毕吸尽痰液。避免腹带绑扎过紧。鼓励患者翻身、做深呼吸及有效咳嗽。应用各种理疗如拍击，震动，体位引流等措施，协助咳痰。防止呕吐物吸入。早期下床活动。

4．治疗　采取综合措施进行治疗最有效。

（1）消除病因：因痰液阻塞而发生的肺不张，必须及早处理，原则为设法解除支气管堵塞，使肺复张。具体措施如下：①鼓励咳嗽、协助咳痰：痰液黏稠时，应用蒸汽、超声雾化吸入或口服祛痰药等，使气道湿化，痰液变稀，易于咳出。如患者无力或不敢用力咳嗽，可用橡皮管通过鼻腔插入气管或行环甲膜穿刺注射生理盐水2mL以激发咳嗽。②纤维支气管镜吸痰：如以上简单方法不能奏效，可以采用纤维支气管镜吸痰，冲洗、注药。③气管切开：个别情况下对痰液黏稠无法排除者，可考虑做气管切开以利吸痰和排除支气管阻塞。④呼气终末正压呼吸（PEEP）：在支气管堵塞解除后，如病情不见好转，可用PEEP使功能残气增加及肺泡复张。通常维持气道压力在3～8cmH$_2$O，不宜超过15cmH$_2$O，否则可发生气胸并发症。

（2）防止感染：一般先肌内注射青霉素，无效时可改用其他抗菌药物。怀疑感染时，应经验性给予广谱抗生素，如患者病情严重，则应根据该医院常见病原菌和药敏检测结果给予抗生素治疗。对老年人以及严重肾脏或肝脏损害的患者，抗生素的剂量需加以调整。

（3）对症治疗：可用支气管扩张药，有呼吸困难时吸氧，吸氧不能改善者可给予机械通气辅助呼吸。

第十节　胸腔积液的围手术期处理

腹部手术后 2~3 天，约 50% 的患者出现胸腔积液。首先根据病史、体征结合胸片、B 超等检查明确诊断；其次通过胸腔穿刺进行胸腔积液分析鉴别是渗出液还是漏出液；然后结合患者既往史推断病因。

目前 Light 标准仍是鉴别渗出液和漏出液的主要手段。Light 标准：胸膜腔积液蛋白/血清蛋白 >0.5，胸膜腔积液 LDH/血清 LDH >0.6，胸膜腔积液 LDH >正常血清 LDH 上限的 2/3。符合上述条件之一者即可诊断为渗出液。Light 标准对于诊断渗出液的敏感性约 98%，但是偶尔会将漏出液分类为渗出液。有些学者建议在这些患者应用胸膜腔积液血清 - 胸水白蛋白梯度进行鉴别。不管 Light 标准结果如何，如果人血白蛋白浓度减去胸水白蛋白浓度差值 >12g/L，即考虑为漏出液。漏出液治疗的主要目的在于治疗潜在疾病（如充血性心力衰竭、肾病综合征），渗出液需要进一步进行诊断评估。

1. 有些胸膜腔积液没有临床意义　胸腔积液在腹部手术后较常见，术后 72h 内出现的胸腔积液可能与膈肌激惹有关，亦可能是腹腔内液体穿过膈肌进入胸腔，多于数天内自发性吸收。如果术后超过 72h 才出现胸腔积液，可能与手术无关，应寻找其他的原因。

2. 充血性心力衰竭　充血性心力衰竭导致的胸腔积液，一般伴有心力衰竭的症状和体征，端坐呼吸、夜间阵发性呼吸困难、周围性水肿、颈静脉怒张、双侧肺啰音或奔马律。X 线胸片除胸腔积液外，可有心脏增大。多为双侧漏出液。通过临床检查大多能诊断充血性心力衰竭伴发胸腔积液。给予强心、利尿、扩血管治疗。充血性心力衰竭患者的胸膜腔积液一般对于利尿治疗反应良好。心力衰竭改善，胸腔积液大多能自行消退。如果经过数日积极利尿后仍持续存在胸膜腔积液，应进行胸膜腔穿刺寻找其他诊断。约半数患者可伴有肺栓塞或肺炎。

3. 肺炎旁胸膜腔积液和脓胸　肺炎旁胸膜腔积液指肺炎、肺脓肿和支气管扩张症等感染性疾病引起的胸膜腔积液。肺炎旁胸膜腔积液为渗出液，术后肺炎患者大约 40% 并发肺炎旁积液，常伴随同一侧肺部感染，其中 5%~10% 的患者发生脓胸。所有肺炎旁胸膜腔积液患者，除积液量相当少外，均应进行胸腔穿刺，行细菌学检查。包括革兰染色、厌氧菌和需氧菌培养。同时进行血、痰培养和药敏试验，指导临床用药。

4. 肺栓塞合并胸膜腔积液　由肺栓塞引起胸膜腔积液与单纯性肺栓塞的症状完全一致。临床表现是非特异性的，取决于栓子的大小、多少、栓塞的部位、发病的缓急和栓塞前心肺情况。表现为胸痛、呼吸困难、咯血、咳嗽等，伴发热、呼吸急促、心率增快、发绀等。气管可向患侧移位，肺部哮鸣音及湿啰音，胸膜摩擦音，奔马律等。患者有充血性心力衰竭、合并胸腔积液应考虑到肺栓塞的可能。进行血浆 D - 二聚体、心电图、胸部 CT、肺通气/血流灌注显像及肺动脉造影检查。与不合并胸腔积液的治疗相同。在进行抗凝治疗后数天内胸膜腔积液可以吸收。

5. 腹腔内脓肿　在腹腔内脓肿中，膈下脓肿主要是术后并发症，约 80% 膈下脓肿患者合并胸腔积液。临床表现：一般在腹腔手术后 1~3 周内发生，大多数患者发热、腹痛、白细胞增多，但多无局限性症状和体征。腹腔内脓肿患者的胸腔积液多为渗出液，以中性粒细胞为主，很少有胸腔积液感染。所有以中性粒细胞为主的渗出液，而肺内无感染灶的患者应做腹部 CT 检查，明确腹腔内脓肿后，给予合理的抗生素治疗及胸腔引流。

6. 结核性胸膜腔积液　控制活动性结核，并预防胸膜粘连。需要抗结核治疗，治疗方案同肺结核。尽快进行胸膜腔穿刺抽液，既有助于诊断，还可减轻结核中毒症状，减少纤维素沉积和胸膜增厚。胸膜腔积液大者每周抽液 2~3 次，每次抽液量不宜超过 1 000mL，对于有胸膜纤维素沉积的患者，需进行胸膜腔内尿激酶或链激酶注射后抽液治疗。

7. 恶性胸腔积液　治疗性胸腔穿刺可以临时减轻呼吸困难，但是恶性胸水具有复发性，而且复发较迅速，可通过化学性胸膜粘连固定以减少胸膜腔容积。治疗胸腔积液可以减轻患病率，提高患者的生活质量。

第十一节　术后呼吸功能不全的处理

手术后呼吸功能改变是常见的，一般患者手术数天后，呼吸功能即可恢复正常。但对老年人、慢性阻塞性肺疾病及腹部大手术患者，如果处理不当，可发展为呼吸功能衰竭，是手术后死亡的主要原因之一。因此，应积极加以预防和处理。

一、病　　因

1. 术前患有呼吸功能障碍　术前呼吸功能障碍程度与术后并发呼吸衰竭的风险相一致。一般以测定肺活量（VC）、第一秒用力呼气量（FEV_1）为标准，若 VC 小于预计值的 50% 或 $FEV_1/VC<70\%$，则术后发生呼吸衰竭的风险明显增高。$FEV_1<1L$ 的患者，术后因不能有效咳嗽，导致排痰困难，FEV_1 可降低 50%，因此，对术前 $FEV_1<1.5L$ 者，术后应密切监护，必要时早期进行预防性机械辅助呼吸，以避免发生呼吸衰竭。

2. 肺部感染　气道内分泌物增多，咳嗽无力、排痰困难，气管插管或切开、慢性阻塞性肺疾病、误吸、上呼吸道感染、机体抵抗力低下等均是造成术后肺部感染的诱因。肺部感染增加呼吸衰竭发生的危险性，又会增加其死亡率。

3. 其他原因　手术创伤大、术后肺不张、急性呼吸窘迫综合征等均可导致呼吸衰竭的发生。

二、临床表现与诊断

术后呼吸衰竭以缺氧和二氧化碳滞留为基本表现，出现相应的症状与体征。患者常烦躁、呼吸困难，严重者可出现紫绀、血压升高、脉搏增快、多汗、三凹征。但呼吸困难的程度不一定与血气分析改变相平行。体检应注意呼吸频率、幅度、节奏的改变，对于判断呼吸困难的程度有所帮助。随着病情的进展，中枢神经系统症状从注意力不集中、意识障碍、嗜睡、昏迷逐渐加重。术后呼吸衰竭的诊断，除上述症状及体征外，主要依靠血气分析，即动脉血氧分压<60mmHg 和（或）伴有二氧化碳分压>50mmHg，则可诊断为呼吸衰竭。若只有血氧分压降低，无二氧化碳分压升高，则为 I 型呼吸衰竭；若血氧分压降低合并二氧化碳分压升高，则为 II 型呼吸衰竭。

三、预防与治疗

预防呼吸衰竭发生的关键是防止术后呼吸道并发症。术后咳痰无力、分泌物潴留、肺不张及肺部感染等易诱发呼吸衰竭，应积极处理。

1. 病因治疗　采取针对不同病因的治疗措施，是呼吸衰竭治疗的关键。如因呼吸道阻塞引起呼吸衰竭，尽快解除阻塞，恢复气道通畅，呼吸衰竭可自行缓解。

2. 纠正电解质、酸碱平衡　如存在电解质、酸碱平衡失调，应及时纠正。并及时补充血容量，纠正血流动力学紊乱。

3. 保持呼吸道通畅　及时清除气道分泌物，防止误吸，必要时可采用纤维支气管镜吸痰或气管切开。

4. 氧疗　应监测血氧饱和度或间断进行血气分析，有低氧血症者，及时进行氧疗。I 型呼吸衰竭的患者多可通过持续低流量的吸氧得以改善。

5. 机械通气　正确、合理地应用机械通气是救治呼吸衰竭的有效手段，可大大降低呼吸衰竭患者的死亡率。尤其是术前肺功能差，易发生呼吸衰竭的患者，宜及早行预防性气管切开。出现急性呼吸窘迫综合征，应早期应用机械通气及呼气末正压技术。

6. 重视预防引起术后呼衰的危险因素　如停止吸烟以减少痰液分泌；对患者慢性支气管炎的患者，手术前即应给予一系列呼吸治疗，包括化痰药、体位引流和支气管扩张药的应用等。术前进行必要的肺功能测定并进行评估。手术前后应用大剂量有效抗生素预防和治疗肺部感染，术前控制心力衰竭，术中尽量避免大量失血、休克的发生，以减少术后发生急性呼吸窘迫综合征的机会；术中及术后输血、输液不宜太快，以免发生肺水肿。

（山东省泰安市中心医院　张　伟）

第十二节　肝功能不全的围手术期处理

胃肠恶性肿瘤术前肝功能评估、术中处理及术后监测参见本书第十二章至第十四章有关内容。

一、肝功能不全合并凝血功能障碍的围手术期处理

肝脏是体内合成蛋白质的最主要场所，参与止血、凝血过程的绝大多数凝血因子、抗凝蛋白和纤溶系统的蛋白均在肝脏合成。另外，循环中活化的凝血因子和纤溶酶及其活化物的清除也主要在肝脏进行。在肝脏疾病时，上述各环节均可受到影响，可出现血小板减少、纤维蛋白原水平降低、多种凝血因子缺乏、凝血活化和纤溶活性增强等。一般只有在急性肝功能衰竭或慢性肝脏疾病的晚期，上述止血、凝血功能严重紊乱时才会导致出血。但如果患者接受手术或有创性检查，短时间内肝脏功能的负荷量急剧增大，止血、凝血功能失代偿状态明显加重，就会发生严重出血，处理不好会影响到手术的顺利进行和术后恢复，甚至导致患者死亡。

慢性肝脏疾病大多引起轻度和中度血小板减少，减少的原因可以是脾肿大和脾功能亢进。最近的研究发现，肝脏合成血小板生成素（TPO）减少也起一定作用。血小板计数一般$>50 \times 10^9$/L，在非手术情况下较少因血小板减少引起出血，大多数患者能接受中、小手术而不一定需要提升血小板计数。在不合并其他止血、凝血功能异常的情况下，血小板计数$<20 \times 10^9$/L时禁忌手术。如需手术，应补充血小板（脾功能亢进拟行脾切除者除外），术中酌情给予抗纤溶药等止血药；血小板计数在（20～50）$\times 10^9$/L时一般不宜手术，若需手术，预防原则同上；血小板计数在（50～80）$\times 10^9$/L时可接受中、小手术及自然分娩，如行大手术需补充血小板。血小板计数$<80 \times 10^9$/L的患者，不宜接受硬膜外麻醉；血小板计数$>80 \times 10^9$/L时，即使行大手术也较少发生严重出血，一般无需特殊术前准备；关键部位的手术，如颅脑和眼部的手术，血小板计数应$>100 \times 10^9$/L。对于肝脏疾病患者，在考虑血小板计数因素的同时，还应充分考虑合并其他止血、凝血功能异常的因素。如果需要术前补充血小板，为充分发挥输入血小板的止血作用，应在手术当天术前进行。

凝血酶原时间（PT）和活化部分凝血活酶时间（APTT）在肝功能受损时，肝脏合成凝血因子的能力和清除活化的凝血因子的能力均降低。尽管PT的长短与围手术期出血的多少可能不完全一致，但仍具有一定预测出血的价值。INR值>1.5，禁忌手术和有创性操作。INR值<1.5，一般较少发生术中严重出血，但大多外科医师仍希望患者手术前的INR值<1.2。如果术前INR值>1.5，外科医师习惯补充维生素K。实际上，注射维生素K对纠正单纯的维生素K缺乏症效果较好，而对大多肝脏疾病患者，不能有效纠正PT。输注新鲜冰冻血浆可能仍是目前较为快捷且有效的方法，不仅可以补充肝脏疾病患者缺乏的凝血因子，还可以补充抗凝蛋白等蛋白成分。鉴于许多凝血因子的半衰期较短，以手术当天术前补充为宜。但由于血浆有扩充血容量的作用，一次输入量不宜超过15mL/kg，故单凭输注FFP有时难以纠正凝血异常，往往需要配合输注血小板和凝血因子浓缩物如冷沉淀、凝血酶原复合物等。

二、合并肝功能不全患者围手术期的基本用药原则

由于肝脏是药物在体内完成生物转化的主要器官，肝功能不全对围手术期的药物治疗必然会产生影响。但肝病对药物清除、生物转化及药动学的影响非常复杂，药物效应与肝脏损害的类型、严重程度及肝功能试

验的关系难以确定，故肝功能不全患者的用药没有普遍适用的准则。要做到围手术期治疗既能有效维护肝功能，避免药物对肝功能的影响，又能发挥围手术期各种治疗的最佳效能，并非易事。

（一）围手术期护肝和支持治疗

合理的护肝治疗应针对不同类型的肝损害去选择，但单纯依据临床表现无法区分肝损害类型，故临床医生往往把肝生化功能检测和引起肝功不全的原因作为药物治疗的依据：①谷氨酸转氨酶（ALT）和天冬氨酸转氨酶（AST）存在于肝细胞中，其升高反映肝细胞损伤。伴 ALT 升高者，应选用促进肝细胞再生修复，有明显降酶作用药，如联苯双酯、甘草酸二铵、美能等，重症患者可给予肝细胞促生素。②血浆胆红素水平升高是肝细胞泌胆功能的敏感指标。在排除肝内外梗阻后，可选用茵栀黄、尤思弗或苦黄等，确认为肝内胆汁淤积者，可腺苷蛋氨酸（思美泰）、尤思弗和地塞米松联合治疗。无肝外梗阻和 PT 延长者，可加用小剂量肝素（50mg/d，静脉滴注）。③血氨升高者，为防治肝性昏迷，应在减少血氨吸收的药物（如乳果糖）、降血氨药（如谷氨酸）、补充神经递质（左旋多巴）和支链氨基酸。④自身免疫性肝损害，抗线粒体抗体阳性者，亦可选用尤思弗和小剂量激素（地塞米松 2.5~5.0mg/d）联合治疗。

（二）围手术期常用药物使用原则

肝脏是药物在体内完成生物转化的主要器官，大多药物在肝内经过生物转化后失活，也有一些药物通过肝脏的生物转化后才能发挥治疗作用。肝功能不全时许多药物的代谢、生物效应及毒副反应不同寻常，有的药物还可导致急性肝损伤，故围手术期用药的总原则如下：不宜使用主要经肝脏代谢、排泄的药物，特别是可引起肝损伤的药物；经肝、肾双途径消除的药物，在肝功能减退但肾功能正常时使用，不用减量；但肝、肾功能均明显减退时，应当减量；主要经肾脏消除的药物。在肝功能减退或受损不严重时，不需做剂量调整。当患者肝功能明显减退时，则不宜应用。因为肝功能严重损害者极易发生功能性肾功能不全，如不慎使用该类药物，功能性肾功能不全可发展为肝肾综合征。

1. 肝功能减退时抗菌药物应用　按照总的用药原则，根据肝功能减退时对有关抗菌药物药动学影响和发生毒性反应的可能性可将抗菌药物分为以下 4 类，作为制订用药方案时参考：①主要由肝脏清除，但并无明显毒性反应的药物，如大环内酯类（红霉素酯化物例外）、克林霉素和林可霉素等，须谨慎使用，必要时减量给药。②主要经肝或相当药量经肝清除，肝功能减退时其清除或代谢物形成减少，可致明显毒性反应的药物，如氯霉素、利福平、红霉素酯化物、氨苄西林酯化物、异烟肼、两性霉素 B、四环素类、磺胺类、酮康唑和咪康唑等，这类药在有肝病时尽可能避免使用。③经肝肾两种途径清除的药物，在严重肝功能减退时血药浓度升高，加之此类患者常伴功能性肾功能不全，可使血药浓度更明显升高，故须减量应用，这类药物主要包括脲基青霉素中的美洛西林、阿洛西林和哌拉西林，头孢哌酮、头孢曲松、头孢噻肟、头孢噻吩和氨曲南，抗病毒药去羟肌苷、齐多夫定和金刚烷胺，氟喹诺酮类的培氟沙星、氟罗沙星、诺氟沙星、莫西沙星等。④主要经肾排泄的药物，在肝功能障碍时，一般无需调整剂量。此类药物主要有青霉素、头孢唑林、头孢他啶、氨基糖苷类（庆大霉素、妥布霉素、阿米卡星等）、万古霉素、多黏菌素和氧氟沙星等。但这类药物中的肾毒性明显的药物，在用于严重肝功能减退患者时，仍需谨慎或减量，以防肝肾综合征的发生。

2. 免疫调节药物的使用　大多免疫抑制剂可引起肝损害，需应用时均应谨慎，其中硫唑嘌呤最为严重，肝功能不全者禁用；西罗莫司可致致命性肝坏死，肝功能不全者不宜使用；环孢素、他克莫司和咪唑立宾等需减量，以控制血药浓度。免疫增强剂，可引起肝酶和（或）胆红素升高，应用一般不需减量。

3. 镇静药　如吗啡、冬眠灵等，肝性脑病禁用。

4. 解热镇痛药　如保太松、复方阿司匹林、扑热息痛及消炎痛等禁忌使用。

5. 抗肿瘤药　烷化剂、铂类和抑制蛋白合成功能的药较少有肝损毒副反应，肝功能不全患者用药无需调整剂量；影响核酸生成和合成的药可有轻重不等的肝损害，其中替加氟、替加氟尿嘧啶和卡培他滨，在肝功能不全者慎用，卡莫氟、依西美坦、多柔比星、盐酸表柔比星、吡柔比星、米托蒽醌和柔红霉素等，肝功能不全时酌情减量使用。抑制微管蛋白类药物及拓布异构酶Ⅱ抑制剂，也应酌情减量。

（中山大学附属第三医院　尉秀清）

第十三节　脑梗死的围手术期处理

脑梗死（cerebral infarction）又称缺血性脑卒中（cerebral ischemic stroke），是指各种原因引起的脑部血液供应障碍，使局部脑组织发生不可逆性损害，导致脑组织缺血、缺氧性坏死。

一、脑梗死的分类

（一）按脑梗死类型的分类

1. 脑血栓形成　脑血栓形成是指在脑动脉本身病变的基础上，血液有形成分凝集于血管腔内，造成管腔明显狭窄或闭塞而又无足够侧支循环供血，使脑组织发生缺血性梗死，并出现相应的症状与体征，是脑梗死中最常见的类型，动脉粥样硬化是最常见的病因。

2. 脑栓塞　脑栓塞是指各种栓子随血流进入颅内动脉系统使血管腔急性闭塞引起相应供血区脑组织缺血坏死及脑功能障碍。60%～75%脑栓塞患者的栓子来源于心脏，房颤和风湿性心瓣膜病是最常见的病因。另外，非心源性的栓子可来源于动脉粥样硬化斑块的脱落、骨折或手术时脂肪栓和气栓、血管内治疗时的血凝块或血栓脱落、癌细胞、寄生虫及虫卵等。另有30%来源不明。

3. 腔隙性脑梗死　腔隙性脑梗死是指发生在大脑半球深部白质及脑干的缺血性微梗死，约占缺血性脑卒中的20%。

4. 出血性脑梗死　由于脑梗死供血区内动脉坏死后继发出血，常发生于大面积脑梗死和脑栓塞后，溶栓治疗也是一个原因。症状与出血的多少有关。小的渗出性出血病情可以明显变化。

（二）按脑梗死发生的时间

1. 术前发生脑梗死。
2. 术后或术中发生脑梗死。

二、术前发生脑梗死的处理

术前有脑梗死的病史，术前要做好预防再发脑梗死的情况。

防治脑梗死的危险因素

1. 一级预防　防治高血压、心脏病、糖尿病、血脂异常、戒烟、戒酒、控制体重、颈动脉狭窄、高同型半胱氨酸中毒、适度的体育活动及合理膳食。

2. 二级预防　是针对发生过一次或多次脑梗死的患者，通过寻找梗死事件发生的原因，纠正所有可干预的危险因素，达到降低梗死复发危险性的目的。对已发生梗死的患者选择必要的影像学检查或其他实验室检查以明确患者的梗死类型及相关危险因素。可干预的危险因素同上述。

（1）病因预防：对于可干预的危险因素要进行病因学预防，包括一级预防中的所有措施。如治疗高血压、心房纤颤、糖尿病等。可以检查TCD、DSA发现动脉狭窄，可进行介入治疗以预防血栓形成。

（2）抗血小板聚集药物：对于大多数脑梗死后的患者，建议使用抗血小板药物干预血小板聚集，主要包括阿司匹林、潘生丁和氯吡格雷等。脑梗死初次发作后应早期服用小剂量阿司匹林（50～150mg/d），对于应用阿司匹林疗效不佳或者不能耐受的患者，氯吡格雷等都是有效的替代治疗药物。阿司匹林与潘生丁的联合使用较单独使用其中任何一种制剂更为有效且不增加脑出血等副反应。

（3）降脂治疗：阿托伐它汀是目前有效的降脂药物。

<h1 style="text-align:center">三、术后脑梗死的治疗</h1>

（一）脑梗死的临床特点

1. 颈内动脉血栓形成　临床表现可有同侧 Horner 征，对侧偏瘫、偏身感觉障碍、双眼对侧同向性偏盲，可伴有双眼向病灶侧凝视，优势半球受累可出现失语。主干闭塞引起大面积的脑梗死，故患者多有不同程度的意识障碍。当眼动脉受累时，可有单眼一过性失明，偶尔成为永久性视力丧失。颈部触诊发现颈内动脉搏动减弱或消失，听诊可闻及血管杂音。

2. 椎 - 基底动脉系统（后循环）脑梗死

（1）大脑后动脉闭塞综合征：对侧偏盲，程度较轻的偏瘫及偏身感觉障碍。丘脑综合征，主侧半球病变可有失读症。丘脑综合征还可见于大脑后动脉的分支丘脑膝状体动脉闭塞，表现为：①对侧肢体运动障碍，偏瘫、舞蹈样或手足徐动样不随意运动；②病变对侧感觉缺失：上肢比下肢重，肢体远端较近端重，深感觉和触觉障碍较痛温觉重，实体觉障碍明显；③对侧半身自发性剧痛；④对侧半身感觉过敏和感觉过度，这是丘脑病变的典型症状；⑤疼痛伴有血压增高、心跳加快和出汗增多等自主神经功能障碍。丘脑穿通动脉闭塞出现红核丘脑综合征：小脑性共济失调，意向性震颤，短暂的舞蹈样手足徐动，对侧头面部感觉障碍。基底动脉主干闭塞：因引起脑干广泛梗死而病情危重，常有意识障碍，四肢瘫痪，共济失调，脑神经麻痹，高热等。部分闭塞出现闭锁综合征：患者意识清楚，除眼球运动外，无其他动作，但可用睁闭眼反应来回答"对或错"。

（2）基底动脉分支闭塞：中脑支闭塞出现 Weber 综合征、Benedit 综合征；脑桥支闭塞出现 Millard - Gubler 综合征，Foville 综合征；内听动脉阻塞时出现恶心、呕吐、眩晕和听力下降。

（3）小脑后下动脉或椎动脉闭塞：出现延髓背外侧（Wallenberg）综合征，表现为：眩晕、呕吐、眼球震颤，交叉性感觉障碍，同侧 Horner 征，吞咽困难和声音嘶哑，病灶侧小脑性共济失调。椎动脉发出的脊前动脉分支闭塞引起延髓内侧综合征：对侧肢体瘫痪和深感觉障碍，同侧舌肌麻痹。

（4）小脑梗死：小脑上动脉、小脑后下动脉和小脑前下动脉等闭塞均可引起小脑梗死，其中以小脑上动脉多见。表现为眩晕、恶心、呕吐、眼球震颤和共济失调等。大面积梗死可压迫脑干，出现面神经和展神经麻痹，表现同向凝视，锥体束征，严重颅内压增高可引起呼吸困难、昏迷。

（二）辅助检查

1. 头颅 CT　脑梗死发病后的 24h 内，一般无影像学改变。在 24h 后，梗死区出现低密度病灶。脑梗死的超早期阶段（发病 6h 内），CT 可以发现一些轻微的改变：大脑中动脉高密度征；皮层边缘，尤其在岛叶外侧缘，以及豆状核区灰白质分解不清楚；脑沟效应等。CT 检查的时间越早越好。对于考虑进行溶栓治疗的患者，以除外出血和大面积梗死，CT 检查是必需的。对 95% 以上的患者可以准确区分是脑出血还是脑梗死，能在超早期迅速与脑出血鉴别，使脑梗死患者在治疗时间窗内得到及时治疗，这是 CT 检查最有价值的应用点。

2. MRI　脑梗死发病数小时后，即可显示 T_1 低信号，T_2 高信号的病变区域。与 CT 相比，MRI 可以发现脑干、小脑梗死及小灶梗死。

（三）诊断

有动脉粥样硬化及高血压等脑梗死的危险因素，安静状态下或活动中起病，突然出现局灶性的神经功能缺损，症状常在数小时或数天内达高峰，梗死的范围与某一脑动脉的供应区域相一致。一般意识清楚。头部 CT 在早期多正常，24～48h 内出现低密度病灶。MRI 有助于早期诊断，血管造影可发现狭窄或闭塞的动脉。

（四）治疗

要重视超早期（<6h）和急性期的处理，注意对患者进行整体化综合治疗和个体化治疗相结合。针对不同病情、不同发病时间及不同病因，采取有针对性的措施。尽早进行康复治疗。

1. 溶栓治疗　急性脑梗死溶栓治疗的目的是挽救缺血半暗带，通过溶解血栓，使闭塞的脑动脉再通，恢复梗死区的血液供应，防止缺血脑组织发生不可逆性损伤。溶栓治疗的时机是影响疗效的关键。临床常用的溶栓药物包括：组织型纤溶酶原激活剂（tissue type plasminogen activator，rt-PA）和尿激酶（urokinase，UK）等。

国内最常应用的是 UK，用量为 100 万~150 万 IU，给药方法包括静脉和动脉途径，动脉溶栓时可以减少用药剂量，但需在 DSA 监测下进行。目前对溶栓治疗的适应证尚无一致的意见，以下几点仅供参考：①年龄不超过 75 岁；②发病 6h 之内；③血压<180/110mmHg；④无意识障碍，由于椎-基底动脉系统血栓的预后较差，故出现意识障碍时也可考虑；⑤瘫痪肢体的肌力在 3 级以下，持续时间超过 1h；⑥头部 CT 排除脑出血，未出现与本次症状相对应的低密度梗死灶；⑦患者或家属同意。

溶栓治疗的禁忌证：①有出血倾向或出血素质；②近 3 个月内有脑梗死、脑外伤史和心肌梗死病史，3 周内有胃肠道或泌尿系统出血病史，2 周内有接受较大的外科手术史，1 周内有在无法压迫的部位进行动脉穿刺的病史，体检发现有活动出血或者外伤的证据；③血压>180/110mmHg；④CT 有大片的低密度病灶（低密度影大于大脑半球的 1/3）；⑤体温 39℃ 以上伴有意识障碍的患者；⑥有严重的心、肝、肾功能障碍。此外，既往有颅内出血、蛛网膜下腔出血和出血性脑梗死病史的患者不建议进行溶栓治疗。溶栓治疗的并发症主要是脑梗死病灶继发性出血或身体其他部位的出血。

2. 抗凝治疗　主要目的是阻止血栓的进展，防止脑梗死复发，并预防脑梗死患者发生深静脉血栓形成和肺栓塞。目前抗凝疗法的有效性和安全性仍存有争议。临床常用的药物有肝素、低分子肝素及华法林等。抗凝治疗对大血管动脉粥样硬化引起的脑梗死和有频繁栓子脱落引起的脑梗死可能有效，对于中度到重度脑梗死患者不推荐使用抗凝治疗。并发症主要为出血倾向和血小板减少等。

3. 抗血小板聚集治疗　在发病早期给予抗血小板聚集药物阿司匹林，可降低脑梗死的复发率，改善患者的预后。

4. 脑保护治疗　神经保护剂，已进行了许多试验和临床研究，探讨了各种神经保护剂的效果，不少神经保护剂在动物实验时有效，但缺乏有说服力的大样本临床观察资料。目前常用的有胞二磷胆碱等。

5. 降颅压治疗　脑水肿发生在缺血性脑梗死最初的 24~48h，水肿的高峰期为发病后的 3~5 天，大面积脑梗死时有明显颅内压升高，应进行脱水降颅压治疗。常用的降颅压药物为甘露醇（mannitol）、速尿（furosemide）和甘油果糖。甘露醇的常用剂量为 0.25~0.50g/kg，每 4~6h 使用 1 次，通常每天的最大用量是 2g/kg；速尿 10mg，每 2~8h 1 次有助于维持渗透压梯度；其他可用白蛋白，但价格昂贵。甘油果糖也是一种高渗溶液，常用 250~500mL 静脉滴注，每天 1~2 次。对于大脑半球的大面积脑梗死，可施行开颅减压术和（或）部分脑组织切除术。较大的小脑梗死，尤其是影响到脑干功能或引起脑脊液循环阻塞的，可行后颅窝开颅减压和（或）直接切除部分梗死的小脑，以解除脑干压迫，伴有脑积水或具有脑积水危险的患者应进行脑室引流。

6. 一般治疗　卧床休息、控制血压及血糖、防治肺炎、维持水、电解质酸碱平衡、预防急性心肌缺血、心肌梗死、心律紊乱及心力衰竭等心脏并发症。

第十四节　脑出血的围手术期处理

脑出血（intracerebral haemorrhage，ICH）又称出血性脑卒中，是指各种原因引起的脑实质出血。世界范围颅内出血的发病率为（10~20）/10 万，在 55~80 岁人群中男性比女性多见，每隔 10 年发病率增加 1 倍，年龄超过 70 岁发生脑出血的相对危险指数是 7。

一、脑出血病因

1. 高血压 大约半数脑出血是由高血压所致，在老年人中高血压是脑出血的最主要病因。

2. 脑淀粉样血管病（cerebral amyloid angiopathy，CAA） CAA 是一种不伴全身血管淀粉样变的脑血管病，脑出血是 CAA 最常伴随的表现。估计>60 岁的脑出血中有 15% 由 CAA 引起，>70 岁的脑叶出血有一半由 CAA 引起，在伴有阿尔茨海默病和 Down 综合征的老年人中，CAA 引起的脑出血更常见。

3. 抗凝或溶栓治疗 抗凝或溶栓治疗者脑出血危险性增加，由于国外抗凝治疗较为普及，这一现象更为突出，口服抗凝剂使 INR 达到 2.5 ~ 4.5 时，脑出血的危险性增加 7 ~ 11 倍。0.5% ~ 1% 心肌梗死溶栓治疗发生脑出血，静脉溶栓治疗脑梗死发生脑出血的机会可达 10%。

4. 梗死性脑出血 脑栓塞和大面积脑梗死容易出现出血。原因与血管通透性改变，原闭塞血管的开放和血管受压等因素有关。

5. 脑血管畸形及动脉瘤。

6. 颅内肿瘤 原发性或继发性转移性肿瘤均可引起，占颅内出血的 2% ~ 6%，出血部位和肿瘤的类型有关。

7. 血液病 白血病多见。再生障碍性贫血、特发性血小板减少性紫癜、血友病、溶血性贫血和血小板减少等也可引起出血。

8. 饮酒 大量饮酒通过损害凝血系统和脑血管的完整性增加脑出血的危险，在其他病理因素相似情况下，中量与大量饮酒者发生脑出血的危险性分别增加 2 倍和 2.4 倍，少量饮酒是否有保护作用仍无定论。

二、脑出血分类

按脑出血发生的时间分类：
1. 术前发生脑出血。
2. 术后或术中发生脑出血。

三、术前有脑出血病史的处理

控制血压是预防再出血最主要的方法。如果血压过高，又会增加再出血的风险，宜及时控制血压。应该使血压控制在 140/90mmHg 以下，或者比平日血压低 20 ~ 30mmHg。即使应用降压药治疗，也需避免应用强降压药，防止因血压下降过快引起脑低灌注；收缩压<90mmHg，有急性循环功能不全征象，应及时补充血容量，适当给予升血压药治疗，维持足够的脑灌注。脑出血恢复期应积极控制血压，尽量将血压控制在正常范围内。可以应用 ACEI、ARB、CCB 及利尿药。

四、术后脑出血的处理

（一）临床特点

临床症状取决于出血的部位和大小，重者发病后数小时即死亡，轻者可无明显症状（如在"静区"少量出血）。

1. 意识改变 有一半患者有不同程度的意识障碍，可表现为嗜睡、昏睡和昏迷，重症者可在发病后数分钟内意识模糊或昏迷。意识障碍是颅内出血最突出的症状，也是判断预后的主要指标。患者有意识障碍时，多伴有小便失禁或潴留。

2. 头痛、恶心、呕吐 40% ~ 50% 患者出现头痛、恶心和呕吐，常为首发症状。开始表现为病灶同侧的剧烈头痛，颅内压增高时为全头痛，同时伴有喷射样呕吐，转头和翻身时更易发生。

3. 呼吸、血压和心率的变化　大多数患者有血压升高和心率加快，当出现心动过缓时，应警惕颅内压增高较严重。90％的患者血压升高，而且通常血压升高的程度相当高。

4. 6％～7％的患者有癫痫发作，大多出现在出血后数小时内，有少部分患者是首发症状，可表现为大发作或局灶性发作，脑叶出血比深部出血多见。

5. 脑膜刺激征　颅内血肿破入蛛网膜下隙或破入脑室而流入蛛网膜下隙时，除头痛、呕吐外，出现颈强直和 Kernig 征（＋）等脑膜刺激征。

6. 不同部位出血的特点

（1）基底节区出血：其中壳核是高血压脑出血最常见的出血部位，占50％～60％，丘脑出血约占24％，尾状核出血少见。壳核出血时对侧偏瘫是中等和大量出血较常见的症状，还可表现有双眼向病灶侧凝视，病灶对侧偏身感觉障碍，同向性偏盲，优势半球受累可有失语。出血量大时患者很快出现昏迷，病情在数小时内迅速恶化。丘脑出血时病灶对侧偏瘫或偏身感觉障碍，感觉障碍较重，可伴有偏身自发性疼痛和感觉过度。丘脑出血可出现精神障碍，表现为情感淡漠、视幻觉及情绪低落等，还可出现丘脑语言（言语缓慢不清、重复言语、发音困难、复述差，朗读正常）和丘脑痴呆（记忆力减退、计算力下降、情感障碍、人格改变）。

（2）脑叶出血：血肿常局限于一个脑叶内，也可同时累及相邻的两个脑叶，一般以顶叶最多见，其次为颞叶、枕叶及额叶。与脑深部出血相比，一般血肿体积较大。临床可表现为头痛、呕吐等，癫痫发作比其他部位出血常见，而昏迷较少见。根据累及脑叶的不同，出现局灶性定位症状。额叶出血可有偏瘫、Broca 失语、尿便障碍，并出现摸索和强握反射等。顶叶出血可有偏身感觉障碍，非优势侧受累有体像障碍。颞叶出血表现为 Wernicke 失语，精神症状等。枕叶出血表现为视野缺损。

（3）脑桥出血：临床表现为突然头痛、呕吐、眩晕、复视、眼球不同轴、侧视麻痹、交叉性瘫痪或偏瘫、四肢瘫等。

（4）小脑出血：主要表现为小脑症状，如病变侧共济失调，眼球震颤，构音障碍和吟诗样语言，无偏瘫。出血量增加时，还可表现有脑桥受压体征，如外展神经麻痹、侧视麻痹、周围性面瘫、吞咽困难及出现肢体瘫痪和（或）锥体束征等。大量小脑出血，尤其是蚓部出血时，患者很快进入昏迷，双侧瞳孔缩小呈针尖样，呼吸节律不规则，有去脑强直发作，最后致枕骨大孔疝而死亡。

（5）脑室出血：分为原发性和继发性脑室出血。原发性是指脉络丛血管出血或室管膜下1.5cm内出血破入脑室，继发性是指脑实质出血破入脑室者。出血量较少时，表现为突然头痛、呕吐、颈强、Kernig 征阳性，一般意识清楚，有血性脑脊液，应与蛛网膜下腔出血鉴别，预后良好。出血量大时，很快进入昏迷或昏迷逐渐加深，双侧瞳孔缩小呈针尖样，病理反射阳性，早期出现去脑强直发作，常出现丘脑下部受损的症状及体征，如上消化道出血、中枢性高热、大汗、血糖增高、尿崩症，预后差，多迅速死亡。

（二）辅助检查

头颅 CT 是确诊脑出血的首选检查。早期血肿在 CT 上表现为圆形或椭圆形的高密度影，边界清楚。CT 可准确显示出血的部位、大小、脑水肿情况及是否破入脑室等，有助于指导治疗和判定预后。

（三）诊断

有长期高血压病史，突然出现头痛、恶心、呕吐等颅内压升高的表现，有偏瘫、失语等局灶性神经功能缺损症状和脑膜刺激征，可伴有意识障碍，应高度怀疑脑出血。头部 CT 检查有助于明确诊断。

（四）治疗

基本治疗原则：脱水降颅压，减轻脑水肿；调整血压；防止继续出血；减轻血肿造成的继发性损害，促进神经功能恢复；防治并发症。

1. 内科治疗

（1）一般治疗：使患者安静休息，就地诊治，避免长途搬动，一般应卧床休息2~4周。保持呼吸道通畅，昏迷患者应将头歪向一侧，以利于口腔、气道分泌物及呕吐物流出，并可防止舌根后坠阻塞呼吸道，随时吸出口腔内的分泌物和呕吐物，必要时行气管切开。有意识障碍、血氧饱和度下降或有缺氧现象的患者应给予吸氧。昏迷或有吞咽困难者在发病第2~3天应鼻饲。过度烦躁不安的患者可适量用镇静药，便秘者可选用缓泻剂。留置导尿时应做膀胱冲洗，昏迷患者可酌情用抗生素预防感染。病情危重时，应进行体温、血压、呼吸和心电监测。加强护理，定期翻身，防止褥疮。注意维持水电解质平衡，加强营养。

（2）脱水降颅压，减轻脑水肿：颅内压（intracranial pressure，ICP）升高的主要原因为早期血肿的占位效应和血肿周围脑组织的水肿。脑出血后3~5天，脑水肿达到高峰。药物治疗的主要目的是减轻脑水肿、降低ICP，防止脑疝形成。降颅压的目标是使ICP控制在200mmH$_2$O以下，并使脑灌注压不低于70mmH$_2$O。

渗透性脱水剂甘露醇（mannitol）是最重要的降颅压药物。20%的甘露醇用量为125~250mL，快速静脉滴注，每6~8h 1次，使血浆渗透压维持在310~320mOsm/kg，时间不宜过长，建议用5~7天。可同时应用速尿20~40mg，静脉注射，二者交替使用，维持渗透梯度。用药过程中应该监测肾功和水电解质平衡。20%人血清白蛋白50~100mL静脉滴注，每天1次，能提高血浆胶体渗透压，减轻脑水肿，但价格昂贵，应用受限。甘油果糖500mL静脉滴注，每日1~2次，脱水作用温和，没有反跳现象，适用于肾功能不全患者。

（3）控制高血压：降颅内压治疗后，收缩压≥200mmHg，舒张压≥110mmHg时，应降血压治疗，使血压维持在略高于发病前水平。收缩压<180mmHg或舒张压<105mmHg时，可不必使用降压药。降压治疗时避免使用利血平等强降压药物，注意血压降低幅度不宜过大，防止因血压下降过快而造成脑的低灌注，加重脑损害。血压过低者应升压治疗，以保持脑灌注压。

（4）亚低温治疗：局部亚低温治疗是脑出血的一种新的辅助治疗方法，能够减轻脑水肿，减少自由基产生，促进神经功能缺损恢复，改善患者预后。局部亚低温治疗实施越早，效果越好，建议在脑出血发病6h内给予低温治疗，治疗时间应至少持续48~72h。

（5）并发症的防治：预防肺部感染、上消化道出血、吞咽困难和水电解质紊乱的治疗；中枢性高热，主要是由于丘脑下部散热中枢受损所致，表现为体温迅速上升，出现39~40℃以上的高热，躯干温度高而肢体温度次之，解热镇痛剂无效，物理降温治疗有效。

2. 外科治疗　主要目的是清除血肿，降低颅内压，挽救生命，其次是尽可能早期减少血肿对周围脑组织的压迫，降低致残率。同时可以针对脑出血的病因，如脑动、静脉畸形，脑动脉瘤等进行治疗。主要采用的方法有以下几种：去骨瓣减压术、小骨窗开颅血肿清除术、钻孔或锥孔穿刺血肿抽吸术、内镜血肿清除术、微创血肿清除术和脑室出血穿刺引流术等。

第十五节　术后谵妄的处理

谵妄状态（delirium）又称急性精神错乱状态，最常见于急性弥散性脑损害或脑的中毒性病变，如酒精中毒或巴比妥类药物依赖者的突然停药后，也可见于脑炎或脑膜炎，偶见于右侧半球顶-枕区较大面积的脑梗死。患者表现为觉醒水平差、定向力障碍、注意力涣散，以及知觉、智能和情感等方面发生严重紊乱，多数患者伴有激惹、焦虑、恐怖、视幻觉和片断妄想等，可呈间歇性嗜睡或彻夜不眠等，也可有发热、颤抖及酒精和药物依赖者的间断性谵妄，易伴发抽搐发作。

（一）危险因素

有痴呆、脑器质性损害或卒中史，或出现抑郁状态；高龄，合并多种躯体疾病；活动不便或受限。

（二）诱因

1. 药物　需特别注意者包括抗胆碱能药、三环类抗抑郁药、镇静催眠药、抗精神病药、利尿剂及消化系统药物（如西咪替丁、雷尼替丁和甲氧氯普胺等）。

2. 电解质紊乱　因脱水、血钠失衡及甲状腺异常等引起。

3. 药物用量不足　如停用长期应用的镇静催眠药或酒精及镇痛药物剂量不足（疼痛控制不满意）。

4. 感染　以泌尿和呼吸系统感染多见。

5. 排尿或排便异常　如尿潴留及粪嵌塞。

6. 心肺功能异常　包括心肌梗死、心律失常、心力衰竭加重，慢性肺病加重及缺氧等。

（三）诊断

1. 意识障碍（注意力障碍和环境识别力下降）。

2. 认知功能改变（记忆力缺陷、定向力障碍及言语混乱）或知觉异常（如视错觉、幻觉）。

3. 快速起病，病情在 1 天内起伏变化；

4. 有引起谵妄的生理情况证据（躯体疾病、治疗及全身情况）。亦可出现睡眠障碍（包括睡眠觉醒周期改变）和精神行为异常等。

（四）预防及治疗

对于谵妄，预防去除诱因最重要。进行多方面干预可使谵妄发生率降低。术前进行神经科会诊可显著降低围手术期谵妄发生率。对于已发生谵妄的患者，最重要的治疗是明确并去除可逆性病因或诱因。在与患者交流的过程中，要令患者有安全感，通过交流，使患者恢复定向力；尽量减少插管治疗（如尿管），且不应束缚患者。当出现下列情况时可考虑进行药物干预：①有妄想和幻觉，并引起患者极度恐慌；②患者有危险行为，危及患者自身或他人安全；③陪护或家属陪伴安抚和言语安慰无效。可酌情选用小剂量氟哌啶醇或非典型抗精神病药物（如利培酮、奥氮平、喹硫平等）。

第十六节　癫痫的围手术期处理

癫痫（epilepsy）是一组由不同病因所引起，脑部神经元高度同步化，且常具自限性的异常放电所导致，以发作性、短暂性、重复性及通常为刻板性的中枢神经系统功能失常为特征的综合征。每次发作称为痫样发作，反复多次发作所引起的慢性神经系统病症则称为癫痫。

一、病　因

癫痫都是有病因的，但限于对癫痫认识的局限性，有些病因人类已知，有些则在探索中。前者称为症状性或继发性癫痫，后者称为特发性癫痫。对临床表现提示为症状性癫痫，但尚不能明确病因者称为隐源性癫痫。

1. 症状性癫痫的病因

（1）脑外伤：老年人行走不便，容易跌倒，出现脑外伤。而且不仅出现在早期，外伤后数年仍可发生。各种颅脑手术也可引起癫痫。脑外伤后癫痫的发生率一般为 2% ~ 5%。

（2）脑血管病：脑血管病是老年人癫痫最常见的病因，所报道的发生率差异很大，平均在 10% ~ 20%。

（3）肿瘤：脑肿瘤是老年人癫痫的常见原因，约占 10%。

（4）中枢神经系统的感染：中枢神经系统细菌、病毒、真菌感染所引起的脑膜炎或脑炎都可引起癫痫。

（5）寄生虫：我国长江上游主要为脑型肺吸虫、中下游以脑血吸虫病为主，北方以猪囊虫寄生引起癫痫多见。

（6）遗传代谢性疾病。

（7）皮质发育障碍引起癫痫最常见的原因是神经元移行障碍和局灶性皮质发育不良。

（8）神经系统变性疾病：5% 的多发性硬化患者病程中有癫痫发作，运动神经元病、Alzheimer 病、帕金森病的晚期都可以有癫痫发生。

（9）药物和毒物：能引起癫痫发作的药物主要有青霉素类、喹诺酮类、链霉素、异烟肼、胰岛素、利多卡因、吩噻嗪类、东莨菪碱、茶碱或氨茶碱、可卡因、苯丙胺、呱替啶等。中药马钱子也有引起癫痫发作的报道。

（10）其他：多发性硬化、脑动脉炎、红斑狼疮和缺氧等。老年期癫痫多见于脑血管病、脑萎缩等。有15%左右老年人癫痫的病因不明。

2. 癫痫发作的诱因　癫痫的发作除具备机体的易感性和引起癫痫的病因外，某些诱发因素也在癫痫发作中起作用。饮酒、疲劳、缺少睡眠、精神刺激、服用某些中枢兴奋剂或抗抑郁药、停服抗癫痫药和发热等因素可诱发癫痫发作。月经和妊娠对部分女性患者的发病有影响。

二、辅 助 检 查

1. 脑电图（electroencephalography，EEG）　痫性放电是人类癫痫的另一个重要特征，也是诊断癫痫的主要佐证。采用过度换气、闪光刺激等诱导方法还可进一步提高脑电图的阳性率。除常规脑电图描记外，动态脑电图（AEEG）和视频脑电图（video - EEG）通过延长脑电图的记录时间能获取比常规描记更多的信息。

2. CT 或 MRI　头颅 CT 或 MRI 检查是寻找继发性癫痫病因最重要和最常用的检查。

三、诊断及鉴别诊断

癫痫诊断需遵循三步原则：

1. 首先确定是否为癫痫　人类癫痫有两个特征，即脑电图上的痫样放电和癫痫的临床发作，而病史是诊断癫痫的主要依据，需要通过病史了解：①发作是否具有癫痫发作的共性。②发作表现是否具有不同发作类型的特征，如全身强直 - 阵挛性发作的特征是意识丧失、全身抽搐，如仅有全身抽搐而无意识丧失则需考虑假性发作或低钙性抽搐，不支持癫痫的诊断；失神发作的特征是突然发生、突然终止的意识丧失，一般不出现跌倒，如意识丧失时伴有跌倒，则晕厥的可能性比失神发作的可能性大；自动症的特征是伴有意识障碍的、看似有目的而实际无目的的异常行为，如发作后能复述发作的细节也不支持癫痫自动症的诊断。③当患者的发作具有癫痫的共性和不同类型发作的特征时，需进行脑电图检查以寻找诊断的佐证，同时尚需除外其他非癫痫性发作性疾病。

2. 明确癫痫发作的类型或癫痫综合征　在肯定是癫痫后还需仔细区别癫痫发作的类型及明确是否为癫痫综合征。

3. 确定癫痫的病因　如是继发性癫痫，还需确定癫痫的病因。为探讨脑部疾病的性质，可考虑进行头颅 CT、MRI、理化检验、同位素脑扫描或脑血管造影等检查。

四、术前癫痫病史的患者处理

尽量消除病因，术前行 MRI 及脑电图检查；减少诱发因素；根据发作类型预防用药，部分性发作首选卡马西平、苯妥英钠、奥卡西平、妥泰，对复杂性部分发作卡马西平是首选。全面性发作一线用药首选丙戊酸钠、苯妥英钠、卡马西平。苯巴比妥、扑痫酮、拉莫三嗪、苯丙氨酯、唑尼沙胺和妥泰可作为二线用药。

五、术中、术后癫痫发作的处理

1. 部分性发作首选卡马西平、苯妥英钠、奥卡西平、妥泰，对复杂性部分发作卡马西平是首选。

2. 全面性发作一线用药首选丙戊酸钠、苯妥英钠、卡马西平。苯巴比妥、扑痫酮、拉莫三嗪、苯丙氨酯、唑尼沙胺和妥泰可作为二线用药。

3. 癫痫持续状态最常用的药物　一般把地西泮或劳拉西泮作为一线用药，苯妥英作为二线用药，苯巴比妥、异丙酚、戊巴比妥和利多卡因等作为3线用药。

（1）苯二氮䓬类药物

1）地西泮（diazepam）：是治疗癫痫持续状态最常用的药物。特点是：起效快，1～2 min 即能终止癫痫发作；维持时间短，给药后20min 血浆浓度只有峰浓度的20%，因此起效后还需使用苯妥英等作用时间较长的抗癫痫药物。成人剂量 0.1mg/kg（最大剂量不超过20mg），缓慢静脉推注（2mg/min），必要时可重复使用，但每8h 不超过30mg。地西泮使用较为安全，与其他药物的相互作用较少，有时可出现呼吸抑制和低血压，尤其给药速度较快或与巴比妥类药物合用时。

2）劳拉西泮（lorazepam）：又翻译成氯羟去甲安定，有些国家作为治疗癫痫持续状态的首选药物。与地西泮比较，分布容积小，作用时间长，静脉给药20min 后血浆浓度为峰浓度的50%。成人剂量 0.05～0.1mg/kg（最大剂量不超过8mg），2～5min 静脉推注，如有必要10～15 min 后可重复使用。有时可出现呼吸抑制，但总的来讲比较安全。

3）咪达唑仑（midazolam）：作用时间较短，成人剂量开始0.2mg/kg 静脉注入（1mg/min），然后以每小时 0.2mg/kg 的速度持续给药。

（2）苯妥英（phenytoin）：主要的优点是作用时间较长，对意识水平无影响，但起效较地西泮慢，一般用药后10～30min 起效。成人剂量15～20mg/kg，以低于50mg/min 的速度静脉给药，给药速度过快可引起低血压和心律失常，因此需要进行血压和心电图监测。另外，在静脉注射的部位有刺激症状，如药物进入血管外可引起组织损伤。应注意需溶解在生理盐水中。

（3）其他治疗癫痫持续状态的药物

1）丙戊酸钠：400 mg 静脉注射。

2）异戊巴比妥：0.5g 溶于注射用水 10mL 静脉注射，注射速度不超过1mL/min。

3）硝基安定：首次 5mg 静脉注射，以后 5～10mg/d。

4）利多卡因：2～4mg/kg，以 50mg/h 速度静脉滴注。

5）丙泊酚（propofol）：开始剂量2mg/kg，维持剂量每分钟 0.1～0.2mg/kg，静脉给药。

6）10% 水合氯醛：成人 25～30mL 加等量植物油保留灌肠。

（4）麻醉药：如以上抗癫痫药物治疗无效，硫喷妥钠静脉注射或乙醚吸入麻醉控制发作。

（5）一般治疗：保持呼吸道通畅，鼻导管或面罩给氧，必要时行气管插管。进行心电、血压和呼吸监护。进行必要的血液生化检查，查找诱发癫痫持续状态的原因并治疗。患者应放在安全的环境中，活动不被限制，避免仰卧位，以免窒息，有牙关紧闭者应放置牙垫，防止舌咬伤，放置床挡以防坠床。

（6）对症治疗：脑水肿可予甘露醇或地塞米松静脉滴注，高热予物理降温，纠正电解质、酸碱平衡紊乱，有感染者予抗生素，给予营养和支持治疗。

（青岛大学医学院附属医院　薛　莉　谢安木）

第十七节　结核病的围手术期处理

一、结核病的现状

结核病是由结核杆菌引起的呼吸系统传染性疾病，1882 年3 月由 Robert 成功分离出结核杆菌。世界卫生组织统计：全球 17 亿人感染结核杆菌，发病 900 万/年，死亡约 300 万/年。死亡病例中 98% 和发病的 95% 在发展中国家。

二、胃肠道肿瘤患者合并肺结核特点

由于结核病在我国发病率较高，在进行胃肠道肿瘤的治疗中，应警惕患者是否合并结核病，以免影响肿瘤的治疗。结核病在胃肠道肿瘤的患者中大致有以下特点：

1. 术前曾有长期肺结核病史　该类患者在发现胃肠道肿瘤前，曾有多年肺结核病史，并经过规则抗结核治疗，结核多已稳定，在进行胃肠道手术和术后放化疗过程中主要以预防结核复发为主，密切观察结核病的症状，并定期进行影像学检查，如果发现肺结核复发，应按照复制方案治疗。

2. 胃肠道肿瘤合并处于活动期的肺结核　在诊断胃肠道肿瘤的同时发现肺结核，且未经过规则抗结核治疗。由于胃肠道肿瘤为限期手术，术前不可能经过长期抗结核治疗，在病情允许的情况下，建议使用INH、RFP、PZA、EMB规则治疗2周，在结核中毒症状控制后进行手术和放化疗。术后应尽快加用抗结核治疗，如果胃肠道手术为急诊手术，可适当提前手术，并在围手术期使用INH、SM等非口服药物治疗。但需要与患者充分沟通，取得理解。

3. 胃肠肿瘤围手术期和放化疗期并发肺结核　胃肠道肿瘤围手术期和放化疗期患者的抵抗力下降，营养状态较差，有些患者并发肺结核。对处于这个时期的患者，要警惕有无肿瘤以外的临床症状，如有可疑，应进行结核相关检查。

三、肺结核患者的诊断

（一）临床症状

1. 呼吸系统症状　咳嗽：痰菌阳性（菌阳）患者约51%咳嗽；痰菌阴性（菌阴）患者约21%咳嗽；咳痰、血痰约20%患者；胸痛、呼吸困难。

2. 全身症状　发热：症状较为常见，菌阳患者为30%，菌阴患者为21%；典型表现为午后潮热：轻微活动引起微热，休息半小时不能恢复，早晚相差1℃以上；乏力、盗汗、体重下降：由于长期消耗，营养不良引起，严重患者可表现重度消瘦，不能支持日常工作和生活；由此可见：结核病患者临床症状体征与其他疾病大同小异，并没有特异性的症状，甚至菌阴患者大概50%以上没有症状。

（二）影像学依据

X线检查在结核病的诊断中具有特殊意义。菌阴患者主要诊断手段是X线。也可以说80%的患者依靠X线诊断发现。

1. 血行性播散型结核典型X线表现　大小一致的粟粒性致密影，直径1~3mm，圆点状，边界清，均匀分布于两侧上中下肺野。总结为"大小均匀、密度均匀、分布均匀"（图15-1）。

2. 浸润性肺结核X线特点　多发生在双锁骨下、上叶尖后段及下叶背段。大片状渗出、浸润性阴影，伴有斑点、结节、条索状高密度影，整体病灶密度浓淡不一，分布不均（图15-2）。

（三）结素试验（PPD）

1. 方法　5U PPD皮下注射，72h观察结果。红晕为非特异反应的结果，不应作为判断标准。应以硬结大小判断。阴性反应：硬结直径<5mm；阳性反应：硬结5~9mm一般阳性；10~19mm中度阳性；20mm以上强阳性。水疱、溃破以及坏死等均为强阳性。

2. 结素反应的意义

（1）结素阴性：未受结核菌感染；免疫系统疾病干扰：发热、艾滋病、肿瘤等均可能干扰；变态反应前期：结核菌感染后4~8周才有免疫反应。可进行强化试验。

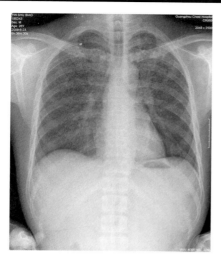

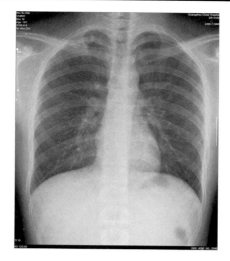

图 15-1 血行性播散型结核

图 15-2 浸润性肺结核

（2）结素阳性：一般阳性和中度阳性为结核病患者，但不能确诊，接种卡介苗后，非结核分支杆菌交叉反应；强阳性反应：儿童具有诊断意义，为结核病确诊依据之一。

（四）痰液涂片和培养

痰液涂片和培养结核菌阳性均为结核病确诊依据；痰培养阳性患者需行菌型鉴定。

四、胃肠道肿瘤患者合并肺结核临床处理

1. 需要急诊处理的患者合并肺结核的处理 术前保留完整胸片、痰液检查；综合分析病情，"两害相权取其轻"的原则；术中可用 INH 0.3g 静脉注射，每天 1 次；患者术后可以进食，肝、肾功能正常可改用 INH、RFP、PZA、EMB 口服；术前告知患者病情，履行告知义务。

2. 限期手术患者合并肺结核的处理 术前影像学资料、PPD、痰液细菌学检查完备；术前会诊，制定抗结核方案；术前尽量抗痨 2～3 周，控制结核中毒症状方可手术；结核病报告和转院制度；菌阳患者应在负压手术室进行手术；增强合作、加强医疗安全、保护医患的切身利益。

（广州市胸科医院外科　游佩涛）

第十八节　术后患者弥散性血管内凝血的诊治

弥散性血管内凝血（disseminated intravascular coagulation，DIC）是许多危重患者疾病发展过程中的一种临床病理综合征。

一、病因与发病机制

1. 原有基础肝病影响 肝癌患者既往多有肝炎、肝硬化病史，原有严重肝病可导致患者机体内多种凝血因子的合成障碍，从而严重影响机体的凝血功能。

2. 恶性肿瘤引起高凝状态 1865 年 Armand Trousseau 报道恶性肿瘤患者易于发生血栓，临床表现为自发性血管内凝血。在所有的恶性肿瘤中腺癌最易于发生血栓，特别是肺、胰、胃肠恶性肿瘤。恶性肿瘤导致

高凝状态与血流异常、血液成分异常和血管壁异常有关。长期卧床、感染、中心静脉插管、动脉导管化疗均是高凝状态的促进因素，而且手术创伤可激活凝血系统，术后患者下床活动受限，发生栓塞的危险性较非手术的恶性肿瘤患者增加 2~3 倍。

3. 肝脏手术影响　一方面，肝脏手术破坏了凝血因子产生的解剖学基础，而术后创口的愈合又增加了对凝血因子的消耗，从而使原已生成不足的凝血因子进一步减少；另一方面，肝癌患者肝功能濒临或已经失代偿，手术打击更加重了这一失代偿程度，术后多种药物和血、血浆等异体蛋白的输入增加了对肝脏的负担。

4. 手术时，损伤的组织及其渗出液是具有强促凝活性的组织凝血活酶，后者进入血流可激活外源性凝血途径。血管内皮细胞的破坏，暴露了内皮下的胶原成分和微纤维，激活了内源性凝血途径。因此，生成大量凝血酶，使纤维蛋白原转变为纤维蛋白导致血栓的形成。

5. 经受大手术的患者约有半数在术后 1~10 天内血小板数可增至术前的 2~4 倍。这些血小板黏附性和聚集性增高，释放反应增强，有利于形成血小板血栓。

6. 抗凝作用减弱　在外科大手术后，患者抗凝血酶Ⅲ、蛋白 C 和纤溶酶原的血浆水平降低。

7. 术后并发症如败血症、休克、酸中毒时活化 FⅦ，从而激活凝血机制，使血液中大量的血小板和凝血因子减少，引起消耗性低凝状态和出血。体内继发性纤溶造成低纤维蛋白原血症，进一步加重出血。

8. 特殊手术损伤　如在胰腺手术中，机械损伤所释出的胰蛋白酶与凝血酶和纤维蛋白溶酶有相同的作用，是胰腺炎凝血紊乱的主要原因。

9. 大量输血可因输血反应或免疫因素致红细胞破坏释放凝血活酶促进凝血酶生成，白细胞破坏可释放溶酶体和组织凝血活酶促进凝血发生 DIC。

10. 脂肪组织分解，血浆游离脂肪酸增多，促进高凝状态。

11. 除上述手术本身导致 DIC 外，若并发感染、休克和酸中毒等，更会加重和促发 DIC 的发生和发展，形成一个复杂的病理生理过程。

二、诊断标准与分子指标

1. 一般诊断标准

（1）存在广泛手术和严重组织损伤的基础疾病。

（2）有下列 2 项以上的临床表现：①多发性出血倾向，尤其创面渗血难止；②不易用创伤、手术解释的休克和微循环衰竭；③多发性微血栓引起的症状和体征，如皮下组织坏死，早期出现肺、脑、肾等脏器的功能不全；④抗凝治疗有效。

（3）实验室检查有下列 3 项以上异常：①血小板计数（BPC）$<100 \times 10^9 / L$ 或进行性下降或有 2 项以上血浆血小板活化产物升高（$\beta - TG$、PF4、TXB2、GMP - 140）；②血浆纤维蛋白原含量（Fg）$<1.5g/L$，或进行性下降，或 $>4.0g/L$；③3P 试验阳性，或血浆 FDP 超过 20mg/L，或 D - 二聚体（D - dimer）水平升高或阳性；④凝血酶原时间（PT）缩短，或延长 3s 以上，或呈动态变化；⑤纤溶酶原含量和活性减低；⑥抗凝血酶Ⅲ（AT - Ⅲ）含量和活性减低；⑦血浆因子Ⅷ：C 活性 <0.50。

此外，疑难病例需有下列 1 项以上的异常：①因子Ⅷ：C 降低，vWF：Ag 升高，因子Ⅷ：C/ vWF：Ag 比值降低；②血浆凝血酶 - 抗凝血酶复合物（TAT）水平升高，或凝血酶原片段$_{1+2}$（F_{1+2}）水平升高；③血浆纤溶酶 - 抗纤溶酶复合物（PAP）水平升高；④血浆或尿液纤维蛋白肽 A（FPA）水平升高。

2. 基层医疗单位 DIC 实验诊断标准　具备下列 3 项以上实验异常，可诊断 DIC：①血小板计数 $<100 \times 10^9/L$ 或进行性下降；②纤维蛋白原 $<1.5g/L$ 或进行性下降；③3P 试验阳性；④PT 缩短或延长 3s 以上或呈动态变化；⑤外周血破碎红细胞 >0.10；⑥不明原因的血沉降低或血沉应增快之疾病其值正常。

3. 前 DIC（pre - DIC）诊断参考标准

（1）存在易致 DIC 的疾病基础。

（2）有下列 1 项以上临床表现：皮肤、黏膜栓塞，灶性缺血性坏死及溃疡形成等；原发病不易解释的微循环障碍，如皮肤苍白、湿冷及紫绀等；不明原因的肺、肾、脑等轻度或可逆性脏器功能障碍；抗凝治疗有效。

（3）有下列 3 项以上实验异常：①正常操作条件下，采集血标本易凝固，或 PT 缩短 3s 以上，APTT 缩短 5s 以上。②血浆血小板活化分子标志物（β-TG，PF4，TXB2，P-选择素）含量增加。③凝血激活分子标志物（F_{1+2}、TAT、FPA、SFM）含量增加。④抗凝活性降低：AT-Ⅲ活性降低及 PC 活性降低。⑤血管内皮细胞损伤分子标志物（ET-1，TM）增高。⑥抗凝治疗有效：临床经用肝素或低分子量肝素（LMWH）正规治疗后，DIC 的临床症状和体征（出血、休克等）改善或消失；实验室检查（血小板计数、凝血酶原时间、纤维蛋白原定量等）恢复或正常。

三、预　防

由于 DIC 的病因和病情的严重程度不同，并且同一患者在不同时间有不同的病理改变，一旦在围手术期发生 DIC，可使病情变得极为复杂，且常常使临床医生陷入两难境地。故对于外科患者，预防 DIC 的发生比治疗更重要。

1. 术前预防措施　要注意以下几方面的问题：①患者的原发疾病对全身生理状况的影响；②患者术前一般情况，包括年龄、体质、有无合并其他基础疾病等；③对于一些容易诱发 DIC 的病变，如酸中毒、血液淤滞、肝功能衰竭、严重创伤等患者要密切观察，及时纠正并做凝血机制检查；④外科手术的风险预测与临床评价。

2. 术中预防措施　在外科 DIC 的预防中，术中处理是整个围手术期预防的关键，需要外科医生及麻醉科医生共同努力完成。首先在手术方面，要加强外科微创观念，减少手术创伤诱发 DIC 的可能。另外，在手术中要加强对高危患者各项临床及实验室指标的监测，如手术时间、麻醉镇痛深度、中心静脉压、出血量，及时复查血小板及凝血指标（凝血酶原时间、活化部分凝血活酶时间、纤维蛋白原等）的变化。血容量不足时应及时补液。对于凝血机制异常、出血量较多的患者及时进行成分输血以及凝血物质、血小板和凝血因子的补充。此外，低温是外科手术发生 DIC 的高危因素，因此，保温也至关重要。

3. 术后预防措施　术后早期严密监测患者生命体征、引流出血状况以及各项实验室检查的变化，要加强对患者的护理和支持治疗，如保温、吸氧、输液补充血容量、输血，解除血管痉挛改善微循环，维持水、电解质及酸碱平衡。对于较大的手术或脓毒血症全身炎性反应亢进的患者可予抗炎治疗，抑制过度的炎性反应，并予以适当的抗感染治疗。

四、早期发现与治疗

1. 早期发现　总结临床经验，非常有价值的最早临床线索：①抽出的血易凝固；②穿刺点出血不止或穿刺点出现瘀斑、血肿，伤口出血不止；③指（趾）端发绀、发黑，微血栓形成；④多发性出血倾向，包括全身瘀斑、瘀点，消化道、呼吸道、泌尿道、阴道出血等；⑤血小板进行性下降；⑥休克；⑦MODS。其中①~③之一有时甚至是唯一的表现而提示应进一步检查进而确诊为 DIC，且常为 DIC 早期或中期。

2. 病因治疗　病因治疗是 DIC 治疗成败的主要原因。术中许多不明原因的渗血，术后伤口持续渗血或出血不止，由于认识不够而被误认为是手术的因素所致。因此要警惕及认识 DIC，及时和准确地找出引起 DIC 的病因，针对病因行有效的治疗。

3. 替代治疗　替代治疗是终止出血倾向，挽救生命的首要措施，主要有输注浓缩血小板、冷冻新鲜血浆、纤维蛋白原、新鲜全血等。若发现 Fg 血浆含量＜1.5g/L，单位容积的血液中血小板的含量（BPC）＜$50×10^9$/L，AT-Ⅲ活性＜0.80 是替代治疗的指征。首先补充 AT-Ⅲ制剂，每天剂量为 1 000~1 500U（1U＝1mL 血浆中所含 AT-Ⅲ的量），使 AT-Ⅲ活性升至 0.80~1.20。其次补充纤维蛋白原制剂，使纤维蛋白原含量维持在 2.0g/L 以上；补充血小板悬液，使 BPC 维持在 $80×10^9$/L 以上；补充凝血酶原复合物（PCC）制剂或抗血友病球蛋白制剂，使相关凝血因子水平在 0.50 以上。如循环超负荷则选用冷沉淀。若无上述各种血浆制品，可选用输新鲜血液和（或）新鲜血浆，每天 400～600mL。但要注意全血中除红细胞外其余成分浓度低，尤其是血小板需要在 22℃ 振荡条件下保存，4℃ 保存的血小板 12h 丧失大部分活性，24h 丧失全部活性。保存液中的枸橼酸盐和血液保存过程中产生的乳酸、氨、钾等物质较多，所以试图输全血提高血小板和凝血因子的作用不大，并可导致循环超负荷、稀释性凝血病，增加患者代谢负担，并因输入过多白细胞引起发热反应，导致 DIC 恶化。因此合理用血是影响外科 DIC 临床治疗效果的重要因素之一。

4. 抗凝治疗　肝素是主要的抗凝药物。肝素在与抗凝血酶 III 结合使后者的抗凝血酶、抗因子 Xa 的作用大大增强。现主张小量静脉滴注，每天 6 000IU 即可改善出血症状。肝素的应用要视具体情况而定。在某些病理产科（如胎盘早期剥离）与严重外伤有大面积创面时，肝素易加剧出血。肝素在肝脏被肝素酶破坏，经肾脏排出。在有肝或肾功能不全时要减少肝素的用量。有脑出血或其他内脏出血的患者应禁用肝素。使用肝素时要每天多次测定凝血时间，肝素的用量以能保持凝血时间在正常值的 1.5～2.5 倍为宜。如凝血时间未延长，表明肝素的剂量不够，需增加剂量，如凝血时间＞30min 则表明剂量太大，应减量或延长用药间隔，或停药。必要时可给予硫酸鱼精蛋白，1mg 鱼精蛋白中和 1mg 肝素，加入葡萄糖液中在 20min 内缓慢静注，8～12h 后可重复 1 次。肝素疗程的长短依病因、临床和实验室检查结果而定。如出血停止，临床症状改善，凝血象恢复，可考虑逐渐停药。实验室检查项目中凝血酶原时间最早恢复正常，其次为血浆纤维蛋白原浓度，而血小板计数和 D - 二聚体恢复常需 3 天或更长的时间，因此不能作为停药的指征。一般而言，肝素用药需维持 4～5 天，在某些病理产科情况下用药 1～2 天即可。

近年来低分子量肝素已普遍用于血栓性疾病的治疗。Levi 等制定的 DIC 诊治指南中建议对于出血高危患者 DIC 早期使用小剂量普通肝素 10μg/（kg·h）持续静脉滴入是有好处的，因其半衰期短，一旦过量易于纠正。低分子肝素保留了抗因子 Xa 的活性而抗凝血酶的作用减弱，具有抗凝作用强、出血危险小的优点。

5. 抗纤溶治疗　抗纤溶药物一般禁用于 DIC，因为不可逆的血管内凝血可能引起极为严重的血栓性并发症。但当有明显的纤溶表现而没有血栓形成的证据时，抗纤溶治疗可以尝试与小剂量肝素联用以控制出血。主要制剂有：①氨基己酸（EACA），一般用注射剂，每次 4～10g，以 5% 葡萄糖或生理盐水 100mL 稀释，维持剂量 1g/h。本品快速静脉注射可引起血压下降，休克者慎用。②氨甲苯酸（抗血纤溶芳酸，PAM-BA），每次 200～500mg 加于葡萄糖液 20mL 中，静脉注射，每天 1～2 次，或加于液体静脉滴注，每小时维持量 100mg。③氨甲环酸（止血环酸）：DIC 时多用注射剂。用量为氨基己酸的 1/10，1～2 次/d，或静脉滴注，每小时维持量 0.1g。④抑肽酶，抑肽酶系兼有抑制纤溶酶和因子 X 等激活的作用，呈纤溶、凝血双相阻断。常用剂量每天 8～10 万 U，分 2～3 次使用，或首剂 5 万 U，随后 1 万 U/h，缓慢静脉注射。

6. 溶栓治疗　溶栓治疗用于 DIC 的治疗尚在试验探索阶段。适用于血栓形成为主型 DIC，经前述治疗未能有效纠正者；以及 DIC 后期，凝血和纤溶过程已基本终止，而脏器功能恢复缓慢或欠佳者；有明显血栓栓塞临床表现者。常用制剂：①尿激酶（UK），因本药不具纤维蛋白选择性，注入体内可致全身性纤溶激活和纤维蛋白原降解。首剂 4 000U/kg，静脉注射，随之以 4 000U/h，持续滴注，可持续用药 3～5 天。②单链尿激酶（scu - PA），亦称"前尿激酶"，剂量和用法：80mg 加 5%～10% 葡萄糖内静脉滴注，60～90min 输注完毕。每天 1～2 次，持续用药 3～5 天。③t - PA，为近年研制的高效特异性纤溶酶原激活剂，可选择性激活纤维蛋白血栓中的纤溶酶原。剂量和用法：首剂 100mg，静脉注射，随后 50mg/h，持续滴注，共 2h，第 2～3 天可酌情重复。④乙酰化纤溶酶原 - 链激酶复合物（AP - SAC），为新型高效溶栓药物，在体外无溶栓活性，进入血液后与纤维蛋白结合，通过乙酰化而暴露活性中心，激活血栓中的纤溶酶原，促进血栓溶解。剂量和用法：首剂 30mg，5min 内静脉注射，6h 后可以等量静脉滴注。

7. 其他综合救治措施　①积极防治休克，纠正酸中毒，改善缺氧状态，保持和恢复单核 - 巨噬细胞系统的功能等。②肝硬化、门脉高压症、脾功能亢进患者术后并发 DIC，应用思它宁有助益（思它宁注射液能抑制胃泌素、胃酸以及胃蛋白酶的分泌）；明显减少内脏血流而又不引起体循环动脉血压的显著变化，还能抑制胰腺及小肠的分泌。③中医中药：采用活血化瘀之法，药物有丹参、三七、红花、旱莲草等。其中丹参的作用正受到人们的重视。④加强支持疗法：包括休息、保暖、降温、营养、维持水、电解质平衡。潘生丁、阿斯匹林、前列腺素 E1 等也有一定的作用。此外，抗感染、抗休克、纠正酸中毒及局部止血也很重要。

（中山大学附属第三医院　刘加军）

参 考 文 献

［1］王天宝，黄文生，林维浩，等. 胃肠恶性肿瘤并发糖尿病患者81例术后感染的分析［J］. 中华普外科手术学杂志，2010，4（3）：43－45.

［2］丁杰，张忠民，潘扬，等. 普通外科切口感染危险因素分析［J］. 中华医院感染学杂志，2009，19（16）：2106－2108.

［3］阎玉矿，刘辉，李德宁，等. 糖尿病患者腹部切口感染的临床分析［J］. 中华医院感染学杂志，2009，15（8）：870－872.

［4］祝学光. 糖尿病［M］//黄延庭. 腹部外科手术并发症. 北京：人民卫生出版社，2000：54－62.

［5］韩萍. 合并糖尿病老年患者围手术期处理［J］. 中国实用外科杂志，2009，29（2）：115－117.

［6］陈殿远，庄彦章，张伟达. 合并糖尿病的普外手术患者围手术期治疗体会［J］. 海南医学，2009，20（5）：186－188.

［7］Anderson RJ，Schrier RW. Acute Renal Failure［M］. In：Schrier RW. Diseases of The Kidney and Urinary Tract，7th ed. Philadephia：A Wolters Kluwer Company，2001：1093－1136.

［8］Heslin MJ，Brennan MF. Advances in perioperative nutrition：cancer［J］. World J Surg，2000，24（12）：1477－1485.

［9］Pitt B，Zannad F，Remme WJ，et al. The effect of spironolactone on morbidity and mortality in patients with severe heart failure. Randomized Aldactone Evaluation Study Investigators［J］. N Engl J Med. 1999. 341（10）：709－717.

［10］Intravenous nesiritidevs nitroglycerin for treatment of decompensated congestive heart failure：a randomized controlled trial［J］. JAMA，2002，287（12）：1531－1540.

第十六章　胃肠恶性肿瘤围手术期护理

第一节　胃肠恶性肿瘤术前护理

完善的术前准备是手术成功的必备条件。胃肠恶性肿瘤的切除在手术前护理重点是在评估的基础上，做好完善的术前准备，评估和矫正患者存在的及潜在的生理、心理、社会问题，给予患者有关手术的心理支持，对于适应术后变化的训练，加强健康指导，提高患者对麻醉和手术的耐受能力，最大限度地降低手术的危险性。

一、完善术前护理评估

从健康史、身心、心理及社会、检查4个方面来评估。

1. 健康史及相关的因素　通过对一般情况，既往健康状况的了解可以充分评估到患者对疾病的认识，了解患者对麻醉、预后及术后康复知识的认知情况、健康史及健康状况。

2. 身心评估　通过全面的体格检查、详细的病史询问，评估患者生命体征、机体各个器官功能状态，评估有无重要器官功能障碍、营养不良等高危因素存在，进一步评估手术的安全性。重要器官功能及检查评估见前述。

3. 心理及社会评估

（1）评估患者的心理状态：因手术对患者而言既是治疗手段，又是创伤的经历。他们因对医院环境的不了解；怕被误诊、误治、害怕疼痛、麻醉、担忧手术效果、担心手术对工作、学习、今后的社会生活、自身经济造成较大的影响而产生的心理矛盾，如情绪激动、依赖性增强、恐惧、焦虑等不良心理反应，这些都将削弱患者对手术的耐受能力，增加了手术的危险因素。

（2）评估患者的社会支持：了解患者的家庭经济状况、对医疗费用的承受能力、家属、单位对患者的支持、关心程度，对手术的看法、反应及其家属、单位对手术知识的了解情况。

二、确定患者存在的护理问题

1. 焦虑、恐惧　与所患疾病，对医护人员的不信任、担心麻醉、手术以及担心预后、住院费用难以承受有关。

2. 营养失调　低于机体需要量与患病后营养摄入不足或吸收减少、丢失过多，分解代谢增强、疾病的消耗有关。

3. 体液不足　与疾病所导致失液过多，液体摄入过少或液体在体内分布转移有关患者体液平衡得以维持。

4. 知识缺乏　缺乏信息来源，对疾病的认识有限、缺乏手术前准备知识及与麻醉、手术相关的知识。

5. 睡眠形态紊乱　与环境改变、疾病导致的躯体不适、心理压力大有关。

6. 潜在的并发症　有感染的危险与机体营养不良、抵抗力低下或机体肥胖、糖尿病有关。

7. 自我形象紊乱　人工结肠造口后排便方式改变有关。

三、根据护理问题确立护理目标

1. 患者能配合各种检查和治疗，情绪平稳，心理状态良好、稳定。
2. 患者营养摄入充分，体重无明显下降、营养状态维持良好。
3. 患者各主要器官灌注良好，生理功能发挥正常，无水、电解质、酸碱失衡，患者体液能维持平衡。
4. 患者能讲述所患疾病的相关知识，检查和治疗配合要点，熟悉手术前后的配合知识，对疾病和认识的能力提高。
5. 患者每天拥有7~8h的充足睡眠时间，每晚能安静入睡，睡眠质量较高。
6. 患者未发生感染，或感染被及时发现以及有效控制。
7. 患者能正视造口，接受并适应新的排便方式。

四、针对性的护理措施

在外科治疗中，通过手术前对患者充分的评估，了解到患者及其家属存在或潜在的问题，而采取有效、积极的护理措施，进而解决问题，尽可能地使患者在接受手术时处于最佳的心理、生理状态。手术前的护理内容一般从以下几方面来准备：心理护理和健康宣教，手术前常规准备，手术日晨护理。

（一）心理护理和健康宣教

1. 心理护理

（1）做好入院介绍和宣教：在患者入院后要热情接待，做好入院介绍、宣教工作，帮助患者尽快适应患者角色。

（2）建立良好的护患关系：在和他们交流时，言语要充满自信。语调要和蔼、亲切，不仅要安慰、鼓励患者，还要将专业知识用通俗的语言表达，使其了解治疗的疗效、毒副作用等，以认真细致的工作态度、娴熟的技术，建立患者高度的信任感和安全感，从而形成良好的护患关系。

（3）将负性心理转为正性心理：深入、细致地了解患者的心理状况，特别是在他们出现不适症状等难以坚持的情况下，更要关心备至，鼓励、告知患者只要能积极配合，就一定会取得较好的疗效，不让其失去治疗的信心和斗志；提高患者对该病有充分的认知，消除患上癌症就等于死亡的陈旧观念，向患者解释各种治疗措施的必要性，手术的必要性，同时积极取得其家属的配合，明确告知疾病的治疗效果，并指出不良的情绪对治疗的负性作用，从而正视现实，以积极的心态接受手术和术后治疗。

（4）消除恐惧、实例引导：介绍病区同类术后康复患者，以后者的现身说法作为示范，体会成功的经验。消除患者对手术的恐惧感，使其正确对待疾病，积极配合治疗和护理。

（5）放松疗法：创造一个安静、舒适的病房环境，尽可能减少干扰因素，将会对患者的心理产生良好的影响，可以改善他们不良的情绪，如保持病房安静、整洁，摆放一些生命力顽强的花草植物，暗示生命的可贵；在规定的时间播放一些轻音乐，舒缓、放松患者情绪。

2. 术前健康宣教　根据患者的年龄、文化程度、职业、性格等特点，结合病情，采取多种教育形式：口头教育、辅导小课、资料手册、图片、录音、录像等教育方式进行围手术期相关知识的健康宣教，提高健康意识，使患者对自身将经历的一系列治疗过程有一定的了解，从而纠正其对自身疾病的一些错误认识，调动其参与护理活动的积极性、自觉性，达到让患者主动配合护理措施的实施，以积极的心态和行动，接受一系列的治疗。

（二）手术前常规准备

1. 了解患者全身情况、局部情况，手术耐受程度，完成护理病史，各种临床、功能检查。
2. 各系统器官功能的维护和训练　为了适应手术的变化，增强机体对手术的耐受能力，要加强各系统器官的功能锻炼和准备工作，让患者机体功能在较好的状态下，安全度过手术和术后的治疗过程。

3. 皮肤准备　目的是减少皮肤上细菌的数量，但又不损伤皮肤的完整性，是预防术后切口感染的重要环节。术前 1 天督促或协助患者修剪（趾）指甲、剃胡须、理发、洗头、沐浴清洁皮肤后，更换清洁衣服。皮肤准备的重点在于清洁手术野的皮肤。清除皮肤污垢，剃除毛发：术前 24h 内，如切口周围毛发不会过长，不会影响手术操作，可不用剃除，反之则应全部剃干净，如阴毛；彻底清洁脐部污垢：先用松节油棉球或棉签，轻轻搽洗，然后用生理盐水棉球或棉签清洁干净，直到完全清除残留在皮肤上的松节油为止，以免引起患者的不适，在备皮的过程中，动作应熟练、轻柔，注意保暖和遮挡，保护患者的隐私，防止损伤皮肤，增加感染的可能性。常驻在皮肤深层的细菌还可随汗腺、皮脂腺的分泌留于皮肤表面，形成新来的暂驻细菌。故皮肤准备时间越接近手术开始时间越好，如皮肤准备时间超过 24h，则应重新准备。

4. 术前适应性锻炼　长期吸烟者，住院后应立即戒烟。术后病情需要较长时间卧床者，术前指导患者床上翻身、自行改变体位的技巧和方法，应进行卧床大小便的练习，指导患者学会使用便盆，男性患者学会使用尿壶，防止因手术创伤和麻醉的影响，很容易发生尿潴留和便秘，尤其是老年男性患者，更易发生尿潴留。故于术前给予必要的练习，可减少或避免术后尿潴留及便秘的发生。

5. 睡眠与休息　加强对手术前患者的睡眠护理，通过术前对患者进行宣教、术前心理疏导，减轻患者对手术的恐惧心理，为手术患者创造一个安静、舒适的环境，维持适当的温度和湿度，保证患者每天有一定的体力活动，必要时，术前一晚可给予适量的催眠、镇静药物，促进患者的入睡，保证患者良好的睡眠，通过环境等相关方面的护理提高患者的睡眠质量，使之以良好的精神状态配合手术治疗，提高患者的耐受力，有利于术后的恢复。

（三）手术日晨护理

1. 认真检查确定各项准备工作的落实情况，如检查患者各种知情同意、告知书是否已签名认可，各种检查报告、化验单结果是否齐全，术前安全审核单是否已落实。

2. 测量患者的生命体征　体温、脉搏、血压、呼吸有无异常，有无发热、感冒、流涕等呼吸道感染症状，询问女性患者月经来潮情况；如有发热等异常症状或正值月经来潮应及时报告医生考虑改期手术。

3. 检查备皮、更衣和禁食、禁饮；根据不同情况需要，放置胃管，或指导患者排空膀胱或留置尿管；或进行术前的肠道准备。

4. 取下发夹、义齿、眼镜、手表、首饰等贵重物品面交家属保管，无家属时需要护理人员 2 人核对数目、价值，准确无误后封存并签名保管，指导患者不要化妆，擦去指甲油，唇膏，眼影等。

5. 术前 30min 准确及时给予患者麻醉前用药，用药后嘱患者卧床休息，不可随意走动，防止因头晕不适等而跌倒、摔伤。

6. 准备好病历、X 线片、CT 片、引流袋、胸腹带、胃肠营养管、人工肛底板、袋等物件及术中特殊用药等一并清点，用轮椅或车床送患者及用物至手术室，和手术室接送人员仔细核对患者、手术部位及名称等，做好交接。

7. 准备好麻醉床，被好床旁用品　如吸氧装置、心电监护装置、胃肠减压装置输液架等，以便接收手术后回病室患者。

五、术前护理评价及健康宣教

（一）护理评价

1. 对手术焦虑、恐惧心理是否解除或减轻。

2. 患者是否了解疾病和手术前后配合知识。

3. 营养状况是否改善。

4. 水、电解质紊乱和酸碱失调是否纠正。

5. 术前是否获得充分的休息和睡眠。

6. 患者未发生感染或感染得以控制。

7. 患者能正视造口，是否主动学习和了解造口的相关知识。

（二）健康宣教

1. 注意术前保暖，预防上呼吸道感染。

2. 知患者及家属，维持稳定的情绪，合理安排作息时间，注意休息，劳逸结合，保证充足的睡眠。

3. 向患者讲解术前准备的相关流程、目的、意义、重要性，如：备血、备皮，洗胃、缓泻剂清洁肠道、灌肠等护理操作。

4. 告知患者疾病、麻醉、手术的相关知识，让其明白手术的必要性而主动去学习、掌握术前准备的内容，积极配合手术治疗。

5. 讲解患者术后有可能留置的各种管道的目的、意义如氧管、胃空肠管、各种引流管等。

6. 指导患者及家属做好心理社会支持，如住院费用的准备及手术后身体外观的变化。

第二节　胃肠恶性肿瘤手术流程

一、全胃切除术

（一）评估

1. 手术室环境，手术方式及手术部位。

2. 患者的病情、年龄、体重与体型特点。

3. 主刀医生的手术习惯及术中特殊要求（包括器械、用药等）。

（二）准备

1. 物品　剖腹仪、胃切除仪、C 形拉钩、袋式薄膜、切口保护膜、刀片（22 号、15 号、11 号）、普外常规针、5×12 圆针、吸针板、电灼线、电刀刷、丝线（1 号、4 号、7 号）、1 号 Dexon 线、吸管、思华龙引流、石蜡油、止血胶、一次性吻合器、安多福、无菌纱、伤口贴。

2. 患者　平卧位。

（三）操作配合要点

1. 腹正中切口。

2. 探查腹腔后上弧形拉钩，递生理盐水湿手，备弧形拉钩。

3. 分离胃网膜及血管，备血管镊、直角钳、KD 钳夹持 KD 粒分离深部系膜组织，中弯钳带 4/0 号丝线结扎止血。

4. 全胃切除　上切端在食管贲门部，下切端在幽门下 2.5~3cm 处；备支气管钳、荷包钳及荷包线、直有齿血管钳 2 把、21 号刀切断、组织钳钳 0.1% 安多福纱球消毒断面。

5. 关闭十二指肠残端；备无齿镊、7×17 圆针线 7/0 号丝线、6×17 圆针线 4/0 号丝线缝合；可用 6cm 缝合器闭合。

6. 食管空肠端侧吻合　开放食管，备无损伤组织钳打开食管，0.1% 安多福纱球擦洗至洁净，将吻合器头置入食管收紧荷包线；拉出近端空肠袢一段，备肠钳、0.1% 安多福纱球擦洗肠黏膜至洁净；食管空肠吻合，备吻合器吻合、6×17 圆针线 1/0 号丝线缝合；空肠与空肠侧侧吻合，备吻合器吻合、6cm 缝合闭合器或 6×17 圆针线 1/0 号丝线缝合。

二、直肠癌根治术

（一）评估

同胃癌根治术。

（二）准备

1. 物品　剖腹仪、肠切除仪、C 形拉钩、袋式薄膜、切口保护仪、刀片（22 号、15 号、11 号）、普外常规针、5×12 圆针、吸针板、电灼线、电刀刷、荷包钳、荷包线、丝线（1 号、4 号、7 号）、吸管、思华龙引流、石蜡油、止血胶、1 号 Dexon 线、一次性吻合器、安多福、无菌纱、伤口贴。

2. 患者　截石位。

（三）操作配合要点

1. 铺巾顺序

（1）会阴部：臀下垫四层中单→套脚架套→治疗巾卷成条状置于耻骨联合上→留置双腔尿管→3 条中单铺器械台→大腿两侧各铺 1 条治疗巾→治疗巾 1 条遮盖会阴部→2 把巾钳固定。

（2）腹部：治疗巾常规腹部铺巾→置入铺好巾的器械台→铺大孔巾（大孔巾覆盖至器械台沿）。

2. 手术中配合

（1）消毒会阴时取头高脚低位，防止会阴部消毒液流到腹部切口。

（2）可升降截石位器械台预先调节至合适的高度再铺巾。

（3）肠袋内装少量生理盐水，使袋内肠管术中保持湿润。

（4）鞋带须用生理盐水湿润方可使用。

（5）Dixon 术式：按医生要求选择大小合适的吻合器型号；一次性吻合器的头部先用石蜡油润滑，注意石蜡油不可涂于吻合钉上。

（6）Miles 术式：降低截石位台平床尾，给医生做操作台；洗手护士调整位置，站在患者左侧；检查吻合口时用温生理盐水灌注；会阴部与腹部器械严格分开并清点；会阴部与腹部各由一洗手护士配合；缝合造瘘口时注意保护腹部切口不被污染，造瘘口边缘皮肤用凡士林纱布包绕，术毕立即接人工肛袋。

（中山大学附属第一医院　龚凤球　谭静涛）

第三节　胃肠恶性肿瘤术后护理

手术后护理重点：①尽快恢复正常生理功能；②减少生理和心理的痛苦与不适；③预防并发症的发生。

一、完善术后护理评估

1. 手术类型、麻醉情况　了解术中施行麻醉、手术方式、术中处理、术中出血量、输液输血量、尿量及用药等情况，安置何种引流管及安放部位、作用等，判断手术损伤大小对机体的影响。

2. 身、心状况　评估患者返回病室时，生命体征的情况，详细记录体温、脉搏、呼吸、血压、神志。询问患者自觉症状，自我感觉情况。了解切口状况：切口位置、敷料包扎情况、有无渗血、渗液。有无造口及造口黏膜血运、形态、位置。了解术中是否安置引流管、引流管的数目、种类、放置的深度、术后引流是否通畅，引流液量、色、性质等。

3. 康复过程 了解术后患者的治疗方案，以利于预见性地合理安排护理工作，评估患者休息、睡眠状况、有无切口感染、愈合不良及吻合口瘘、造口缺血、坏死、狭窄等并发症，胃肠功能恢复情况，精神、体力、活动能力恢复情况。

4. 心理和社会支持状况 认真了解患者术后的心理反应，询问患者及其家属对手术的认识、看法、对留置各种导管或造口、肠外、肠内营养的看法和认可情况，术后出现各种不适、切口疼痛、腹胀、腹痛、呃逆的耐受程度，会否担心因不良病理检查结果，需要继续治疗，而担忧住院费用等。

5. 辅助检查及预后 评估患者术后血常规、血气、血生化、血清电解质的变化，根据手术情况、病理检查，术后康复情况判断其预后，有无并发症的发生。

二、术后常见护理问题

1. 舒适的改变 与手术后卧床、留置导管、各种损伤性反应有关。
2. 潜在并发症 与术后切口裂开、出血、感染、吻合口瘘、尿路感染、造口并发症、肠粘连有关。
3. 营养失调 低于机体需要量与术后禁食，癌肿慢性消耗、损伤后分解代谢旺盛、机体代谢率增高有关。
4. 低效性呼吸型形态 与术后切口疼痛、呼吸运动受限、卧床、活动量减少有关。
5. 活动无耐力 与手术后损伤，肢体乏力、倦怠有关。
6. 知识缺乏 缺乏空肠造瘘管及结肠造口术后的护理知识。
7. 自我形象的紊乱 与留置空肠造瘘管或人工结肠造口后排便方式改变有关。

三、确立术后护理目标

1. 生命体征平稳，病情稳定、呼吸功能改善。
2. 术后不适程度减轻，得到较好的休息。
3. 无并发症发生或发生后及时发现和治疗。
4. 术后营养得以维持和改善。
5. 患者活动耐力增加。
6. 患者熟悉术后康复知识配合治疗护理。
7. 患者能自我认可，适应空肠造瘘管的留置或人工结肠造口后排便方式。

四、术后护理措施

术后护理措施从3方面来实施：维持生命体征的稳定，促进患者尽快恢复正常生理功能；减少术后心理和生理的痛苦与不适，增进患者舒适感；并发症的预防及护理。

（一）维持生命体征的稳定，促进患者尽快恢复正常生理功能

1. 术后患者的转运与安置 术后依据手术大小、麻醉方式以及具体情况，决定患者去向，不论回病房或是去外科重症监护室（SICU）均需移出手术室。在迎接术后麻醉已复苏，回病房的患者，有条件的先调节好室内温度，注意保暖；与手术者和麻醉师、手术室护士做好床边交接，交接术式、引流管安置及安放部位，术后注意事项；麻醉方式、术中情况、用药、输液、输血情况；交接输液液体、各引流管情况、皮肤情况、交接生命体征、神志、血氧情况，转运和安置动作要轻、要稳，注意保护头部和身体各部位，避免不慎而导致外伤、避免引起血压的突变、伤口疼痛、手术部位出血、输液管及引流管脱落等。遵医嘱予以吸氧、心电监护、正确连接各引流装置，调节负压，检查静脉输液是否通畅，各引流管是否开放，是否贴上明确的标识。

2. 术后体位的安置　术后体位根据麻醉方式、手术性质、按医嘱执行，胃肠恶性肿瘤术，多以全麻为主，对于尚未完全清醒者，取平卧位6h，防止舌后坠、头转向一侧，易于口腔分泌物或呕吐物易于流出，避免误吸入气道，完全清醒后且血压平稳者可取半卧位；椎管内麻醉者，应平卧6~8h，以防因脑脊液外渗而出现头痛。腹部手术后，多采用低半坐卧位或斜坡卧位，既能降低腹壁张力，减轻切口疼痛，又利于呼吸；腹腔内有感染者，若病情许可，应尽早改为半坐位或头高脚低位的低坡卧位，以利有效引流。

3. 病情的观察及护理

（1）观察生命体征：密切观察体温、脉搏、呼吸、血压的变化，给予持续床边心电监护，对危重患者每15~30min测1次T、BP、P、R及神志、瞳孔，病情稳定后改为每1h观察测量脉搏、呼吸、血压1次，每4h观察测量体温1次，并详细做好观察记录。

（2）正常生理功能的维护：维持呼吸功能、有效循环血量和水及电解质平衡、重建正常饮食和排便形态。

（二）减少术后心理和生理的痛苦与不适，增进患者舒适感

根据患者麻醉和手术的具体情况，做好患者的接收工作及患者和家属的解释工作。胃肠道术后早期，伤口的疼痛，加上腹腔引流管，胃肠道功能恢复尚需要一段时间，不能立即进食，所以会尽早采用胃肠内营养治疗，这些会带来系列的不适，尤其是直肠Miles术后的患者，将失去肛门正常的排便功能，许多患者及其家属，无法接受这一体征的变化，这诸多因素，易导致患者产生烦躁、焦虑、恐惧、悲哀，甚至绝望、厌世的心理反应。护士要用关切的询问、解释，熟练、轻柔操作及针对患者不同的心理状态做好术后宣教，以增强患者心理承受度，避免各种不良刺激，缓解不良心理反应；为患者创造安静、舒适的病区环境，保证患者有足够的休息和睡眠，让患者逐渐学会面对现实，希望治疗能顺利进行下去，从而促进患者的身心，以利早日康复。

五、术后护理评价及健康宣教

（一）术后护理评价

1. 患者生命体征、病情是否平稳、稳定。
2. 术后不适程度有无减轻减轻，能否得到较好的休息。
3. 患者有无术后并发症发生，并发症是否得到有效预防或及时发现、治疗。
4. 术后营养状况有无得以改善。
5. 患者活动情况如何，活动耐力是否增加。
6. 患者是否熟悉术后康复知识，能有效的配合治疗护理。
7. 患者能否认可自我形象的改变，迅速的适应空肠造瘘管的留置或人工结肠造口后排便方式。

（二）出院健康宣教

1. 教会患者自我调节，自我控制，保持乐观的情绪，良好的心态，注意休息，适当活动，劳逸结合，出院后2~4周仅从事一般性工作和活动，增强其自信心。

2. 嘱咐患者忌食油煎、酸、辣、浓茶等刺激性及易胀气的食物，戒烟、戒酒，合理摄入含有足够能量、丰富维生素、蛋白质、易消化的均衡饮食。

3. 术后遵医嘱按量，定时服药，坚持定期接受放疗和化疗，以避免和延迟肿瘤的复发。

（中山大学附属第一医院　钱文芳）

参考文献

[1] 成守珍，张振路. 临床专科护理技术操作规程［M］. 广州：广东科技出版社，2008.

［2］元月琴. 临床外科护理细节［M］. 北京：人民卫生出版社，2008.

［3］曹伟新，李乐之. 外科护理学［M］. 北京：人民卫生出版社，2008.

［4］韩晶，王艳辉. 图解外科护理［M］. 北京：军事医学科学出版社，2009.

［5］杨文卿，姜广卫，李翠红. 42 例 80 岁以上老年人胃肠恶性肿瘤的围手术期护理. 军事医学科学院院刊［J］，2010，34（1）：100.

［6］向家梅，张焱，刘晓艳，杜雪丹. 老年低位直肠癌根治结肠造口术围手术期护理［J］. 重庆医学，2009，38（5）：533－534.

［7］叶新梅，姚秋琼，刘艳平，等. 尿路造口袋在回肠造口术后早期使用的效果观察［J］. 广东医学，2009，30（8）：1031－1032.

第十七章　快速康复外科与胃肠围手术期处理

快速康复外科（fast – track surgery，FTS），又称术后加强康复（enhanced recovery after surgery，ERAS），是外科治疗领域继腔镜技术之后又一重大革新。所谓快速康复外科就是多项已被证实有效的干预措施的综合临床应用，包括术前评价和宣教、缩短术前禁食时间、优化麻醉、微创手术、疼痛感控制、早期拔除各种导管、术后早期进食及下床活动等。这些措施的综合应用降低了机体的手术应激反应、减少了器官功能不全的发生，从而明显加速术后康复。

20 世纪 90 年代中期就有关于快速康复外科各措施的临床应用加快结肠切除术后康复的报道，在同一出院标准的情况下可缩短术后住院时间至 2 ~ 3 天。Wilmor 和 Kehlet 于 2001 年明确提出此概念并在多种手术患者中积极探索其临床可行性及优越性，取得了很大的成功，随后几年快速康复外科迅速在欧美多个国家广泛应用于临床并取得了良好的效果。快速康复外科有多方面的益处，如缩短术后肠麻痹时间、减少重要器官功能不全的发生（心肺、胃肠道和肌肉）、促进术后康复、缩短术后住院时间等。目前国内外快速康复外科在结直肠外科的应用已取得广泛共识，在上消化道手术中的安全应用也被多个临床试验所证实。

快速康复外科的各种措施（图 17 – 1）涵盖了术前、术中及术后的多个环节，本章节从循证医学的角度阐述快速康复外科各项措施在消化外科的临床应用。

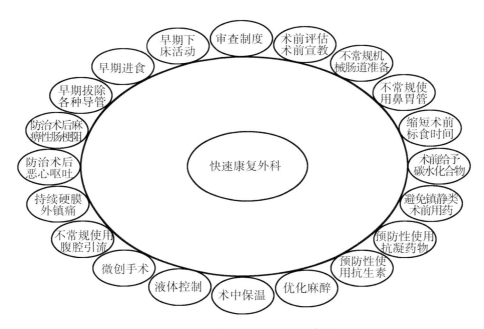

图 17 – 1　快速康复外科主要内容

1. 术前评估和宣教　术前应对患者的各项器官功能进行充分评估，对患有心脏疾病、慢性梗阻性肺病、糖尿病、高血压及其他疾病的患者需进行器官功能优化。

2. 术前机械性肠道准备　术前机械性肠道准备可导致脱水和水电解质紊乱，特别是老年患者。多个 Meta 分析表明术前机械性肠道准备并无益处，该结论也得到了最近两项大宗、多中心 RCT 结果的支持，而近期另外两项 RCT 结果甚至表明术前机械性肠道准备可增加术后吻合口瘘的风险。来自结肠手术的数据表明，术前机械性肠道准备可增加应激及延长术后肠梗阻时间。对于有可能行术中肠镜检查的患者则需行术前机械性肠道准备，而对于行近端造口的远端肠道建议行肠道清洗。对于超低位直肠切除吻合者是否需要术前机械性肠道准备尚需进一步研究数据支持。

3. 术前禁食　为了保证术前空腹状态，避免误吸，传统的术前"禁食过夜"做法在择期/限期手术中实施了超过 1 个世纪。但最近的研究显示，现代麻醉中误吸发生率非常低，而术前的长时间禁食却可导致患者的诸多不良反应，如易怒、头痛、脱水、血容量不足以及低血糖等。多项随机对照研究和 Meta 分析发现，在相对健康的接受择期或限期手术的患者中，麻醉诱导前 2h 口服适量水或清流质（茶、咖啡、苏打水、苹果汁或无果粒橙汁）并不增加胃液残留量或胃液酸度。笔者在 2008 年研究了限期结直肠癌手术患者麻醉诱导前 1.5~2h 口服 250mL 水或 5% 葡萄糖溶液的安全性，结果表明平均残留胃液量为 15~19mL，最大残留胃液量为 34~50mL，远远低于可能引起被动性胃液反流和吸入性肺炎的 200mL 的容量。基于这些最新研究结果，多个国家的麻醉协会现在推荐接受择期或限期手术的患者麻醉诱导前 2h 可口服适量清流质（水、茶、咖啡、无果粒果汁），麻醉诱导前 6h 可进食固体食物。术前的饥饿状态被证明可增加手术时的应激状态。研究表明，进食后引起的代谢内环境改变是改善术后康复的重要因素，术前给予碳水化合物的主要目的是提供平时进食早餐所提供的代谢内环境改变。术前碳水化合物的补充既可通过静脉注射也可通过口服来实现。实验表明，无论健康志愿者还是术前患者，口服含 12.5% 碳水化合物的等渗清流质（主要含多聚糖以降低渗透压，进而缩短胃排空时间）400mL 都可在 90min 内经胃排空；在接下来超过 250 例患者中的研究表明，平均胃液残留量约 20mL，几乎与术前口服纯水或禁食过夜患者的胃液残留量相同。术前给予碳水化合物在多种手术中被证明可明显降低术后胰岛素抵抗；术前口服碳水化合物饮料可改善患者主观感觉如口渴、饥饿和焦虑，而且可改善患者总体感觉（通过测量包括疼痛、疲劳、舒适度等 12 项指标）；术前口服碳水化合物的患者可获得较好的总体蛋白平衡；与禁食组相比，术前口服碳水化合物的患者术后住院时间缩短，而且肠道功能恢复有提前的倾向；还有研究表明术前口服碳水化合物有阻止手术所致免疫抑制的作用。

肥胖和病理性肥胖患者具有与瘦体质患者相似的胃排空特征。糖尿病合并神经病变者可能存在胃排空延迟，可能增加反流和误吸的风险。无并发症的 2 型糖尿病患者胃排空正常，有研究表明术前口服碳水化合物溶液并不增加误吸风险。

目前国外尚未有上消化道手术患者缩短术前禁饮食时间的报道，但国内某些中心进行了胃癌患者术前 2h 口服葡萄糖溶液的研究，结果表明并发症风险并未增加。但这些研究都是单中心小样本研究，缩短术前禁饮食时间在胃癌患者中的安全有效性尚需严格设计的大样本、多中心 RCT 的数据支持。但可以肯定的是，胃癌患者可通过静脉注射来实现术前碳水化合物的补充。

4. 预防性鼻胃管的使用　鼻胃管在腹部手术的预防性使用开始于 20 世纪，其预期目的是为了胃肠减压，减少恶心与呕吐的发生，减少腹胀，减少误吸与肺炎发生的机会，减少伤口裂开与感染的机会，减少筋膜裂开与疝的发生，促进肠功能早期恢复以及促进早期出院。一项对 1995 年之前的多项随机及非随机临床研究进行的 Meta 分析提示，尽管无预防性使用鼻胃管患者有较高的呕吐与腹胀发生率，然而在其他指标方面却优于预防性使用鼻胃管的患者。2007 年一项对 33 项随机对照临床研究进行系统性分析显示，2 628 例接受腹部手术（包括胃切除手术）的患者常规使用鼻胃管，2 612 例接受腹部手术的患者选择性使用或不使用鼻胃管；结果表明，不常规使用鼻胃管的患者术后肠道功能恢复更早，肺部并发症更少，住院时间更短。两组患者在吻合口瘘发生方面无差异。常规使用鼻胃管组呕吐发生率低，但鼻胃管明显增加了患者的不适感。目前大多数证据都不支持胃癌患者预防性鼻胃管的使用，但在食管切除手术中需预防性使用。

5. 术前用药　使用长效的阿片类药物、镇静药和安眠药会对术后康复产生不良影响，延缓术后早期进食和下床活动，从而延长患者住院时间。可选择短效的抗焦虑药，这类药不会对术后康复和住院时间产生影响。

6. 预防性抗凝药物　多个 Meta 分析表明皮下注射低剂量未分级肝素可有效减少术后深静脉血栓、肺栓塞及降低死亡率。有 Meta 分析对低分子肝素（LMWH）和未分级肝素进行比较，结果表明两者在效能或出血相关风险方面无差异。LMWH 因为可以单次用药及肝素导致的血小板减少风险低而更受欢迎。尽管抗血小板药物和静脉注射右旋糖酐在预防深静脉血栓及降低死亡率方面效果欠佳，但它们可有效预防肺栓塞，然而鉴于它们的副作用，只有在肝素使用受限的高危患者才建议使用。

7. 预防性使用抗生素　目前，预防性使用抗生素可以预防手术部位感染已是被广泛接受的事实，但临床工作中相当一部分没有得到合理应用，美国国家外科感染预防中心统计的资料显示，近45%预防性抗生素的使用有待改善。预防性抗生素的合理使用包括恰当的病例选择、选择安全有效的抗生素、合理的投放时间和剂量以及适时停用。

8. 术中管理、优化麻醉及疼痛控制　手术室环境寒冷，患者在着装少的情况下接受麻醉阻碍了自身对寒冷的防御反应。因此，手术时间超过2h后患者经常会出现低体温，通常中心温度会下降2~4℃。在复温过程中，皮质醇和儿茶酚胺释放，加重了手术的应激反应。术中保温可使切口感染率下降3倍、术中失血减少、心脏不良事件减少（包括心室率过快），并且可减少氮排出及患者不适。保持术中正常体温对降低手术应激及减少器官功能不全发生是很重要的。近年来对围手术期液体管理的关注增加，多个大宗随机研究表明在大型腹部手术中，液体过量可增加并发症发生率；并且对手术期间血液动力学进行有目的的个体化最优化管理可降低并发症发生率及缩短术后住院时间。因此，个体化液体疗法是现代快速康复外科的一个重要组成部分。

优化麻醉方面，使用短效的麻醉药（丙泊酚、盐酸瑞芬太尼）取代长效的静脉用阿片类药物（硫酸吗啡、盐酸吗啡、枸橼酸芬太尼），可使患者术后的主动康复尽早进行。在持续硬膜外神经阻滞的支持下，减少阿片类药物使用，可减少术后并发症并促进术后恢复。

大手术后的器官功能不全和并发症绝大多数与手术应激导致的内环境改变相关。近年来发展的神经阻滞技术可减轻手术应激反应，进而减少术后器官功能不全并促进早期恢复。在对创伤的神经内分泌反应中，周围及中枢神经系统起着关键性的作用，大量研究表明，使用局麻药的区域阻滞技术可降低手术引起的垂体-肾上腺-交感神经反应。术后持续硬膜外神经阻滞24~48h可明显减轻大手术后的应激反应，并可改善肺功能、维持循环稳定、减轻术后肠梗阻和减轻疼痛。一项Meta分析结果表明，相对于单纯气管内麻醉，硬膜外神经阻滞可使术后并发症降低30%。而且有效的镇痛以使患者能够早期下床活动是改善术后康复的先决条件。

9. 微创手术　微创手术通过减小切口等减轻炎性反应、疼痛及分解代谢，而减轻炎性反应对患者术后的功能恢复是很重要的。最近一项Meta分析证实，腹腔镜可改善结肠切除患者的短期预后，包括伤口并发症、术后肠道功能恢复及术后住院时间。

10. 腹腔引流　传统的观点认为，胃癌根治淋巴结清扫术由于手术创面大，渗出多，一般在手术结束时常规预防性放置腹腔引流管，其目的是引流腹腔内积液积血，减少积液侵蚀血管脏器及预防感染的发生，另外可通过引流液的性质早期对术后可能存在的腹腔内出血、吻合口瘘或胰瘘等并发症进行早期诊断。事实上这一做法并无明确的循证医学证据支持。

2004年韩国的Kim等首次将118例胃大部分切除和52例全胃切除的胃癌患者随机分成放置腹腔引流管和不放置腹腔引流管组，结果表明在术后肺部感染、切口感染、腹腔脓肿、吻合口瘘、术后进食时间、术后死亡率及住院时间方面，两组均无统计学差异。多个RCT及Meta分析结果表明，胃癌根治术后不需常规预防性放置腹腔引流管。随着手术技术的进步，胃癌术后的并发症已大大降低。即使胃癌术后发生了腹腔积液、积血等并发症，也可通过放射造影或B超来诊断，并可经B超引导下放置腹腔引流管，不一定需要再次手术。而对于合并胰腺操作的病例是否需要放置腹腔引流，有不同意见。就胰腺手术来说，引流不仅是胰瘘的常规治疗手段，更重要的是其可早期发现致命性胰瘘的发生并对其进行干预。但是，有研究者认为，胰腺手术后腹腔内引流管放置时间过长可能增加腹腔内感染的机会。Iwata等认为，胃癌术后的胰瘘一般具有隐匿性、低流量性，经非手术综合治疗一般可得到满意效果，早期明确诊断后，及时、有效、充分的外科引流可以起到减少毒素吸收，阻断全身炎症反应，降低腹腔感染程度，防止腹腔局部脓肿形成、出血等严重并发症发生。若术后首日引流液淀粉酶值＜1 000 IU/L时，在外科医生对患者病情评估后，可尽早拔除腹腔引流管。

11. 早期拔除导尿管　大手术后留置导尿管一直以来都是常规做法，很少有对照研究来界定术后导尿管的合理使用时间。但有研究表明，低位直肠癌术后导尿管留置不超过3天，而其他结直肠术后导尿管留置不应超过1天，即使术后使用小剂量布比卡因及阿片类药物进行持续硬膜外镇痛的患者导尿管亦应在24h内拔除。

12. 术后早期进食　研究表明，腹部手术后小肠消化吸收功能 12h 内可恢复，胃动力在 24h 内恢复，结肠功能则在 2~3 天恢复。术后肠梗阻主要由于交感内脏反射受抑制以及肠道炎症反应的综合作用，随着硬膜外区域阻滞、减少阿片类药物的使用、微创手术以及药物治疗的综合应用，术后麻痹性肠梗阻可得到明显减轻。多个研究亦表明术后咀嚼香口胶对减轻术后麻痹性肠梗阻简单有效。术后麻痹性肠梗阻在 90% 接受快速康复措施的患者中可缩短至 48~72h，而在接受传统治疗的患者则为 96~120h。多项 RCT 结果表明早期经口进食或早期肠内营养可降低术后感染性并发症，缩短术后住院时间而并不增加吻合口瘘的风险。多个中心的 RCT 结果也证实了上消化道手术患者术后 6h、麻醉反应消失后开始进食流质并逐步过渡到固体食物的安全有效性，但要在综合预防和治疗术后肠梗阻的前提下进行，不然早期进食会引起腹胀、呕吐而引起肺功能损害及延迟患者下床活动，多种药物包括氟哌利多、抗 5－羟色胺类药物以及减少阿片类药物的使用可减轻术后的恶心、呕吐症状。有研究表明，术前口服碳水化合物、持续硬膜外镇痛和术后早期进食的综合应用可维持氮平衡而不增加血糖水平。基于文献报道及作者的实践经验，术后早期进食可于术后 6h 内、麻醉反应消失后开始，由流质逐步过渡到固体食物，应遵循小量开始，少量多餐的原则，根据患者肠功能恢复情况及患者耐受性逐步增加食量，术后早期以刺激肠蠕动为主要目的，术后第 2 天开始可以明显增加摄入量，逐步提供全量营养；另一方面要强调早期下床活动，即使不能下床也要鼓励患者积极进行床上活动。

13. 术后早期下床活动　卧床不但增加了术后胰岛素抵抗和肌肉丢失，还使肌肉力量减退，降低肺功能和组织氧供。另外可增加血栓栓塞的风险。使用便携式持续胸段硬膜外镇痛技术进行有效的镇痛是鼓励患者术后早期下床活动的关键措施。应事先制定出术后每天下床活动的目标，患者及家属记录患者每天的活动内容。医护人员及家属应不断鼓励患者下床活动，手术当天下床 2h，以后逐渐增加，至出院前要达到每天 6h。腹腔引流、尿管等可能影响患者下床活动的管道和设备应尽早去除。

14. 团队协作和质量控制　快速康复外科需要多学科的团队协作，任何一个环节失误都可能导致整个计划的失败。每人必须要明确自己的角色和责任并保证每一项措施能够落实，如术前患者教育、术后早期进食、术后早期下床活动等。同样，要求同一个麻醉医生对患者进行术前评价、术中麻醉及术后疼痛控制。医院的管理人员也要积极参与协调，因为快速康复外科的成功实施需要医院的不同部门共同参与。必须建立审查制度，以确保快速康复计划的每一项措施成功实施。因为每一项措施是否严格按照既定方案实施对结果都是有致命影响的。到经验丰富的医疗中心进行培训、采用共同的技术标准以及各医疗中心之间的相互学习和交流是很重要的。

总之，快速康复外科通过综合应用多种降低手术应激反应的措施，减少器官功能不全和并发症的发生，从而加速患者的康复，减少了住院时间。该理念使得医疗资源得到了综合高效的利用，大大节约了医疗资源，必将对整个社会经济学产生重大的影响。快速康复外科的各项措施得到了循证医学的支持，应该打破传统观念，将各种行之有效的措施在临床工作中大力推广。

（中山大学附属第一医院　杨东杰）

参 考 文 献

[1] 莫晓东，江志伟，汪志明，等. 胃癌患者应用加速康复外科的对照研究 [J]. 肠外与肠内营养，2008，15（4）：218－220.

[2] 康慧鑫，彭丹丹，蒋周凌，等. 快速康复外科在胃癌围手术期的应用 [J]. 局解手术学杂志，2010，19（5）：390－391.

[3] 王东升，仲蓓，孔营，等. 加速康复外科对胃癌患者术后近期临床结局的影响 [J]. 肠外与肠内营养，2010，17（6）：338－344.

[4] 杨东杰，蔡世荣，何裕隆，等. 快速康复外科在结直肠癌择期手术中的应用效果 [J]. 中华普通外科杂志，2009，24（6）：477－479.

[5] Kehlet H. Fast-track colorectal surgery [J]. Lancet, 2008, 371 (9615): 791－793.

[6] Wilmore DW, Kehlet H. Management of patients in fast track surgery [J]. BMJ, 2001, 322 (7284): 473－476.

[7] Kehlet H, Dahl JB. Anaesthesia, surgery, and challenges in postoperative recovery [J]. Lancet, 2003, 362: 1921－1928.

[8] Varadhan KK, Neal KR, Dejong CH, et al. The enhanced recovery after surgery (ERAS) pathway for patients undergoing major elective open colorectal surgery: a meta-analysis of randomized controlled trials [J]. Clin Nutr, 2010, 29: 434－440.

[9] Berberat PO, Ingold H, Gulbinas A, et al. Fast track-different implications in pancreatic surgery [J]. J Gastrointest Surg, 2007, 11

（7）：880 – 887.

［10］ Balzano G，Zerbi A，Braga M，et al. Fast-track recovery programme after pancreatico – duodenectomy reduces delayed gastric emptying ［J］. Br J Surg，2008，95（11）：1387 – 1393.

［11］ Wang D，Kong Y，Zhong B. Fast-track surgery improves postoperative recovery in patients with gastric cancer：a randomized comparison with conventional postoperative care ［J］. J Gastrointest Surg，2010，14（4）：620 – 627.

［12］ Tonnesen H，Kehlet H. Preoperative alcoholism and postoperative morbidity ［J］. Br J Surg，1999，86：867 – 874.

［13］ Tonnesen H，Rosenberg J，Nielsen HJ，et al. Effect of preoperative abstinence on poor postoperative outcome in alcohol misusers：a randomized controlled trial ［J］. BMJ，1999，318：1311 – 1316.

第十八章　胃　　癌

第一节　胃癌的流行病学与病因

一、流行病学

胃癌是指起源于胃上皮的恶性肿瘤，为世界范围内高发的恶性肿瘤之一，其发病率逐渐下降，排名约在常见恶性肿瘤的第 4 位。美国 2009 年上消化道肿瘤的新发病例约 37 600 例，死亡约 25 150 例，其中胃癌新发病例超过 21 130 例，因胃癌死亡约 10 620 例。欧美国家胃癌发生部位逐渐向贲门迁移，而中国、日本、韩国等国家和中国台湾等地区胃癌多位于胃体及胃窦部，这可能是中西方胃癌手术方式和预后不同的原因之一。2002 年全球男性的胃癌发病率为 22/10 万，女性为 10.4/10 万。胃癌的发病率和死亡率存在性别差异，男女比为（2.5∶1）～（1.5∶1），男性高于女性。在年龄分布上，35 岁开始明显增加，高发于 55～70 岁。

我国胃癌人口调整死亡率具有地区与性别差异，城市为 15.3/10 万，农村为 24.4/10 万，农村是城市的 1.6 倍；男性为 40.8%，女性为 18.6%，男女比为 1.9∶1。虽然城市胃癌发病率逐渐下降，但大城市如上海胃癌粗死亡率男性居恶性肿瘤第 2 位（52.24/10 万），女性居第 3 位（29.26%），而中国广州恶性肿瘤发病率达到 265/10 万，死亡率 156/10 万；其中位居发病前 5 位是肺癌、结直肠癌、肝癌、乳腺癌、鼻咽癌；死亡前 5 位则分别是肺癌、肝癌、结直肠癌、胃癌、鼻咽癌。

胃癌的高危人群包括：40 岁以上有慢性胃病史或近期出现消化不良；有恶性贫血、胃息肉、胃大部切除术后 10 年以上，萎缩性胃炎、肠上皮化生、胃黏膜上皮异型增生，拟诊良性溃疡但最大胃酸分泌刺激仍缺酸者；喜食高盐饮食和熏制品者；长期酗酒和吸烟，少吃新鲜蔬菜者；长期受精神刺激和抑郁者；有胃癌家族史者。上述人群应该定期检查胃镜，以便早期诊治。

二、病　　因

目前认为，胃癌的发生与多因素有关，是一个多步骤渐进性过程。一般情况下，胃黏膜上皮细胞增殖和凋亡之间保持动态平衡，平衡的维持基于癌基因、抑癌基因及一些生长因子的共同调控。一旦打破各个因素之间的动态平衡，胃癌的发生风险将明显升高。

（一）环境和饮食影响

1. 高碳水化合物伴低蛋白饮食　国内外的流行病学调查表明，饮食高碳水化合物伴低蛋白饮食是胃癌发生的危险因素，可能与这类食物胃酸缓冲能力弱，造成胃内的 pH 降低，使胃内亚硝胺和亚硝酰胺合成增多有关。

2. 高盐饮食　高盐饮食与胃癌的发生密切相关，食盐本身并不致癌，但高盐饮食可以使胃黏膜损伤，导致慢性胃炎，破坏胃黏膜屏障，加快致癌化合物的致癌作用。

3. 霉变食物　胃癌高发区的粮食与食品霉变严重，霉变食物所含霉菌产生的黄曲霉毒素、杂色曲霉毒素、镰刀毒素等与胃癌的发生密切相关。

4. 不良的生活习惯　流行病学调查表明三餐不定时、暴饮暴食、进食快、喜烫食等不良生活习惯是引发胃癌的危险因素。

5. 饮食保护因素　新鲜蔬菜、水果、大蒜、绿茶等可以降低胃癌发生的风险，可能与新鲜蔬菜富含多种维生素和抗氧化剂、绿茶含有茶多酚、大蒜素等拮抗氧化剂损伤和拮抗致癌物致癌作用有关。

6. 微量元素 微量元素也与胃癌的发生有关，比如低硒与胃癌的发生有关，适量补充微量元素硒可降低胃癌发生的风险。

7. 环境污染 饮用水被化学致癌物污染，可增加胃癌的发生风险。蓝藻污染水源，分泌大量的微囊藻毒素，与胃癌的发生密切相关。

（二）化学致癌因素

动物实验证明诱发胃癌的主要化学致癌物为亚硝基化合物和多环芳烃化合物。亚硝基化合物是一大类化学致癌物。除外源性食物外，人类可以在体内合成内源性亚硝基化合物，胃则是主要的合成场所，亚硝基化合物在体内转化为偶氮化合物，产生致突变作用而导致肿瘤的发生。多环芳烃化合物，鱼、肉在熏制和煎炸等制作过程中产生，在经过代谢后产生高毒性的代谢产物，能不可逆地损伤生物大分子，可以致畸、致癌。

（三）吸烟、饮酒

吸烟与胃癌的发生呈明显的正相关，烟草及烟草的烟雾中含有亚硝基胺类化合物、多环芳烃化合物及氧自由基等，可能与胃癌的发生相关。不同类型的酒与胃癌的相关程度不一，烈性酒的危险性高于低度酒，另外烟酒之间也有一定的协同致癌作用。

（四）幽门螺杆菌感染

目前已经明确幽门螺杆菌（Hp）感染与胃癌的发病相关，WHO已经明确 Hp 为胃癌的确切病因。Hp 致癌的机制较为复杂：Hp 能够释放细胞毒素并且诱发慢性炎症，导致胃黏膜萎缩，并且可能诱发胃黏膜的基因突变；破坏胃黏膜上皮细胞中凋亡和增殖的平衡；Hp 可以还原亚硝酸盐等产生化学致癌物质。

（五）遗传因素

流行病学发现部分胃癌患者有家族聚集的现象。研究显示，1%～3% 的胃癌与遗传性胃癌易感综合征有关，其中 25% 的常染色体显性遗传性弥漫型胃癌易感家族存在上皮钙黏素突变。研究发现，有高浸润性遗传性弥漫型胃癌家族史的无症状的年轻患者，如其携带 CDH1 种系突变，其胃黏膜可见印戒细胞，而且 60% 病例为多发灶，因此，建议实行预防性全胃切除术。另外血型也可能与胃癌的发生相关，A 型血者患胃癌以及发生癌前病变的风险要较其他血型者高。多种基因多态性与胃癌的发生风险相关，大量证据表明胃癌的发生与遗传背景有一定的相关性。

（六）癌前期状态

胃癌癌前状态分为癌前疾病和癌前病变，前者是指与胃癌相关的疾病，为临床概念；后者是指转变为癌组织前的病理学变化，为病理学概念。

1. 癌前疾病指以下病变

（1）慢性萎缩性胃炎：在此基础上可进一步演化为肠上皮化生及不典型增生，癌变的风险较大。

（2）胃息肉：多数息肉，包括炎性和增生性息肉，癌变率较低，但腺瘤型息肉，尤其直径＞2cm 者或绒毛状腺瘤癌变率较高。

（3）胃溃疡：溃疡边缘黏膜易出现肠上皮化生及不典型增生。

（4）残胃：胃手术后 15～20 年，残胃癌的发生率显著上升。

2. 癌前病变

（1）肠化生：可分为小肠型和大肠型，后者易致癌变。

（2）上皮内瘤变：指胃黏膜上皮细胞异型和结构异常，具有较高的癌变倾向。上皮内瘤变可分为低级和高级，后者癌变率较高。

（七）癌基因、抑癌基因及凋亡基因

胃黏膜上皮细胞增殖和凋亡之间保持动态平衡，这种平衡的维持有赖于癌基因、抑癌基因及一些凋亡相关基因的共同调控，当上述多个基因发生突变出现功能失活或功能过度强化不受控制时，胃黏膜上皮细胞的增殖和凋亡之间保持动态平衡即被打破，出现无限增殖，发展为胃癌。常在胃癌中异常表达的癌基因有 K-ras、C-erbB 2 基因、C-met 基因、C-myc、Bcl-2 基因等；在胃癌中异常表达的抑癌基因有 APC、p53、DCC、p21、p16 等；在胃癌中异常表达的凋亡相关基因有 Caspase、Bcl-2、Survivin、FASL/FAS、p53、nm23、Bag-1、C-myc 等。

总之，胃癌的发生是一个多因素、多基因的复杂过程，深入研究其发病机制对胃癌的早期诊治和开展新的生物治疗手段提供依据。

（中山大学附属第三医院　毛　苇　尉秀清）

第二节　胃癌临床表现和诊断

一、临床表现

（一）早期胃癌的症状

多数早期胃癌患者无明显症状，或者出现非特异性症状，如嗳气、反酸、早饱、上腹部不适及食欲减退等消化不良症状。

（二）进展期胃癌症状

1. 腹痛　主要为上腹痛。出现咬啮性疼痛，不规律，但不少患者呈现与胃溃疡相似的症状，值得指出的是酸抑制剂及胃黏膜保护剂可以缓解此类症状，因此，高度怀疑溃疡恶变的患者，不能予以抑酸和胃黏膜保护剂等药物治疗，以免延误治疗，必要时应手术切除，毕竟胃溃疡恶变概率高达 5%，而且手术切除也是很好的胃溃疡治疗方法。如果胃癌侵犯了相邻的器官，如累及食管下段可出现吞咽困难，累及胰腺可出现放射性腰背痛等。

2. 黑便或呕血　溃疡型胃癌多数会出现黑便，部分患者则会出现呕血。

3. 消瘦　由于肿瘤增殖和代谢的影响而造成机体能量消耗和代谢障碍，多数患者会出现乏力、进行性体重下降、营养不良、抵抗力下降、维生素缺乏及贫血等，终末期可出现恶液质。

4. 肿瘤转移引起的症状　如黄疸、腹水、锁骨上淋巴结肿大或癌性腹膜炎等。

（三）胃癌的体征

早期胃癌一般无明显体征，进展期胃癌多出现上腹部压痛，部分患者可扪及肿块，位置多固定，质地较硬。尚可见淋巴结肿大、肝大、腹水、黄疸等。

（四）并发症

胃癌可发生出血、梗阻或穿孔等并发症，部分患者可出现伴癌综合征。

（五）实验室检查

血清癌胚抗原（CEA）等多种肿瘤相关抗原可明显升高，可作为肿瘤诊断的标志物，但部分患者并无异常。血常规多见缺铁性贫血，部分恶性贫血患者呈巨幼细胞性贫血。大便潜血常表现为阳性，血沉等非特异

性指标可以增加，若累及肝脏可出现肝功能异常等。

二、诊　　断

早期胃癌是指肿瘤浸润仅限于黏膜层和黏膜下层，不论肿瘤大小和是否存在淋巴结转移；中期胃癌指肿瘤浸润胃壁肌层；晚期胃癌是指肿瘤浸润浆膜下层或侵出胃壁侵犯其他脏器或有远处转移。早期胃癌往往缺乏特异的症状和体征而难早期诊断，但胃癌的早期诊断是提高治疗效果、改善预后的关键。为了提高早期胃癌的诊断率，对以下的"报警"症状应该警惕：①40 岁以上，近期出现消化不良、贫血、消瘦、黑便等症状；②慢性萎缩性胃炎伴肠上皮化生或不典型增生者；③胃溃疡经正规治疗症状无改善者；④直径＞2cm 的胃息肉者；⑤胃切除术后 10 年以上者。以上患者均应行胃镜检查并定期复查，值得一提的是结合放大内镜、染色内镜等技术指导活检及采用规范化的活检技术有利于进一步提高诊断的阳性率和准确率。另外，需注意活检假阴性的问题，定期随诊，必要时复查胃镜，重复活检。

中晚期胃癌典型病例根据症状、体征、肿瘤标志物及内镜和病理检查结果容易确诊断，结合 USB、X 线、CT、MRI、超声胃镜等技术，术前可以大概明确胃癌的临床分期，为制定具体的治疗方案提供依据（有关各种技术的具体诊断价值请参考本书相应章节）。当然胃癌的最终明确分期诊断主要依据病理学检查。

三、鉴　别　诊　断

1. 胃溃疡　由于胃癌并没有特异性的症状和体征，往往容易被误诊为胃溃疡或慢性胃炎，特别是年轻人更容易误诊。一般的 X 线钡餐检查即可以提供有益的诊断参考指标：胃溃疡表现为突出腔外的龛影，直径＜2cm，其口部光滑整齐，周围黏膜呈辐射状，胃壁柔软，扩张良好。进展期溃疡型胃癌的龛影较大，且常位于腔内，伴有指压征，黏膜皱襞破坏，局部胃壁僵硬，胃腔扩张性差。早期胃癌或胃溃疡恶变往往上述特点不显著，而部分良性溃疡由于瘢痕组织形成也可以表现出部分胃癌征象；明确的诊断往往依赖于胃镜检查及病理检查。

2. 原发性胃恶性淋巴瘤　多见于青壮年，好发于胃窦、幽门前和小弯侧。临床上往往也表现为腹胀、腹痛、恶心等非特异性消化道症状，还可以表现为贫血、乏力、消瘦等，部分患者表现为持续或间歇性的高热，X 线钡餐检查病灶阳性率高，但基本较难明确诊断，特征性改变是弥漫性胃黏膜皱襞不规则的增厚，有不规则的圆形多发溃疡龛影；也可表现为单发或多发的圆形充盈缺损。原发性胃恶性淋巴瘤血清 LDH 往往显著升高，有别于胃癌 CEA 升高，有助于鉴别。胃黏膜深层活检并结合免疫组化病理检查有助于本病的确诊。

3. 胃平滑肌瘤及肉瘤　胃平滑肌瘤多为 50 岁以上患者，临床往往表现为腹胀、腹部隐痛等非特异性症状，病变易发于胃体和胃窦，大小一般＜5cm，多为圆形或椭圆形的肿物，可伴有中央溃疡，表面黏膜正常，与周围组织分界清楚；肿块＞5cm 者，表面粗糙不平、结节状或浸润者，多为平滑肌肉瘤；超声胃镜检查更有利于鉴别，判断病变来源；同样胃组织的深层活检并结合免疫组化病理检查有助于本病的确诊，但阳性率不高，确诊往往依赖手术标本病理检查。

4. 胃间质瘤　良性胃间质瘤临床往往无症状或表现为腹胀、腹部隐痛等非特异性症状，一般直径＜5cm，多为圆形或椭圆形的肿物，可伴有中央溃疡，表面黏膜正常，与周围组织分界清楚，肿块＞5cm 者往往为恶性。胃镜下同样容易与胃癌鉴别，超声胃镜检查更有利于鉴别，判断病变来源，胃组织深层活检并结合免疫组化病理检查有助于本病的确诊，惜阳性率低，确诊基于手术标本 HE 染色、CD117 及 DOG1 等免疫组化检查。

5. 胃腺瘤性息肉　胃腺瘤性息肉为来源于胃黏膜上皮的良性肿瘤，以老年人多见，小的胃腺瘤性息肉可以无症状，大的息肉可伴消化不良症状，也可表现为黑便，长蒂息肉可以脱入十二指肠引发梗阻，直径＞2cm的息肉需要考虑恶变可能；X 线钡餐表现为充盈缺损，胃镜下息肉活检或切除行病理检查是确诊本病的依据。

6. 胃巨大皱襞症　本病与浸润性胃癌均好发于胃体大小弯侧，黏膜皱襞粗大，但胃壁活动度好，黏膜较光滑。浸润性胃癌胃壁活动度差，胃黏膜粗糙，放大内镜或结合窄带成像技术内镜观察胃黏膜腺管开口分型和血管分型有利于鉴别。多点活检病理检查是鉴别的关键。另外，胃巨大皱襞症常常伴有低蛋白血症，有利于鉴别。

7. 肥厚性胃炎　本病可导致胃窦黏膜增厚、胃窦狭窄、蠕动减弱，其与胃癌的 X 线及内镜鉴别要点与胃巨大皱襞症相同。

8. 临近脏器的肿瘤　可表现为腹痛、消化不良甚至是梗阻症状，可表现为上腹部包块等，结合 USB、X 线、CT、MRI、超声胃镜等技术，多可发现原发病灶。

另外，胃底静脉瘤、胃类癌、异物肉芽肿等胃肿物也是胃癌应该鉴别的疾病。

（中山大学附属第三医院　毛　苇　尉秀清）

第三节　胃癌手术治疗

一、日本第 14 版《胃癌处理规约》概要

（一）原发肿瘤

1. 肿瘤数目、大小与位置　多发病灶具体个数应予以记录。肿瘤大小以最大径和与该最大径相垂直的径线长度的乘积表示，如 68mm×50mm。多发病灶以浸润深度大者为准，如浸润深度相同，则以面积大者为主。标注肿瘤位置依然按三等分法，主要部位在前，次要在后，如 UM、ML、LM 等（图 18-1），环周位置采用四分法（图 18-2）。食管胃结合部癌是指齿状线上下 2cm 范围内发生的癌，记录方式分为 E、EG、E＝G、GE 及 G（图 18-3）。残胃癌记录包括：初次手术时病变（良性，B；恶性，M；不明，X）；距离首次手术年限，不明记为 X；肿瘤位置（吻合口，A；断端封闭处，S；全部残胃，T；食管，E；十二指肠，D；空肠，J；其他，O）。

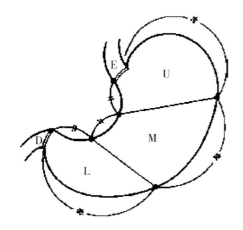

U. 上三分之一；M. 中三分之一；L. 下三分之一；
E. 食管；D. 十二指肠

图 18-1　胃三等分示意

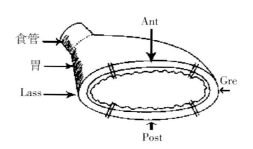

Less. lesser curvature（胃小弯）；Gre. greater curvature（胃大弯）；Ant. anterior wall（胃前壁）；Post. posterior wall（胃后壁）

图 18-2　胃环周记录法

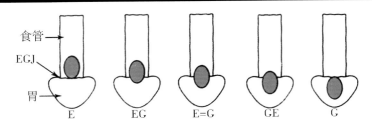

图 18 - 3　食管胃结合部癌记录法

2．大体所见

（1）早期胃癌：其定义依然为浸润深度为黏膜层或黏膜下层的癌，不考虑有无淋巴结转移的情况。溃疡型癌记为 UL（＋），非溃疡型癌记为 UL（－）。统一命名为 Type 0 型，包括 Type 0 Ⅰ、Type 0 Ⅱ（Type 0 Ⅱa、Type 0 Ⅱb、Type 0 Ⅱc）及 Type 0 Ⅲ；对应国内的名称为早期胃癌、隆起型、浅表型（浅表隆起型、浅表平坦型、浅表凹陷型）及凹陷型（表 18 - 1，图 18 - 4 ～图 18 - 7）。混合型面积大者在前，如 Ⅱc ＋ Ⅲ。

表 18 - 1　早期胃癌分类表

早期胃癌（Type 0）				
隆起型 （Type 0 Ⅰ）	浅表型（Type 0 Ⅱ）			凹陷型 （Type 0 Ⅲ）
	浅表隆起型 （Type 0 Ⅱa）	浅表平坦型 （Type 0 Ⅱb）	浅表凹陷型 （Type 0 Ⅱc）	

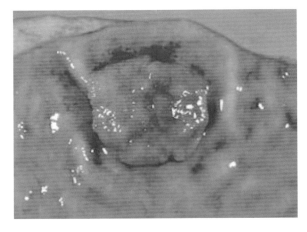

图 18 - 4　Type 0 Ⅰ型早期胃癌

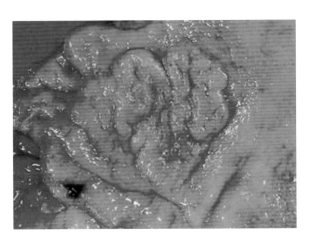

图 18 - 5　Type 0 Ⅱa型早期胃癌

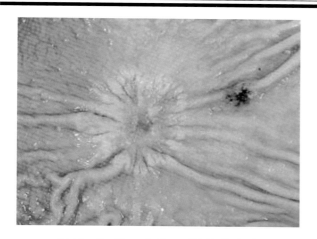

图 18 -6　Type 0 Ⅱc + Ⅲ型早期胃癌

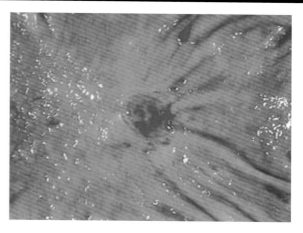

图 18 -7　Type 0 Ⅲ型早期胃癌

（2）进展期胃癌：进展期胃癌分为 Type 1 ~4 型，相当于 Borrmann Ⅰ ~ Ⅳ型（图 18 -8 至图 18 -12）。

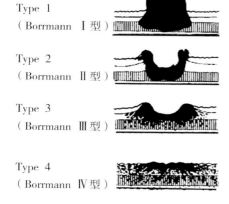

图 18 -8　进展期胃癌分型示意图

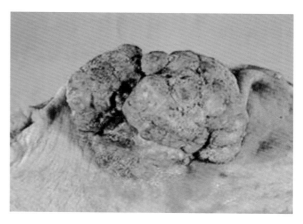

图 18 -9　进展期胃癌 Type 1（Borrmann Ⅰ）

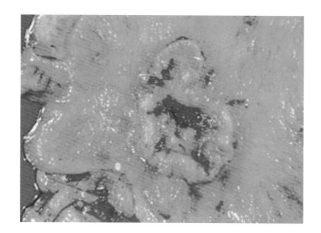

图 18 -10　进展期胃癌 Type 2（Borrmann Ⅱ）

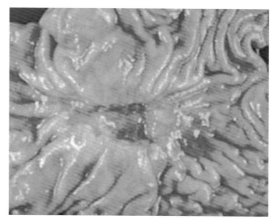

图 18 -11　进展期胃癌 Type 3（Borrmann Ⅲ）

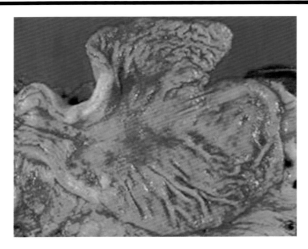

图 18 – 12　进展期胃癌 Type 4（BorrmannⅣ）

（二）浸润深度

T_X：原发肿瘤浸润深度无法评估。

T_0：无原发肿瘤证据。

T_1：癌局限于黏膜（M）或黏膜下层（SM）。

　　T_{1a}：癌局限于黏膜（M）。

　　T_{1b}：癌局限于黏膜下层（SM，SM 又分为 SM_1：癌越过黏膜肌＜0.5mm；SM_2：癌越过黏膜肌＞0.5mm）。

T_2：癌浸润越过黏膜下层，但局限于固有肌层（MP）。

T_3：癌浸润越过固有肌层，但局限于浆膜下组织（SS）。

T_4：癌浸润达浆膜面或露出，或波及其他脏器。

　　T_{4a}：癌浸润达浆膜面或穿破露出于腹腔（SE）。

　　T_{4b}：癌浸润直接到达其他脏器（SI，其他脏器包括脾脏、横结肠、肝、膈肌、胰腺、腹壁、肾上腺、肾脏、小肠及后腹膜。侵犯食管或十二指肠时，以包括胃病灶在内最深的侵犯为 T 标准）（图 18 – 13a，b）。

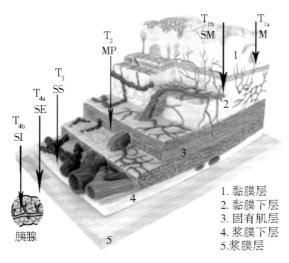

A. 浸润深度模式

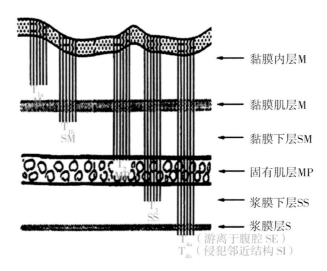

B. 浸润深度示意

图 18 – 13　浸润深度

（三）转移病灶

1. 淋巴结转移（lymph node metastasis，N）
（1）淋巴结代号与定义见表 18 - 2。

表 18 - 2　胃的淋巴结代号与界定一览表

No.	名称定义
1	贲门右侧沿胃左动脉上行支进入胃壁的第 1 支（贲门支）的淋巴结和其贲门侧的淋巴结
2	贲门左侧的淋巴结。左膈下动脉食管贲门支存在的病例，沿此血管的淋巴结（含根部）
3a	小弯（沿胃左动脉）：沿胃左动脉分支的小弯淋巴结，贲门支下方淋巴结
3b	小弯（沿胃右动脉）：沿胃右动脉分支的小弯淋巴结，由胃小弯的第 1 支向左的淋巴结
4sa	大弯左群（胃短动脉）：沿胃短动脉淋巴结（含根部）
4sb	大弯左群沿胃网膜左动脉和大弯第 1 支淋巴结（参照 No. 10 的定义） （沿胃网膜左动脉）
4d	大弯右群沿胃网膜右动脉的淋巴结，向大弯的第 1 支的左侧 （沿胃网膜右动脉）
5	幽门上胃右动脉根部和沿向胃小弯的第 1 支淋巴结
6	幽门下胃网膜右动脉根部到胃大弯的第 1 支淋巴结和胃网膜右静脉与到前上胰十二指肠静脉的合流部淋巴结（含合流部的淋巴结）
7	胃左动脉干从胃左动脉根部到上行支的分歧部淋巴结
8a	肝总动脉（从脾动脉的分出部到胃十二指肠动脉的分出部）的前面、上面淋巴结
8p	肝总动脉后面的淋巴结（与 No. 12p，No. 16a2int 连续）
9	腹腔动脉周围的淋巴结和与之相连的胃左动脉、肝总动脉、脾动脉根部的部分淋巴结
10	脾门胰尾末端以远的脾动脉周围、脾门部的淋巴结，胃短动脉根部和含至胃网膜左动脉的胃大弯第 1 支淋巴结
11p	脾动脉干近端（脾动脉根部至胰尾末端距离的 2 等分的位置的近端）淋巴结
11d	脾动脉干远端（脾动脉根至胰尾部末端距离的 2 等分的位置至胰尾末端）淋巴结
12a	肝十二指肠韧带内由左右肝管汇合部到胰腺上缘的胆管的 2 等分高度向下方，沿肝动脉的淋巴结（胆管癌处理规约 No. 12a2）（沿肝动脉）
12b	肝十二指肠韧带内由左右肝管汇合部到胰腺上缘的胆管的 2 等分高度向下方，沿胆管的淋巴结（胆管癌处理规约 No. 12b2）（沿胆管）
12p	肝十二指肠韧带内由左右肝管汇合部到胰腺上缘的胆管的 2 等分高度向下方，沿门静脉的淋巴结（胆管癌处理规约 No. 12p2）（沿门脉）
13	胰头后部十二指肠乳头部向头侧的淋巴结（在肝十二指肠韧带内的为 12b）
14v	沿肠系膜上静脉在肠系膜上静脉的前面，上缘为胰下缘，右缘胃网膜右静脉和前上胰十二指肠静脉的汇合部，左缘为肠系膜上静脉的左缘，下缘为结肠静脉分歧部淋巴结
14a	沿肠系膜上动脉淋巴结
15	中结肠动脉周围淋巴结

续表

No.	名称定义
16a$_1$	腹主动脉周围 a1：主动脉裂孔部（膈肌脚包绕的 4～5cm 范围）的腹主动脉周围淋巴结
16a$_2$	腹主动脉周围 a2：腹腔动脉根部上缘至左肾静脉下缘高度的腹主动脉周围淋巴结
16b$_1$	腹主动脉周围 b1：左肾静脉下缘至肠系膜下动脉根部上缘的腹主动脉周围淋巴结
16b$_2$	腹主动脉周围 b2：肠系膜下动脉根部上缘至腹主动脉的分支部高度的腹主动脉周围淋巴结
17	胰头部前面，附着于胰腺及胰腺被膜下存在的淋巴结
18	胰体下缘淋巴结
19	膈肌的腹腔面，主要是沿膈动脉淋巴结
20	食管裂孔部食管附着的淋巴结
110	胸下部食管旁与膈肌分离，附着于下部食管的淋巴结
111	膈肌胸腔面，与食管分离存在淋巴结（附着于膈肌、食管的为 No. 20）
112	与食管裂孔和食管分离的后纵隔淋巴结

（2）淋巴结分布见图 18 – 14 至图 18 – 16。

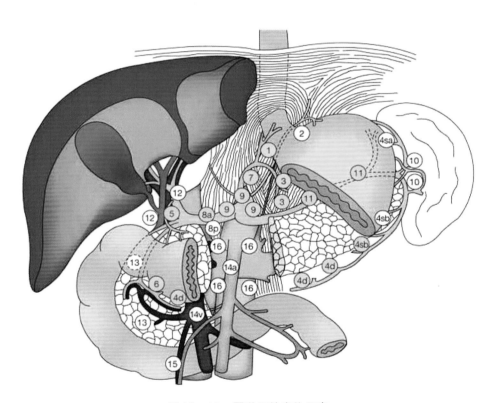

图 18 – 14　胃淋巴结定位示意

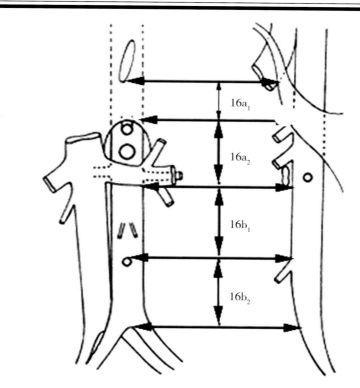

图18-15 胃16号淋巴结定位示意

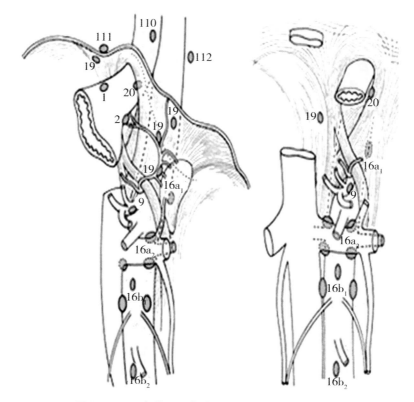

图18-16 腹膜后及食管裂孔周围淋巴结定位示意

（3）淋巴结转移

N_x：区域淋巴结转移有无不明确者。

N_0：区域淋巴结无转移。

N_1：区域淋巴结转移 1 ~ 2 个。

N_2：区域淋巴结转移 3 ~ 6 个。

N_3：区域淋巴结转移 ≥7 个。

N_{3a}：区域淋巴结转移 7 ~ 15 个。

N_{3b}：区域淋巴结转移 ≥16 个。

2. 肝转移 （hepatic metastasis，H）

H_0：无肝转移。

H_X：不明确有无肝转移。

H_1：有肝转移，直接浸润肝脏记为 T_{4b} （HEP）。

3. 腹膜转移 （peritoneal metastasis，P）

P_0：无腹膜转移。

P_X：不明确有无腹膜转移。

P_1：有腹膜转移。

4. 腹腔脱落癌细胞 （peritoneal cytology，CY）

CY_X：不明确有无腹腔脱落癌细胞。

CY_0：无腹腔脱落癌细胞。

CY_1：有腹腔脱落癌细胞。

5. 远处转移 （other distant metastasis，M）　　是指区域淋巴结以外的淋巴结或远隔器官的转移，包括淋巴结 （LYM）、皮肤 （SKI）、肺 （PUL）、骨髓 （MAR）、骨 （OSS）、胸腔 （PLE）、脑 （BRA）、髓膜 （MEN）、肾上腺 （ADR）、卵巢转移 （Krukenberg 肿瘤）、其他 （OTH）。

M_0：区域淋巴结以外无转移。

M_1：区域淋巴结以外有转移。

M_X：不明确区域淋巴结以外有无转移。

（四） 分期

见表 18 - 3。

表 18 - 3　日本第 14 版《胃癌处理规约》病期分类

分期	N_0	N_1 （1 ~ 2 个）	N_2 （3 ~ 6 个）	N_3 （≥7 个）	任何 N，M_1
T_{1a} （M），T_{1b} （SM）	IA	IB	ⅡA	ⅡB	Ⅳ
T_2 （MP）	IB	ⅡA	ⅡB	ⅢA	
T_3 （SS）	ⅡA	ⅡB	ⅢA	ⅢB	
T_{4A} （SE）	ⅡB	ⅢA	ⅢB	ⅢC	
T_{4B} （SI）	ⅢB	ⅢB	ⅢC	ⅢC	
任何 T，M_1	Ⅳ				

（五） 外科手术标本检查

1. 标本测量与固定　　检查并测量浆膜浸润灶大小；一般而言，沿大弯侧切开胃壁，黏膜面朝上，测量肿瘤大小以及远、近切缘的距离；分离淋巴结；铺于平板之上，四周切缘不锈钢钉固定，置于 15% ~ 20% 的福尔马林溶液之中。

2. 标本切开取材　　沿小弯侧切面作为基准参考平面，Type 0 型胃癌，需做平行于基准平面的连续切片，进展期胃癌则取平行于基准平面的肿瘤浸润最深处平面，远、近切缘切片以排除断端肿瘤残留。

3．淋巴结切开取材　每个淋巴结均需单独切片检查，平面取最大的径线处。

4．组织类型

（1）常见组织类型：乳头状腺癌（papillary adenocarcinoma，pap），管状腺癌（tubular adenocarcinoma，tub，高分化管状腺癌记为 tub1，中分化管状腺癌记为 tub2），低分化腺癌（poorly differentiated adenocarcinoma，por，硬癌记为 por1，非硬癌记为 por2），印戒细胞癌（signet - ring cell carcinoma，sig）以及黏液腺癌（mucinous adenocarcinoma，muc）（图 18 - 17 至图 18 - 22）。

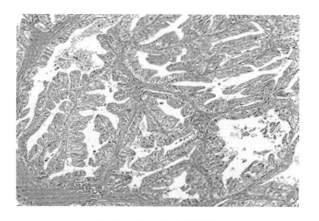

图 18 - 17　乳头状腺癌

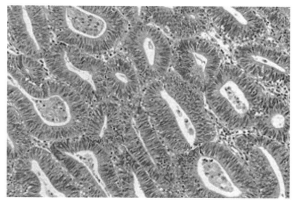

图 18 - 18　高分化管状腺癌（tub1）

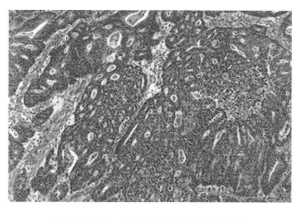

图 18 - 19　中分化管状腺癌（tub2）

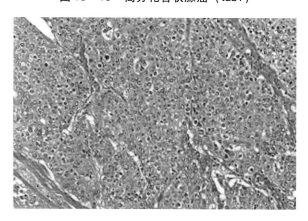

图 18 - 20　低分化腺癌

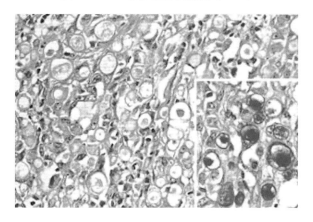

图 18 - 21　印戒细胞癌

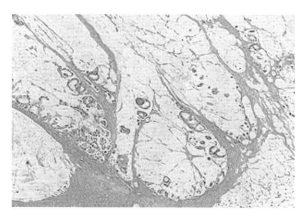

图 18 - 22　黏液腺癌

（2）特殊类型：腺鳞癌、鳞状细胞癌、内分泌细胞癌、淋巴细胞浸润癌及肝样腺癌等。

（3）未分化癌合并少许腺癌，记为低分化腺癌。

（4）临床病理及流行病学，将乳头状胃癌和管状胃癌归为分化型胃癌或称为肠型胃癌；低分化腺癌和印戒细胞癌归为未分化或称为弥散性胃癌；黏液腺癌归类依据其他优势成分而定（pap，tub，por 或 sig）。

5. 远近切缘问题　见图 18 - 23。

（1）近切缘（proximal margin，PM）：

PM（-）：近切缘无癌细胞。

PM（+）：近切缘发现癌细胞。

PMX：不清楚近切缘有无癌细胞。

（2）远切缘（distal margin，DM）：

DM（-）：远切缘无癌细胞。

DM（+）：远切缘发现癌细胞。

DMX：不清楚远切缘有无癌细胞。

6. 肿瘤间质含量　按肿瘤间质含量多少分为 3 型：间质少者为髓样癌（medullary type，med）；间质丰富者为硬癌（scirrhous type，sci）；间质含量适中者为中间型（intermediate type，int）。

7. 肿瘤浸润方式　肿瘤主要的浸润生长方式（pattern of infiltrating growth，INF）分为 3 型：①INF a，肿瘤膨胀性生长，与周围组织分界清除；②INF b，介于 INF a 与 INF c 之间；③INF c，肿瘤组织浸润性生长，与周围组织分界不清（图 18 - 24 至图 18 - 26）。

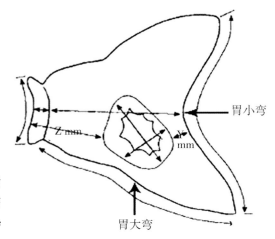

PM：Y mm；DM：Z mm

图 18 - 23　远近切缘

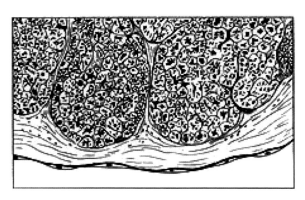

图 18 - 24　INF a

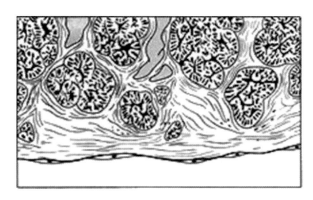

图 18 - 25　INF b

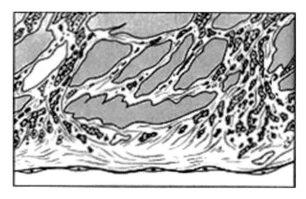

图 18 - 26　INF c

8. 淋巴管浸润　淋巴管浸润（lymphatic invasion）分为：ly0，无淋巴管浸润；ly1，有淋巴管浸润。

9. 静脉浸润　静脉浸润（venous invasion）分为：v0，无静脉浸润；v1，有静脉浸润。

10. 淋巴转移表述　记载每号的淋巴结转移度和全部淋巴结转移度。淋巴结转移 N 分度：N_0，区域淋巴结无转移；N_1，区域淋巴结转移 1～2 个；N_2，区域淋巴结转移 3～6 个；N_3，区域淋巴结转移≥7 个；N_{3a}，区域淋巴结转移 7～15 个；N_{3b}，区域淋巴结转移≥16 个。

11. 胃癌切除的根治性记录　R_0：治愈性切除；R_1：镜下残留癌细胞（包括腹腔冲洗液 CY1）；R_2：肉眼肿瘤残留；R_x：肿瘤是否残留无法评估。

12. 外科标本记录示例（共计 19 项内容）　L，Less，Type 2，50mm×20mm，tub1＞tub2，p T_2，int，INFa，ly1，v1，pN_2（3/20），p PM0（40mm），pDM0（12mm），CY0，H0，M_0，P0，$pT_2N_2M_0$（ⅡB），R_0。其含义为：肿瘤位于胃下 1/3，小弯侧，Borrmann Ⅱ 型（溃疡局限型），肿瘤大小 50mm×20mm，高分化管状腺癌多于中分化管状腺癌，病理检查肿瘤浸润至固有肌层，肿瘤间质适中，呈膨胀性生长，淋巴管已侵犯，静脉受侵，淋巴结转移为 N_2（转移度为 3/20），远切缘未见癌细胞（距离肿瘤边缘 40mm），近切缘未见癌细胞（距离肿瘤边缘 12mm），腹腔冲洗液未见癌细胞，无肝转移，无远隔脏器转移，无腹膜转移，病理分期为 $T_2N_2M_0$（ⅡB 期），治愈性切除。

二、日本第 3 版《胃癌治疗指南》概要

（一）手术方式与淋巴结清扫范围固定

2010 年发布的第 3 版《胃癌治疗指南》废除以往按肿瘤部位不同而确定淋巴结清扫范围的方法，改为参照不同术式而行 D_1 及 D_2 淋巴结清扫范围，如此，易于统一，方便实用，利于国际研究交流与合作，反映目前指南的务实精神。胃癌手术方式包括远端胃切除、近端胃切除、全胃切除及保留幽门胃切除。相应的 D_1 及 D_2 淋巴结清扫范围见表 18-4 及图 18-27 至图 18-30。

表 18-4　胃癌不同手术方式 D_1 与 D_2 淋巴结清扫范围

术式	远端胃切除	近端胃切除	全胃切除	保留幽门胃切除
D_1	1、3、4sb、4d、5、6、7	1、2、3、4sa、4sb、7	1～7	1、3、4sb、4d、6、7
D_2	8a、9、11p、12a	8a、9、10、11	8a、9、10、11、12a	8a、9、11p

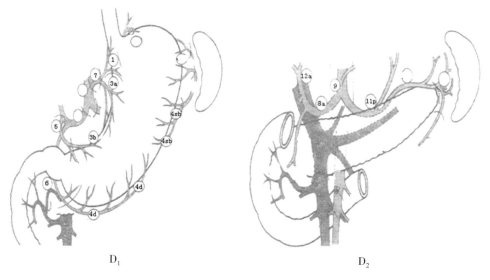

D_1　　　　　　　　　　　　　　　　　D_2

图 18-27　远端胃切除淋巴结清扫术示意

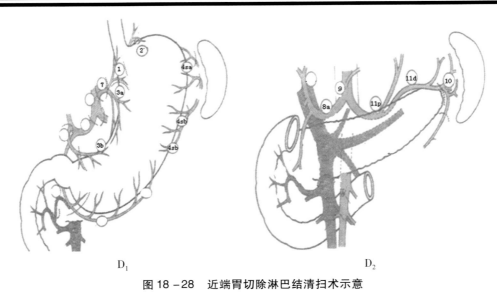

图 18 - 28　近端胃切除淋巴结清扫术示意

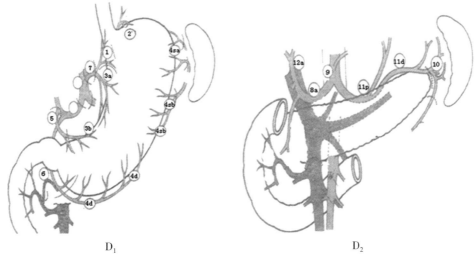

图 18 - 29　全胃切除淋巴结清扫术示意

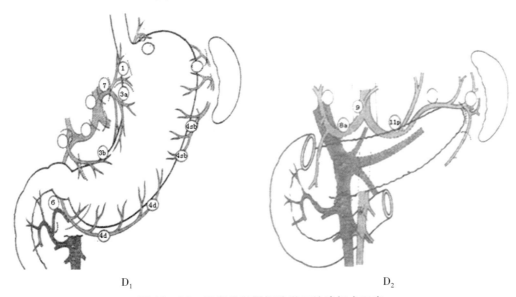

图 18 - 30　保留幽门胃切除淋巴结清扫术示意

（二）规定胃癌的标准术式——D_2 淋巴结清扫术，取消 D_3 清扫术

日本研究者随机对照临床实验（JCOG9501）结果显示 D_2 清扫与 D_2^+ 主动脉旁淋巴结清扫术后死亡率均为 0.8%；5 年总生存率分别为 70.3% vs 69.2%；无复发生存率两组无显著性差别。腹主动脉周围淋巴结清扫的扩大根治术对长期生存的作用难以证明。欧美国家的观点亦认为胃癌腹主动脉周围淋巴结不需要清扫，因此，D_2 淋巴结清扫术成为胃癌根治术的标准术式，而本版指南不再推荐 D_3 手术。

（三）治疗方法选择

第 3 版指南依然根据胃癌进展程度选择治疗方案，具体参见表 18－5。

表 18－5　不同分期胃癌的处理原则

	N_0	N_1（1~2个）	N_2（3~6个）	N_3（≥7个）	任何 N，M_1
T_{1a-M}	IA EMR（整体切除） ［分化型、2cm 以下、UL（－）］ 胃切除术 D_1（EMR 指征除外）	IB 胃切除术 D_1 + No. 8a、9 （2.0cm 以下） 胃切除术 D_2 （2.1cm 以上）	ⅡA 胃切除术 D_2	ⅡB 胃切除术 D_2	Ⅳ
T_{1b-SM}	IA 胃切除术 D_1 （分化型、1.5cm 以下） 胃切除术 D_1 + No. 8a、9 （除外分化型及 1.5cm 以下情况）				
T_{2-MP}	IB 胃切除术 D_2	ⅡA 胃切除术 D_2 S1 辅助化疗	ⅡB 胃切除术 D_2 S1 辅助化疗	ⅢA 胃切除术 D_2 S1 辅助化疗	
T_{3-SS}	ⅡA 胃切除术 D_2 S1 辅助化疗	ⅡB 胃切除术 D_2 S1 辅助化疗	ⅢA 胃切除术 D_2 S1 辅助化疗	ⅢB 胃切除术 D_2、联合切除 S1 辅助化疗	
T_{4A-SE}	ⅡB 胃切除术 D_2 S1 辅助化疗	ⅢA 胃切除术 D_2 S1 辅助化疗	ⅢB 胃切除术 D_2、联合切除 S1 辅助化疗	ⅢC 胃切除术 D_2、联合切除 S1 辅助化疗	
T_{4B-SI}	ⅢB 胃切除术 D_2、联合切除 S1 辅助化疗	ⅢB 胃切除术 D_2、联合切除 S1 辅助化疗	ⅢC 胃切除术 D_2、联合切除 S1 辅助化疗	ⅢC 胃切除术 D_2、联合切除 S1 辅助化疗	
任何 T，M_1	Ⅳ 化疗、姑息性手术、放疗、支持治疗				

注：CY_1、H_1 及 P_1 均等同于 M_1。

（四）不同分期的处理原则

1. 临床分期 IA（$T_{1a-M}N_0$、$T_{1b-SM}N_0$）的治疗

（1）内镜黏膜切除术（endoscopic mucosal resection，EMR）：EMR 的适应证为直径＜2cm、黏膜内癌、组织学类型为分化型（pap、tub1、tub2），大体类型不计但无溃疡存在。

（2）内镜黏膜下剥离术（endoscopic Submucosal Dissection，ESD）：ESD 的适应证：为 UL（－）、分化型 M 癌；UL（＋）、分化型、直径＜3cm M 癌；UL（－）、未分化型、直径＜2cm M 癌；分化型、直径＜3cm SM1 癌。

（3）缩小手术：缩小手术是相对于标准手术在胃切除范围及淋巴结清扫范围而言，适应证为除 EMR、ESD 适应证以外的情况。具体手术方式包括省略网膜囊切除、保存大小网膜、保留幽门胃切除、保留迷走神经、保存 1/2 以上胃的近端胃切除术。保留幽门胃切除术可用于肿瘤的下缘距幽门距离≥4cm 的 M 部肿瘤，手术保留胃的 U 部和幽门前 3cm 的胃，本术式调节胃排空速度，防止十二指肠液反流、避免倾倒综合征、减少体重下降、胆石和腹泻的发生。淋巴结清扫的范围 D_1 为 No. 1、3、4sb、4d、6、7，D_2 为 D_1 + No. 8a、9、11p。笔者认为本术式可用于 IA（$T_{1a-M}N_0$、$T_{1b-SM}N_0$）患者，而且术中两切缘均应冰冻病理检查以排除切缘残留肿瘤细胞；对于进展期胃癌，行标准的胃癌根治术为宜。

2. 临床分期 IB（$T_{1a-M}N_1$、$T_{1b-SM}N_1$、$T_{2-MP}N_0$）的治疗　行 D_1 + No. 8a、9 淋巴结清扫适用于肿瘤直径＜2cm 的患者；标准的 D_2 淋巴结清扫手术则适用于直径＞2cm 或 T_2－MP 期的患者。

3. 临床分期 ⅡA（$T_{1a-M}N_2$、$T_{1b-SM}N_2$、$T_{2-MP}N_1$、$T_{3-SS}N_0$、$T_{1a-M}N_3$、$T_{1b-SM}N_3$、$T_{2-MP}N_2$、$T_{3-SS}N_1$、$T_{4a-SE}N_0$）的治疗　应行标准的胃癌手术（D_2），$T_{2-MP}N_1$、$T_{3-SS}N_0$、$T_{2-MP}N_2$、$T_{3-SS}N_1$ 及 $T_{4a-SE}N_0$ 术后可给予 S1 辅助化疗。

4. 临床分期 ⅢA（$T_{2-MP}N_3$、$T_{3-SS}N_2$、$T_{4a-SE}N_1$）的治疗　同样应行 D_2 标准手术，术后可给予 S1 的辅助化疗。

5. 临床分期 ⅢB（$T_{3-SS}N_3$、$T_{4a-SE}N_2$、$T_{4b-SI}N_0$、$T_{4b-SI}N_1$）的治疗　手术方式为标准 D_2 手术或扩大手术，术后可行 S1 辅助化疗。扩大手术是指合并其他脏器切除或者淋巴结清扫范围 D_2 程度以上的手术，适用于直接浸润胃周脏器的情况。No. $_{14v}$ 及 No. $_{13}$ 转移视为 M_1，清除二者后患者长期生存并不少见。清除 No. $_{14v}$ 记为 D_2 + No. $_{14}$，清除 No. $_{13}$ 记为 D_2 + No. $_{13}$。

6. 临床分期 ⅢC（$T_{4a-SE}N_3$、$T_{4b-SI}N_2$、$T_{4b-SI}N_3$）的治疗　主要是胃切除术 D_2 清扫及联合脏器切除，术后需行 S1 辅助化疗。

7. 临床分期 Ⅳ（任何 N，任何 T，M_1）的治疗　此期患者仅能予以化疗、姑息性手术、放射治疗及支持治疗。

（五）减瘤手术与姑息性手术

1. 减瘤手术（reduction surgery）　是指患者存在 H_1、P_1、CY_1 或 M_1，但无出血、狭窄、疼痛等情况所进行的胃切除术。目的是通过减少体内肿瘤负荷而延缓死亡，但确切的临床证据尚未发表。

2. 姑息性手术（palliative surgery）　是针对不能根治性切除的胃癌患者，出现出血、狭窄等情况而行的胃部分切除或短路手术。

（六）化疗标准方案

1. 2007 年 ASCO 的 ACTS－GC（Adjuvant Chemotherapy trial of TS－1 for Gastric cancer）RCT 研究结果显示手术 + S1 的 3 年存活率为 80.1%，手术单独组为 70.1%，因此，指南将 S1 作为术后辅助化疗的标准方案。

2. SPIRITS 试验发现中位生存期单独 S1 组为 11.0 个月，S1/CDDP 联用组为 13.0 个月，1 年存活率分别为 46.7% 及 54.1%，因次，本指南将联合应用 S1/CDDP 作为不能切除胃癌及复发胃癌的标准化疗方案。

三、2011 NCCN 胃癌诊治指南概要

1. 胃癌发病率 世界范围内胃癌占恶性肿瘤第 4 位，日本男性最常见的恶性肿瘤，上海男性第 2 位为52.24/10 万；女性第 3 位为 29.26/10 万。中国发病部位胃窦为主，西方多见于近端胃小弯，部位不同可能是东西方胃癌处理分歧较大的原因。胃癌发生与幽门螺旋杆菌、吸烟和高盐饮食有关。

2. 胃癌术前检查 指南指出多学科评估具有重要意义，包括：胃肠肿瘤外科、病理科、放射科、化疗科、放疗科、营养科以及心理科医生等共同参与制定诊治方案。病史与体格检查是基本的临床资料。必须检查包括全血细胞计数与生化检查、上腹部强化 CT、盆腔 CT/BUS（女性）及十二指肠镜检查。可选检查包括PET－CT、EUS 及腹腔镜。在我国应用较多的 CEA、AFP、CA19－9 及 CA－125 等肿瘤系列均不需要。

3. 术前分期 术前检查分期首选 CT 检查，其 T 分期准确率为 43%～82%，N 分期准确率为 70%，总的 TNM 术前分期准确率仅约为 53%。PET－CT 检查术前分期准确率约为 68%。EUS 因操作者不同而结果相差甚远，不能作为可靠的术前分期手段。腹腔镜可发现部分远处转移。腹水细胞学检查阳性提示丧失手术根治的可能性。内镜可确定肿瘤位置、大小和明确诊断；出血、梗阻肿瘤患者，可行内镜下金属支架置入术、经皮内镜胃造瘘术等治疗；定期内镜检查可及时发现肿瘤复发。超声内镜可以确定肿瘤的浸润深度和胃周淋巴结有无肿大，同时行细针穿刺活检可确定有无淋巴结转移。

4. 不可根治性切除的选择标准 指南指出以下情况为不可根治性切除：影像学检查高度怀疑或经活检证实 3 级 LNM；肿瘤侵犯或包绕大血管；远处转移；腹膜种植及腹水细胞学阳性。目前将同时完整切除的肝转移，甚至肺转移的手术均作为根治性手术，临床观察可延长患者的 5 年生存率，比姑息性切除效果好。虽然如此，将并发肝、肺转移的手术仍称为根治性手术值得商榷。

5. 内镜下黏膜切除术（EMR）的可行性 早期胃癌内镜下黏膜切除术（EMR）和内镜黏膜下切除术（ESD）是一种有效、创伤小、恢复快的治疗方式，已成为早期胃癌的治疗选择之一。超声内镜是确定早期胃癌能否实施 EMR 或者 ESD 手术的必要检查。EMR 仅适用于：浸润深度为 T_{is} 或 T_{1a}、组织分化 G_1 或 G_2、直径 <3cm 且无溃疡的肿瘤。如前所述，术前 T 分期误差较大，难以普遍推行，因此，只有在丰富经验医疗机构才能开展临床试验，而不能作为治疗常规手段。

6. D_1 与 D_2 之争 西方学者认为 D_2 与 D_1 相比无生存优势，并发症增加，治疗规范为 D_1，推荐 D_2。东亚 D_2 淋巴结清扫术是可根治性胃癌标准术式。专家组建议：大型肿瘤中心，经验丰富的医生，应行 D_2 淋巴结清扫术，且淋巴结数目≥15 个。在我们国家，将 D_2 根治性切除术作为胃癌手术的金标准。

7. D_2 淋巴结清扫术脾脏保留与否 指南指出应尽量避免常规或预防性脾切除，YU 等研究发现对肉眼阴性的脾周围淋巴结不应行预防性脾切除术。日本胃癌研究会认为对于近端胃癌应行脾切除。笔者认为对于肉眼淋巴结阳性者可行保留脾的 No. 10、No. 11 组淋巴结清扫术或脾切除术；阴性者无需行脾切除术

8. 腹主动脉周围淋巴结清扫与否 日本研究者随机对照临床实验（JCOG9501）结果显示 D_2 清扫术与 D_2^+ 主动脉旁淋巴结清扫术后死亡率均为 0.8%；5 年总生存率分别为 70.3% vs 69.2%；无复发生存率两组无显著性差别。分层研究得到不符合常理的结论：淋巴结无转移者，联合清扫术后患者获益；淋巴结转移者，联合清扫术后生存率反而降低，作者解释为分层误差有关，但笔者认为 No. 16 组淋巴结转移者已属晚期恶性肿瘤，手术清除难以获益。因此，欧美国家的观点认为胃癌腹主动脉周围淋巴结不需行清扫术，然而，在我国依然有权威专家支持扩大淋巴结清扫术。

9. 手术切除标本病理报告格式

（1）内镜下黏膜切除标本：病理标本报告应包括大体类型、组织学类型、分化程度、侵犯深度、血管侵犯、肿瘤边缘情况等。肠型肿瘤 HER2 阳性表达率较高，病理检查应区分肠型和弥漫型肿瘤。

（2）未行术前放疗、化疗胃切除标本：除 EMR 切除标本的检查内容外，尚包括肿瘤是否侵犯胃食管交界部，清除淋巴结总数（≥15 个）和阳性淋巴结数目。

（3）已行放疗、化疗胃切除标本：除（2）所述内容，尚应提供放疗、化疗后肿瘤退化级别：0 级是完全反应，未见肿瘤细胞；2 级是中度反应，单个细胞或小团肿瘤细胞残留；3 级是微小反应，残余肿瘤部分

纤维化；4 级是弱反应，大量肿瘤细胞残留，对治疗没有反应或反应微弱。值得注意的是非细胞性黏液池并非肿瘤残存。

10. pTNM 分期　新版 pTNM 较以前版本出现巨大差异，T 分期如下：Tx，原发肿瘤无法评估；Tis，上皮内癌，未侵及固有层；T_{1a}，侵犯固有层或黏膜肌层；T_{1b}，侵犯黏膜下层；T_2，侵犯固有肌层；T_3，穿透浆膜下结缔组织，未侵犯浆膜或邻近结构；T_{4a}，侵犯浆膜；T_{4b}，侵犯邻近结构。淋巴结转移分期（LNM 分期）：Nx，区域淋巴结无法评估；N_0，区域淋巴结无转移；N_1，1~2 个 LNM；N_2，3~6 个 LNM；N_3，7 个以上 LNM；N_{3a}，7~15 个 LNM；N_{3b}，16 个以上 LNM。远处转移（M）分期：M_0，无远处转移；M_1，有远处转移。组织学分级：G_1，高分化；G_2，中分化；G_3，低分化；G_4，未分化。新的 pTNM 见表 18-6。

表 18-6　2011 NCCN TNM 分期

0 期：	Tis	N_0	M_0
Ⅰ A 期：	T_1	N_0	M_0
Ⅰ B 期：	T_2	N_0	M_0
	T_1	N_1	M_0
Ⅱ A 期：	T_3	N_0	M_0
	T_2	N_1	M_0
	T_1	N_2	M_0
Ⅱ B 期：	T_{4a}	N_0	M_0
	T_3	N_1	M_0
	T_2	N_2	M_0
	T_1	N_3	M_0
Ⅲ A 期：	T_{4a}	N_1	M_0
	T_3	N_2	M_0
	T_2	N_3	M_0
Ⅲ B 期：	T_{4b}	N_0	M_0
	T_{4b}	N_1	M_0
	T_{4a}	N_2	M_0
	T_3	N_3	M_0
Ⅲ C 期：	T_{4b}	N_2	M_0
	T_{4b}	N_3	M_0
	T_{4a}	N_3	M_0
Ⅳ 期：	任何 T	任何 N	M_1

11. 可切除胃癌化疗选择　指南推荐的围手术期化疗 Ⅰ 类推荐方案为 ECF（表柔比星、顺铂、5-Fu），5 年 OS 36%。ECF 改良方案也是围手术期化疗 Ⅰ 类推荐方案。术后辅助化疗存在争议，无标准方案，首选 ECF 或其改良方案，替吉奥（S1）用于 D_2 术后分期为 Ⅱ 或 Ⅲ A 的患者或年老体弱 Ⅲ B 患者；而奥沙利铂联合希罗达在指南中仅为 2B 类推荐。

12. 不可切除或晚期胃癌化疗选择　DCF（多西他赛、顺铂、5-Fu）、ECF 及 ECF 改良方案均为 Ⅰ 类推荐化疗方案。顺铂联合希罗达和顺铂联合 S1 均为 2A 类推荐方案。奥沙利铂联合希罗达仅为 2B 类推荐。另外，曲妥珠单抗可以用于 HER-2 阳性不能切除的局部进展期胃癌、复发或转移性胃或胃食管结合部腺癌患者，但应行 HER2 免疫组化检测，判断标准如下：

（1）对于手术切除标本，0 为无反应或 10% 细胞胞膜染色微弱，（++）为 >10% 肿瘤细胞胞膜完整（基底膜侧）弱到中度染色，（+++）为 >10% 肿瘤细胞胞膜完整（基底膜侧）中到强度染色。

（2）对于活检标本：0 为在任何细胞中均无反应，（+）为细胞团微弱染色，（++）为细胞团完全（基底膜侧）弱到中度染色，（+++）为细胞团完全（基底膜侧）强度染色。

（3）判定标准为 0 和（＋）判定为阴性，（＋＋＋）判定为阳性，（＋＋）需要加做 FISH 才最终确定 HER2 的表达情况。

13．放疗在胃癌治疗中的地位　指南对无 M_1 的无法切除患者以及 R_1 或 R_2 切除者推荐 45～50.4 Gy ＋ 放疗增敏剂放疗（Ⅰ类）。无法切除者联合化疗、放疗可能有效。术前放疗或化放疗未达成共识。进展期胃癌（T_2 以上或 N^+），术后可以行紫杉醇联合放疗的治疗方案（Ⅰ级证据）。调强放疗保证靶病灶接受足够放疗剂量的基础上，尽量避免其他组织器官的损伤。

14．腹腔镜胃癌根治术可行性　Huscher 前瞻性随机研究，59 例胃窦癌腹腔镜 vs 开腹手术，手术死亡率分别为 3.3% 及 6.7%；5 年 OS 为 58.9% vs 55.7%；5 年无病生存率：57.3% vs 54.8%，腹腔镜优于开腹手术，但无统计学意义。至于腹腔镜胃癌根治术的可行性有待大规模随机临床研究。

15．术后随访时限　指南建议随访 3～6 个月 1 次，共 2 年；之后每 6 个月 1 次，共 3～5 年；以后每年 1 次。笔者认为早期胃癌复查 6 个月 1 次，共 5 年，以后每年 1 次；中晚期胃癌 3 个月复查 1 次，共 2 年，之后每 6 个月 1 次，共 3 年，以后每年 1 次。

16．随访内容　病史及体格检查；视情况行 CBC、生化检查；视情况影像学检查；视情况内镜检查；监测维生素 B_{12} 缺乏情况；根治术或 EMR 术后监测 HP，阳性者根除，全胃切除或复发转移者无需监测 HP。消化肿瘤标志物系列不需要复查。

17．最佳支持治疗的措施　①伴有胃出血的患者：急性出血者行内镜止血，无效者介入栓塞及放疗；慢性出血者化疗或放疗；反复发作的呕血或黑便，需要输血治疗患者，行姑息性胃癌切除术。②梗阻患者采用以下方法：内镜下球囊扩张及肠内支架；胆管内支架或 PTCD；胃肠吻合或姑息性切除；经皮胃镜下胃造瘘；手术置入空肠营养管；放疗；化疗。③疼痛处理：放疗；化疗；三阶梯方案止痛；胃放置支架后顽固性疼痛需去除支架。④恶性腹水：无症状者化疗；有症状者行腹水引流，腹腔内化疗联合全身化疗。

18．化疗要求 Karnofsky 功能状态评分及 ECOG 体力状况分级标准　指南要求化疗患者 Karnofsky 功能状态评分＞60，ECOG 体力状况分级 0～2 级，具体评分及分级标准见本书附录。

四、胃癌术前评估与准备

1．术前患者心理准备　患者多有恐惧、焦虑及紧张等情绪，医护人员应关怀患者，鼓励其接受手术并安全度过围手术期。就手术的必要性、可行性和安全性向患者逐一、必要地解释。患者对术者的信任是术后顺利康复的重要保障。

2．手术适应性训练　包括床上大、小便、训练胸式呼吸、正确的咳嗽与咳痰、术后翻身及下肢肌肉活动的方法。

3．术前病变检查　胃镜检查明确病理诊断、Borrmann 分型、距离贲门和幽门距离、肿瘤部位、大小、质地、食管和十二指肠有无侵犯、有无多发病变及狭窄、出血等并发症，对术前估计行胃切除方式颇有裨益。超声胃镜除上述发现外，还可估计胃周淋巴结转移情况，利于手术前分期和手术设计。上消化道钡餐检查易于为医生疏忽，其实胃镜不能代替钡餐检查，后者可以提供胃镜不能确切提供的信息，如肿瘤距离贲门和幽门距离，胃的蠕动功能等，另外对皮革胃的诊断更具有优势。术前腹腔镜检查可以探查肿瘤位置、大小、质地、距离贲门与幽门距离、浆膜是否浸润；淋巴结、肝脏、腹膜、肠系膜、盆腔腹膜及卵巢有无转移；有无腹水并可行冲洗腹腔液查找癌细胞。另外 CT 亦可发现有无胸水及肺下叶存在的转移灶或结核灶。怀疑结肠侵犯者，应行肠镜检查。术前体格检查：上腹部有无肿物及其大小、形态、质地、压痛、活动度、锁骨上淋巴结、肚脐及腹股沟淋巴结有无肿大，直肠指诊了解 Douglas 窝有无腹膜肿瘤种植结节。

4．术前血液检查　血常规与血型、生化、肝功能、肾功能、凝血功能、甲型肝炎、乙型肝炎、丙型肝炎、艾滋病、梅毒等检查，至于消化道恶性肿瘤标志物如 CEA、AFP、CA－125、CA19－9 等多不需要，除非考虑存在结直肠癌、肝癌、卵巢癌或胰腺癌情况。

5．术前胸部正侧位片　明确有无肺部炎症、肺结核、转移灶、胸水等情况，可疑结节性病灶需加做强化胸部 CT 检查和结核菌素实验。

6. 术前腹部 CT、MRI 及 PET-CT 检查　全腹强化 CT 和 MRI 检查可评估病灶与胰腺、横结肠、肝脏、食管、十二指肠有无浸润；病变浸润深度；淋巴结、肝脏、脾脏、肾上腺、肠系膜、盆底等有无转移；有无胃潴留、腹水、肚脐和腹股沟转移；有无 Krukenberg 瘤。PET-CT 可诊断远处转移：脑、脊椎、肺、锁骨上淋巴结、甲状腺、生殖腺等器官有无转移。

7. 术前心功能评估　常规心电图、心脏彩超心功能评估，怀疑心肌梗死者应行心肌酶学检查。关于心功能分级和临床处理见第十二章及第十五章有关内容。

8. 术前肺功能评估　吸烟者术前至少禁烟 2 周，老年患者应行呼吸训练，给予稀化痰液和雾化吸入，COPD 患者给予支气管扩张剂，哮喘发作者及肺部存在炎症的患者需延期手术。血气分析检测换气功能，如 $PaO_2 < 60mmHg$，$PaCO_2 > 45mmHg$，需呼吸内科医生协助处理并推迟手术。肺通气功能检测第 1s 最大通气量指吸气至肺总量后以最大的努力、最快的速度做呼气第 1s 所得气量（FEV1），正常人 FEV1 占用力肺活量比值 > 80%。如 FEV1 < 2L，可能发生呼吸困难；FEV1 < 50%，提示肺功能重度不全，术后可能需机械通气。

9. 术前肾功能评估　胃癌患者肾功能一般正常，但应避免肾毒性药物，术前保证肾脏的足够灌流，避免肾前性因素导致的肾脏损害。对于原有肾功能不全者，需要透析患者，应在手术 24h 内进行透析 1 次。有肾上腺或肾脏转移需切除一侧肾脏者，应检测对侧肾功能，以防术后肾功能衰竭。

10. 术前肝功能评估　有活动性肝炎患者，要求 AST 与 ALT 降至 100IU/L 以下且持续 3 周以上方可手术。肝硬化患者，要求 Child 分级为 A，手术较为安全。

11. 术前凝血功能评估　目前所用的凝血功能检查发现凝血功能障碍的概率极低，发现严重凝血功能障碍的概率仅为 0.2%。询问病史应包括：患者及其家属有无出血或栓塞病史；有无月经增多、牙龈出血、皮肤瘀斑、鼻黏膜出血等出血倾向；有无肝、肾及血液系统疾病；是否服用阿司匹林、非甾体类消炎药或降血脂药（可能影响脂溶性维生素 K 的吸收）；是否罹患房颤、血栓性疾病或心脏瓣膜病而行抗凝治疗。查体注意有无皮肤黏膜紫癜、肝掌或脾大。术前 10 天停用抗血小板药物（噻氯匹啶或氯吡格雷），术前 7 天停用阿司匹林，术前 3 天停用非甾体类消炎药。胃癌手术要求血小板 $> 75 \times 10^9/L$，低于此数值应输注血小板；合并门脉高压脾功能亢进的患者，术前输注血小板无效，应在术中切除脾脏后，补充血小板；冷沉淀促进血小板聚集与黏附，可适当补充。需抗凝的患者以及血友患者的术前处理较为复杂，应请血液内科和麻醉师共同商讨处理方案。

12. 术前脑血管疾病评估　围手术期脑血管意外发生率 < 1%，多见于房颤栓子脱落或低血压大脑灌流不足所致，危险因素包括高龄、吸烟、糖尿病、高血压、冠心病。无症状的颈动脉杂音是脑血管病的一个危险指征，当与高血压同时存在时，脑血管病发病率更高。短暂性大脑缺血性发作（transient cerebral ischemic attacks，TCIA）是局灶性脑缺血导致突发短暂性、可逆性神经功能障碍。发作持续数分钟，通常在 30min 内完全恢复，超过 2h 常遗留轻微神经功能缺损表现。TCIA 发作患者罹患完全性脑血管病的危险性比正常人高 6 倍以上。流行病学调查认为，9% ~ 35% 的脑血管病患者中有 TCIA 历史，而约 1/3 的 TCIA 患者将发展成完全性脑血管病。因此，无症状的颈动脉杂音与 TCIA 患者应进一步检查和治疗。近期有脑卒中患者，病情稳定后至少 2 周，最好 6 周方可行胃癌根治术。

13. 术前糖尿病处理　糖尿病患者细胞糖代谢障碍，免疫功能低下，在控制血糖 2 周后方可恢复。并发糖尿病患者围手术期血糖水平存在争议，Textbook of diabetes 推荐围手术期理想的血糖为 6 ~ 11mmol/L，详见第十五章。

14. 纠正水、电解质、酸碱平衡紊乱　胃癌患者因进食障碍、呕吐或幽门梗阻、出血等原因，可有脱水、低钾低氯性碱中毒等，术前应予以纠正。

15. NRS2002 营养风险筛查与营养支持　所有胃癌患者均应行 NRS2002 营养风险筛查，NRS2002 评分 ≥3 分作为营养不良风险界限值，应给予肠内或肠外营养支持：按 83.68 ~ 104.6kJ/kg 体重的非蛋白能量供能，1 : 418.4 ~ 1 : 627.6kJ 的氮能量比供应氨基酸，术前 1 周开始至手术前 1 天供给。白蛋白 < 20g/L 应输注白蛋白制品，最好达 30g/L 以上。

16. 有关抗精神病药物问题　此类药物一般需长期服药而且用量较大，最好停药 1 周后手术。如因停药可导致病情恶化，万不得已可继续服药准备手术，但以下药物必须停用：酚噻嗪类药物如氯丙嗪、异丙嗪和丁酰苯类如氟哌啶醇，因其有 α 受体阻断作用而引起低血压；三环类抗抑郁药如去甲替林、丙米嗪及去甲丙米嗪等，因其具有导致心律不齐和血压波动，而四环类抗抑郁药较为安全，无需停药。

17. 合并活动性肺结核的处理　胃癌合并肺结核患者因病情限制，不可能长期抗结核治疗，应在积极抗结核治疗同时施行根治性手术切除。术前应遵循结核病治疗的早期、规律、全程、适量、联合五项原则，积极强化治疗，同时给予稀化痰液等雾化吸入处理。2~4 周后，患者病情得到有效控制，传染性明显下降时可行手术治疗。由于具有传染性，一般综合性医院无结核病专科，此类患者宜在结核病专科医院接受手术治疗。

18. 高龄患者的术前准备　随着社会经济与医学的进步，高龄患者逐年增多，除外上述评估与准备外，日常活动（activities of daily living，ADL）能力用于术前评估亦较为实用，常用 Karnofsky 评分法，<40 分则不宜手术。

19. 术前肠道准备　术前 3 天，可给予缓泻剂如麻仁软胶囊。幽门梗阻患者，应留置胃管引流胃液，每天用温生理盐水 500~1 000mL 洗胃。肿瘤可能侵犯结肠，术前 1 天下午复方聚乙二醇电解质散 137.15g 溶于 2 000mL 温水口服，并静脉输注 5% GNS 2 000mL 及 10% KCL 30mL。

20. 术前用药　诊断明确者，为缓解出血或疼痛，可口服质子泵抑制剂。术前晚给予镇静催眠药物以帮助患者睡眠。术前 30min 肌内注射阿托品 0.5mg 及鲁米那钠 0.1g。

21. 备皮、胃管、尿管　腹部体毛不多者，无需备皮，需备皮者应在术前 30min 用理发推子剪除，而不是用刀具剃除。麻醉后置入胃管与尿管，可减轻患者置管痛苦。

22. 预防性应用抗生素　开腹前 30min，给予足够剂量的第 2 代头孢菌素，手术超过 3h 或出血量 >1 500mL 者，追加一个剂量的抗生素。

23. 纠正贫血及术前备血　血红蛋白<90g/L 者，应输注浓缩红细胞，输血前需签署输血知情同意书。本术式清扫范围大，渗血多，还可能损伤大血管，因此，术前备同型浓缩红细胞 2~4U，新鲜血浆 400~600mL。

24. 签署知情同意书　临床医学是一种探索性的实践活动，像一把双刃剑，一方面治愈疾病，另一方面对患者机体造成有创性损伤。因此，医生应履行术前告知义务，虽不是医生推卸责任的凭据，但是发生医疗纠纷时司法介入的基础。术前应将手术的必要性、可行性、可能手术方式、术中应急情况及其处理措施、术后并发症防治、后续化疗等一系列问题应向患者及其家属讲明，由患者及其家属签署理解手术方式及其风险、同意手术书，签名为准。术中发现与术前不同情况，如联合脾切除术，需术者与家属再次签署知情同意书。

25. 手术者、麻醉师及手术室准备　术者术前应再次检查患者情况，核查各项检查结果，评价心、肺、肝、肾、凝血功能，和麻醉师商讨手术方式、术中可能出现的应急情况及其处理方案。手术组医生术前晚切勿饮酒，保证良好的睡眠，术晨足够早餐并保持良好的体力与心情。手术室应准备好全方位大拉钩、血管吻合器械及各种无损伤血管缝线、双腔引流管、T 形管、空肠营养管、血管吊带、管状吻合器、胃肠切割闭合器及血糖监测仪等。器械护士以及巡回护士熟悉手术操作流程，医护默契配合。由于胃癌根治术时间较长，最好安排当天第一台，对合并糖尿病的患者更应如此。

（中山大学附属第一医院　王天宝）

五、早期胃癌的内镜治疗

目前早期胃癌可行内镜下治疗，其方法分为内镜黏膜切除术（endoscopic mucosal resection，EMR）和内镜下黏膜剥离术（endoscopic submucosal dissection，ESD）。

（一）内镜黏膜切除术治疗早期胃癌

EMR 是一项结合了内镜息肉切除术和内镜黏膜注射术的内镜操作技术。其基本技巧：在预备切除的病灶黏膜下方的黏膜下层注射生理盐水（或其他），使黏膜与其下层分离，从而使切除范围变小而且能够避免损伤肌层。然后利用高频电凝电切除黏膜层病灶。

适应证：①癌前病变的切除，如重度不典型增生；②高、中分化癌且直径＜2cm的I型、IIa型、IIb型；③高、中分化癌且直径＜1cm的IIc型；④部分高分化癌，直径2~3cm的病灶；⑤低分化癌，但直径＜1cm。

EMR的操作方法有多种，最常见的是息肉切除法和透明帽法。息肉切除法：首先应确定病灶的边界，可喷洒染色剂进行观察。用内镜注射针在病灶基底部分点注射生理盐水或者1:100 000肾上腺素盐水，一般注射点顺序由远端到近端。注射液量以病灶与黏膜下层分离并呈现充分、明显隆起状即可。使用圈套器将病灶完全套入，慢慢缩紧圈套器，注意避免固有肌层被套入，最后进行高频电凝电切。透明帽法：按照病灶的类型选择适合的透明塑料帽。根据病灶的性质和范围，可选择是否使用黏膜下注射液体。将圈套器置于透明帽内的凹槽中，对准病灶使用负压吸引将其吸入透明帽内。最后将圈套器套住病灶，高频电凝切除。

EMR是治疗癌前病变和早期胃癌的有效方法，其特点是创伤较小，并发症较少，而且治疗效果较肯定。但是EMR治疗后存在的主要问题是残余病灶复发，因此术后定期复查随访非常重要，部分患者还需要辅以术后化疗。

（二）内镜下黏膜剥离术治疗早期胃癌

ESD是指利用内镜技术，完整地切除消化道黏膜及黏膜下病变的内镜治疗方法。尽管还存在争议，但是目前一般认为治疗早期胃癌的适应证：①直径＜2cm，无淋巴、血管肿瘤细胞浸润，无合并溃疡的未分化型黏膜内癌；②不论病灶大小，无淋巴、血管肿瘤细胞浸润，无合并溃疡的分化型黏膜内癌；③直径＜3cm，无淋巴、血管肿瘤细胞浸润，合并溃疡的分化型黏膜内癌；④直径＜3cm，无淋巴、血管肿瘤细胞浸润，合并溃疡的分化型黏膜下层癌。

ESD的主要步骤如下：

1. 标志　利用靛胭脂染色，然后在病灶外围约5mm处进行电凝标志。

2. 黏膜下注射　配制含有靛胭脂的注射用液，在病灶边缘标志处按照远端至近端的顺序进行黏膜下注射，使病灶充分隆起，与黏膜下层分离。

3. 环形切开　可用Hook刀或者Flex刀等，围绕病灶外缘标志处，由远至近沿黏膜下层切口黏膜。

4. 黏膜下剥离　当病灶周围被充分切开后，如果病灶较小，可以使用圈套器进行切除；如果病灶较大，或者圈套器难以切除时，则必须用切开刀对病灶下方的黏膜下层进行剥离。图18-31至图18-33显示早期胃癌ESD切除的过程。

ESD是近年广泛开展的一项内镜技术，与EMR比较它扩大了早期胃癌的内镜下治疗的适应证，能够把较大面积、形态不规则的肿瘤完整地从固有肌层表面剥离下来，明显减少了肿瘤的残留和复发风险。但是目前对于ESD的远期疗效仍然存在争议，因此需要严格掌握它的适应证，术后定期复查随访同样非常重要，部分患者还需要辅以术后化疗。

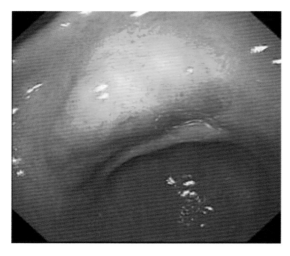

图18-31　早期胃癌，隆起型，病理提示原胃癌

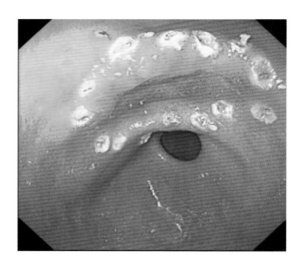

图18-32　完整标志肿物边界

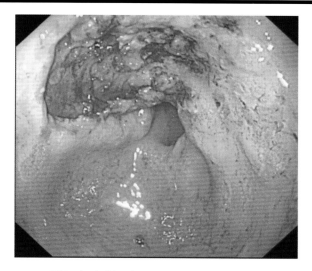

图 18 - 33 ESD 术后肿物被完整切除，创面清楚，无活动性出血

（中山大学附属第三医院 毛 苇 尉秀清）

六、进展期胃癌根治性切除术

（一）远端胃切除 + D_2 淋巴结清扫术

1. 适应证 ①H_0，P_0，CY（－）；②位于 L 或 LM 区；③按以下近端切断线距肿瘤边缘距离断胃，可保留贲门功能者：早期胃癌 2cm；Borrmann Ⅰ 型 3cm；Borrmann Ⅱ～Ⅲ 型 5cm；Borrmann Ⅳ 型 5cm 断胃后，快速冰冻病理证实近切缘无癌细胞；④淋巴结转移限于以下范围：No. 1、No. 3、No. 4sb、No. 4d、No. 5、No. 6、No. 7、No. 8a、No. 9、No. 11p、No. 12a。

2. 麻醉与体位 气管内插管全身麻醉，平卧位。

3. 手术步骤

（1）采用上腹正中切口，上达剑突上方 2cm，下达肚脐下方 4～5cm，可切除剑突，切口务必足够大，利于清扫淋巴结，避免术中挤压肿瘤组织，减少肿瘤转移机会。腹白线上窄下宽，有时偏离中线位置，术时应注意。手术刀切开皮肤及皮下脂肪组织，出血点电凝止血，血管钳提起腹白线，电刀切开，进而提起腹膜，手术刀切开之，避免损伤腹内脏器，再用电刀完成开腹（图 18 - 34）。

（2）术者用无菌生理盐水洗手，腹壁拉钩拉起腹壁，探查腹腔：有无腹水，大网膜有无肿瘤种植结节，肝脏有无转移，盆腔有无种植，双侧卵巢有无 Krukenberg 瘤，小肠及其系膜有无癌灶，腹主动脉及横结肠系膜根部有无肿大淋巴结，病灶的位置、大小、活动度、胃周淋巴结转移情况，腹腔脱落细胞学检查，初步判定能否行根治性切除。

（3）上置切口保护器及全方位大拉钩，充分暴露腹腔。

（4）浸出浆膜层者，予以纱布覆盖或喷洒浆膜保护胶，4 号丝线缝扎癌灶周围血管，减少肿瘤播散的机会。大纱布垫将脾脏垫起，避免牵拉脾脏引起后者撕裂出血，减少不必要的脾切除之风险。

（5）常用的逆行切除法手术程序如下：①离断胃结肠韧带，切除横结肠系膜前叶，清扫 No. 15、No. 14、

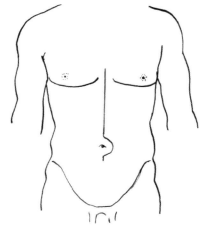

图 18 - 34 手术切口

No. 6、No. 17 组淋巴结；②游离肝曲，切开十二指肠外侧腹膜，探查并清除 No. 13 组淋巴结；③近肝缘切开肝胃韧带；④切开肝十二指肠韧带，清除 No. 12a 淋巴结；⑤切断胃右动脉，清除 No. 5 淋巴结；⑥横断十二指肠，清除 No. 8a 淋巴结；⑦清除 No. 7、No. 9 淋巴结，切断胃左动脉；⑧清除 No. 1、No. 3 组淋巴结；⑨横断胃体；⑩清除 No. 11p 淋巴结，进而完成胃肠道重建（图 18 – 35）。

（6）由于脱落癌细胞易于种植于大网膜，因此胃癌根治术要求切除大网膜。位于胃后壁的肿瘤还可以种植于小网膜囊，切除横结肠系膜前叶也是必要的步骤之一（图 18 – 36）。

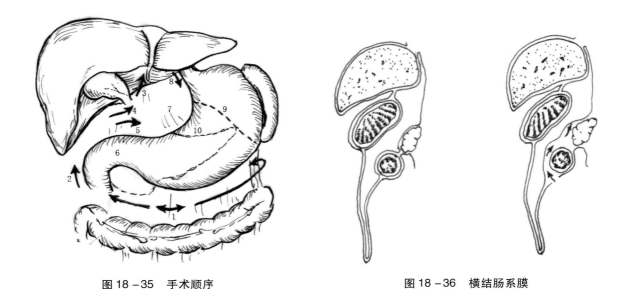

图 18 – 35　手术顺序　　　　　　　　　　　　　图 18 – 36　横结肠系膜

（7）术者将大网膜翻向头侧，助手向下方牵拉横结肠，紧张胃结肠韧带，电刀向脾脏方向切断此韧带，达脾脏下缘，转向胃大弯方向，切断结扎胃网膜左动脉，清除 No. 4sb、No. 4d 组淋巴结（图 18 – 37）。

（8）向结肠肝曲方向离断胃结肠韧带右侧半，游离肝曲，完全显露十二指肠，以利于探查 No. 13 组淋巴结（图 18 – 38）。

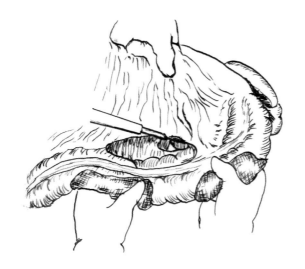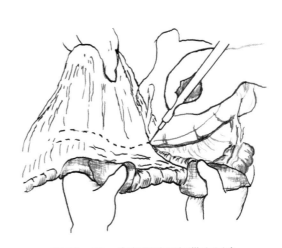

图 18 – 37　清除 No. 4sb、No. 4d 淋巴结　　　　　图 18 – 38　离断胃结肠韧带左侧半

（9）横结肠血管右侧，系膜前后叶间隙较大，易于分离，可先于此切除横结肠系膜前叶，清除 No. 15 组淋巴结（图 18 – 39）。

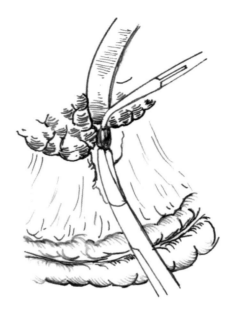

图 18 - 39　清除 No. 15 组淋巴结

（10）沿横结肠静脉分离，即可显露肠系膜上静脉，此静脉根部周围为 No. 14 组淋巴结。虽然目前将转移的 No. 14 组淋巴结作为远处转移，但即使转移，切除后依然可获得较长的生存期，因此应一并清除。可将胰腺下缘游离，电刀切除 No. 14 组淋巴结及其周围的脂肪结缔组织，胰腺侧的组织可予以缝扎，务必彻底止血（图 18 - 40、图 18 - 41）。

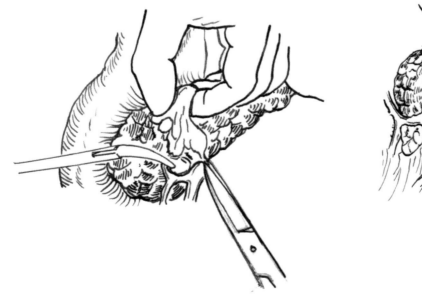

图 18 - 40　显露肠系膜上静脉

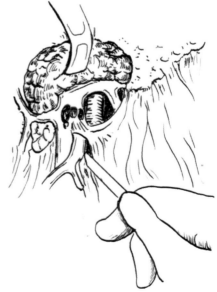

图 18 - 41　清除 No. 14 组淋巴结

（11）将 No. 14 组淋巴结及其周围的脂肪结缔组织向上方牵起，清除胃结肠静脉干周围组织，进而显露胃网膜右静脉，于其根部结扎切断。胰头前方的背膜、No. 17 淋巴结和结缔组织一并切除，出血点予以电凝或 1 号丝线缝扎（图 18 - 42、图 18 - 43）。

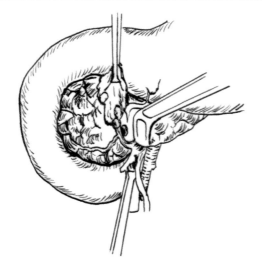

图 18 - 42　显露胃网膜右静脉

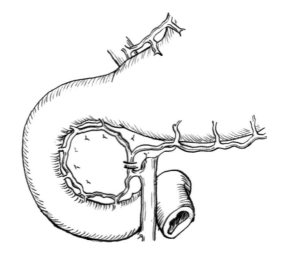

图 18 - 43　切断胃网膜右静脉

（12）幽门下游离出胃网膜右动脉，于其根部结扎，清除 No. 6 组淋巴结。胃网膜右动、静脉应分别游离清楚后，各自妥善结扎，将二者集束结扎可导致静脉撕裂出血，反而延缓手术进程，增加术后腹腔出血的风险（图 18 - 44）。

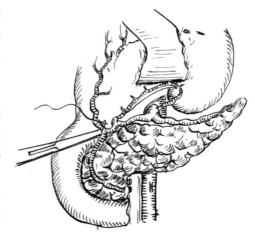

图 18 - 44　切断胃网膜右动脉

（13）为探查 No. 13 和 No. 16 组淋巴结，应采用 Kocher 切口，将胰头掀起，其背侧的淋巴结即为 No. 13 组淋巴结，和 No. 14 淋巴结一样，属于远处转移范围，但切除后生存期明显延长，手术并发症并未明显增加，因此，如有肿大应一并切除。至于 No. 16 组淋巴结肿大转移者，已属于晚期，清扫与否和生存期关系不大，手术本身已为姑息性切除。笔者认为易于清除者当应予以切除，但所有组织均应妥善结扎，预防发生淋巴管漏（图 18 - 45 至图 18 - 47）。

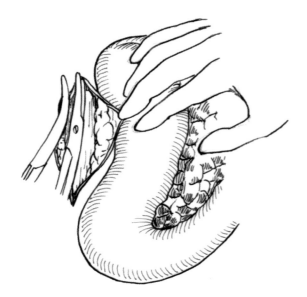

图 18 - 45　Kocher 切口

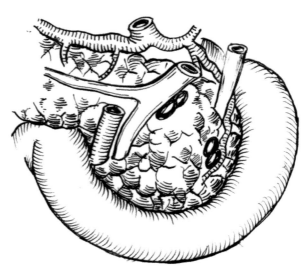

图 18 - 46　内翻胰头

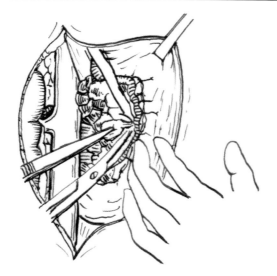

图 18－47　清除 No. 13 组淋巴结

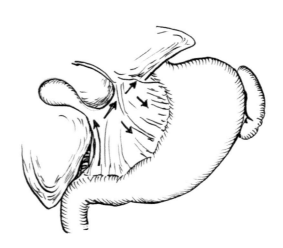

图 18－48　切开肝胃韧带

（14）近肝缘切开肝胃韧带和肝十二指肠韧带，有时可遇到副肝动脉进入肝左叶，可予以切断结扎，一般不会导致肝功损害；也可以将该动脉和胃左动脉周围淋巴脂肪组织清除后，保留胃左动脉和副肝动脉，对肝功能已有损害的患者颇有裨益（图 18－48）。

（15）近肝门处切开肝十二指肠韧带前叶，向远侧锐性分离，显露胆总管及肝固有动脉，途中可有小的出血点，电凝多可止血。清扫 No. 12a 淋巴结时，应自上而下耐心清扫，肝固有动脉发出胃右动脉处夹角内淋巴结清扫应顺着胃右动脉的方向分离，以免动脉损伤引起出血。自胃右动脉根部结扎切断，保留侧结扎与缝扎各一道，清除 No. 5 组淋巴结。No. 12b 和 No. 12p 淋巴结目前不在 D$_2$ 根治术清扫范围之内，如可疑转移当当可清扫。No. 12b 为恒定的淋巴结，位于胆总管下段后方，术者将胰头向左上方略掀起，右手拇指和示指即可触及该淋巴结，将胆总管拉向左上方，小蚊氏钳钳夹淋巴结周围组织，切断并稳妥结扎，即可将 No. 12b 淋巴结完整切除。清除 No. 12p 淋巴结风险较大，主要是门静脉较薄，而且显露困难，切除不易，门静脉损伤难以处理，因此务必小心。清除前应准备血管吻合器械以及 5－0 号血管缝合线，以备急需。术者将左手示指和中指经温氏孔置于门静脉后方，将 No. 12p 淋巴结推向左侧，拇指置于肝固有动脉和门静脉前方，将二者拉向右侧，小蚊氏钳逐段钳夹淋巴结周围靠近门静脉组织，每次钳夹组织不超过 0.5cm，保留侧可予以 5－0 号血管缝线缝扎，切忌大块组织切断，因可能损伤门静脉，以免术中门静脉大出血，小范围逐段血管缝扎即使出血，也易于修补。笔者曾有一次教训，用电刀切除 No. 12p 淋巴结，由于门静脉较薄，用手指顶起后难以辨认，结果导致门静脉损伤，术中出血近2 000mL，同时又因为尚未行 Kocher 切口，也未切断十二指肠，因此处理极为困难。用心耳钳将门静脉、脾静脉和肠系膜上静脉阻断后，用 5－0 号血管缝线连续缝合，所幸患者术后安全康复。总结切除 No. 12p 淋巴结教训，笔者认为：①应先行游离胰头，清除 No. 12b 和 No. 13 淋巴结；②清除 No. 12a 和 No. 5 组淋巴结；③最好先横断十二指肠，利于门静脉损伤后显露门静脉；④术者用左手拇指、示指及中指将 No. 12p 淋巴结推向左侧，小蚊氏钳小范围逐段钳夹淋巴结与门静脉间组织，保留侧 5－0 号血管缝线缝扎；⑤如有出血，左手示指向上方顶起，多可控制出血，然后可用 5－0 号血管缝线缝扎止血；⑥切忌盲目、反复钳夹止血，可能导致门静脉更为严重的损伤（图 18－49 至图 18－51）。

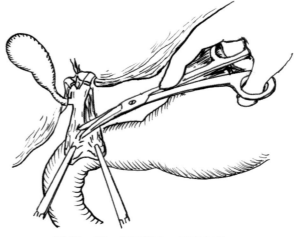

图 18－49　切开肝十二指肠韧带

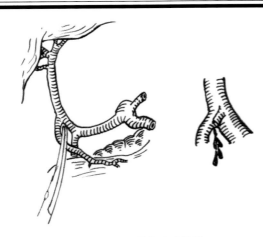

图 18 - 50　胃右动脉损伤

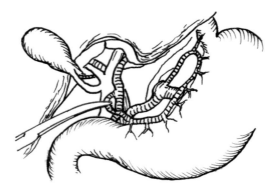

图 18 - 51　切断胃右动脉

（16）幽门下 3cm 左右保留侧上持肠钳、胃侧夹持库克钳，背侧放置纱布，电刀切断十二指肠，安尔碘消毒断端。保留侧可用 7 号丝线连续或 "U" 字形间断缝合关闭，笔者采用的方法是：7 号丝线自一侧浆肌层进针，紧贴肠钳下方穿过十二指肠中点的前后壁，然后自另一侧浆肌层缝针，再自十二指肠中点附近穿过前后壁，两线尾打结。此方法优点在于缝合迅速可靠。将十二指肠残端两侧角荷包缝合包埋，中间加缝几针浆肌层缝合包埋残端。胃侧断端最好亦用 7 号丝线缝合关闭，并用大纱布妥善包裹，以免污染腹腔。用直线型切割闭合器离断十二指肠更为便捷，残端最好予以浆肌层包埋（图 18 - 52），具体操作参见第三十九章。

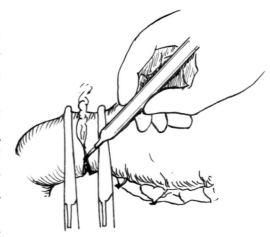

图 18 - 52　切断十二指肠

（17）将胃拉向左上腹，于肝总动脉前方可见 No. 8a 组淋巴结，这是胃癌恒定的淋巴结，转移率较高，务必清扫。助手将胰腺压向下方，术者用蚊氏钳分开淋巴结周围组织并电刀切断，逐步移除 No. 8a 组淋巴结。No. 8p 组淋巴结亦不在 D₂ 根治术淋巴结清扫范围之内，如有转移，可先游离肝总动脉，有时需切断胃十二指肠动脉，易于显露 No. 8p 组淋巴结，采用切除 No. 12p 淋巴结的方法将其切除，有时 No. 8p 和 No. 12p 淋巴结融合为一体，切除困难，应避免损伤门静脉。临床实践亦见 No. 8a 组淋巴结和胰腺组织紧密粘连，此时先游离肝总动脉，术者左手拇指和示指置于胰腺前后面，用电刀将 No. 8a 组淋巴结切除，创面电凝止血或缝扎止血（图 18 - 53 至图 18 - 56）。

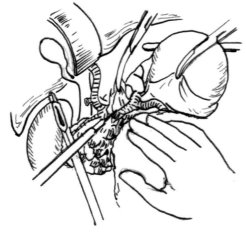

图 18 - 53　显露 No. 8a 组淋巴结

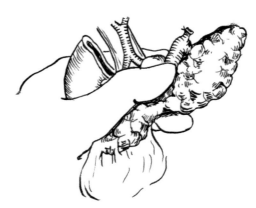

图 18 - 54　显露 No. 8a 组淋巴结

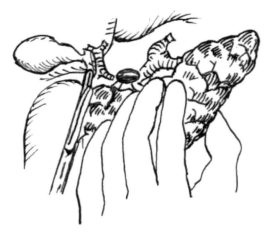

图 18 -55　切除 No. 8p 组淋巴结

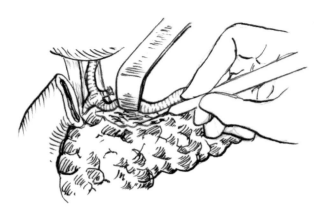

图 18 -56　切除后创面止血

（18）继续向腹腔干根部游离，清除 No. 9 组淋巴结；解剖出胃左动脉，于其根部先用 4 号丝线结扎，在于此线以远上持两把血管钳，切断胃左动脉，保留侧缝扎，No. 7 组淋巴结得以清除。对于年老患者，血管内膜存在钙化，过度用力打结可将内膜挤出，反而导致术中或术后出血（图 18 -57）。

（19）腹腔干发出脾动脉，显露多无困难，该动脉走行于胰腺上缘之后，锐性分离胰腺上缘，显露脾动脉，锐性分离 No. 11p 组淋巴结，该组淋巴结周围重要脏器少，可采用小蚊氏钳逐段结扎的方法将其切除，胰腺侧小的出血点可予以电凝或 1 号丝线缝扎。至于 No. 11p 与 No. 11d 的分界线目前以脾动脉中点为界，因胃后动脉不在脾动脉中点，而且约40% 个体不存在胃后动脉。术中可探查 No. 11d 组淋巴结，如肿大怀疑转移，可一并切除（图 18 -58 至图 18 -61）。

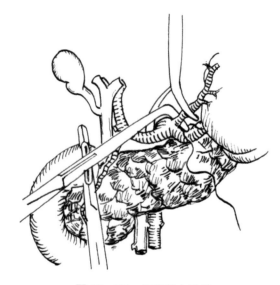

图 18 -57　切断胃左动脉

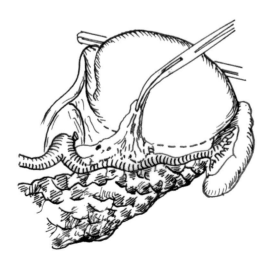

图 18 -58　显露脾动脉

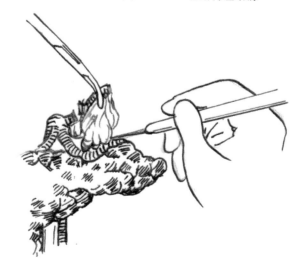

图 18 -59　切除 No. 11p 组淋巴结

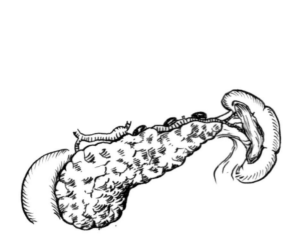

图 18 – 60　显露 No. 11d 组淋巴结

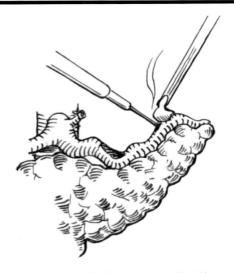

图 18 – 61　切除 No. 11d 组淋巴结

（20）将整个胃体牵向左下方，将小网膜切缘向食管右侧延伸，清除 No. 1 组淋巴结，进而沿小弯侧切除小网膜，此处小网膜多数分为两层，分别予以结扎切断，直至贲门下 3cm 处，同时清除 No. 3 组淋巴结。再将裸化的小弯侧胃前后壁浆肌层间断缝合，以减少术后小弯侧损伤破裂的可能，但贲门附近切忌内翻过多，以免引起吞咽困难，此步操作也可以在胃肠重建完毕后进行（图 18 – 62、图 18 – 63）。

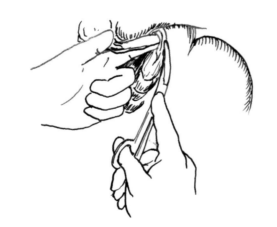

图 18 – 62　清除 No. 1 组淋巴结

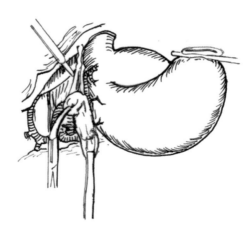

图 18 – 63　清除 No. 3 组淋巴结

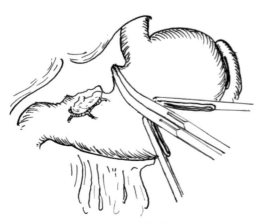

图 18 – 64　离断胃体

（21）断胃有多种方法，可用胃钳沿切除线夹持胃壁，其远侧上置库克钳，后方垫置纱布垫，电刀离断胃体，移除标本，断端安尔碘消毒；自小弯侧切开胃壁，边切边间断缝合，直至到吻合口的小弯侧为止，然后将已缝合的小弯侧行浆肌层包埋；也可以行全口胃空肠吻合术，节省小弯侧闭合时间。另一种方法为先用两把库克钳钳夹吻合口处胃壁，离断后，再向小弯侧上持两把大弯钳，于二者间切断之，移除标本，小弯侧处理同前所述。第三种方法可用足够长的直线型切割闭合器，一次性切割并同时闭合胃体，移除标本。无论何种方式断胃，均应于手术台上检查切除标本，特别是近切缘长度是否足够，可疑肿瘤残留时可行快速冰冻病理检查以资诊断，必须保证切缘未见肿瘤方可行吻合，必要时行全胃切除术（图 18 – 64）。

（22）于胃钳或库克钳近侧切开浆肌层，行胃黏膜下 1 号丝线缝扎止血，可行毕 I 式胃十二指肠吻合。笔者多用毕 II 式胃空肠吻合，而且为全口吻合，具体方法为：先行胃后壁与空肠浆肌层缝合，Treiz 韧带距离吻合口的距离约 15cm；切开空肠壁相应长度，用 1 - 0 号可吸收线于吻合口后壁中点全层缝合并打结，然后向小弯侧连续绞索缝合，锁边线位于胃壁侧以利于止血，直至胃小弯拐弯处，缝一针 7 号丝线，打结后，拉紧已缝合的可吸收线，与丝线打结，此种处理可以防止可吸收线松弛导致术后胃出血；再将后壁缝合的可吸收线向大弯侧连续锁边缝合，大弯拐角处同小弯侧一样处理；继续完成前壁连续缝合至中点处，两可吸收线线尾打结；然后完成前壁浆肌层间断缝合包埋吻合口；再将空肠壁分别与胃大、小弯胃壁浆肌层固定 2 ~ 3 针，以免悬吊成交，导致输入或输出袢梗阻；再于输入、输出袢之间做一 Braun 吻合，以减少十二指肠残端压力和吻合口梗阻的发生率。胃肠吻合也可采用 4 号丝线间断吻合的方法。吻合器吻合时，可于空肠吻合口处先缝置荷包线，置入吻合器抵针座，收紧荷包线，妥善打结。于残胃前壁纵行切开约 2cm，置入吻合器，于胃后壁吻合口处将穿刺锥旋出，对合抵针座和吻合器中心杆，收紧吻合器，打开击发保险，检查无其他组织加入，迅速击发，完成吻合，回旋吻合器尾翼两周，取出吻合器，检查两切缘是否完整。关于胃肠吻合方法和吻合器的使用可参阅第三十九章（图 18 - 65、图 18 - 66）。

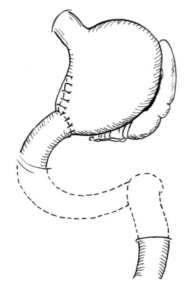

图 18 - 65 毕 I 式胃十二指肠吻合

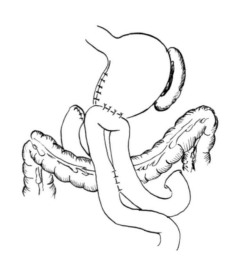

图 18 - 66 毕 II 式胃空肠吻合

（23）目前通用的胃癌根治术切除方法是自下而上的逆行切除法，在胃窦部肿瘤侵犯胰腺时，往往遇到困难。中国医科大学王舒宝教授提出顺行切除胃癌的方法，笔者也曾应用，本方法最大的优点在于处理胃与胰腺的关系特别方便、清楚，对于胃胰皱襞完全侵犯缩短的病例难以使用本术式。笔者采用的手术步骤与王舒宝教授略有不同，主要是第 3 步和第 4 步先后顺序。笔者操作的主要步骤为：①离断胃结肠韧带左侧半，清扫 No.4sb、No.4d 组淋巴结；②近肝缘切开肝胃韧带；③清除 No.1、No.3 组淋巴结；④清除 No.7 淋巴结，切断胃左动脉；⑤横断胃体；⑥切开肝十二指肠韧带，清除 No.12a 淋巴结，切断胃右动脉，清除 No.5 淋巴结；⑦切除横结肠系膜前叶，清除 No.14v、No.15、No.18、No.6 组淋巴结；⑧横断十二指肠，移除标本；⑨游离肝曲，切开十二指肠外侧腹膜，探查并清除 No.13 组淋巴结；⑩清除 No.8a、No.9 组淋巴结；清除 No.11p 淋巴结；进而完成胃肠道重建（图 18 - 67）。

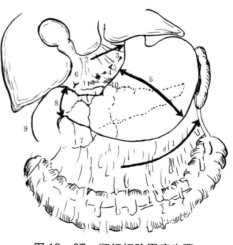

图 18 - 67 顺行切除胃癌步骤

（24）肿瘤病灶的探查、脱落细胞学检查、肿瘤覆盖、周围血管的缝扎以及脾脏后置大纱布同逆行切除法。切断胃结肠韧带，直达脾脏下极，转向胃大弯，分离出胃网膜动静脉，予以结扎切断，保留侧双重结扎，确定大弯侧切断点（图 18 - 68、图 18 - 69）。

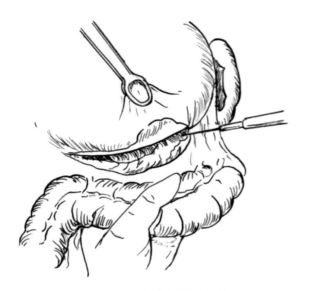

图 18 - 68　切断胃结肠韧带

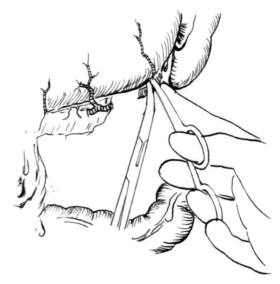

图 18 - 69　切断胃网膜右动脉

（25）近肝缘电刀切开小网膜直达食管右侧，进而自小弯侧切除小网膜，注意此处小网膜分为前后两层，应单独结扎，清除 No. 1、No. 3 组淋巴结（图 18 - 70）。

（26）解剖胃胰皱襞，显露胃左动脉，先于其根部 4 号丝线结扎一道，然后于其远侧上置两把血管钳，切断胃左动脉，保留侧缝扎，清除 No. 7 组淋巴结（图 18 - 71）。

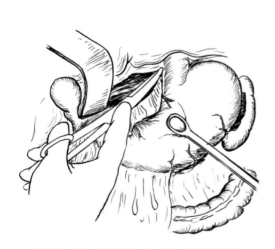

图 18 - 70　清除 No. 1、No. 3 组淋巴结

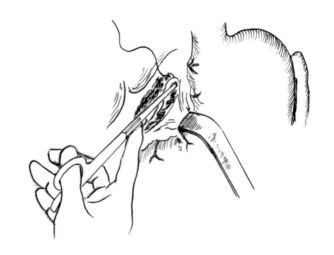

图 18 - 71　清除 No. 7 组淋巴结

（27）确定小弯侧切断点，离断胃体。切开胃十二指肠韧带前叶，清除 No. 12a 及 No. 5 组淋巴结，胃右动脉残端双重结扎（图 18 - 72）。

（28）切断胃结肠韧带右侧半，切除横结肠系膜前叶，清除 No. 15、No. 14v、No. 6、No. 17 组淋巴结，电刀切断胃与胰腺间的粘连，创面电凝止血（图 18 - 73）。

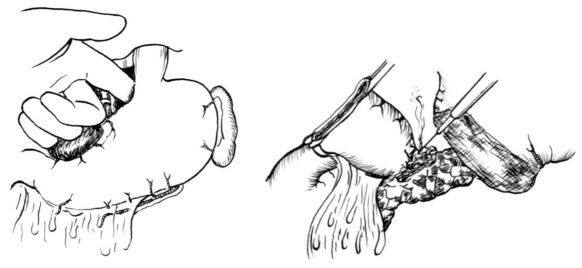

图 18-72　离断胃体　　　　　　　　　　　图 18-73　切断胃与胰腺间的粘连

（29）横断十二指肠、清扫 No.13、No.16、No.12b、No.12p、No.8a、No.9、No.11p 组淋巴结及胃肠道重建同逆行切除法。

（二）近端胃切除 + D_2 淋巴结清扫术

1. 适应证　①H_0，P_0，CY（-）；②位于 U 区或贲门；③早期胃癌、Borrmann Ⅰ、Ⅱ、Ⅲ 型；④浸润深度 T_2 以内；⑤淋巴结转移限于以下范围：No.1、No.2、No.3、No.4sa、No.4sb、No.7、No.8a、No.9、No.10、No.11；⑥远、近切缘快速冰冻病理证实均无癌细胞（图 18-74）。

2. 麻醉与体位　气管内插管全身麻醉。行经左胸切口可采用右侧卧位，上身背侧与手术床呈 70° 夹角，肢体妥善固定；也可采用平卧位，左肩胛下垫小枕，使躯体与手术床呈 30° 夹角，此体位方便胸腹联合切口；亦可采用平卧位，行正中切口或加横切口或直接行肋弓下弧形切口（图 18-75 至图 18-77）。

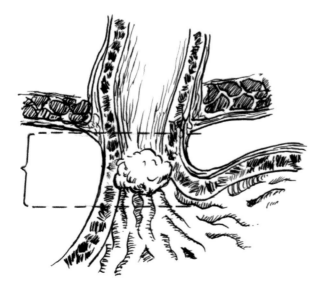

图 18-74　肿瘤部位

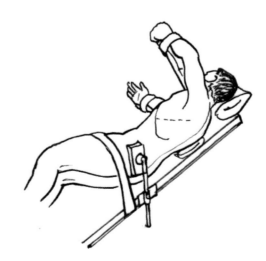

图 18-75　右侧卧位

413

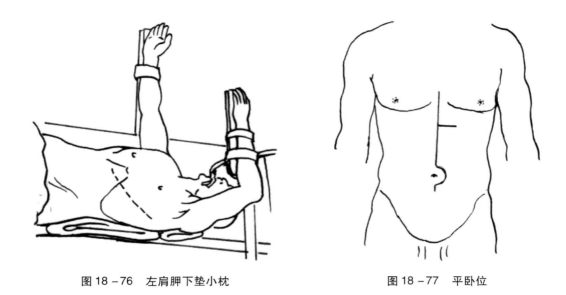

图18-76 左肩胛下垫小枕　　　　　　　　图18-77 平卧位

3．手术步骤

（1）胸腹联合切口

1）手术切除范围距离肿瘤边缘至少3cm，保留小弯侧距幽门5cm，大弯侧距离幽门10cm（图18-78）。

2）切开皮肤、皮下脂肪组织，经第7肋间切开肋间肌和胸膜，离断第7肋间肋弓，向腹壁延长切口达腹白线，横断腹直肌（图18-79）。

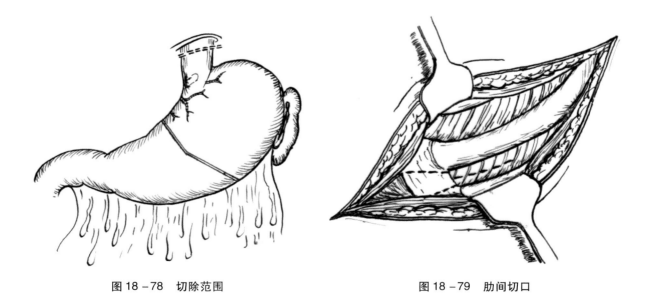

图18-78 切除范围　　　　　　　　　　图18-79 肋间切口

3）上置胸骨牵开器，沿肋弓切口向食管方向逐段钳夹、切断膈肌，用7号丝线缝扎止血，两线尾对齐后悬吊膈肌，以利于手术操作，食管膈肌裂孔处的No.20组淋巴结一并清除（图18-80）。

4）用电刀切开左肺下韧带，显露食管下段，可用食指钝性将其分离，一般无出血，可用小儿导尿管将其悬吊（图18-81）。

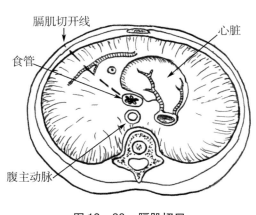

图 18 -80　膈肌切口

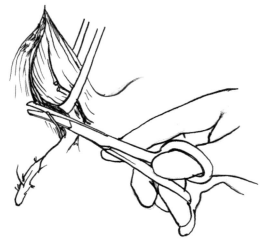

图 18 -81　显露食管下段

5）迷走神经前、后干限制食管的延伸，可将其切断，保留侧结扎与否均可（图 18 -82）。

6）距离肿瘤上缘 3cm 上置两把支气管钳，电刀切断食管，切取胃侧食管切缘组织送快速冰冻病理检查，以防肿瘤组织残留（图 18 -83）。

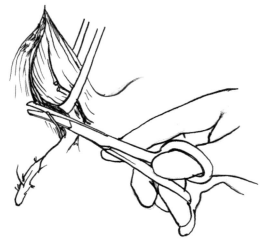

图 18 -82　切断迷走神经前、后干

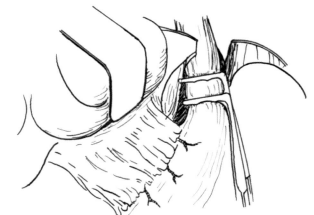

图 18 -83　切断食管

7）自横结肠中部开始向肝曲方向，靠近横结肠，电刀切断胃结肠韧带，至幽门下，保留胃网膜右动静脉，继续向左侧切除大网膜。No. 6 组淋巴结肿大者，应切除送快速冰冻病理检查，如发现癌转移，应行全胃切除术。至距离幽门 10cm 处，继续向左侧完全切除大网膜，达脾下极（图 18 -84）。

8）将十二指肠及幽门牵向下方，切开肝胃韧带，直达贲门右侧，切除 No. 1、No. 3 组淋巴结。胃右动脉保留与否均可，如有淋巴结肿大，可一并切除之（图 18 -85、图 18 -86）。

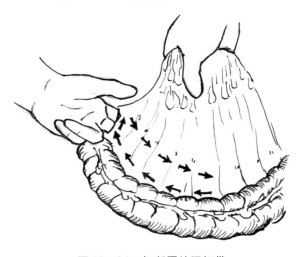

图 18 -84　切断胃结肠韧带

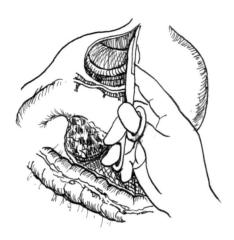

图 18 - 85　切除 No. 1、No. 3 组淋巴结

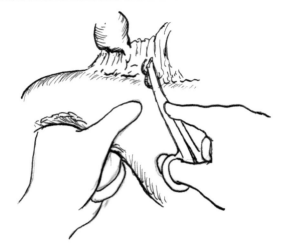

图 18 - 86　切除 No. 5 组淋巴结

9）整洁距幽门至少 5cm 胃小弯组织，横断胃体，小弯侧封闭，大弯侧备吻合之用（图 18 - 87、图 18 - 88）。

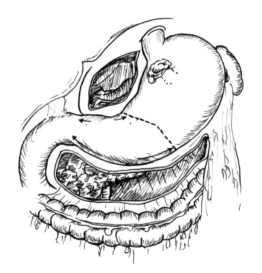

图 18 - 87　横断胃体切线

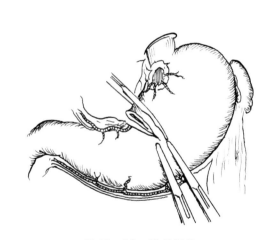

图 18 - 88　横断胃体

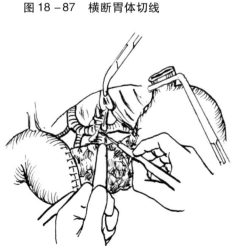

图 18 - 89　清除 No. 8a 组淋巴结

10）解剖肝总动脉，清除 No. 8a 组淋巴结，可用电刀锐性切除，与胰腺之间往往存在小血管，可能出血，电凝即可，必要时 1 号丝线缝扎之（图 18 - 89）。

11）进而解剖出胃左动脉，先于其根部行 4 号丝线结扎，在于此结扎线以远上置两把血管钳，切断胃左动脉，保留侧再予以缝扎，清除 No. 7 组淋巴结（图 18 - 90）。

12）显露腹腔干，将其周围的脂肪及淋巴组织一并清除，腹主动脉表面的所有管道均应结扎，预防出现淋巴漏，No. 9 组淋巴结清除完毕（图 18 - 91）。

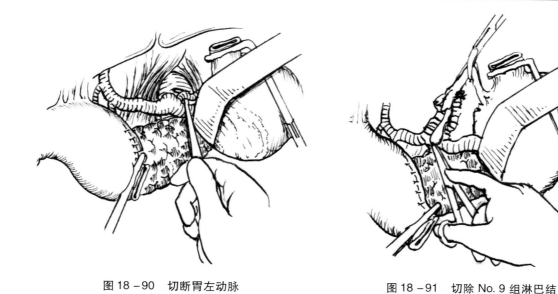

图 18 – 90　切断胃左动脉

图 18 – 91　切除 No. 9 组淋巴结

13）切断左右膈肌脚及胃膈韧带，解剖左膈下动脉，将其贲门支切除，同时清除 No. 2 组淋巴结（图 18 – 92、图 18 – 93）。

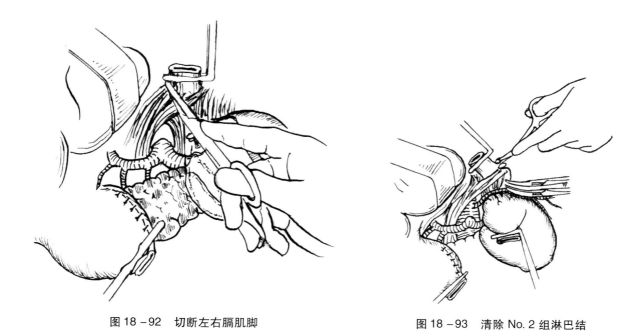

图 18 – 92　切断左右膈肌脚

图 18 – 93　清除 No. 2 组淋巴结

14）探查脾门淋巴结，如触及肿大，可疑转移者，可行脾切除术。保留脾脏的 No. 10 淋巴结清扫术并发症多，手术难度较大。如脾门淋巴结无肿大，可不必清除。自脾下极紧靠脾脏分段钳夹切断胃脾韧带，直至与胃膈韧带切缘会合，从而清除 No. 4sa、4sb 及 No. 4d 组淋巴结（图 18 – 94）。

15）显露脾动脉，清扫 No. 11p、No. 11d 组淋巴结，存在胃后动脉者应一并切除，将近端胃标本移除（图 18 – 95）。

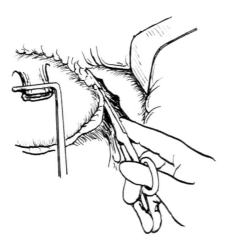

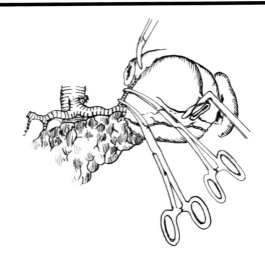

图 18 - 94　切断胃脾韧带　　　　　　　图 18 - 95　切断胃后动脉

16）消化道重建可采用食管胃吻合方式，亦可应用间置空肠的吻合方法，详见第三十九章（图 18 - 96、图 18 - 97）。

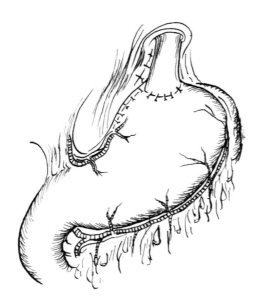

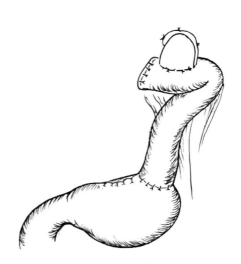

图 18 - 96　食管胃吻合　　　　　　　　图 18 - 97　间置空肠

17）温生理盐水冲洗腹腔，经温氏孔置多功能引流管达食管胃吻合口附近，经右侧腹壁引出；另于脾脏后方达胃肠吻合口附近放置另一条多功能引流管，经左侧腹壁引出。重建食管膈肌裂孔，关闭切开的膈肌，缝合肋软骨，于腋中线第 10 肋间置胸腔闭式引流管，7 号丝线对合肋间切口，缝合胸部切口。逐层关闭腹部切口。闭式引流管接水封瓶，保持胸腔内负压，水柱波动良好，以有效引流液体和气体。

（2）经腹切开膈肌近端胃癌切除术

1）本术式主要适用于食管侵犯距离不超过 3cm 的年老体弱的胃底贲门癌患者，采用腹正中切口或肋缘下弧形切口均可。腹腔探查同"远侧胃癌根治术"。

2）切断肝左三角韧带及左侧半冠状韧带，以便显露食管膈肌裂孔，有时切开此处韧带会导致术中出血，缝合韧带两切缘即可满意止血（图 18 - 98）。

3）将肝脏左外叶向内下方折叠，大 S 拉钩将其拉向左下方。切开食管裂孔处腹膜，右手示指伸入膈肌裂孔，探查肿瘤大小及范围，No. 20 组淋巴结有无肿大，判断能否切除（图 18 - 99）。

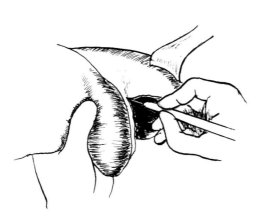

图 18 - 98　切断肝左三角韧带

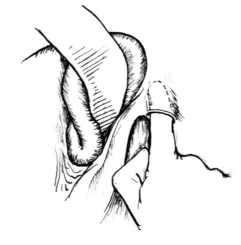

图 18 - 99　切开食管裂孔

4）围绕食管切开膈肌，为防止膈肌出血，应边切边缝，膈肌缝线线尾对齐，暂不剪除，留作牵引线。心包和右侧胸膜切勿损伤。左侧胸膜打开后切断肺下韧带，锐性分离，切除 No. 20、No. 110、No. 111、No. 112 组淋巴结（图 18 - 100）。

5）显露腹主动脉、左膈下动脉及腹腔动脉，切断结扎膈下动脉，以减少出血。切断迷走神经前后干以利于松解食管（图 18 - 101）。

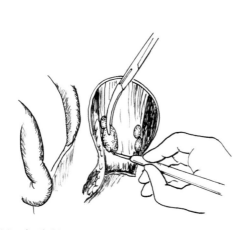

图 18 - 100　切除 No. 20、No. 110、No. 111、No. 112 组淋巴结

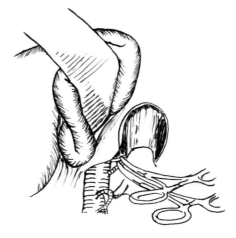

图 18 - 101　切断结扎膈下动脉

6）在距肿瘤上缘 5cm 切断食管，胃侧断端送快速冰冻病理检查，排除恶性肿瘤残留（图 18 - 102）。

7）胃大、小弯的游离及胃体离断同前述。

8）胃脾韧带处理应靠近脾脏，采用自下而上分段钳夹切断结扎的方法，每次钳夹组织不超过 1.5cm，止血可靠，减少韧带或脾脏撕裂导致的副损伤，手术反而加快。有时脾上极与胃底之间的韧带自下而上处理困难，可采用自上而下的方法，自胃膈韧带向胃脾韧带延伸，分段切断结扎，直至完全切断胃脾韧带。对于脾脏损伤较重，缝扎止血等难以有效止血者，建议切除脾脏，毕竟 No. 10 组淋巴结在近端胃癌根治术淋巴结清扫范围之内，并未违反手术原则。临床许多术中脾脏损伤未行脾切除而导致术后大出血的惨痛教训，笔者认为对待脾切除应持积极态度（图 18 - 103 至图 18 - 106）。

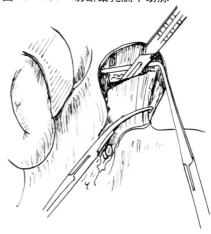

图 18 - 102　切断食管

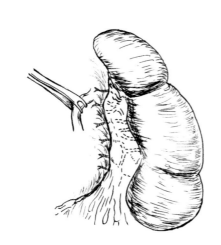

图 18 - 103　显露胃脾韧带

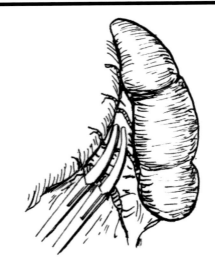

图 18 - 104　钳夹胃脾韧带

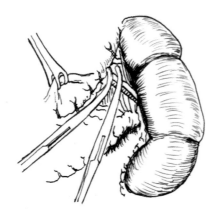

图 18 - 105　分段切断胃脾韧带

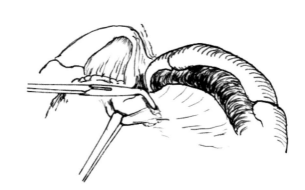

图 18 - 106　从脾上极切断胃脾韧带

9）食管胃吻合目前多采用吻合器法，一般选用 25 号管状吻合器，具体操作方法参见第三十九章（图 18 - 107）。

10）清除胸腔积液，将切开膈肌与胃壁浆肌层间断缝合一圈，麻醉师使两肺膨胀，观察有无漏气，必要时予以修补。胸腔放置闭式引流管与否均可，术后如有积液或积气，置管穿刺引流即可达到治疗目的（图 18 - 108）。

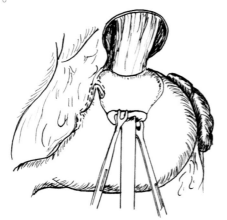

图 18 - 107　食管胃吻合

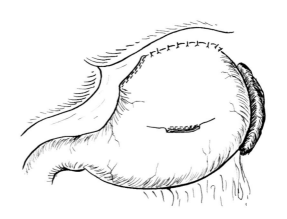

图 18 - 108　关闭膈肌

11）于小网膜囊及脾脏后方各放置 1 条多功能引流管，分别自侧腹壁引出体外，温生理盐水冲洗腹腔，逐层关腹。

（三）全胃切除＋D₂淋巴结清扫术

1. 适应证　①H₀、P₀、CY（－）；②位于 U、UM 区的进展期胃癌；③自贲门附近至幽门管的大范围早期胃癌；④复发胃癌或残胃癌；⑤Borrmann Ⅳ型胃癌；⑥淋巴结转移限于以下范围：No. 1 ～ No. 7、No. 8a、No. 9、No. 10、No. 11、No. 12a。

2. 麻醉与体位　气管内插管全身麻醉，平卧位。

3. 手术步骤

（1）胃切除范围包括贲门上及幽门下 3 ～ 5cm，大、小网膜及横结肠系膜前叶（图 18 - 109、图 18 - 110）。

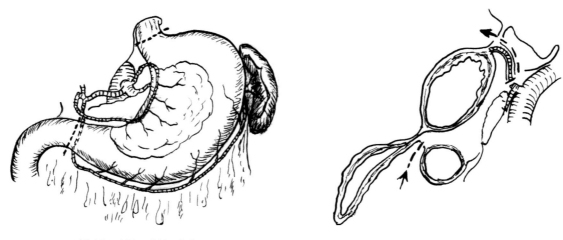

图 18 - 109　胃切除范围　　　　　　　　图 18 - 110　网膜切除范围

（2）手术切口多采用上腹正中切口，可切除剑突，必要时加做横行切口（图 18 - 111、图 18 - 112）。

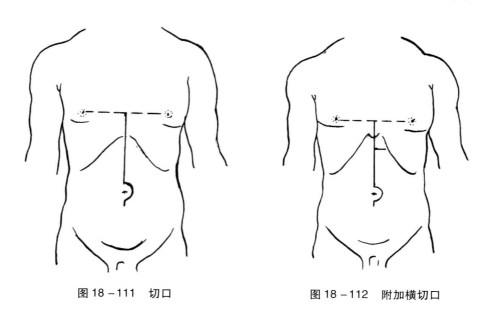

图 18 - 111　切口　　　　　　　　　图 18 - 112　附加横切口

（3）腹腔探查同远端胃癌根治术，注意两点：一是食管侵犯长度，决定是否开胸或切开膈肌；二是胃周淋巴结转移情况，判断能否根治性切除（图 18 - 113）。

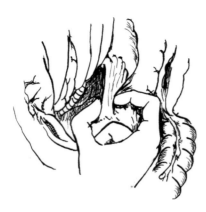

图 18 - 113　探查胃胰皱襞

（4）全胃切除术基本上是远端胃癌根治术和近端胃癌根治术的有机组合，中国医科大学王舒宝教授采用顺行法全胃切除术，笔者在远端胃癌根治术曾采用顺行切除，但在全胃切除术仍然习惯采用逆行切除法。

（5）首先采用前述远端胃癌逆行切除法完成以下操作：切除大网膜及横结肠系膜前叶，清除 No. 15、No. 14v、No. 17、No. 6 组淋巴结；游离十二指肠，清除 No. 13 组淋巴结；切开肝胃韧带；切开肝十二指肠韧带，清除 No. 12a、No. 12b、No. 5 组淋巴结；横断十二指肠；切除 No. 12p、No. 8a 组淋巴结。

（6）部分患者左肝外叶覆盖食管，影响暴露，可切开肝左三角韧带及部分冠状韧带，靠近肝脏一侧，以减少损伤膈肌及膈下血管，韧带前后缘可予以间断缝合，以利止血（图 18 - 114）。

（7）将肝胃韧带切缘向左上方延伸，切开食管前腹膜，进而切开膈胃韧带（图 18 - 115）。

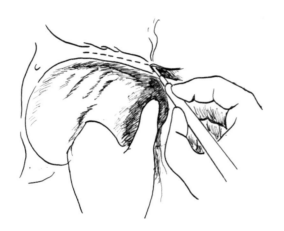

图 18 - 114　切开肝左三角韧带

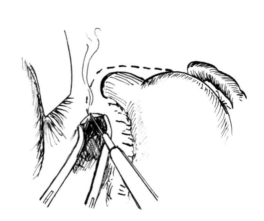

图 18 - 115　切开食管前腹膜

（8）切开食管前腹膜，清除其前方的淋巴结组织，游离食管前方（图 18 - 116）。

（9）切除食管及贲门右侧淋巴及结缔组织，清除 No. 1 组淋巴结（图 18 - 117）。

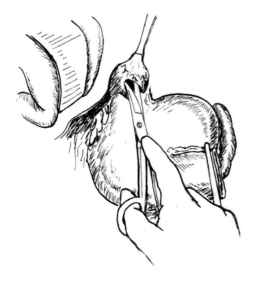

图 18 - 116　清除食管前淋巴结

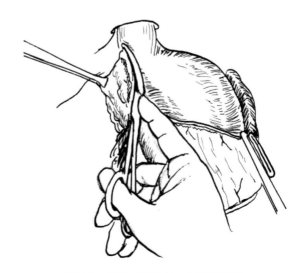

图 18 - 117　清除 No. 1 组淋巴结

（10）游离出胃左动脉，先于根部 4 号丝线结扎，在于此线以远上置两把血管钳，切断此动脉，保留侧缝扎一道，远断端结扎即可，同时清除 No. 8、No. 11p、No. 11d 组淋巴结（图 18 – 118）。

（11）探查食管裂孔淋巴结（No. 20）、食管旁淋巴结（No. 110）、膈肌上淋巴结（No. 111）、后纵隔淋巴结（No. 112）有无肿大（图 18 – 119）。

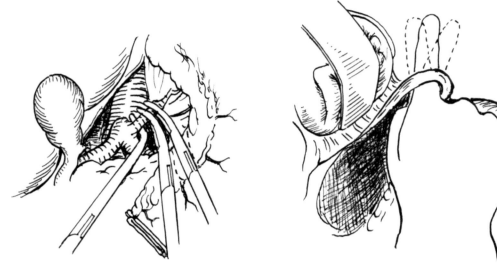

图 18 – 118　切断胃左动脉　　　　　　　　　　图 18 – 119　探查食管裂孔

（12）切除部分膈肌，除以扩大食管切除通路的方法外，还可以采取在食管前方纵行切开膈肌脚弓状部的方法，此法即可有效显露食管，又具备创伤小，无需开胸的优点（图 18 – 120、图 18 – 121）。

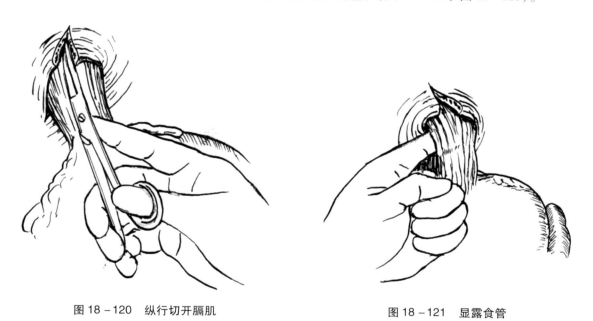

图 18 – 120　纵行切开膈肌　　　　　　　　　　图 18 – 121　显露食管

（13）用吊带向右下方牵拉食管，食管前方可触及条索状的迷走神经前干，切开其浅面的筋膜，解剖出迷走神经前干，切断之；同法处理迷走神经后干，保留侧结扎与否均可（图 18 – 122 至图 18 – 124）。

（14）贲门上 3cm 上置支气管钳，于其以远切断食管，将胃侧切缘环周切除送快速冰冻病理检查，以排除肿瘤残留（图 18 – 125）。

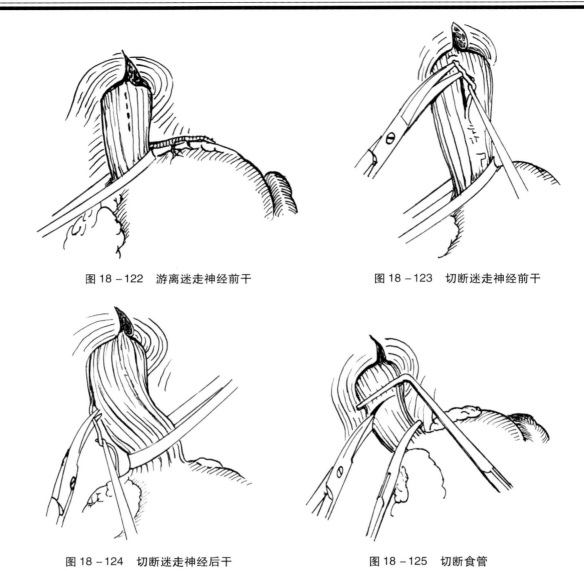

图 18 – 122　游离迷走神经前干　　　　　　　图 18 – 123　切断迷走神经前干

图 18 – 124　切断迷走神经后干　　　　　　　图 18 – 125　切断食管

（15）切断食管后处理左膈下动脉的贲门食管支将变得较为容易，将贲门向下方翻转，易于解剖出贲门食管动脉，于其根部结扎，清除 No.2 组淋巴结（图 18 – 126、图 18 – 127）。

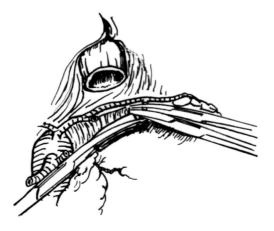

图 18 – 126　贲门食管动脉

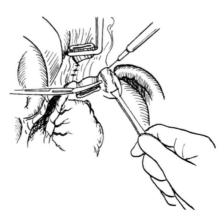

图 18 – 127　清除 No.2 组淋巴结

（16）继续沿胃脾韧带切开线方向切开胃膈韧带，然后靠近脾脏分段结扎胃脾韧带，如果脾门淋巴结肿大，可疑转移，应行脾切除术（图18－128、图18－129）。

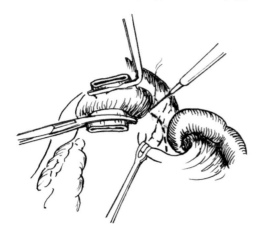

图18－128 切开胃膈韧带

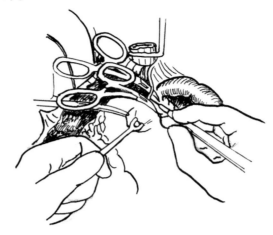

图18－129 结扎胃脾韧带

（17）至此移除标本（图18－130），完成胃癌全胃切除及淋巴结清扫，有关胃肠道重建，请参阅本节"（四）全胃切除术胃肠道重建的手术方式"及本书第三十九章。

（18）经胸腹联合切口完成全胃切除术的操作大致同近端胃切除，但为更好清扫No.12、No.13、No.16组淋巴结，采取平卧并左肩胛下垫小枕的体位，并将切口于腹白线向下方适当延伸。

（19）对于年老体弱、食管侵犯在3cm以内、No.111、No.112组淋巴结转移的患者，也可采用经胸骨切开的入径，创伤较经胸腹联合切除为小，利于患者康复。腹部手术操作同上述；自第2肋间开始向左侧弧形切口并与腹部切口会合；电刀T字形切开胸骨骨膜，切除剑突，钝性游离胸骨下间隙，电锯纵行切开胸骨，于第2肋间横断胸骨，骨蜡止

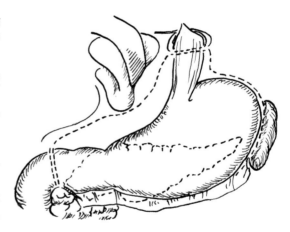

图18－130 移除标本

血，上置胸骨牵开器；自正中向食管方向切开膈肌并缝扎止血，显露食管；清除食管周围、膈肌上及后纵隔淋巴结，切断食管，胃侧切缘送快速冰冻病理检查；消化道重建参见本节"（四）全胃切除术胃肠道重建的手术方式"及本书第三十九章；重建膈肌裂孔，缝合膈肌切口；于胸骨后和心包下放置引流管，胸骨打孔钢丝固定，纵横各2根，逐层关闭胸腹部切口（图18－131至图18－138）。

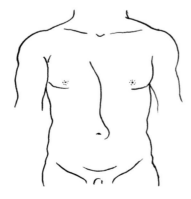

图18－131 正中切口

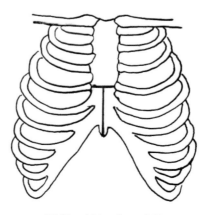

图18－132 切开胸骨

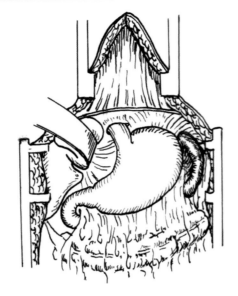

图 18 - 133　暴露胸腔

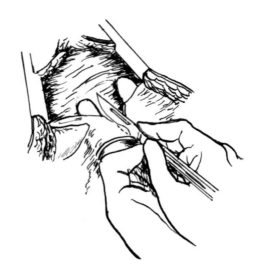

图 18 - 134　切开膈肌

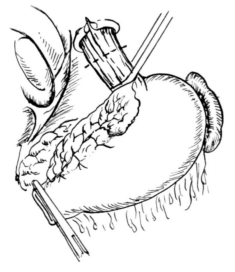

图 18 - 135　离断食管

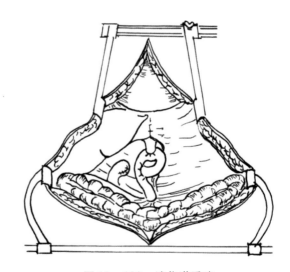

图 18 - 136　消化道重建

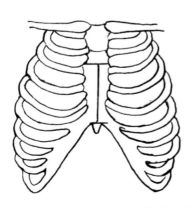

图 18 - 137　缝合胸骨

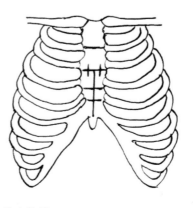

图 18 - 138　关闭切口

（四）全胃切除术胃肠道重建的手术方式

全胃切除食管空肠吻合术于 1897 年由 Schlatter 完成。术后反流性食管炎、营养不良、倾倒综合征等促使外科医生不断改进、设计不同术式。前后几十种术式相继问世，主要包括食管空肠吻合术、各种间置术和代胃术。理想的胃肠道重建方式应达到：无反流性食管炎、食物经过十二指肠、具备食物贮袋功能、手术简单且并发症少。可惜目前尚无达到上述理想标准的手术重建方式，各种手术方式缺乏前瞻性随机对照研究作为评价基础，不同术者各有所爱，实难统一。笔者做清一色的食管空肠 Roux – en – Y 吻合术，手术简单，围手术期并发症少，术后患者进食量逐渐增加，体重得以维持，未见不可耐受的营养性并发症发生。因此，主张以食管空肠 Roux – en – Y 作为全胃切除胃肠道重建的主要术式。1999 年，日本 330 家医院统计结果显示大约 50% 的全胃切除术的患者接受食管空肠 Roux – en – Y 吻合术，认为其优点为：吻合口少，手术时间少，吻合口漏的概率少；术后进食量不多，但足以维持患者基本的营养需求；反流性食管炎发生率极低，患者生活质量较好。因此，日本学者同样钟情于 Roux – en – Y 吻合术。

1. 常用食管空肠吻合术　见图 18 – 139 至图 18 – 147。

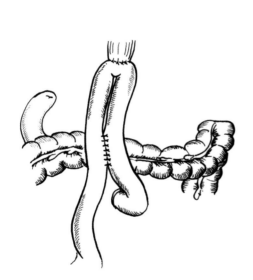

图 18 – 139　Lahey 法

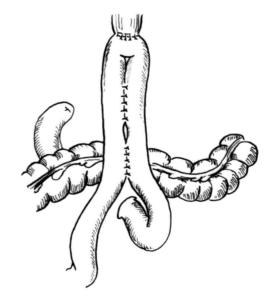

图 18 – 140　Cunha 法

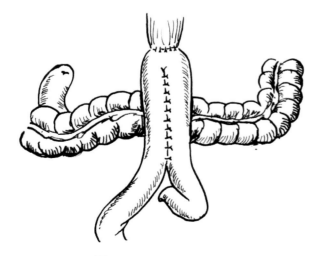

图 18 – 141　Panlolan 法

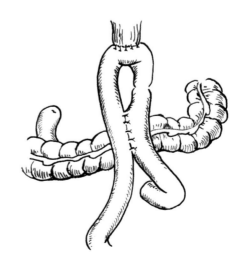

图 18 – 142　Lougmire 法

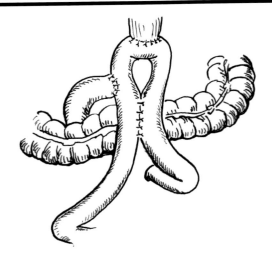

图 18 – 143　Nissen 法

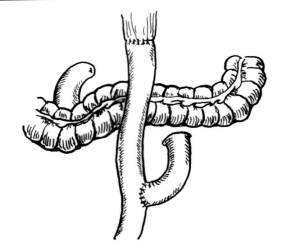

图 18 – 144　Roux-en-Y 法

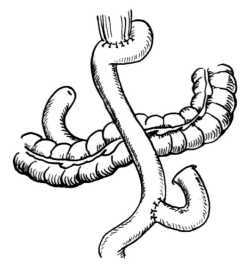

图 18 – 145　Orr 法

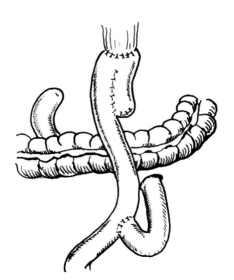

图 18 – 146　Hunt 法

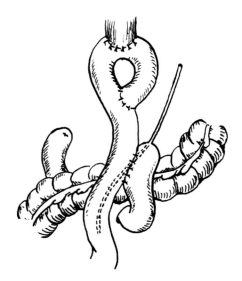

图 18 – 147　P 形空肠袢 Roux-en-Y 法

2. 常见空肠间置术　见图 18-148 至图 18-152。

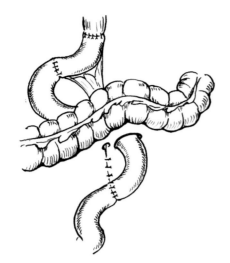

图 18-148　Henley 法

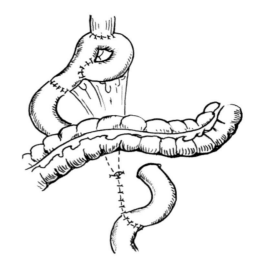

图 18-149　P 形空肠间置法

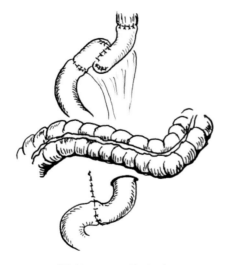

图 18-150　Poth 法

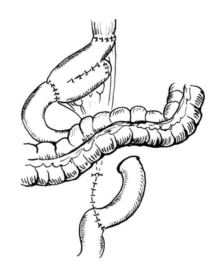

图 18-151　牧野式空肠双腔间置法

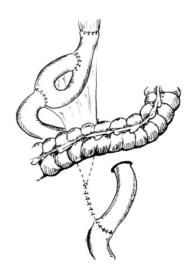

图 18-152　6 字空肠间置法

3. 食管空肠吻合与空肠间置法相结合的常见术式　见图 18 - 153 至图 18 - 157。

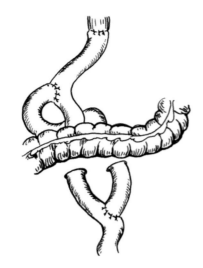

图 18 - 153　Rous-en-Y 十二指肠空肠吻合法

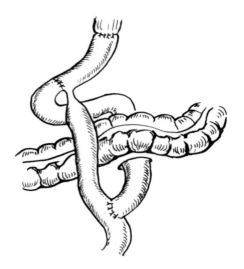

图 18 - 154　SS 食管空肠端端吻合法

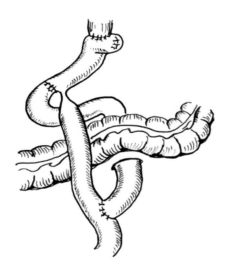

图 18 - 155　SS 食管空肠端侧吻合法

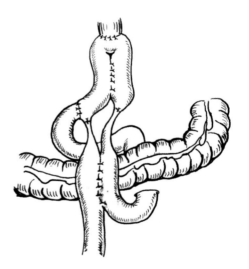

图 18 - 156　袢式空肠改良Ⅲ式吻合法

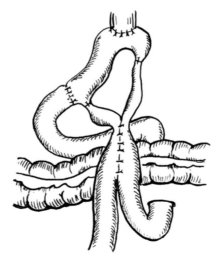

图 18 - 157　功能性空肠间置代胃法

4. 结肠间置法　将一段结肠间置于食管和十二指肠之间，恢复胃肠道的连续性，食物经过十二指肠。原设计理念在于结肠代胃可提供较大的进食量，但术后食物在结肠内产生令患者不愉快的气味，因此该术式亦未得到广泛应用。

（五）食管空肠 Roux – en – Y 吻合术

1. 切开肝左三角韧带，必要时切开食管前方膈肌脚弓状部，以利于显露食管。切断迷走神经前、后干，充分游离食管，拔除胃管。

2. 在贲门上方 3~5cm 处上置荷包缝合钳及荷包线。笔者一贯采用先行背侧荷包线穿针，再行腹侧荷包线穿针，以防误行同一个穿针孔进针导致荷包缝合失败而行更高位荷包缝合，致使吻合口张力加大，吻合口漏的风险增加。荷包钳以远约 0.5cm 处横断食管。切断线不可过度靠近荷包钳，预防荷包线滑脱撕裂导致荷包缝合失败。长的软组织钳分别钳夹食管左、右角及前壁中点，牵开食管腔，置入 25 号管状吻合器抵针座，收紧荷包缝线打结，修剪结扎线以远食管组织，以利于吻合。纱布包裹抵针座中心杆，以防损伤其他脏器（图 18 – 158）。

3. 距 Treitz 韧带 20cm 处，纵行分段切断空肠系膜，注意保护空肠血供，横断空肠，远断端上提（结肠前、后均可），确保吻合口无张力（图 18 – 159）。

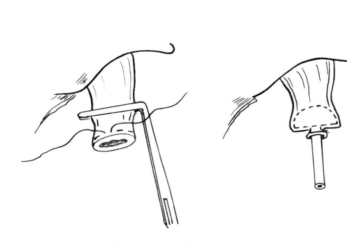

图 18 –158　食管置入抵针座

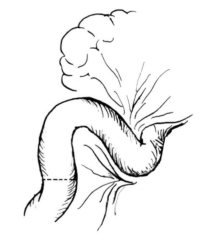

图 18 –159　离断空肠

4. 距吻合用空肠断端 10cm 上置肠钳，打开肠腔，安尔碘消毒。一般将空肠盲端置于吻合口左侧，置入管状吻合器，距离断端约 3cm 处的对系膜缘将穿刺锥旋出，与抵针座中心杆对合，调节肠管方向，收紧吻合器，切勿加入其他组织，确认无误后击发完成吻合。回旋吻合器旋钮 2 周，轻柔将其取出，切忌粗暴导致吻合口撕裂。原位检查吻合器内远、近切缘是否完整，如有缺损，应行缝合修补。原位检查的目的在于易于判断吻合口的缺损部位，检查吻合口是否完整，有无出血，术者右手示指伸入至吻合口处确定吻合口、输出肠祥通畅无误（图 18 – 160）。

5. 用直线型切割闭合器或手工缝合吻合口左侧空肠断端并浆肌层包埋。此处肠祥约 3cm，过长易于导致盲端综合征，过短则易于进入至吻合口部位导致狭窄或梗阻。将空肠浆肌层和膈肌壁层腹膜切缘间断缝合几针，减少

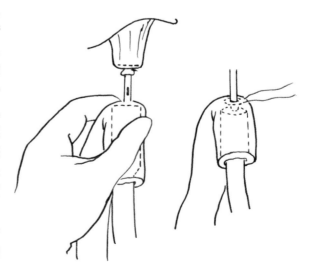

图 18 –160　食管空肠吻合

吻合口张力，降低吻合口漏的发生概率。将空肠盲端固定于食管左侧膈肌壁层腹膜，一方面减少吻合口张力，另一方面避免盲端内套叠的发生（图 18 - 161 至图 18 - 163）。

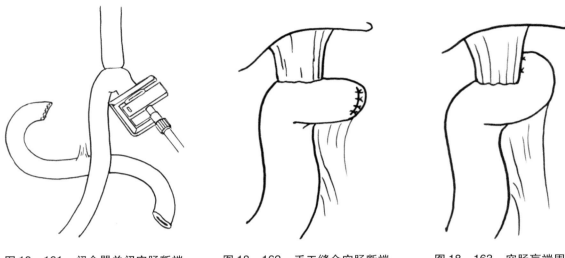

图 18 - 161　闭合器关闭空肠断端　　　图 18 - 162　手工缝合空肠断端　　　图 18 - 163　空肠盲端固定

6. 距离食管空肠吻合口至少 40cm，行空肠空肠端侧吻合，进而将两并行肠襻浆肌层间断缝合 5～8cm，后者目的在于保证输入襻胆汁与胰液可顺蠕动排入远侧空肠，减少反流性食管炎的发生（图 18 - 164、图 18 - 165）。

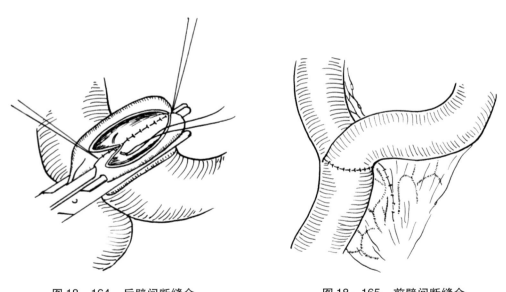

图 18 - 164　后壁间断缝合　　　　　　　图 18 - 165　前壁间断缝合

7. 空肠空肠端侧吻合可用吻合器完成　距离食管空肠吻合口 40cm Roux 臂空肠对系膜缘行荷包缝合，置入 25 号管状吻合器抵针座，收紧荷包并打结；吻合器身自空肠近断端置入 3～5cm，自对空肠系膜缘旋出穿刺锥；对合吻合器中心杆；旋紧吻合器，检查无其他组织嵌入，击发；回旋旋钮两周，退出吻合器，检查两切缘是否完整；探查吻合口是否通畅及有无出血，进而用直线型切割闭合器缝合空肠断端。另外一种吻合器吻合方法是先做空肠空肠端侧吻合，然后再行食管空肠端侧吻合，具体方法为：空肠离断后，近断端荷包缝合，置入抵针座，荷包线打结；自 Roux 肠襻断端置入吻合器，在距离断端大约 45cm 处对系膜缘穿出穿刺锥；对合中心杆，完成吻合；下一步完成食管空肠端侧吻合（图 18 - 166 至图 18 - 168）。

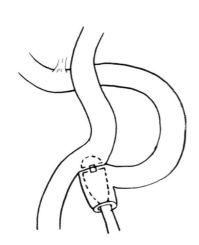

图 18-166　吻合器空肠空肠端侧吻合

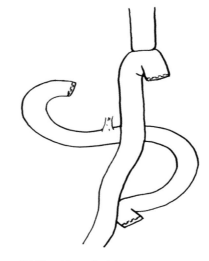

图 18-167　闭合器关闭空肠断端

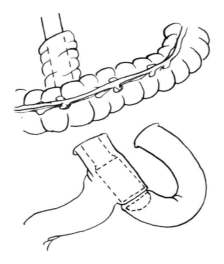

图 18-168　空肠空肠端侧吻合

8. 食管空肠亦可行端端吻合　Roux 空肠断端荷包缝合，在距荷包线 8 ~ 10cm 纵行切开肠壁约 2cm，置入吻合器，旋出中心杆，荷包线打结；对合中心杆，收紧旋钮，完成击发；退出吻合器，然后用直线型切割闭合器横行封闭空肠切口（图 18-169 至图 18-171）。

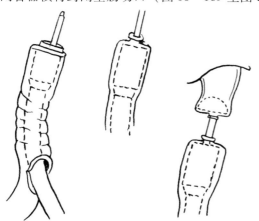

图 18-169　置入吻合器

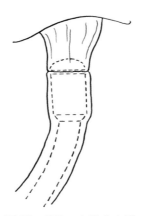

图 18-170　击发吻合器

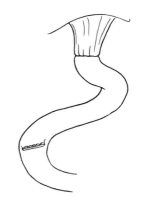

图 18-171　关闭空肠切口

9. 小肠系膜间裂孔及结肠后吻合时的横结肠裂孔予以缝合关闭。上提空肠与横结肠、胰腺等之间的裂隙无需处理。

（六）全胃切除空肠营养管的放置

全胃切除术后，患者进食较晚，在并发吻合口漏的情况下，患者不能经口进食。如果完全依赖肠外营养，一则肠外营养费用昂贵，具有导管感染、肝功能损害等并发症；二则肠道无食物通过，导致肠黏膜萎缩，易于发生肠道细菌移位等并发症。因此，术中放置空肠营养管对患者康复颇有裨益。笔者曾经将空肠营养管放入食物输出袢，然后将其固定于腹壁，大部分患者出现术后腹痛，进食后更为严重。分析可能为输出袢悬吊于腹壁形成不全梗阻所致。中国医科大学王舒宝教授将空肠营养管自胆汁输入袢经 Braun 吻合口置入输出袢 30~40cm，悬吊的输入袢虽亦有不全梗阻的可能性，但胆汁与胰液通过多无大碍，因此可以减少输出肠管悬吊导致的食物逆流和不完全性肠梗阻的发生，改善患者生活质量。笔者采用此方法，术后患者腹痛发生率明显减少，程度也较轻微，值得借鉴。各种吻合术式空肠营养管的放置方法如下（图 18 - 172 至图 18 - 175）。

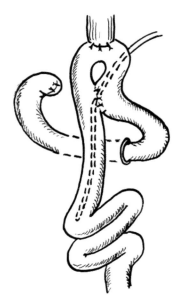

图 18 - 172　经输入袢及侧侧吻合口

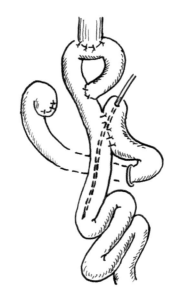

图 18 - 173　经输入袢盲端及侧侧吻合口

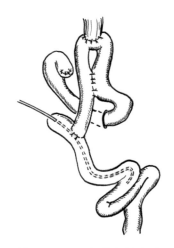

图 18 - 174　经输入袢盲端

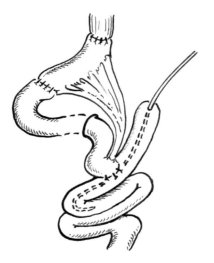

图 18 - 175　经输入袢盲端

（七）胃癌联合横结肠部分切除术

1. 适应证　进展期胃癌侵犯横结肠或（和）横结肠系膜者，可一并予以切除（图 18 - 176、图 18 - 177）。

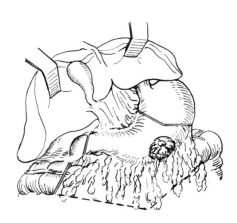

图 18 - 176　切除范围

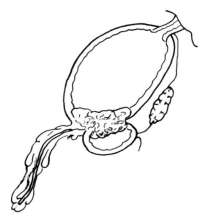

图 18 - 177　浸润范围

2. 麻醉与体位　气管内插管全身麻醉，平卧位。

3. 手术步骤

（1）探查发现胃癌已侵犯横结肠及其系膜，可以将胃与横结肠一起切除，先用纱布覆盖病灶，提起横结肠，显露中结肠动静脉，选定切除范围（图 18 - 178、图 18 - 179）。

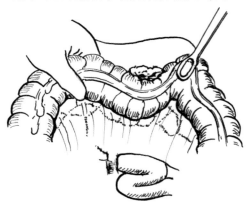

图 18 - 178　显露中结肠动静脉

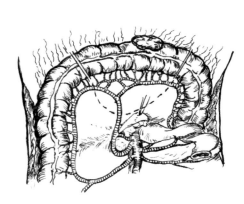

图 18 - 179　选定切除范围

（2）于中结肠静脉根部将其结扎，于其内侧游离出中结肠动脉，近心端双重结扎，扇形分段结扎切断横结肠系膜，清除 No. 15 组淋巴结（图 18 - 180）。

（3）在预切断的横结肠处上缘切除大网膜，左侧达脾下极，切断、结扎胃网膜左动脉，清除 No. 4b 组淋巴结，由于需做横结肠对端吻合，应切断脾结肠韧带。向右侧切除大网膜，清除 No. 6、No. 18 组淋巴结。为便于吻合，肝结肠韧带一并离断结扎（图 18 - 181 至图 18 - 183）。

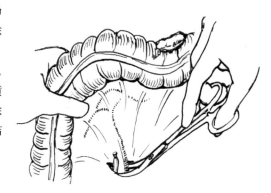

图 18 - 180　清除 No. 15 组淋巴结

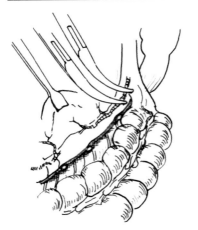
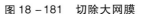

图 18 –181　切除大网膜

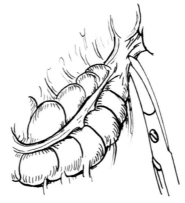

图 18 –182　切断脾结肠韧带

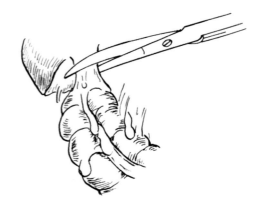

图 18 –183　切断肝结肠韧带

（4）库克钳夹持预切断处，肠管下方垫置纱布，切除横结肠，断端缝扎关闭并妥善纱布包裹保护，和胃标本一起移除（图 18 –184）。

（5）横结肠断端间断吻合外加浆肌层包埋，检查吻合口是否通畅。器械吻合方式见本书第三十九章。间断缝合关闭横结肠系膜裂孔。胃肠道重建位于结肠前、后均可（图 18 –185、图 18 –186）。

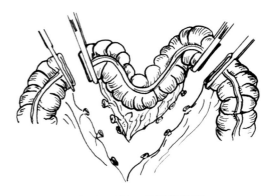

图 18 –184　切除横结肠

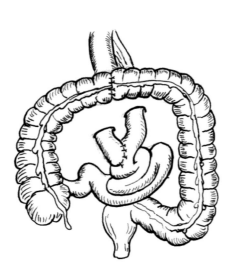

图 18 –185　结肠后吻合

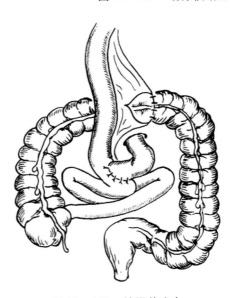

图 18 –186　结肠前吻合

（6）有时仅为横结肠系膜部分受侵，可将受侵病灶外 2cm 系膜一并切除，然后缝合系膜裂孔，但应观察横结肠有无缺血；可疑时术毕再次检查，如果存在横结肠缺血，应行横结肠部分或全部切除术（图 18 – 187 至图 18 – 189）。

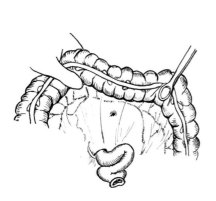

图 18 - 187 横结肠系膜部分受侵

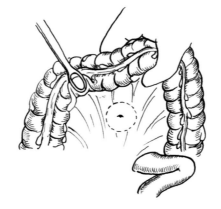

图 18 - 188 系膜部分切除

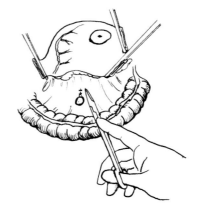

图 18 - 189 缝合系膜切口

（八）胃癌联合胰体尾、脾脏切除术

1. 适应证 ①H_0，P_0，CY（-）；②位于 U、UM 区的进展期胃癌原发灶或转移淋巴结直接侵犯胰腺；③淋巴结转移限于以下范围：No. 1 ~ 7、No. 8a、No. 9、No. 10、No. 11、No. 12a。

对于 No. 10、No. 11 淋巴结转移但无胰腺浸润的患者实行联合胰体尾、脾脏切除术的预后较差，而且尚有胰漏和糖尿病的风险。目前作为此手术的适应证存在争议，有被保留胰腺的脾动脉及脾脏联合切除术替代的趋势。

2. 麻醉与体位 气管内插管全身麻醉，平卧位。

3. 手术步骤

（1）游离横结肠系膜前叶，切除胰头部胰腺被膜，解剖脾结肠韧带，予以分段结扎切断（图 18 - 190）。

（2）将大网膜、横结肠系膜前叶用大弯钩拉向右上方，显露胰腺下缘（图 18 - 191）。

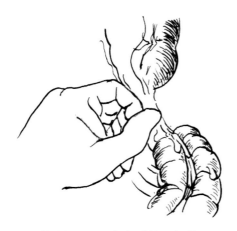

图 18 - 190 解剖脾结肠韧带

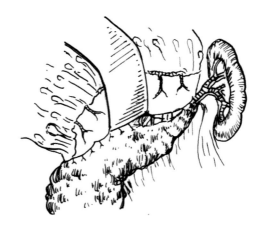

图 18 - 191 显露胰腺下缘

（3）游离胰腺下缘后腹膜，切断、结扎 Treiz 韧带，直至肠系膜下动脉左侧。同法切开胰腺上缘的后腹膜（图 18 - 192）。

（4）术者左手将脾脏适度拉向右下方，紧张脾膈韧带，可用电刀切开，多无出血（图 18 - 193）。

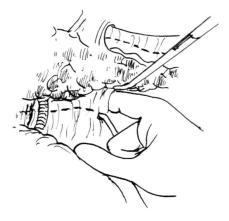
图 18-192　游离胰腺下缘后腹膜

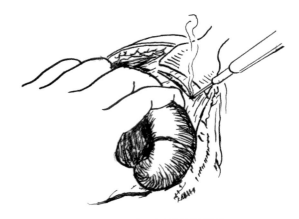
图 18-193　切开脾膈韧带

（5）向下方延伸脾膈韧带切口，至脾肾韧带，予以分段结扎切断，至此脾外侧、胰腺下缘游离完毕。横断贲门或胃体，进而将脾脏上极完全游离（图 18-194）。

（6）于脾动脉根部切断，近心端结扎及缝扎各一道，从而清除 No. 11 组淋巴结（图 18-195）。

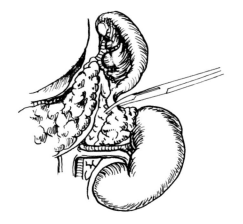
图 18-194　切断脾肾韧带

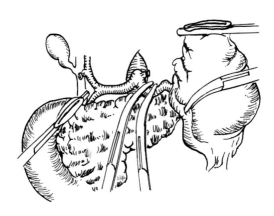
图 18-195　清除 No. 11 组淋巴结

（7）将脾脏、胰体尾部和胃一并拉向右上腹，显露肠系膜下静脉。纵行切开脾静脉覆盖的筋膜，于肠系膜下静脉左侧将脾静脉切断结扎（图 18-196 至图 18-198）。

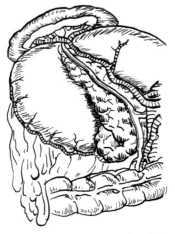
图 18-196　显露肠系膜下静脉

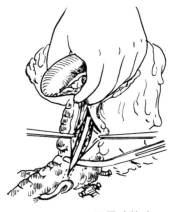
图 18-197　显露脾静脉

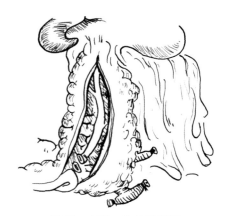
图 18-198　结扎脾静脉

（8）胰腺切断线大致在肠系膜下静脉和脾动脉根部连接线附近，用肠钳夹持切断线右侧胰腺，电刀逐步切断胰腺组织，注意寻找胰管。肠钳有两种作用，一为控制胰腺断端出血而不损伤胰腺组织；二为胰腺切除撤除肠钳后，胰腺断端呈鱼口状，便于对拢缝合。至此完全切除胰体尾和脾脏，清除 No.10 组淋巴结（图18－199、图18－200）。

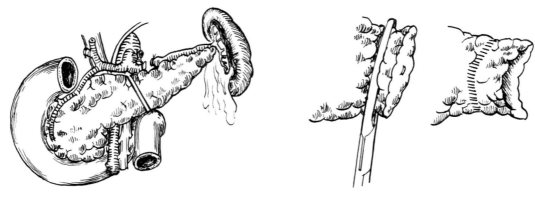

图 18－199　切断脾动脉　　　　　　　　　　图 18－200　横断胰腺

（9）胰管用 4 号丝线缝扎，然后环绕胰管部位，距离胰腺断端约 1cm，4 号丝线 U 形缝合，确切结扎胰管，以防胰漏发生（图 18－201）。

（10）4 号丝线间断缝合胰腺断端，于胰腺断端放置多功能引流管，以备胰漏引流之用（图 18－202）。

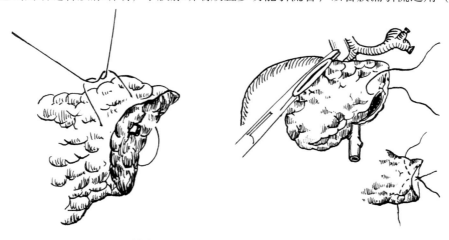

图 18－201　U 形缝合　　　　　　　　　　图 18－202　缝合胰腺断端

（九）胃癌联合脾脏切除术

1. 适应证　目前研究发现胃的淋巴回流不进入胰腺实质，No.11 淋巴结也仅是存在于脾动脉周围组织中，将脾动脉连同周围的淋巴结缔组织一并清除即可达到根治目的，而术后胰漏、糖尿病等并发症大幅度下降。因此本术式的适应证为：①H_0，P_0，CY（－）；②进展期胃癌 No.10、No.11 淋巴结转移而无胰腺直接浸润。

2. 麻醉与体位　气管内插管全身麻醉，平卧位。

3. 手术步骤

（1）横断十二指肠，切断胃左动脉，将胰腺背膜完整切除。脾脏周围韧带的游离同前所述（图 18－203）。

（2）解剖脾动脉根部，于其根部切断结扎，保留侧再缝扎一道（图 18－204）。

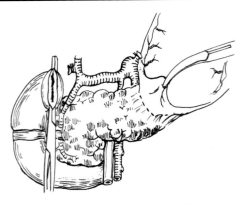

图 18 - 203　横断十二指肠

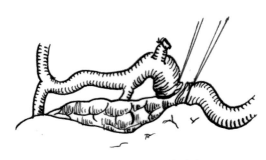

图 18 - 204　结扎脾动脉

（3）将脾脏向右上方拉起，解剖脾静脉，将此筋膜予以切除，至胰体尾处分段将脾肾韧带结扎切断，再将 No. 11 及 No. 10 组淋巴结连同脾脏一并切除。于脾床放置多功能引流管，以引流术后渗液或胰漏（图 18 - 205、图 18 - 206）。

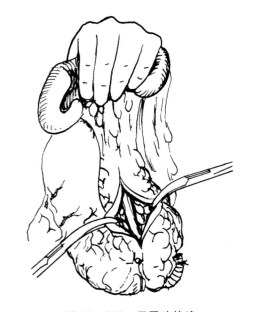

图 18 - 205　显露脾静脉

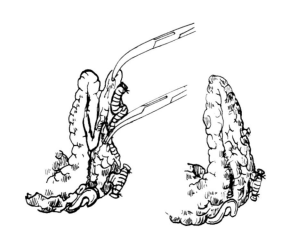

图 18 - 206　切除脾静脉

（十）胃癌联合胰十二指肠切除术

1. 适应证　胃癌联合胰十二指肠切除术的总的 5 年生存率为 8.9%，只有第一站淋巴结转移者为 25%，而第二站以上淋巴结转移者低至 2.7%。因此，本术式的绝对适应证为在保证根治的前提下同时具备：①H_0，P_0，CY（ - ）；②淋巴结转移仅局限于第一站；③原发灶或转移淋巴结直接浸润胰头；（4）胃癌侵犯十二指肠，根治性切除后十二指肠乳头难以保留者（图 18 - 207）。

2. 麻醉与体位　气管内插管全身麻醉，平卧位。

3. 手术步骤

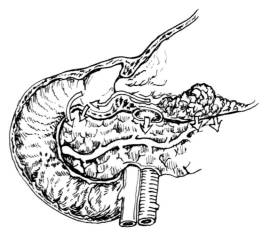

图 18 - 207　胰头浸润

（1）切除大网膜及横结肠系膜前叶，切断膈结肠韧带及肝曲与十二指肠间的结缔组织（图18-208、图18-209）。

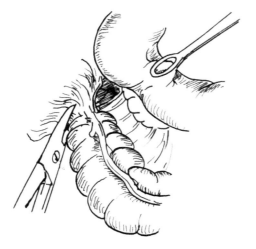

图18-208 切断膈结肠韧带

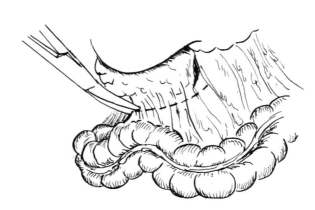

图18-209 切除胃结肠韧带

（2）采用 Kocher 切口，打开十二指肠外侧腹膜，游离胰头，探查 No.13 组淋巴结有无肿大，肿瘤是否侵犯下腔静脉和腹主动脉。如有侵犯，则不能行胰十二指肠切除术（图18-210）。

（3）清除 No.14 组淋巴结，游离胃结肠静脉干，予以结扎切断。解剖胰十二指肠下动脉，于其根部切断结扎，保留侧加缝扎一道。切除肝十二指肠韧带前叶，清除 No.12a、b 组淋巴结，切断胃右动脉，清除 No.5 组淋巴结。切断胃十二指肠上动脉，保留侧同样双重结扎。吊带悬吊胆总管和肝固有动脉，显露门静脉。自肠系膜上静脉腹侧、胰颈背侧伸入小蚊氏钳，向门静脉方向轻柔探查，直至胰颈上缘。如果可顺利通过，胰腺切除当无问题；如果肿瘤已和门静脉系统侵犯粘连，则停止胰腺切除手术（图18-211）。

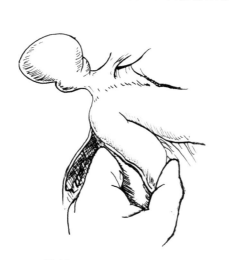

图18-210 Kocher 切口

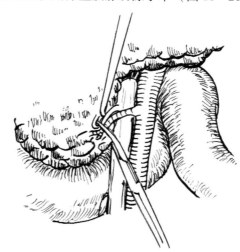

图18-211 解剖胰十二指肠下动脉

（4）结扎胆囊动脉，距胆总管 0.5cm 切断胆囊管，保留侧予以缝扎。距离肝脏 0.5cm 切开胆囊浆膜层，切除胆囊，胆囊床予以电凝止血。横断十二指肠，于胰腺上缘切断胆总管，近端可用哈巴狗钳暂时夹闭或任其敞开。距 Treiz 韧带 10cm 横断空肠，切断 Treiz 韧带，将近端空肠自肠系膜上血管后方拉至右上腹，空肠与胰腺间的结缔组织予以妥善结扎（图18-212）。

（5）将大弯钳置于胰颈后方，切断线右侧夹持肠钳，电刀逐步切断胰腺组织，管道处予以缝扎。注意寻找主胰管，以备置内引流管或胰肠吻合（图18-213）。

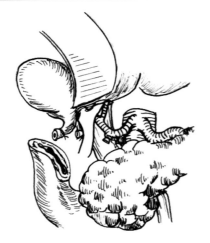

图 18 –212　横断十二指肠

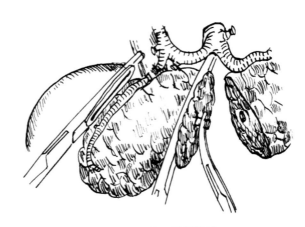

图 18 –213　横断胰腺

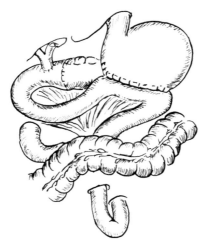

图 18 –214　Child 手术

（6）胃肠道重建多采用胰、胆、胃的顺序，即 Child 手术。胆肠吻合口距离胰肠吻合口约 10cm，距离胃肠吻合口约 40cm。经温氏孔达小网膜囊位置放置多功能引流管，经右侧腹壁引出体外（图 18 – 214）。

（十一）胃癌联合肝部分切除术

1. 适应证　①胃癌直接浸润肝脏，可一并切除者；②孤立的位于肝脏表面的转移灶；③局限于肝左叶的多发转移灶，行左半肝切除可获得根治性效果者（图 18 – 215、图 18 – 216）。

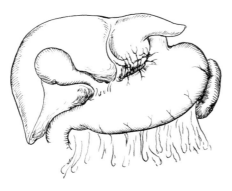

图 18 –215　侵犯肝脏

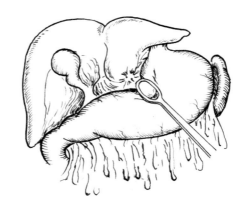

图 18 –216　探查所见

2. 麻醉与体位　气管内插管全身麻醉，平卧位。

3. 手术步骤

（1）孤立性的肝转移灶，可用电刀距离病灶 1cm 左右将其完整切除，深部难以切除者可注射无水酒精处理，较大范围的肝转移处理参见本书第三十五章第一节。

（2）如果肿瘤与肝左外叶少许浸润粘连，可用 7 号丝线距离粘连处 1cm 行褥式缝合，以利于止血。然后用手术刀柄钝性切开肝实质，所有管道均予以缝扎，防止术后出血或胆漏。创面可喷洒生物蛋白胶，以减少出血及胆漏（图 18 – 217 至图 18 – 219）。

（3）部分病灶需锲形钝性切除，创面管道结扎后，7 号丝线对拢缝合两切面，可减少术后胆漏发生。对合困难者，可予以喷洒生物蛋白胶（图 18 – 220）。

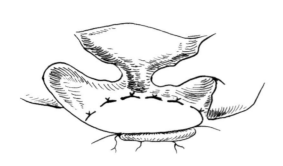

图 18 – 217　褥式缝合

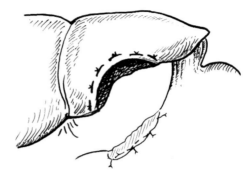

图 18 – 218　钝性切开肝实质

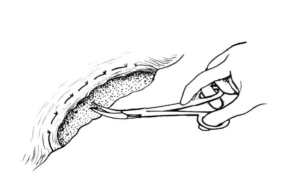

图 18 – 219　断面止血

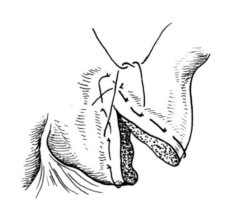

图 18 – 220　对拢缝合

（4）侵犯左外叶范围较大者，可行左外叶切除术。切开肝脏三角韧带和左侧冠状韧带，助手用示指或肠钳于肝镰状韧带左侧夹持肝脏，用手术刀柄钝性逐步切除左外叶，管道处予以妥善缝扎。创面可用镰状韧带覆盖或喷洒蛋白胶处理（图 18 – 221 至图 18 – 225）。

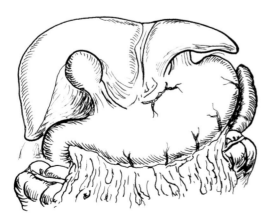

图 18 – 221　侵犯左外叶

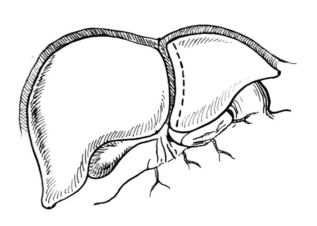

图 18 – 222　切断线

443

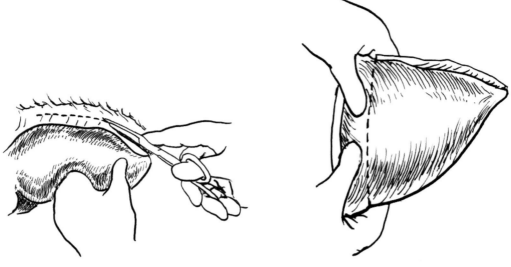

图 18 –223 切开肝脏左侧冠状韧带　　　　图 18 –224 助手夹持肝脏

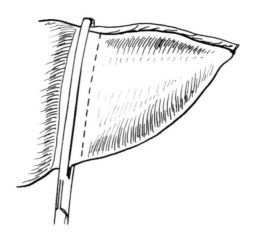

图 18 –225 肠钳夹持肝脏

（5）侵犯更为广泛的患者，可行左半肝切除术。可用肝门止血带，但更多采用无血切肝技术。解剖肝门，分离出左肝管，结扎切断；游离左肝动脉，结扎切断，保留侧加缝扎一道；进而分离出门静脉左侧分支，予以切断，保留侧可用 5 – 0 血管缝线缝扎。至此左半肝失去血供，可见明显的分界线，沿胆囊床和下腔静脉左侧壁连线，手术刀柄钝性切除左半肝，所有管道均用蚊氏钳钳夹后缝扎。需注意肝中静脉和左肝静脉共干，切勿损伤，以免发术中大出血。肝切面可予以生物蛋白胶喷洒封闭（图 18 –226 至图 18 –230）。

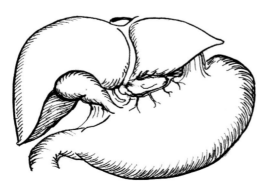

图 18 –226 左半肝受侵

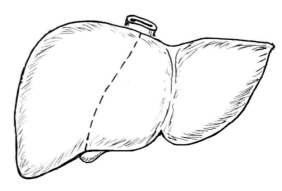

图 18 –227 切除线

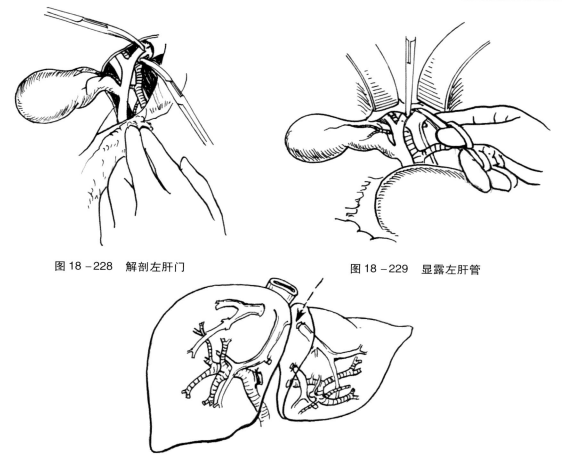

图 18 – 228　解剖左肝门　　　　　　　　　图 18 – 229　显露左肝管

图 18 – 230　切除左半肝

（十二）胃癌联合左上腹内脏全切除术

1. **适应证**　本术式要求切除全胃、大网膜、横结肠及其系膜、胰体尾、脾脏、No. 16a1、No. 16a2、No. 16b1、No. 16b2 组淋巴结，贲门附近的胃癌尚需切除部分食管，部分患者尚需切除左半肝、左肾及左肾上腺。由于创伤极大，并发症多，必须在预计达到根治的前提下，同时具备以下条件方可应用：①H$_0$，P$_0$，CY（－）；②广泛浸润浆膜的进展期胃癌，特别是 Borrmann Ⅳ型；③原发灶或转移淋巴结直接浸润胃周脏器；④大、小网膜及肠系膜散在少量种植灶（图 18 – 231、图 18 – 232）。

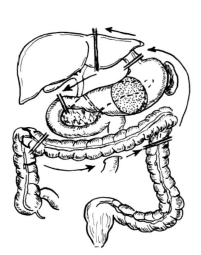

图 18 – 231　切除路线

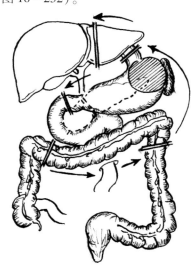

图 18 – 232　切除范围

2. 麻醉与体位　气管内插管全身麻醉，平卧位。

3. 手术步骤

（1）取上腹距肋缘 2cm 弧形切口，可满意暴露手术野，上置全方位大拉钩，探查腹腔，确定病变侵犯程度，仅有在行联合左上腹脏器切除有可能获得根治的前提下，方可实施此手术。术中如遇不能根治性切除的情况，应改行姑息性切除等手术（图 18 - 233）。

（2）游离结肠肝曲和脾曲，分段钳夹、切断、结扎横结肠系膜，切除横结肠，清除 No. 15 组淋巴结（图 18 - 234）。

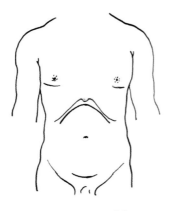

图 18 - 233　手术切口

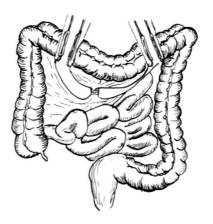

图 18 - 234　切除部分横结肠

（3）沿横结肠静脉向肠系膜上静脉方向游离，清除 No. 14v 组淋巴结，切除胰头部胰腺被膜，分别于根部切断结扎胃网膜右动、静脉，清除 No. 17、No. 6 组淋巴结（图 18 - 235）。

（4）切开小网膜及肝十二指肠韧带前叶，清除 No. 12a、No. 12b、No. 5、No. 8a 及 No. 3 组淋巴结。切断胃左动脉，保留侧双重结扎，清除 No. 7、No. 9 组淋巴结。于脾动脉根部切断结扎。切开十二指肠外侧腹膜（Kocher 切口），将胰头翻向左上方，清除 No. 13 组淋巴结（图 18 - 236）。

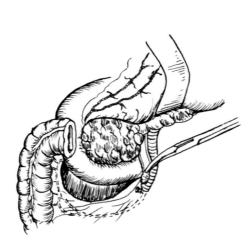

图 18 - 235　切除胰头被膜

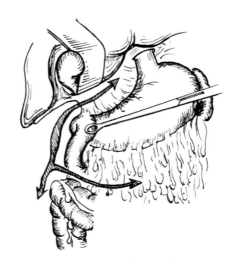

图 18 - 236　Kocher 切口

（5）解剖胰头背侧，显露 No. 16b1、No. 16b2 组淋巴结，予以清除。由于此处存在大量淋巴管，损伤后易于导致淋巴漏，所有管道均应妥善结扎。下一步则按前述方法将胰体尾、脾脏、全胃和部分食管一并切除，同时清除 No. 1、No. 2、No. 4、No. 10、No. 11、No. 18 及 No. 19 组淋巴结。如果左肝叶和肿瘤浸润粘连，可行左肝叶切除术（图 18 - 237）。

（6）整体移除标本后，切断左右膈肌脚，清除 No. 20 组淋巴结。继续向尾侧清除 No. 16a1 及 No. 16a2 组淋巴结，至此完成所有淋巴结清扫（图 18 – 238）。

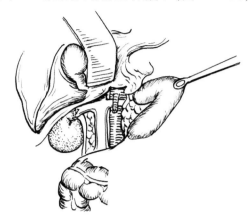

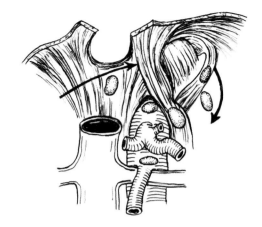

图 18 – 237　切除 No. 16b1、No. b2 组淋巴结　　　　　图 18 – 238　清除 No. 16a1 及 No. 16a2 组淋巴结

（7）为切除 No. 16a2 组淋巴结，亦可将脾曲结肠充分游离，于左肾外侧切开肾脂肪囊，将其翻向内侧，清扫肾动脉周围脂肪及淋巴组织，切断左肾上腺静脉，完整切除左肾上腺，继续向内侧解剖，可将 No. 16a2 组淋巴结完整切除。同样位于下腔静脉和腹主动脉周围的组织均应妥善结扎，以防术后淋巴漏的发生（图 18 – 239 至图 18 – 244）。

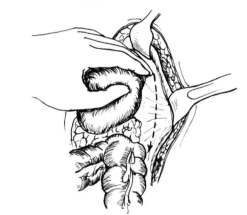

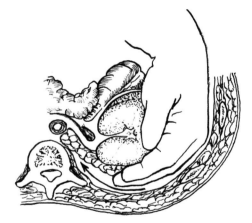

图 18 – 239　切开肾脂肪囊　　　　　　　　　　图 18 – 240　内翻左侧肾脏

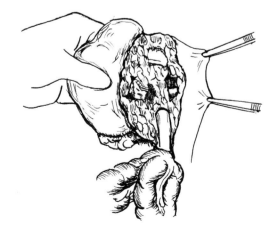

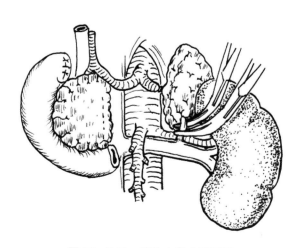

图 18 – 241　切除肾脂肪囊组织　　　　　　　　图 18 – 242　结扎左肾上腺静脉

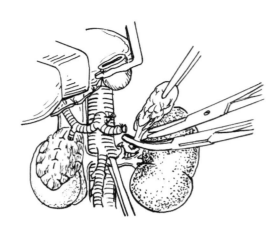

图 18 - 243　切除左肾上腺

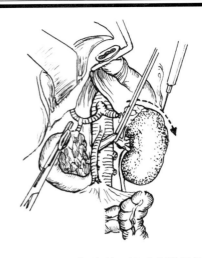

图 18 - 244　切除 No. 16a2 组淋巴结

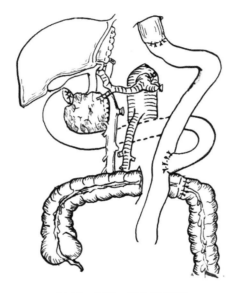

图 18 - 245　消化道重建

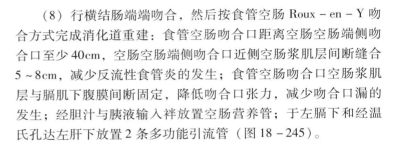

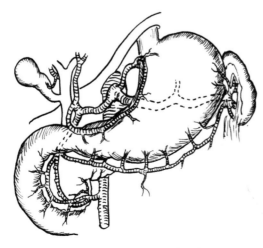

图 18 - 246　腹腔动脉根部

（8）行横结肠端端吻合，然后按食管空肠 Roux - en - Y 吻合方式完成消化道重建：食管空肠吻合口距离空肠空肠端侧吻合口至少 40cm，空肠空肠端侧吻合口近侧空肠浆肌层间断缝合 5 ~ 8cm，减少反流性食管炎的发生；食管空肠吻合口空肠浆肌层与膈肌下腹膜间断固定，降低吻合口张力，减少吻合口漏的发生；经胆汁与胰液输入袢放置空肠营养管；于左膈下和经温氏孔达左肝下放置 2 条多功能引流管（图 18 - 245）。

（十三）胃癌 Appleby 手术

1953 年，加拿大 Appleby 医生提出自腹腔动脉根部切断，切除胰体尾、脾脏以及全胃作为胃癌根治术的方式之一。本术式符合整块切除的恶性肿瘤手术原则，但创伤加大，并发症很多，应尽量少用。术前必须做腹腔动脉和肠系膜上动脉造影，确保两个系统有丰富的侧支循环时方可考虑本术式。对于不能根治、肝功不全或有糖尿病的患者慎用此术式（图 18 - 246）。

1. 适应证　①H_0，P_0，CY（-）；②进展期胃癌伴 No. 7、No. 8a、No. 9 淋巴结转移，行 Appleby 手术可获得根治性效果者。

2. 麻醉与体位　气管内插管全身麻醉，平卧位。

3. 手术步骤

（1）上腹正中切口，探查病灶，估计行 Appleby 手术可获得根治性效果者，可行此手术。切除大网膜和横结肠系膜前叶。游离肝曲和脾曲结肠。切断胃网膜右动脉时，残端不宜太短。切开肝十二指肠韧带前叶及小网膜，清除 No. 12a、No. 12b 组淋巴结。切断胃右动脉，游离肝总动脉，夹持哈巴狗钳，确定肝固有动脉有无搏动，无搏动者不能行 Appleby 手术。于胃十二指肠动脉发出部左侧结扎切断肝总动脉。采用 Kocher 切口，游离胰头部。切断十二指肠，于肠系膜上静脉处横断胰颈，保留侧胰腺断面和胰管妥善结扎（图 18 - 247）。

（2）于腹腔动脉干根部切断，保留侧结扎、缝扎各一道。

然后将全胃、胰体尾、脾脏、胆囊一并切除（图18-248、图18-249）。

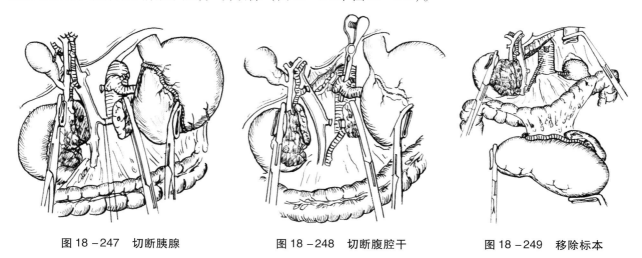

图18-247　切断胰腺　　　　　图18-248　切断腹腔干　　　　　图18-249　移除标本

（3）消化道重建采用食管空肠 Roux - en - Y 方式，操作要点见前述。

（十四）胃保功能手术

对于早期胃癌，不伴有 No.1、No.3、No.5、No.12 组淋巴结转移，可行保留迷走神经肝支手术，可减少胆囊炎和胆囊结石的发生率；保留迷走神经后干的腹腔支，对减少术后腹泻颇有裨益；在保留幽门的胃部分切除术患者，还应行高选择性迷走神经切断术。所有上述所谓保功能手术都以根治性切除为前提，否则，应予以标准的胃癌根治术（D₂淋巴结清扫术）（图18-250 至图18-254）。

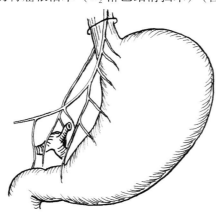

图18-250　迷走神经

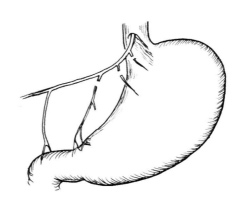

图18-251　保留鸭爪神经

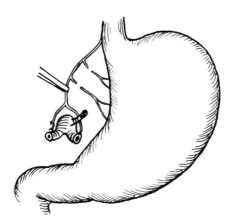

图18-252　保留后干腹腔支

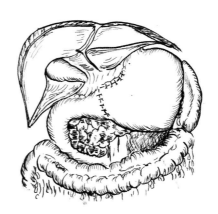

图18-253　保留幽门胃部分切除术

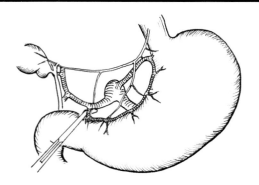

图 18 - 254　高选择性迷走神经切断术

(十五)　姑息性远端胃部分切除术

1. 适应证　主要用于进展期 L 区或 LM 胃癌难以根治性切除,伴有出血、梗阻者。
2. 麻醉与体位　气管内插管全身麻醉,平卧位。
3. 手术步骤

与肝脏浸润粘连者,可行部分肝脏切除。于胰腺浸润者,可用电刀在胰腺表面将病灶切除。侵犯横结肠者,切除部分横结肠,然后行远端胃部分切除,毕 Ⅱ 式胃肠道重建术(图 18 - 255 至图 18 - 259)。

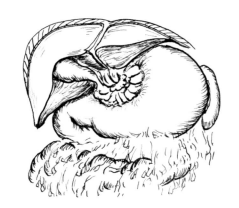

图 18 - 255　肝脏浸润

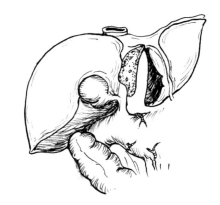

图 18 - 256　切除部分肝脏

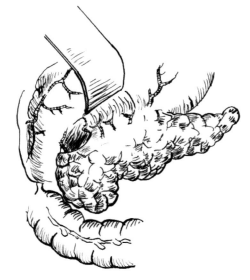

图 18 - 257　侵犯胰腺

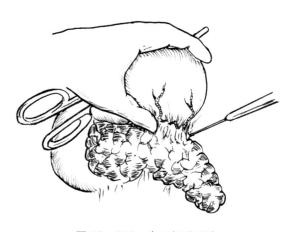

图 18 - 258　电刀切除剥离

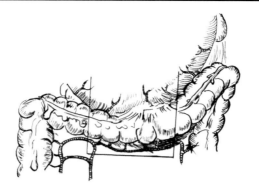

图 18 - 259 横结肠部分切除

（十六）姑息性全胃切除术

1. 适应证 主要用于进展期 U、UM、UML 区胃癌难以根治性切除，伴有出血、贲门或幽门梗阻者。
2. 麻醉与体位 气管内插管全身麻醉，平卧位。
3. 手术步骤
（1）切除大网膜，切断胃网膜右动、静脉。
（2）切开小网膜，切断胃右动脉。
（3）横断十二指肠，切断胃左动脉。
（4）分段结扎切断胃脾韧带，切断胃膈韧带。
（5）切断左三角韧带和部分冠状韧带，切断迷走神经前后干，距离贲门 3cm 横断食管。
（6）消化道重建采用食管空肠 Roux - en - Y 方式，操作要点见前述。

（十七）姑息性胃肠吻合术

1. 适应证 主要用于进展期 M、ML 区胃癌难以切除，伴有幽门梗阻者。
2. 麻醉与体位 气管内插管全身麻醉，平卧位。
3. 手术步骤

将距 Treiz 韧带 30 ~ 40cm 空肠与胃前壁行侧侧吻合，吻合口以 5 ~ 8cm 大小为宜，再距离此吻合口 15cm 处行空肠空肠 Braun 吻合。也可将空肠与胃大弯吻合，或将肿瘤近侧胃横断后吻合，后者可推迟吻合口肿瘤的发生时间。另外亦可将大弯侧胃三角形部分切除，远切缘缝合关闭，然后行近切缘胃空肠吻合术，其目的同样是减少肿瘤侵犯吻合口的可能性。对于同时存在梗阻性黄疸的患者，可同时性胆肠、胃肠吻合术（内引流术），以改善患者生存质量（图 18 - 260 至图 18 - 266）。

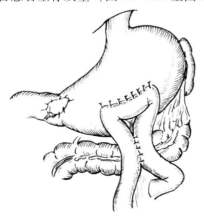

图 18 - 260 胃前壁吻合

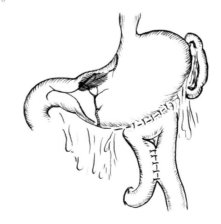

图 18 - 261 胃大弯吻合

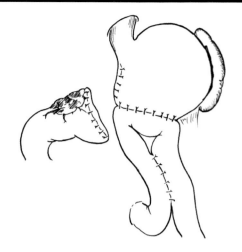

图 18 - 262　胃肠端侧吻合

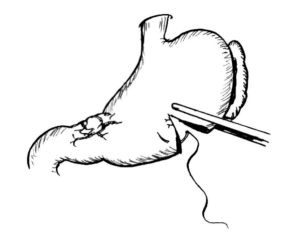

图 18 - 263　三角形切除

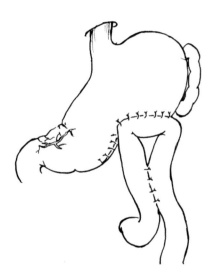

图 18 - 264　近侧切缘吻合

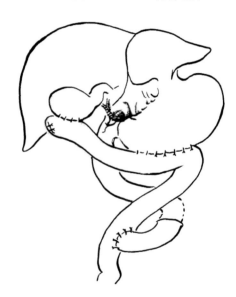

图 18 - 265　胆肠、胃肠吻合（Roux-en-Y）

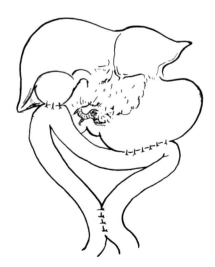

图 18 - 266　胆肠、胃肠吻合内引流

（十八）姑息性胃造瘘术

1．适应证　主要用于进展期 U 或 L 区胃癌难以切除，伴有出血、贲门或幽门梗阻者，后者还应加做营养性空肠造瘘术。胃造瘘术分为荷包式胃造瘘术、隧道式胃造瘘术、管式胃造瘘术和胃镜下胃造瘘术（PEG）。

2．麻醉与体位　硬膜外麻醉，平卧位。

3．手术步骤

（1）荷包式胃造瘘术：

1）一般用左上经腹直肌切口，长 6~8cm。

2）距离肿瘤至少 5cm 处，胃壁前壁做 2~3 个同心圆状荷包缝线，最内侧荷包直径约 1.5cm，纱布保护造口周围，以防污染，切开造瘘胃壁（图 18-267）。

3）然后将 24 号蘑菇头导尿管置入胃腔，荷包线打结，包埋造瘘管（图 18-268）。

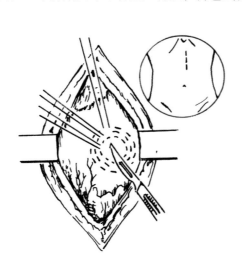

图 18-267　荷包缝合

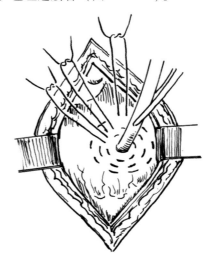

图 18-268　置入蘑菇头导尿管

4）将蘑菇头导尿管由侧腹壁戳孔引出体外，造口处胃壁与腹壁间断缝合固定 4~6 针，以防胃液渗漏，再将造瘘管与皮肤固定一针，逐层关腹（图 18-269、图 18-270）。

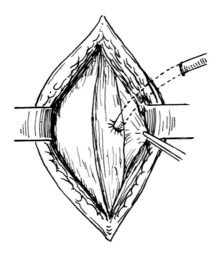

图 18-269　蘑菇头导尿管引出体外

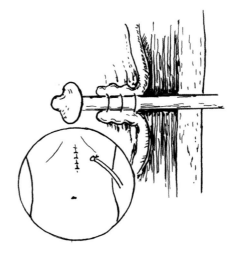

图 18-270　蘑菇头导尿管固定

（2）隧道式胃造瘘术：也是一种暂时性胃造瘘术。

1）切口与造口位置选择同"荷包式胃造瘘术"。

2）于胃前壁做一直径约1.5cm荷包缝合，纱布保护，切开造瘘处，将24号硅胶管约5cm置入胃腔，荷包线打结（图18-271）。

3）再将造瘘管浆肌层间断缝合包埋约5cm，以防止胃液渗漏（图18-272）。

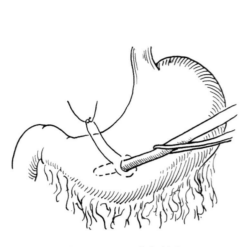

图18-271　荷包缝合

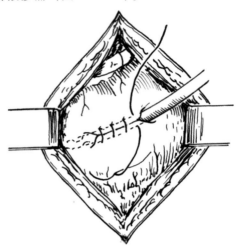

图18-272　包埋硅胶管

4）造瘘管引出腹壁，将造瘘管周围胃壁浆肌层与腹壁间断缝合4~6针，逐层关腹（图18-273、图18-274）。

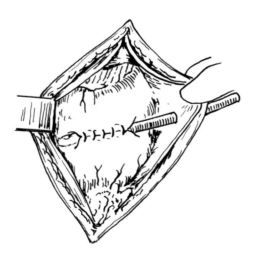

图18-273　硅胶管引出体外

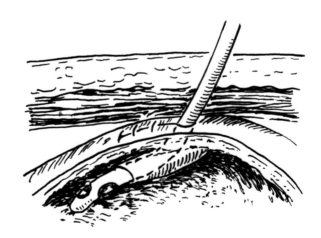

图18-274　硅胶管固定

（3）管式胃造瘘术：是利用胃前壁做一管形窦道，通过腹壁隧道与皮肤吻合，从而形成一永久性的胃造瘘管道，可插入导管注入食物或引流胃液。

1）切口：同"荷包式胃造瘘术"。

2）在胃前壁尽量远离肿瘤，将胃壁全层倒U字形切开，基底部位于大弯侧，长约7cm，宽约5cm。为减少出血可行胃黏膜下止血，切开胃腔后将胃内容物清除（图18-275）。

3）拉开胃壁U形瓣，间断缝合胃壁切口至大弯切开处。将18号硅胶管置入胃腔5cm，然后将胃壁U形瓣围绕此导管间断缝合，外加浆肌层包埋，从而形成一长约7cm造瘘管（图18-276、图18-277）。

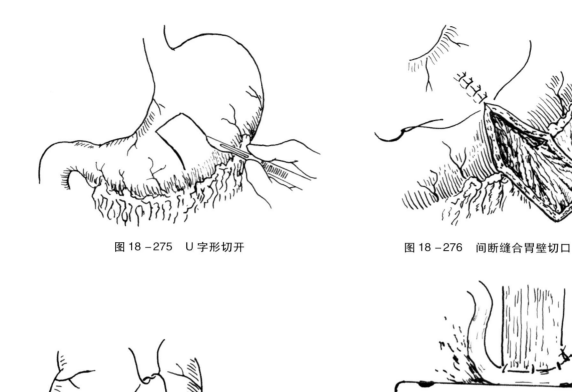

图 18 – 275　U 字形切开

图 18 – 276　间断缝合胃壁切口

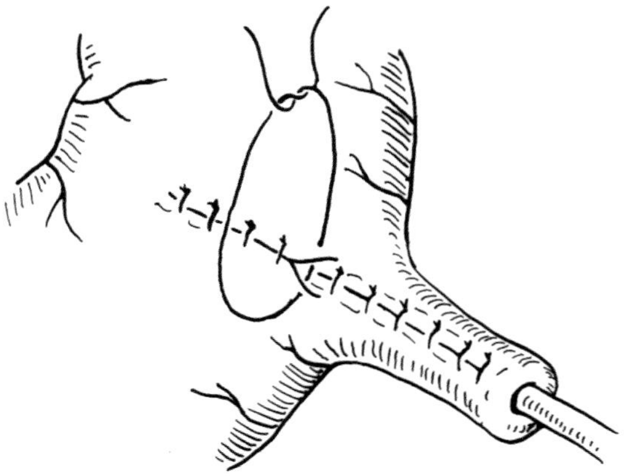

图 18 – 277　制造瘘管

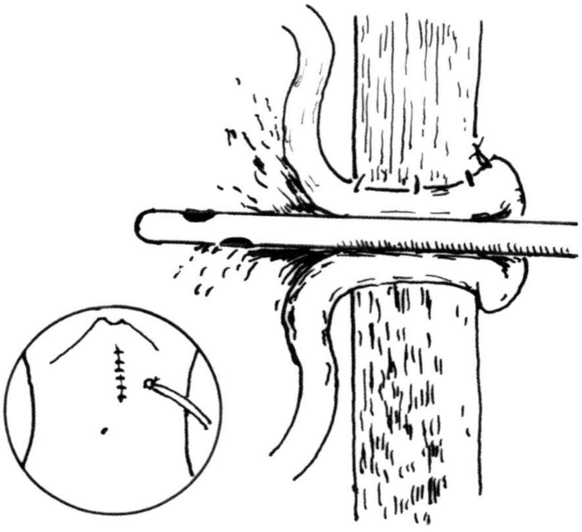

图 18 – 278　与皮肤吻合

4）在腹壁相应位置戳一条隧道，然后将胃造瘘管引出体外，腹膜层、腹直肌鞘前层或腹外斜肌腱膜以及皮肤与造瘘胃管间断缝合固定。造瘘胃管翻转后，高于腹壁 0.5cm 为宜。缝合腹壁切口（图 18 – 278）。

5）术后第 2 天即可灌注流质饮食。切口愈合后可拔除支撑用的硅胶管。管饲或引流时可随时插入硅胶管。

（4）胃镜下胃造瘘术及空肠造瘘术：参见本书第四十章第十节。

（十九）姑息性空肠造瘘术

1. 适应证　主要用于极度进展期全胃癌伴幽门梗阻而又难以切除者，做营养性空肠造瘘术以提供肠内营养。

2. 麻醉与体位　硬膜外麻醉，平卧位。

3. 手术步骤

（1）普通胶管空肠造瘘术：

1）切口：左上经腹直肌切口。

2）将横结肠提起，距 Tteiz 韧带 15～25cm 处空肠作为造瘘部位（图 18 – 279）。

3）在造瘘空肠对系膜缘肠壁，4 号丝线做一直径约 1.5cm 荷包缝合，周围围置纱布保护，造瘘 14～16 号胶管前端剪 3～4 个侧孔。切开造瘘肠壁，吸净肠内容物，置入造瘘管，长 15～30cm，荷包线打结（图 18－280）。

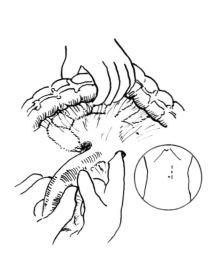

图 18－279　确定空肠起始部

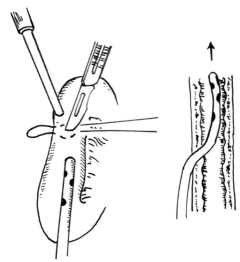

图 18－280　胶管置入空肠

4）造瘘管平压在空肠壁，浆肌层间断缝合包埋 5cm，以减少肠液漏出（图 18－281）。

5）将造瘘管引出腹腔，造瘘管周围空肠壁与腹膜间断缝合固定 3～6 针，以防肠液渗漏至腹腔，导管与皮肤固定一针，逐层关腹（图 18－282）。

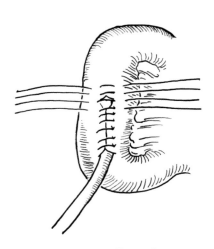

图 18－281　浆肌层包埋

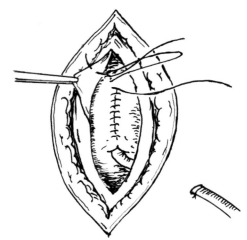

图 18－282　造瘘管引出腹腔

6）术后 24h 按 20～30mL/h 滴速经导管滴注 5% GNS 500mL；术后第 2 天，按 20～30mL/h 滴速连续输注肠内营养液 500mL；第 3 天始，按 40～60mL/h 滴速连续输注肠内营养液 1 000mL。

7）造瘘 10 天以后，不需造瘘时，可将造瘘管拔除，此时造瘘口周围已有瘢痕粘连，不会发生渗漏，造瘘窦道数日内即可痊愈，无需缝合等处理。

（2）复尔凯（Flocare）导管空肠置管术：

1）完成胃肠重建后，套管针于吻合口下 10～15cm 的空肠处刺入，浆膜下潜行 5～6cm 后刺入肠腔。

2）置入导管，进入空肠 15～30cm，分裂取出套管针，将导管予以空肠浆肌层包埋，形成 5～6cm 浆膜下隧道，造口管引出处再做一荷包缝合，导管引出处肠壁浆肌层与前腹壁缝合固定 3 针，逐层关腹。

（二十）胃癌并发穿孔的处理

胃癌并发穿孔是一种胃癌晚期的并发症，占胃癌患者的 3% ~ 6%，发病率低于幽门梗阻和出血。临床表现为急性腹痛、腹肌紧张、压痛及反跳痛，和良性溃疡穿孔大致相同。胃癌穿孔多发生于 Borrmann Ⅱ 型及Ⅲ型患者，其发生机制为：癌组织分泌蛋白酶，分解胃壁结缔组织，导致局部胃壁薄弱；肿瘤呈溃疡型穿出胃壁时，肿瘤组织质脆，易于破裂；穿孔部位往往位于溃疡中央部位，此处血供较少，易于坏死脱落；部分患者接受介入治疗，局部肿瘤供血血管栓塞，后者有导致肿瘤坏死脱落的作用；患者同时伴有幽门不全或完全梗阻，患者胃内压力增加，诱发穿孔；患者呕吐、插胃管、洗胃、钡餐检查等引起胃内压升高的其他因素也是诱因之一。

术前已诊断胃癌患者发生急性腹膜炎，诊断当无困难。其他患者术前确诊癌性穿孔较为棘手，以下情况提示胃癌穿孔：患者年龄＞45 岁的男性患者；既往有胃溃疡病史，近期疼痛规律发生变化者；近期患者体重下降、营养不良、低蛋白血症；腹穿或胃肠减压见咖啡样或血性液体者；锁骨上淋巴结触及肿大者；术前CT 或胃镜见胃壁增厚、肿物，考虑恶性肿瘤者。术中探查时，发现以下情况应考虑癌性穿孔：胃周淋巴结肿大；大网膜或肠系膜癌性肿瘤结节；腹腔内咖啡色或血性积液；穿孔位于贲门或胃体者；穿孔较大、不规则、周边质硬、局部肿物直径＞5cm 者；术中溃疡边缘多点快速冰冻病理检查诊断为胃癌者。

关于胃癌穿孔的处理，既往较为保守，目前在早期诊断、外科营养支持、通畅引流、强有力抗生素以及外科医生临床处置经验的日益丰富前提下，胃癌穿孔的外科处置发生很大变化。对于空腹穿孔、时间＜8h、腹腔轻度污染、体质较好、无心肺功能不全、无腹腔和肝转移的患者，应行"根治性"切除术。笔者之所以将根治性打上双引号，是基于癌性穿孔的患者原则上讲已失去根治性机会。然而，胃癌切除并行局部淋巴结清扫生存率明显高于姑息性胃癌切除术。Gertsch P 报道 17 例胃癌穿孔和 10 例胃癌大出血的处置资料显示穿孔和出血在行胃癌切除后生存率和择期手术大致相当。Kasakura Y 资料显示胃癌穿孔患者接受根治性 R_0 胃切除和肿瘤分期早的生存时间明显延长，主张在患者条件允许的情况下首选"根治性"胃癌切除术。Adachi Y 统计 155 例胃癌穿孔的诊治资料，"根治性"切除早期胃癌患者的 5 年生存率高达 74%，证实根治性胃癌切除对部分胃癌穿孔的患者是适宜的。对失去根治性机会，患者可耐受姑息性胃癌切除的患者，可行胃大部切除术并将大网膜切除。姑息性胃大部切除术消除肿瘤负荷，恢复消化道的通畅，减少肿瘤出血风险，改善患者生活质量，同时改善化疗、生物治疗及综合治疗的耐受性和疗效，利于延长患者生存期。对于肿瘤难以切除同时存在幽门梗阻的患者，应给予穿孔修补并胃空肠吻合术。对于穿孔时间长、腹腔感染、患者体质差并广泛转移的患者只能行穿孔修补术。无论采用何种处理方法，开腹后应首先用 4 号丝线修补穿孔，外加大网膜覆盖，较大穿孔可用大网膜填塞。然后吸净腹腔内液体，并用大量生理盐水冲洗腹腔，特别注意膈下、脾脏后方、小网膜囊、左及右肝下、小肠系膜间以及盆腔内积液完全清除。对于首次采用穿孔修补而患者肿瘤尚可切除的患者，应于 2 ~ 3 周后行根治性切除术，此原则亦适用于术中诊为良性溃疡行穿孔修补术而术后确诊为胃癌的患者。术后用大量热蒸馏水与 5 - Fu 1 000mg 冲洗腹腔，并将各部位积液清除干净。在左肝下、经温氏孔达小网膜囊、盆腔放置多功能引流管，以防治术后感染积液或吻合口漏。术后予以肠外营养支持、强有力抗生素（如舒普深）抗感染、保持引流通畅、半坐位等处理，确保患者顺利度过围手术期。

（二十一）胃癌并发大出血的处理

既往报道胃癌并发出血的发生率为 1% ~ 2.2%，然而随着胃镜检查的普及，目前报道胃癌出血发生率为 9.61% ~ 26%，显性出血发生率为 4.5% ~ 19%。患者表现为不同程度的贫血、呕血或（和）黑便，急性大出血患者则表现为血压下降、心率加速、尿量减少、四肢湿冷、神志模糊等休克表现。

胃癌患者出血的原因：肿瘤生长迅速，坏死脱落；肿瘤血管基底膜不完善，肌层发育不良，难以有效回缩止血；部分恶性肿瘤分泌纤溶酶等，导致凝血功能障碍，甚至 DIC，致使止血困难；肿瘤所致营养不良，影响凝血功能；部分患者年龄较大，存在血管硬化、高血压、糖尿病、肝硬化或血液系统疾病；肿瘤局部血管介入、冷冻、微波等处理可导致肿瘤坏死；如伴有幽门梗阻，患者恶心、呕吐等胃内压力升高亦可诱发出血。

在多通道补液、输血及胶体液和心电监护下，大部分胃癌出血的患者均可予以急诊胃镜检查。胃镜检查可以达到以下目的：明确诊断，胃癌出血多有肿物或明显的恶性溃疡表现，诊断多无困难，但为减少出血风险，切勿活检；局部止血，可予以喷洒止血药、生物蛋白胶、凝血酶、注射肾上腺素、电灼止血及激光止血等等止血措施；胃镜检查对估计手术方式颇有裨益。

慢性的胃癌出血可给予输血、立止血、安络血、止血敏、凝血酶原复合物、纤维蛋白原、止血芳酸、止血环酸、维生素K、葡萄糖酸钙等，冰盐水、凝血酶口服，制酸剂奥美拉唑及生长抑素等均可促进止血。胃癌大出血的患者，首先建立颈内静脉输液通道，交叉配血，快速输注新鲜全血，补充胶体液，给予上述止血药物，快速恢复血容量。予以心电监护、留置导尿并记录每小时尿量、插胃管观察引流血液的量和出血速度。尽量完成胃镜检查，以明确诊断和予以局部治疗。经上述处理，出血仍难以控制者，应予以抗休克的同时，行急诊剖腹探查术；对于出血停止，血液循环稳定的患者，部分学者主张进一步非手术治疗，以期患者状况更为好转。笔者经验是大多数患者近期会再次大出血，结果更糟，手术风险反而增加。曾有1位45岁男性胃癌患者并发出血，多次非手术止血均有效，但反复出血的结果导致患者体质逐渐下降，最后难以耐受手术，结果仍然死于胃癌大出血。因此，笔者认为只要考虑胃癌并发大出血，循环稳定之后，应于全麻下行急诊剖腹探查术。

开腹后，首先结扎肿瘤周围的胃左、右血管，以及胃网膜左、右血管，控制肿瘤出血。血压依然不稳定的患者，可切开胃壁，行肿瘤缝扎止血；必要时可用直线型切割闭合器迅速将胃大部分切除，以控制出血。待输注新鲜全血等处理血压正常后，再考虑具体的手术方式。

1. 胃癌"根治术"　患者血液循环稳定，病灶可根治性切除者，应首选胃癌切除加 D_2 淋巴结清扫术。其预后大致等同于胃癌择期手术，惟其要求术者具有完成胃癌根治术的能力，因此对术者的要求较高。为防治吻合口漏，应经温氏孔达小网膜囊位置放置多功能引流管，以引流积液。

2. 胃大部切除术　对肿瘤已有播散，难以根治性切除的患者，可行姑息性胃癌切除术，去除出血病灶，减少肿瘤负荷，避免幽门梗阻。提高术后化疗效果，改善生活质量，延长生存期。

3. 胃肠吻合术　对于肿瘤不能切除，同时出现幽门梗阻的患者，可行胃肠吻合术。术式尽量远离胃癌病灶，可采用胃癌隔出术加改良式胃空肠 Roux – en – Y 式吻合术、将肿瘤近侧胃横断后胃肠吻合或将大弯侧胃三角形部分切除，远切缘缝合关闭，然后行近切缘胃空肠吻合术，其目的是减少肿瘤侵犯吻合口的可能性。

4. 缝扎止血　部分患者胃癌侵犯较广，姑息性切除和胃肠吻合均难以完成，只能缝扎胃周主要血管和切开胃壁缝扎出血部位。当然亦可以喷洒硬化剂、电凝止血等处理。

5. 经导管动脉栓塞术　文献报道不能切除的8例活动性出血的胃癌患者行经导管动脉栓塞术，所有活动性出血患者即时止血，总体的临床成功率是100%，无栓塞相关并发症发生。因此，不能切除的胃癌活动性出血患者，经导管动脉栓塞进行即时止血是安全和有效的。

6. 术后处理　继续输注新鲜全血，保证血红蛋白≥90g/L。适当予以止血药物，但应避免高凝状态。补充胶体和晶体液，维持循环动力学稳定。肠外营养支持，非蛋白热量为 104.6～125.52kJ/kg 体重为宜。患者出血多、肠道易于发生细菌移位、输血及肿瘤本身导致抵抗力下降等导致患者抗感染能力下降，应予以强有力抗生素如头孢哌酮钠（舒普深）等。

（二十二）胃癌并发幽门梗阻的处理

胃癌患者就诊时大约有30%患者伴有不同程度的幽门梗阻，因呕吐、进食困难等原因，导致患者出现不同程度的营养不良、低钾低氯性碱中毒等，部分患者甚至出现恶液质。围手术期给以肠外营养支持，纠正水、电解质与酸碱平衡紊乱至关重要。大部分幽门梗阻的患者可以行根治性切除、姑息性切除胃大部或全胃切除、胃肠吻合术、胃造瘘术和空肠造瘘术。文献报道胃癌隔出术加改良式胃空肠 Roux – en – Y 式吻合术治疗幽门梗阻，手术主要步骤：采用上腹正中切口，原位缝扎胃网膜右动脉、胃右动脉及肿瘤周围血管，结扎切断距肿瘤上缘 6～8cm 胃结肠韧带、肝胃韧带及胃体部相应血管，充分游离胃后壁，胃钳钳夹横断胃体，间断或连续缝合关闭胃远断端并浆肌层包埋，距 Treitz 韧带 20cm 左右切断空肠，胃近断端与空肠远断端行端侧吻合，距胃空肠吻合口 40cm 处空肠与空肠近断端侧端吻合，两肠袢并行 5～8cm，予以浆肌层间断缝合。如患者由于广泛转移，恶液质，心、肺等脏器功能不全等原因不能采用上述手术方法处理时，可采用文献报道的以下方法，对提高患者生存质量颇有裨益。

1. 内镜下支架放置术　胃镜达梗阻部位，经镜身工作通道置入造影导管，行狭窄部位泛影葡胺造影，X 线下判断狭窄长度。将超滑导丝插过狭窄部位，再沿超滑导丝将造影管置入十二指肠，去掉超滑导丝，沿导管将超硬导丝置入十二指肠。留置超硬导丝于原位，退出胃镜和导管。金属支架的长度必须超过狭窄段 2～3cm。沿超硬导丝将金属支架经推送器送至狭窄部位，X 线透视下确定支架位于合适部位，予以释放支架。术后患者可口服流质，但存在支架堵塞和脱落的可能。

2. 行胃癌区域动脉化疗栓塞术　经右股动脉穿刺插管，行胃十二指肠动脉造影，使胃窦区域肿瘤染色，应用 3mm×30mm 微弹簧圈完全阻断胃网膜右动脉远端血流，将导管头部置于胃十二指肠动脉近端，应用明胶海绵微粒及表柔比星缓慢栓塞，肿瘤染色完全消失。文献报道，采用内镜下支架放置术联合胃癌区域动脉化疗栓塞术可有效控制肿瘤生长，减少支架肿瘤堵塞的可能性。

（二十三）胃癌并发腹水的处理

大量液体积聚于腹膜腔即为腹水，其中 80% 由肝硬化引起，至少 10% 起因于进展期恶性肿瘤，称为恶性腹水，这是恶性肿瘤晚期的表现。多见于卵巢癌、子宫内膜癌、乳腺癌、胃癌、结肠癌、淋巴瘤和胰腺癌。胃癌晚期可侵犯至其他组织器官，如腹腔内腹膜播散、食管、胰腺、小肠、肺脏、淋巴结和肝脏。轻度腹水基本无任何不适，但随病期进展，将出现以下症状：胃扩张及腹膨隆，腹痛、不适和胃胀，疲倦嗜睡，腹腔压力增加导致呼吸急促或困难，恶心、呕吐，消化不良与食欲下降，腹水积聚导致体重增加，胀满不适，足踝水肿，便秘，痔疮。

恶性腹水的发生机制：腹膜种植灶刺激腹水形成，同时阻断腹水重吸收；营养不良导致低蛋白血症，体液失衡，促进体液渗出血管进入腹腔；肝脏或心脏功能不全，血液回流障碍，迫使体液进入腹腔；腹膜淋巴引流系统由于肿瘤细胞堵塞导致液体回收障碍；胃癌根治术后的腹水，可能与扩大范围清扫导致大量淋巴管损伤有关。

恶性腹水的处理极为困难，究其原因为腹水仅为恶性肿瘤晚期的临床表现，而非始动因素，在原发灶难以控制的前提下，腹水治疗极为棘手。对于尚可姑息性切除的患者，当应予以手术切除，以减少肿瘤负荷，增加化疗效果，改善患者生活质量。但大多数患者失去手术机会，仅能予以姑息治疗，以缓解大量腹水导致的各种不适症状。利尿剂安体舒通和双氢克尿噻减缓腹水形成速度，低盐饮食和限制液体摄入亦有帮助。但利尿剂具有导致脱水的风险，因此，必要时腹腔穿刺放液和高质量护理成为大量恶性腹水的主要治疗方法。腹穿应在局麻下严格遵循无菌操作，每次放液最多 1 000mL，必要时留置几天。笔者采用将颈内静脉导管置入腹腔，可放置 1～2 周，无感染发生，放液和护理均极为方便。穿刺放液的并发症包括感染、刺破空腔脏器、蛋白丢失、脱水等。超声定位引导下穿刺置管可减少刺破空腔脏器的风险。腹水的静脉转流由于存在恶性肿瘤远处转移的风险，不适用于恶性腹水治疗。大量恶性腹水的患者需要变换体位和协助行走；便秘患者给予缓泻剂有利无害；为减少恶心及呕吐，患者尽量右侧卧位并将床头垫高，给予中枢止呕药物；吸氧适用于呼吸急促和困难的患者。

亦有文献报道采用羟基喜树碱、丝裂霉素、卡铂或顺铂、5－Fu 缓释剂等药物腹腔灌注化疗可有效控制胃癌恶性腹水，甚至获得手术切除机会。腹腔化疗的机制在于静脉化疗药物难以通过腹膜屏障，因此，腹腔内药物浓度难以杀灭腹膜种植灶及游离癌细胞，但腹腔灌注化疗可使腹腔内药物浓度达到血液浓度 400 倍。研究亦发现将免疫增强剂如沙培林（OK－432）和腹腔化疗联合对控制腹水颇有裨益。由于癌细胞与正常组织细胞对温度的耐受性不同，癌细胞对热耐受性低，延长热疗时间可增加癌细胞损伤和抑制增殖，42℃可导致癌细胞变性、凋亡，43℃时癌细胞凝固、坏死，而正常组织细胞可耐受 45～47℃，因此腹腔热灌注化疗可能是治疗恶性肿瘤腔内转移较为安全有效的方法之一。

七、残胃癌的手术治疗

（一）残胃癌的生物学特点

1. 残胃癌发生机制　日本第 14 版《胃癌处理规约》指出残胃癌是指因各种良、恶性疾病而行胃切除以后残胃发生的癌，与切除范围和胃肠道重建方式无关。因良性溃疡等原因手术后的时限一般为 5 年，也有人认为需 20 年。胃癌术后时限多为 10 年，短于此时限往往认为是首次手术肿瘤残留。然而，目前概念混乱，难以统一。由于胃溃疡非手术治疗良好的效果，早期胃癌数量增加且患者生存时间明显延长，目前残胃癌多发生于首次手术为胃癌根治术的患者。关于残胃癌的发生机制未明，可能是多种因素、多步骤的共同作用，具体机制有待研究（图 18 - 283）。

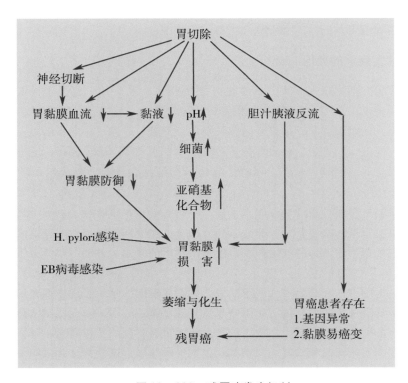

图 18 - 283　残胃癌发生机制

2. 残胃癌淋巴引流特点　由于胃切除术后周围血管的离断与胃肠道重建，残胃淋巴引流不同于正常胃组织，从而决定残胃癌手术方式不同与常规胃癌根治术。

（1）残胃周围淋巴管扩张，因为胃左动脉已经切断，小弯侧淋巴引流走向贲门，然后再流向腹腔干，因此，残胃癌手术要求行全胃切除术。

（2）胃大弯淋巴引流走向脾脏门及脾动脉干，然后到达腹腔干，这是残胃癌脾切除的基础。

（3）毕 I 式吻合淋巴引流主要方向为腹腔动脉和肝脏。

（4）毕 II 式吻合后淋巴流向主要为结肠和腹腔。

（5）残胃癌淋巴转移可至食管下段。

（6）毕 II 式吻合后，胃空肠吻合部沿空肠的淋巴结定义为 No. J1，除外 No. 14v 和 No. 14a 以外的淋巴结为 No. J2。残胃癌侵犯吻合口时，No. J1 为第 1 群淋巴结，No. J2 为第 2 群淋巴结；未侵犯吻合口时，No. J1 为第 2 群淋巴结，No. J2 为第 3 群淋巴结。因此，残胃癌手术要求切除吻合的空肠及其系膜（图 18 - 284 至图 18 - 288）。

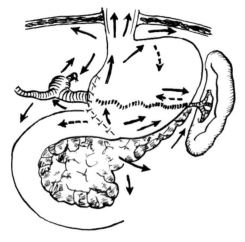

图 18 –284 毕Ⅰ式吻合淋巴引流

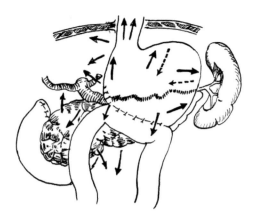

图 18 –285 毕Ⅱ式吻合后淋巴流

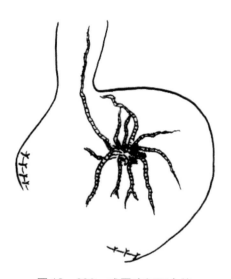

图 18 –286 残胃癌侵犯食管

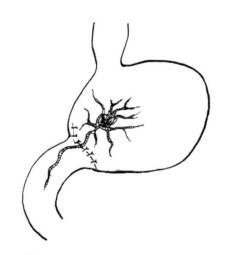

图 18 –287 残胃癌侵犯十二指肠

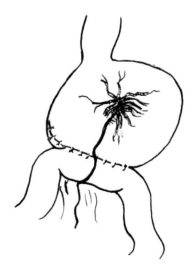

图 18 –288 残胃癌侵犯空肠

3. 残胃癌手术难点

（1）术前诊断困难：由于结构改变，胃镜定位困难，超声内镜以及 CT 对浸润深度的判断可信度降低，钡餐检查提供的信息有限。

（2）手术分离困难：原先手术本身范围较大，周围组织粘连较重，手术分离无正常间隙可以凭借利用，导致出血较多。

（3）正常与癌组织难以区分：术中瘢痕组织与癌组织区别极为困难，需行联合脏器切除方可获得根治性效果，但联合肝或胰腺部分切除术后腹腔感染或胰漏的风险增加。

（4）残胃淋巴引流改变：不同于正常胃组织，淋巴结清扫困难，而且清扫范围无统一模式以资借鉴，多为术者凭借个人经验术中确定。

（5）术者经验匮乏：任何一个胃肠外科医生行残胃癌的手术经验极为有限，而且残胃癌手术多为联合脏器切除，因此难以达到常规胃癌根治术的熟练程度。

4. 残胃癌手术预后　与残胃癌预后相关的因素：肿瘤浸润深度不超过 T_2 者预后较好，淋巴结无转移或较少转移者生存期较长，肿瘤分期 Ⅱ 期以下利于预后，联合脏器根治性切除患者预后较好。

（二）残胃癌的手术原则

早期的残胃癌看（M 癌）可行 EMR 手术，黏膜下癌（SM 癌）予以胃部分切除 + D_1 淋巴结清扫。进展期胃癌浸润深度为 T_2 以下者，可行保留脾脏的残胃切除 + D_1 淋巴结清扫术；浸润深度为 $T_{3~4}$ 者应行左上腹全部脏器切除 + D_2 淋巴结清扫术，可能切除脏器包括胰体尾、脾脏、部分空肠及其系膜、横结肠或肾上腺；对于侵犯胰腺患者，不主张行胰十二指肠切除术，因其生活质量极低，长期生存困难（图 18 - 289、图 18 - 290）。

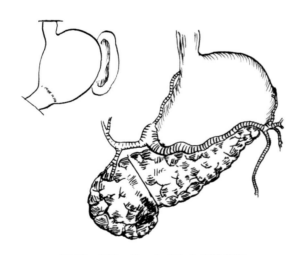

图 18 - 289　B - Ⅰ 式吻合切除范围

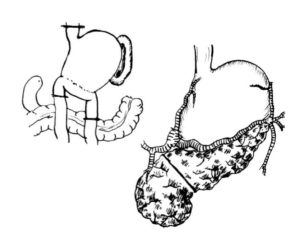

图 18 - 290　毕 Ⅱ 式吻合切除范围

（三）残胃癌的手术要点

1. 开腹　二次开腹极易损伤与切口粘连的横结肠，钝性分离会使结肠损伤更为严重。用功率适当的电刀或小圆刃刀锐性分离可将肠管损伤降低到最低程度。另外，术者耐心细致的操作同样重要，优秀的胃肠外科医生技术水平不在于常规手术的优劣，而在于非常规手术的术中应急处理措施的适当。

2. 翻转十二指肠　游离结肠肝曲后，应先切开十二指肠外侧腹膜，游离胰头，探查 No.16 组淋巴结有无转移。十二指肠游离后，便于分离吻合口周围粘连；中结肠静脉损伤后，易于处理；残胃癌手术后迷走神经完全切断，必须行胆囊切除，游离十二指肠便于行胆囊切除术。

3. 游离横结肠　一般自左侧分离较为容易，但应根据术中具体情况而定，需注意二次手术损伤中结肠血管的可能性较大，术前应行正规的肠道准备。如果考虑复发灶与横结肠浸润粘连，可行横结肠及其系膜切除术。

4. 剥离肝脏粘连　残胃与肝脏脏面的粘连可用电刀离断，肝十二指肠韧带内淋巴结清扫困难，避免肝动脉、胆总管及门静脉损伤。当发现肝脏为癌性浸润，局部切除后可获得根治性效果时，可行肝脏部分切除术。

5. 剥离胰腺粘连　一般胰腺被膜在首次手术时已经切除，粘连多为纤维组织，内含新生血管，剪刀或圆刃刀锐性分离易于出血，应用电刀分离。此部分操作亦可在完全游离残胃、胃脾韧带离断或脾脏切除后进行。胰体尾部的癌性浸润应行联合胰体尾、脾脏的切除术；胰头部为癌侵犯时，建议行姑息性切除术，因为联合胰十二指肠切除术手术风险极大，患者难以长期生存。

6. 游离脾脏　残胃癌一般不主张保留脾脏，因脾结肠韧带常有小血管，应钳夹、切断、结扎。脾肾韧带血管性粘连多见，难以显露，将脾脏拉向前、内、上侧，电刀切断此韧带。切断脾膈韧带时可将脾脏向内向下牵拉，以便在直视下切断结扎，然后切断、结扎脾脏与胰尾间血管组织。至此脾脏已完全游离，等待和残胃一体切除。

7. 切断十二指肠　原先毕Ⅰ式吻合者，可切断十二指肠。如果手术开始是已明确可以切除，该步骤可提前至十二指肠游离和胰腺粘连分离之后进行，更有利于以后的手术操作。

8. 切断食管　切断迷走神经前后干，游离食管，必要时切开食管裂孔，于贲门上 3～5cm 处离断食管。

9. 切除胰体尾　当肿瘤侵犯胰体尾时，应行胰体尾脾脏联合切除术。游离横结肠时，直接进入胰腺背侧，游离脾脏，将胰体尾、脾脏一并翻向右侧，在肠系膜下静脉左侧，离断胰腺，胰管双重结扎，脾动脉自根部切断结扎。

10. 切除部分空肠及其系膜　由于毕Ⅱ式吻合后，残胃吻合口复发者空肠淋巴结归属为区域淋巴结，应将吻合口附近空肠、系膜及其根部淋巴结 No. 14v 和 No. 14a 一并切除。

11. 消化道重建　可参照前述"全胃切除术消化道重建"有关内容，笔者习惯行食管空肠 Roux – en – Y 吻合术，简单实用，并发症较少。

12. 放置双腔引流管　本式式创伤大，手术操作复杂，渗液较多，发生吻合口漏的概率较大，因此，应放置双腔引流管。笔者主张脾床及经温氏孔达左肝下各放置 1 根双腔引流管，术后间断低负压吸引，即可达到主动吸引的目的，亦可避免管周组织吸入引流管，导致拔管困难甚至出血的风险。

13. 放置空肠营养管　由于创伤大、发生漏的概率较大，为保障术后的营养支持，放置空肠营养管是明智的。值得注意的是营养管应经过输入袢空肠自空肠空肠吻合口进入输出袢空肠 20～40cm，如此可以防止食物通过悬吊成角的肠袢而引起肠梗阻。

总而言之，残胃癌手术无固定手术步骤可循，在保证患者安全的前提下，术者依据术中具体情况，结合自己的临床经验，采取灵活的手术方法，争取使患者最大限度地提高生活质量和延长生存期。

八、胃癌术中应急处理

（一）门静脉损伤及其处理

1. 损伤原因　胃癌根治术清扫 No. 12p 淋巴结时，易于损伤门静脉。特别是 No. 8p 与 No. 12p 融合，清扫更为困难，在显露不佳的情况下，用电刀或剪刀切除时，导致门静脉壁损伤。

2. 术中处理　术者用左手示指伸入门静脉后方，拇指置于胰头前方，将门静脉夹闭。目前，No. 8p 与 No. 12p 淋巴结均为非必须切除淋巴结，如尚未移除者，不必继续分离之，用 5 – 0 血管缝线将门静脉破损处纵行缝合止血。也可用心耳钳钳夹部分门静脉壁后，缝合止血。如果缺损较大，可于脾静脉、肠系膜上静脉及近肝门静脉上置哈巴狗钳，一般阻断 40min 当无大害，5 – 0 或 6 – 0 血管缝线纵行缝合之。至于颈内静脉移植或门腔静脉分流术临床多不需要。

3. 预防　术者必须有清扫淋巴结技术能力方可进行 No. 12p 淋巴结清扫。笔者目前在清扫 No. 12 组淋巴结之前，先做 Kocher 切口，游离十二指肠和胰头，清除 No.13 组淋巴结（图 18 - 291）；近肝缘切开肝十二指肠韧带前叶，向十二指肠方向清除 No.12a 淋巴结；切断胃右动脉，清除 No.5 淋巴结；切断十二指肠，清除 No.1、No.3、No.7、No.8a 及 No.9 组淋巴结；显露胆总管，清除 No.12b 淋巴结（图 18 - 292）；将胆总管和肝固有动脉悬吊；左手示指至于门静脉后方，将 No.12p 淋巴结推向左上方，用小蚁氏钳分离淋巴结与周围组织，靠近门静脉侧均予以 5 - 0 血管缝线缝扎，将此淋巴结清除之（图 18 - 293）。目前，No.12p 淋巴结不在 D₂ 清扫术范围之内，一般无需清扫。

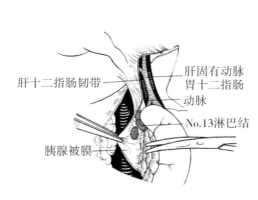

图 18 -291　清除 No.13 淋巴结

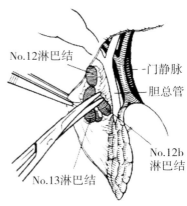

图 18 -292　清除 No.12b 淋巴结

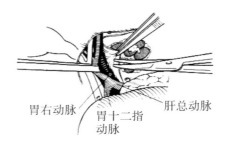

图 18 -293　清除 No.12p 淋巴结

（二）脾静脉损伤及其处理

1. 损伤原因　脾静脉损伤少见，一般发生在清扫 No.10，No.11p 与 No.11d 时。在保留胰体尾的联合脾切除术时，如果未将胰体尾完全游离，仅在胰腺上缘分离，可能损伤脾静脉。

2. 术中处理　需分离胰腺上缘，显露破损之处，用 5 - 0 血管缝线修补缝合，恢复脾静脉通畅血流。如果脾静脉损伤严重，可行脾静脉结扎，脾切除术。由于胃短血管切断，残胃血供障碍，可能需行胃次全切除或全胃切除术。

3. 预防　清扫 No.10、No.11p 与 No.11d 时，小蚁氏钳逐段分离淋巴结与周围组织，保留侧 5 - 0 血管缝线缝扎止血。行保留胰体尾的脾切除术时，将脾脏及胰体尾完全游离，直视下切断脾动脉及肠系膜下静脉以远的脾静脉。

（三）肠系膜上静脉损伤及其处理

1. 损伤原因　联合横结肠切除或 No.14v 淋巴结转移固定者，有时损伤肠系膜上静脉（图 18 - 294）。

2. 术中处理　肠系膜上静脉系小肠的回流血管，必须修补。可用 6 - 0 血管缝线缝合止血或对端吻合，一般无需肠系膜上静脉与腔

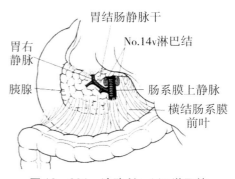

图 18 -294　清除 No.14v 淋巴结

静脉转流术。

3. 预防 手术时在胰腺钩突部位解剖出肠系膜下静脉至关重要。切断横结肠血管时，先用哈巴狗钳阻断，确认小肠血供良好，再予以切断缝扎。切除 No.14v 淋巴结时，采用小蚊氏钳逐段结扎的方法，即可防治胰漏，又可避免损伤肠系膜上静脉，即使损伤，亦不严重，修补当无困难。

（四）其他门静脉属支损伤及其处理

1. 损伤原因 胃左静脉、胃网膜右静脉、中结肠静脉、副右结肠静脉等亦可在清扫淋巴结时损伤。

2. 术中处理 所有上述血管，均可予以缝扎，不会导致严重并发症。术者用手指压迫出血部位，吸净积血，慢慢松开手指，发现出血血管，予以缝扎止血，多可奏效（图 18 - 295、图 18 - 296）。

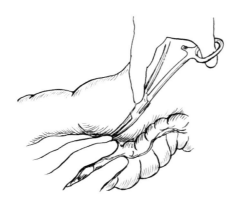

图 18 - 295 缝扎胃网膜右静脉

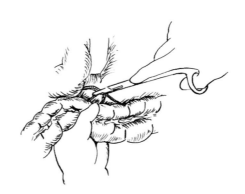

图 18 - 296 缝扎中结肠静脉属支

3. 预防 手术清楚解剖，避免强力牵拉，淋巴结与静脉粘连者，当可切除上述静脉。胃网膜右静脉应单独结扎，不可与胃网膜右动脉集束结扎，否则可导致静脉撕裂出血（图 18 - 297、图 18 - 298）。

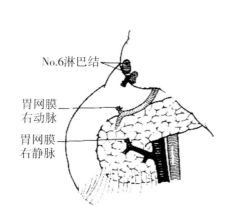

图 18 - 297 分别结扎胃网膜右动、静脉

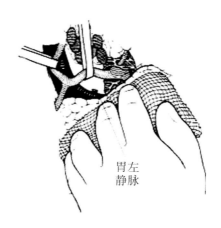

图 18 - 298 妥善结扎胃左静脉

（五）肝左静脉的损伤及其处理

1. 损伤原因 全胃切除术或近端胃切除术，往往需要切断肝左三角韧带，然后将肝左外叶折叠拉向右侧。在拉力较大的情况下，也可能损伤肝左静脉及其属支，导致大出血。

2. 术中处理 迅速扩大手术野，控制第二肝门左外侧，用大弯圆针做深入肝组织的 8 字形缝合，即可止血。

3. 预防 肝左静脉位于左冠状韧带起始部深面 2～3cm，离肝上缘 3～4cm 处，一般不易损伤。切断肝左三角韧带时，不要过度靠近第二肝门。牵拉左外叶时，应向右上方适度牵拉，保持肝左静脉处于松弛状态。肝左三角韧带有许多小分支血管，电刀切开可导致出血，最好予以8字形缝扎，以利于止血。

（六）胆总管损伤及其处理

1. 损伤原因　胃癌根治术要求清扫肝十二指肠韧带内的结缔组织及淋巴结，在有炎症或淋巴结与胆总管粘连的情况下，可能导致胆总管损伤。另外因为电刀使用不当，功率过大，术中胆总管热变性损伤，术中虽未有胆汁漏出，术后胆总管破损，发生胆漏。

2. 术中处理　一般不会有严重的胆总管损伤，细丝线修补缝合即可。损伤＞3mm者，缝合后应放置T形管引流，术后2~3周拔除。如果术后发生胆漏，为减少术后胆管狭窄，应放置3~4个月。完全胆管横断少见，无法吻合者，需行胆总管空肠吻合术。

3. 预防　术中良好的暴露和仔细解剖是预防胆管损伤的主要方法。术中胆管周围出血，需在良好控制出血的情况下结扎出血点，切勿盲目结扎，以防胆管损伤。电刀于胆总管周围清除结缔组织及淋巴结时，功率切勿太大，防治胆管热变性损伤。术中怀疑损伤者，术毕再次检查胆管，切勿丧失术中即时修补的机会。

（七）脾脏损伤及其处理

1. 损伤原因　这是胃癌根治术最为常见的术中并发症之一，多由于牵拉大网膜或胃体导致脾下极的撕裂所致。在脾脏周围炎症、粘连时更易于发生。结扎胃脾韧带，显露欠佳时，也可发生脾脏撕裂。清除No.10组淋巴结时，可导致脾门血管损伤出血。另外因为术中脾周围组织出血，仓促盲目处理，亦可导致脾脏损伤。

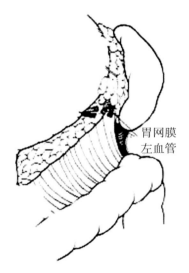

图18-299　结扎胃网膜左动、静脉

2. 术中处理　脾损伤分为3类：脾包膜撕裂、脾实质裂伤及脾门血管损伤。脾包膜撕裂可予以生物蛋白胶黏合，亦可用附近大网膜覆盖并缝扎止血；脾实质裂伤可将止血海绵或附近大网膜覆置于创口并行U字缝合；脾门血管损伤可先阻断脾动脉，显露清楚后，予以钳夹、切断并缝扎止血。笔者认为经缝扎止血无效或脾门血管损伤严重者，应行脾切除术，以防术后脾再次出血导致休克等严重并发症。然后再依据残胃血供情况，决定行胃次全切除术或全胃切除术。

3. 预防　切口足够大，以便于显露脾脏，术中切忌大力牵拉脾脏。开腹探查完毕后，首先将脾脏用大纱布垫起，以减少牵拉撕裂机会。然后切断结扎大网膜与脾脏间粘连组织及脾结肠韧带，进而切断下1/3胃脾韧带不影响残胃血供，而可减少脾脏损伤的可能性（图18-299）。全胃切除时，自下而上尽量靠近胃壁侧逐段钳夹切断胃脾韧带。亦可在切断膈胃韧带后，自上而下处理胃脾韧带。常用的先用血管钳分离胃脾韧带再结扎的方法易于导致出血，可先上置血管钳，两钳尖端汇聚于胃脾韧带无血管区，然后切断结扎之，大的血管处可予以5-0血管缝线缝扎止血，以防止术中出血导致脾脏继发损伤。

（八）膈肌损伤及其处理

1. 损伤原因　清扫No.2组淋巴结时可能损伤膈肌，但多为非穿透性损伤，亦无大碍。如果淋巴结与膈肌粘连，难以分离则应切除部分膈肌，当不属于膈肌损伤之列。

2. 术中处理　一般无需处理，有渗血不止者，可予以缝扎止血。

3. 预防　为到达根治性目的，无需过度强调保护膈肌的意义。

（九）肝总动脉损伤及其处理

1. 损伤原因　清除 No.8a 或 No.8p 组淋巴结时，为达到骨骼化目的，也可能损伤肝总动脉，出血迅猛（图 18-300）。

2. 术中处理　一旦出血，可用 5-0 血管缝线修补。如果损伤严重，出血迅猛，术者切勿惊慌，用血管钳阻断破损处远、近侧，触摸肝固有动脉有无搏动。如有搏动，说明胃十二指肠动脉可提供肝脏血流，肝总动脉可予以结扎。如肝固有动脉无搏动，切勿盲目结扎肝总动脉，应予以 5-0 血管缝线修补或血管对端吻合（图 18-301、图 18-302）。

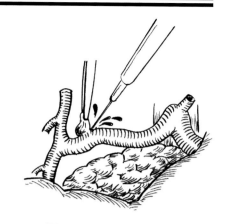

图 18-300　肝总动脉损伤

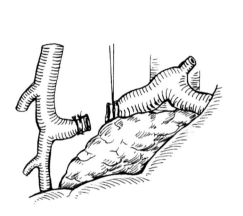

图 18-301　结扎、切断肝总动脉

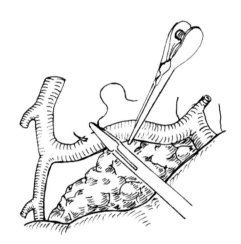

图 18-302　修补肝总动脉损伤

3. 预防　用小蚊氏钳逐段分离结扎 No.8a 淋巴结与肝总动脉间组织，在粘连较重时，可用手术剪或小手术刀将其自动脉剥离，一旦破裂，亦易于修补（图 18-303、图 18-304）。另外，No.8p 淋巴结清除困难时，一般无需勉强为之，因该组淋巴结转移多为晚期，清除无益于患者生存。因此，标准 D_2 淋巴结清扫术不包括 No.8p 淋巴结清除。

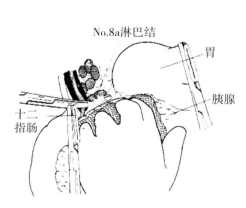

图 18-303　小蚊氏钳分离

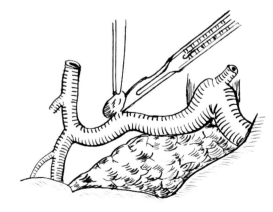

图 18-304　小手术刀剥离

（十）肝固有动脉、胃右动脉及胃十二指肠动脉损伤及其处理

1. 损伤原因　清扫 No.12a 与 No.5 组淋巴结，当此处淋巴结与上述动脉粘连紧密时，可导致肝固有动

脉、胃右动脉及胃十二指肠动脉损伤。

2. 术中处理　术者用左手示指与拇指迅速夹闭肝十二指肠韧带，控制出血部位。肝固有动脉损伤出血，可用 5 - 0 血管缝线修补止血或血管对端吻合，结扎肝固有动脉，可能导致肝脏坏死，除非万不得已而为之。胃右动脉及胃十二指肠动脉损伤均可予以结扎切断。

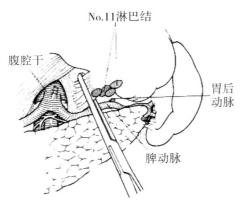

图 18 - 305　清扫 No. 11 淋巴结

3. 预防　清扫 No. 12 组淋巴结时，应从近肝侧肝十二指肠韧带切开，向下方直视下锐性分离。如果淋巴结与肝固有动脉浸润粘连，难以分离，可用小手术刀将淋巴结剥离，残存少许淋巴结断面可予以电凝止血。

（十一）脾动脉损伤及其处理

1. 损伤原因　清扫 No. 11 淋巴结或行保留胰体尾及脾脏的 No. 10 组淋巴结清扫时，可导致该动脉的损伤（图 18 - 305）。

2. 术中处理　轻度损伤，可用 5 - 0 血管缝线修补止血。严重损伤可行脾动脉结扎及脾切除术（图 18 - 306、图 18 - 307）。依据残胃血供情况，决定是否行全胃切除术。

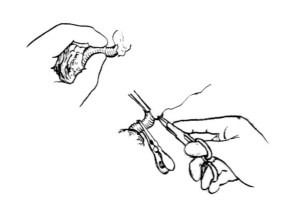

图 18 - 306　修补脾动脉

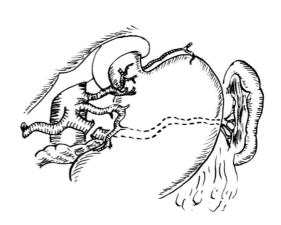

图 18 - 307　脾动脉结扎

3. 预防　由于 No. 11 和 No. 10 组淋巴结是大多数 D_2 淋巴结清扫术必须切除的淋巴结，当该组淋巴结与脾动脉粘连，无法切除时，为获得根治目的，可行脾动脉及脾脏切除术。

（十二）胃左动脉损伤及其处理

1. 损伤原因　No. 7 及 No. 9 淋巴结粘连成团，与胃左动脉粘连严重时，强行分离，易于造成胃左动脉损伤。

2. 术中处理　术者用手指压迫破损处，清除积血，在破损处远近侧夹持血管钳，予以切断结扎即可。

3. 预防　首先打开胃胰皱襞，解剖胃左动脉根部，予以 7 号丝线结扎。然后再于此结扎线以远上置两把血管钳，切断，保留侧缝扎，远断端结扎。对于 No. 7、No. 8 及 No. 9 淋巴结粘连成团，难以清除者，可尝试 Appleby 手术。另外对于淋巴结转移严重，胃胰皱襞缩短固定患者，根治性切除多不可能，此时胃左动脉大多数已为肿瘤浸润栓塞，可用大血管钳钳夹切断后，7 号丝线大弯针缝扎止血，多无出血之虞。有时胃左动脉起自腹主动脉，副肝左动脉起自胃左动脉，结扎切断变异的胃左动脉不会引起肝脏坏死。另外，尚有 10% 患者胃左动脉缺如，术中可予以确认。

（十三）肝脏损伤及其处理

1. 损伤原因　胃癌根治术术中显露清除 No.12 淋巴结时，金属拉钩大力牵拉肝脏或全胃切除术切断左肝三角韧带，将左外叶折叠牵拉可造成肝脏组织撕裂。另外过度牵拉结肠肝曲，亦可造成肝被膜的撕裂伤。

2. 术中处理　浅表的肝被膜的撕裂伤，可给予生物蛋白胶黏合止血。较大的裂伤，出血较多时，可予以缝扎止血。

3. 预防　术中助手拉钩用力适度，随时调整拉钩部位，及时发现肝脏损伤并即时修补。

（十四）胰腺损伤及其处理

1. 损伤原因　胃癌根治术切除的 No.6、No.7、No.8、No.9、No.10、No.11、No.12b、No.13、No.14、No.17、No.18 组淋巴结均位于胰腺周围，在与胰腺紧密粘连的情况下，极易导致胰腺损伤。切除胰腺包膜、切断胃网膜右动脉或胃左动脉时，均可导致胰腺损伤。保留胰体尾的脾切除术或保留脾脏的 No.10 淋巴结清扫术可损伤胰腺。胃癌组织侵犯胰腺，姑息性切除术，将肿瘤自胰腺切除时也可能导致主胰管损伤。因此，某种意义讲，胃癌根治术胰腺损伤不可避免，只是损伤程度不同而已。

2. 术中处理　小的渗血，可予以压迫止血及生物蛋白胶黏合止血。出血量不大的小静脉出血可予以电凝止血。活动性出血，清除积血后，用 5-0 血管缝线缝扎止血。对胰腺组织较大的损伤，为防止胰漏的发生，可予以 8 字缝合，并予以生物蛋白胶黏合。主胰管损伤，应切开十二指肠，经 Vater 乳头置入硅胶管，将胰管对端吻合，硅胶管置入空肠或引出体外均可；难以吻合者，依据损伤胰管部位决定手术方式，靠近胰头的损伤可行胰十二指肠切除术，胰颈左侧损伤可行联合胰体胃切除术。为防治术后胰漏、胰腺炎或胰腺囊肿，均应在胰腺周围放置主动引流的双腔引流管，接负压瓶，每 2h 开放进气孔 1 次，保持引流管通畅，切勿用持续负压吸引，以防负压造成的副损伤以及周围组织吸入外套管而导致拔管困难、吻合口撕裂或出血。

3. 预防　胰腺损伤难以避免，关键在于术者仔细分离操作，最大限度减少胰腺损伤。对于术中发生的胰腺出血，切不可盲目钳夹胰腺组织，因有导致更大范围的胰腺损伤之虞。

（十五）横结肠与其系膜损伤及其处理

1. 损伤原因　多为切除横结肠系膜前叶时损伤肠壁或系膜，至于肿瘤侵犯横结肠或其系膜而行横结肠或系膜部分切除当不在此损伤范围之内。

2. 术中处理　术中即时修补，如果横结肠缺血范围较广，可行部分结肠切除术。

3. 预防　先从横结肠的右侧半分离横结肠系膜前叶较为容易，小心分离，保护结肠中动静脉。另外，因术中可能需要切除结肠，术前应行正规的肠道清洁准备。

（十六）腹膜后乳糜池与淋巴管的损伤及其处理

1. 损伤原因　在腹主动脉和下腔静脉周围，有 30~50 个腰淋巴结，回收腹后壁淋巴管、肾、肾上腺、卵巢以及睾丸等的淋巴管和髂总淋巴结的输出管内的淋巴液，形成左、右腰干，向上流入乳糜池。乳糜池位于 L_1、L_2 前方，右膈肌脚和腹主动脉之间，呈囊状，形成胸导管的起始部位，收集下肢和肠胃淋巴干的淋巴液。大约 50% 的患者无乳糜池结构，仅是在乳糜池水平形成胸导管（图 18-308）。术中清扫 No.16 组淋巴结时，有可能损伤乳糜池、左、右腰干或淋巴管，引起乳糜漏。漏出液为白色液体，擦干后，又有白色液体流出即为乳糜漏（图 18-309）。

2. 术中处理　术中怀疑乳糜漏者，即时予以集束缝扎，直至无乳白色液体渗出为止。

3. 预防　在清扫 No.16 淋巴结时，对所有的管道均予以妥善结扎，用电刀切断有导致术后乳糜漏的可能。

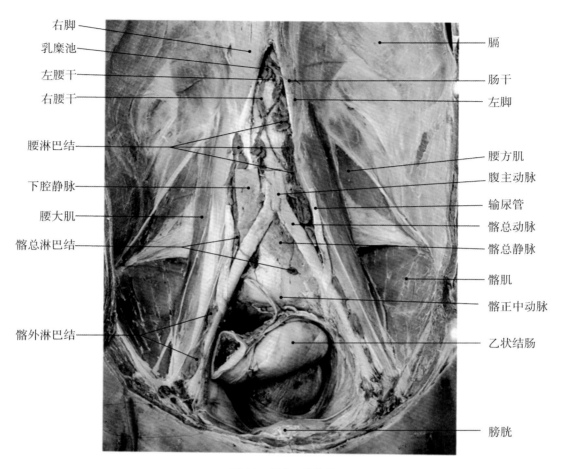

右脚
乳糜池
左腰干
右腰干
腰淋巴结
下腔静脉
腰大肌
髂总淋巴结
髂外淋巴结

膈
肠干
左脚
腰方肌
腹主动脉
输尿管
髂总动脉
髂总静脉
髂肌
髂正中动脉
乙状结肠
膀胱

图 18 - 308　乳糜池

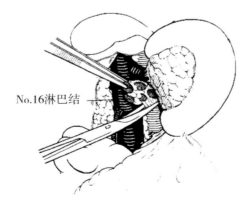

No.16 淋巴结

图 18 - 309　清扫 No. 16 淋巴结

（中山大学附属第一医院　王天宝）

九、胃癌术后处理

1. SICU 监测　胃癌根治术手术时间长，手术创伤大，患者年龄较大，术后应送入外科重症监护病房（SICU）。检测患者心率（60～100/min）、血压（90～140/60～90mmHg）、末梢血氧饱和度（95%～98%）、呼吸频率（10～18 次/min）、神智、每小时尿量［1mL/（kg·h）］、中心静脉压（5～12cmH$_2$O）、肺动脉嵌压（PAWP＝6～12mmHg）、心输出量（CO＝4～6L/min）、血气分析［酸碱度 pH＝7.35～7.45，二氧化碳分压 PCO$_2$＝35～45mmHg（4.65～5.98kPa），二氧化碳总量 TCO$_2$＝24～32mmHg，氧分压 PO$_2$＝80～100mmHg，氧饱和度 SatO$_2$＝26.6mmHg，实际碳酸氢根 AB＝21.4～27.3mmol/L，标准碳酸氢根 SB＝21.3～24.8mmol/L］，剩余碱 BE＝−3～+3mmol/L，阴离子间隙 AG＝8～16mmol/L）、血常规、血生化、血糖及凝血功能等，记录胃管、腹腔引流管、胸腔闭式引流管、T 管等引流管引流液的性状及流量，确保患者安全度过危险期。

2. 维持循环动力学稳定　术后 24h 内，由于出血、渗出、创伤反应、麻醉后遗效应、术后硬膜外镇痛等，易于出现低血压，可迅速扩容，补充万汶、血浆等胶体液。麻黄碱、多巴胺或阿拉明可维持血压于正常范围。血红蛋白＜90g/L，且仍有继续出血可能者，可酌情给予浓缩红细胞输注。中心静脉压升高、高血压患者，往往由于疼痛、容量超负荷等引起，给予镇痛、减慢输液速度、利尿、静脉滴注硝酸甘油、亚宁定或硝普钠（需避光）。心率＞140 次/min 者，可给予西地兰 0.2mg 缓慢静脉推注，亦可给予可达龙 150mg 静脉推注并 450mg 维持静脉滴注。

3. 维持水、电解质及酸碱平衡　术后应记录出入液体量，以利于决定当日的补液量。生理需要量：液体需要量（mL）＝1 500 +（体重 kg−20）×20，氯化钠 5g，氯化钾 4g，只要患者尿量＞30mL/h，术后即时补充氯化钾是安全的。但补充氯化钾速度不能超过 1.5g/h，如将 1 天氯化钾需要量经微量注射泵 24h 持续注入则更为安全。参考前 1 天胃液及引流液的量，酌情补充电解质溶液，总的原则为补液量宁少勿多，尽量分配在 24h 匀速输入，以免出现心脏超负荷及肺水肿等并发症。术后患者多出现不同程度的酸中毒，pH＜7.20 者，可给予 5% 碳酸氢钠静脉滴注。每天还应补充 10% 葡萄糖酸钙 10～20mL，25% 硫酸镁 5～10mL。

4. 肺功能维护　氧疗可改善心、肺、脑等器官功能，增加吻合口氧供，利于创伤恢复。有效镇痛、拍背翻身、早期下床、稀化痰液以促进排痰，可给予氨溴索（沐舒坦）120mg 静脉滴注，每天 2 次，并行普米克令舒、沐舒坦雾化吸入。哮喘发作患者给予甲基泼尼松龙 80～160mg 及多索茶碱 0.3 静脉滴注。氧分压难以维持甚至出现呼吸衰竭者应行呼吸机机械通气。

5. 心功能维护　限制补液量及补液速度对肺功能的维护具有重要意义。高血压、低血压、心动过速的处理同前述。缓慢性心律失常应纠正高血钾，停用 β 受体阻滞剂或钙离子拮抗剂，有症状者给予阿托品 0.5～1.0mg 肌内注射，3～5min 重复，总量 3mg；引起血流动力学不稳定者应安装临时心脏起搏器。胃癌根治术患者术后可出现急性左心功能不全，处理包括：停止输液、面罩吸氧、坐位或半坐位、下肢下垂、吗啡 3～5mg 静脉注射、西地兰 0.4～0.8mg 稀释后静脉注射（心肌梗死 24h 内不宜使用）、速尿 20～40mg 静脉推注、硝酸甘油静脉滴注、氨茶碱 0.25g 静脉滴注以及多巴胺等药物。

6. 肾功能维护　确保无尿路梗阻，早期诊断腹腔间隔室综合征并解除腹内高压状态，禁用肾毒性药物如氨基苷类抗生素，避免并及时纠正休克状态，纠正高血钾或酸中毒。急性肾功能衰竭血液透析指征：①少尿或无尿 2 天以上；②血尿素氮升达 17.8mmol/L，或血肌酐升达 442μmol/L 以上；③高钾血症，血钾＞6.5mmol/L；④CO$_2$CP＜13mmol/L 或实际重碳酸盐＜15mmol/L；⑤急性肺水肿；⑥高分解状态，每天血尿素氮升高＞10.1mmol/L，血肌酐升高＞176.8μmol/L，血钾升高＞1.0mmol/L，碳酸氢根下降＞2.0mmol/L；⑦非少尿者 ARF 出现以下任一情况：体液过多、球结膜水肿、心脏奔马律、血钾＞5.5mmol/L 或心电图疑有高血钾存在。急性肾功能衰竭符合上述指征者应尽早透析，而早期预防性透析可防止各种并发症的发生，亦是治疗成功与否的关键。

7. 肝功能维护　避免并及时纠正低钠、低钾和碱中毒状态；纠正低蛋白血症，补充白蛋白或新鲜血浆；适量补充液体和维生素；按（418.4～627.6）kJ：1g 的比例补充含支链氨基酸丰富的支链氨基酸 3H 注射液或肝安注射液；积极控制感染，减少炎性介质毒性作用；静脉给予双益健及中药丹参制剂对肝功能或有裨益。

8. 凝血功能维护　目前多主张术后抗凝治疗，以改善组织器官血供，减少血栓性并发症。当由于凝血功能障碍导致渗血不止时，应给予新鲜血浆、纤维蛋白原、冷沉淀、促凝血药物如立止血甚至输注血小板（$<5 \times 10^9$/L）。恶性肿瘤本身以及第 3 代头孢菌素均可导致凝血功能障碍，临床医生易于忽视。低分子肝素、低分子右旋糖酐及中药丹参制剂可缓解术后高凝状态。

9. 抑酸药的应用　为预防术后应激性溃疡，可给予质子泵抑制剂如洛赛克 40mg 静脉推注。术后避免并及时纠正大出血等导致的休克状态，减少胃黏膜缺血性损伤，以减少急性胃黏膜病变的发生。

10. 生长抑素的应用　如前所述，标准的胃癌根治术（D_2 淋巴结清扫术）或多或少均可导致胰腺损伤。笔者认为于胰腺周围放置多根双腔引流管并保持其通畅对减少术后胰腺炎、胰腺囊肿至关重要。对术中胰腺损伤严重或行胰腺部分切除的患者，给予生长抑素如施他宁（24h 内连续静脉滴入 6mg）对减少胰液分泌当有裨益，而且可减少应激性溃疡的发生。

11. 抗生素的应用　黎沾良指出胃肠道手术部位感染的主要病原菌是大肠杆菌、克雷伯杆菌、肠杆菌等，如果感染不能控制，还可能有绿脓杆菌、不动杆菌参与。除了上述细菌以外，切口感染还涉及皮肤的革兰阳性球菌（如金黄色葡萄球菌）。胃肠道手术部位感染的预防，一般使用相对广谱的抗生素。如果因特殊需要使用窄谱抗生素，则应加用一种针对革兰阳性球菌的抗生素。在头孢菌素中，头孢第 1 代无疑对革兰阳性葡萄球菌具有最强的杀菌活性，但对于革兰阴性肠道杆菌，则其杀菌活性不如第 2 代头孢菌素，更不如第 3 代头孢菌素。因此，头孢菌素第 1 代在预防切口感染上有其优势，但在预防深部感染（腹腔感染）上则不及第 2、第 3 代。在预防胃肠道手术部位感染时，推荐使用第 2 代头孢菌素。用药方法：手术开始前 20 ~ 30min 经静脉给药，手术持续时间 >3h 或出血量 >1 500mL 者，追加 1 个剂量，手术后用药不超过 24h，必要时延长至 48h。外科医生应谨记预防应用抗生素不能代替完备的术前准备和良好的无菌技术，术者应追求术中无污染、创伤小及出血少，而不能本末倒置地将预防感染的希望寄托在抗生素之上。

12. 糖皮质激素的应用　术后糖皮质激素水平明显不足，特别是老年患者更为缺乏，易于出现全身炎症反应综合征。给予糖皮质激素可以抑制炎性介质释放，改善心、肺功能，减少恶心呕吐，缓解疼痛与组织水肿，降低体温。目前可行单剂量一次给予地塞米松 10 ~ 20mg，维持时间约为 72h，而此时正是机体应激反应的高潮期。地塞米松虽然存在影响吻合口和切口愈合、诱发应激性溃疡的不利影响，但总体而言患者受益颇多。

13. 肠外营养支持　营养不良在恶性肿瘤，特别是消化道恶性肿瘤患者极为常见。术前长时间进食不足，厌食，肿瘤消耗，手术打击；术后进食受限以及放疗、化疗等导致患者在围手术期易于发生营养不良。如何在术前预测营养不良风险并进而给与适当的围手术期营养支持，对促进患者康复具有重要意义。具体内容可参阅本书第九章。

14. 饮食指导　胃肠道恢复排气排便，意味着消化道功能的全面恢复，但是没有证据表明这一定是恢复进食的必然前提。小肠在术后 12 ~ 24h 内就恢复蠕动，胃为 4 ~ 48h，而结肠需要 3 ~ 5 天。禁食状态下胃和小肠的蠕动明显下降，肌收缩波紊乱，研究表明，术后早期肠内营养能够促进胃肠功能恢复。借进食缩短腹腔镜结肠切除术后肠功能恢复的时间。Matte 等提出肠功能恢复的生理指标是患者能够耐受经口饮食而不伴腹痛、腹胀、呕吐等症状。腹部手术患者术后 24h 即可服用流质饮食，术后 3 天增加少量固体饮食。

15. 血糖控制　术前无糖尿病的患者，血糖控制当无困难，但由于术后胰岛素抵抗，输注葡萄糖应按每 5 ~ 6g 葡萄糖给予 1U 胰岛素的比例补充供给外源性胰岛素。目前糖尿病患者围手术期血糖维持在何等水平对患者最为有利尚存在争议，有待循证医学予以答复。美国临床内分泌医师协会和美国糖尿病协会建议重症监护病房患者空腹血糖波动于 4.4 ~ 6.1mmol/L 为宜，随机血糖不超过 10mmol/L，但过于严格地控制血糖会增加低血糖的风险，因低血糖易引发心血管事件，对老年糖尿病患者危害更大。Marks 认为糖尿病患者围手术期血糖应稳定于 6.7 ~ 10.0mmol/L，术中血糖波动于 6 ~ 10mmol/L，血糖 >13.9 mmol/L 和 <4.8mmol/L 对患者不利。Textbook of Diabetes 推荐围手术期理想的血糖为 6 ~ 11mmol/L。血糖控制方法同前述。患者开始进食后，改为三餐前及睡前皮下注射胰岛素。病情稳定后，过渡为术前口服降糖药。高血糖导致感染已为广大临床医生重视，然而低血糖易于导致心血管意外，对患者危害更大，因此，围手术期检测微量血糖具有重

要意义。

并发酮症酸中毒时，可行小剂量胰岛素疗法，指按每千克体重（按标准体重计算）每小时 0.1U/kg 体重的剂量，经静脉、肌肉或皮下给予正规胰岛素，成人通常用 4 ~ 6U/h，一般不超过 10U/h。使血糖以 3.9 ~ 5.9mmol/L 的速度下降。治疗的主要目的是消除酮体，正常人胰岛素半数最大抗脂肪分解作用的外周血浓度为 10mu/L。小剂量胰岛素疗法即可对酮体生成产生最大抑制，而又不至于引起低血糖及低血钾。低血糖不利于酮体消除，尤其不能进食的患者，热量不足可导致饥饿性酮体参与酮症酸中毒。补充血容量是抢救酮症酸中毒重要的措施，只有在有效血容量恢复后，胰岛素才能发挥生物学效应。只有在重度酸中毒，pH <7.1 或 HCO_3^- <5mmol/L 时方需补碱，补碱的原则为宜少、宜慢，常 5% 碳酸氢钠 100 ~ 200mL（2 ~ 4mL/kg 体重）缓慢输入。输入碱液时应注意避免与胰岛素使用同一条通路，以防胰岛素效价的下降。

16. 胃管处理　应摒弃常规放置胃管的传统观念，95% 以上择期胃肠道手术都没有必要放置胃肠减压，26 个随机实验的 Meta 分析终结了常规使用胃管的传统习惯，因留置胃管增高肺炎发生率，延误经口营养。胃肠减压只适用于术后严重腹胀和难治性呕吐，某些特殊胃肠手术（胃联合胰十二指肠手术），术后 1 ~ 3 天拔除，拔管前注入 30mL 石蜡油对促进胃肠蠕动有所裨益。如果残胃出血，胃管留置时间应延长，可经其注入冰生理盐水加去甲肾上腺素 8mg，4 ~ 6h 重复；生理盐水 100mL 加入凝血酶 1 000 ~ 10 000U，自胃管注入。

17. 尿管处理　目前术后留置导尿管时间较长，可达 6 ~ 8 天，而超过 7 天者，泌尿系感染高达 17%。临床医生在患者留置导尿 3 天后常行膀胱冲洗，每天 1 次，目的在于预防泌尿系感染，而膀胱冲洗又是泌尿系感染的诱因之一。对于留置导尿患者，每天定时更换集尿袋，更换集尿袋使密闭式引流袋开放，增加了感染的机会，而且各医院及病区都没有统一的标准。长期导尿的患者每周更换导尿管 1 次，更换导尿管不但给患者增加痛苦，增加了卫生资源消耗，还有继发尿路感染的可能性。国内外大量的实验和临床实践表明，在胃肠外科实践中术后第 1 ~ 2 天拔除尿管是可行的，利于减少泌尿系并发症，便于患者下床活动，从而促进患者快速康复，减少住院费用，节省医疗资源。

膀胱冲洗是导致泌尿系统感染的因素之一，鼓励患者多饮水，以增加尿量起到稀释尿液、冲刷膀胱的作用，减少了细菌进入尿道的机会，比被动人工冲洗膀胱更好。如膀胱有感染者，根据培养结果及药敏试验，选用恰当的抗生素加入盐水做膀胱冲洗，每天 1 ~ 2 次。

一般硅胶导尿管在使用 3 ~ 4 周后，才可能发生硬化现象，美国疾病控制中心推荐的实践原则是应尽量减少更换导尿管的次数，以避免尿路感染，导尿管只是在发生堵塞时才更换。留置导尿管 3 ~ 7 天更换 1 次集尿袋，留置导尿 >1 周者每周更换 2 次。

18. 引流管处理　普通外科手术 70% ~ 80% 需放置引流管以防治术后吻合口漏等并发症，有效术后引流可减轻患者痛苦，加快康复过程，节约医疗资源。患者术后坏死组织液化和创面渗出，致使腹腔有害液体积聚，如引流不充分则极易继发感染、脓肿等并发症。

目前笔者放弃持续负压吸引的方式，将双腔引流管连接一负压瓶，每 2h 给予一次负压吸引并打开进气孔，即达到负压主动吸引的目的，又避免持续负压吸引的不足。如果发生吻合口漏，则应改为持续负压吸引，定时经进气孔注入生理盐水冲洗。一般术后 3 ~ 5 天，引流液为浆液性，<50mL，无发热、腹痛，无腹膜炎体征，无吻合口漏的情况下，即可拔除引流管。如引流管持续每小时引流鲜血量 >100mL，经迅速补充新鲜同型浓缩红细胞及血浆，血压持续下降或稳定后再次下降甚至休克的患者，应毫不犹豫二次开腹止血，切禁因术者务虚名而导致灾难性结果发生。

19. 空肠营养管处理　参照快速康复外科要求，术后第 2 天即可给予肠内营养，以泵入的方式为优。为使肠道有个适应过程，首先缓慢泵入温 5% GNS 500mL，以 60mL/h 输入速度开始，如果耐受良好，可以逐渐增加速度，直至 120mL/h。适应后，可给予温肠内营养液如瑞能 500 ~ 1 000mL/d。输注完毕后应使用温开水或生理盐水冲洗管道，如泵入不畅，可能管道堵塞，可用 20mL 注射器反复冲洗、抽吸，或将胰酶溶于温水后注入。

20. T 形管的处理　外接引流袋，无需负压吸引，每天观察胆汁引流量、颜色以及有无结石或血凝块，防止意外拔管。对于术中胆管损伤修补后置入的 T 形管拔管，若 T 形管引流出的胆汁色泽正常，且引流量逐渐减少（300mL 左右），可在术后 10 天左右，试行夹管 1 ~ 2 天。夹管期间应注意观察病情，患者若无发热、腹痛、黄疸等症状，可经T形管做胆管造影。如造影胆管十二指肠间通畅、无残余结石等异常发现，在持续开放T形管24h充分引流造影剂后，再次夹管2~3天，患者仍无不适时即可拔管。但对于预防胆管狭窄的T形管应放置3~4个月。

21. **胰管引流管的处理** 妥善固定，避免脱落，记录胰液的量及性状，胰液外引流可避免胰液在吻合部积聚并被胆盐激活消化周围组织，进而导致吻合口漏、出血或胰腺囊肿的发生。胰液引流管一般在术后2周，确定无胰漏、吻合口漏情况下拔除。

22. **胸腔引流管的处理** 保持引流瓶低于胸腔60~100cm，观察引流液的性状、流量、水柱波动及漏气情况。更换胸腔负压引流瓶，水封瓶时必须严格无菌操作。每小时＞100mL血性引流液可能是活动性出血。引流管水柱波动弱或没有波动时，可能是引流管堵塞、脱出或肺已复张，行X线摄片检查以明确诊断。置管48~72h后，引流量明显减少且颜色变淡，24h引流液＜50mL，脓汁＜10mL，X线胸片示肺膨胀良好，患者无呼吸困难等症状可以拔管。拔除引流管前嘱患者深吸气，然后屏住。拔管后24 h内要密切观察患者有无胸闷、憋气或呼吸困难。

23. **术后镇痛** 胸段持续硬膜外镇痛阻断了来自腹腔脏器的抑制信号，减少交感神经输入，从而增加了消化道的血流量；区域镇痛使肺功能改善、心血管并发症减少和疼痛缓解，Rodgers等Meta分析证实区域镇痛减少了30%的术后并发症。区域麻醉镇痛，中胸段持续硬膜外给予短效麻醉药。胸神经分布：二平胸骨四乳头，六对大约到剑突；八对斜行肋弓下，十对脐轮水平处；十二内下走得远，分布两列腹股沟。因此，胃癌根治术要求T_6~T_8水平置入硬膜外导管，右半结肠切除术经T_6、T_7水平置管，乙状结肠切除经T_9~T_{10}水平置管。药物为0.25%布比卡因4mL/h，吗啡0.2mg/h，氟哌啶0.025mg/mL，维持48~72h。尽量减少吗啡、杜冷丁、芬太尼、可待因等阿片类镇痛药的使用，因阿片类镇痛药抑制肠蠕动，放大麻醉药物抑制肠蠕动。非甾体类镇痛药可取代部分阿片类镇痛剂，减轻术后炎症反应，非甾体类镇痛药如可塞风、氨基比林等均可静脉应用。

24. **术后体位** 全麻尚未清醒的患者，应平卧位，头转向一侧，避免误吸。蛛网膜下腔阻滞麻醉的患者应平卧12h，防止脑脊液外漏引起的头痛。全面清醒后及硬膜外麻醉的患者可行自由体位。胃癌患者可改为低的半坐位，利于呼吸；肥胖患者可行侧卧位；休克患者下肢抬高15°~25°，上身抬高20°~30°。

25. **术后呕吐与呃逆处理** 术后恶心、呕吐常与手术类型、患者性别、麻醉方法及阿片类药物的使用有关。可适量予以止吐药如吉欧停。术后呃逆可能由于膈肌受到刺激，可给予压迫眶上缘、吸净胃内积气与积液、双侧足三里氯丙嗪封闭。顽固性呃逆应警惕吻合口漏或膈下感染的情况，应行CT检查，予以及时相应处理。

26. **术后暴露性角膜炎的处理** 此病症是角膜失去眼睑保护而暴露在空气中引起干燥、上皮脱落进而继发感染的角膜炎症，主要表现为畏光、流泪、异物感、视物模糊等症状。目前，全身麻醉术前均给予阿托品等抗胆碱药，此类药物导致眼部平滑肌松弛而退向外缘，泪液分泌减少。胃癌手术全身麻醉时患者意识丧失，由于全身麻醉和肌松药的相互作用，使患者眼部肌肉松弛，以至不能闭眼。当麻醉过深、时间过长或术中未采取保护措施，泪液分泌减少，蒸发增加，可使眼睛失去其天然保护作用，引发暴露性角膜炎。预防措施包括：麻醉后用金霉素素眼膏涂眼睑、橡胶片盖眼或湿盐水纱布覆盖双眼。治疗首先解除患者恐惧心理，其次局部滴用甲基纤维素每天3~4次；使用重组牛碱性成纤维细胞生长因子或融合蛋白滴眼液，每次1~2滴，每天4~6次，促进角膜上皮细胞的再生及角膜基质层的修复，大多在术后1周痊愈，无不良后遗症。

27. **术后早期活动** 术后长期卧床可影响全身肌肉组织和肺功能的恢复，易诱发静脉血栓形成和肺感染。早期下床可促进肠蠕动恢复，增加患者顺利康复的信心。手术当天即下床适当走动（0.5~1h），术后第1天下床活动时间应该＞6h，逐日增加运动量。

28. **术后睡眠** 术后疲劳与睡眠障碍均可导致心脏、神经系统功能障碍，延缓患者恢复。术前晚可给予思诺斯等镇静药，术后可通过有效的镇痛、肌内注射咪唑安定、早期下床活动和早期足量的肠内营养等方法加以改善。

29. **下肢深静脉血栓形成的预防** 术后早期下床活动，抬高下肢。不使用立止血等止血药。术后第1天开始，无出血情况下可给予皮下注射低分子肝素40mg或静脉滴注低分子右旋糖酐20mL/h。中成药丹参制剂可能对预防血栓形成有所裨益。

30. 术后切口换药与拆线　术后切口更换敷料，观察有无脓液、渗出液、红、肿、热、痛等表现，一般术后 7～9 天拆线。如果切口有感染表现者，及时充分敞开引流，拆除皮下脂肪层缝线，生理盐水冲洗，棉球擦拭创面脓液及坏死组织，置盐水纱布条于创面，外覆厚层纱布，外加腹带适压包扎。每天更换覆料 1～3 次，纱布湿透者即予以更换。对创面肉芽组织清洁宜轻柔，切忌粗暴，凡见皮下脂肪层线头均予以剪除；腹白线缝线术后 10～14 天亦可拆除。外科医生往往羞于面对或心存侥幸逃避切口感染，其实早发现并充分打开引流更利于患者康复。

（中山大学附属第一医院　王天宝）

十、胃癌术后常见并发症防治

（一）术后腹腔内出血

1. 原因　术后腹腔出血的发生率约为 3%，常见原因为：术中胃周血管结扎不确切、止血不完善、结扎线松脱；高龄动脉硬化患者结扎时过于用力导致血管内膜层脱落，血管破裂出血；术中痉挛的血管术后扩张或血压回升而导致出血；清扫范围广泛，创面渗血不止；术中显露困难，助手拉钩用力过大，导致肝脾破裂，术中未发现或虽经缝合止血，术后依然存在继发出血的可能性，此种情况在脾脏破裂修补后，屡见不鲜，导致医患纠纷，教训惨痛；术前肝功能不全等导致凝血功能障碍，术后创面难以止血；恶性肿瘤本身可导致凝血功能障碍；晚期出血多为术后腹腔内感染或吻合口瘘腐蚀裸露血管而出血。

2. 临床表现　多为引流管引出血性液体，量一般为 200～300mL/24h，患者多无不适，可逐渐停止渗血而痊愈。部分患者出现大出血，>100mL/h，出现脉搏增快、血压下降、皮肤苍白、四肢湿冷、呼吸急促、神志淡漠等失血性休克表现。血红蛋白下降，尿量减少，腹穿可见不凝血。

3. 处理　少量的出血多不需要特殊处理，但应补充胶体液，监测血压、尿量、神志、心率、呼吸等改变，一般不给予止血药。如果出血较多，可给予输新鲜全血和止血药物，记录每小时出血量；如>100mL/h，无减少或停止迹象，血压不稳定，应积极剖腹探查，无需等待血压正常，以防贻误时机，将患者置于更加危险的境地。常见出血的部位为胃周血管结扎处、胃小弯胃壁和脾脏下极，应给与缝扎或修补；对于脾脏损伤者，笔者建议立即行脾切除术，以防再次出血。另外，二次手术时应放置空肠营养管，以利于术后肠漏的治疗。放置通畅的多功能引流管利多弊少，可监测术后有无再次出血。介入止血也是可以考虑的方法之一，对部分患者效果满意。

4. 预防　术中妥善结扎血管，避免大块结扎组织，老年人血管硬化，切勿过度用力结扎。胃右动脉、胃左动脉、胃网膜左及右动脉保留端应予以结扎并缝扎。胃小弯近贲门处前后壁，应予以间断缝合，减少出血可能性。脾脏撕裂出血者，除非包膜撕裂，缝扎绝对可靠，笔者主张积极做脾切除术，需知二次手术对患者是致命性打击，特别是老年患者，临床实践中的教训颇多。手术完毕彻底冲洗腹腔，及时发现术野活动性出血并给予妥善缝扎。放置腹腔引流管并保持引流管通畅，便于观察腹腔出血情况。术后密切观察生命体征变化，如有血流动力学不稳，并排除胃出血等因素要想到腹腔内出血可能，并及时处理。

（二）术后胃出血

1. 原因　术后胃出血的部位常发生在胃肠吻合口、胃残端关闭口、十二指肠残端闭合口，少见情况出血发生在残胃黏膜的应激性溃疡出血。其原因在于上述吻合口或关闭口处止血不确切或缝合欠佳、血管结扎线脱落所致。应激性溃疡是由于胃酸腐蚀残胃黏膜下血管造成出血。

2. 临床表现　术后多表现为少量出血，一般为 300mL/24h 左右的血性胃液，并且逐日减少。如果出血迅猛，患者可出现失血性休克，脉搏增快、血压下降、皮肤苍白、四肢湿冷、呼吸急促、神志淡漠，胃管引出多量新鲜血性液体，伴有大量凝血块，血色素进行性下降。

3．处理 ①非手术治疗：术后胃内出血早期可行非手术治疗。首先要密切观察患者生命体征，大量输血、补液维持血容量防止休克、全身应用止血药物和制酸剂，静脉应用生长抑素，如施他宁 6mg/d 以输液泵缓慢维持 24h；如患者存在凝血功能障碍，应及时输注新鲜血浆、冷沉淀、凝血酶原复合物、纤维蛋白原等给予调整。局部处理措施包括保持胃管引流通畅，维持残胃空虚状态，利于止血。同时局部应用止血药物，如凝血酶以生理盐水溶解成 10~100U/mL 胃管内灌注，200mL 冰盐水加去甲肾上腺素 8mg 由胃管灌注。②胃镜检查及止血：近年来，由于纤维胃镜的普通应用，特别是急诊胃镜检查的应用，对于确定出血部位及出血性质颇有裨益，并可在胃镜下行钳夹止血、局部喷洒或注射止血药物。而且对是否手术治疗提供重要参考依据。③介入治疗：通过选择性或超选择性动脉造影检查出血部位，并行出血动脉栓塞对部分病例有效。④上述治疗措施无效，应及时行剖腹探查手术。术中在吻合口近侧胃壁纵行剖开胃腔，清除胃内积血和血块，用生理盐水冲洗仔细检查有无出血，多数情况下出血发生在吻合口胃壁或小弯侧缝合处。如发现出血即给予丝线缝扎止血，如发现残胃黏膜多发深在溃疡出血考虑应激性溃疡，应视情况给予残胃大部切除或全胃切除术。如术中发现吻合口及残胃无活动性出血应拆开十二指肠残端关闭处仔细探查有无出血；发现出血部位给予直视下缝扎止血，但应注意避免十二指肠乳头缝扎或损伤。如上述部位的出血处理困难时还可结扎胃十二指肠动脉。

（三）十二指肠残端破裂

十二指肠残端破裂仍然是毕Ⅱ式胃大部切除术后最凶险并发症之一，由于十二指肠残端破裂一旦发生，大量胆汁、胰液流入腹腔，可引发严重的急性弥漫性腹膜炎、膈下感染，或难以愈合的十二指肠残端瘘，造成极难调整的一系列病理生理紊乱，如不及时妥善处理可危及患者生命。

1．原因 ①全身因素：如营养不良、低蛋白血症、重度贫血、糖尿病、肝硬化、内环境紊乱、恶液质、心肺功能障碍、长期应用激素等因素导致的组织愈合能力差。②残端血供障碍：十二指肠第一段分离过多，残端易缺血坏死。勉强切除溃疡，致使闭合缘为十二指肠残端瘢痕组织，导致漏的发生。十二指肠残端良好血供和正常肠壁是保证愈合的重要因素。③技术因素：如闭合器钉针闭合不全、缝线选择不当、结扎过紧或过松、引流管放置不当、胃肠吻合技巧粗糙等因素，可造成十二指肠残端缝合关闭不严密，或愈合不良。另外局部炎性水肿或瘢痕组织过多、十二指肠游离不够缝合包埋欠佳也可造成该并发症。④输入袢的梗阻：多是由于粘连、成角等原因造成的空肠输入袢梗阻，肠腔内胆汁、胰液和肠液淤积，肠腔内压增高，造成空肠输入段内压过高，张力大，使残端缝合处破裂，笔者认为这是十二指肠残端漏的主要原因。⑤部分外科医生手术过程中心存侥幸，对十二指肠溃疡疤痕大、缝合困难的病例，未采取预防性的十二指肠造口术。

2．临床表现 十二指肠破裂一般发生的在术后 3~7 天内，尤以 24~48h 多见。临床表现为突然右上腹部剧痛，迅速延及全腹，造成急性弥漫性腹膜炎。查体除体温升高、脉搏增快外，尚有全腹压痛、反跳痛，血常规常提示血象升高，核左移，也可有轻度黄疸。也有部分患者表现为膈下感染，穿刺置管后造影证实为十二指肠残端漏。治疗延迟病例可伴有右侧胸痛，咳嗽，透视有右侧膈肌抬高，右侧反应性胸腔积液。超声或 CT 检查可发现腹腔积液；腹腔引流管有浑浊胆汁样液引出，则可明确十二指肠残端破裂或瘘的诊断。

3．处理 十二指肠残端破裂造成的后果严重，多采用手术治疗。适应证：①术后 48h 内发生的十二指肠残端瘘；②弥漫性腹膜炎，引流不畅者；③怀疑有输入袢梗阻者。

引流通畅和营养支持是治疗十二指肠残端漏的最重要的措施。具体处理措施包括：

（1）手术治疗：主要目的是通畅引流和消除肠外瘘。手术原则以破裂口缝合修补、十二指肠造瘘、彻底腹腔冲洗，放置多根多功能腹腔引流管，营养性空肠造瘘对远期患者恢复有重要意义。如能探及瘘口者，可经瘘口放置蕈状管，瘘口周围用大网膜包裹，并于瘘口旁放置多功能引流管，术后持续负压冲洗引流。术中不宜过度分离，以免造成引流管周围的肠壁瘘口扩大。术中应注意探查有无输入袢、输出袢肠管梗阻，并进行相应处理，如有输入袢梗阻，可行输入袢与输出袢之间 Braun 吻合。

（2）营养支持：早期给予肠外营养支持（PN），既提供了充足的营养和水分，又减少了胃肠消化液的分泌，有利于瘘口的愈合。当肠瘘基本控制、胃肠道功能恢复、局部窦道形成后，应尽快从肠外营养过渡到肠内营养。肠内营养可经空肠造瘘管给予肠内营养制剂，有利于扭转负氮平衡、提供充足热卡和蛋白，并能更好的保护肠黏膜、避免肠道细菌移位，从而促进患者康复。

（3）全身应用广谱抗生素，控制感染。

（4）禁食。早期应用制酸剂及生长抑素，减少消化液分泌和丢失，维持水、电解质平衡，促进瘘口愈合具有重要价值；后期可试用生长激素，以促进正氮平衡、组织生长和瘘口愈合。

（5）十二指肠液内含刺激性很强的胆汁、胰液和消化酶，具有强腐蚀性，可侵蚀和刺激周围组织导致出血和皮肤糜烂。局部外敷氧化锌软膏，有利于瘘口周围肉芽组织生长，预防瘘口周围组织出血和皮肤糜烂。持续胃肠减压也是非常必要的，其可减少胃肠液的分泌，减少消化液漏出量，促进瘘口愈合。经上述处理多数患者可在 4~6 周愈合。

4. 预防 ①充分术前准备，纠正不利于组织愈合的因素，如营养支持改善患者一般情况，患有糖尿病者控制血糖，纠正贫血。②对有幽门梗阻患者，术前应多次以温盐水洗胃，有助于消除胃壁炎症水肿。③术中应详细探查十二指肠与周围关系，避免副损伤的同时，做到周密的设计残端关闭方式和胃肠吻合方式。④十二指肠残端闭合困难时，预防性十二指肠残端造瘘术，2 周后拔管。⑤行胃空肠吻合时要选择适当的输入袢长度，一般在 6~10cm，以结肠前或结肠后吻合方式而定。合理的输入袢长度对于预防输入袢梗阻，从而避免十二指肠残端破裂的发生大有裨益。⑥胃肠吻合完成后将胃管放入输入袢可有效降低输入袢压力，也有助于预防十二指肠残端破裂的发生。⑦妥善地放置有效的双套管引流。⑧采用胃空肠全口吻合，并将空肠对系膜缘与胃壁大、小弯间断缝合几针，避免输入、输出袢成角。⑨笔者经验是加行空肠空肠 Braun 吻合，从未发生十二指肠残端漏；侧侧吻合还可减少胃肠吻合口梗阻发生率，值得应用。

（四）吻合口破裂

吻合口破裂也是胃切除术后近期严重合并症之一，具有较高的死亡率。

1. 原因 ①全身因素：如营养不良、低蛋白血症、重度贫血、糖尿病以及长期应用激素等因素导致的组织愈合能力差。②吻合口有张力：如毕Ⅰ式胃十二指肠吻合胃残端与十二指肠切缘存在较大张力，或毕Ⅱ式胃空肠吻合时输入袢悬吊过紧，牵扯张力过大；张力吻合是消化道吻合口漏发生的最重要因素。③缝合技术不良：如缝线选择不当、结扎过紧或过松、胃肠吻合技巧粗糙等因素。当然，近年来随着消化道吻合器的广泛应用，缝合技术因素较前减少，但吻合器使用不当也可造成吻合口漏的发生，如吻合时荷包缝合有缺陷，周围组织嵌入，吻合器使用不熟练吻合完成后，吻合器取出困难，过分撕扯吻合口。④吻合口血运障碍：多见于毕Ⅰ式胃十二指肠吻合时十二指肠残端血运欠佳，瘢痕组织过多。

2. 临床表现 多发生于术后第 3~6 天，主要表现为急性局限性或弥漫性腹膜炎，患者腹痛、高热、恶心、呕吐，以及全身中毒症状，引流管可有草绿色浑浊液体引出，含有胆汁；口服或胃管注入美亚甲蓝，经引流管引出可以确诊。

3. 处理

（1）因吻合口破裂多数引发急性弥漫性腹膜炎，症状体征较重，应急诊手术治疗。手术方式视造成吻合口漏的原因而定，如吻合口存在张力应改行其他手术方式重新吻合，多见的为毕Ⅰ式吻合改行毕Ⅱ式或Roux-en-Y 吻合。如吻合口技术缺陷多数可行修补术。术中应充分冲洗，放置妥善有效的引流管，术后持续负压吸引，保持通畅引流。

（2）非手术治疗适用于漏发生时间较晚，无明显弥漫性腹膜炎症状体征，一般情况较好者，引流管尚未拔除且引流十分通畅的患者。非手术治疗措施包括禁食、胃肠减压、通畅引流。

（3）全身应用广谱抗生素，控制感染。

（4）肠外营养支持，纠正水、电解质及酸碱平衡紊乱，改善患者一般情况。

（5）应用制酸药、生长抑素有利于减少消化液分泌，促进吻合口漏的愈合。

4. 预防 ①为预防吻合口漏的发生，要求做到缝合针距不要过稀或过密，结扎不要过紧或过松，黏膜必须内翻。吻合口两端的交角处一定要内翻缝好，在吻合口外层完毕后，还要用细针丝线穿过胃前壁、胃后壁及空肠（或十二指肠）的浆肌层作荷包缝合埋盖。②避免吻合口张力：尤其是在毕Ⅰ式胃十二指肠吻合时如有张力，可做 Kocher 切口，沿十二指肠外侧将腹膜剪开，松动十二指肠，使之向胃端靠近，以减少吻合口张力。③保持吻合口两侧胃壁、十二指肠壁或空肠的良好血运。④此外，术前纠正贫血及低蛋白血症，伴幽门梗阻者术前给予洗胃及胃肠减压，都是预防吻合口漏必要的措施。

（五）术后输入袢、吻合口及输出袢梗阻

1. 输入袢梗阻　输入空肠段梗阻较罕见，是一种高位肠梗阻，胆汁、胰液、肠液淤积在吻合口以上的肠腔内。如梗阻为部分性，当肠内压力很高时，肠管产生强烈的蠕动，可克服阻力，大量的消化液突然进入胃内，引起呕吐。如梗阻为完全性，消化液淤积在两端闭合的肠腔内，压力不断增高，形成闭袢式肠梗阻，肠壁受压而发生血运障碍，可致输入空肠段和十二指肠侧壁发生压迫性坏死、穿孔，或发生十二指肠残端破裂。有的输入空肠段梗阻尚可并发急性胰腺炎。

（1）原因：行胃大部切除胃空肠吻合术时，若将胃向下过度牵拉，由于吻合后的胃向上缩，如输入空肠段留得过短可被悬吊，则致使空肠在吻合口处或十二指肠空肠曲处形成锐角。输入空肠段过长发生扭曲，则吻合口近端肠腔内胆汁、胰液及肠液等不易排出，而淤积在近端空肠和十二指肠内。做结肠前胃空肠吻合术，若输入空肠段过短，此时短的输入空肠段受到下垂的横结肠及大网膜的压迫，致输入空肠段内容物通过不畅。做结肠前输入空肠对胃小弯的胃空肠吻合时，因输入空肠段留置过长，过长的输入空肠段可穿过吻合口后下孔隙而形成内疝。或输出空肠段穿过吻合口后下孔隙而压迫输入空肠段，亦可导致输入空肠段梗阻。做结肠前输入空肠段对小弯胃空肠吻合时，因为这种方法扰乱了空肠及其系膜的解剖关系，若输入空肠段留置过短，可使输入空肠段发生部分扭转，空肠系膜牵拉过紧，压迫输入段空肠，使被压迫处近端空肠与十二指肠成为两端闭合的肠段，形成闭袢型肠梗阻。

（2）临床表现：输入袢梗阻的临床表现与梗阻程度和时间有关。临床症状多出现在术后数天内、也可出现在术后任何时间。一般表现为上腹发胀疼痛、恶心、呕吐，有时在上腹部可能触及囊性包块（膨胀的肠袢）。如梗阻为完全性，则主要症状为上腹部剧烈疼痛，频繁呕吐，但吐出物不含胆汁，并在腹部常触及有明显压痛的囊性包块。如梗阻为不完全性，术后发生间歇性呕吐物为大量胆汁，有时可达 1 000mL 以上，且不含食物，呕吐后临床症状缓解或消失。体检可见呕吐前上腹部可触及囊性包块，吐出大量胆汁后则上腹包块可缩小或消失。发生在术后早期的输入空肠段梗阻，可引起十二指肠残端破裂或穿孔，并出现腹膜炎的临床表现。X 线钡餐检查，可见钡剂顺利进入输出袢肠段，而不进入或仅少量钡剂进入输入肠袢，输入空肠段呈明显扩大且排空延迟。

输入空肠段梗阻要与吻合口梗阻相鉴别，若术后血清淀粉酶增高应与术后急性胰腺炎相鉴别。输入空肠段不全性梗阻尚需与胃切除术后碱性反流性胃炎和输入段逆流相鉴别，胃切除术后碱性反流性胃炎是胆汁破坏了胃黏膜屏障的结果，临床表现为上腹部持续性烧灼痛，进食后稍加重，不时有少量胆汁呕吐、贫血与体重下降。胃液分析示胃酸缺乏。胃肠钡餐检查示吻合口通畅。输入、输出肠段钡剂通过正常。纤维胃镜检查示慢性萎缩性胃炎。输入肠段逆流多为吻合口输入侧的位置低于输出侧，进食后大部分食物先进入输入空肠段，然后强烈的肠蠕动将输入空肠段内的食物送回胃腔（逆流）。临床表现为进食后上腹不适感、饱胀感，呕吐多在进食后立即发生。呕吐物为食物，亦有胆汁，钡餐检查多提示输入、输出肠段通畅，吻合口输入侧的位置低于输出侧，输入空肠呈轻度扩张及钡剂逆流现象。

（3）处理：输入空肠段梗阻的治疗应根据梗阻的程度及原因来决定。输入空肠段轻度的梗阻常在手术后数周内症状逐渐减轻或消失。完全的梗阻或出现绞窄现象者宜早期行手术解除梗阻。手术方式视具体情况而定：

1）输入空肠段过短成角者，可切断十二指肠空肠韧带，以解除对过短的输入空肠段的牵拉。更为便捷有效的方法是在吻合口输入和输出空肠袢之间做一侧侧吻合。

2）内疝嵌顿者，应将嵌顿的输入空肠段复位，同时加做输入和输出空肠段之间的侧侧吻合术，并关闭吻合口后下孔隙。如输入空肠段已坏死，则需切除坏死肠段，行 Roux – en – Y 吻胃肠吻合术。

3）下垂的横结肠压迫输入空肠段引起梗阻者，亦可改做 Roux – en – Y 吻合。

4）输入空肠段梗阻致十二指肠残端裂开者，解除其引起梗阻的原因后，并做十二指肠造口减压与腹腔引流术。

5）输入空肠梗阻致十二指肠侧壁小穿孔者，解除其引起梗阻的原因后，做穿孔修补与腹腔引流术。如第一次手术输入空肠段留置过长，应加做输入、输出空肠段之间的侧侧吻合，并在吻合口的远段空肠上做肠造口减压术。减压用的导尿管经空肠侧侧吻合口插入穿孔的近侧肠腔内，另一端从腹壁小切口引出，还要将造口处周围的空肠壁与腹膜固定数针。

6）输入肠段梗阻致十二指肠侧壁大片坏死，应将已坏死的部分切除，用空肠输出襻肠壁与正常的十二指肠壁缝合，以完成缺损部的修补。极罕见的是十二指肠完全坏死，难以修补，此时应行胰十二指肠切除术。

（4）预防：避免输入空肠段过长或短。输入肠段留置的长度，应根据胃切除的多少和选用结肠前或结肠后胃空肠吻合术等不同方法的要求而定：胃大部切除、结肠后输入空肠段对小弯的胃空肠吻合法，输入空肠段应在无张力的情况下留置 6～8cm；胃大部切除、结肠前输入空肠段对胃大弯的胃空肠吻合法，输入空肠段应在无张力的情况下留置 10～12cm；胃大部切除、结肠前输入空肠段对胃小弯的胃空肠吻合法，输入空肠段应在无张力的情况下留置 20～25cm。做高位胃大部切除术时，输入空肠段留置的长度应作适当延长，尚需加做输入和输出空肠之间侧侧吻合。

2. 吻合口梗阻

（1）原因：术后吻合口梗阻常因为胃、肠壁上的开口过小，缝合时胃壁内翻过多，缝合处胃、肠壁炎性水肿与痉挛，吻合口血肿或周围脓肿压迫。

（2）临床表现：吻合口梗阻的症状为食后上腹饱胀不适、呕吐，呕吐物为所进食物。因胃肠壁开口过小或内翻过多所致吻合口梗阻，一般术后 2～3 天内开始出现吻合通过障碍症状，且为持续性，不能自行缓解；因缝合处胃肠壁炎性水肿与痉挛所致的吻合口梗阻，临床症状多出现在术后 6～10 天内，多为暂时性的，一般经胃管吸引 1～2 周均能解除梗阻；因吻合口周围脓肿或炎性包块压迫所致的吻合口梗阻，临床症状亦在手术数日后出现，但多不能自行解。X 线钡餐检查，吻合口呈环状或漏斗状狭窄，钡剂通过受阻。

（3）处理：吻合口梗阻的治疗原则应根据引起梗阻的性质而定，如梗阻的性质一时不易确定，宜先用非手术疗法。大多数患者经适当非手术疗法后梗阻症状可自行消失。非手术疗法包括禁食、胃肠减压、高渗盐水洗胃、肠外营养、酌情输全血或血浆及给予抗生素，梗阻症状可逐渐改善。若持续 2～3 周以上仍无改善者，可能为残胃排空障碍。如多次 X 线钡餐检查钡剂均不能通过吻合口，或胃镜发现机械性梗阻者，需再次手术，重新行胃空肠吻合术。

（4）预防：防止术后吻合口梗阻，做胃空肠吻合时，最好采用全口吻合；半口吻合时，吻合口长度不低于 6cm，缝合时避免胃、肠壁内翻过多。吻合口彻底止血，可防止术后吻合口血肿压迫。术前、术后及时纠正贫血及低蛋白血症，伴幽门梗阻者术前数天给予洗胃及胃肠减压等，都是预防吻合口炎性水肿、防止术后吻合口梗阻有效的措施。

3. 输出襻梗阻

（1）输出空肠段梗阻是胃大部切除术后较为常见的并发症，其发生原因：①大网膜炎性肿块压迫。②胃切除过多，输出襻悬吊成角或粘连带压迫肠管。③结肠后胃空肠吻合，错误地将横结肠系膜切口缝合固定于吻合口下方的输入、输出空肠段的肠壁上，或因横结肠系膜裂孔与胃壁缝线固定不牢，术后此孔下滑可压迫输入、输出空肠段，形成梗阻。或因固定缝线术后部分脱落，胃壁与横结肠系膜间出现一较大孔隙，小肠可经此孔突入而发生嵌顿或较窄。④结肠前胃空肠吻合，吻合口远端的小肠可进入吻合口后下孔隙而形成内疝。⑤输出空肠段套叠，是输出空肠段梗阻较为少见的病因，若发生逆行性套叠，套入部尚可经吻合口进入胃内。

（2）临床表现：输出空肠段梗阻多发生在术后 2 周内，也可发生在术后数月或数年内。临床表现为上腹饱胀，恶心、呕吐，呕吐物多为胆汁和食物。如梗阻原因为大网膜炎性肿块压迫，多无明显腹痛。如梗阻原因为内疝、套叠或粘连带压迫，往往出现阵发性腹痛。输出空肠段套叠，呕吐物除胆汁、食物外，还可含有血性液体。须借助钡餐检查，以显示输出空肠段套叠的部位。

（3）处理：输出空肠段的机械性梗阻常需再次手术以解除梗阻，如出现绞窄性肠梗阻的临床表现，则须进行急症手术。当一时不确定梗阻的性质，患者无腹胀、腹痛，又无胃肠道出血与腹膜炎等临床表现，宜先采用非手术治疗。在非手术治疗过程中，每隔 5 ~ 7 天进行钡餐检查 1 次，如钡剂能通过吻合口至小肠远端，即使通过的速度很慢或量很小，仍可继续非手术治疗，直至梗阻完全解除为止。经非手术治疗 2 ~ 4 周后，临床症状尚无好转或不能排除机械性梗阻者考虑手术治疗，手术方式应视具体情况而定。

1）肠粘连、粘连带或大网膜炎性肿块压迫，导致输出空肠段梗阻者，应做肠粘连松解术或切除大网膜炎性肿块。

2）输出空肠段在吻合口处悬吊成角者须加做输入、输出肠袢 Braun 吻合。

3）内疝嵌顿者应将嵌顿的肠段复位并缝闭吻合口下孔隙。若嵌顿的肠段已绞窄坏死者，应将坏死肠段切除并行肠吻合术。

4）输出空肠段套叠者，应行肠套叠复位术。

5）输出空肠段机械性梗阻，必须彻底解除引起梗阻之原因。梗阻解除后胃肠道自然通畅，但笔者认为还应加做输入空肠、输出空肠段之间侧侧吻合。如梗阻的原因确实无法解除，可改行 Roux – en – Y 吻合术或 Braun 侧侧吻合术。

（4）预防：结肠前输入袢对大弯吻合，为了杜绝输出空肠段在吻合口处悬吊成角，胃体大弯侧尽可能切除多一些，输入空肠段不宜过短，才能保持吻合口在接近水平位。结肠前胃空肠吻合，如术中发现输入空肠段留置较长时，应将空肠系膜与横结肠系膜缝合，关闭吻合口下间隙，以防小肠进入此孔隙而形成内疝。结肠后胃空肠吻合，必须将横结肠系膜上的开孔环形缝合固定于吻合口近侧的胃壁之上。

4. 内疝形成　胃大部切除术后内疝形成的发生率为 0.2% ~ 2.18%，多发生于术后数天到数月内，且均为毕Ⅱ式吻合术后。其发生和胃肠吻合蠕动方向、结肠前后、肠袢长度有关。由于本并发症发生率较低，常不能引起重视，容易造成诊断及治疗延误，病死率为 40% ~ 50%。

（1）原因：①输入袢空肠段过长，在输入袢对小弯的结肠前吻合术式中，吻合口后方与横结肠及其系膜的间隙常成为内疝发生部位，过长的输入袢可疝入其中造成内疝。②吻合口后方间隙，毕Ⅱ式胃空肠结肠前吻合，吻合口后方必然遗留间隙；结肠后吻合，横结肠系膜裂孔未关闭或关闭针距过大，均可内疝形成提供通道。③术后解剖位置的改变，Treitz 韧带位于脊柱左侧，如结肠前输入袢对小弯吻合使肠管及其系膜发生前后交叉，形成空隙，易导致内疝。④其他，术后腹腔内粘连、粘连索带或肠管间粘连间隙形成，加之肠蠕动功能紊乱，体位改变因素等都可造成内疝。

（2）临床表现：胃大部切除术后内疝多发生在手术后早期，约 50% 发生于术后 1 个月内，另有 25% 发生在术后 1 年内。临床表现主要是腹痛和呕吐，但因疝入肠袢是输入或输出袢而不同。输入袢内疝常有剧烈的持续上腹痛，也可为剑突下或左上腹痛，并向背部或肩胛后放射，不能平卧，常有恶心、呕吐，呕吐物很少有胆汁。左上腹可能扪及包块。腹部一般不胀，当发生腹膜炎时可有腹痛、压痛和反跳痛、发热、白细胞计数增高，并容易发生虚脱、休克。输入袢发生内疝后，十二指肠内胆汁、胰液积聚，导致该段肠内压升高，造成胰管内胰液反流，引起血淀粉酶升高，可导致急性胰腺炎，因此，毕Ⅱ式胃大部切除术后发现血淀粉酶升高时，除外胰腺炎外，还应考虑内疝的可能，以免延误手术时机。

输出袢内疝的表现与小肠梗阻相似，常有阵发性腹部绞痛，有时向腰背部放射。呕吐物含有胆汁。可有腹胀及全腹压痛。有时巨大的输出袢内疝可压迫空肠输入袢，出现输入袢和输出袢同时梗阻，此时血淀粉酶亦可升高。内疝一般迅速恶化，但有 10% ~ 15% 患者呈慢性间歇性发作，表现为不全梗阻，症状迁延数年之久。

因该并发症临床表现无特异性，诊断较为困难。因此对于毕Ⅱ胃大部切除术后近期内发生的上腹部持续性疼痛，阵发加剧，伴有腰部酸痛并向左肩部放射，频繁恶心、呕吐，呕吐后腹痛仍不缓解，排除急性胰腺炎者，应怀疑本病。体检有时可触及包块，出现典型腹膜炎体征。影像学亦无特异性，X 线可见液平，或可见到孤立胀大肠袢或软组织影。

（3）治疗：该并发症以手术治疗为主，非手术治疗死亡率高。手术方式如下：①回纳肠管，关闭吻合口后间隙。一般情况下，肠管由右侧向左侧疝入，因此回纳时应按照相反方向操作，如疝入肠管高度扩张可先试行减压后回纳肠管。肠管回纳后间断缝合关闭吻合口后方间隙，防止内疝复发。如肠管已发生坏死则应切除坏死肠管，吻合后再行关闭裂隙。如疝入肠管过多，活力可疑，处理时应慎重，避免肠管切除过多造成短肠综合征。②胃肠重建术。如输入袢过长可行输入、输出袢 Braun 吻合术，或改行胃空肠 Roux－en－Y 吻合术。

（4）预防：胃切除术后内疝形成，诊断困难。文献报道，即使能及时诊断死亡率仍高达 32%，因此预防显得尤为重要。如前所述，该并发症主要发生在毕Ⅱ式胃空肠吻合。在毕Ⅱ式胃大部切除术应从以下几个方面防止内疝形成：

①输入袢长度不能过长：输入袢长度过长是造成内疝的一个重要原因，因此通过各种方法尽量缩短输入袢长度，避免输入袢疝入。如网膜肥厚者可切除大网膜，以减少输入袢跨度；Treitz 韧带位置变异者可视情况选择输入袢对大弯的吻合方式。

②注意关闭吻合口后间隙：尤其在结肠前吻合时，应注意缝合关闭吻合口与横结肠系膜的裂隙；在结肠后吻合时应注意关闭横结肠系膜切口。

③内疝形成与饮食和消化道功能紊乱有一定关系，因此良好的饮食习惯、避免餐后剧烈活动，尤其对于一些有间歇性发作的腹痛症状者更为有益。

（六）术后急性胆囊炎

1. 原因　众多研究资料表明，迷走神经干切断后，由于迷走神经肝支、胆支的切断，使胆囊的副交感神经支配丧失，从而导致胆囊排空功能延迟、容量增加、胆囊收缩素作用下胆囊收缩减少，易导致胆汁淤滞。毕Ⅱ式胃肠道重建食物不经过十二指肠，缺少脂肪类食物对胆囊收缩素的刺激作用，诱发胆囊扩张与胆汁淤积。后者导致胆汁成分改变、胆汁黏稠、排泄更为困难，胆盐浓度进一步升高刺激胆囊，诱发炎症。旷置的十二指肠内细菌繁殖，易于引起胆管逆行感染。另外，术中拉钩对胆囊壁黏膜的压迫损伤也是原因之一。

2. 临床表现　胆囊炎表现为术后几天或数月出现右上腹疼痛不适，后继出现寒战高热、右上腹压痛、反跳痛、胆囊胀大，并发中毒性休克者血压下降、脉搏细数、四肢湿冷等。白细胞升高，中性粒细胞比例增加。

3. 处理　术后急性胆囊炎可先行非手术治疗，积极补液、给予抗生素、解痉处理；如出现局限性腹膜炎，应急诊剖腹探查，手术原则为以最小的手术方式解决胆囊炎的问题即可。可行胆囊切除或造瘘术，右肝下放置多功能引流管以引流渗液，并可作为术后胆漏的诊治方法之一。

4. 预防　清扫肝十二指肠韧带内淋巴结时切勿损伤胆囊动脉及胆囊壁。全胃切除者，可加行胆囊切除术，以防术后胆囊炎发生。保留迷走神经肝支的胃切除术，可维持胆囊的收缩功能，减少术后胆囊炎和胆石症的发生。术后不使用促使 Oddi 括约肌痉挛的药物如吗啡等。

（七）胆囊坏疽

1. 原因　胆囊动脉多数起始于肝固有动脉，经胆囊三角后到达胆囊。少数情况下胆囊动脉起自肝固有动脉的近心端，如在清扫 No.12 组淋巴结时易于误伤，术后胆囊缺血坏疽。

2. 临床表现　胆囊坏疽一般在术后 3～5 天出现右上腹剧烈疼痛，查体可见明显腹膜炎体征，腹肌紧张，压痛，反跳痛，继之出现发热、脉快等全身中毒症状。

3. 处理　一旦怀疑有胆囊坏疽，应立即行 B 超检查，以了解胆囊情况及右上腹积液的位置和量。多数患者应行剖腹探查、胆囊造瘘术或胆囊切除术，一般不行胆总管探查及 T 管引流术，因患者接受二次手术打击，风险极高，要求以最小的手术方式解决问题。同时还应给予禁食、营养支持、抗炎等治疗。

4. 预防　预防胆囊坏疽的最好方法是在解剖肝十二指肠韧带时，辨认胆囊动脉，予以保护，避免损伤和结扎。如在判断胆囊动脉是否损伤没有把握，在关腹前应仔细检查胆囊血供，如血供不佳应行胆囊切除。

（八）术后急性胰腺炎

1. 原因　具体发病原因尚不明了，有关因素：①胰腺损伤，手术切除胰腺背膜或与胰腺浸润粘连，在分离过程中可能造成胰腺实质损伤，甚至主、副胰管的损伤。②术后 Oddi 括约肌痉挛，手术刺激可能造成十二指肠乳头的痉挛水肿，造成 Oddi 括约肌痉挛，从而造成胆汁或胰液自身反流诱发急性胰腺炎。③输入袢梗阻：造成较高的输入空肠段内压，使胆汁、十二指肠液逆流诱发急性胰腺炎。

2. 临床表现　其表现与一般急性胰腺炎相似，主要为持续中上腹或腰部疼痛，呈束带感，血清淀粉酶、脂肪酶升高，可资诊断。

3. 处理　多可通过非手术治疗而治愈，措施包括禁食、胃肠减压、营养支持、抗生素、制酸、生长抑素等，但如存在严重输入袢梗阻等因素，明确病因后需手术治疗，解除输入袢梗阻，否则胰腺炎难以缓解。

4. 预防　术中分离过程中避免胰腺损伤；妥善设计胃肠吻合方式，避免输入袢梗阻，对于减少术后胰腺炎的发生也有重要意义。

（九）胃小弯缺血坏死

1. 原因　胃小弯的血液供应来源于胃左动脉、胃右动脉形成的血管弓所发出的垂直血管支，在小弯侧分离切断时必然需将伴行的血管结扎切断，从而使胃黏膜的血运受到影响。

2. 临床表现　胃小弯缺血坏死造成小弯侧穿孔，造成弥漫性腹膜炎，多发生在术后 1 周，死亡率较高。

3. 处理　一旦发生该并发症，应按消化道穿孔进行处理，如坏死范围局限可再次手术清楚坏死组织，行穿孔修补术；如坏死范围广泛需行全胃切除术。

4. 预防　术中需将小弯侧胃前、后壁浆肌层缝合以再次浆膜化，多可避免胃小弯坏死穿孔。

（十）术后早期炎性肠梗阻

胃切除术后早期发生的肠梗阻，除了肠麻痹及内疝、肠扭转、吻合口狭窄等器质性因素外，绝大多数是因手术操作范围广，损伤重或术前已有炎症，特别是曾经有过手术史的病例，腹腔内有广泛粘连，剥离后肠浆膜层有炎性渗出，肠袢相互黏着，甚至成角。这类肠梗阻称为腹部手术后早期炎性肠梗阻（inflammatory intestinal obstruction），其特点是既有机械因素，又有肠动力障碍因素，但无器质性狭窄。

1. 原因　胃切除术后早期炎性肠梗阻的主要原因是粘连和炎症。尤其是有多次腹部手术史或术中肠内容物污染严重的手术，其引起的机械性和化学性刺激导致吻合口和残胃炎症与水肿，以及横结肠系膜裂孔或大网膜水肿压迫，影响了胃的正常功能，减弱了残胃的收缩力，并使胃和小肠产生功能性排空障碍。此外，精神过分紧张，水、电解质及酸碱平衡失调，饮食改变及全身变态反应等也可能是本病的诱发因素。

2. 临床表现　本病常发生在手术后 2 周左右，腹胀、停止排气排便是主要症状，其次是呕吐。多数患者腹部有固定压痛的炎性包块，但无腹肌紧张、反跳痛。部分患者有低热，患者白细胞计数可升高。X 线检查对术后早期炎性肠梗阻的诊断具有决定性意义。腹部可见多个气液平，肠腔扩张积液。口服或经胃管注入 30% 泛影葡胺显示肠蠕动减弱或消失，肠腔扭曲狭窄，造影剂成线状缓慢通过，有明显不全梗阻征象。纤维胃镜检查可见胃蠕动减弱，胃肠吻合口通畅，但有炎性水肿，腹部 CT 可见大网膜及肠管增厚，肠袢扭曲成团，肠腔基本没有显影剂。

3. 治疗　炎性肠梗阻原则是采取非手术治疗，应严加观察，耐心等待。只要无绞窄性肠梗阻或腹膜炎症状，一般不考虑手术治疗。

（1）非手术治疗：①禁食，胃肠减压。②肠外营养支持，维持水、电解质及酸碱平衡。③应用生长抑素，可大幅减少消化液的分泌，减少梗阻肠段积液，减轻肠腔扩张，有利于肠道水肿尽早消退。④应用肾上腺糖皮质激素，小剂量肾上腺皮质激素能有效地减轻腹腔和肠管非细菌性炎症，消除肠壁水肿，是炎性肠梗阻的有效治疗措施。但同时应根据病情适可而止，防止产生并发症。⑤其他药物治疗，如红霉素、西沙必利等。

（2）手术治疗，炎性肠梗阻经 2~4 周非手术治疗，多能治愈。只有出现肠绞窄或腹膜炎症状时，才考虑手术治疗，否则应坚持非手术治疗。手术方式视肠梗阻病因而定，一般做肠粘连松解或肠侧侧吻合短路手术，若有肠绞窄应行肠切除术。

4. 预防　术中操作应注意的事项：术中减少不必要的损伤，注意保护肠浆膜，避免干纱布擦拭肠壁，手套上的滑石粉应清洗干净，尽量减少腹腔污染，腹腔内渗液应彻底清除等，术者在手术操作中尽量细心、仔细。术后应鼓励患者早期下床活动，消除紧张情绪，维持水、电解质及酸碱平衡，适当营养支持，以上措施可使减少炎性肠梗阻的发生。

（十一）膈下脓肿

1. 原因 膈下脓肿均为液体积存感染而直接形成：术中消化道内容物溢出污染腹腔，或胃肠吻合口、十二指肠残端瘘病变局限而形成。如术中切除脾脏，则发生率更高。

2. 临床表现 膈下脓肿位置较深，又有原发疾病或手术在前，腹部体征往往不突出。患者可感到上腹部饱胀不适，上腹部或下胸部隐痛，可牵扯肩背部或后腰部疼痛。如膈受刺激，可有频繁呃逆。有胸膜反应时，可有胸痛、气短、咳嗽。膈下脓肿最重要的临床表现是原有的病情好转后又逐渐出现全身感染症状。体温再度升高，开始为弛张热，逐步为稽留性高热、脉搏增快，多汗、虚弱，一般情况明显恶化。体格检查时，上腹部有明显压痛及腹肌紧张者不足50%，可有饱满感，有时能触及边界不清的包快。肝区可有叩击痛，侧胸部或后腰部有时出现指凹性水肿。听诊患侧呼吸音弱，或有湿性啰音。肠蠕动正常或减弱，中毒症状明显时，可出现肠瘀胀。

3. 处理

（1）全身治疗：消耗严重者给予肠外营养，必要时胃肠减压。静脉给予有效广谱抗生素并给予抗厌氧菌药物，可根据药敏调整抗生素。

（2）脓肿穿刺：如脓肿形成、脓腔较大时，可在B超引导下穿刺置管引流，将脓液尽可能吸净，可注入生理盐水冲洗，以稀化脓液，便于引流。

（3）手术引流：多数患者需手术引流。术前B超定位，选择合适切口，原则选择腹膜外入路。手术入路包括腹前壁入路、后腰入路及胸壁入路。无论经何入路切开脓腔，引流必须充分，可放置多功能引流管，妥善固定于皮肤，术后负压吸引，可定时冲洗脓腔。随引流量减少，逐步拔出引流管。必要时在拔管前做窦道造影，了解有无残腔。

（4）预防：关腹前，根据腹腔污染情况，充分吸净腹腔渗出液，彻底止血，需要冲洗时应用大量盐水冲洗并清除干净。腹腔内如遗有创面或有吻合口漏可能时，应放置多功能引流管，麻醉清醒后尽早取半卧位。

（十二）脾切除术后门静脉血栓形成

脾静脉血栓形成是脾切除后常见并发症，表现为长时间中度发热。严重者血栓可延伸至门静脉，发生门静脉血栓。

1. 原因 这一并发症的发生与脾切除后血小板计数急骤增多有关，但尚有争论。有人认为不仅与血小板计数，或者是与其质量即血小板的功能有关。

2. 临床表现 主要是腹痛、发热、黄疸等。

3. 处理 目前，多数主张对脾切除后血小板计数＞$1\,000\times10^9$/L者，应用肝素等抗凝剂作预防治疗。如果血栓及栓塞性并发症发生，则用抗凝剂治疗，并卧床休息，可加用阿司匹林、双嘧达莫等药物。

（十三）脾切除术后发热

脾切除1~2周内，患者常有低温，一般不超过38.5℃，可常规对症处理。术后高热不退，或在手术1周后，体温降而复升，并有左季肋部叩击痛等，则不能简单视为脾切除热，应怀疑膈下脓肿的可能，需行B超或CT检查。

脾切除后凶险性感染（overwhelming post splenectomy infection，OPSI）已被公认为一种临床综合征，可发生于术后数周或数年，多见于术后2~3年内。临床特点是隐匿性发病，开始可能为流感性症状，继而骤起高热、头痛、呕吐、恶心、呼吸困难、神志模糊，乃至昏迷、休克，常在几小时至十几小时内死亡。常并发DIC与菌血症，50%患者的致病菌为肺炎球菌。发病后尽快使用大剂量抗生素治疗，死亡率很高。

（十四）术后胰漏

参见本书第二十章有关内容。

（十五）术后胆漏

参见本书第二十章有关内容。

（十六）小肠粘连性肠梗阻

1. 原因 肠粘连是机体对外来刺激的保护性反应。手术翻动肠管浆膜损伤、缺血、吻合口漏、缝线、血肿等均可引起炎症反应，局部纤维蛋白原及纤维蛋白积聚，诱发蛋白性粘连。此种粘连可被纤溶系统和巨噬细胞清除，再由间皮细胞覆盖创面而达到生理性修复。在壁层腹膜及脏层腹膜损伤严重情况下，纤溶系统功能低下，蛋白性粘连不能溶解，逐渐为纤维组织细胞所替代，形成胶原纤维，间皮细胞无法覆盖损伤面，即导致纤维性粘连。开腹手术肠粘连几乎是100%发生，但其中只有30%左右发生梗阻。发生肠梗阻的解剖因素：粘连成团、粘连成交、粘连带压迫、内疝、以粘连带为轴心小肠旋转及肠管粘连或被误缝于腹壁切口，在体位转变、暴饮暴食以及胃肠道功能紊乱的情况下，即诱发肠梗阻。患者出现不同程度的恶心呕吐、腹痛、腹胀及停止排气排便。

2. 病理生理改变 ①体液丧失及水、电解质及酸碱平衡紊乱：胃肠道每天约8 000mL分泌液不能再吸收，积存在肠腔或呕吐排出；肠腔过度的扩张还可导致血液回流障碍，肠壁向腹腔渗出增加；如果出现绞窄坏死，则可丢失大量血液。共同结果是导致血容量不足及酸碱平衡紊乱。十二指肠等高位梗阻可导致低钾低氯性碱中毒，而大多数小肠梗阻，因丢失大量碱性肠液、缺氧导致酸性产物积聚，加之小便减少，患者易于出现代谢性酸中毒。②感染中毒：扩张肠袢内的细菌繁殖活跃，产生大量毒素，易于导致患者中毒；在肠梗阻时间过长或肠壁坏死情况下，发生细菌异位，肠腔内细菌移植到腹腔内，引起化脓性腹膜炎和菌血症。③休克：肠梗阻导致的休克为混合型，原因包括严重缺水、血容量减少、酸碱平衡紊乱、细菌感染中毒等，病情严重，晚期出现MODS甚至多脏器功能衰竭而死亡。④循环呼吸功能不全：过度腹胀、膈肌上抬、腹式呼吸减弱，导致气体交换功能障碍。同时腹内压力升高，影响静脉回流，再加上感染、中毒及休克等因素，而致循环与呼吸功能不全。

3. 治疗 纠正生理紊乱与解除梗阻是肠梗阻治疗的基本原则，包括非手术和手术方法。

（1）常用的非手术方法：

1）胃肠减压：是肠梗阻的最基本的处理方法，通过胃肠减压清除积聚的气体及液体，降低肠腔内压力，改善肠壁血液循环，减少细菌繁殖与毒素吸收，促进局部及全身状况改善。尽量用较粗的鼻胃管，前端10cm多剪侧孔，插入深度应达幽门部，以起到良好的吸引减压作用。

2）纠正水、电解质及酸碱平衡紊乱：这也是肠梗阻治疗的重要方法，根据梗阻部位、生化检查结果、血气分析、引流量、尿量、心脏功能及肾功能等，决定输液量及种类；绞窄性坏死者，根据血常规血红蛋白结果，酌情给予补充红细胞，但大多数情况下，并无必要。

3）应用抗生素。肠梗阻多半有细菌繁殖及毒素吸收，应给予静脉抗生素。目前第3代头孢菌素类应用效果较好，由于肠腔内尚有厌氧菌存在，加用灭滴灵有益无害。

4）解痉止痛：肠梗阻早期由于梗阻以上肠管收缩加强，患者多有剧烈阵发性腹痛，可给予解痉剂如诺仕帕。阿托品及654-2由于存在口干等副作用，患者耐受性不及诺仕帕。杜冷丁及吗啡的应用必须在排除绞窄性肠梗阻之后。

5）抑制胃肠道液体分泌：减少肠腔液体分泌必然减轻肠道负担，促进康复，生长抑素如施他宁效果较好，胃肠引流量可减少300~500mL/d，效果确切。

6）肠外营养支持：禁食期间，应给予104.6~125.52kJ/kg体重非蛋白热量的营养支持，可以减少负氮平衡，促进合成代谢，改善患者身体状况。

7）温盐水低压灌肠：一方面可以清洗梗阻以下肠管内残存粪便；另一方面可以促进肠蠕动，利于肠道功能早期恢复。但切记必须无绞窄性肠梗阻，否则可导致穿孔，因此，灌注压切勿过高。

8）润滑肠道：特别是单纯性不完全性肠梗阻最为适合，给予石蜡油 30～50mL 自胃管注入，夹管 30min 后开放，对肠梗阻的解除颇有裨益。

9）下床活动：肠腔内容的排空动力，一方面来自肠腔蠕动，另一方面来自重力作用，因此，患者在病情可以忍受的情况下，应坚持下床活动。

（2）手术治疗：

1）适应证：出现腹肌紧张、压痛、反跳痛、肠鸣音消失等腹膜炎体征者；腹穿、胃肠减压或排出血性液体者；脉搏、体温、白细胞及中性粒细胞持续上升，血压出现下降者；经 24～48h 积极的上述非手术处理措施治疗后，未见好转反而加重者；腹腔绞痛剧烈，腹胀不对称，局部隆起者；X 线发现孤立胀大肠袢者；对于多次反复发作者，可于最后一次发作开始即予以手术探查。

2）手术要点：手术需在全身麻醉下进行。可经原切口进腹，切除原手术疤痕，并超过原切口 3～5cm，进腹时先从超出原切口部分切开腹膜，这是因为原切口瘢痕下方可能存在粘连肠管。对肠壁坏死变黑、蠕动丧失、血管搏动消失、生理盐水纱布热敷或 0.5% 普鲁卡因封闭 30min 未见好转者，应行肠切除肠吻合术。手术目的在于解除引起梗阻的粘连，对未引起肠梗阻的粘连无需处理，因手术会造成新的粘连，而且增加肠漏的风险。粘连成团的肠袢，根本无法切除时，可行短路捷径手术；如果尚存＞100cm 小肠时，可将成团肠袢切除术；或者梗阻部位以上切断肠管，远断端封闭，近断端与梗阻部位以下的肠管吻合。至于小肠造瘘术一般无需采用。对于广泛粘连且反复手术者，可行小肠插管内固定术：经胃造瘘插入带气囊的双腔管，将其远端气囊置于盲肠，从而将全部小肠顺序折叠排列。如果无带气囊的双腔管，也可用较粗的胃管，两端经胃造瘘和盲肠造瘘引出体外，胃管间隔 10cm 剪侧孔 1 个，术后胃管两端均予以负压吸引。另外需注意有时粘连造成的肠梗阻不止一处，应全面探查，以防遗漏。术后采用上述非手术处理方法是保证手术成功的关键。

3）术中注意事项：粘连性肠梗阻的手术易于发生肠漏、腹腔感染以及肠梗阻未能解除的情况，为获得较好的手术效果，术中可采取以下措施：尽量不经原切口进腹，因其下方可能存在粘连之肠袢，易于损伤。如果经原切口，首先需要在原切口上方或下方 5cm 进腹，可减少手术损伤概率；粘连解除以锐性分离为主，薄的组织剪以及小的圆刃刀都是较好的器械；短的粘连予以切断，长的粘连带必须完全剪除，预防其游离缘形成新的粘连带；一般不要用手指钝性分离，虽然很多医生都曾应用；如肠管与腹壁粘连，可切除部分腹膜，保护小肠；对于粘连成团的肠袢无需强行分离，在明确梗阻远、近段肠管后，可行短路手术，或在确保尚存＞100cm 小肠情况下，行肠袢切除术；虽然患者可能存在多处粘连梗阻，术中应全面探查，包括自胃至直肠的全部消化道，但对无梗阻的粘连切忌分离，以免引起更多损伤；如果肠腔大量积气积液，可先行肠管减压处理；浆膜层损伤，可用 0 号丝线间断缝合，损伤面积较大者，必须采用横形缝合，以免肠腔狭窄梗阻；在可能发生漏的肠管附近留置双腔引流管，虽有引起新的粘连的可能，但可通过引流液性状早期发现肠漏，尽早处理，避免更危险的并发症。还有一个重要因素是手术医生的经验与耐心，丰富的临床经验无疑是手术成功的重要保障。粘连性肠梗阻在很多时候相当复杂，手术耗时耗力，术者必须戒骄戒躁，耐心细致地处理每一步操作，否则将会对患者带来灾难，也给术者留下终生遗憾。至于在患者腹腔留置防粘连药物，虽然研究较多，但目前尚无任何一种药物值得信赖。

（十七）胃排空障碍

胃排空障碍，亦有人称为术后胃瘫，是胃手术以后少见的一种并发症。吻合口狭窄、水肿或成角等情况均不属于胃排空障碍范围。

1. 原因　胃瘫的发病机制尚未完全明确。一般认为，外科手术通过多种途径激活了交感神经系统而使胃肠交感神经抑制性活动增强，是产生术后胃瘫的主要原因。此外，迷走神经的损伤、胃肠道激素分泌和调节功能受到影响以及精神紧张、吻合口水肿、输出袢痉挛水肿、饮食改变及变态反应等也是导致胃瘫发生的可能因素。毕Ⅱ式吻合发生率较高，分析可能因为该术式改变了胃肠道的生理环境和胃肠道激素的产生机制，大量胆汁反流加重吻合口和残胃黏膜水肿，影响残胃排空功能的恢复，说明消化道的重建方式与胃瘫发生有密切的关系。

2. 临床表现 胃瘫主要表现为腹胀和呕吐，一般在术后数天拔除胃管进食或由流质改为半流质时出现，呕吐呈溢出性，呕吐物为食物及含有或不含有胆汁的液体。如术后 5~6 天仍有大量胃液自胃管引出、大量呕吐、不能进食，连续观察胃管引流量＞800mL/d，超过 10 天者，可作出胃瘫诊断。查体可见上腹部胀满，中下腹平坦，肠鸣音微弱或消失，振水音阳性。辅助检查：应用 X 线或碘剂动态观察，可发现残胃扩张、无收缩或蠕动极弱，钡剂长时间停留在残胃内，数小时后有极少量钡剂可呈点状或线状缓慢通过吻合口分散在输出肠段内。胃镜检查可见残胃扩张、无收缩和蠕动、镜头可顺利通过吻合口，输出肠祥无梗阻现象。胃镜、X 线检查、核素标志胃排空测定对胃瘫诊断很有价值。

3. 处理 本病是一种功能性病变，应尽量避免手术，采用非手术疗法。一般在术后 4~8 周后都能恢复，笔者曾处理 1 例胃瘫患者，经非手术治疗 58 天，患者突然胃液减少，开始进食，迅速痊愈后出院。

（1）一般处理：首先应耐心细致地做好解释工作，消除患者的恐惧心理及焦虑情绪，树立战胜疾病的信心。严格禁食及持续胃肠减压，应用 2%~3% 的温高渗盐水洗胃、静脉滴注糖皮质激素等以减轻胃壁及吻合口水肿，维持水、电解质及酸碱平衡，补充足够的热量、蛋白质、维生素及微量元素，应用制酸剂减少胃酸分泌，间断输入新鲜血浆或全血。

（2）药物治疗：胃肠动力药吗丁啉、莫沙比利、新斯的明等能兴奋消化道平滑肌，增强胃肠蠕动，缩短胃排空时间。红霉素静脉给药对胃、近端小肠有强烈促动力作用，口服作用稍弱。以上药物联合应用可取得较好效果。

（3）胃镜治疗：胃镜不仅对胃瘫有诊断作用，而且有一定的治疗作用。胃镜注气扩张胃腔和空肠输出祥，使近端压力局部增高，机械刺激胃肠平滑肌可以激发有效蠕动的形成，但应尽量避免过频的胃镜检查，以免加重胃黏膜和吻合口水肿。

（4）中医中药： 现已证实大承气汤的主药大黄可通过增强胃肠平滑肌峰电活动及促胃动力素释放，从而发挥促胃动力作用。另外针刺足三里等穴位可促进胃正常电节律的恢复，加速胃的排空。

（十八）近端胃切除术后胃潴留

1. 原因 胃潴留主要发生于近端胃大部切除术未加胃引流手术者，而加做幽门成形术明显降低。主要原因在于正常胃窦幽门功能的维持依赖于迷走神经鸦爪支，如鸦爪支受损或切断则会出现胃排空障碍，而发生胃潴留。

2. 临床表现 多于术后 5~10 天开始出现症状，表现为上腹部饱胀不适，继之以恶心、呕吐，呕吐物含有胆汁并有酸臭味，呕吐后症状明显好转。

3. 处理

（1）一般治疗：包括禁食、胃肠减压，温盐水洗胃减轻胃壁水肿，促进胃张力恢复，补液，营养支持，纠正水、电解质及酸碱失衡和营养不良。

（2）药物治疗：无幽门机械性梗阻存在时，可加用胃肠道动力药，如莫沙比利、吗丁啉等。

（3）手术治疗：适用于上述非手术治疗无效者，手术方式主要是加行幽门成形术，一般不行全胃切除术。

4. 预防 注意术中操作细致，行近端胃大部切除术，最好加行幽门成形术。

（十九）腹腔筋膜室综合征

参见本书第四十章第二节有关内容。

（二十）乳糜漏

1. 原因 乳糜漏是腹后壁的淋巴管道损伤所致，其发生率并不高。主要的损伤部位：①清扫 No.16、No.14、No.8p 淋巴结或贲门后组织时可能将腹主动脉和下腔静脉周围的腰干或乳糜池损伤。②清扫 No.16b1 组淋巴结、腹主动脉和下腔静脉之间的组织时，远端往往有一管状结构，应予以钳夹、切断、结扎。

2.　临床表现　临床实践发现淋巴漏的发生率不足 0.07%，分为排出液呈乳白色的乳糜漏和自肝门淋巴管排出的浆液性的肝淋巴漏。胃癌手术后乳糜漏临床表现多出现在术后 2～4d，患者可出现腹痛、恶心或呕吐，多诊断为术后"正常"反应。如补液充分患者通常无明显不适。如引流管过早拔出，可表现为腹胀。腹腔引流管引流出大量浆液性的或乳白色液，量多在 500～5 000mL。乳白色腹水不等于乳糜漏，因癌性腹水内含有较多脱落细胞时亦呈乳白色。乳糜漏时乳糜试验呈阳性：乙醚等有机溶剂萃取乳糜微粒脂肪小滴，脂溶性染料苏丹Ⅲ对乙醚提取物进行染色，涂片镜下可见脂肪颗粒被染成大小不等的橘红色球形小滴。乳糜性腹水加乙醚震荡后变为澄清，加苏丹Ⅲ后呈红色。

3.　处理　乳糜漏的总体预后较好，一般不致危及患者生命，也不必急于再次手术，给予低脂、高蛋白饮食。应保持引流通畅，注意维持患者水、电解质及酸碱平衡，予以肠外营养支持。补充维生素 K 可促进较小的淋巴漏口愈合。引流量会逐渐减少，直至可以拔除引流管，鲜有腹胀再发者。当淋巴漏＞1 500mL/d 且伴有呼吸困难时，可行剖腹探查。术前 6h 给予苏丹黑 B 2.5g，另服牛奶 100mL，利于术中对漏口的识别。术中仔细探查腹膜后手术创面，可疑之处均予以集束结扎。如引流管拔出后发生的淋巴漏，为减轻腹胀导致的呼吸困难，可行腹腔置管引流术，但此仅为姑息处理。另外，顽固性乳糜漏可行腹腔 – 静脉分流术（Denver 管）也是可选择方法之一。

4.　预防　术中操作仔细，妥善结扎损伤的淋巴管，是避免淋巴漏的关键。在清除上述淋巴结时，对所有结缔组织或条索样组织均应妥善结扎，要时刻注意有无清白色液体不断地渗出，如有且以纱布蘸净后又有液体不断渗出说明有淋巴管损伤，应给予结扎。笔者曾见 1 个食管癌胸腔淋巴管损伤的案例，术中已见淡黄色液体不断渗出，但未能集束结扎，术后发生大量淋巴漏，值得术者反思。

（二十一）胃回肠错误吻合

胃大部切除术后误将残胃与末端回肠吻合在一起，称为胃回肠错误吻合。该并发症属严重技术错误，常由于操作者的粗心大意、解剖知识不足所致，是完全可以避免的。

1.　原因　①主观因素：胃回肠错误吻合发生的最主要原因是术者的经验不足或粗心大意。②客观因素：由于腹腔内情况复杂，或由于腹腔内广泛粘连、患者自身解剖变异造成术者不能正确辨认末端回肠的腹膜附着处或 Treitz 韧带，当肠管拉不动时就误认为是空肠起始处。

2.　临床表现　由于残胃与回肠错误吻合后，食物及消化液通过一小段回肠即迅速进入结肠，吸收面积明显减少，造成营养物质的消化吸收障碍，电解质大量丢失，患者出现严重腹泻，从而造成严重的营养不良和水、电解质及酸碱平衡失调。其发病机制类似于短肠综合征，临床上往往表现为：

（1）体重减轻、营养不良：绝大多数患者会出现不同程度的营养不良和体重减轻，且常呈现进行性加重趋势。随着时间推移，患者小肠黏膜可以出现增生肥厚，而起一定的代偿作用，但因吻合处距回盲瓣多在 10～15cm 内，多数患者的营养状况难以维持。长期营养不良造成严重的低蛋白血症，可出现四肢浮肿、腹水等。

（2）贫血：多数系营养性贫血。由于营养物质的消化吸收障碍，尤其是十二指肠和上段空肠对铁、维生素 B_{12}、叶酸吸收障碍，造成贫血；常呈正常细胞或小细胞低色素性贫血。

（3）腹泻：表现为持续性长期进食后排便次数增多，严重时每小时均有腹泻；粪质稀薄或呈水样，内含较多未消化食物，无黏液脓血。长期腹泻造成肛周皮肤的湿疹，甚至糜烂。

（4）呕吐：由于末端回肠内容物可反流入胃，造成胃黏膜刺激，引起呕吐，呕吐物可呈粪便样，有发酵及粪臭味。

（5）腹痛：由于大量小肠旷置，细菌丛生，缺乏食物刺激，可出现功能紊乱，引起腹部绞痛。另外由于回肠对胃酸抵抗力极低，胃回肠吻合口溃疡发生率高，溃疡面的刺激也可引起烧灼样腹痛。

（6）由于营养物质吸收障碍造成低钙血症，出现骨折、骨质疏松等；由于维生素吸收障碍可出现舌炎、神经炎等；溃疡容易复发可造成出血。

（7）实验室检查：主要为吸收不良综合征表现，血液检查可见水、电解质紊乱，代谢性碱中毒，中重度贫血，低蛋白血症，维生素缺乏；骨关节 X 线片可见骨质疏松；粪便中脂肪和氮含量增高。

3. 治疗　严重营养不良的患者应行静脉营养，一方面纠正水、电解质及酸碱平衡失调；另一方面补充营养改善患者一般情况，提高手术耐受力。该并发症一经诊断应及时手术，手术是唯一可能治愈该症的方法。手术方式一般选择切除胃回肠吻合部位＋回肠两断端吻合＋胃空肠吻合术。

4. 预防　术者操作谨慎、细心，熟悉解剖结构，遵循操作常规是预防该并发症的关键。客观上，Treitz韧带是判断空肠起始端的关键标志，因此正确辨认该韧带是预防的关键所在，正常情况下，此韧带位于横结肠系膜根部下方，提起横结肠及其系膜的间隙就可看到 Treitz 热带，约相当于 L_2 左侧，肠系膜下静脉右侧。在遇到腹腔内广泛粘连或解剖变异时，尤其应该耐心寻找，根据解剖定位和正确的辨认方法来操作。除此之外，末端回肠与近端空肠在解剖结构上有着明显区别，如近端空肠系膜血管弓为单弓，而回肠有 4～5 级血管弓；空肠肠壁较回肠厚，管径较回肠粗。注意这些问题，按常规正确操作，该并发症是可以避免的。

（二十二）倾倒综合征

胃大部切除术后由于胃容积缩小，正常的幽门括约肌限制和延缓食物过快进入小肠的功能不复存在，部分患者胃肠吻合口过大（特别是毕Ⅱ式）所进食物可迅速由残胃进入小肠，引发一系列症状，称为倾倒综合征。

1. 早期倾倒综合征

（1）原因：早期倾倒综合征的具体病因和机制目前尚不完全明了，有多种学说，多数认为大量高渗食物快速进入十二指肠或空肠引起的病理生理变化：①餐后高渗性食物快速进入小肠引起肠道内细胞大量分泌肠源性血管活性物质（如5－羟色胺、缓激肽等），从而导致肠道蠕动加快和容量血管舒张的症状。②食物未经消化、稀释快速进入小肠，由于食物的渗透压较高，通过渗透作用使大量细胞外液透过肠壁进入肠腔，造成大量液体丢失。③大量液体丢失以及循环血量进入容量血管，造成有效循环容量下降，血清钾离子减少，引起一系列循环系统症状。④站立时，食物和进入肠腔的体液的重量牵拉已游离的残胃，刺激内脏神经，引起反射性上腹部症状和心血管症状。

（2）临床表现：多发生在餐后 5～30min，持续约 15～60min，进食后站立可诱发或加重症状，而餐后平卧休息可减轻症状。临床上主要表现两组症候群：①胃肠道症状，上腹饱胀感、恶心、呕吐、腹泻、肠绞痛，查体有脐周轻压痛或无明显压痛，听诊肠鸣音活跃。②循环系统症状，表现为一过性血容量不足的症状，如心悸、心动过速、出汗、眩晕、苍白、无力、发热等。

（3）处理：早期倾倒综合征多数症状较轻，经过一段时间的胃肠道适应和饮食调节后，症状可消失或易于控制。

主要非手术治疗措施：①体位，进食后适当平卧休息 20～30min，减少活动，避免餐后马上站立或行走，防止食物因重力作用过快从残胃进入小肠。②饮食调节，少量多餐，逐渐增加食量，给予多次少量的高脂、低糖、含水分少的半固体食物，以增加食物的黏滞度，避免流质及过甜、过咸食物。③支持疗法，对病情严重者加强支持治疗，维持水、电解质及酸碱平衡，必要时给予肠外营养支持以利于患者康复。④心理疗法，神经精神因素在倾倒综合征的发病中有重要作用，充分解释病情，树立患者的信心，以配合治疗；适当的心理暗示治疗有时会有意想不到的效果。⑤药物治疗，X 线钡餐检查证明输出段肠蠕动亢进者，可加用解痉挛药物，如诺仕帕、654－2 等；抗组胺药或 5－羟色胺拮抗剂，如赛庚定、利血平等，亦可有缓解症状的效果。近年来研究表明，应用生长抑制素，如施他宁，对倾倒综合征的治疗效果较佳，可明显改善患者的全身及消化道症状，其作用机制可能与抑制血管活性肠肽等多种消化道激素的分泌有关。

手术治疗仅适用于较长时间非手术治疗而症状仍较严重者。目前临床上常用的手术方式：①将毕Ⅱ式胃空肠吻合改为毕Ⅰ式胃十二指肠吻合，改行胃残端十二指肠吻合后，食物可按生理途径经过十二指肠，并与胆汁及胰液充分混合稀释，一方面降低了食物的渗透压，另一方面食物在十二指肠有一段滞留时间，延缓食物进入小肠，可显著降低倾倒综合征的发生。②改行 Roux－en－Y 吻合，对严重倾倒综合征患者可以试用残胃空肠 Roux－en－Y 吻合，多数报道疗效满意，操作也不复杂。一方面，Roux－en－Y 式胃空肠吻合可延缓胃的排空；另一方面十二指肠和上段空肠是糖分解的主要场所，胃空肠 Y 型吻合将使食物直接进入中段空肠，避免了糖的过分吸收而防止倾倒综合征的发生。③空肠间置手术，采用顺蠕动或逆蠕动空肠袢间置于胃十二指肠之间，使食物在残胃滞留时间延长。该术式效果较为确切，选用顺蠕动空肠袢的肠段长度限制不太严格，在输出袢40cm以远处倒转一段肠管置于胃和十二指肠间（空肠代胃术），这段肠管的长度一般选用10cm左右，过短无效，过长则有发生梗阻之虑。

（4）预防：手术中尽可能避免残胃过小、吻合口过大是预防该并发症的主要措施。

2. 晚期倾倒综合征，又成为低血糖综合征

（1）原因：主要发病机制是由于食物快速进入空肠后，葡萄糖吸收加速，血糖骤然升高，刺激胰岛分泌大量胰岛素；禁食2~4h后，食物中糖的吸收减少，血糖下降，而血胰岛素水平未能相应下降，出现低血糖一系列症状。

（2）临床表现：多在餐后2~4h出现症状，主要表现为头昏、眩晕甚至晕厥、心慌、出冷汗、苍白、无力、手抖等，类似于低血糖反应。

（3）处理：治疗以饮食调节为主，晚期倾倒综合征发生时，立即给予少量食物，低血糖症状可迅速缓解。如非手术治疗无效，在严格选择适应证的条件下可采取手术治疗，手术方式同前。

（4）预防：避免高糖饮食，流质饮食或进食后饮水可加速食物进入小肠，容易诱发低血糖反应综合征，故饮食以半固体饮食为宜。有报道称餐后给予10~15g果糖可防止出现低血糖症状，因果糖的凝胶特性可增加肠内容的黏滞度而延缓糖的吸收。

（二十三）吞咽困难

1. 原因　①因贲门癌要求至少将食管下端3~5cm切断，因而使食管下段的蠕动及贲门的舒张力减弱，导致吞咽困难。②术后反流性食管炎可导致食管壁纤维化或食管周围炎症粘连引起吞咽困难。③食管胃或食管空肠吻合口狭窄。

2. 临床表现　该并发症多发生在术后1~2周，以进食半流质或普通饮食时表现明显，且该并发症有自限性，经过1~4个月后可自行消失。长期不愈者考虑多为反流性食管炎所致的食管壁纤维化或食管周围炎症粘连引起的器质性梗阻或功能性舒张障碍。

3. 处理　一旦发生该并发症，可给予吗丁啉、莫沙比利等药物，对久治不愈的吞咽困难在明确为器质性梗阻时可行内镜下食管扩张术或手术粘连松解。

4. 预防　在行食管下段迷走神经切断时，尽量减少食管下段的损伤，是避免该并发症的关键。

（二十四）碱性反流性胃炎

碱性反流性胃炎是由于胃大部切除术后幽门功能不全，碱性十二指肠液反流入胃引起的一种综合征，其发病率为5%~15%，而以毕Ⅱ式胃空肠吻合术后最为多发，其发生率是Billroth Ⅰ式胃十二指肠吻合后发生率的2~3倍。

1. 原因　①胃大部切除毕Ⅱ式胃空肠吻合术后，碱性胆汁、胰液、小肠液经输入袢流入残胃内，引发碱性胃炎。②胆盐、卵磷脂破坏胃黏膜屏障，H^+逆向扩散而引起化学性炎症，导致胃黏膜充血水肿、糜烂等改变。③胃内正常的酸碱度破坏，细菌繁殖，幽门螺杆菌增殖，造成胃黏膜损害。

2. 临床表现　为毕Ⅱ式胃大部切除术常见的远期并发症，常在术后数月至数年内发生，其中约76%患者首次发病在1年以内。临床表现为上腹部或胸骨后烧灼感，呕吐胆汁样液体，进食后加重，体重减轻、日渐消瘦、贫血。抑酸剂常无效，症状不易缓解。胃镜检查提示，胃黏膜充血水肿、易出血，常有轻度糜烂，以吻合口附近为显著，可见到胆汁经输入袢出流入胃腔；活检病理检查提示，胃黏膜萎缩、炎性浸润和充血水肿。放射性核素^{99m}Tc静脉注射后体外检测放射性分布有助于诊断。

3. 处理　治疗上，可采取少量多餐、餐后勿平卧，口服胃黏膜保护剂（如硫糖铝），促胃动力药物（如吗丁啉、莫沙比利）可促进胃的排空，减轻胃反流的症状；消胆胺可与胃中胆盐结合，加速胆盐排出，亦有一定效果。该并发症顽固，药物治疗往往不易缓解，而手术治疗常收到显著疗效，故症状严重者应考虑手术治疗。

手术方式有多种：①改毕Ⅱ吻合为Roux-en-Y胃空肠吻合加迷走神经干切断术，一方面增加了胃与胆

汁、胰液流出道的距离，减少了胆汁、胰液反流入胃。其中输出 Roux 臂应在 40～50cm 以上方可有效防止反流；另一方面迷走神经干切断后可有效减低酸度，防止吻合口溃疡的发生，可收到良好效果，该术式目前较为常用。②空肠段间置术：常用的有 Henle 术，在残胃和十二指肠之间，间置长 15～20cm 的一段顺蠕动空肠。③如为毕 Ⅱ 式，可切断输入襻，闭合胃侧断端；在距吻合口约 20cm 处离断输出段空肠，输出段近切端与十二指肠残端吻合，远切端与原输入段近切端吻合。该方法症状缓解率亦较高，应用广泛。④改毕 Ⅱ 为毕 Ⅰ 式，因其症状缓解率低，目前已较少应用。

4. 预防　选择毕 Ⅰ 式胃十二指肠吻合或胃空肠 Roux - en - Y 吻合可减少该并发症发生率。

（二十五）反流性食管炎

1. 原因　反流性食管炎是因为胃内容物反流至食管引起，因为正常情况下胃酸只存在于胃中，当反流入食管时灼烧或刺激食管而产生"烧心感"。常发生于饭后，因为食管括约肌张力减弱或胃内压力高于食管而引起。胃内容物长期反复刺激食管黏膜，尤其是食管下段黏膜而引起炎症，导致此病发生。胃癌术后反流性食管炎多见于近端胃切除术后，由于切除了食管胃连接处抗反流屏障食管下端括约肌（lower esophageal sphincter，LES）。LES 在食管与胃交界线之上 3～5cm 范围内形成高压区。胃食管吻合口无抗反流功能，另外迷走神经切断导致幽门痉挛梗阻，胃酸在胃内长久存积，在胃收缩或负压加大的情况下，胃酸反流入食管，有时也有十二指肠液参与，导致食管黏膜水肿、充血、糜烂、出血、溃疡甚至瘢痕形成导致食管狭窄。

2. 临床表现

（1）反酸：餐后、前屈或夜间卧床睡觉时，有酸性液体或食物反流至咽部或口腔。

（2）胸骨后烧灼感或疼痛：为该病的主要症状，多在食后 1h 左右发生，半卧位、躯体前屈或剧烈运动可诱发，但烧灼感的严重程度与病变的轻重不一致。

（3）咽下困难：初期因继发性食管痉挛，后期则由于食管瘢痕狭窄，此时烧灼感和烧灼痛减轻，进食固体食物时诱发堵塞感或疼痛。

（4）出血及贫血：食管黏膜糜烂而致慢性少量出血，长期或大量出血均可导致缺铁性贫血。

（5）营养不良：病史长久，进食困难者，逐渐出现体重下降、消瘦，并发不同程度的营养不良。

（6）Delahunty 综合征：反流的胃液尚可侵蚀咽部、声带和气管而引起慢性咽炎、慢性声带炎和气管炎，临床上称之 Delahunty 综合征。胃液反流和吸入呼吸道尚可致吸入性肺炎。

（7）胃镜所见：胃食管吻合口充血、糜烂、渗出、溃疡、狭窄等，亦可见胃内容物反流入食管。

3. 处理

（1）内科治疗：目的是减轻反流及减少胃酸的刺激及腐蚀。睡眠时抬高床头 15cm，睡前 6h 勿进食，忌烟酒。药物治疗方面可用制酸剂（氢氧化铝凝胶 10～30mL 及氧化镁 0.3g，每天 3～4 次）中和胃酸，降低胃蛋白酶的活性；对胃排空延长可用胃动力药物（吗丁啉，10～20mg，每天 3～4 次，睡前和餐前服用）；H_2 受体拮抗药（法莫替丁，20mg，每天 2 次）或质子泵抑制药（奥美拉唑，20mg/d）以减少胃酸及蛋白酶分泌。

（2）手术治疗：适应于症状反复发作经内科治疗无效、出现严重并发症如反复呼吸道炎症、食管溃疡、出血、瘢痕性狭窄或导致严重营养不良。手术方式包括幽门成形术及残胃切除、食管空肠 Roux - en - Y 吻合术，后者适用于食管狭窄或溃疡大出血的患者。

4. 预防　早期胃癌可行胃部分切除，尽量不破坏食管胃抗反流结构。对于进展期胃癌如行近侧胃大部切除，应加行幽门成形术。笔者认为，目前全胃切除技术熟练，吻合器吻合并发症少见，术后患者营养状况基本可以维持，手术时间少于近端胃切除。建议对于位于 U 区的进展期胃癌行全胃切除术。

（二十六）吻合口溃疡

胃切除术后溃疡又称为吻合口空肠溃疡，或吻合口溃疡。溃疡多发生在吻合口附近的空肠，其中最多见于吻合口对侧空肠壁上，其次在吻合口边缘空肠侧，而胃壁罕见。其发病率为 2%～5%，溃疡复发的概率与胃切除范围明显相关，其中胃大部切除毕 Ⅱ 胃肠吻合多于毕 Ⅰ 式。

1．原因　溃疡的发生与胃酸有直接关系，因此吻合口空肠溃疡的发生取决于未能解除的高胃酸状态，其中高胃酸与以下因素有关。

（1）胃切除范围不足：一般认为标准的胃大部切除范围为 65% ~75%，如少于此范围、残留壁细胞过多，则术后仍然存在高胃酸状态，容易发生吻合口溃疡。

（2）空肠吻合口的位置选择至关重要：越远离 Treitz 韧带，空肠壁的抗酸能力越低，因此，如输入袢过长，吻合位置过低也容易发生溃疡复发。

（3）胃泌素分泌过高：某些内分泌疾病（如 Zollinger – Ellison 综合征）或胃排空延迟胃潴留刺激均可造成高胃泌素血症，可刺激胃酸过量分泌，致使溃疡复发。

（4）患者的个体素质和性情对溃疡复发也有一定影响。

2．临床表现　主要症状为腹痛，夜间痛较重，进食或抗酸药物可缓解；可伴有恶心、呕吐等消化道症状，症状反复发作，患者因进食较少可造成营养不良、消瘦。吻合口溃疡的一个显著临床特点是高并发症发生率，最常见的是急性或慢性出血，发生率高为 50% 以上，临床表现为上消化道大出血、黑便或大便隐血试验阳性，由此造成的贫血也较多见；另外，穿孔是严重并发症，其发生率为 5% ~10%，游离穿孔可表现为急性弥漫性腹膜炎，出现严重的腹痛、腹膜刺激征，慢性穿孔可造成局部脓肿形成或肠内瘘。

3．处理　对于胃大部切除术后，患者有不典型的上腹烧灼痛，经常反酸、嗳气，用抗酸药能缓解者，应行胃镜检查以早期发现溃疡复发。

（1）非手术治疗：一经确诊，要按溃疡病非手术治疗原则进行治疗，采用 H_2 受体阻滞剂及质子泵抑制剂，如法莫替丁、奥美拉唑，保护胃黏膜以及抗 Hp 感染等联合用药。

（2）经积极治疗不愈者，应再次手术。术中仔细探查，判断发病原因，做相应处理。如原胃大部切除范围足够，可行迷走神经切断术；如原胃切除不足，应再行残胃次全切除 + 胃空肠 Roux – en – Y 吻合术；如胃窦部残留，应加行彻底手术。术后严密观察，如患者恢复后胃酸测定值仍高，除长期服用奥美拉唑等抗酸药物外，还应查找有无胃泌素瘤等特殊情况。

4．预防

（1）首先应确定适当的胃大部切除范围，胃癌患者胃酸水平多不高，胃切除范围在 60% ~75% 已经足够。

（2）毕Ⅱ胃肠道重建不加做 Braun 吻合，或尽量采用毕Ⅰ胃肠道重建。

（3）术后复查胃酸，定期随访，以便指导治疗。

（二十七）营养不良

1．原因　有报道指出，胃大部切除术后 1/3 ~1/2 的患者不能恢复术前体重，其重要原因是摄入不足有关。一方面，胃的容积明显减小，且由于迷走神经的离断胃的容受性舒张功能丧失，所以多数患者在术后短期内食物摄入量要小于术前，热量的摄入不足，必然导致体重减轻和营养不良；另一方面由于胃排空功能障碍（延迟或排空太快）、胆汁反流性胃炎、神经内分泌功能紊乱，导致多数患者有早饱现象，也抑制患者的继续进食。同时消化道改道，胆汁、胰液不能与食物充分混合，而所起的消化作用减弱，脂肪、蛋白质、碳水化合物的消化吸收功能均有减弱，故一些患者会出现明显的吸收功能障碍、脂肪泻、便稀等。

2．临床表现　多数患者表现为不同程度的体重减轻，消化吸收不全而出现脂肪泻、腹泻，常伴有乏力。血常规检查可有轻—中度贫血，大便常规检查可见脂肪微粒，严重者可有低白蛋白血症。

3．处理

（1）饮食调节：营养不良患者可以增加蛋白质、热量的摄入；对长期严重营养不良的病例，饮食中还应添加矿物质和维生素，对合并有细菌生长的慢性盲袢综合征所致的吸收障碍，应用广谱抗生素治疗。适当补充胰酶，有助于促进蛋白质、脂肪的消化吸收。绝大多数患者通过上述饮食调节后，营养状态可有所改善。

（2）手术治疗：极少数吸收障碍的病例，如盲袢综合征、严重的倾倒综合征、胃空肠结肠瘘等需手术治疗。

4. 预防 合理的膳食指导，补充消化酶、维生素及矿物质，对减少营养性并发症有较大帮助。

（二十八）贫血

1. 原因 胃切除术后贫血常与以下因素有关：

（1）术前肿瘤出血造成的慢性失血、术中失血可造成术后早期贫血。

（2）小细胞低色素贫血：胃大部切除术后，由于消化道改道、消化液不能与食物很好混合，营养吸收障碍等多种因素可导致铁吸收障碍，同时铁的吸收主要在十二指肠和近端空肠，由于食物改道或迅速排空也减少了铁的吸收，从而引起小细胞低色素性缺铁性贫血。

（3）巨幼红细胞性贫血：由于胃大部切除术后壁细胞减少，内因子缺乏可造成维生素 B_{12} 和叶酸吸收障碍，造成巨幼红细胞性贫血。一般而言，胃大部切除术后残留的胃底部黏膜组织中壁细胞可分泌足够的内因子，而不会造成明显的巨幼红细胞性贫血。术后远期发生的大细胞性贫血主要与壁细胞进行性萎缩有关，随时间推移，壁细胞萎缩变少，内因子量也随之减少，从而造成巨幼红细胞性贫血。

（4）术后晚期发生的贫血还应想到溃疡复发出血及残胃癌造成的贫血，应行胃镜检查以明确。

2. 临床表现 临床表现主要为轻至中度贫血；血常规检查除提示贫血外，还可显示缺铁性贫血抑或大细胞性贫血；大便潜血试验可了解有无消化道失血。胃镜检查可排除有无残胃黏膜萎缩、溃疡、胃癌复发等。

3. 处理 胃大部切除术后贫血的治疗要视贫血类型而定，缺铁性贫血应补充铁剂，补铁以口服硫酸亚铁、力蜚能等，口服补铁无效时可以右旋糖酐铁肌内注射或静脉注射。大细胞性贫血应补充维生素 B_{12} 及叶酸片。如胃镜发现溃疡或胃癌复发则应相应处理。

4. 预防 经验证明胃大部切除毕 Ⅱ 式胃肠道重建后贫血发生率明显高于毕 Ⅰ 式，因此在胃切除范围足够的情况下，可采用毕 Ⅰ 式胃肠道重建。定期随访，肌内注射维生素 B_{12}，口服铁剂和叶酸，积极预防术后贫血的发生。

（二十九）术后代谢性骨病

1. 原因 ①解剖改变：正常情况下，钙的吸收主要在十二指肠完成，由于毕 Ⅱ 胃大部切除术后，消化道改道，十二指肠旷置，造成钙吸收障碍，患者出现钙缺乏。②由于胃酸的缺乏、脂肪泻、肠蠕动加强小肠排空过快等诸多因素都可引起钙、维生素 D 的吸收障碍，长期的钙磷代谢障碍、维生素 D 缺乏造成了骨质疏松、骨软化。

2. 临床表现 多数代谢性骨病无明显临床表现，严重者可发生骨痛和病理性骨折。生化检查可提示血钙、血磷下降，血清 25 – OH 骨化醇水平下降，血清碱性磷酸酶降低；尿磷降低；X 线检查可见普遍性骨质疏松、骨皮质变薄。骨密度测定亦可提示骨质疏松。出现病理性骨折时可有相应骨折表现。

3. 治疗 一旦确诊胃大部切除术后代谢性骨病，应给予钙剂和维生素 D 治疗。经过治疗骨痛可缓解，骨密度增加，经 3 ~ 6 个月的治疗后可逐步减少为维持剂量。发生病理性骨折时，除按骨折的一般处理外，应着重加强钙剂、维生素 D 治疗，以促进骨折愈合。

4. 预防 胃大部切除术后增加钙的摄入，如补充钙剂及维生素 D 可有效预防代谢性骨病。

（三十）胃癌复发

1. 原因 胃癌复发的具体发生机制不甚明了，可能与以下因素有关：①胃内酸性环境改变，胃大部切除术后由于胃酸分泌减少，再加上碱性胆汁、胰液的流入胃腔，造成胃液 pH 升高，这一环境改变促成了细菌的大量繁殖，在细菌作用下胆汁酸的分解和硝酸盐的还原，在胃内转化为强致癌性的亚硝酸盐。②长期的胆汁、胰液反流，对胃黏膜的刺激均有重要的促癌作用。③长期碱性反流性胃炎，可造成胃黏膜的萎缩、肠上皮化生，继之以胃黏膜上皮细胞出现不典型增生、癌变。研究证明，胃大部切除 10 ~ 20 年后，残胃黏膜活检均有萎缩性胃炎、肠上皮化生等改变。④切缘癌残留，胃切除量不够是导致胃癌复发的主要原因。胃黏膜及浆膜下均存在丰富的淋巴管网，癌细胞可经过淋巴管网沿胃壁浸润，尤其是低分化的浸润性癌，向周围浸润距离常超过 5cm。因此即便是严格按照 5cm 肉眼切缘的距离进行操作，切缘癌复发的发生率仍然不低。因此，充分认识不同类型胃癌的生物学行为、必要的切缘快速冰冻病理检查是预防切缘癌残留的主要措施。⑤多中心性癌，少见情况下胃癌可能存在多中心癌灶，如术前胃镜检查不充分，术中未能仔细触诊，可能会造成漏诊，以致胃切除不充分而残留胃癌。⑥淋巴结清扫不彻底，目前对淋巴结清扫范围问题尚存争议，但 D_2 根治是目前国际上较为认可的术式。部分医生所谓的根治术，只是胃大部切除而已。⑦亚临床转移灶，一些器官的亚临床转移灶未能发现可能造成术后复发、转移。

2. 临床表现　早期无明显症状，或仅表现为上腹不适、恶心、呕吐、反酸、嗳气、进食后饱胀等非特异性症状，严重时可表现为上腹痛、吞咽困难、消化道出血、消瘦、贫血等。胃癌根治术后患者如出现上述表现应及时行胃镜检查并病理活检，胃镜活检的阳性率为 92%～100%，明显高于胃肠道钡餐检查的 40%～54.7%。毕Ⅰ式吻合口部位和毕Ⅱ式关闭口处是胃癌复发的常见部位，因此胃镜检查应密切注意这两个部位。此外，还应行超声检查或增强 CT 扫描以除外肝脏、肺等器官转移和腹腔淋巴结的转移。血清标志物 CEA、CA19-9、CA74-2 等对胃癌的复发有提示作用，但特异性不高。

3. 处理

（1）手术治疗：手术仍然是胃癌复发患者唯一可能治愈的方法。胃癌根治术后定期密切随访，对于胃癌复发的早期发现和提高再手术率有着极为重要的意义。早期残胃复发癌应积极手术治疗，可行根治性全胃切除，需行区域淋巴结清扫；消化道重建以 Roux-en-Y 食管空肠吻合最为多见。如胃癌复发已侵犯胃外脏器，可视情况给予联合脏器切除。对已不能根治的病例，如并发梗阻、出血等严重症状，可行姑息性切除或短路手术。

（2）辅助治疗：包括化学治疗、放射治疗、靶向治疗、免疫治疗及中医中药治疗等。应视患者的具体情况来选择，如胃癌复发发现较晚，患者一般情况往往较差，则不能耐受大剂量的化疗、放疗。

4. 预防　术前详细的胃镜检查、术中仔细操作、足够的胃切除量、适当的淋巴结清扫是预防胃癌复发的重要措施。对于以往距肿瘤边缘 5cm 肉眼切缘的距离应持审视态度，要结合患者病理分化类型及 Borrmann 分型来决定，必要时切缘送冰冻病理检查以减少切缘癌残留的发生率。由于胃癌复发的早期发现率不高，因此强调胃癌根治术后患者的定期、全面复查极为重要，复查内容包括详细询问病史、临床表现、胃镜及影像学检查。及时处理碱性反流性胃炎、胃黏膜萎缩、肠化等病理状态。胃癌复发患者的根治性切除率为 15.9%～53.3%，影响切除的主要原因是肿瘤对周围血管和脏器的广泛侵犯；术后死亡率高达 15%，术后并发症发生率也达到 5.6%～22.7%。由于胃癌复发手术切除率低、患者治疗耐受性差、术后并发症发生率与死亡率较高，因此加强预防和定期复查具有重要意义。

（三十一）胃癌术后腹泻

全胃切除术必然导致迷走神经干切断，据统计迷走神经切断术该并发症发生率为 20%～65%，严重腹泻达 5%。

1. 原因　①消化道丧失副交感神经支配，造成肠道的功能紊乱，吸收不良也可导致和加重腹泻。②迷走神经干切断术无选择的将肝支和腹腔支均切断，造成胆囊排空紊乱，胆盐分泌增加，胰腺外分泌功能下降。

2. 临床表现　腹泻的发生与进食无明显关系，常呈发作性，腹泻的发作频率从每月 1～2 次至每周 2～3 次不等，严重的患者可在 24h 内腹泻 20～25 次。重症患者可造成严重脱水，慢性反复发作者可导致营养不良。

3. 处理　①严重腹泻者应给与静脉输液，纠正水、电解质紊乱；对长期腹泻造成严重营养不良者还应行营养支持治疗。②饮食调节：避免流质饮食，少量多餐，饮食成分上应以高蛋白、中脂肪饮食为宜；较好的饮食调理，可明显缓解症状。③药物治疗：包括收敛剂，如思密达等；消胆胺可减轻胆酸盐对肠道的刺激，有一定疗效；其他药物如阿托品、盐酸氯苯哌酰胺（易蒙停）可直接作用于胃肠道平滑肌，起一定的抗腹泻作用。④手术治疗：手术适应证应严格掌握，手术仅适用于腹泻发作频繁而严重，经饮食调节、药物治疗无效、病程持续超过 18 个月的患者。手术方式常采用空肠倒置术，该术式可延缓小肠内容物的通过，并有利于胆汁与胰液的混合和消化作用。

（三十二）胆石症

1. 原因　如前所述，迷走神经干切断后，由于迷走神经肝支、胆支的切断，使胆囊的副交感神经支配丧失，从而导致胆囊容量增加、排空功能延迟、胆囊收缩素作用下胆囊收缩减少，易导致胆汁淤滞，从而形成结石。毕Ⅱ式胃肠道重建食物不经过十二指肠，缺少脂肪类食物对胆囊收缩素的刺激作用，诱发胆囊扩张与胆汁淤积，后者导致胆汁成分改变、胆汁黏稠，排除更为困难。

2. 临床表现　多于术后1～2年内发现结石并逐渐出现症状，其症状表现为厌食、右上腹疼痛或胆绞痛或黄疸。BUS见胆囊内强回声光团后曳声影。

3. 处理　术后胆囊结石的手术适应证：结石直径＞3cm，合并需要开腹的手术，合并胆囊息肉直径＞1cm，胆囊壁增厚、钙化或瓷性胆囊，并发糖尿病，心肺功能不全，边远地区或野外工作人员就诊困难者，病史＞10年者。在胆囊切除时，在以下情况下需探查胆总管：术前证实或高度怀疑胆总管梗阻；术中证实胆总管存在病变；胆囊结石体积小，可能进入胆总管者。胆总管探查者应行T形管胆总管引流术。

4. 预防　保留迷走神经肝支的胃癌根治术，可维持胆囊的收缩功能，减少术后胆囊炎和胆石症的发生。术后不使用促使Oddi括约肌痉挛的药物如吗啡等。

（三十三）与吻合器相关的并发症

吻合口狭窄等并发症详见本书第三十九章有关内容。

（中山大学附属第三医院　魏　波　中山大学附属第一医院　王天宝）

第四节　腹腔镜胃癌根治术

一、概　要

10余年来，外科医师对新技术的追求使得腹腔镜手术逐渐成为一种医疗水准的象征，同时在腹腔镜器械不断更新和发展等因素推动下，目前几乎所有的腹部外科手术均可在腹腔镜下完成。虽然腹腔镜胃癌根治术仍面临诸多需要进一步探索和总结的问题，但在外科技术的层面上腹腔镜胃癌根治术的操作技术已经基本建立并逐渐成熟，越来越多的前瞻性临床实验结果也不断为治疗的安全性和根治性提供新的循证医学证据。

腹腔镜技术用于胃癌手术已超过17年的历史，Ohgami等于1994年首次报道了腹腔镜下局部胃切除治疗早期胃癌。同年Kitano等报道了腹腔镜辅助下远端胃癌根治术，包括腹腔镜下胃周围血管离断、胃游离和小切口辅助下远端胃切除和消化道重建。Uyama等于1999年报道了腹腔镜下进展期胃癌根治术，包括腹腔镜下行全胃切除和D_2淋巴结清扫。近年来腹腔镜胃癌手术得到了不断的发展和完善，腹腔镜下胃癌手术在胃癌高发的亚洲地区，开展的病例数在不断增加。但由于胃癌根治术的复杂性，在胃切除的同时需清除胃周淋巴结，且目前尚无足够的循证医学证据支持腹腔镜下手术的远期生存优势，因此腹腔镜胃切除及区域淋巴结清扫尚未得到普及。

尽管关于淋巴结廓清范围东西方存在较大的争议，但越来越多的研究显示D_2根治术能明显提高进展期胃癌的长期生存率。2010年3月新修订的《日本胃癌治疗指南》将以根治为目的的标准胃切除及D_2淋巴结清扫列为胃癌标准手术，并根据术式的不同对D_2淋巴结清扫范围进行定义，这是对第13版《胃癌规约》内容做了大幅简化后的结果。

二、手术步骤

笔者遵循传统开腹手术一样的规则，从熟悉腹腔镜下相关的规律性解剖标志、掌握正确的外科层面入路等关键性基础问题入手，认真研究腹腔镜的视角变化和手术入路、重要的解剖标志、解剖层次、毗邻结构在腹腔镜二维画面中的特殊规律，逐步积累实施腹腔镜下 D_2 淋巴结廓清的经验，形成一套连贯合理的解剖思路和简便易行、行之有效的手术程序。本文以全胃切除 D_2 淋巴结清扫为例，讲解腹腔镜胃癌根治术的主要手术步骤。

1. **靠近横结肠剪开胃结肠韧带左侧份并游离至脾曲**　关键是展平并紧张大网膜横结肠附着处、切断胃结肠韧带并进入小网膜囊，在脾曲附近进入横结肠系膜前后两页之间直至显露胰尾下缘（图18-310）。

2. **离断胃网膜左血管**　关键技巧是垂直张紧脾胃韧带、挡开胃底后壁、显露脾门及胰尾，由胰尾下缘继续掀开胰腺被膜至胰尾上缘，靠近胰尾上缘在根部夹闭切断胃网膜左动静脉，继而靠近脾门切断胃短血管并游离至贲门左侧，目标是清扫 No.4sb、No.4d 及 No.2 组淋巴结（图18-311）。

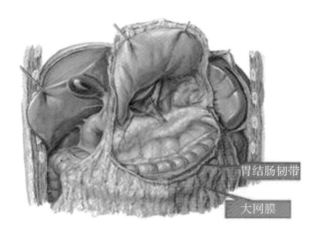

图 18-310　靠近横结肠剪开胃结肠韧带左侧份并游离至脾曲

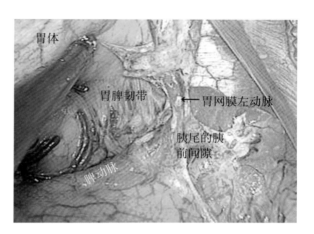

图 18-311　离断胃网膜左血管

3. **显露胃网膜右静脉**　转向右侧靠近横结肠剪开胃结肠韧带右侧份，游离至肝曲附近，将结肠与十二指肠球、降部分开。关键技巧是将胃系膜和结肠系膜沿着胃窦后壁与结肠系膜之间的愈着线切开，将胃窦后壁向左前方牵引，结肠及其系膜向右下方牵引，展开两者间潜在的、疏松的融合筋膜间隙。不急于处理血管，先将层面展开，目的是将横结肠右侧部分及其系膜从其附着的十二指肠球部和胰头表面及胰颈下缘游离开来，至此，胃网膜右静脉、右结肠静脉及两者共同汇合而成的胃结肠干（部分患者可有变异）可以充分显露（图18-312）。

4. **离断胃网膜右血管**　关键技巧是充分显露胰颈下缘及胰头十二指肠，于胰十二指肠前上静脉汇入点上方离断胃网膜右静脉，以胰腺为指引将胰腺被膜掀起并由

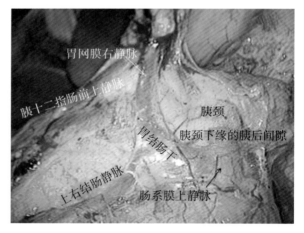

图 18-312　显露胃网膜右静脉

胰颈下缘沿胰腺表面的胰前间隙继续向外上方游离，直至胃十二指肠动脉发出胃网膜右动脉处，靠近胰腺下缘于根部切断胃网膜右动脉，继而以胰前间隙为指引靠近胰头表面裸化十二指肠球部下后壁，目标是清扫 No.6 淋巴结。

5. **解剖胃十二指肠动脉并离断胃右血管**　关键技巧是先不横断十二指肠，以十二指肠球部后方，由上往下走行在胰腺表面的胃十二指肠动脉为线索，以胰前间隙为平面，由下而上游离，完成由胰腺下缘向胰头、胰颈上方清扫的过渡，于胰颈上缘解剖显露肝总动脉分支处，进入血管鞘内层面，沿血管外膜向肝十二指肠韧带内游离，脉络化肝固有动脉并在根部切断胃右动脉。目标是清扫 No.12a、No.5 淋巴结，同时使十

二指肠球部后壁充分游离（图18－313）。

6. 解剖腹腔干三大分支并离断胃左血管 关键技巧是紧张胃胰襞中的胃左血管蒂并将胃体挡向前上方，将胰腺向下牵拉，充分显露胰腺上缘，进入胰腺上缘的胰后间隙，脉络化腹腔动脉三大分支并于根部夹闭离断胃左血管，沿此间隙继续向上方游离至两侧膈肌脚并进入食管后方的纵隔内。目标是清扫 No. 7、No. 8a、No. 9、No. 11 淋巴结（图18－314）。

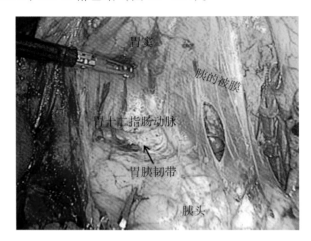

图18－313　沿胃十二指肠动脉向胰颈上方清扫

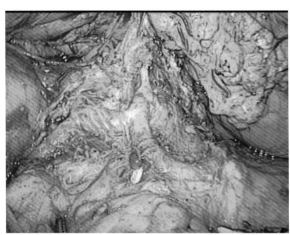

图18－314　进入胰腺上缘的胰后间隙，清扫 No. 7、No. 8a、No. 9、No. 11 淋巴结

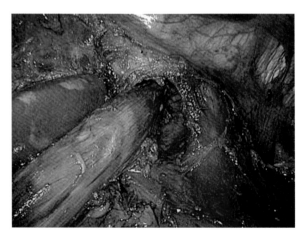

图18－315　充分游离食道下段

7. 游离食管下段 紧贴肝脏下缘离断肝胃韧带和肝十二指肠韧带前叶，并充分游离食管下段。关键技巧是向上拨肝脏、向下拉胃体，紧张肝胃韧带，离断肝胃韧带和肝十二指肠韧带前叶，向右侧与之前已游离的肝固有动脉前方层面会师，向左侧直达贲门右侧，剪开贲门处的膈食管腹膜返折，将胃向下牵拉，分别在食管的前、后方离断左侧和右侧迷走神经干，至此食管下段得以充分游离（图18－315）。

8. 胰后入路原位清扫脾门淋巴结 关键技巧是在胰体尾下缘进入胰后间隙，遵循由下往上、由近端向远端的顺序用超声刀将胰体尾和脾动静脉分开，将胰体尾挡向内上方，牵直脾动静脉，沿血管走行方向清扫脂肪淋巴组织直至脾门（图18－316、图18－317）。

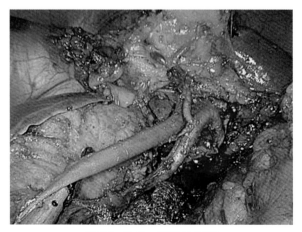

图18－316　脾门的清扫

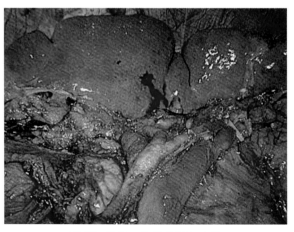

图18－317　脾门的清扫完毕

9. 辅助切口取出胃标本并完成消化道重建　在腹腔镜下切割闭合十二指肠球部，并将预备吻合处空肠系膜适当游离，剑突下长约 5cm 正中切口，保护好切口后将胃及网膜拖出切口，在食管下段上荷包钳，完成荷包缝合后切断食管，食管残端置入抵钉座待吻合，行食管空肠 Roux – en – Y 吻合，方法同开腹手术。

三、腹腔镜胃癌根治术技巧

上述手术程序的设计充分考虑到了腹腔镜技术的特点，游离步骤遵循由近及远、由下往上、先后再前的顺序，更重要的是融入了笔者对腹腔镜下应用解剖的理解，即充分利用视觉放大的优势，综合运用形态、色泽特点，正确判断相关解剖标志和层面，控制出血并加以推进。整个手术要点可以归纳为：一个层面、两大标志。

1. 一个层面　即胰周间隙及其延伸是腹腔镜下手术天然的外科平面。外科平面是可通过解剖形成的、相邻器官和组织之间的潜在间隙，是胚胎时期不同胚层组织相互愈着而非完全融合的结果。胰位于前肠和中肠的交界处，是横结肠系膜与胃、十二指肠系膜的愈着部。原肠系膜在发育过程中，与体壁或其他脏器形成了复杂的融合筋膜间隙，如胰头表面的胰前间隙、胰腺上缘的胰后间隙、胃系膜和结肠系膜之间的融合筋膜间隙等。这些间隙以胰腺为中心分布并在胰十二指肠周缘相互交通、延续，为腹腔镜胃癌手术提供了天然的解剖平面。

2. 两大标志　胰腺及胃十二指肠动脉是腔镜胃癌根治术的两大关键解剖标志。胰是原始前肠系膜的组成部分，是腹腔动脉及其主要分支的必经之路，集中了往来于体壁与胃、十二指肠、前肠系膜衍生物（脾、胰、肝、胆管）的所有血管，尤其是在胰上缘的胰后间隙，存在腹腔动脉主要分支所组成的完整的动脉系统。胃周的重要血管，如胃网膜左、右、胃左动脉等，不是从胰腺上缘就是从胰腺下缘发出的，相应的静脉也是在胰腺上缘或下缘附近汇入上一级血管。因此，对于以血管为中心的淋巴结解剖，胰是重要的解剖中心。同时，胰的颜色、质地和恒定的位置使它成为腹腔镜下腹后壁最易辨认的视觉中心。当手术碰到困难时，找到胰腺意味着可以重新回到正确的层面。

胃周淋巴结大多分布于胃的血管周围，熟悉这些血管的腹腔镜下解剖特点是手术顺利进行的关键。腹腔动脉的各级分支依靠各级节点（血管分叉）连接在一起，形成完整的血管网络，理论上，任一动脉的成功定位均可沿血管分叉追溯至其上级和下级动脉。与其他腹腔动脉各级分支所不同，胃十二指肠动脉是位置最恒定、变异最小，最容易定位的血管，这一动脉稳定地存在于胃窦胰头间沟内，以此为标志，向远心端可追溯胃网膜右动脉，向近心端可追溯腹腔动脉的三大分支。因此，胃周血管的淋巴清扫常以胃十二指肠动脉为标志，沿着血管干的追溯而实现的（图 18 – 318）。总之，熟悉胃周血管与筋膜间隙的固定关系、外科平面和解剖学标志是打开腹腔镜胃切除、D₂ 淋巴清扫便利之门的钥匙。深刻剖析解剖思路并巧用腹腔镜技术，不仅可使腹腔镜胃切除、D₂ 淋巴廓清术安全、有效、快捷，而且赋予其艺术般的美感。

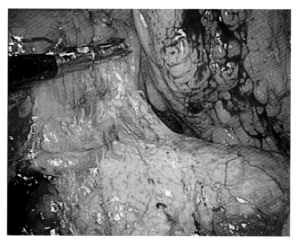

图 18 – 318　胃十二指肠动脉为标志寻找肝总动脉

四、术后处理和并发症防治

参阅开腹胃癌根治术。

（南方医科大学南方医院　余　江）

第五节　胃癌化疗

迄今为止，手术完全切除仍是胃癌治疗的最主要手段。不同国家和地区，由于胃癌的早期诊断率不同，术后 5 年生存率也不同。西方国家早诊率为 4%～7%，5 年生存率 10%～20%，而日本胃癌早诊率为 30%～60%，术后 5 年生存率为 60% 左右。总体上，多数患者仅通过手术难以治愈。化疗在胃癌的治疗中占有重要地位，多项研究进展大大提高了化疗的地位和胃癌的综合治疗效果

一、胃癌化疗的历史演变

1. 胃癌化疗早期用药　氟尿嘧啶从 20 世纪 60 年代开始应用于胃癌，是胃肠道肿瘤治疗的经典药物，单药应用效果并不满意，总反应率最高达到 21%。20 世纪 70 年代联合化疗开始出现，广泛研究的方案有 FAM、ELF 和 FAMTX，3 种方案有效率都偏低，不到 10%，中位生存期约 7 个月。

20 世纪 80 年代亚叶酸钙（LV）生化调节使 5-Fu 增效及 5-Fu 持续 24h 输注得到循证医学高水平证据，产生了规范化用法，即 Mayo Clinic 方法。De Gramont（1984）将 LV/5-Fu 与 5-Fu civ 巧妙组合成 LV5FU2 法：LV 200 mg/m²，iv 2h，5-Fu 400 mg/m²，iv 2h，5-Fu 600 mg/m²，civ 22h，d1，2，q2w。RCT（Ⅲ）证明 LV5FU2 法优于 Mayo 法，并为国际肿瘤学界认同。

顺铂和鬼臼类药物的应用，使诸多联合化疗方案问世，如 FUP（氟尿嘧啶、顺铂）、ELF（依托泊苷、亚叶酸钙、氟尿嘧啶）等。Wilke 等研究在大剂量使用亚叶酸钙和依托泊苷后加入氟尿嘧啶（ELF 方案），51 名年龄＞65 岁或有心脏疾病的人接受测试，整体有效率为 53%，其中 12% 完成了疗程。有 20% 患者出现骨髓抑制。

20 世纪 80～90 年代，出现第 2 代含铂化疗方案，包括 EAP、FLEP、CF、PELF 和 ECF 方案。多项临床研究证明含铂方案具有更高的有效率。1997 年，Webbet 报道了对晚期食管癌、胃食管交接癌或者胃癌患者随机使用 ECF 方案或者 FAMTX 方案的试验结果，与 FAMTX 方案比，ECF 方案组整体有效率高（45% vs 21%，P=0.0002），平均生存时间长（8.9 个月 vs 5.7 个月，P=0.0009），无病生存期长（7.4 个月 vs 3.4 个月，P=0.00006）。这个试验也显示了 ECF 方案在改善和延长高质量的生活方面优越于 FAMTX 方案。在更新分析中，长期生存率的数据证实了 ECF 方案在整体生存率上的优越性（ECF 为 14%，FAMTX 为 5%；P=0.03）。一项Ⅲ期试验比较了 ECF 方案和 MF 方案（丝裂霉素 + 氟尿嘧啶），显示了相似的结果。基于上述结果，在欧洲，ECF 方案被认为是治疗晚期胃癌的标准化疗方案。但是，该方案中因为表阿霉素有心脏毒性，其应用有很多争议。进行临床研究的意大利肿瘤组织执行了为了改善胃癌患者疗法的另一项尝试，一项Ⅲ期随机试验比较了 FAM 方案与 PELF 方案（顺铂、表阿霉素、亚叶酸钙和氟尿嘧啶），与 FAM 方案相比 PELF 方案的血液学毒性更强，其中包含 2 名治疗相关的死亡。然而，与 FAM 相比，使用 PELF 治疗获得了更高的有效率（43% vs 15%，P=0.001）。PFS 和 OS 都没有明显差异。在另一项关于 PELF 方案的Ⅲ期试验中，晚期胃癌患者被随机选中使用 PELF 或者 FAMTX，整体有效率分别为 39% vs 22%（P=0.009），PFS 和 OS 都没有明显差异。两个组大多数的毒性反应相似，但 PELF 组恶心或呕吐和腹泻更严重，FAMTX 组黏膜炎更严重。Kim 等报道了 CF 方案与 FAM 及 5-Fu 方案的比较，结果显示 CF 方案组有 51% 的有效率（比其他两组高），有提高中位生存期的趋势。许多亚洲和美国学者更倾向于选择 CF 方案作为推荐方案。一项最近的 Meta 分析比较了接受 CF 方案或 CF 加上一种蒽环类药物方案治疗的效果，发现后者更具生存优势。这提示 ECF 方案优于 CF 方案，但由于没有Ⅲ期临床试验进行比较，许多学者认为两者都可作为当时的标准方案。

综合目前的各项临床试验结果，与最佳支持治疗比较，化疗更有效；与单一药物化疗比较，联合化疗效果更好。

2. 胃癌化疗新药及研究进展　老一代药物组成的联合方案虽然对 20%～40% 的晚期胃癌患者有效，但

维持时间短，且只有不到5%的完全缓解（CR）率，中位疾病进展时间4～5个月，中位生存时间不超过10个月。2000年后随着紫杉类药物（docetaxel，paclitaxel）、伊立替康（irinotican）、奥沙利铂（oxaliplatin）、口服氟尿嘧啶类药（capecitabine，S1和UFT）以及靶向药物的出现，不断研究得到新的联合方案，新一代化疗药物单药或联合治疗胃癌，显示出较好的抗瘤活性。

（1）口服氟尿嘧啶新药：口服化疗的优点是可免除静脉滴注或深静脉置管及携带输液泵带来的不便。卡培他滨（CAPE，capecitabine，xeloda，希罗达）属5-Fu前体，口服后在肝内经羧酸酯酶生成5′-脱氧氟胞苷（5′-DFCR），再经胞苷脱氨酶作用产生5′-脱氧氟脲苷（5′-DFUR），在肿瘤组织中丰富的胸苷磷酸化酶（TP）作用下产生5-Fu。Koizumi等开展的Ⅱ期临床试验，其单药反应率可达19.4%，中位生存时间为8.1月。韩国的一项Ⅱ期临床试验评估了联合应用多西紫杉醇和卡培他滨的化疗疗效和安全性，32例转移或复发的胃癌患者参与了此项研究，患者在第1天应用多西紫杉醇（75 mg/m^2），第1～14天口服卡培他滨（1 000mg/m^2，2次/d），每3周为1疗程。患者的总反应率为43.8%（95% CI：0.256～0.619），平均有效生存期和总生存期分别为5.07个月和8.4个月。主要的不良反应为中性粒细胞减少症（3/4级）占9.7%，手足综合征（2/3级）占12.9%。认为联合应用多西紫杉醇和卡培他滨对进展期胃癌患者有效，且耐受性较好。Park等开展的联合奥沙利波和卡培他滨的Ⅱ期临床试验中，20名可以用于评估的患者中1名达到了CR，11名达到了PR，总有效率为60%。Cunningham等报道了MRC（REAL-2 trial）发起的大型国际随机Ⅲ期试验的重要数据，这项试验以ECF方案作为参考组研究2×2方案，并通过晚期胃食管交界癌患者（n=1002）试图显示卡培他滨是否可以取代持续静脉输注氟尿嘧啶。设计REAL-2研究来说明对每个协议患者卡培他滨不逊色于氟尿嘧啶，奥沙利铂不逊色于顺铂。在2对2的比较中，卡培他滨不优于氟尿嘧啶（HR，0.86；95% CI：0.80～0.99），奥沙利铂不优于顺铂（HR，0.92；95% CI：0.8～1.1）。平均生存时间和1年生存率EOX（表阿霉素、奥沙利铂和卡培他滨）最高（46.8%和11.2个月），ECF方案为（37.7%和9.9个月，P=0.02）。反应率EOX为47.9%，EOF为46.4%（表阿霉素、奥沙利铂和氟尿嘧啶），ECX为42.4%（表阿霉素、顺铂和卡培他滨），ECF为40.7%（4组治疗方案无明显差异），奥沙利铂为基础的治疗方案普遍耐受良好，较少出现严重白细胞减少、脱发和肾毒性，但周围神经炎和腹泻的发病率较高。

替吉奥（S-1、TS-1）是FT-207（喃氟啶）的复方口服剂，其组成比例是喃氟啶（FT-207）：吉美嘧啶（CDHP）：乳清酸钾（Oxo）=1：0.4：1。其中CDHP强烈抑制二氢嘧啶脱氨酶（DPD）的活性，阻止5-Fu的降解；Oxo减少消化道反应达85%～90%。Koizumi等在单药Ⅱ期临床研究反应率达74%，生存时间为12个月。2007年JCOG9912试验报告704例患者随机分为3组，氟尿嘧啶单药组、S-1单药组和CP（伊立替康+顺铂）组，结果显示：S-1单药组和CP组有效率明显高于氟尿嘧啶单药组，中位无进展生存时间和中位生存时间S-1组最长。2007年，ASCO报道了日本的一项多中心随机对照Ⅲ期研究（SPIRITS试验）。入组305例患者，随机分为S-1单药组和S-1+DDP组，结果显示：S-1/顺铂组中位OS较S-1组显著延长（13.0个月 vs 11.0个月，HR=0.77，P=0.04），PFS也显著延长（6.0个月 vs 4.0个月，P<0.0001）。S-1/顺铂组有效率（RR）为54%，S-1组RR为31%。S-1/顺铂组较S-1组更为多见的3/4级不良反应包括白细胞减少、中性粒细胞减少、贫血、恶心、食欲缺乏，两组均无治疗相关死亡。该试验得到的结论是S-1联合DDP治疗进展期胃癌的总生存优于S-1单药，该方案有效且耐受性好。目前，S-1+DDP方案已经成为日本治疗进展期胃癌的标准方案。SPIRITS研究人员进一步分析了S-1治疗晚期胃癌的疗效预测标志物，发现TP、TS或OPRT表达水平可能成为S-1单药一线治疗晚期胃癌的疗效预测标志物。该研究采用定量PCR技术检测了120例接受S-1或S-1/顺铂治疗晚期胃癌患者的组织标本中胸腺嘧啶合酶（TS），胸腺嘧啶磷酸化酶（TP），乳清酸磷酸核糖基转移酶（OPRT），二氢嘧啶脱氢酶，VEGF-A和EGFR的mRNA表达水平。多因素分析发现，66例接受S-1单药化疗患者中，TP低表达者（HR=2.55）、TS低表达者（HR=2.71）或OPRT高表达者（HR=0.33）的生存期显著延长。在22例TP和TS均低表达的患者中，S-1单药化疗者（15例）较S-1/顺铂化疗者（8例）的中位OS更长（18.2个月 vs 9.4个月），且不良反应较少。一项比较S-1+DDP（CS方案）方案和CF方案的大型多中心（包括23个国家）的Ⅲ期临床试验（FLAGS试验）研究表明，CS方案和CF方案一线治疗晚期胃癌的生存无显著差异，但CS方案更为低毒、安全。对于弥散型患者，CS方案可能优于CF方案，仍有待更多的前瞻性研究。GC0301/

TOP-002 研究表明，伊立替康/S-1（IRIS）方案较 S-1 单药一线治疗晚期胃癌无 OS 优势，S-1 治疗失效后的二线治疗可能是患者生存的影响因素。亚组分析显示，弥散型或 PS1/2 患者可能从 IRIS 方案获益，尚需更多的疗效预测因子的研究。

氟尿嘧啶一直是治疗胃肠恶性肿瘤的基础用药。S-1 作为口服 5-Fu 衍生物，与顺铂、伊立替康、多西他赛等化疗药物联合治疗晚期胃癌均显示出安全、低毒、有效的特点，具有良好的临床应用前景。如何进行方案的优化、患者的选择和疗效的预测，仍有待更多的基础和临床研究。

（2）紫杉醇（taxanes）：主要通过在癌细胞分裂时与微管蛋白结合，使微管稳定与聚合，阻断有丝分裂，抑制肿瘤生长。包括紫杉醇（paclitaxel）和多西紫杉醇（docetaxel），单药治疗总反应率在 17%～29%。Kornek 等联合应用紫杉醇和顺铂治疗胃癌的反应率为 44%，中位生存期为 11.2 个月。Kollmannsberger 等报道紫杉醇联合应用顺铂和静脉持续滴注 5-Fu 反应率可达 51%，中位生存期达 14 个月。Ajani JA 等在 III 期临床试验中对比了 CF（顺铂、5-Fu）和 DCF（顺铂、5-Fu、多西紫杉醇）方案对有远处转移无法切除的胃癌（MGC）的疗效，DCF 组的疾病进展时间明显延长（DCF5.6 个月，CF3.7 个月，$P = 0.0004$），反应率增加（DCF37% vs CF25%，$P = 0.0106$），总生存期延长（危险率下降 23%，$P = 0.00201$），二者的毒副作用无明显差别，认为 DCF 可以作为 MGC 的一线方案。德国的 Thuss Patience PC 等对 90 例进展期胃癌患者随机应用 DF（多西紫杉醇 $75mg/m^2$，d1，5-Fu 200 mg/m^2，d1～21）和 ECF 化疗，主要的不良反应是消化道症状和中性粒细胞减少，但均可耐受。DF 组和 ECF 组的反应率分别是 37.8% 和 35.6%，中位生存期分别是 9.5 个月和 9.7 个月。DF 应用安全，避免顺铂的应用而达到了与 ECF 相似的治疗效果。

（3）奥沙利铂（oxaliplatin、L-OHP）：奥沙利铂是稳定的、水溶性第 3 代络铂类化合物，通过形成链内复合体阻止 DNA 复制和转录。近年国内报告 FOLFOX4 或 FOLFOX6 以及 XELOX（CAPE + OXA）治疗 AGC 最多，反映 OXA 有取代 CDDP 趋势，累计 1 188 例，中位缓解率为 48%，mTTP 为 5～7 个月，mOS 为 8～11，3/4 级不良反应：中性粒细胞减少 15%～20%，血小板减少 10%，消化道反应 10%～20%，3 级周围感觉神经障碍 20%。目前在奥沙利铂联合方案一线治疗进展期胃癌的研究中，以 REAL-2 试验最有意义。结果显示含奥沙利铂方案与含顺铂的方案相比，含卡培他滨方案与含氟尿嘧啶方案比较，均显示出延长总生存期的趋势。EOX 与 ECF 相比，在总生存期方面有优势，有统计学意义。在有效率方面，4 组没有太大区别。3～4 级的中性粒细胞减少和血栓发生率在含奥沙利铂组更少见，而 3～4 级腹泻和 3～4 级外周神经毒性的发生率在含铂组更多见。试验者认为奥沙利铂可以取代顺铂，希罗达可以取代氟尿嘧啶，他们建议可以将 EOX 作为新的标准治疗方案。

（4）伊立替康（irinotecan，CPT-11）：伊立替康是拓扑异构酶 I（TOPO I）抑制剂，能使 TOPO I 失活，引起 DNA 单链断裂，阻碍 DNA 复制和 RNA 合成，最终抑制细胞分裂。1994 年在日本首次上市，具有广谱抗肿瘤活性，单药应用总反应率为 18.4%～43%。I/II 期临床研究显示联合应用伊立替康和顺铂治疗进展期胃癌，总反应率为 32.5%，中位生存期为 9.6 个月。伊立替康的推荐剂量为 $60mg/m^2$，主要的副作用是中性粒细胞减少症、贫血和腹泻等。Kim ST 等认为 FOLFIRI（伊立替康、5-Fu 亚叶酸钙）作为紫杉醇和顺铂治疗无效的二线化疗方案，缓解率达 21%（95% CI：0.10～0.32），中位生存期自 FOLFIRI 应用起为 7.6 个月。伊立替康联合方案作为晚期胃癌一线用药的最重要临床研究是 V-306，研究分为 II 期临床试验和 III 期临床试验两部分。II 期临床试验比较了 IC 方案（伊立替康和顺铂）和 ILF 方案（伊立替康、醛氢叶酸和氟尿嘧啶），共 146 例患者入组，两组 OR 率、TTP 和 OS 分别是 26% vs 34%、4.5 个月 vs 6.5 个月和 6.9 个月 vs 10.7 个月，毒性反应可以接受，因此选择 ILF 方案进入 III 期试验。III 期临床试验总共入组 337 例患者，随机分为 ILF 和 CF 两组，结果显示 ILF 组有增加 TTP 的趋势（中位 TTP，ILF 组 5 个月 vs CF 组 4.2 个月，$P = 0.08$），OR 率高于 CF 组，两组中位生存时间相似。ILF 造成骨髓抑制和肾损害更少，腹泻较 CF 多见，但总体毒性较 CF 低，因此认为含 CPT-11 的方案可以作为 CF 的替代方案。

二、胃癌的化疗应用

1. 辅助化疗　胃癌外科治疗彻底切除原发癌灶与区域淋巴结（D_2 切除）后仍会有 50% 及以上的患者

复发转移，扩大清扫范围并未提高生存率，这是由于术前已存在亚临床微转移灶，可在淋巴管或血管中发现游离的癌细胞，定植后出现淋巴结或脏器转移。此外原发灶切除后可激发残留微灶癌细胞生长，手术操作遗留癌细胞于腹腔内或进入血流也造成复发与转移。基于以上理由，术后辅助化疗是必要的。日本Ⅲ期临床随机试验（ACTS－GC 试验）统计 1 059 例入组患者，结果 S－1 单药口服 1 年组较单纯手术对照组 3 年生存率分别为 80.5% vs 70.1%（$P = 0.002$），死亡风险下降 32%（HR = 0.68，$P = 0.003$），说明术后辅助化疗可以明显改善局部进展期胃癌 D_2 手术后 3 年生存率。2011ASCO 报道了一项在韩国、中国及中国台湾地区入组患者的国际多中心、开放、随机对照研究（CLASSIC 研究），旨在比较 D_2 根治术后胃癌患者接受 XELOX 方案对比观察的疗效，主要研究终点为 3 年 DFS 率。研究纳入 1 035 例采取 D_2 式手术的Ⅱ期、Ⅲ期胃癌患者，XELOX 组和观察组分别有 520 例和 515 例患者，术后 6 周内随机接受观察或 XELOX 方案化疗 8 个周期。结果显示，中位随访 34.4 个月后，XELOX 方案术后辅助化疗使患者 3 年无病生存（DFS）率从 60% 提高到 74%（HR = 0.56，$P < 0.000 1$），术后复发风险下降了 44%（HR = 0.56，$P < 0.0001$）。XELOX 组 DFS 有显著获益（HR = 0.56，$P < 0.0001$），OS 有获益趋势（HR = 0.74，$P = 0.0775$）。从生存曲线可以明显看到未来利于术后化疗组的发展趋势。XELOX 相关严重 3～4 级不良反应发生率为 7%。CLASSIC 研究进一步证实了术后辅助化疗在局部进展期胃癌中的作用和地位。

对比 ACTS－GC 试验和 CLASSIC 研究，进一步亚组分析发现，S－1 单药辅助化疗未显著改善ⅢB 期胃癌患者的预后，远处转移发生率也无显著差异。分期较晚、肿瘤负荷较大的患者，单药 S－1 尚不足以预防复发和远处转移。S－1＋DDP 方案已经成为日本治疗进展期胃癌的标准方案。XELOX 辅助化疗与观察组比较，在预防局部复发、腹膜和远处转移中，都有显著差异。而对于没有淋巴结转移的患者，XELOX 与对照组比较没有显著差异。

综合各项临床试验，分期较晚、术后复发转移风险高的患者，可以更多考虑联合化疗；而分期较早、耐受性差的患者，可以考虑单药治疗。进一步研究证明Ⅲ期患者从术后辅助化疗中获益最大，其次是Ⅱ期。对于早期胃癌原则上不主张进行辅助化疗，采用何种术后辅助化疗方案，还需要进一步的研究和实践。

2. 新辅助化疗　新辅助化疗（Neoadjuvant chemotherapy）是术前化疗，是首次对肿瘤起始杀灭，使肿瘤缩小，有利切除，对血流与淋巴管中游离癌细胞及亚临床微小转移灶均有清除作用，对防止医源性种植或抑制术后残留癌细胞生长均有作用，并降低肿瘤分期，从而可以增加完全切除的概率，增加患者的预后生存期。

2005 年美国临床肿瘤学会公布了辅助性胃癌全身化疗（MAGIC）试验最终结果。MAGIC 试验是第一个评价胃癌围手术期化疗效果的大规模随机临床试验。在这项多机构参与的试验中，503 例Ⅱ期、Ⅲ期胃癌患者随机接受了外科手术、手术＋手术前后各 3 个周期 ECF 的化疗。与外科手术组比较，化疗＋手术组术中可见肿瘤体积更小，术后病理分期大部分为 T_1 和 T_2，完全切除率也较高（79% vs 69%，$P = 0.018$）。手术＋化疗组患者的疾病无进展时间明显延长（$P = 0.0001$；95% CI：0.53～0.81），5 年生存率明显提高（36% vs 23%）。ECF 方案成为胃癌围手术期化疗的推荐方案。

术前新辅助化疗对那些术后复发或转移风险高的患者获益可能会更大。原则上应选择高效低毒的联合化疗方案，尽量避免单药。除已有循证证据的 ECF 和 FP 外，在晚期胃癌中已证实优于或者不劣于上述方案的其他组合如 FOLFOX、XELOX 以及 DCF、PCF 等均可采用，注意化疗毒副反应，避免影响手术的实施。治疗时限目前没有定论。在没有远处转移的局部进展期患者中，T_3N_1 的患者一般需要 6～8 周的术前辅助化疗，最好不超过 2 个月；对于 T_3N_2 或 T_4 的患者应适当延长，大概需要 8～9 周或以上；而对于 T_2 患者，新辅助化疗一般仅需进行 4～6 周，最好不超过 6 周。所有患者一般不能超过 3 个月，只要患者一般情况允许，化疗停止 3 周左右手术为佳。对于需要病理评价疗效而化疗周期只有 1～2 周期者，争取 2 周左右进行手术为好。无论化疗时间长短，所有接受化疗者一定要进行影像学或病理学疗效评价。

3. 辅助性放疗、化疗　对于术后有复发高危因素或未能完全切除的胃癌患者，术后辅助放疗、化疗能消灭已知的肿瘤病灶，提高局部控制率，延长生存期。有些药物如氟尿嘧啶、顺铂等本身为放射线增敏剂，可增加放疗的局部作用。

在 SWOG9008/INT0116 研究中，Macdonald 等将 566 例无转移胃癌患者随机分成手术组和术后放疗、化疗组（照射区域为瘤床＋区域淋巴结引流区，45Gy/25Fx；化疗应用 4 周期的 5 - Fu + CF，1 次／月），随访 3 年，结果显示辅助放疗、化疗组的生存期明显较单手术组延长（36 个月 vs 27 个月，$P = 0.005$），复发相对危险率明显减少（1.0 vs 1.52，$P = 0.001$）。局部区域复发率在单纯外科组较高，远处转移两组差异不显著，辅助性放疗、化疗主要延长了局部区域高危胃癌患者的生存期。但该研究有 54% 患者手术根治不足 D_1，外科不完全切除明显影响了生存期。辅助性放疗、化疗并不能够弥补因外科切除不完全而致的不足。辅助性放疗、化疗的耐受性不佳可能和放射区域较大有关。术后辅助性放疗、化疗引起的迟发性肾脏毒性也应该引起重视。

有关胃癌根治术后辅助治疗的选择，术后放疗、化疗以美国为代表，证据来源于 INT - 0116 研究；术后辅助化疗以亚洲日本为代表，证据来源于 ACTS - GC 研究；欧洲以手术前后联合化疗为代表，证据来源于英国 MAGIC 研究。三项研究实验组患者均有生存改善，欧美国家的两项研究结果相似，而日本研究对照组的 5 年生存率较欧美国家试验组还要延长很多，差别之一可能与分期和患者的生物学类型差异有关，但最主要还是手术模式的差异。亚洲胃癌人群接受 D_2 手术，术后生存明显优于 D_0 或 D_1 手术，特别是 D_2 手术使局部复发率明显降低，无足够证据证实这类患者术后放疗、化疗优于单纯化疗。临床实践指南推荐 D_2 根治性手术失败者和病灶并未完全切除者术后可应用辅助性放疗、化疗。Ⅱ期、Ⅲ期胃癌患者行淋巴结 D_1 或 D_2 根治术后，如切除完全（R_0），则不宜应用辅助性放疗、化疗。

CALGB 80101 研究尝试证明以 ECF 方案替换 5 - Fu + LV 后，能弥补术后放疗、化疗的不足，但研究结果并未达到目标。一是化疗增加了毒性，二是高强度的放疗、化疗并不能改善患者生存，反而降低患者的依从性。这证明通过增加化疗力度来增加术后放疗、化疗疗效的方法是行不通的。对比 CALGB 80101 和 INT - 0116 研究，放疗的进步并未使胃癌患者从术后放疗、化疗中获益，这可能还是手术技术和术后治疗模式决定了患者预后。胃癌术后复发的主要问题是播散和淋巴结转移、远处转移，手术是局部治疗，放疗仍是局部治疗，只能弥补手术不足导致的局部复发，不能阻止远处转移。而在理论上，化疗是对此有益的，ACTS - GC 研究和 CLASSIC 研究均证实了这一点，但单药 S - 1 似对分期较晚的ⅢB 期患者尚显不足。无论对于Ⅱ期还是Ⅲ期胃癌患者，卡培他滨联合奥沙利铂治疗都能减少复发转移。所以联合化疗可进一步改善分期较晚患者的生存，而在放疗基础上增加更强的联合化疗，并未能改善疗效。

4. 晚期胃癌化疗　晚期胃癌的化疗，多年来始终未有标准的一线和二线化疗方案。近年来，由于氟尿嘧啶类口服药物的出现及分子靶向药物研究的进展，逐渐确立了以氟尿嘧啶类联合铂类方案作为胃癌一线治疗选择的标准，继而后续治疗就成为大家关注的热点。

德国的一项Ⅲ期临床试验结果显示，220 例晚期胃癌初治患者，FLO 方案（氟尿嘧啶、醛氢叶酸和奥沙利铂）较 FLC 方案（氟尿嘧啶、醛氢叶酸和顺铂）毒性更低。FLO 方案更有延长中位无进展生存期的倾向（5.8 个月 vs 3.9 个月）。但是中位总生存期无区别（FLO 为 10.7 个月，FLP 为 8.8 个月）。在年龄＞65 岁的患者中，FLO 方案比 FLP 方案有更高的缓解率（41.3% vs 16.7%），至治疗失败时间（5.4 个月 vs 2.3 个月），无进展生存期（6.0 个月 vs 3.1 个月），以及总生存期（13.9 个月 vs 7.2 个月），因此作者认为 FLO 可以作为 FLC 的替代方案。国内外草酸铂用于晚期胃癌更多采用 FOLFOX 系列及其改良方案，此方案适用人群广，是一线治疗的良好选择。

含紫杉醇类或者伊立替康的联合化疗在治疗晚期胃癌中得到逐步认可。2011ASCO 会议中韩国研究者 Park 报道经治晚期胃癌患者二线化疗可改善 OS。该研究探讨二线化疗与最佳支持治疗（BSC）的目前最大样本Ⅲ期研究显示，接受过一线治疗的晚期胃癌患者，BSC + 单药二线化疗耐受性好，可显著改善患者总生存（OS）。该研究评价了单药多西他赛或伊立替康二线治疗晚期胃癌的疗效和安全性。结果显示，二线化疗总体耐受性良好，二线化疗组和 BSC 组总生存期分别为 5.1 个月和 3.8 个月（$P = 0.004$）。二线化疗组生存获益受预设分层因素影响，包括年龄、性别、PS 评分、初始治疗数、转移部位数目、血红蛋白水平和初始治疗疗效。二线化疗组较多接受解救化疗（40% vs 22%，$P = 0.011$）。但也应考虑到，晚期胃癌患者一般状况及化疗耐受性较差，并非所有患者都有机会接受二线治疗，此临床研究仅说明联合化疗适用于一般状况比较好（PS 评分为 0～1）的患者，而对于体能状况差的患者，应在改善一般状况的前提下才有可能接受二线治疗。以卡培他滨和替吉奥（S - 1）为代表的口服氟尿嘧啶类药物，近年研究中显示良好抗肿瘤疗效，可能作为体质差患者的单药化疗或者维持治疗。

三、胃癌化疗的前景

随着对胃癌的深入研究和化疗药物的研制开发，各种新化疗策略和新化疗药物已经显示出其较好的治疗前景，并正在通过Ⅲ期、Ⅳ期临床的验证。未来临床研究的另一主要目标是获得可以判断预后的标志物，从而制定符合个体差异的辅助化疗及新辅助化疗方案。通过生化技术研究抗肿瘤药物分子作用机制，可能判断治疗的敏感性。随着对肿瘤生物学的深入认识，胃癌的化学治疗将更有效，未来的化疗方案将会因人而异，治疗不足或治疗过度的现象将逐步消失。

（中山大学附属第一医院　戴强生）

第六节　胃癌放疗

一、概　　述

胃癌单纯手术后，临床及尸检的研究结果显示，术后局部区域复发、肝和腹膜种植转移是最主要的治疗失败形式。局部复发的部位主要是瘤床、吻合口和区域淋巴结，以单一复发部位而计，区域淋巴结出现复发的比率为29%，瘤床复发占55%，提示在高危复发的胃癌患者，术后局部区域复发为治疗失败的主要原因，成为放射治疗在胃癌术后治疗中具有必要性的有力证据。

放射治疗胃癌已有多年的历史，但是由于当时放射技术或临床治疗方式的限制，放射治疗在胃癌治疗中并没有显示出明显的优势，从而使放射治疗在胃癌的治疗中一般只用于姑息性的止血、止痛，而未被推荐作为胃癌常规的辅助治疗。20世纪90年代后由于放射技术的发展，包括三维影像为基础的靶区勾画、放射治疗计划系统和影像导引放射治疗设备及技术的临床应用，三维适形放疗（three dimensional conformal radiotherapy，3D－CRT）和适形调强放疗（intensity modulated radiation therapy，IMRT）等精确放疗技术的问世，照射靶区定位的精确性和靶区照射剂量分布均匀性、合理性均得到明显的提高；放射生物学的发展，治疗方法的改进，放射治疗在胃癌治疗中的效果越来越被肯定，开展术前、术中及术后放射治疗的综合治疗模式越来越受到重视。胃癌根治术后的放疗作为独立辅助治疗的评估已经进入Ⅲ期随机研究。

二、术前放疗

1. 术前辅助放疗　俄罗斯和中国进行的术前放疗随机研究报告均显示术前辅助放疗能使患者生存获益。俄罗斯对具有切除手术指征的胃癌进行了3个前瞻性随机研究，第1个研究入组293例，分别采用单纯手术、放疗后手术（20Gy/4F）和放疗＋热疗后手术，结果显示：与单纯手术相比，放疗后手术（20Gy/4F）和放疗＋热疗后手术3年和5年生存率均得到改善，其中放疗＋热疗组3年和5年生存率提高更为显著。第2个研究比较了单纯手术与术前放疗20Gy的279例胃癌患者，结果显示：后者手术死亡率没有增加，3年和5年生存均提高。第3个研究采用单纯手术与术前放疗32Gy＋氧气吸入，结果显示：后者有生存获益，同时切除率提高了17%。但3个研究方法学均有不确定因素，而且由于地域不同，也不能确定是否适用于其他国家胃癌患者。

张志贤教授在1978～1999年对胃癌进行了随机双盲研究，对照单纯手术199例和术前放疗40Gy/20F/4W的胃癌171例，结果切除率为79.4% vs 89.5%（$P < 0.01$），生存及局部控制均较单纯手术提高，5年和10年生存率分别为20.3% vs 30.1%和13.3% vs 19.8%（$P = 0.0094$），生存曲线分离出现在随访第1年，并持续到第9年。局部复发和区域淋巴结复发率分别为39% vs 52%（$P < 0.025$）和39% vs 54%（$P < 0.005$）。两组远处转移率相似，分别为24% vs 25%，此外辅助治疗造成的并发症和死亡率没有明显增高，

分别为 0.6% vs 2.5%，胸内漏发生率是 1.8% vs 4.2%。

2. 术前新辅助放疗＋同期化疗 美国 MD. Anderson 癌症中心对局部晚期胃癌新辅助化疗±同期放疗，以及同期化疗药物的选择进行了有益的尝试，于 2001 年首次报告了 II 期临床研究结果，入组的 24 名局部晚期胃癌患者经过常规局部外照射 45Gy/25F/5W，同期化疗 5 – Fu 300 mg/m^2 连续 5 天持续静脉滴注后，83% 的患者进行了 D$_2$ 手术（术中给予 10Gy 照射胃瘤床和腹主动脉旁淋巴结）。在这些患者中，病理缓解率（pCR + pPR）为 73%，其中 11% 为完全病理缓解（pCR），患者表现出良好的耐受性，96% 完成了全部治疗，而 INT 0116 中患者完成治疗比率仅为 66%。该癌症中心还进行了诱导化疗后的同期放疗、化疗研究，Ajani 等将 34 例患者纳入研究，先进行 2 个周期的诱导化疗（5 – Fu + LV + DDP），再接受放疗 45Gy/25F/5W + 5 – Fu 的同期化疗，85% 的患者在新辅助治疗后进行了胃癌切除术，R$_0$ 切除率 70%，病理完全缓解率为 30%，达到部分及完全病理缓解率的患者评价生存期明显长于病理未达缓解的患者（63.9 月 vs 12.6 月，P = 0.03）。同一作者于 2005 年和 2006 年分别报告 2 项 II 期临床研究，前者入组 41 名患者，诱导化疗方案改为 2 个周期的 5 – Fu + Taxol + DDP，同期化疗改为 5 – Fu + Taxol，结果 98% 的患者进行了手术，R$_0$ 切除率 78%，病理完全缓解率为 20%。预后因素分析提示，病理完全缓解率（P = 0.02）和病理缓解率（P = 0.006）以及术后 T 分期（P = 0.01）、N 分期（P < 0.001）为独立预后因素。2006 年的报告则将诱导化疗变为 5 – Fu + LV + DDP，同期放疗、化疗方案不变，其结果与前者相似。

RTOG99 – 04 研究，采用两周期 5 – Fu + CF + DDP 新辅助化疗后，放疗＋同期化疗（5 – Fu + 紫杉醇），结果显示病例完全缓解率为 27%，R$_0$ 切除率达 70%。Ajani 报道的术前化疗＋放疗的多中心研究，术前化疗为 5 – Fu/CF/顺铂，放疗剂量为 45Gy，同时联合 5 – Fu，300mg/m^2 持续滴注，33/34 例可评价。28/33（85%）患者随后接受了手术，R$_0$ 切除率为 70%，病理完全缓解率为 30%，部分缓解为 24%（8/33 例），新辅助治疗有反应的患者中位生存时间明显长于无反应者，分别为 63.9 个月与 12.6 月（P = 0.03），且接受新辅助放疗、化疗患者的手术切除率也提高。上述研究结果显示胃癌术前同期放疗、化疗可以降低肿瘤分期，提高 R$_0$ 手术切除率，并降低局部及区域复发率，延长生存期，尤其是术后病理达到缓解的患者（PCR + PPR），其生存期得到明显延长。但术前同步放疗、化疗尚缺乏大样本的 III 期前瞻性随机对照研究，在局部进展期胃癌的研究中，术前同期放疗、化疗研究尚在刚刚起步阶段，因此还没有被推荐为标准治疗方案。

三、术 中 放 疗

由于术中设备和放射防护等因素，目前临床上单纯进行手术加术中放射治疗的研究不多。70 年代日本东京大学首先将术中放疗（IORT）应用于胃癌的治疗，IORT 可以在术中直视状态下照射姑息性切除的切缘、残留肿瘤、淋巴结转移及其周围浸润的肿瘤，期望可以增加局部和区域控制，进而提高生存率。欧美术中放疗多采用术前外照射＋术中照射的方案，其术中照射剂量明显低于东京大学的方案，以防止严重副作用的发生，术前外照射剂量为 45～50Gy，每次照射 1.8～2Gy，术中照射 10～20Gy。

1. 单纯术中放疗 日本高知医科大学 Ogata 等报告 178 例 JRS 分期 II～IV 期胃癌患者的诊治资料，其中 58 例接受了外科切除＋术中放疗，其余对照组 120 例仅行外科切除。研究结果显示接受 IORT 的患者疗效令人失望，II 期患者的生存优势虽然明显优于对照组，但统计学没有差异，III 期和 IV 期的数据则与对照组基本相同。Takahashi 与 Abe 报告日本大样本的 IORT 研究结果，211 例随机进入手术组与术后＋IORT 组（术中放疗 28～35Gy），II～IV 期患者 5 年生存提高了 15%～25%，其中 II 期为 84% vs 62%，III 期为 62% vs 37%，IV 期为 15% vs 0。进一步分析显示，研究组患者生存率的明显提高，缘于其中约 20% 的根治术后仅有局部区域复发的患者。但是该研究治疗选择的随机性存在明显缺陷，同时无法做进一步分层研究。我国 III 期（浆膜层受累或淋巴结阳性）和 IV 期（无法切除的转移病灶或邻近器官受侵）胃癌 200 例，随机进入外科手术和外科手术＋IOPR（单次照射 25～40Gy）研究，研究组 III 期的患者显示出生存优势，5 年 OS 为 65% vs 30%，8 年 OS 为 52% vs 22%（P < 0.01）。

2. 术中照射与外照射 美国国家癌症研究所 Sinderla 等进行了一组小样本的随机研究，结果显示胃癌完全切除术后 IORT 较术后放疗改善了局部控制，但是没有生存获益。IORT 组瘤床复发率为 31%，而对照组为80%（*P* < 0.01）。Ⅲ期和Ⅳ期根治性胃癌切除 + IORT 的 15 例患者中位生存时间为 25 个月，5 年生存率为 10%；研究同时显示术后 + 外照射对照组的 25 例患者，中位生存期为 21 个月，5 年生存率为 20%。虽然两组研究结果统计学没有差异，但对照组Ⅲ期和Ⅳ期的研究病例均在 7 年内死亡，而 IORT 组 15 例中有 3 例（20%）在研究终止时仍在无疾病证据状态下存活（*P* = 0.06）。

西班牙 Calvo 48 例 IORT + 术后外照射的研究，其中 AJCC 分期Ⅰ期、Ⅱ期 16 例患者中吻合口或淋巴结复发 8 例（浆膜和淋巴结受累分别为 70% 和 56%），5 年生存率为 39%，局部失败为 10.4%。Martinez - Monge 等继续上述研究，报告了 28 例浆膜（89%）或淋巴结受累（63%）患者，行 IORT 照射剂量 15Gy，外照射 40 ~ 46Gy（1.8 ~ 2.0Gy/F），结果总体 10 年生存率达 38%，局部失败率 11%。另一组研究 27 例，其中 70% 为 AJCC 分期 T 的Ⅲ期和Ⅳ期，手术 + IORT（照射剂量 12.5 ~ 16.6Gy），部分给予外照射 45Gy，2 年 OS 为 47%，DFS 为 27%，中位生存 19.3 个月。Gilly 等报告 45 例患者外科切除 + IORT（15Gy）+ 外照射（45Gy），N_1/N_2 阳性者 5 年生存率为 51%。采用上述方案的进一步研究，入组 82 例患者中 pT_3 或 pN + 的有 49 例采用手术 + IORT + 外照射，8 年生存率为 50% vs 28%，明显高于同期单纯手术的对照研究。文献报道术中放疗策略及疗效见表 18 - 7。

表 18 - 7　术中放疗策略及结果

研究系列	患者数目	术中放疗照射剂量（Gy）	外照射放疗照射剂量（Gy）	局部区域复发率（%）	生存率
Ogata	58	28 ~ 30	None	—	Stage Ⅱ，100%
					Stage Ⅲ，55%
					Stage Ⅳ，12%
Sindelar	15	20	None	31	10%，5y
KramLing	54	28	None	12	55mo，mean
Calvo	48	15	40 ~ 46 *	11	39%，5y
Avizonis	27	12.5 ~ 16.5	45 *	37	47%，2y
Coquard	30	12 ~ 15	46	25	44%，5y
Chambert	21	15 ~ 20	28 ~ 46	33	32%，5y

四、术后放疗

1. 术后单独辅助放疗　英国胃癌研究组（BSCG）已经完成前瞻性随机研究，对照单纯手术和 FAM 方案化疗或术后外照射放疗（EBRT）（45Gy/25F ± 局部加量 5Gy），随访 436 例患者 12 个月，显示两组生存期没有差异，但辅助治疗组局部控制率明显提高，分别为放疗组 15/153（10%）、化疗组 26/138（19%）和单纯手术组 39/145（27%）。虽然这个研究包含有 98 例肉眼可见肿瘤残留和 78 例镜下阳性切缘的病例，使结果的解释有些复杂，但仍然提示术前或术后放疗可以提高局部控制率，但必须结合同期化疗，否则可能对生存获益没有帮助。因此胃癌根治术后的辅助治疗中，并不推荐单纯术后辅助放疗，单纯放疗多应用于以姑息性治疗为目（如止血，缓解疼痛等）的治疗。

2. 术后同期放疗、化疗　国外已经在进行胃癌术后辅助放疗、化疗的Ⅱ期试验研究。Gunderson 等报告对 14 例肿瘤侵犯超出胃壁和（或）淋巴结阳性患者，均给予术后外照射 45 ~ 52Gy（1.8Gy/F），加 5 - Fu 为基础的同期化疗，得到了中位生存期 24 个月和 4 年生存率 43% 的结果，随访显示局部复发率为 2/14（14%），而仅行外科切除的同样高危患者局部复发率达 42%。Thomas Jefferson 大学医院将 120 例外科切除后发现肿瘤外侵超出胃壁、有淋巴结转移或切缘阳性的高危胃癌患者，分为外科手术组（70 例）和术后辅助治疗组（50 例），结果发现无论是局部控制率，还是中位生存期及 5 年生存率，后者均明显高于单纯切除组。切缘阴性的患者单纯手术组局部控制率为55%，术后辅助放疗组（部分同期合并化疗）为93%（$P = 0.03$），其中T_3、T_4合并淋巴结转移的患者，两组的中位生存期分别为9个月和13个月，5年生存率为4%和22%（$P = 0.03$）。该医院另外一组对55例胃－食管交界部位肿瘤的研究显示，局部复发率在单手术组为74%，而术后放疗±化疗组则为36%（$P = 0.001$），生存趋势也显示后组为优，5年生存率分别为0% vs 15%（$P > 0.01$）。美国宾夕法尼亚大学的研究分析，提示强化治疗可以改善局部控制与生存，对照单手术、手术＋放疗和手术后同期放疗、化疗3组，局部复发率分别为75%（31/40）、24%（4/17），和15%（4/27），5年生存趋势术后辅助化疗也优于单纯手术，分别为55% vs 31%。美国Mayo医学中心报告了63例胃癌或胃－食管交界部位肿瘤术后放疗±5－Fu化疗的研究，63例患者接受了术后放疗±5－Fu化疗，其中25例虽然行根治性肿瘤切除，但由于肿瘤外侵超出胃壁或（和）淋巴结转移而复发可能较大，这些病例中84%给予外照射放疗＋5－Fu±甲酰四氢叶酸治疗，20%尚接受维持化疗，中位生存期达19个月，局部控制率为80%（20/25），虽然这组患者预后因素不良，但4年生存率仍达到31%。

美国Mayo医学中心的研究包含了62例已行根治性切除，但预后因素差的胃癌患者，随机分入单纯手术组和术后放疗（照射剂量37.5Gy/24F/4－5W）＋同期5－Fu化疗（15mg/kg，1～3天，静脉推注）。采用非分层随机前方案，按2∶3比例进入研究，39例给予随机研究前的告知，其中10例拒绝进一步治疗而继续随访观察，研究显示进入术后辅助治疗组患者无复发生存率与总生存率均得到显著改善，术后辅助治疗组总体5年生存率达23%，明显高于单纯手术组的4%（$P < 0.05$）。将这些病例研究结果与临床在治患者（26例术后辅助治疗，33例单纯手术）合并后，辅助治疗组5年生存率为20%，单纯手术组为12%，两组局部复发率结果也证实前者明显优于后者，分别为39%和54%。

由于初期的小样本Ⅲ期试验得到了相互矛盾结果，因此2000年美国西南肿瘤协作组进行了大样本、多协作组、随机的Ⅲ期临床INT－0116号研究：选择有复发高危因素的胃癌根治术后患者，采用5－Fu为基础的化疗加瘤床及区域淋巴结区照射，与单纯手术进行对比。入组标准为胃癌或胃－食管交界处肿瘤根治术后，肿瘤浸润整个肌层（$T_{2\sim4}N_0$）或有淋巴结受侵（$T_{1\sim4}N_{1\sim3}$），入组患者淋巴结转移率为85%。进入研究的556例患者肿瘤切除后随机分入单纯手术组或术后放疗、化疗联合治疗组，治疗方案包括：5－Fu＋甲酰四氢叶酸5天方案化疗一周期，然后同期放疗45Gy/25F，在第1、第3、第5周联合5－Fu＋甲酰四氢叶酸4天方案化疗，最后间隔1个月后重复5－Fu＋甲酰四氢叶酸5天方案化疗二周期。中位随访5年，结果术后联合治疗组和单纯手术后观察组3年无复发生存率分别为48% vs 31%（$P = 0.001$），3年总生存率为50% vs 41%（$P = 0.005$），中位总生存时间为36个月 vs 27个月，中位无复发生存时间为30个月 vs 19个月。

根据首发的复发部位，将其分为局部、区域复发和远处转移。研究结果显示复发情况两组也有较大差异：单纯手术组局部复发为29%，术后放疗、化疗组为19%；区域复发被定义为腹腔内肿瘤扩散，研究报告前组为72%，后组为65%；腹腔外的远处转移后组发生率为33%，明显高于前组的18%。该研究显示患者耐受较好，治疗相关死亡发生3例（1%），3度毒性反应发生率为41%，4度反应为32%，主要毒性反应为白细胞降低和恶心、呕吐及腹泻等消化道反应。

INT－0116号研究结果显示术后同期放疗、化疗给肿瘤切除后的复发高危患者带来生存获益，成为支持对尚有可能治愈的高危胃癌或胃－食管交界处肿瘤患者根治术后，同期放疗、化疗作为术后常规治疗手段参与的有力证据。2004年该研究根据中位随访7年的结果更新了资料，无复发生存率和总生存率在术后放疗、化疗组为30个月和35个月，单纯手术组则为19个月和26个月，术后放疗、化疗组未发现有长期毒性反应表现。提示术后放疗、化疗在较长随访期后也使患者得到生存获益。

INT－0116号研究目前的结论认为，局部晚期胃癌患者接受D_0和D_1手术后的同步放疗、化疗具有明显的生存优势，可以提高无复发生存率和远期生存率。2001年该研究结果正式发表后，同步放疗、化疗已成为北美胃癌根治术后（$\geqslant D_0$淋巴结清扫范围的手术）具有高危因素患者术后必需的辅助治疗手段。有权威调查显示，美国胃癌术后同步放疗、化疗患者比例由6.5%提高至13.3%（$P < 0.0001$），ⅠB～Ⅳ期（M0）患者3年总生存率由32.2%提高至34.5%（$P = 0.004$）。

东西方学者报告的胃癌治疗效果存在明显差异，日本、韩国和中国等东方国家的研究显示胃癌5年生存率可达40%～60%，而同期欧美国家的结果则仅有20%左右。产生这种差异的主要原因被认为由于东西方人种发生的胃癌的生物学行为和诊疗策略不同所致。而 INT－0116 号研究实验组与对照组白色人种分别占 75％和 73％，亚裔患者比例仅为 5％和 7％，因此其结果主要针对高加索裔的胃癌患者，亚裔人群采用综合治疗方案是否有效，尚不能肯定可以参照该研究的结果。

区域淋巴结转移被认为是的独立预后因素，欧美一般认为淋巴结是肿瘤发生远处转移的征兆，预示肿瘤全身播散，因此主要采用标准的胃切除 + 胃周淋巴结抽检的式样，而我国及韩国、日本等东方国家则多采用根治性胃切除 + 区域淋巴结清扫，既期望可以获得准确病理分期，又达到降低局部复发和最终治愈。因此亚洲多采用 D_2 切除术作为标准胃癌治疗方式。

INT－0116 号研究中入组的绝大部分患者仅接受了小于 D_2 的手术（D_0 54％，D_1 36％），只有 10％为 D_2 手术，这说明接受 D_0 和 D_1 淋巴结清扫的患者可能更得益于术后同步放疗、化疗。如果患者行 D_2 手术，是否还需要进行术后同步放疗、化疗尚是一个疑问。

韩国于 2005 年发表了一项大宗病例的回顾性研究，在 3447 名胃癌患者中，入组条件和同步放疗、化疗方案与 INT－0116 号研究基本相同的 990 例胃癌患者均进行了 D_2 手术（但未包括 I 期患者），其中 544 例仅行单纯 D_2 手术，446 例在 D_2 术后进行同期放疗、化疗。结果显示同期放疗、化疗组较单纯手术降低 20％的死亡风险，中位生存期分别为 95.3 个月和 62.6 个月（$P＝0.02$），5 年无复发生存率和总生存率分别为 54.4％ vs 47.9％（$P＝0.0161$）、57.1％ vs 51％（$P＝0.0198$），而且这种生存获益见于 II 期、IIIA 期、IIIB 期和 IV 期的各期患者。这是正式报告同步放疗、化疗可明显改善 D_2 术后亚裔胃癌患者预后的第一篇文章，虽然并非随机对照研究，但对胃癌术后特别是亚裔人群胃癌的术后辅助治疗具有较大的提示作用。

ARTIST 研究（ARTIST trial）是在上述研究基础上，继续进行的 D_2 术后化疗对比同期放疗、化疗的多中心、随机分组的 III 期临床研究，将胃癌术后患者随机分入化疗组（XP 方案：卡培他滨 + 顺铂，21 天为 1 周期，共 6 周期）和放疗、化疗组（XP 方案 2 周期 +45Gy/25F/5W，同期卡培他滨单药 +XP4 周期），目前报告上述两组已有 75％和 82％的患者完成了治疗，组间急性毒性反应无明显差异，DES 和 OS 的数据尚未报告。文献报道可切除的胃癌或胃底 - 食管癌外科手术 ± 辅助治疗的 II 期研究结果见表 18－8。

表 18－8　可切除的胃癌或胃底贲门癌外科手术 ± 辅助治疗的 II 期研究

Institution/Disease Site/Treatment	SURVIVAL Patient No.	SURVIVAL Median (mo)	Long－term* (%)	P value	LOCAL－REGIONAL RELAPSE No.	(%)	P value	Ref. No.
1. U Penn（胃癌或胃底 - 贲门癌）*								165
a. 单纯外科手术	40	16	31（2 yr）	—	31	75	—	
b. 术后放疗	17	15	50（2 yr）	—	4	24	—	
c. 术后放疗 + 化疗	27	21	55（2 yr）	—	4	15	—	
2. Mayo Clinic（胃癌、胃底 - 贲门癌）术后放疗 ± 化疗 25 T_3，T_4 or N +		19	31（4 yr）		5	20		166
3. TJUH（胃底 - 贲门癌）+	S EBRT				S EBRT			164
外科 + 放疗 + 化疗	37 18		12 vs 20	—		74 vs 36	.0014	
T_3，T_4	— —		—		11 14	87 vs 47	.0016	
LN（-）	— —		—		42 100	—	—	
LN（+）	— —		—		0 15 .001	97 vs 14	.0001	

注：* 长期生存，除个例外均为 5 年的资料；CT，化疗（chemotherapy）；EBRT，外照射放疗（external beam radiation）；IORT，术中放疗（intraoperative radiation）；N +，淋巴结阳性（node positive）；postop，术后残留（postoperative）；S，外科（surgery）. adjuv，辅助治疗（adjuvant therapy. ）

五、局部晚期胃癌的姑息放射治疗

局部晚期病变是外科医生根据术中所见或术前 CT、超声内镜及腹腔镜等检查，认为无法实现彻底切除的病例或肿块可以被完全切除，但是由于淋巴结受侵或肿瘤外侵超出胃壁而导致局部和远处复发风险较大的病例。对于失去手术机会的患者，放疗的减症作用是不可替代的。Myint 提出，目前的放疗技术已有很大提高，对于因为原发灶本身进展或出现远处转移而不能手术的胃癌患者，能通过高剂量短程适形放疗缓解症状，而且放疗的副作用可耐受，适形放疗可单独使用或用于外照射加量。

1. 单纯放疗　近年研究证实胃底 – 贲门病变适合于接受放疗，Wieland 等研究结果显示，胃癌患者接受 60Gy 的照射剂量（1.5～2.0Gy/d），3 年及 5 年生存率分为 11% 及 7%。Takahashi 比较了在肿瘤无法切除或姑息切除后放疗得到的局部控制情况回顾性研究，放疗后患者平均生存 9～10 个月，1 年生存率为 74%（32/43），2.5 年生存率为 27%（12/43）。Abe 等报告了 27 例 IV 期患者，肿瘤切除后单次术中照射 28～33Gy，5 年生存率为 15%，其中长期存活的 4 例中，3 例证实有肿瘤残留。而同一研究中入组行单纯手术的 18 例 IV 期患者没有 1 例获得 5 年生存。

2. 放疗 + 化疗　文献报告绝大多数接受胃癌同期放疗、化疗的患者均为有肿瘤残留或无法切除的病例，同期放疗、化疗的 III 期实验也基本都得到了优于单一治疗模式的结果。Mayo 医学中心的随机系列研究中，50% 的患者在接受外照射放疗（35～37.5Gy/4－5W）的第 1～3 天同期应用 5－Fu（15mg/kg），同期治疗组的平均及总生存均得到改善，中位生存为 13 vs 5.9 个月；5 年生存率为 12% vs 0。

胃肠肿瘤研究组（GITSG）的随机研究结果显示，同期外照射 +5－Fu 治疗后，5－Fu + MeCCNU 维持治疗，明显优于单纯 5－Fu + MeCCNU 治疗，3 年和 4 年生存为 18% vs 6%～7%（P < 0.05）。

非随机的独立研究报告的数据也显示同期放疗、化疗可以提高疾病控制和患者的生存。美国 Mayo 医学中心和麻省总医院（MGH）发表的研究结果，外科次全切除后肿瘤残留或无法切除接受同期放疗、化疗的患者，获得长期存活的比例超过 10%。宾夕法尼亚大学分析了食管胃底交界处无法切除病例 3 种模式治疗后局部控制的情况，单纯放疗为 1/23（4%），单纯化疗为 0/8，同期放疗、化疗为 11/21（52%）；单纯放疗组中位生存期 5 个月，而同期放疗、化疗组为 10 个月。Mayo 医学中心和北美中心癌症治疗组（NCCTG）的扩大试验采用外照射放疗，同期 5－Fu（400mg/m^2）+ 低剂量甲酰四氢叶酸（20mg/m^2），分 3～4d 静脉滴注，局部晚期胃癌患者 6 例中有 2 例 3 年后仍存活，且无疾病复发征象。

美国胃肠肿瘤研究组（GITSG）和 MGH 发表的分析研究证实对仅行肿瘤部分切除、大体肿瘤残留或大体肿瘤切除后镜下肿瘤残留的胃癌患者，放疗、化疗联合治疗获得生存的改善。GITSG 的研究报告部分切除和无法切除患者 3 年生存分别为 25% 和 10%，MGH 研究报告肿瘤镜下残留、大体残留和无法切除病例经同期放疗、化疗后中位生存分别为 24 个月、15 个月和 14 个月。无法切除者没有 4 年生存，而基本切除 + 综合治疗后 4 年生存达 10%。

Mayo 医学中心的研究证实，肿瘤姑息切除后有镜下残留的胃癌或胃 – 食管交界患者放疗 ± 化疗组与高危亚群对比可以改善中位生存。1980～1996 年共有 67 例胃底贲门癌患者进入研究，均为原发或复发的晚期肿瘤患者，其中 28 例系无法切除，39 例为切除后肿瘤残留（镜下残留 28 例，大体残留 11 例），其中 21% 尚有局部或区域复发，但未能证实有腹腔或腹腔外的转移。镜下残留组有 75%、其他亚组有 92% 的病例在放疗同期或放疗后接受 5－Fu ± 甲酰四氢叶酸治疗。镜下残留患者、次全切除和大体残留患者中位生存分别为 16.7 个月、9.6 个月和 12 个月，局部或区域复发者中位生存为 10 个月。

六、放射治疗胃周正常组织耐受性

胃癌姑息性切除术后，最佳的肿瘤靶区应根据外科及病理显示原发肿瘤的位置及病变侵犯的范围来确定，原发肿瘤的位置、胃壁受侵范围与深度决定淋巴结转移发生的特定位置及转移发生的概率：发生在胃任何位置的肿瘤除容易转移到肿瘤附近的淋巴外，均有向胃大、小弯处转移的倾向。胃底及胃－食管交界处肿瘤多见纵隔及贲门旁淋巴结转移，但胃窦、十二指肠旁区域、肝门淋巴结转移少见；发生在胃体的肿瘤，淋巴结转移可以发生在各个区域，但在胃大、小弯及肿瘤附近淋巴结转移率最高；胃窦等远端发生的肿瘤，易见十二指肠旁、胰腺旁和肝门淋巴结转移，但向上区域的淋巴结，如贲门、食管旁及纵隔淋巴结以及脾门淋巴结转移发生较少。

　　Tepper 和 Gundersons 提出了胃癌术后放射治疗的临床靶体积勾画原则，主要依据为原发肿瘤的位置及范围（T 分期）和已经确定的淋巴结受累区域及范围（N 分期）（图 18－319、图 18－320）。一般情况下，淋巴结阳性的患者照射野覆盖的范围较广，包括瘤床、残胃、手术切缘和淋巴结引流区；手术切除彻底并淋巴结阴性（淋巴结检出不少于 10～15 个以上）的患者其照射野在肿瘤切缘外扩 5cm，淋巴引流区是否照射可以根据病变复发危险，正常组织耐受情况综合判断来决定。

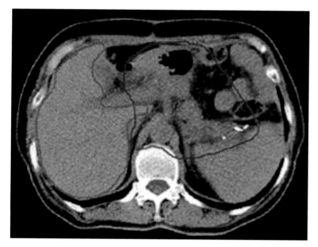

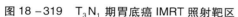

图 18－319　T_3N_1 期胃底癌 IMRT 照射靶区

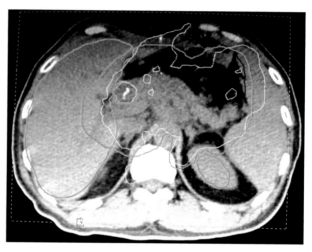

图 18－320　T_4N_3 期胃窦癌 IMRT 照射靶区（胃窦部银夹）

　　胃癌放疗存在靶区范围大，放疗、化疗联合治疗而造成毒性反应大；肝脏、肾脏、脊髓等重要器官位于胃癌放疗的靶区周围，由于其放射耐受量低，限制了靶区的照射剂量；腹腔器官随呼吸运动移动，在此种情况下为保证靶区没有漏照射而必须扩大放射治疗的安全边界，造成治疗的毒性反应大；医生在靶区勾画上的差异，也是影响术后放疗疗效不确定的因素。

　　对于理想的照射野设计需要根据外科及病理确定的病变范围进行个体化的修正，同时必须考虑到肿瘤临近器官或结构的耐受情况。术前、术后的影像学图像的重建及术中放置的标志有助瘤床及淋巴结的确定。上腹部多数的器官与结构为放射剂量受限器官（如胃、小肠、肝脏、肾脏和脊髓），采用适当形状的照射野可以在胃受照剂量 45～50.4Gy/1.8～2.0Gy/F 情况下，小肠严重毒性的危险控制在 5% 或之下。绝大多数情况下，部分肾脏位于前后位治疗的照射野中，但是务必保证至少 2/3 或 3/4 的肾脏在照射野外（必要时可以给予全肾受照，但剂量要低于 20Gy）。通过术前、术后的影像学图像的重建及术中置放的标志，精确勾画可以使食管－胃交界处肿瘤或胃中远段肿瘤接受放疗时左肾的 1/2 或 2/3 免受照射。通过认真设计，在照射胰十二指肠淋巴结时，右肾的 75%～90% 可以得到保护。但是如果伴有幽门狭窄的胃窦癌或十二指肠切缘阳性，十二指肠祥被包括在靶区内时，可能有一半体积或更多的右肾无法避开照射野内，此时左肾 2/3～3/4 的体积必须被保护。采用上述技术后，明显降低了肾脏损伤的发生（图 18－321）。

　　食管－胃交界肿瘤或胃底肿瘤在进行术前或首次同期放疗、化疗时，食管远端的 3～5cm 应包括在照射野内；如果胃底肿瘤侵犯超出胃壁，左半膈肌的大部分均在照射野内。以上两种情况在采用二维技术照射时，均要使用低熔点铅挡块或多叶准直器保护，降低心脏及周围正常结构的受照体积。在应用含有阿霉素的化疗方案时，更应注意采用多种技术保护心脏。食管－胃交界肿瘤在术后放疗时，照射野通常要包括胃上部分、部分甚至全部残胃，除选择性的 T_3N_0 患者接受累及野照射外，术后放疗照射范围均大于术前放疗。

如果术前的影像学资料可以重建肿瘤靶体积，应更多考虑采用多野照射技术。有研究资料显示，采用多野技术可以降低放疗毒性，采用两侧野＋前后对穿野照射的技术的术前放疗剂量均匀度得到了改善。在胃底偏后区域的术后二维放射治疗时，通过侧野或斜野给量 10～20Gy，可以降低脊髓及右肾受照剂量。肝脏和肾脏对射线的耐受性使胃癌术后放疗时侧野给量限制在不能超过 20Gy，食管－胃交界肿瘤照射也因为肺组织受照剂量的限制，侧野给量规定限制在 10～15Gy。随着三维适形放疗技术（3D－CRT）在临床的广泛应用，高危靶体积位置精确度明显得到提高，适形调强放疗技术（IMRT）的应用，则使靶区剂量的分布更优。IMRT 是近几年兴起的一种新的先进的放疗技术，它具有靶区高剂量三维适形，周围高危器官受量少的优点。

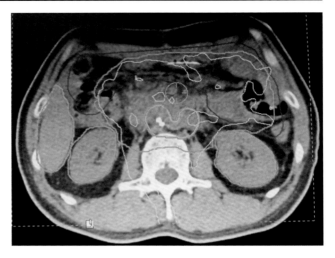

图 18 － 321　T_4N_3 胃癌（胃窦部肿瘤）脊髓及双肾仅接受较低照射剂量

采用精确放疗技术（3D－CRT 或 IMRT）勾画的临床靶区（clinical target volume，CTV）应包括：①瘤床，其范围包括肿瘤、残胃、已切除的胃原所在区及一部分横结肠、十二指肠、胰腺和门静脉，还应包括空肠胃或空肠食管吻合口。②腹膜，要根据局部浸润和远处转移的程度来考虑。由于 T_3 和 T_4 期胃癌患者的病灶在微观上持续延伸，局部照射剂量为 45～50Gy 是合理的，CTV 应包括胃所在的腹膜区。对于广泛腹膜转移的胃癌患者，全身或腔内化疗更合适。③淋巴区域，包括 1～16 组淋巴结区（日本分组），还必须包括肝门淋巴结和脾门淋巴结。在切除近端的肿瘤后，根据淋巴结的转移情况应尽量避免使大肠和肾脏受到照射；位于近端或远端的肿瘤，由于可切除的安全范围较小，应加用术后放疗；位于贲门部的肿瘤，CTV 应包括下胸段食管及相应的淋巴结转移区；肿瘤侵犯末端食管时，照射范围还应包括一个更完整的淋巴引流区，对于一般情况较好的患者尤应如此；位于胃底的肿瘤，CTV 应包括大部分左横膈和脾及脾门；发生在近端曲度平缓部位的肿瘤，没必要术后照射全肝门，而发生在远端的肿瘤，术后 CTV 应包括肝门和十二指肠，脾则置于照射野外。虽然对于高危的胃癌患者行术后放疗是有益的，但对这些患者应当进行再分组，对不同亚组的患者照射的范围也应不完全一样，以免患者受到过分的照射。

（广东省中医院　任　军）

第七节　胃癌介入治疗

一、胃癌放射介入治疗

在以外科手术为主的胃癌综合治疗中，化学治疗仍是重要辅助手段之一，在术前、术中和术后使用，抑制癌细胞转移和防止医源性扩散，从而提高手术效果。但由于静脉化疗全身毒副作用大，致使部分患者难以耐受。近年来，随着介入放射学的发展，经动脉灌注化疗在胃癌的综合性治疗中开辟了一条新的途径，取得了较好的临床效果。文献报道胃癌介入化疗后肿瘤组织病理学改变有效率 65%～80%，完全缓解及部分缓解率为 65.3%（95% CI：52.0%～78.6%），手术切除前行介入治疗的患者其生存期明显长于对照组。Ota T 等报道胃癌肝转移瘤介入化疗总有效率达 91%。

（一）胃癌介入灌注化疗方法

1. **穿刺途径**　常用经股动脉穿刺途径，即双侧腹股沟区备皮后，常规消毒局麻下采用 Seldinger 法，行股动脉穿刺。对于股动脉迂曲、狭窄患者可行经锁骨下动脉或桡动脉穿刺。穿刺成功后引入 4～5F 血管鞘，经鞘引入 4～5F 导管至腹腔干、肠系膜上动脉造影，根据肿瘤所在部位和血供分布情况，进行超选择性插管至相应的肿瘤供血动脉，一般贲门和胃底部肿瘤选择胃左动脉、肝左动脉、胃短动脉、胃右动脉，胃体部肿瘤选择胃左动脉及胃右动脉，胃窦部肿瘤选择胃右动脉及胃十二指肠动脉，经导管注入化疗药物。经股动脉穿刺行腹腔干、肠系膜上动脉造影可清楚显示肝总动脉、肝固有动脉、胃十二指肠动脉、胃左动脉、脾动脉及肠系膜上动脉的主要分支（图 18－322）。

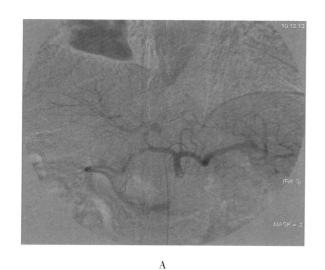

A

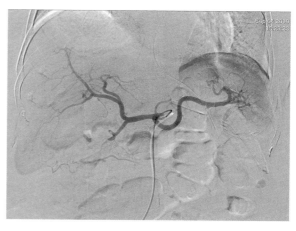

B

C

图 18－322　经股动脉穿刺行腹腔干（A、B）、肠系膜上动脉（C）造影清楚显示其主要分支

2. **化疗方案**　介入化疗方案与静脉化疗方案基本一致，常用的化疗方案包括 FCM（5－Fu ＋ CDDP ＋ MMC）、FAM（5－Fu ＋ ADM ＋ MMC）、FAMD（5－Fu ＋ ADM ＋ MMC ＋ DDP）、FAMTX（5－Fu ＋ ADM ＋ MTX）及 EAP（Vpl6 ＋ ADM ＋ DDP）等。根据患者的体表面积制定化疗药物的用量，常用剂量范围为 5－Fu 500～1 500mg，MMC 10～30mg，ADM 30～120mg，CDDP 或 DDP 20～10mg，Vp16 100～300mg，MTX 1 000～2 000mg。化疗方案最好能交替应用，克服肿瘤耐药性，从而达到更有效的效果。如果患者有病理结果，则

根据病理类型选择更有效的化疗药物。

3. 介入化疗禁忌证　虽然本操作创伤小、局部药物浓度高，但对于一些患者因疗效差、并发症发生率高或预后极差等多种因素，不宜采用介入治疗，包括：①碘对比剂、麻药过敏患者；②严重肝、肾功能障碍；③严重心血管疾病；④有高热、感染及白细胞计数低于 $3 \times 10^9/L$ 者；⑤发生严重腹腔及全身多脏器转移者；⑥严重出血倾向者；⑦巨大癌性溃疡等。

（二）胃癌术前介入治疗

对于进展期胃癌患者，采用局部动脉介入灌注化疗时，药物经供血动脉首先到达靶器官，不受全身血流分布的影响，高浓度的化疗药物可直接作用于靶器官，从而增强对肿瘤细胞的杀伤作用，缩小病灶，提高手术切除率，降低化疗的毒副反应，对已存在的微小转移灶和亚临床病灶能得到较早的控制，减少手术的复发和转移，从而提高化疗疗效，药物效价可提高 2~22 倍，疗效可提高 4~10 倍。

肿瘤的生长、转移依赖于肿瘤新生血管的生成，因此抑制肿瘤血管的生成或控制肿瘤血供可以阻断或延缓原发肿瘤的生长和转移。进展期胃癌术前经动脉灌注化疗可使肿瘤血管发生炎性水肿，血管黏膜增厚，血栓形成，从而引起组织坏死，肿瘤细胞核的变性，炎症细胞浸润，纤维组织增生等反应，减少了术中牵拉和挤压可能造成的肿瘤医源性播散，降低了胃癌术后复发及转移率。对于瘤体较大的病灶，术前介入化疗，可缩小体积，利于 II 期手术。此外，部分化疗药物经肿瘤组织后仍可作用于胃周淋巴结和临近腹膜，经肿瘤静脉回流到门静脉系统，可直接杀灭血循环中的癌细胞，不仅可预防肝转移，且对于已有的微转移灶亦有一定的疗效。对于胃癌伴有呕血的患者，术前经动脉灌注化疗加栓塞治疗具有良好的疗效，栓塞后呕血消失，肿瘤缩小，为手术切除赢得时间。

术前经动脉灌注化疗对进展期患者的一般情况影响较小，对肝、肾功能的损害具有可逆性，并不影响手术。但由于部分化疗药物的骨髓抑制作用，导致贫血和白细胞降低可能会影响术后恢复和抗感染能力，因此需要连续监测血象并进行对症治疗。化疗后手术时间最好选择在灌注或栓塞后 7~10 天进行，最迟不超过 1 个月。在此期间，肿瘤周围组织疏松水肿，浸润、粘连较少，并可出现不同程度的纤维化，此时手术便于肿瘤组织剥离、清扫淋巴结出血少，操作方便。因此介入化疗有望成为胃癌患者手术前的一个常规治疗，在手术前给予化疗栓塞对提高手术切除率具有重要的临床价值。图 18－323 显示 1 例 72 岁男性胃底贲门癌患者介入化疗过程：CT 平扫显示胃底贲门部胃壁增厚，局部可见软组织肿块影突入胃腔内（A），增强扫描病灶轻度不均匀强化（B~D）。经股动脉穿刺，选择性插管至腹腔干造影明确胃左动脉位置（E），将微导管超选择性插管至胃左动脉，进行灌注化疗（F）。

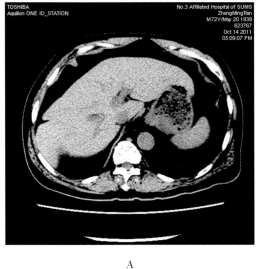

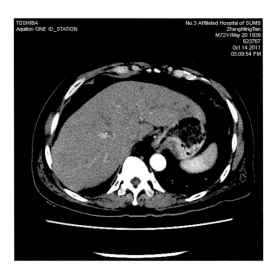

A　　　　　　　　　　　　　　　　　　　　B

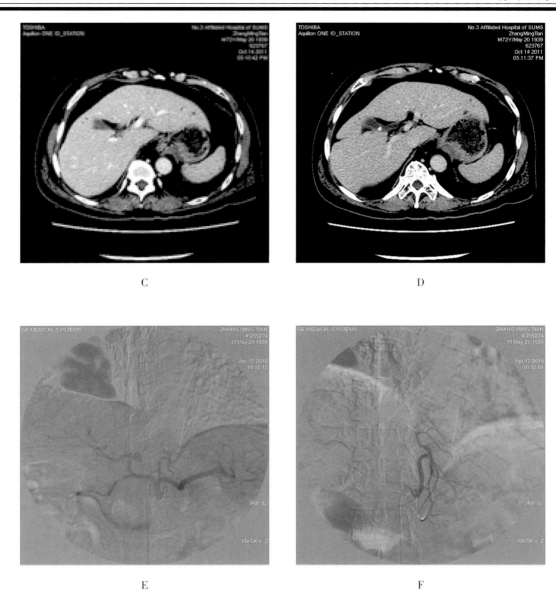

图 18 - 323 贲门癌介入化疗

（三）不能切除或复发、转移胃癌的介入治疗

由于晚期胃癌或伴有全身多发转移的胃癌患者，一般失去再次手术治疗的机会，并且这类患者一般情况较差，难以耐受全身静脉化疗，预后极差。介入灌注化疗能够克服静脉化疗的缺点，提高肿瘤局部药物浓度，降低化疗的全身毒副反应，因此适用范围更广。介入灌注化疗是治疗不能切除胃癌或胃癌复发、转移的有效手段。根据胃癌或转移灶所在部位选择性行经动脉灌注化疗或植入药盒系统。图 18 - 324 为 1 例 65 岁男性胃底贲门癌肝转移的介入化疗：CT 平扫显示胃底贲门部胃壁不规则增厚，局部可见软组织肿块影突入胃腔内（A），增强扫描病灶明显强化（B ~ D），肝内可见多发大小不等类圆形低密度影，增强扫描呈环形轻度强化。经股动脉穿刺，选择性插管至腹腔干明确胃左动脉位置，然后超选择性插管至胃左动脉，进行灌注化疗（E、F）。再次行肠系膜上动脉造影明确肝动脉位置及肝内转移瘤血供情况，经导管进行灌注化疗（G ~ I）。

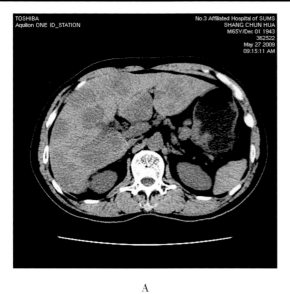

A

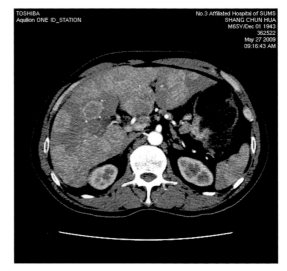

B

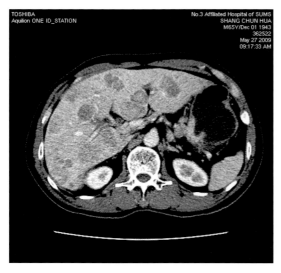

C

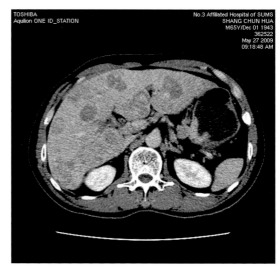

D

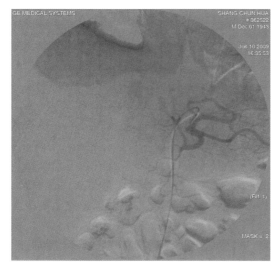

E

F

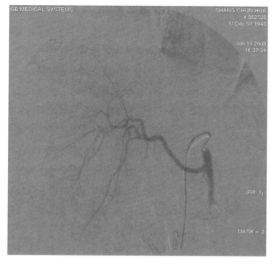
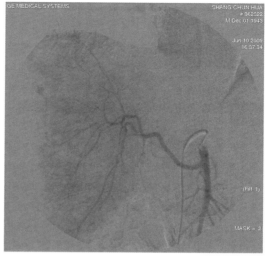

G   H

I

图 18 - 324   胃底贲门癌肝转移介入化疗

（四）胃癌并发幽门梗阻的介入治疗

晚期胃癌浸润、术后肿瘤复发均可引起消化道梗阻，造成顽固性的恶心、呕吐、腹胀、吞咽困难，以及营养缺乏、电解质失衡，渐进性降低患者生存质量。大部分患者由于全身情况太差或肿瘤晚期，手术风险高，痛苦大，成功率低，症状改善不佳，效果不理想，不再适合外科治疗。利用介入技术进行支架植入可缓解症状，恢复患者经口摄食，提高生存质量。如果将放置支架与经动脉化疗栓塞相结合治疗胃癌恶性梗阻，即"双介入法"，可有效预防支架再狭窄，进一步延长患者的生存期。文献报道，应用 X 光透视，必要时联合胃镜，支架植入技术成功率达到 85.7% ~ 96%。

（中山大学附属第三医院　张　波）

二、超声引导下胃癌肝转移的射频消融治疗

胃肠恶性肿瘤肝转移是最常见的转移性肝癌，肝转移癌远期预后较差，未经治疗患者 5 年生存率接近

0。虽然对于可切除病灶，根治性手术切除仍是治疗的金标准，但由于因常伴有肝外转移灶，肝脏储备功能差及其他严重内科疾病，仅有约 8%~27% 的患者可耐受手术治疗，其中 75% 术后可出现复发。尽管化疗在不断进步，肝转移患者的预后仍不理想。射频消融（radiofrequency ablation，RFA）的出现及其技术的不断改进为此类患者提供了一种新的治疗手段。

（一）射频消融的历史与前景

该技术是由 Rossi 等意大利学者于 1990 年率先提出：在超声引导下应用电极针消灭肝脏内的肿瘤病灶具有可行性。其后，在 Goldberg 和 Livraghi 等人的努力下使该技术得到进一步发展。Solbiati 等在 1997 年报道了应用 cooled-tip 针进行肝转移癌消融的初步研究结果，技术成功率 91%（所有可显示的病灶均被消融）。之后又有数项研究发表，认为，RFA 是一种安全的，有效的方法，如采用多灶重叠治疗方案及良好的定位布针技术，可提高 3.6~6cm 大小肿瘤灭活率。

（二）射频消融的基本原理

十几年来，包括冷冻、微波、激光及射频在内的肿瘤消融技术得到了很大的发展，RFA 在超声引导下，通过经皮、经腹腔镜和术中等 3 种途径，将电极刺入瘤体，通过射频波转化为热能使肿瘤组织达到热凝固坏死而达到治疗目的。其机制可能为：①直接杀死细胞，消融区域的温度可达 60~100℃，此时细胞内蛋白质变性，膜类物质破坏，细胞死亡；②诱导细胞凋亡，温度在 42~60℃时，可引起细胞的程序性死亡；③反应带形成，被消融肿瘤周围的血管组织凝固坏死后不能继续向肿瘤供血而形成反应带，可有效防止肿瘤细胞的血行播散。另外，新近的研究表明，RFA 可以下调坏死组织周边残余肿瘤细胞中血管内皮生长因子的表达，抑制残余肿瘤的血管形成，从而降低肿瘤的复发与转移。

（三）射频消融的适用范围

目前认为不适于手术切除的肝转移是 RFA 治疗适应证，不适于切除的原因：①肝内转移灶多发；②肿瘤位置特殊，如临近大血管或胆管，手术风险较大或不能获得足够的阴性切缘；③肝脏储备功能差，不能耐受较大范围的肝切除；④合并有其他严重内科疾病，如心脏或肾脏功能不全、高龄等不能或不愿接受外科手术的结直肠癌肝转移患者。经 CEUS 检查后确定符合射频治疗适应证。

文献报道 RFA 适应证：①经 CEUS 或增强 CT/MR 证实肝转移瘤有增强活性表现。②病灶数目 4~6 个，最大直径≤3cm。③病灶数目 1~3 个，其中 1 个最大直径<6cm。④凝血酶原活动度>50%，血小板计数>6×10⁹/L。

（四）射频消融的方式及疗效

临床上，RFA 治疗肝转移日渐广泛。其主要的应用方式包括以下 3 种情况：①单用 RFA 治疗；②RFA 联合手术治疗；③RFA 联合化疗。

1. 单用 RFA 治疗　1999 年，Curley 等首先报道了一组 RFA 治疗不可切除的原发和转移性肝癌病例的治疗结果。全组 123 例患者中有 78 例转移性肝癌，作者采用经皮或开腹手术行 RFA，结果显示本组患者手术死亡率及并发症率分别为 0 及 24%。在 15 个月的随访期间内，局部复发率为 18%，27.6% 的患者肝内出现新的转移病灶。虽然缺乏长期的随访资料，但本研究显示出 RFA 具有较高的安全性，为其在临床的进一步应用提供了基础。吴洁研究 RFA 治疗 136 例肝转移癌疗效，首次射频消融治疗后肿瘤早期灭活率为 98.2%，肿瘤局部复发率为 16.9%，肝内转移癌新生率为 38.2%，肝外转移发生率为 8.8%，1 年、2 年、3 年生存率分别为 82.5%、64.3% 及 50.1%，生存期为（39.7±3.4）个月，中位生存期 38.0 个月；1 年、2 年、3 年无局部复发生存率分别为 67.7%、53.8% 及 38.3%，生存期为（33.4±3.2）个月，中位生存期 25.0 个月。Solbiati L 报道 29 例转移性肝癌 RFA 治疗结果，原发肿瘤 22 例来源于结直肠，5 例胃癌，胰腺癌和乳腺癌各 1 例，完全消失率为 91%，12 个月及 18 个月无疾病生存率分别为 50% 及 33%，总 6 个月、12 个月、18 个月的生存率为 100%、94% 及 89%。

2. RFA 联合手术　2010 年，Kim 等报道接受"胃癌切除+RFA"治疗的患者 1 年、3 年、5 年存活率分别为 66.8%、40.1%、16.1%，平均生存期为 30.7 个月，明显优于"胃癌切除 + 全身化疗"组；直径 <5cm 的病灶能被完全消融的比例是 95.3%，直径 >5cm 时则降至 50% 以下。2005 年，Elias 等报告 63 例开腹 RFA 加手术患者的治疗结果，其中位生存期为 36 个月，3 年生存率为 47%，局部复发率为 71%，切缘阳性是局部复发的主要原因，肿瘤直径 >3cm、转移灶临近大血管者局部复发率明显升高，与 Komprat 等研究结果相似。

3. RFA 联合化疗　目前，化疗仍是胃肠恶性肿瘤肝转移外科手术治疗的辅助手段，其主要方案为 FOL-FOX、FOLFIRI 和 FOLFOXIRI。不能手术的肝转移患者，单纯应用化疗后的总生存时间为 11.3 ~ 19 个月。靶向药物的出现给 RFA 肝转移癌患者的治疗带来希望，使化疗的有效反应率提高了 10% ~ 20%，患者的中位生存时间延长至 28 个月。Kundsen 等报道，36 例不能手术的患者经过前期化疗后再应用 RFA，可以提高患者的生存率，5 年生存率达 34%，中位生存时间达 39 个月。RFA 联合化疗使患者生存获益的主要原因可归结于：①对化疗残留病灶的彻底杀灭；②可以延长化疗间歇期，有效恢复患者体力状况以接受二线及三线治疗；③部分肝转移的患者经 RFA 治疗后表现为影像学完全缓解，可将化疗再次提升到"术后辅助"的阶段，也非常有利于患者心理状态的调整。联合化疗的 RFA 在技术层面上需要注意消融范围，理论上包括所有病变的原始部位，以取得较高的局部控制率。

（五）射频消融的并发症及预后

1. 并发症　总体来看，RFA 并发症的发生率为 2% ~ 6%，极少发生与 RFA 治疗相关的死亡。患者在 RFA 术中和术后往往会出现消融区域的轻、中度钝痛，但多在 1 周内消失，仅需对症处理。需要处理的并发症有腹腔内出血、腹腔感染、局部脓肿和胆管损伤等，针道经胸腔者可能会出现气胸等肺部损伤，但这些并发症的发生率不超过 2%，且多为自限性；而像肝功能衰竭、内脏损伤等并发症已属罕见。术中发生针道播散的概率为 0.2% ~ 2.8%，采用由浅入深、术后电凝的方法可以有效防止其发生。

2. 预后因素　影响 RFA 治疗肝转移癌效果的主要因素归结为肝外转移、肝内转移以及局部复发。局部复发是 RFA 治疗肝转移癌失败的重要因素，文献报道，复发率为 1.8% ~ 39.0%。肝内或肝外转移亦是影响 RFA 术后长期疗效的重要因素，文献报道其发生率约为 12.5% ~ 58.0%。Siperstein 等的研究认为肝内转移多发生于术后 9 个月左右，而肝外转移多较其晚 1 个月发生，并认为术前存在肝外转移病灶并不影响 RFA 术后患者的生存时间。另外，射频消融治疗的经验也很重要，MuHer 等指出，如果手术者的经验足够丰富，可以使肿瘤的原位复发率降低 10% 左右。

3. 疗效评价　目前作为肝内转移瘤 RFA 后的影像学评估方法主要有超声、CT、MRI 和超声造影（CEUS），在此主要介绍超声检查的应用。常规超声检查作为治疗后随访的常用的手段，可观察肿瘤的大小及回声变化，对肿瘤是否被灭活能做出一定程度的初步判断。由于肿瘤治疗后常因边界不清、病灶深部组织衰减，常规超声难以准确判断肿瘤灭活程度。彩超、能量多普勒能反映肿瘤内血流情况，具有一定特异性，在随访疗效中可发挥一定作用，尤其对被大血管包绕的肿瘤，观察局部消融范围内有无新生肿瘤血管较灵敏，有参考意义。但彩超对微血管的检出有局限性，并不能完全反映治疗区的坏死程度、形态或判定肿瘤是否有活性。但是随着新型造影剂和造影技术的不断进步，应用 CEUS 评价肝肿瘤治疗后疗效成为可能。实时 CEUS 检查可准确的显示治疗后病灶的形态大小、病灶内及周边血供情况，获得治疗区域的微循环信息，有助于判断肿瘤治疗后的灭活程度、发现局部残留，并可检出肝内其他部位的微小转移灶。

目前，手术切除仍是肝转移癌的首选治疗手段，对于不适合切除的患者可考虑行 RFA 治疗。RFA 联合手术或化疗能够延长患者的生存时间，而新辅助化疗在肝转移癌的治疗中具有重要意义，通过减小肿瘤体积，增加了手术切除的机会。局部复发是 RFA 失败的主要原因，对于直径 >3cm 的肿瘤，需慎重考虑。对于既不能手术切除又不能 RFA 者可先行新辅助化疗，并对肝脏转移病灶作动态观察，一旦条件允许，即行手术或 RFA 治疗，术后辅以化疗或靶向治疗以进一步提高疗效。

（六）胃癌肝转移射频消融实例

1. 女性，60 岁。胃癌术后 1 年，超声提示：肝内多个转移灶，直径大小约 1.3 ~ 2.6cm。行 RFA 治疗

（图 18 - 325 至图 18 - 328）。

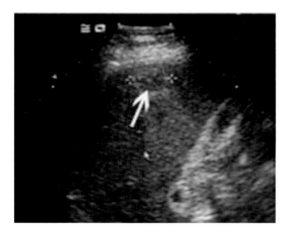

图 18 - 325　二维超声显示：肝内低回声结节

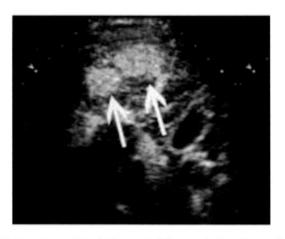

图 18 - 326　超声造影：动脉期肝内多发高增强结节

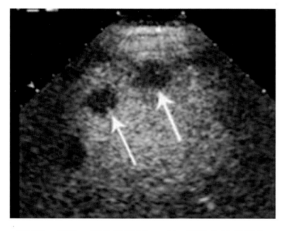

图 18 - 327　超声造影：延迟期肝内结节呈低
　　　　　　增强，边界清晰

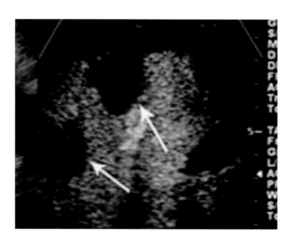

图 18 - 328　RFA 治疗后 1 月，CEUS 示：结
　　　　　　节三期均呈无增强，提示结节完
　　　　　　全消融

2. 女性，54 岁。胃癌，术前 CT 发现肝 S6 转移灶，超声亦提示：肝 S6 转移灶，大小约 1.8cm × 2.1cm。术前行 RFA 治疗（CEUS：超声造影）（图 18 - 329 至图 18 - 332）。

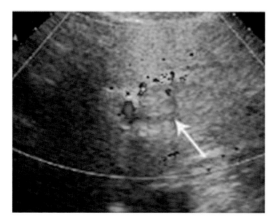

图 18 - 329　常规超声显示：肝内低回声结节

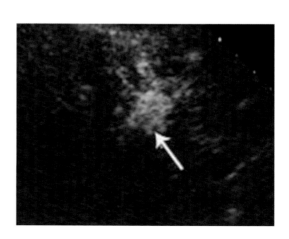

图 18 - 330　超声造影：动脉期结节呈高增强

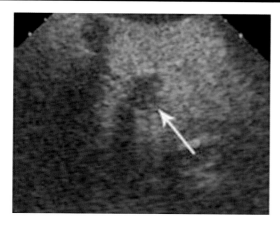

图 18－331　超声造影示：延迟期肝内结节呈
　　　　　　低增强

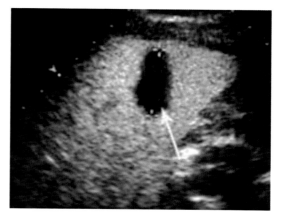

图 18－332　CEUS 示：RFA 术后 1 月，CEUS 提
　　　　　　示结节 3 期无增强，病灶完全消融

第八节　胃癌中医中药治疗

胃癌属于中医学的"积聚"、"胃痛"、"噎塞"及"胃反"等范畴。忧思恼怒、情志不遂或饮食不节，致肝失疏泄，胃失和降，或久病损伤脾胃，导致运化失职，痰凝气滞，热毒血瘀，交阻于胃，积聚成块而发为本病。胃癌属正虚邪实，正气亏虚为本，邪气聚结为其标。胃癌初期，正虚不显者，以驱邪抗癌治标为主，扶正治本为次。胃癌中期，正气虚损，正不抗邪者，扶正培本为主，驱邪抗癌治标为次。驱邪不忘扶正，扶正辅以驱邪。胃癌晚期，正气亏虚，首当扶正，驱邪当行气除湿、化痰消淤。扶正要注重调补脾肾，气血不足补脾胃，激发气血生化之源，阴阳不足补肝肾，使元气津血渐复。

1．早期胃癌患者中，肝胃不和型所占比例较大。此期胃癌已形成实体，并逐渐呈增长扩散之势，正气尚强，故病变局限。癌瘤易阻碍气机，致肝失疏泄，胃失和降。症见：胃院痞满，时时作痛，以隐痛为主，窜及两胁，嗳气频繁或进食发噎，大便不畅，或干或稀，苔薄白或薄黄，舌质红，脉弦。此时应重点攻邪，即所谓"驱邪安正"。

治则：舒肝理气，和胃降逆。

方药：柴胡舒肝散加减，药用：柴胡 9g，积壳 12g，郁金 9g，半夏 9g，川芎 6g，丹参 15g，白芍 15g，炙甘草 6g。

加减：恶心重见舌苔腻，可加藿香、陈皮；泛酸者，宜加吴茱萸、黄连；胁痛或胃脘痛甚者，或舌质见痕斑隐现或舌质黯者，酌加川楝子、延胡索、砂仁、三七粉。

2．早期肝胃不和日久，失去手术机会或未予以及时治疗，必然导致局部气滞血瘀等病理变化，而这些病理变化又成为病因，进一步促进了肿瘤的发展、恶化。临床症见：胃院刺痛拒按，痛有定处，或可扪及肿块，腹满不欲食。呕吐宿食，或见柏油便，唇舌青紫，舌质紫黯或有痕斑，脉细涩。

治则：疏肝理气，活血化瘀止痛。

方药：膈下逐瘀汤加减，药用：当归 9g，川芎 6g，桃仁 9g，红花 6g，延胡索 12g，香附 9g，积壳 9g，郁金 9g，牡丹皮 9g，赤芍药 9g，炙甘草 6g。

加减：肿块明显者，去川芎、牡丹皮，加三棱、莪术；呕吐宿食者去香附、郁金，加厚朴、莱菔子、山楂；痰湿郁阻而致气滞血瘀者，治以健脾化湿，祛痰理气，药用陈皮、半夏、白术、木香、茯苓、桃仁、红花；若见吐血及柏油便，加三七粉、白及、仙鹤草。

3．胃癌中期，主要是 TNM ⅡB 期的患者，此期胃癌大多表现为脾胃虚寒型。因局部脏腑渐溃败，而邪毒踞留，且已蔓延扩散，治疗应以呵护胃气与扶正治疗为主。主症：胃腕痛，喜温喜按，朝食暮吐，或暮食朝吐，完谷不化，泛吐清水，肾阳虚甚则见形寒肢冷，畏寒蜷卧，大便薄溏，或五更泄泻，小便清长。舌质黯淡，可见齿痕，苔白水滑或白腐，脉沉细或沉缓。

治则：温中散寒，温肾助阳。

方药：附子理中汤加减，药用：党参9g，白术9g，半夏9g，附子9g，陈皮9g，草豆蔻3g，干姜3g，猪苓15g，补骨脂9g。

加减：寒凝血瘀者加鸡血藤、桃仁、红花、桂枝，或三七粉冲服；寒凝气滞者加乌药、木香；肾阳虚甚者，去干姜、草豆蔻，加肉苁蓉、墨旱莲、杜仲；水湿内停明显，苔白腻水滑者，可酌加茯苓、泽泻、车前子、桂枝。

4. TNMⅢ期和TNMⅣ期的晚期胃癌患者中，多为气血两亏型。此期患者全身广泛转移，胃气大败。症见：面色无华，唇甲色淡，自汗盗汗；或见低热，纳呆食少，胃脘可见肿块疼痛；或食后胃胀，饮食不下全身乏力，动辄气短，形体消瘦，舌淡或舌质黯淡；或见瘀斑，脉虚或沉细。

治则：气血双补，行气活血

方药：八珍汤加减，药用：党参9g，黄芪9g，白术12g，茯苓12g，当归9g，川芎6g，白芍15g，枳壳9g，熟地黄6g，肉桂3g，菟丝子9g，枸杞子12g。

加减：气虚甚者去党参加人参，或加西洋参、附子；血瘀甚者加三棱、莪术、陈皮；瘀毒内阻，癥瘕形成，则可酌加山慈菇、半枝莲、土茯苓、莪术、生山楂、全蝎、蜈蚣等药物；气滞明显者可加木香、郁金、大腹皮等。

目前研究具有抗胃癌的中草药有清热解毒类、补气健脾类、活血化瘀类及化痰散结类，主要包括土茯苓、白花蛇舌草、半枝莲、黄芩、人参、当归、三棱、莪术、山慈菇、半夏及蟾蜍等药物，其主要通过细胞毒作用、抑制肿瘤血管生成、促进肿瘤细胞凋亡、抑制肿瘤基因及抑制端粒酶活性而起作用。总之，胃癌早期治疗以手术为主，中医辅助提高手术耐受性、促进术后恢复及降低术后复发率，配合化疗则能够减轻化疗不良反应，提高依从性。对于中、晚期胃癌中医能够延长患者生存期、改善患者生存质量。

（中山大学附属第一医院　周厚明）

第九节　胃癌复发与转移的处理

手术是目前胃癌治疗的主要手段，随着人们对胃癌研究的不断深入，胃癌术后5年的生存率已显著提高。但遗憾的是，约有5%的早期胃癌及50%的进展期胃癌患者，在5年内仍因肿瘤复发或转移而死亡。

一、胃癌术后复发与转移的相关因素

研究表明，与胃癌术后复发和转移的相关因素有：肿瘤分期、肿瘤细胞分化程度、手术的根治程度、腹腔内脱落的癌细胞、术中操作（触摸与挤压）等。手术的根治程度直接影响到术后复发，胃切除范围不够是造成断端癌残留并复发的主要原因，如早期胃癌中的浅表扩大型、胃内多发癌等特殊类型，较易发生癌残留；进展期胃癌切缘癌残留的概率较大，特别是BorrmannⅣ型及胃上部癌的近端切除距离不足是术后复发的原因。淋巴结未能彻底切除是造成局部复发的常见原因。术中无瘤操作观念不强是术后腹膜种植转移的医源性因素。从分型来看，BorrmannⅠ型或BorrmannⅡ型：分化较好，但早期胃癌的血源性转移概率较高；BorrmannⅢ或Ⅳ型：浆膜多受侵犯，腹腔内可存在脱落的游离癌细胞，导致术后腹膜复发。通常，年轻患者容易出现腹膜种植转移，而老年患者出现血源性转移和局部复发。病理检查可见淋巴结有转移、脉管受侵，是血源性复发转移的危险因素。残胃的一些癌前病变，如中、重度上皮不典型增生，可能会出现术后第2次再发癌。

二、胃癌复发与转移的分类和生物学特点

根据复发距离首次手术的时间,可分为早期复发(<2年)、中期复发(2~5年)和晚期复发(>5年)。复发时间的早晚可作为衡量肿瘤恶性程度的一个重要标志。根据复发路径的不同,又可分为连续性复发和非连续性复发。连续性复发是指肿瘤细胞从残留的原发灶处继续生长、浸润,多见于胃断端及转移淋巴结的残留,复发通常局限于手术区域内;非连续性复发即肿瘤细胞脱落或通过血道、淋巴道引起的腹膜、肝、锁骨上淋巴结转移等。按复发形式可分为:①残胃复发;②局部复发(手术野);③肝转移;④肝以外血道转移;⑤腹膜种植转移;⑥淋巴结转移;⑦复合性复发;⑧其他(包括肿瘤标志物值升高、怀疑复发)。从TNM分期来看:Ⅰ期胃癌多为晚期复发,随着病程增加,转移、扩散程度加大;而Ⅳ期胃癌多在1年以内复发。从大体类型看:BorrmannⅠ型多为晚期复发;BorrmannⅡ型、BorrmannⅢ型次之,BorrmannⅣ型复发最早、预后最差。从浸润深度看:胃癌浸出浆膜层后,腹膜种植的发生率很高,当肿瘤侵出浆膜面>20cm²时,腹腔脱落癌细胞(+)者可高达60%,患者多在2年内出现复发或死亡。腹腔内脱落癌细胞是胃癌术后复发的独立危险因素,且多在早期复发。从淋巴结转移上看:淋巴结转移的数量和类型与术后复发相关;大结节融合型效果较好,而小结节孤立型术后更容易出现早期复发。从组织学类型上看:早期胃癌中的低分化及未分化癌多为浅表扩大型的黏膜内癌,只要切除范围足够,术后极少复发;而进展期胃癌中的低分化癌、未分化癌及黏液腺癌术后较容易复发。毕Ⅰ式消化道重建者多以胰头部癌浸润、吻合口梗阻和梗阻性黄疸为表现;毕Ⅱ式者吻合口复发多,且常伴有空肠系膜内淋巴结转移。

三、胃癌复发与转移的手术治疗原则及方法

胃癌复发患者的治疗模式,应依据患者的全身情况、病程早晚、复发形式、复发部位、复发时间、首次手术的根治程度等多种因素来设计合理的手术方案及术式。若首次手术为R₀切除者,再复发后的切除率较高,可达80%。距离首次手术的时间越长,手术切除的可能性越大。复发性胃癌的术式可分为:①根治性切除术;②以缓解症状为目的的姑息切除术、分流术或造口术;③以化疗为目的的腹腔或肝动脉插管;④以诊断为目的的活检。

1. 胃癌复发的治疗　残胃癌和残胃再发癌多为晚期复发,手术效果好,可争取根治性切除。内镜发现的早期黏膜内癌(M癌),可行胃镜黏膜切除手术,并长期随访观察;对于黏膜下癌(SM癌),病变在胃远端、残胃腔较大者,可行保存部分残胃的根治手术;BorrmannⅠ型、BorrmannⅡ型,癌中心距离吻合口大于5cm者,能再次切除的可能性较大,对活检病理结果与原发癌病理类型不同的残胃再发癌,手术切除率最高。对于进展期残胃癌,原则上应行残胃、受侵脏器及淋巴结的联合切除术,文献报道术后3年生存率可达60%。若首次手术为毕Ⅰ式吻合者,可行残胃+脾、胰体尾切除术;对于毕Ⅱ式重建者,除上述切除范围外,还需切除胃肠吻合口远近侧空肠各5~10cm,包括系膜内的淋巴结,若横结肠也受累,一并予以切除。

胃癌术后局部复发主要见于吻合口周围复发,晚期多以吻合口狭窄、梗阻性黄疸和腹部包块为主要表现。患者就诊时一般状态较差,手术切除率较低,对有梗阻的患者可行短路手术及空肠营养性造瘘术等处理;对于黄疸的患者,如病变仅局限于胰头部,可施行胰十二指肠切除术,但预后极差。

2. 肝转移的外科治疗　首次手术为BorrmannⅠ型、BorrmannⅡ型和分化型腺癌者较易发生肝转移,特点为早期复发、有多个转移灶,仅少数病例能手术切除,即孤立的转移结节或局限于肝脏一叶内2~3个转移灶者。手术应在病灶外缘<1cm行不规则肝切除。

3. 腹膜转移的外科治疗　腹膜转移是胃癌复发最常见的一种形式,可分为愈着型、播种型、肿瘤型、浸润型4种,治疗较为棘手。对于因腹膜转移形成肠梗阻者,可行姑息性肠切除、肠造瘘,也有报道采用全腹膜切除术治疗腹膜转移的,但疗效不佳,中位生存期仅为0.5年。

4. 淋巴结复发的外科治疗　首次手术时有多个淋巴结转移者,术后常以淋巴结形式复发,以BorrmannⅡ型、BorrmannⅢ型和分化型腺癌多见,治疗上相当困难。对于有孤立的淋巴结转移者,应行包括转移淋巴

结在内的残胃联合脏器切除术，不能切除者可根据情况选择改道术或减瘤术等。

四、胃癌复发与转移的化疗

对于胃癌术后局部复发或远处转移的患者，化疗是主要的治疗手段，但目前仍无达成共识的标准方案。日本、韩国等东亚国家的研究主要集中紫杉醇（paclitaxel）、顺铂（CDDP）、S-1、CPT-11 等几种药物的联合或单药方案上。比较有倾向性的一线选择：口服 S-1（80mg/m^2，连续 28 天，停 14 天）的单药方，总有效率达 41% 左右，平均存活时间 276～378 天，1 年、2 年生存率分别达到 43.2%～48.9%、20.5%～27.8%；而 paclitaxel（175 mg/m^2，d1）+ cisplatin（70mg/m^2，d1）每 3 周方案、paclitaxel（80 mg/m^2，3h，d1、d8、d15）+ 5-Fu（2 600mg/m^2，d2、d9、d16）+ 甲酰四氢叶酸（leucovorin，300 mg/m^2，d 2、d9、d16），每 4 周方案及表阿霉素（epirubicin，500mg/m^2，d1）+ cisplatin（60mg/m^2，d1）+ 卡培他滨（capecitabine，1 000 mg/m^2，bid，po，d1～14）每 3 周方案等也取得了中位肿瘤进展时间（TTP）和中位肿瘤生存时间（OS）近 6 个月和 10 个月的临床疗效。对于以 5-Fu 为基础的化疗无效者或接受 S-1 治疗后继续进展的复发胃癌患者，可考虑以卡培他滨（1 250 mg/m^2，bid，po，d1～14）+ cisplatin（60 mg/m^2，d1，＞1h）每 3 周方案、伊立替康（150mg/m^2，d1）+ leucovorin（100 mg/m^2，d1）+5-Fu［1 000mg/（m^2·d），d1、d2］每 2 周方案、低剂量 FP 等作为二线选择；paclitaxel（80 mg/m^2，＞1 h）+ CPT-11（25mg/m^2，＞30min）+ CDDP（15 mg/m^2，＞30 min）方案可作为三线选择。另有 S-1 联合多西紫杉（docetaxel）或 CPT-11 等多个方案正在试验中。

五、胃癌复发的放疗

胃癌术后的放疗可采用多野照射技术，有条件者可采用适形调强放疗技术。姑息性放疗时，可针对引起症状或痛苦明显的病灶进行放疗，一般建议采用剂量 40～50Gy，近期效果良好，但远期疗效尚不肯定。

六、胃癌复发的生物治疗

目前可采用的方法有肿瘤疫苗、过继性免疫治疗、细胞因子、以抗体为基础的靶向治疗及基因治疗等。靶向治疗是当今主要的研究方向，主要集中在阻断 VEGF 的贝伐珠单抗（bevacizumab，avastin）、阻断 EGFR（HER-1）的西妥昔单抗（cetuximab，爱比妥）、阻断 HER-2 的赫赛汀（trastuzumab）等单克隆抗体以及以 EGFR 为靶点的 eriotinib、gefitinib 等酪氨酸激酶抑制剂上。将 bevacizumab 联合以 5-Fu 为基础的化疗作为转移性结直肠癌患者的一线治疗方案已获美国批准，联合 5-Fu/ leucovorin 或 5-Fu/ irinotecan 方案获欧洲批准。有学者将 bevacizumab（15 mg/ kg，d1）联合 irinotecan（65mg/m^2，d1、d8、d21）和 cisplatin（30mg/m^2，d1、d8、d21），在对无法切除/转移性胃癌或贲门周围癌的 II 期临床试验中取得了满意的效果，6 个月无进展生存率达到 76%，且无明显的不良反应。

七、胃癌复发的介入治疗

胃癌复发的介入治疗常采用动脉灌注化疗和动脉内栓塞化疗。动脉灌注化疗是通过导管，选择性的将药物直接注入肿瘤的一支或多支供血动脉，以达到提高肿瘤组织内药物的浓度，增加药物杀灭肿瘤细胞作用。欧美多选用 PF、APF 等方案，经皮穿刺置管或选择性动脉插管，适用于有肝、胰转移和胃邻近脏器浸润，2～3 周 1 次，一般 2～3 次。动脉内栓塞化疗适用于癌残留者，若胃癌伴肝转移，可同时行肝和胃动脉栓塞治疗，文献报道的总有效率为 65%。

八、胃癌复发的其他治疗方法

1. 光动力学治疗/光辐射疗法　对于胃癌复发、转移者，仅适用于术后吻合口复发及手术断端癌残留者。

2. 导向治疗及放射免疫导向手术　肿瘤的导向治疗是将抗肿瘤的抗体与抗癌制剂相耦联，以抗体作为抗癌制剂的载体，利用其对肿瘤的特殊亲和力，选择性地将抗癌制剂运送到肿瘤部位，定向地杀伤肿瘤细胞。导向载体可分为放射性核素（RIT）、化学抗癌药物和免疫毒素 3 类。目前 RIT 对实体瘤效果还不理想，而放射免疫导向手术尚停留在动物实验阶段。

3. 中医中药治疗　中药、针灸等方法对于改善患者一般状况、提高机体免疫力、增强化疗药物效用、减低副反应等方面具有重要辅助作用。

对于胃癌术后复发、转移的患者，临床外科医生需权衡再手术给患者带来的利与弊，需根据患者的全身状态来判断手术的安全性，依据病期的早晚及病变的浸润范围来制订治疗方案。

（南方医科大学附属南海医院　檀谊洪　中山大学附属第一医院　王天宝）

第十节　胃癌预后与随访

一、预　　后

胃癌是全世界范围内高发的恶性肿瘤，总体上胃癌患者的预后不良，影响其预后的因素很多，涉及肿瘤的分期、组织学类型、浸润深度和范围、肿瘤切除的彻底性以及有无转移等，此外还与肿瘤的生物学特性以及放疗、化疗等辅助治疗有关。

1. 性别与年龄　中老年发病率高于青壮年，男性发病率多于女性，女性发病平均年龄低于男性。库建华等对 1990～2005 年胃镜检查确诊 932 例胃癌患者的临床资料进行回顾性分析发现：老年人胃癌早期诊断率低，恶性程度高，预后差。但亦有研究显示年龄和性别对预后意义不大，并非独立危险因素。

2. 部位与大小　众多研究表明胃癌的肿瘤位置是独立的预后因素，一般认为胃体癌的预后最好，依次为胃窦部和近端胃癌，广泛癌最差。肿瘤大小是独立的影响因素，Saito 等回顾分析了 1 743 例接受胃切除治疗的胃癌患者，多因素分析发现肿块直径≥8cm 组的 5 年生存率显著低于直径＜8cm 组（54% vs 89.7%），腹膜转移复发率也高于直径＜8cm 组。还有研究报道肿瘤直径＜4cm 的 5 年生存率为 68.4%，4～10cm 降为 34.8%，而直径＞10cm 者仅为 2.1%。

3. 病理分期　病理分期可为接受手术的胃癌患者提供准确的预后评价，但胃癌是多基因、多因素导致的疾病，个体差异较大，临床发现许多 pTNM 分期相近的病例预后却相差很远。胃癌国际 TNM 分期，能较全面地反映癌肿的进展状况，并在一定程度上反映肿瘤的生物学行为，其作为重要的独立预后指标已被公认。国内研究报道，Ⅰ期、Ⅱ期、Ⅲ期、Ⅳ期患者的术后 5 年生存率分别为 75.65%、58.73%、28.01% 和 18.42%，Ⅲ期、Ⅳ期明显比Ⅰ期、Ⅱ期预后差。国际上各国报道的胃癌 5 年生存率的比较见表 18－9。

表 18－9　国际胃癌 5 年生存率的比较（采用 AJCC/UICC 5th 胃癌分期标准）

	例数（n）	ⅠA	ⅠB	Ⅱ	ⅢA	ⅢB	Ⅳ
美国	32 532	78%	58%	34%	20%	8%	7%
日本	587	95%	86%	71%	59%	35%	17%
德国	1 017	86%	72%	47%	34%	25%	16%

注：* AJCC/UICC：American Joint Committee on Cancer/International Union Against Cancer

4. 淋巴结转移　淋巴结转移是影响早期胃癌预后的独立危险因素，胃癌的手术疗效和预后与淋巴结有无转移关系密切，其 5 年生存率可相差 3 倍左右。国内外大量临床研究表明淋巴结转移程度是影响早期胃癌预后最重要的因素之一，Kazuhiro 等报道早期胃癌伴淋巴结转移的患者术后易复发，5 年生存率显著低于淋巴结转移阴性的早期胃癌。国内郭恩琪等调查 150 例行胃癌根治术，术中清扫淋巴结 15 个且术后病理诊断淋巴结转移的早期胃癌患者为研究对象，用单因素和多因素法回顾性分析各种临床病理参数和预后的关系，多因素分析中的 Cox 比例风险模型显示，在判断患者无瘤生存期时，阳性淋巴结个数是最有效的预测指标。

5. 手术切除　与胃癌预后有关的手术因素，包括手术根治度和胃切除范围等。我国早期胃癌诊断率低，发现的多为进展期胃癌，手术根治范围一般较大，根治程度的差别不大。关于手术范围的扩大能否给患者带来更好的预后，DeManzoni 等的研究表明全胃切除和胃次全切除的 1 年、3 年、5 年生存率差异无统计学意义。

6. 相关基因及其表达产物与预后　许多学者认为胃癌组织中分子生物学特征的不同，对胃癌的生物学行为及预后产生较大影响。

（1）异常表达的蛋白及酶：

①p53 抑癌基因：研究发现胃癌患者 p53 基因与生存预后呈负相关。Mattioni 等通过测量血浆中抗 p53 抗体及胃癌组织中 p53 的表达来分析其与预后的关系，在 64 例正常对照组中，血浆抗 p53 抗体全部为阴性，而胃癌患者中为 15.3%，72.3% 的患者肿瘤组织 p53 为高表达，结果显示血浆中抗 p53 阳性者生存率显著高于阴性者。

②c-fos 蛋白：是一个致瘤蛋白，多项实验及临床数据表明它在一些肿瘤的发生发展过程中起到重要作用。有研究表明，在胃癌组织中其表达丧失，与淋巴结转移和淋巴侵犯及更差的预后有关。

③胃癌组织中脾酪氨酸激酶（spleen tyrosine kinase，SYK）：SYK 表达与预后相关，广泛存在于造血细胞、成纤维细胞上皮细胞及血管内皮细胞中，在信号级联反应中起调节细胞的增殖分化和吞噬作用，核表达 SYK 阳性的患者 5 年生存率显著高于阴性组。但 SYK 的表达并非一项独立的预后因素，而与胃癌组织的恶性程度相关，尤其是在早期的胃癌。

（2）转录因子异常：FOXO1A 是 FOXO 基因的转录因子，在胃癌细胞中有高表达（84.6%），并且与提示细胞活性的 Ki-67 的表达呈正相关，在 pTNM 分期较早的胃癌中表达更高。研究发现表达 FOXO1A 的患者淋巴结转移率较低，预后较好。

（3）生长因子及其受体异常：一项 511 例胃癌患者的大样本研究发现，胃癌组织中表皮生长因子受体高表达者占 27.7%，这些患者的预后较差，多因素回归分析表明表皮生长因子受体可能是一个独立的预后不良因素。

7. 饮食因素　饮食因素与胃癌预后的关系还不甚明确，不摄入或少摄入干硬、腌渍熏烤、煎炸食品，同时增加豆制品、奶制品、蔬菜和水果的摄入量，可能会降低胃癌的发生率。Palli 等研究发现胃癌患者，尤其是局部进展与转移性胃癌患者，饮酒是一个十分不利的独立预后因素，同时还发现大量摄入维生素可以提高生存率。

二、随　访

NCCN 指南建议所有胃癌患者都应接受系统的随访，内容包括全面的病史询问和体格检查，3~6 个月 1 次，共 2 年。之后每 6 个月 1 次，共 3~5 年。以后每年 1 次。同时根据临床情况进行胸片、全腹强化 CT 和胃镜检查。对于已经接受手术的患者，应监测维生素 B_{12} 水平及缺铁情况，有指征时予以治疗。

（南方医科大学附属南海医院　檀谊洪　中山大学附属第一医院　王天宝）

参考文献

[1] 陈尔东. 胃癌外科治疗与临床实践 [M]. 南京：江苏科学技术出版社，2007.

[2] 王舒宝，夏志平. 胃癌手术与技巧 [M]. 沈阳：辽宁科学技术出版社，2008.

［3］陈峻青，夏志平. 胃肠癌根治手术学［M］. 北京：人民卫生出版社，1998.

［4］李乃卿. 胃肠癌手术图谱［M］. 北京：中国医药科技出版社，1997.

［5］张文范，张荫昌，陈峻青. 胃癌［M］. 上海：上海科学技术出版社，2001.

［6］杨宇飞，林洪生. 胃癌中西医综合治疗［M］. 北京：人民卫生出版社，2002.

［7］幕内雅敏，金锋，徐惠绵. 胃外科要点与盲点［M］. 沈阳：辽宁科学技术出版社，2009.

［8］日本胃癌学会. 胃癌取扱い規約［M］. 東京：金原出版社，2010.

［9］日本胃癌学会. 胃癌治療ガイドライン［M］. 東京：金原出版社，2010.

［10］孙燕. 胃癌临床实践指南（中国版）［M］. 出版者：不详，2010.

［11］黄莚庭. 腹部外科并发症学［M］. 北京：人民卫生出版社，2000：322 – 345.

［12］武正炎. 普通外科手术并发症预防与处理［M］. 人民军医出版社，2002：152 – 250.

［13］汪建平，詹文华. 胃肠外科手术学［M］. 北京：人民卫生出版社，2005：326 – 473.

［14］吴阶平，裘法祖. 黄加驷外科学［M］. 北京：人民卫生出版社，2005：1000 – 1028.

［15］管向东，欧阳彬，黎毅敏. ICU 治疗指引与管理规范［M］. 广州：广东科技出版社，2009.

［16］吴在德，吴肇汉. 外科学［M］. 北京：人民卫生出版社，2008.

［17］胡耀民. 人体解剖学标本彩色图谱［M］. 广州：广东科技出版社，2003：209 – 212.

［18］胡祥. 第 14 版日本《胃癌处理规约》的重要变更［J］. 中国实用外科杂志，2010，30（4）：241 – 246.

［19］陈峻青. 日本《胃癌处理规约》（第 13 版）重要修改内容简介［J］. 中国胃肠外科杂志，1999，2（3）：1 – 4.

［20］胡祥. 日本《胃癌治疗指南》（第 3 版）概要［J］. 中国实用外科杂志，2010，30（1）：25 – 30.

［21］秦春枝，燕敏，詹维伟，等. 胃癌根治术后并发胆石症的分析［J］. 上海交通大学学报：医学版，2006，26（10）：1176 – 1178.

［22］费哲为，欧敬民，沈军，等. 线型关闭器并发十二指肠瘘的原因分析［J］. 外科理论与实践，2003，8（4）：317 – 321.

［23］朱凤雪，冷希圣. 胃术后倾倒综合征［J］. 临索外科杂志，2001，9（6）：351 – 352.

［24］阚永丰，郑毅，李世拥，等. 1142 例胃癌切除术围手术期死亡因素分析［J］. 中华胃肠外科杂志，2005，8（5）：422 – 424.

［25］周岩冰，张坚，李世宽，等. 胃癌术后并发症多因素 Logistic 回归分析及风险模型的建立［J］. 中华普通外科杂，2007，22（3）：164 – 167.

［26］黎沾良. 合理应用抗生素预防胃肠外科手术部位感染［J］. 中华胃肠外科杂志，2003，6（1）：9 – 11.

［27］张远凤. 全身麻醉术后暴露性角膜炎相关因素及护理干预［J］. 护理研究，2011，25（4）：995 – 996.

［28］陈峻青. 胃癌穿孔的病理与诊治［J］. 实用外科杂志，1991，12（2）：63 – 64.

［29］李伟华，刘正升，许东坡. 胃癌急性穿孔 27 例诊治体会［J］. 中国实用外科杂志，2000，20（7）：417 – 418.

［30］陈敏. 胸腔闭式引流管的护理［J］. 昆明医学院学报 2008，（2B）：412 – 413.

［31］徐光炜. 胃癌［M］// 萧树东，许国铭. 中华胃肠病学. 北京：人民卫生出版社，2008：382 – 416.

［32］徐光炜. 胃癌［M］// 郑芝田. 胃肠病学. 北京：人民卫生出版社，2000：428 – 459.

［33］刘厚钰、董玲. 胃癌［M］// 陈灏珠. 实用内科学. 北京：人民卫生出版社，2009：1989 – 1995.

［34］李勇、范立侨. 胃癌诊断与鉴别诊断［M］// 李勇、范立侨. 胃癌. 北京：科学出版社，2009：186 – 193.

［35］孙秀娣，牧人，周有尚，等. 中国胃癌死亡率 20 年变化情况分析及其发展趋势预测［J］. 中华肿瘤杂志，2002，24：101 – 105.

［36］朱伟，罗金艳. 胃癌中医证型研究进展［J］. 江西中医药，2007，38（3）：74 – 75.

［37］杨金坤. 现代中医肿瘤学［M］. 上海：上海中医药大学出版社，2004：293.

［38］郁仁存. 郁仁存中西医结合肿瘤学［M］. 北京：中国协和医科大学出版社，2008：257.

［39］徐玲，孙大志. 胃癌病理分型与辨证分型的关系探讨［J］. 中华实用中西医结合杂志，2005，18（2）：272 – 274.

［40］吴沛宏，黄金华，罗鹏飞，等. 肿瘤介入治疗学［M］. 北京：科学出版社，2005：705 – 714

［41］王舒宝，王俊. 胃癌复发与转移的有关问题及综合治疗［J］. 中国普外基础与临床杂志，2006，13（1）：9 – 11.

［42］李玉明，詹文华，韩方海，等. 胃癌复发的类型、时间和危险因素分析［J］. 中华外科杂志，2006，44（3）：174 – 176.

［43］邹寿椿. 胃癌复发防治的观念转变与综合对策［J］. 中华胃肠外科杂志，2003，6（6）：360 – 361.

［44］周晓彬，汪求真，张超英. 中国人群饮食因素与胃癌关系的 Meta 分析［J］. 中国临床康复，2006，10（20）：1.

［45］李伟，刘天舒. 胃癌预后相关组织生物学指标研究进展［J］. 临床肿瘤学杂志，2010，15（2）：177 – 180.

［46］库建华，潘瑞. 不同年龄组胃癌预后对比分析［J］. 医药论坛杂志，2006，27（9）：85 – 86.

［47］陈凛，张勇，卫勃. 2335 例胃癌外科治疗的临床分析［J］. 中华胃肠外科杂志，2007，10（5）：421 – 424.

［48］李国新，张策，余江. 腹腔镜辅助远端胃癌 D_2 根治术：基于解剖的艺术［J］. 外科理论与实践，2007，12（6）：523 – 527.

［49］张策，余江，王亚楠，等. 胰腺和胰周间隙的活体解剖学特点及其对腹腔镜远端胃癌 D_2 切除术的启示［J］. 中华胃肠外科杂志，2009，12（2），117 – 120.

［50］Roder J，Bottcher K，Busch R，et al. Classification of regional lymph node metastasis from gastric carcinoma［J］. Cancer，1998，82：

621 – 631.

[51] Folli S, Morgagni P, Roviello F, et al. Risk factors for lymph mode metastases and their prognostic significance in early gastric cancer (EGC) for the Italian research group for gastric cancer (IRGGC) [J]. Jpn J Clin Oncol, 2001, 31 (10): 495 – 499.

[52] Saito H, Osaki T, Murakami D, et al. Macroscopic tumor size as a simple prognostic indicator in patients with gastric cancer [J]. Am J Surg, 2006, 192 (3): 296 – 300.

[53] Luo TH, Fang GE, Bi JW, et al. The effect of perineural invasion on overall survival in patients with gastric carcinoma [J]. J Gastrointest Surg, 2008, 12 (7): 1263 – 1267.

[54] Ichikura T, Ogawa T, Chochi K, et al. Minimum number of lymph nodes that should be examined for the International Union Against Cancer/American Joint Committee on Cancer TNM classification of gastric carcinoma [J]. World J Surg, 2003, 27 (3): 330 – 333.

[55] Jin SP, Kim JH, Kim MA, et al. Prognostic significance of loss of c – fos protein in gastric carcinoma [J]. Pathology Oncology Research, 2007, 13 (4): 284 – 289.

[56] KimMA, Lee HS, Lee HE, et al. EGFR in gastric carcinomas: prognostic significance of protein overexpression and high gene copy number [J]. Histopathology, 2008, 52 (6): 738 – 746.

[57] Sakaguchi Y, Kabashima A, Okita K, et al. Long – term outcome of S – 1 and cisplatin combination therapy in patient s with advanced or recurrent gastric cancer [J]. Gastric Cancer, 2005, 8 (2): 111 – 116.

[58] Yonemori K, Shimada Y, Goto A, et al. Retrospective analysis of clinical results and predictors of response in chemonaive patient s with advanced gastric cancer treated with S – 1, an oral fluoropyrimidine derivative, as single agent chemotherapy [J]. Gastric Cancer, 2004, 7 (4): 204 – 210.

[59] Shin SJ, Chun SH, Kim KO, et al. The efficacy of paclitaxel and cisplatin combination chemotherapy for the treatment of metastatic or recurrent gastric cancer : a multicenter phase II study [J]. Korean J Intern Med, 2005, 20 (2): 135 – 140.

[60] Yeh KH, Lu YS, Hsu CH, et al. Phase II study of weekly paclitaxel and 24 – hour infusion of high – dose 5 – fluorouracil and leucovorin in the treatment of recurrent or metastatic gastric cancer [J]. Oncology, 2005, 69 (1): 88 – 103.

[61] Cho EK, Lee WK, Im SA, et al. A phase II study of epirubicin, cisplatin and capecitabine combination chemotherapy in patient s with metastatic or advanced gastric cancer [J]. Oncology, 2005, 68 (4 – 6): 1153 – 1160.

[62] Kang HJ, Chang HM, Kim TW, et al. Phase II study of capecitabine and cisplatin as first – line combination therapy in patients with gastric cancer recurrent after fluoropyrimidine based adjuvant chemotherapy [J]. Br J Cancer, 2005, 92 (2): 246 – 251.

[63] Kim ST, Kang WK, Kang J H, et al. Salvage chemotherapy with irinotecan, 5 – fluorouracil and leucovorin for taxane and cisplatin – refractory, metastatic gastric cancer [J]. Br J Cancer, 2005, 92 (10): 1850 – 1854.

[64] Takahashi N, Suzuki H, Iwabuchi S, et al. Third – line chemotherapy with paclitaxel, irinotecan hydrochloride and cisplatin for recurrent gastric cancer : a case report [J]. Hepatogast roenterology, 2005, 52 (61): 326 – 328.

[65] Shah MA, Ilson D, Ramanat han RK, et al. A multicenter phase II study of irinotecan (CPT), cisplatin (CIS), and bevacizumab (BEV) in patients with unresectable or metastable or metastatic gastric or gastroesophageal junction (GEJ) adenocarcinoma [J]. J Clin Oncol, 2005 ASCO Annual Meeting Proceedings, 2005, 23 (16s): 314.

[66] Japanese Gastric Cancer Society. Guidelines for diagnosis and treatment of carcinoma of the stomach. 2004.

[67] Japanese Gastric Cancer Association. Japanese classification of gastric carcinoma – 2nd English edition [J]. Gastric Cancer, 1998, 1 (1): 10 – 24.

[68] Japanese Gastric Cancer Association. Japanese classification of gastric carcinoma – 2nd English edition – response assessment of chemotherapy and radiotherapy for gastric carcinoma: clinical criteria [J]. Gastric Cancer, 2001, 4: 1 – 8.

[69] NCCN Clinical Practice Guideline in Oncology™ – Gastric cancer. 2011.

[70] Deng ZL, Nabae T, Konomi H, et al. Effects of proximal duodenal transection and anastomosis on interdigestive sphincter of oddi cyclic motility in conscious dogs [J]. World J Surg, 2000, 24 (7): 863 – 869.

[71] Tomita R, Tanjoh K, Fujisaki S. Novel operative technique for vagal nerve and pylorie sphincter preserving distal gastrectomy reconstructed by interposition of a 5cm jejunal J pouch with a 3cm jejunal conduit for early gastric cancer and postoperative quality of life 5 years after operation [J]. World J Surg, 2004, 28 (8): 766 – 774.

[72] Ichikawa D, Kurioka H, Yamaguchi T, et al. Postope rative complications following gastrectomy for gastric cancer during the last decade [J]. Hepatogastroenterology, 2004, 51: 613 – 617.

[73] Wu CW, Hsiung CA, Lo SS, et al. Nodal dissection for patients with gastric cancer: a randomised controlled trial [J]. Lancet Oncol, 2006, 7: 309 – 315.

[74] Takeshi S, Mitsuru S, Atsushi N, et al. Randomized controlled trial to evaluate para – aortic lymphadenectomy for gastric cancer (JCOG 9501): final morbidity/ mortality analysis [J]. ASCO Annual Meeting, 2002.

［75］ Yoshikawa T, Nakamura K, Tsuburaya A, et al. A phase II study of preoperative chemotherapy with S-1 (S) and cisplatin (P) followed by D3 gastrectomy for gastric cancer (GC) with extensive lymph node metastasis (ELM): Survival results of JCOG0405 ［J］. Gastrointestinal Cancers Symposium, 2011.

［76］ Fujimura T, Nakamura K, Oyama K, et al. Selective lymphadenectomy of para-aortic lymph nodes for advanced gastric cancer ［J］. Oncol Rep, 2009, 22 (3): 509-514.

［77］ Sakuramoto S, Sasako M, Yamaguchi T, et al. Adjuvant chemotherapy for gastric cancer with S-1, an oral fluoropyrimidine ［J］. N Engl J Med, 2007, 357 (18): 1810-1820.

［78］ Gertsch P, Chow LW, Yuen ST, et al. Long-term survival after gastrectomy for advanced bleeding or perforated gastric carcinoma ［J］. Eur J Surg, 1996, 162 (9): 723-727.

［79］ Kasakura Y, Ajani JA, Mochizuki F, et al. Outcomes after emergency surgery for gastric perforation or severe bleeding in patients with gastric cancer ［J］. J Surg Oncol, 2002, 80 (4): 181-185.

［80］ Kasakura Y, Ajani JA, Fujii M, et al. Management of perforated gastric carcinoma: a report of 16 cases and review of world literature ［J］. Am Surg, 2002, 68 (5): 434-440.

［81］ Adachi Y, Mori M, Maehara Y, et al. Surgical results of perforated gastric carcinoma: an analysis of 155 Japanese patients ［J］. Am J Gastroenterol, 1997, 92 (3): 516-518.

［82］ Probst A, Pommer B, Golger D, et al. Endoscopic submucosal dissection in gastric neoplasia - experience from a European center ［J］. Endoscopy, 2010, 42 (12): 1037-1044.

［83］ Gotoda T, Iwasaki M, Kusano C. et al. Endoscopic resection of early gastric cancer treated by guideline and expanded National Cancer Centre criteria ［J］. Br J Surg, 2010, 97 (6): 868-871.

［84］ Jee YS, Hwang SH, Rao J, et al. Safety of extended endoscopic mucosal resection and endoscopic submucosal dissection following the Japanese Gastric Cancer Association treatment guidelines ［J］. Br J Surg, 2009, 96 (10): 1157-1161.

［85］ Marc G, Lopes CV. Endoscopic resection of superficial gastrointestinal tumors ［J］. World J Gastroenterol, 2008, 14 (29): 4600-4606.

［86］ Pohl J, Pech O, May A, et al. Endoscopic resection of early esophageal and gastric neoplasias ［J］. Dig Dis, 2008, 26 (4): 285-290.

［87］ Parkin DM, Bray F, Ferlay J, et al. Global cancer statistics, 2002 ［J］. CA Cancer J Clin, 2005, 55 (2): 74-108

［88］ Murray CJ, Lopez AD. Alternative projections of mortality and disability by cause 1990-2020: Global Burden of Disease Study ［J］. Lancet, 1997, 349 (9064): 1498-1504.

［89］ Stadtlander CT, Waterbor JW. Molecular epidemiology, pathogenesis and prevention of gastric cancer ［J］. Carcinogenesis, 1999, 20: 2195-2207.

［90］ Chen J, Rocken C, Malfertheiner P, et al. Review Article: Recent advances in molecular diagnosis and therapy of gastric cancer ［J］. Dig Dis, 2004, 22: 380-385.

［91］ Wils JA, Klein HO, Wagener DJ, et al. Sequential high-dose methotrexate and fluorouracil combined with doxorubicin - a step ahead in the treatment of advanced gastric cancer: a trial of the European Organization for Research and Treatment of Cancer Gastrointestinal Tract Cooperative Group ［J］. J Clin Oncol, 1991, 9 (5): 827-831.

［92］ Webb A, Cunningham D, Scarffe JH, et al. Randomized trial comparing epirubicin, cisplatin, and fluorouracil versus fluorouracil, doxorubicin, and methotrexate in advanced esophagogastric cancer ［J］. J Clin Oncol, 1997, 15 (1): 261-267.

［93］ Massuti B, Cervantes A, Aranda E, et al. A phase III multicenter randomized trial in advanced gastric cancer: Fluorouracil + leucovorin + epirubicin + cisplatin (FLEP) vs Fluorouracilo + adriamycin + methotrexate + leucovorin (FAMTX): response and survival ［C］. Sixth International Congress on Anticancer Treatment, Paris, 1996.

［94］ Roth AD, Herrmann R, Morant R, et al. Cisplatin, doxorubicin and etoposide (PAV) in advanced gastric carcinoma: the SAKK experience. Swiss Group for Clinical Cancer Research (SAKK) ［J］. Eur J Cancer, 1998, 34 (13): 2126-2128.

［95］ Cocconi G, Carlini P, Gamboni A, et al. Cisplatin, epirubicin, leucovorin and 5-fluorouracil (PELF) is more active than 5-fluorouracil, doxorubicin and methotrexate (FAMTX) in advanced gastric carcinoma ［J］. Ann Oncol, 2003, 14 (8): 1258-1263.

［96］ Ohtsu A, Shimada Y, Shirao K, et al. Randomized phase III trial of fluorouracilalone versus fluorouracil plus cisplatin versus uracil and tegafur plus mitomycin in patients with unresectable, advanced gastric cancer: The Japan Clinical Oncology Group Study (JCOG9205) ［J］. J Clin Oncol, 2003, 21 (1): 54-59.

［97］ Vanhoefer U, Rougier P, Wilke H, et al. Final results of a randomized phase III trial of sequential high-dose methotrexate, fluorouracil, and doxorubicin versus etoposide, leucovorin, and fluorouracil versus infusional fluorouracil and cisplatn in advanced gastric cancer: a trial of the European Organization for Research and Treatment of Cancer Gastrointestinal Tract Cancer Cooperative Group J］. J Clin Oncol, 2000, 18

（14）：2648 - 2657.

[98] Kim NK, Park YS, Heo DS, et al. A phase Ⅲ randomized study of 5 - fluorouracil and cisplatin versus 5 - fluorouracil, doxorubicin, and mitomycin C versus 5 - fluorouracil alone in the treatment of advanced gastric cancer [J]. Cancer, 1993, 71 (12): 3813 - 3818.

[99] Kelsen D, Atiq OT, Saltz L, et al. FAMTX versus etoposide, doxorubicin, and cisplatin: a random assignment trial in gastric cancer [J]. J Clin Oncol, 1992, 10 (4): 541 - 548.

[100] Wils J. The treatment of advanced gastric cancer [J]. Semin Oncol, 1996, 23 (3): 397 - 406.

[101] Ross P, Nicolson M, Cunningham D, et al. Prospective randomized trial comparing mitomycin, cisplatin, and protracted venous - infusion fluorouracil (PVI 5 - Fu) with epirubicin, cisplatin, and PVI 5 - Fu in advanced esophagogastric cancer [J]. J Clin Oncol, 2002, 20 (8): 1996 - 2004.

[102] Kim NK, Park YS, Heo DS, et al. A phase Ⅲ randomized study of 5 - fluorouracil and cisplatin versus 5 - fluorouracil, doxorubicin, and mitomycin C versus 5 - fluorouracil alone in the treatment of advanced gastric cancer [J]. Cancer, 1993, 71 (12): 3813 - 3818.

[103] Koizumi W, Saigenji K, Ujiie S, et al. A pilot phase Ⅱ study of capecitabine in advanced or recurrent gastric cancer [J]. Oncology, 2003, 64: 232 - 236.

[104] Park YH, Ryoo BY, Choi SJ, et al. A phase Ⅱ study of capecitabine and docetaxel combination chemotherapy in patients with advanced gastric cancer [J]. Br J Cancer 2004, 90: 1329 - 1333.

[105] Park Y, Kim B, Ryoo B, et al. Oxaliplatin and capecitabine combination chemotherapy for patients with advanced gastric carcinoma: a pilot study result [J]. J Clin Oncol, 2005, 23: 357.

[106] Ajani JA, Fodor MB, Tjulandin SA, et al. Phase Ⅱ multi - institutional randomized trial of docetaxel plus cisplatin with or without fluorouracil in patients with untreated, advanced gastric, or gastroesophageal adenocarcinoma [J]. J Clin Oncol, 2005, 23 (24): 5660 - 5667.

[107] Bugat R. Irinotecan in the treatment of gastric cancer [J]. Ann Oncol, 2003, 14 (Suppl 2): 1137 - 1140.

[108] Dank M, Zaluski J, Barone C, et al. Randomized phase3trial of irinotecan (CPT - 11) + 5FU/folinic acid (FA) vs CDDP + 5FU in 1st - line advanced gastric cancer patients [C]. Proc Am Soc Clin Oncol [Abstr 4003].

[109] Bouche O, Raoul JL, Bonnetain F, et al. Randomized multicenter phase Ⅱ trial of a biweekly regimen of fluorouracil and leucovorin (LV5FU2), LV5FU2 plus cisplatin, or LV5FU2 plus irinotecan in patients with previously untreated metastatic gastric cancer: a Federation Francophone de Cancerologie Digestive Group Study - FFCD 9803 [J]. J Clin Oncol, 2004, 22 (21): 4319 - 4328.

[120] Cunningham D, Rao S, Starling N, et al. Randomized multicentre phase Ⅲ study comparing capecitabine with fluorouracil and oxaliplatin with cisplatin in patients with advanced oesophagogastric cancer: The REAL - 2 Trial [C]. Proceedings of ASCO - 06 [Abstr 4017].

[121] Gadgeel SM, Shields AF, Heilbrun LK, et al. Phase Ⅱ study of paclitaxel and carboplatin in patients with advanced gastric cancer [J]. Am J Clin Oncol, 2003, 26 (1): 37 - 41.

[122] Kang Y, Kang W, Shin B, et al. Capecitabine/cisplatin (XP) vs. continuous infusion of 5 - Fu/cisplatin (FP) as first line therapy in patients with advanced gastric cancer (AGC): efficacy and safety results [C]. ProcASCO - 06 [Abst 4018].

[123] Boku N, Yamamoto S, Shirao K, et al. Randomized phase Ⅲ study of 5 - fluorouracil (5 - Fu) alone versuscombination of irinotecan and cisplatin (CP) versus S - 1 alone in advancedgastric cancer (JCOG9912) [C]. Gastrointestinal Oncology Study Group /Japan Clinical Oncology Group ASCOMeeting Abstracts Jun 20, 2007: 4513.

[124] Narahara H, Koizumi W, Hara T, et al. Randomized phase Ⅲ study of S - 1 alone versus S - 1 + cisplatin in the treatment for advanced gastric cancer (The SPIRITS trial) SPIRITS: S - 1 plus cisplatin vs S - 1 in RCT in the treatment for stomach cancer [C]. ASCO Meeting-Abstracts Jun, 20 2007: 4514.

[125] Lenz H, Md, Lee FC, et al. Extended safety and efficacy data on S - 1 plus cisplatin in patients with advanced gastric carcinoma in a multicenter phase Ⅱ study [C]. ASCOMeeting Abstracts Jun 20, 2006: 4083.

[126] Jeong JY, Kim YJ, Han JK, et al. Palliation of anastomotic obstructions in recurrent gastric carcinoma with the use of covered metallic stents: clinical results in 25 patients [J]. Surgery, 2004, 135 (2): 171 - 177.

[127] Geoffroy F, Grem JL. Chemotherapy of advanced gastrointestinal cancer [J]. Curr Opin Oncol, 1994, 6 (4): 427 - 634.

[128] Li M, Zhang J, Wang D, et al. A phase Ⅱ study of intra - arterial chemotherapy of 5 - fluorouracil, cisplatin, and mitomycin C for advanced nonresectable gastric cancer [J]. Anticancer Drugs, 2009, 20 (10): 941 - 945.

[129] Ota T, Shuto K, Ohira G, et al. Evaluation of hepatic arterial infusion chemotherapy for liver metastasis from gastric cancer [J]. Gan To Kagaku Ryoho, 2009, 36 (12): 2019 - 2021.

[130] Kim HR, Ha Cheon S, Lee KH, et al. Efficacy and feasibility of radiofrequency ablation for liver metastases from gastric adenocarcinoma [J]. Int J Hyperthermia, 2010, 26 (4): 305 - 315.

[131] Spiliotis JD, Datsis AC, Michalopoulos NV, et al. Radiofrequency ablation combined with palliative surgery may prolong survival of patients with advanced cancer of the pancreas [J]. Langenbecks Arch Surg, 2007, 392 (1): 55 - 60.

[132] Van Cutsem E, Nordlinger B, Adam R, et al. Towards a pan – European consensus on the treatment of patients with colorectal liver metastases [J]. Eur J Cancer, 2006, 42 (14): 2212 – 2221.

[133] Rossi S, Fornari F, Pathies C, et al. Thermal lesions induced by 480 KHz localized current field in guinea pig and pig liver [J]. Tumori, 1990, 76 (1): 54 – 57.

[134] Goldberg SN, Gazelle GS, Dawson SL, et al. Tissue ablation with radiofrequency: effect of probe size, gauge, duration, and temperature on lesion volume [J]. Acad Radiol, 1995 (5): 399 – 404.

[135] Goldberg SN, Gazelle GS, Solbiati L, et al. Radiofrequency tissue ablation: Nincreased lesion diameter with a perfusion electrode [J]. Acad Radiol, 1996, 3 (8): 636 – 644.

[136] Goldberg SN, Gazelle GS, Dawson SL, et al. Tissue ablation with radiofrequency using multiprobe arrays [J]. Acad Radiol, 1995, 2 (8): 670 – 674.

[137] Solbiati L, Goldberg SN, Ierace T, et al. Hepatic metastases: percutaneous radio – frequency ablation with cooled – tip electrodes [J]. Radiology, 1997, 205 (2): 367 – 373.

[138] Solbiati L, Livraghi T, Goldberg SN, et al. Percutaneous radio – frequency ablation of hepatic metastases from colorectal cancer: long – term results in 117 patients [J]. Radiology, 2001, 221 (1): 159 – 166.

[139] Suppiah A, White TJ, Roy – Choudhury SH, et al. Long – term results of percutaneous radiofrequency ablation of unresectable colorectal hepatic metastases: final outcomes [J]. Dig Surg, 2007, 24 (5): 358 – 360.

[140] Livraghi T, Solbiati L, Meloni F, et al. Percutaneous radiofrequency ablation of liver metastases in potential candidates for resection: the "test – of – time approach" [J]. Cancer, 2003, 97 (12): 3027 – 3035.

[141] Livraghi T, Solbiati L, Meloni MF, et al. Treatment of focal liver tumors with percutaneous radio – frequency ablation: complications encountered in a multicenter study [J]. Radiology, 2003, 226 (2): 441 – 451.

[142] Chen CH, Hwang RZ, Huang LS, et al. A wireless bio – MEMS sensor for C – reactive protein detection based on nanomechanics [J]. IEEE Trans Biomed Eng, 2009, 56 (2): 462 – 470.

[143] Terraz S, Constantin C, Majno PE, et al. Image – guided multipolar radiofrequency ablation of liver tumours: initial clinical results [J]. Eur Radiol, 2007, 17 (9): 2253 – 2261.

[144] Curley SA, Izzo F, Delrio P, et al. Radiofrequency ablation of unresectable primary and metastatic hepatic malignancies: results in 123 patients [J]. Ann Surg, 1999, 230 (1): 1 – 8.

[145] Gillams AR, Lees WR. Survival after percutaneous, image – guided, thermal ablation of hepatic metastases from colorectal cancer [J]. Dis Colon Rectum, 2000, 43 (5): 656 – 661.

[146] Gillams AR, Lees WR. Radiofrequency ablation of colorectal liver metastases [J]. Abdom Imaging, 2005, 30 (4): 419 – 426.

[147] Pawlik TM, Izzo F, Cohen DS, et al. Combined resection and radiofrequency ablation for advanced hepatic malignancies: results in 172 patients [J]. Ann Surg Oncol, 2003, 10 (9): 1059 – 1069.

[148] Kornprat P, Jarnagin WR, DeMatteo RP, et al. Role of intraoperative thermoablation combined with resection in the treatment of hepatic metastasis from colorectal cancer [J]. Arch Surg, 2007, 142 (11): 1087 – 1092.

[149] Amersi FF, McElrath – Garza A, Ahmad A, et al. Long – term survival after radiofrequency ablation of complex unresectable liver tumors [J]. Arch Surg, 2006, 141 (6): 581 – 587.

[150] Winawer SJ. The multidisciplinary management of gastrointestinal cancer. Colorectal cancer screening [J]. Best Pract Res Clin Gastroenterol, 2007, 21 (6): 1031 – 1048.

[151] Henning GT, Schild SE, Stafford SL, et al. Results of irradiation or chemoirradiation following resection of gastric adenocarcinoma [J]. Int J Radiat Oncol Biol Phys, 2000, 46 (3): 589 – 598.

[152] Allum WH, Hallissey MT, Ward LC, et al. A controlled, prospective, randomised trial of adjuvant chemotherapy or radiotherapy in resectable gastric cancer: interim report [J]. Br J Cancer, 1989, 60 (5): 739 – 744.

[153] Abe M, Takahashi M. Intraoperative radiotherapy: the Japanese experience [J]. Int J Radiat Oncol Biol Phys, 1981, 7 (7): 863 – 868.

[154] Takahashi M, Abe M. Intra – operative radiotherapy for carcinoma of the stomach [J]. Eur J Surg Oncol, 1986, 12 (3): 247 – 250.

[155] Shchepotin IB, Evans SR, Chorny V, et al. Intensive preoperative radiotherapy with local hyperthermia for the treatment of gastric carcinoma [J]. Surg Oncol, 1994, 3 (1): 37 – 44.

[156] Zhang ZX, Gu XZ, Yin WB, et al. Randomized clinical trial on the combination of preoperative irradiation and surgery in the treatment of adenocarcinoma of gastric cardia (AGC) – report on 370 patients [J]. Int J Radiat Oncol Biol Phys, 1998, 42 (5): 929 – 934.

[157] Yano M, Shiozaki H, Inoue M, et al. Neoadjuvant chemotherapy followed by salvage surgery: effect on survival of patients with primary noncurative gastric cancer [J]. World J Surg, 2002, 26 (9): 1155 – 1159.

［158］Gez E，Sulkes A，Yablonsky – Peretz T，et al. Combined 5 – fluorouracil（5 – Fu）and radiation therapy following resection of locally advanced gastric carcinoma［J］. J Surg Oncol，1986，31（2）：139 – 142.

［159］Macdonald JS，Smalley SR，Benedetti J，et al. Chemoradiotherapy after surgery compared with surgery alone for adenocarcinoma of the stomach or gastroesophageal junction［J］. N Engl J Med，2001，345（10）：725 – 730.

［160］Smalley SR，Gunderson L，Tepper J，et al. Gastric surgical adjuvant radiotherapy consensus report：rationale and treatment implementation ［J］. Int J Radiat Oncol Biol Phys，2002，52（2）：283 – 293.

［161］Ogata T，Araki K，Matsuura K，et al. A 10 – year experience of intraoperative radiotherapy for gastric carcinoma and a new surgical method of creating a wider irradiation field for cases of total gastrectomy patients［J］. Int J Radiat Oncol Biol Phys，1995，32（2）：341 – 347.

［162］KrämLing HJ，Willich N，Cramer C，et al. Early results of IORT in the treatment of gastric cancer［J］. Front Radiat Ther Oncol，1997，31：157 – 160.

［163］Martínez – Monge R，Calvo FA，Azinovic I，et al. Patterns of failure and long – term results in high – risk resected gastric cancer treated with postoperative radiotherapy with or without intraoperative electron boost［J］. J Surg Oncol，1997. 66（1）：24 – 29.

［164］Avizonis VN，Buzydlowski J，Lanciano R，et al. Treatment of adenocarcinoma of the stomach with resection，intraoperative radiotherapy，and adjuvant external beam radiation：a phase II study from Radiation Therapy Oncology Group 85 – 04［J］. Ann Surg Oncol，1995，2（4）：295 – 302.

［165］Coquard R，Ayzac L，Gilly FN，et al. Intraoperative radiation therapy combined with limited lymph node resection in gastric cancer：an alternative to extended dissection？［J］. Int J Radiat Oncol Biol Phys，1997，39（5）：1093 – 1098.

［166］Abe M，Nishimura Y，Shibamoto Y. Intraoperative radiation therapy for gastric cancer［J］. World J Surg. 1995，19（4）：544 – 547.

［167］Henning GT，Schild SE，Stafford SL，et al. Results of irradiation or chemoirradiation for primary unresectable，locally recurrent，or grossly incomplete resection of gastric adenocarcinoma［J］. Int J Radiat Oncol Biol Phys，2000，46（1）：109 – 118.

［168］Crookes P，Leichman CG，Leichman L，et al. Systemic chemotherapy for gastric carcinoma followed by postoperative intraperitoneal therapy：a final report［J］. Cancer，1997，79（9）：1767 – 1775.

［169］Songun I，Keizer HJ，Hermans J，et al. Chemotherapy for operable gastric cancer：results of the Dutch randomised FAMTX trial. The Dutch Gastric Cancer Group（DGCG）［J］. Eur J Cancer，1999，35（4）：558 – 562.

［170］OhgamiM，KumaiK，OtaniY，et al. Laparoscopic wedge resection of the stomach for early gastric cancer using a lesion – lifting method ［J］. Dig Surg，1994，11：64 – 67.

［171］Kitano S，Iso Y，MoriyamaM，et al. Laparoscopy – assisted Billroth I gastrectomy［J］. Surg Laparosc Endosc，1994，4（2）：146 – 148.

［172］Uyama I，Sugioka A，Fujita J，et al. Laparoscopic total gastrectomy with distal pancreatosplenectomy and D2 lymphadenectomy for advanced gastric cancer［J］. Gastric Cancer，1999，2（4）：230 – 234.

［173］Marchet A，Mocellin S，Ambrosi A，et al. Italian Research Group for Gastric Cancer Study（GIRCG）. The prognostic value of N – ratio in patients with gastric cancer：validation in a large，multicenter series［J］. Eur J Surg Oncol，2008，34：159 – 165.

［174］Hundahl SA，Phillips JL. The national cancer data base report on poor survival of U. S. gastric carcinoma patients treated with gastrectomy：Fifth Edition American Joint Committee on Cancer staging，proximal disease，and the " different disease" hypothesis［J］. Cancer，2000，88（4）：921 – 932.

［175］Ichikura T，Tomimatsu S，Uefuji K，et al. Evaluation of the new American Joint Committee on Cancer/International Union Against Cancer classification of lymph node metastasis from gastric carcinoma in comparison with the Japanese classification［J］. Cancer，1999，86：553 – 558.

第十九章　胃原发性恶性淋巴瘤

第一节　胃原发性恶性淋巴瘤流行病学与病因

胃原发性恶性淋巴瘤（Primary gastric magnant lymphoma，PGML）是原发于胃、起源于黏膜下层淋巴组织的恶性肿瘤。病变好发于胃窦部及胃体部，病理组织学上绝大部分是 B 细胞淋巴瘤，排第 1 位的是弥漫性大 B 细胞淋巴瘤（59%）；排第 2 位的是黏膜相关淋巴组织淋巴瘤（mucosa associated lymphoid tissue lymphoma，MALT）（38%），呈低度恶性，并具有局限化趋势。

一、流行病学

胃原发性恶性淋巴瘤是除胃癌以外胃内发病率最高的恶性肿瘤，约占所有胃恶性肿瘤的 3%～11%，但在获得性免疫缺陷综合征患者中的发病率是普通人群的 5 倍。

有关胃原发性淋巴瘤的流行病学特征报道虽不多，但仍具有某些地理特征，如欧美国家最近 40 年胃癌发病率有明显下降趋势，但胃淋巴瘤仍保持占胃恶性肿瘤的 3%。在丹麦，胃原发性恶性淋巴瘤患者仅占胃癌的 0.4%，芬兰占 0.9%。在中东地区、北非的阿拉伯人及犹太人中较常见，但少见于生活在欧洲的犹太人，种族中黑人较少见。在我国，胃原发性恶性淋巴瘤以海南省的发病率最高。胃原发性淋巴瘤的平均发病年龄较胃癌轻，大多发生于 40～59 岁年龄组，性别中以男性多见，男女比例为（1.7：～2：1），中国人的发病年龄稍低，有年轻化趋势，但儿童中少见。

二、病　因

病因和发病机制尚未完全阐明。胃原发性 MALT 淋巴瘤与幽门螺杆菌（Hp）感染密切相关，Parsonnet 等发现 PGML 包括 MALT 患者其 Hp 感染率为 85%，而对照组仅为 55%，甚至有学者报道胃 MALT 淋巴瘤 Hp 感染率高达 90%～95%，提示 Hp 感染与胃淋巴瘤的发生相关。临床微生物学与组织病理学研究表明，正常胃黏膜内缺乏淋巴组织，Hp 感染为淋巴瘤发生、生长提供了抗原刺激，B 淋巴细胞、T 淋巴细胞在局部聚集，由 Hp 抗原激活的 T 淋巴细胞的辅助作用使 B 淋巴细胞增殖，并可出现淋巴滤泡，这种获得性的淋巴组织是胃壁发生淋巴瘤的病理基础，其后在长期幽门螺杆菌刺激下，并有其他免疫机制的参与而最终发生恶变。抗生素治疗清除幽门螺杆菌可使 80% 以上的 MALT 淋巴瘤患者获得完全缓解或部分缓解，但进展期肿瘤或向高度恶性移行的肿瘤对治愈 HP 感染无反应，进而提示原发性低度恶性 MALT 淋巴瘤的发展可能与 Hp 慢性感染有关。但单纯根除 Hp 治疗对于胃 MALT 淋巴瘤的远期疗效以及是否同时需要联合化疗尚不清楚。

分子遗传学研究表明，大约 1/3 的胃 MALT 淋巴瘤患者存在 t（11；18）染色体易位，产生的 API2 - MALT1 融合基因激活转录因子 NF - KappaB，是胃 MALT 淋巴瘤发生和发展的重要机制之一。伴有 t（11；18）染色体易位的胃 MALT 对清除 Hp 治疗无反应，病情也更容易播撒。

胃弥散性大 B 细胞淋巴瘤可以是原发的，也可以是由低度恶性的胃 MALT 淋巴瘤转化而来。原发肿瘤 B 细胞可以表达 CD19、CD20、CD22、CD79α 和 Ki - 67，而由 MALT 转化而来的通常 Bcl - 2 和 CD10 表达阴性。

有学者认为 PGML 还可能与某些病毒的感染有关，研究发现 PGML 患者细胞免疫功能的低下，故推测可能在某些病毒的感染下，出现细胞免疫功能的紊乱和失调而导致发病。另外胃淋巴瘤起源于黏膜下或黏膜固有层的淋巴组织，该处组织不暴露于胃腔，不直接与食物中的致癌物质接触，因此其发病原因与胃癌不同，因而更可能与全身性因素引起胃局部淋巴组织的异形增生有关。而关于胃酸低下或缺乏与 PGML 的关系仍不确定。

（中山大学附属第三医院　李雷佳　尉秀清）

第二节　胃原发性恶性淋巴瘤临床表现及鉴别诊断

一、临床表现

胃原发性恶性淋巴瘤的临床症状缺乏特异性。早期症状不明显，最常见的是上腹痛、体重下降、食欲减退等。肿瘤坏死可引起消化道出血，由于淋巴瘤并不易引起管腔狭窄，也不易影响蠕动，故幽门梗阻较少见，但由于缺乏粘连反应，急性穿孔的发生率较胃癌高。晚期表现与胃癌相似，可有腹痛、消瘦、厌食、恶心、呕吐、贫血等症状。与胃癌患者相比，胃原发性淋巴瘤患者出现症状时间较晚，很少出现恶液质，一般情况相对较好；与结内恶性淋巴瘤相比，少有发热、盗汗、皮肤瘙痒或血乳酸脱氢酶升高等系统性疾病表现。且本病起病隐匿，病程缓慢，大多数患者在确诊时为 I 期或 II 期，可以维持病变局限状态很长时间。因此，PGML 的早期诊断应引起临床医生重视，凡是有腹痛并进行性加重，伴有发热、体重逐渐下降、身体状况逐渐下降，腹部包块呈进行性增大、消化道出血及突发或渐进性肠梗阻、胃肠穿孔均应想到本病的可能。部分晚期患者可于上腹部扪及肿块或肝脾肿大，若有体表淋巴结受累也可扪及。实验室检查方面，患者可以出现 LDH 及 β 微球蛋白的升高，但发生率不及系统性淋巴瘤的诊断为高。

PGML 的转移途径与其他恶性肿瘤相似，可直接蔓延，经淋巴或血行播散，其淋巴结侵犯一般较腺癌为早，有时肿瘤尚可穿透邻近空腔脏器而形成内瘘，30% 的 MALT 淋巴瘤患者病变播散至骨髓或者其他部位，呈弥漫性病变。

虽然目前有很多种针对胃肠道原发淋巴瘤的分期方法，但由于原发于胃肠道等结外器官的淋巴瘤在生物学特点与发生在结内的淋巴瘤有所不同，且较少见，因此分期方法尚不统一。目前应用最广泛的临床分期系统仍是 Ann Arbor 改良分期法，它是描述解剖学疾病范围的最好方法，并能较好完成对 PGML 危险分级的评估、预后分析及治疗方式的判断。

二、诊　　断

胃原发性恶性淋巴瘤的确诊和分型必须依靠病理学检查，采用形态学结合临床、免疫学、遗传学和分子生物学方法综合分析。PGML 的治疗与预后和继发性全身性恶性淋巴瘤有很大的不同，外科治疗可使原发性病变治愈，继发性病变只能采用姑息治疗，而继发性病变的发病率又远较原发性高，所以确定疾病的原发性对治疗具有重大意义。全面的分期检查十分必要，包括临床表现、体检、影像学、骨髓穿刺及生化检查等。

目前被广泛接受的诊断标准由 Dawson 于 1961 年提出，即全身无病理性浅表淋巴结肿大；胸片无纵隔淋巴结肿大；白细胞总数及分类正常；病变局限于胃及引流区域淋巴结，无其他肉眼所见的侵犯；肝脾正常。

消化内镜活组织病理学检查是确诊胃恶性淋巴瘤的主要方法，外生性淋巴瘤容易诊断，但多数 PGML 常发生在黏膜下淋巴组织，所以仍有很高的误诊漏诊率，其活检的阳性率常不如胃癌高，对于浸润型可采用反复多点取材及同一部位深挖取材的方法。超声内镜（EUS）显示的胃恶性淋巴瘤图像较具特征，可以精确观察胃壁浸润范围和淋巴结受累情况，提供可靠的诊断依据，在内科治疗随访期间，EUS 可成为观察病变范围及化疗效果的有效手段。X 线钡剂检查是诊断胃恶性淋巴瘤的常用方法，X 线钡餐图像和胃癌难以区别，虽然其确诊价值不大，但对疾病筛选有一定意义。CT 可发现胃壁的异常，对病变的发现、病变范围的估计、病变浸润深度及有无淋巴转移和邻近脏器侵犯的判断以及临床分期均可提供依据。术中病灶或肿大淋巴结冰冻检查也有助诊断；疑有胃 MALT 淋巴瘤时，需行幽门螺杆菌检测；PCR 技术和其他分子生物学技术鉴定单克隆群体、免疫表型及基因改变等可以帮助诊断及预后判断。

三、鉴别诊断

1. 胃原发性淋巴瘤与胃继发性淋巴瘤的鉴别　由于治疗方式、效果和预后的显著差异，继发性病变只能采用姑息治疗，而继发性病变的发病率又远较原发性高。胃原发性淋巴瘤患者全身无病理性浅表淋巴结肿大；胸片无纵隔淋巴结肿大；白细胞总数及分类正常；病变局限于胃及引流区域淋巴结，无其他肉眼所见的侵犯；肝脾正常。胃继发性淋巴瘤患者则可以出现上述几点的异常，因而全身淋巴结检查、血象和骨髓、胸片、CT、MRI、PET - CT 等检查等有助于鉴别。

2. 巨大肥厚性胃炎（Menetrier 病）　因本病与一般胃部疾病的表现相似。因而难以从临床表现加以判断，EUS 对于 PGML、Menetrier 病有鉴别意义，前者通常表现为第 2、第 3 层的明显增厚，周围多有淋巴结肿大，而 Menetrier 病表现为更显著的局部增厚，为相对高回声。大块活检及超声内镜引导下细针穿刺活检术有利于 PGML 与胃 Menetrier 病的鉴别。

3. 胃癌　两者临床表现差异不显著，因而需要鉴别。相对来说 PGML 发病年龄较低、起病较慢、症状较轻。PGML 具有胃壁增厚显著（＞2cm），受累范围广（＞50%）、多灶性分布等较典型 CT 表现，但缺乏特异性，难以完全与胃癌及胃溃疡的 CT 征象相区别。大多数情况下仅依据临床表现和影像学很难鉴别，胃镜检查病理组织活检是鉴别诊断中最重要的方法。PGML 内镜下特点为病变范围广泛（通常＞15cm）、散在且多发，其中多为 2 个或 2 个以上病灶，孤立病灶相对较少，病理变化不在胃黏膜表面，胃蠕动往往存在，胃腔不狭窄，这是与胃癌（通常＜5cm）鉴别诊断上的重要征象。胃的结节或溃疡病变越过幽门侵及十二指肠则应考虑为淋巴瘤；如果淋巴瘤侵犯胃壁较弥散并侵及肌层，胃壁僵硬不规则，蠕动消失，所见不易与癌区分。本病内镜下肉眼形态与胃癌鉴别率低，所以必需依赖病理诊断，由于恶性淋巴癌组织学类型本身很复杂，与良性淋巴细胞增生和分化差的胃癌很难鉴别，还必须依靠免疫组化染色以资鉴别。

4. 胃溃疡　胃溃疡和本病均常表现为腹痛、消化道出血，易于混淆。消化性溃疡腹痛常表现为周期性、季节性腹痛，胃溃疡可以表现为餐后腹痛，但是消化性溃疡腹痛也可无上述明显规律。对年龄大，腹痛药物治疗不易缓解，或伴有消瘦、贫血等症状时，应该及时行内镜或影像学检查。钡餐检查胃溃疡表现为突出腔外的龛影，直径＜2cm，其口部光滑整齐，周围黏膜呈辐射状，胃壁柔软，扩张良好，CT 提示为单发溃疡性病变，胃镜下胃溃疡周边黏膜大致正常或红肿，无肿物。PGML 钡餐检查表现为多发病灶，CT 具有胃壁增厚显著（＞2cm），受累范围广（＞50%）、多灶性分布等较典型表现，内镜下特点为病变范围广泛（通常＞15cm）、散在且多发，其中多为 2 个或 2 个以上病灶，孤立病灶相对较少；病理组织活检结合免疫组化是鉴别诊断中最重要的手段。

5. 胃间质瘤、平滑肌瘤和肉瘤　胃镜下隆起型 PGML 表面可见大小不一的息肉样或结节状隆起，伴糜烂，周边黏膜尚光滑；需要与胃间质瘤、平滑肌瘤和肉瘤等黏膜下隆起性病灶鉴别，后者黏膜正常，EUS 有一定的鉴别价值，病理组织活检结合免疫组化是有效的鉴别诊断。胃间质瘤、平滑肌瘤和平滑肌肉瘤等部分黏膜下隆起性病灶普通活检不容易取得病变组织，需要 EUS 引导的细针穿刺方能取得病变组织以资诊断。

6. 糜烂性胃炎　多发性糜烂性胃炎，尤其是多发性痘疹样胃炎，单独病灶又偏大时，不容易单纯通过内镜做出确切诊断，需要病理检查，而且由于炎症浸润，甚至需要免疫组化进行鉴别诊断。

（中山大学附属第三医院　李雷佳　尉秀清）

第三节　胃原发性恶性淋巴瘤手术治疗

胃原发性恶性淋巴瘤是胃非癌恶性肿瘤中最常见的类型，占胃部恶性肿瘤的 1% ~7%。发病年龄以 50~60 岁居多，男性发病多于女性。它发生于胃淋巴网状组织，95% 为非霍奇金淋巴瘤；霍奇金病与非霍奇金淋巴瘤的影像学诊断不尽相同，但两者鉴别困难。常见的临床表现为有上腹痛、恶心、呕吐、厌食、上胃肠道出血及上腹部扪及肿块。病变可以发生在胃的各个部分，但以胃体后壁和小弯侧多发。胃原发性恶性淋巴瘤以淋巴转移为主，故在手术时应进行区域淋巴结清扫，淋巴结分站同胃癌。目前尚无统一的最佳治疗方案，对于ⅠE期和Ⅱ1E期的病变因病灶较局限，以手术治疗为主，尽可能地根治性切除原发病灶及邻近的区域淋巴结，术后辅以化疗或放疗达到治愈的目的。Ⅱ2E期、ⅢE期及Ⅳ期的患者则以联合化疗与放疗为主，若患者情况许可，应尽可能切除原发病灶，以提高术后化疗或放疗的效果，并可避免由此引起的出血或穿孔等并发症。手术治疗胃淋巴瘤将有助于准确判断临床病理分期，病变局限的早期患者可获得根治机会。姑息性切除也可减瘤，结合术后化疗而提高疗效、改善预后。美国癌症综合网（NCCN）2011年治疗指南建议，根据病理类型、临床分期及是否合并幽门螺旋杆菌感染对胃 NHL 制定个体化的综合治疗方案，其推荐的胃 NHL 治疗原则如表19-1所示。

表19-1　胃淋巴瘤的治疗原则

病理类型	临床分期	治疗原则
MALT 淋巴瘤	ⅠE、HP（＋）	抗 HP 治疗
	ⅠE、HP（－）或抗 HP 失败	放疗 36Gy
	ⅡE	放疗 36～40Gy
	Ⅲ、Ⅳ	观察或化疗
其他低度恶性淋巴瘤	ⅠE～ⅡE	放疗 36Gy
	Ⅲ、Ⅳ	观察或化疗
弥散性大 B 细胞淋巴瘤	ⅠE～ⅡE	化疗（4～6×CHOP）+放疗 40～45Gy）
（包括高度恶性 MALT 淋巴瘤）	Ⅲ、Ⅳ	化疗（6～8×CHOP）

一、手　术　方　式

1. **根治性手术**　整块切除包括癌灶和可能受浸润胃壁在内的部分或全部，按临床分期标准整块清楚胃周围的淋巴结，重建消化道。适用于 ANN Arbor 分期：ⅠE 期和Ⅱ1E 期，标准治疗是 D_2 淋巴结廓清的胃切除术。

（1）近端胃恶性淋巴瘤根治术：切除远端胃壁至少距离癌灶 5cm 以上，清除一、二站淋巴结，切除大小网膜、横结肠系膜前叶与胰腺被膜，保留胃网膜右血管；消化道重建常用残胃与食管吻合，适用于胃近端（U 区）恶性淋巴瘤。

（2）远端胃恶性淋巴瘤根治术：切除近端胃壁至少距离癌灶 5cm 以上，清除一、二站淋巴结，切除大小网膜、横结肠系膜前叶与胰腺被膜，保留胃短血管；消化道重建可选用胃空肠毕Ⅰ式或毕Ⅱ式吻合，适用于胃远端（L 区）恶性淋巴瘤。

（3）全胃切除胃恶性淋巴瘤根治术：由于36%的 PGL 为多发性病变及淋巴结转移率高达50%，有学者主张不论病变在胃的何处均应施行根治性全胃切除 D_2 式淋巴结清扫。切除全胃，清除一、二站淋巴结，切除大小网膜、横结肠系膜前叶与胰腺被膜，消化道重建常行食管空肠 Roux - en - Y 吻合。适用于胃体（M 区）恶性淋巴瘤。

2. **姑息性手术**　为了减轻由梗阻、穿孔、出血等并发症引起的症状可予以姑息手术，术式包括：胃空肠吻合术，空肠造瘘、穿孔修补术等。适用于 ANN Arbor 分期Ⅱ2E 期、ⅢE 期及Ⅳ期引起梗阻、出血和穿孔。

二、术 前 准 备

1. 必要时给予少量多次输血、血浆等以纠正贫血和低蛋白血症。
2. 术前营养欠佳者，予以纠正。可给予高脂肪、高蛋白和富含维生素 B、维生素 C 的饮食。
3. 合并幽门梗阻，有水、电解质紊乱者，术前应予以纠正。
4. 幽门梗阻患者术前 3 天开始用生理盐水洗胃，以减轻胃黏膜水肿。
5. 为了扩大根治手术切除范围的需要，需做好肠道准备。
6. 术前插胃管。

三、手术麻醉与体位

采用气管内插管全身麻醉，取平卧位，四肢固定在手术台上。

四、手 术 步 骤

胃原发性恶性淋巴瘤以胃体后壁和小弯侧多发，本节以全胃切除胃恶性淋巴瘤根治术介绍其主要的手术步骤。

1. 消毒　消毒范围上至乳头，下至耻骨联合、两侧至腋中线。
2. 切口　取上腹正中切口，自剑突至脐，需扩大时可以绕脐左侧向下。必要时可以切除剑突，以增大术野的暴露。亦可行胸、腹联合切口。
3. 探查　进入腹腔以后全面探查肝、胆、胰、脾、肠系膜、盆腔有无转移。探查应自远处开始，探查胰、横结肠系膜是否受累时，可以沿横结肠表面分离切开大网膜进入网膜囊，进一步确定胰腺、横结肠系膜和大血管有否受累及其程度，尤其胃左血管周围有无侵犯固定以及淋巴结转移的情况。最后检查病灶，确定其位置、大小、范围及其与周围组织器官的关系，确定手术方式及清扫范围。
4. 分离胃网膜右血管和胃右血管　将胃结肠韧带继续向右分离，至胰头、十二指肠，小心分离出胃网膜右动、静脉，分离、切断，用 7 号线结扎、4 号线缝扎（图 19-1）。用 S 形拉钩将肝向上拉，将胃向下牵引，暴露出肝胃韧带，于无血管区剪开，小心分离出胃右动、静脉，将其分断、结扎（图 19-2），小心勿伤及肝十二指肠韧带内的胆总管。处理两血管的同时将周围淋巴结一并清除。

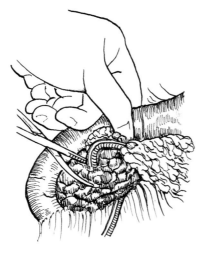

图 19-1　切断胃网膜右血管

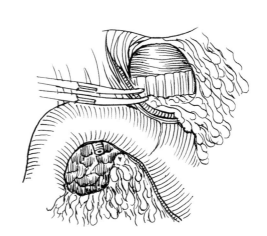

图 19-2　切断胃右血管

5. 切断十二指肠　取一把无创伤肠钳距幽门前静脉 2.5 ~ 3cm 处夹闭十二指肠，于近端夹一把 Kocher 钳，在两钳之间切断十二指肠（图 19 - 3）。用止血钳小心分离十二指肠后壁和胰头之间的纤维组织（图19 - 4）。若需行空肠代胃，则将十二指肠残端封闭；若需行间置空肠和十二指肠吻合则保留断端，准备吻合。

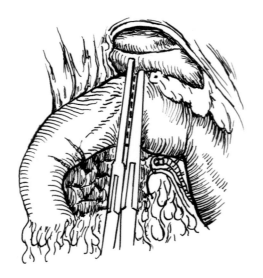

图 19 - 3　切断十二指肠

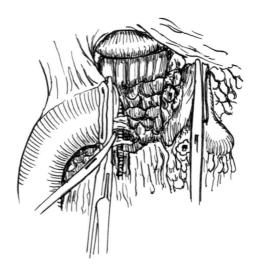

图 19 - 4　游离十二指肠后壁与胰头间纤维组织

6. 显露胃底和食管下段　右手托起肝左叶，剪开左三角韧带，有血管的部分切断后缝扎（图 19 - 5）。用 S 形拉钩将肝左叶向右上拉开，同时将胃向左侧牵拉，沿肝下缘分离、切断肝胃韧带（图 19 - 6）。分离胃左动、静脉，靠近根部切断、结扎，清扫腹腔动脉周围淋巴结（图 19 - 7）。

7. 继续向上将食管贲门前的腹膜剪开，并将胃底与膈肌之间的腹膜剪开，游离食管下段，将食管游离 5 ~ 6cm。用 S 形拉钩将食管向左侧拉开，露出食管裂孔，若裂孔较大可用 4 号线于其下方缝合几针，用 4 号线将食管固定在膈肌裂孔（图 19 - 8）。若全胃切除同时行脾切除，应于胰上缘将脾动脉结扎。游离脾周围韧带，分离出脾门，游离脾蒂，将脾蒂近胰尾处结扎切断，将脾切除。

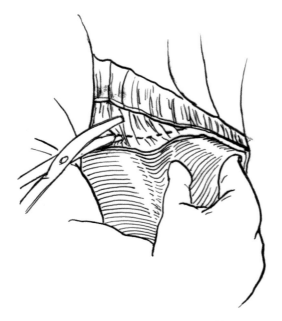

图 19 - 5　剪开肝脏左三角韧带

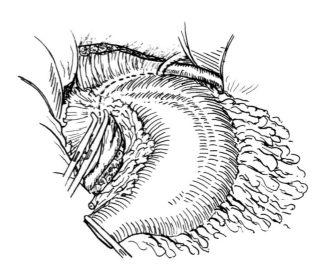

图 19 - 6　靠近肝脏切断肝胃韧带

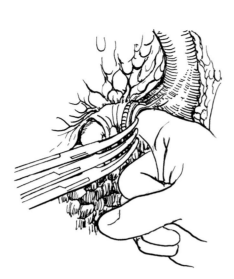
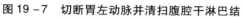

图19-7　切断胃左动脉并清扫腹腔干淋巴结

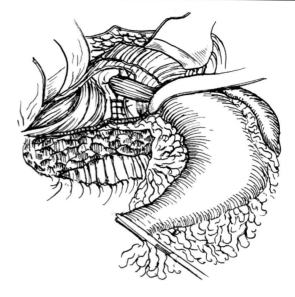

图19-8　将食管固定在膈肌裂孔

8. 切断贲门　因食管下段无浆膜，仅有肌层，缝合时易撕裂，因此可用1号线于切线的近侧全层缝合一排缝线，将食管肌层和黏膜固定，距缝线远侧0.5cm处将食管切断，将胃管拉出食管（图19-9、图19-10）。

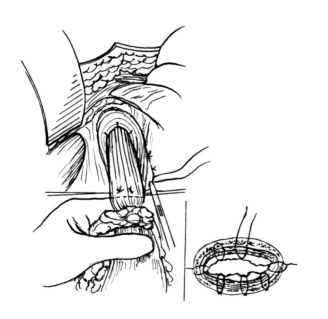

图19-9　食管近端固定肌层与黏膜层

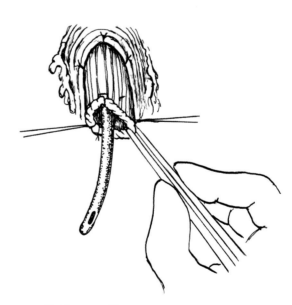

图19-10　缝线远侧0.5cm处切断食管

9. 移除标本　将胃下端向上翻起，分离后壁和胰之间纤维组织。若不需行脾切除，则将胃脾韧带和胃短血管分离结扎并切断，注意勿撕裂脾被膜，勿损伤脾蒂，移除胃标本。

10. 重建消化道　消化道重建有多种方式，本文仅介绍食管空肠吻合术和代胃术两种方式。

（1）空肠食管Roux-en-Y吻合术：

1）距屈氏韧带30cm处将空肠切断，系膜的处理必须保证游离的空肠段有足够的血供。一般切断2~3个血管弓（图19-11、图19-12）。

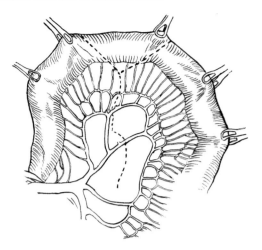

图 19 – 11　距屈氏韧带 30cm 切断空肠血管弓

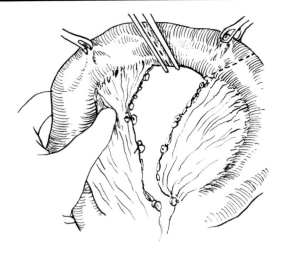

图 19 – 12　距屈氏韧带 30cm 切断空肠

2）用 1 号线间断缝合远端空肠断端全层，浆肌层加强缝合予以封闭（图 19 – 13、图 19 – 14）。提起横结肠，于中结肠血管左侧近屈氏韧带横结肠系膜无血管处切开，将空肠远端拉至系膜上方，以备吻合（图 19 – 15）。

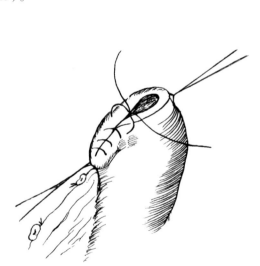

图 19 – 13　远端空肠全层缝合

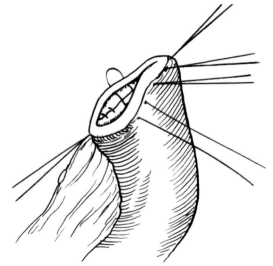

图 19 – 14　浆肌层缝合包埋

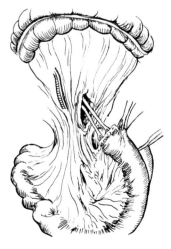

图 19 – 15　空肠远端拉至横结肠系膜上方

3）用阑尾钳夹起一段远端空肠，断端向右拉平靠近食管（图 19－16）。用 1 号线于食管的背侧和两侧将膈肌和空肠浆肌层间断缝合，打结使空肠和食管靠拢（图 19－17）。注意距离要合适，以减轻食管空肠吻合口的张力。

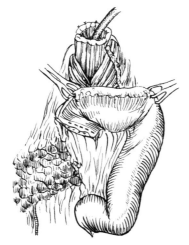

图 19－16　远端空肠断端拉平，靠近食管

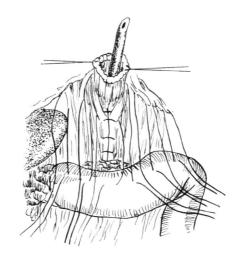

图 19－17　食管两侧膈肌与空肠浆肌层间断缝合

4）用 1 号线于空肠和食管的两角处各缝 1 针作为标志线。然后用 1 号线缝合空肠后壁浆肌层和食管后壁肌层，使食管和空肠靠拢（图 19－18）。

5）于食管断端的邻近切开空肠，长度和食管的直径相似，于切口两角将空肠和食管全层各缝 1 针做标志线（图 19－19）。用 1 号线间断全层缝合后壁（图 19－20）。用 1 号线间断全层内翻缝合前壁，关闭前将胃管送入空肠（图 19－21、图 19－22）。用 1 号线将空肠浆肌层和食管肌层间断缝合（图 19－23）。将膈肌下腹膜和空肠浆肌层间断缝合以覆盖吻合口（图 19－24）。用 1 号线缝合关闭横结肠系膜切口，并将系肠上空肠系膜和胰腺被膜间断缝合，以防形成内疝（图 19－25）。将近端空肠距横结肠系膜切口 5～10cm 处和远段空肠行 Y 形吻合（图 19－26）。用 1 号线缝合关闭空肠系膜裂孔。可用 1 号线将 Y 形吻合处近侧两空肠浆肌层间断缝 3～4 针，使其呈正 Y 形。

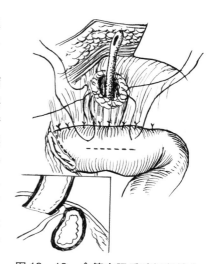

图 19－18　食管空肠后壁间断缝合

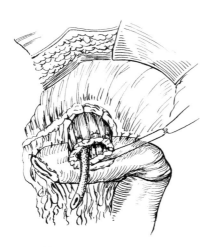

图 19－19　切开空肠壁

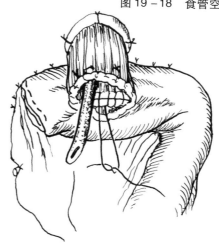

图 19－20　食管空肠后壁全层间断缝合

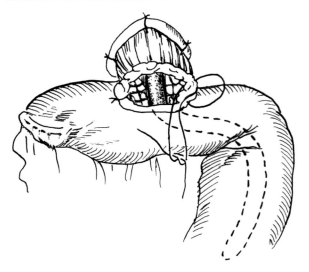

图 19 – 21　食管空肠前壁全层内翻缝合

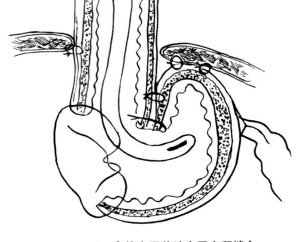

图 19 – 22　食管空肠前壁全层内翻缝合

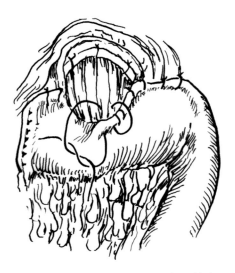

图 19 – 23　食管空肠浆肌层加强缝合

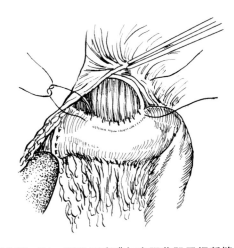

图 19 – 24　膈肌下腹膜与空肠浆肌层间断缝合

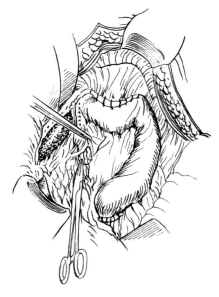

图 19 – 25　关闭横结肠系膜切口

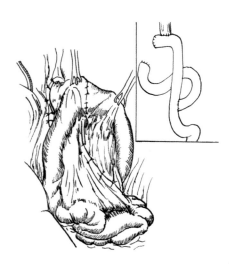

图 19 – 26　近端空肠与远端空肠行 Y 形吻合

（2）食管空肠襻吻合术：将空肠襻自横结肠系膜切口处拉至食管的下方，用1号线将空肠浆肌层和食管后方膈肌间断缝合固定，然后将食管和空肠襻行端侧吻合（方法同上），并将膈肌下腹膜和空肠浆肌层缝合以覆盖吻合口（图19-27）。用1号线缝合横结肠系膜和空肠襻，缝闭系膜切口。横结肠系膜下的空肠浆肌层间断缝合2~3针，以防扭转。于空肠襻的底部做两空肠之间的吻合，吻合口长2~3cm，其下方空肠再加缝2针，使吻合无张力（图19-28）。

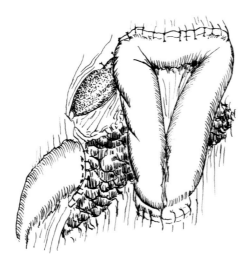

图19-27 关闭横结肠系膜切口

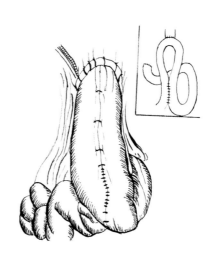

图19-28 空肠间侧侧吻合

（3）单空肠间置代替术：将空肠襻提至横结肠系膜切口以上，取15~20cm的空肠，两侧的空肠紧靠肠管将系膜切断，保留良好的血运以供给保留空肠（图19-29）。将取好的空肠段分别和十二指肠、食管端端吻合，于食管和十二指肠之间间置空肠，代替胃功能（图19-30）。去除系膜的两侧段可以切除至血运好的部位（图19-31），于横结肠系膜以下行两空肠端端吻合（图19-32），缝合关闭横结肠系膜切口，勿过紧，以免压迫间置空肠系膜，影响其血运。

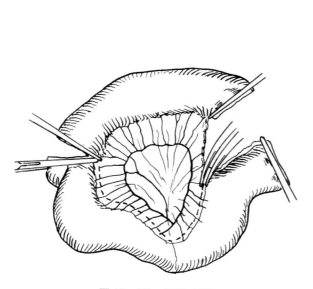

图19-29 切取空肠

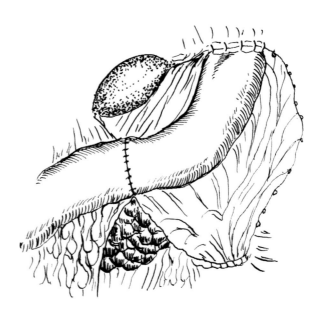

图19-30 代胃吻合

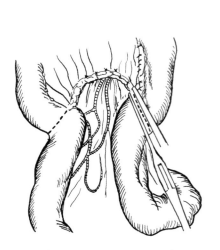

图 19 - 31　修剪空肠断端

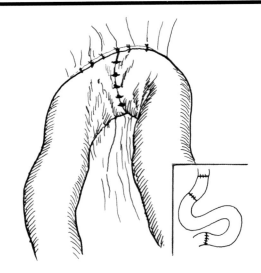

图 19 - 32　空肠端端吻合

（4）双空肠间置代胃术：游离两段带系膜的空肠，取一段 25cm 空肠，一端与食管吻合，再取一段空肠倒置与十二指肠端端吻合，两空肠之间做一大口径的侧侧吻合，形成一空肠袋，代替胃的功能（图 19 - 33），需注意空肠空肠吻合的远侧和十二指吻合之间的距离应在 5cm 左右（图 19 - 33）。

11. 关腹　清理腹腔，清点器械、敷料，按常规关闭腹腔。

五、术中应急处理

1. 脾损伤

（1）原因：主要原因是强力牵拉胃脾韧带和脾膈韧带，造成韧带附着部位的脾被膜撕裂，特别是当胃脾韧带较短时，易于发生。拉钩牵拉亦不少见。

（2）处理：手术时对脾损伤始终持有高度警惕和防范意识，并把脾周围情况作为手术探查的内容。重点保护好脾胃韧带，有纤维束带者先远离脾脏将其剪断，如无脾周粘连，可以在开腹后先用 1～2 块大纱布将脾脏垫起以减小此韧带的张力，力求在无张力条件下离断此韧带。手术要有良好的麻醉，切口选择要恰当，不宜过小，拉钩操作要轻柔，避免

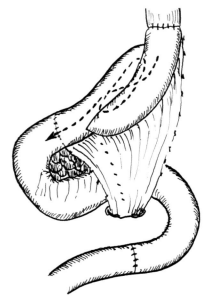

图 19 - 33　空肠袋代胃

在左上腹使用深拉钩。一旦发生脾损伤，可用无损伤针线深缝，加大网膜衬垫，轻轻对拢打结，力求 1～2 针成功，否则有扩大裂伤的危险。仅行脾被膜缝合或单纯压迫止血法多不可靠，必要时将脾脏切除。

2. 结肠中静脉及 Henle 干损伤

（1）原因：清扫结肠中静脉旁淋巴结过程中，用力向下或向右牵拉结肠，导致静脉撕裂出血，加上盲目钳夹止血更进一步损伤肠系膜上静脉，甚至 Henle 干。

（2）处理：静脉损伤后，切忌慌乱钳夹止血，使静脉裂口越来越大，应当保持镇静，用纱布轻轻压迫血管，避免用力压迫，否则静脉撕裂进一步加大。同时，此处的静脉如果断裂，则容易缩入胰腺内，使止血更加困难。应当在纱布压迫后，行 Kocher 切口，游离十二指肠和胰头，左手置入胰头后方，手指压迫出血点，吸尽出血，看清静脉裂口，用 5 - 0 或 6 - 0 无创伤血管缝针缝合静脉裂口，多能止血。若止血仍有困难，也可以结扎 Henle 干。

六、术 后 处 理

1．术后 24h 监护心率、血压、血氧饱和度、呼吸、体温、尿量。全麻患者清醒后，最好改为低的半卧位，以利于维持呼吸循环功能。低浓度持续吸氧对老年以及贫血患者改善心肺功能至关重要。

2．记录胃肠减压管、腹腔引流管所引流液体的颜色和量，判断有无胃出血、腹腔内出血，必要时可给予盐水 10～20mL 冲洗胃管，预防堵塞。待肠道功能恢复，肛门排气后，可以拔出胃管。由于患者术中进行了淋巴清扫，手术创伤较大，术后一段时间内有较多的淋巴液和血性液渗出，若引流不畅，会导致腹腔积液，引起感染。因此，为防止引流管受压、扭曲、堵塞，要每隔 2～3h 捏挤引流管，采用多功能引流管引流效果较好，术后注意引流液的量及颜色，每日引流液＜50mL 即可去除。

3．根据患者体重、心肺功能情况、循环动力学指标、尿量以及引流液的情况，调整补液量，维持电解质平衡。一般术后 3 天，患者处于应激状态，能量吸收不佳，笔者建议肠外营养支持。

4．术后给予雾化吸入，协助患者翻身拍背，鼓励患者咳嗽排痰，静脉给予稀释痰液如沐舒坦等药物，预防肺部感染发生。

5．预防性应用抗生素，给予针对 G^- 杆菌及厌氧菌抗菌药物，如第 2 代头孢菌素＋甲硝唑。

6．术后 3 天给予洛赛克或奥美拉唑可预防应激性溃疡。

7．术后止痛　可经硬膜外导管或静脉导管接止痛泵，应用麻醉药持续少量注入，使患者术后 3 天无疼痛，并常规留置尿管。

8．术后 3 天应每天检查腹部切口，及时更换敷料，有血肿或脂肪液化者应彻底排出。

9．本手术创伤大，术后患者卧床时间长，下肢活动较少，应预防下肢静脉血栓形成，术后帮助患者活动下肢，同时鼓励患者早期下床。

七、术 后 并 发 症

术后并发症请参见第十八章相关内容。

（安徽省池州市人民医院　李忠山　中山大学附属第一医院　王天宝）

第四节　胃原发性恶性淋巴瘤药物治疗

一、抗幽门螺旋杆菌治疗

（一）抗幽门螺旋杆菌治疗概述

原发性胃恶性淋巴瘤的治疗方法至今仍有争议，长期来以手术治疗为首选，随着放疗、化疗和生物治疗的不断发展，早期胃原发性淋巴瘤保留胃的治疗方案日益受到重视，越来越多的研究不支持手术治疗胃原发性淋巴瘤。德国开展了一项多中心、前瞻性研究，比较 106 例手术联合放疗、化疗患者与 79 例放疗联合化疗患者的预后，发现两组 5 年生存率分别为 82％ 和 84％，差异无统计学意义，结果提示手术治疗对于早期胃原发性淋巴瘤并不是必须的。单抗药物美罗华的应用，明显提高 CHOP 方案的治疗效果，促使保留胃的淋巴瘤治疗方案更具可行性，已成为胃淋巴瘤常用治疗方案。总之，尽管手术联合化疗效果较优于单纯化疗，但是手术创伤对患者生活质量的影响与手术风险制约其临床应用。因此，对于原发性早期弥散型大 B 细胞型淋巴瘤的治疗，外科手术不应是首选措施。

近年来的研究多主张抗幽门螺旋杆菌（helicobacter pylori，HP）治疗，放疗、化疗，生物靶向治疗。主要是：①用抗生素治疗胃黏膜相关淋巴组织淋巴瘤（gastric mucosa associated lymphoid tissue lymphoma，MALT）；②采用化疗、或者化疗结合放疗来保存器官，以避免胃部手术切除后生活质量降低。首选用抗生素还是手术，决定于组织学恶性程度、浸润深度和淋巴结有无转移等。

1. ⅠE 期或Ⅱ期与 HP（＋）或（－）　对局限于胃的本病患者，治疗应以抗生素联合质子泵抑制剂，后者阻断胃酸分泌，IE 期 HP 阴性或Ⅱ期患者，可给予放疗。治疗 3 个月后，再次判断 HP 根治的程度及肿瘤反应的程度。应用抗生素治疗后，患者可能有 4 种转归：①HP 由阳性转为阴性，肿瘤体积相应缩小。这部分患者应在治疗后接受长期随访。②HP 阴性患者应用抗生素治疗后，如果肿瘤明显进展或伴有明显的临床症状，应接受放疗。无症状的患者既可选择随访，3 个月后再次复查胃镜，也可以采用放疗。③HP 持续阳性，但是肿瘤体积缩小或者基本稳定，这些患者可采用二线的抗生素治疗。④HP 阳性未能转阴，并且肿瘤进展应给与放疗。总而言之，HP 阳性患者应用抗生素根治治疗转阴后，肿瘤持久存在或再次复发后，应选择局部放疗。若放疗失败，可以给予单药或者联合化疗。

大量资料显示，抗 HP 治疗可以导致 50%～80% 胃 MALT 淋巴瘤可以获得组织学完全缓解。Fischbach 等对 HP 阳性的ⅠE 期胃 MALT 淋巴瘤患者采取抗生素根治 HP，若病变局限于黏膜和（或）黏膜下，抗 HP 治疗效果明显，而病变超过黏膜下层者抗 HP 治疗缓解率低。NCCN 指南已将抗 HP 治疗划为低度恶性胃 MALT 淋巴瘤的一线治疗方案。

ⅠE 期或Ⅱ期 MALT 淋巴瘤以往主要手段为手术，最近几年研究表明，抗生素和放疗是有效的治疗手段，胃功能保留性治疗成为主要治疗方案。抗生素治疗失败、无 HP 感染或晚期 MALT 淋巴瘤的有效治疗包括放疗和化疗。ⅠE 期 MALT 淋巴瘤 HP 阳性，抗 HP 感染有效，其完全缓解率可达 60%～100%，大部分患者在治疗 12 个月内达完全缓解，最迟为 45 个月。完全缓解后的随访发现，复发率低于 10%，5 年生存率达 90%，很好保存了胃的功能。

ⅡE 期或ⅡE 期以上的 MALT 淋巴瘤患者抗 HP 感染治疗的完全缓解率为 0～60%，大部分研究结果表明，转化的或原发的弥散大 B 细胞淋巴瘤抗 HP 感染治疗无效，应考虑化疗和（或）放疗。ⅠE 期或Ⅱ期 MALT 淋巴瘤放疗的 5 年生存率和无病生存率分别超过 90% 和 80%。

2. Ⅲ期和Ⅳ期　伴弥散性疾病患者，治疗类似于其他进展期惰性淋巴瘤。治疗不一定都认为必要或正当，除非该患者有症状或要求治疗，终末器官功能紊乱或有症状的存在应进行治疗。治疗可包括联合或单因子化疗或局部放疗。近年来治疗观念变化：强调了抗 HP 治疗；提高了放疗的地位；化疗作为早期病变的救援治疗和晚期病变的治疗手段；观察等待的观念；反复的内镜检查监察；淡化了手术的作用（病变局限而其他方法治疗无效时）。

（二）抗幽门螺旋杆菌治疗方法

抗 HP 治疗：MALT 淋巴瘤短时间内很快发展的可能性小，淋巴结转移率低，肿瘤仅在黏膜层或黏膜下层浅层的一般无淋巴结转移，所以首选根除 HP 治疗成为可能。HP 感染加快了 MALT 型胃淋巴瘤的进展，对于原发于胃的 MALT 型淋巴瘤，首先应进行根除 HP 治疗，这对于预防复发很重要。HP 根治可以降低早期肿瘤的恶性程度，80% 的行 HP 根治的早期患者可以得到长期完全缓解。抗 HP 治疗过去一般应用甲硝唑、羟氨苄青霉素和果胶铋三联治疗，疗程为 12～16 周。现在有一些较强的抗 HP 治疗方案，疗程缩短（7～10 天），且副作用较轻。经抗 HP 治疗后，有些早期淋巴瘤可以消退，但当 HP 复发感染时，淋巴瘤又可重新生长。因此，抗 HP 根治后，应注意饮食卫生习惯，以免 HP 复发感染。

（1）MALT 淋巴瘤：即组织学必须是低度恶性的。多数报告高度恶性淋巴瘤对根除 HP 治疗无反应。临床要注意：MALT 淋巴瘤常是多灶性的，取材过少会影响恶性程度判断，要求多点活检，以便明确有无高度恶性成分合并；组织学不典型病例，病理医师之间意见常有分歧，要有经验的病理医师看切片，以免诊断不足；尽管黏膜内病变是低度恶性，浸润至黏膜下层以下时瘤细胞常常显示高度恶性。

（2）HP 阳性：治疗后淋巴瘤消退程度和细菌量有一定关系，完全消退的一般细菌量多，对治疗无反应病例胃黏膜无细菌或细菌少。根除后再感染 HP，可引起淋巴瘤再发，所以抗生素治疗要选用根除率高的方案，或根据药敏试验选择抗生素。常用治疗方案和药物见表 19－2。抗 HP 治疗通常显效缓慢，通常经过 3

表 19-2　全国 HP 感染治疗会议（桐城会议）推荐的根除 HP 治疗方案

药物及剂量	疗程
一线方案	
PPI/RBC（标准剂量）＋ A（1.0 g）＋ C（0.5 g）	每天 2 次 ×7 天
PPI/RBC（标准剂量）＋ M（0.4 g）＋ C（0.5 g）	每天 2 次 ×7 天
PPI/RBC（标准剂量）＋ A（1.0 g）＋ F（0.1 g）/M（0.4 g）	每天 2 次 ×7 天
B（标准剂量）＋ F（0.1 g）/M（0.4g）＋ C（0.5 g）	每天 2 次 ×7 天
B（标准剂量）＋ M（0.4 g）＋ T（0.75 或 1.00 g）	每天 2 次 ×14 天
B（标准剂量）＋ M（0.4 g）＋ A（0.5 g）	每天 2 次 ×14 天
二线方案	
PPI（标准剂量）＋B（标准剂量）＋M（0.4 g 每日 3 次）＋T（0.75 或 1.00 g）	每天 2 次 ×（7～14）天
PPI（标准剂量）＋B（标准剂量）＋F（0.1 g）＋T（0.75 或 1.00 g）	每天 2 次 ×（7～14）天

　　注：①标准剂量及代号说明：药名后面的剂量即为标准剂量。PPI. 质子泵抑制剂，包括埃索美拉唑 20mg、雷贝拉唑 10mg、兰索拉唑 30mg 和奥美拉唑 20mg。RBC. 枸橼酸铋雷尼替丁 350mg 或 400mg；B. 铋剂，包括枸橼酸铋钾 220mg 或 240mg、果胶铋 240mg。F. 呋喃唑酮；A. 阿莫西林；C. 克拉霉素；M. 甲硝唑；T. 四环素。②一线方案中的 PPI 可用 H₂ 受体阻断剂（H2RA）替代，如西米替丁 400mg、雷尼替丁 150mg 或法莫替丁 20mg，但根除率可能会有所降低。治疗 HP 感染应防止 HP 根除后复发：①注意口腔卫生：牙齿菌斑；②饮食卫生习惯；③家庭成员交叉感染。

个月胃镜检查才能观察到瘤灶的变化。经过抗生素治疗后，HP 达到根治的时间从几周到 18 个月不等。胃镜组织学活检结果并不能预示胃 MALT 淋巴瘤是否对抗生素治疗耐药，因此，有必要重复多次取活检标本以明确应用抗生素后的疗效。根治 HP 后肿瘤的缓解是比较稳定的，目前对应用抗生素治疗的长期有效性没有明确的结论，但是越来越多的报道提出单纯抗生素治疗后缓解的病灶仍然会复发，已有学者通过分子生物学技术发现完全缓解的患者胃黏膜中仍然存在单克隆 B 细胞。由于胃 MALT 淋巴瘤的病程进展缓慢，所以目前所有文献报道的随访时间均较短，对该治疗方法的评价还需要时间的验证。胃 MALT 淋巴瘤与结内淋巴瘤对抗 HP 治疗的反应明显不同，抗 HP 治疗胃 MALT 淋巴瘤的缓解率从 50%～70%，甚至个别可以达到 100%。胃的低度恶性 MALT 淋巴瘤局限于胃部，多数可长期存活。Wundisch 对 IE 期胃 MALT 淋巴瘤进行抗生素根治 HP 治疗，在 120 名患者中 116 人（97%）经过一线的抗生素治疗 HP 得到根除，而其余 4 人经过二线抗生素治疗后 HP 也得到了根治。80% 的患者（96/120）经过抗 HP 治疗后获得临床完全缓解（CR），出现 CR 在应用抗生素治疗后 1～28 个月不等，而 61%（59/96）的患者通常能够在前 3 个月就获得 CR。临床 CR 的患者 5 年无复发率平均为 71%（68%～81%），中位无复发时间为 83（61～114）个月。De Mascarel 等对 60 名胃 MALT 淋巴瘤进行随访发现，病灶组织学完全缓解的中位时间为 13 个月，但是也有缓解期较长的报道，如 Savio 等对 56 位患者的研究结果明显延长（24 个月）。对于抗生素治疗后仍然有残留病灶的患者，Wundisch 等采用了“watch and wait”的态度。Advani 等也支持这种观点，采取消极态度以及积极治疗之间对于患者的生存率没有明显的影响。

　　（3）早期病例：超声内镜（EUS）可估计淋巴瘤浸润深度和胃周围淋巴结。Stolte 报告 121 例胃低度恶性 MALT 淋巴瘤，治疗后获得完全缓解的 97 例均为 I 期。Sackmann 用 EUS 观察 22 例 HP 阳性的 MALT 淋巴瘤，I 期患者在 6 个月内完全缓解率为 60%，12 个月为 79%，14 个月达到 100%。而 I 期以上的，随访 14 个月以上均未达到完全缓解。Ruskone - Fourmestraux 报告，浸润黏膜层的淋巴瘤对治疗有反应率为 78%，浸润黏膜下层为 43%，肌层为 20%，浆膜层（E - I2 期）25%，而 E - Ⅱ1 期淋巴瘤（淋巴结侵犯）对治疗无反应。一般肿瘤 <4cm 时无淋巴结转移，浸润黏膜下层的淋巴瘤，淋巴结阳性率为 17%，临床应注意少数（约 10% 多）MALT 淋巴瘤可有远处转移，治疗前除 EUS 检查外，有必要做 CT 和骨髓穿刺等项检查。

　　（4）肉眼类型为表浅型或表浅扩大型：缓解率和淋巴瘤形态有一定关系，表浅（扩大）型淋巴瘤的浸润深度常在黏膜层或到黏膜下层，而隆起型淋巴瘤 HP 阴性病例多，即使浸润到黏膜下层的早期病例也多数对治疗无反应，尤其呈黏膜下肿瘤样隆起或鹅卵石状外观的仅为部分消退，不能获得完全消退。但是也有报告肿瘤形态和缓解率无明显关系。

（5）染色体检查或其他 对根除 HP 有反应的病例，常没有染色体 t（11；18）易位，可能预测治疗反应。Nakamura 报告 Ki-67 阳性率，低度恶性的为 9.1%，低度恶性伴有灶性高度恶性的为 23.1%，而高度恶性的为 50.7%，可作为预测的参考，但也有报告 Ki-67 的阳性率和缓解率无关。血清 IgG 抗体效价，胃内 HP 分布情况（用酚红色素内镜检查），胃液 pH 等都不能预测治疗结果。

二、化 疗

原发胃的恶性淋巴瘤对化疗敏感。化疗主要应用于：抗 HP 感染治疗无效；ⅡE 期以上；有 t（11；18）（q21；q21）易位或转化的中度、高度恶性淋巴瘤；术后诊断有淋巴结转移或有其他器官浸润者；术前化疗，使不能切除者变为能切除。早期胃 MALT 淋巴瘤病灶比较局限，多属于低度恶性，所以单纯化疗的报道不多。通常把它作为术后的一种辅助治疗或者联合其他治疗方法共同应用。有学者对使用单一化疗药物口服治疗胃淋巴瘤进行了研究，对于应用抗生素复发的患者，单药化疗（例如，环磷酰胺、苯丁酸氮芥、克拉屈滨等）或放疗仍然可以获得 80%~90% 的 5 年生存率。而多药联合化疗，如 CHOP，可以治疗上述治疗仍然无效的患者。Levy 等对 HP 阴性或抗 HP 治疗无效的低度恶性胃 MALT 淋巴瘤进行了单一口服烷化剂的治疗，58% 的患者得到了完全缓解。化疗较为严重的不良反应也是胃出血与穿孔，Bartlet 等在 28 例化疗患者中发现胃出血的发生率为 6.6%，穿孔率为 3.3%。绝大多数胃 MALT 淋巴瘤都表达 CD20，近来报道美罗华治疗后整体有效率可高到 64%，完全缓解率为 29%。Martinelli 等认为，美罗华的活性和肿瘤负荷有关，早期患者的疗效优于晚期的患者，所有Ⅳ期患者的病灶没有完全缓解，此外胃 MALT 淋巴瘤比滤泡淋巴瘤疗效好。MALT 型胃淋巴瘤化疗可选用下面药物：①CLB（年老体弱的一线治疗）；②CTX（年老体弱的一线治疗）；③CHOP + 美罗华；④CVP（CTX + VCR + 强的松）+ 美罗华；⑤fludarabine + 美罗华；⑥FND（fludarabine + MIT + DXM）+ 美罗华；⑦美罗华（一线、维持或年老体弱的一线治疗）；⑧放射免疫治疗或 CHOP 后，再行放射免疫序贯治疗。

对溃疡性胃淋巴瘤，若想不手术保住胃，化疗可选用单药或选用 CV 方案但不宜用足量，让肿瘤组织一边坏死、一边长出新生组织，4 周后再转为正常方案、正常剂量的化疗，目的是防止穿孔。与其他淋巴结内弥散大 B 细胞淋巴瘤相比，胃弥散大 B 细胞淋巴瘤似乎对化疗的敏感性更强，缓解率更高。在一项欧洲的临床试验中，37 例 IE 期、ⅡE 期胃弥散大 B 细胞淋巴瘤患者接受了 6 个疗程 CHOP 方案的治疗。结果显示，除了 1 例患者在接受 1 个疗程化疗后死于非疾病相关因素外，余 36 例患者均获得了肿瘤完全缓解，其中 32 例患者的完全缓解发生于 3 个疗程 CHOP 方案后。其他类型胃淋巴瘤的治疗：弥散大 B 细胞淋巴瘤应用 CHOP + 美罗华，间变性大细胞淋巴瘤（Ki-1 +）应用 CHOP，伯基特淋巴瘤应用 CODOX - M/HDMTX - Ara - C 或 Hype CVAD/HD MTX - Ara - C 方案化疗。

（中山大学附属第一医院　戴强生）

第五节　胃原发性恶性淋巴瘤放疗

1. 放射治疗概述　在过去的 10 年，放疗在胃原发非霍奇金淋巴瘤（NHL）中的作用发生了明显的变化，既往的主要治疗手段为手术治疗，放疗仅作为术后的辅助治疗。由于胃 NHL 黏膜下广泛浸润，常需做全胃切除以去除全部肿瘤病灶，胃全部切除后严重影响患者的生存质量，部分胃切除的患者可出现残胃复发。近年大量研究显示，胃 NHL 是对放疗、化疗非常敏感的肿瘤，保留胃功能的放疗和化疗与单纯手术相比，获得了更显著的生存获益，且患者的生存质量明显改善，因此，放疗和化疗已逐渐取代手术，成为胃

NHL 的主要治疗手段。放疗的范围也从过去的全腹腔、全盆腔缩小至累及野照射，三维适形放疗和调强放疗等新技术的发展也明显减少了肝、肾等重要器官的照射剂量，大大提高了胃 NHL 的治疗增益比。

胃 NHL 主要为 B 细胞淋巴瘤，常见的病理类型为结外黏膜相关淋巴瘤（MALT）和弥散性大 B 细胞淋巴瘤（DLBCL），前者约占 38%，后者约占 60%，其他少见 B 细胞淋巴瘤包括滤泡淋巴瘤和套细胞淋巴瘤。

2. 放疗　胃 MALT 淋巴瘤对放疗敏感，由于放疗为非创伤性治疗手段，能保留胃功能，提高生存质量，放疗合并或不合并化疗逐步成为 I ~ II 期胃 MALT 淋巴瘤保留胃功能治疗的主要手段之一。胃 MALT 淋巴瘤放疗适应证主要包括以下几方面：抗感染治疗无效或 HP 阴性的 IE 期、IIE 期、有 t（11；18）（q21；q21）易位或转化的胃 MALT 淋巴瘤和高度恶性胃 MALT 淋巴瘤。 I E/ II E 期胃 MALT 淋巴瘤放疗的 5 年生存率和无病生存率分别超过 90% 和 80%。早期胃淋巴瘤的放疗效果如表 19 - 3 所示。III ~ IV 期：则应根据临床表现、全身状态、HP 感染情况，决定是否行全身化疗或加入临床试验，放疗只适用于在有症状时缓解症状。

表 19 - 3　早期胃 MALT 淋巴瘤放疗效果

作者	时间（年）	例数	分期	放疗剂量（Gy）	中位随访期（月）	CR（%）	5 年 OS 或 DFS（%）
urgers	1988	24	I E	40	48	100	83（DFS）
Schechter	1998	17	I E ~ II E	30	27	100	100（DFS）
Fung	1999	4	I E	30	60	100	100（DFS）
Tsang	2001	15	I E ~ II E	30	61.2	100	100（DFS 和 OS）
Park	2002	6	I E	30	54	100	100（DFS）
Noy A	2005	51	I E ~ II E	30	48	89（FFTF）	100（DFS）
Sugimoto	2006	3	I E	39	24 - 72	100	100（DFS）
Tsai	2007	21	I E ~ II E	30	61	100	100（OS）
Yamashita	2008	11	I E ~ II E	30	62	100	100（OS）

注：FFTF = 无治疗失败生存率，OS = 总生存率，DFS = 无病生存率，CR = 完全缓解率

3. 胃弥散大 B 细胞淋巴瘤（DLBCL）　 I ~ II 期胃 DLBCL：化疗后局部区域放疗已成为标准治疗原则，手术治疗已不再是主要治疗手段。墨西哥 Aviles 等报道的一项随机对照研究，589 例 I E ~ II 期胃 DL-BCL，随机分为手术组、手术 + 放疗组、手术 + 化疗组和单化疗组。采用 CHOP 方案化疗，放疗剂量 40Gy，结果显示，完全缓解率各组相似，4 组的 10 年无时间生存率分别为 28%、23%、82% 和 92%，10 年总生存率分别为 54%、53%、91% 和 96%（P < 0.001）。该研究结果显示，化疗可显著提高胃 DLBCL 的生存率，提示全身治疗比局部治疗更为重要。该研究结果还显示，接受手术的患者远期毒性更为严重。由此奠定了化疗在早期胃 DLBCL 治疗中的主导地位。

与原发于结内的 DLBCL 一样，胃 DLBCL 对以蒽环类药物为基础的化疗敏感，化疗的有效性为缩小放射野、降低放疗剂量创造了条件。越来越多的临床研究显示化疗后累及野照射可取得与手术同等的疗效。德国的多中心前瞻性研究中（GIT NHL02/96），手术组术后接受 4 ~ 6 周期 CHOP 方案化疗加累及野照射 DT30 ~ 40Gy，非手术组接受 6 周期 CHOP 方案化疗加累及野照射 DT40Gy。随访 42 个月，手术组和非手术组的生存率分别为 86.6% 和 87%。Willich 等报道 169 例 I ~ II 期胃 DLBCL，化疗 + 放疗组与手术组的 5 年生存率分别为 86% 和 88%。大量的回顾性研究显示，>6 周期的化疗和 >45Gy 的照射剂量未提供优于 4 ~ 6 周期化疗和 40 ~ 45Gy 的生存获益，累及野照射后出现单独的射野内或射野边缘复发率 <7%。

III 期、IV 期的胃原发 DLBCL：与其他类型的 DLBCL 临床过程没有明显区别，治疗上应按照晚期 DLBCL 原则进行，以化疗为主，放疗仅作为缓解症状的姑息治疗手段。

4. 放疗技术

（1）照射体位及固定：患者通常取仰卧位，双上肢上举抱头，体位固定可用真空垫或体部固定热塑网。

（2）定位前准备：嘱患者定位前禁食 4～6h，用 76% 泛影葡胺 40mL + 700mL 温水配制造影剂，定位前 1h 口服 500mL 以使肠道显影，定位时即刻再口服 200mL 以使胃显影。

（3）照射靶区：胃 NHL 的照射靶区包括全胃、胃周淋巴结和腹主动脉旁淋巴结。在十二指肠或胃食管结合部受累时，需要包括受累的十二指肠或食管远端 2cm 范围的十二指肠或食管。胃周淋巴结包括受累的淋巴结及参照不同部位胃癌高转移风险的淋巴引流区，腹主动脉旁淋巴结包括 L_2 椎体下缘水平以上的腹主动脉旁、腹主动脉前及腹主动脉下腔静脉间淋巴结。

（4）照射技术：在二维放疗条件下，通常采用前后野对穿照射。随着计算机软件的不断完善及放疗硬件的不断发展，三维适形放疗（3DCRT）和调强放疗技术（IMRT）可提供更理想的剂量分布，更好地保护重要器官，正受到越来越广泛的关注。纽约 Sloan - Kettering 纪念医院的 Della 等比较了前后野与 3DCRT 及 IMRT 的优劣，结果显示，当靶区与肾脏没有重叠时，3DCRT 与前后野相比，并未显示过多的剂量分布优势，但在靶区与肾脏紧密相邻时，4 野 3DCRT 使肾脏的 V_{15}（受到 ≥15Gy 照射的肾脏体积）下降了 90%。当靶区与肾脏有重叠时，4 野 3DCRT 使右肾和左肾的 V_{15} 分别下降了 60% 和 45%。IMRT 只在有选择的靶区与肾脏有重叠的病例中显示了优于 3DCRT 的剂量分布。因此，采用何种照射技术，需要根据放疗设备条件、肿瘤与周围组织器官的关系合理选择。

1）前后野：在模拟机下摄定位片或采集定位影像，在定位片上或定位影像上勾画胃的轮廓、肝、肾轮廓，射野包括胃周围外放 2cm 范围，上界位于 T_8 上缘，下界至 L_2～L_3 水平，同时要尽量避免对肾和肝脏的照射，制作挡铅或调节 MLC 以保护肝肾。

2）3DCRT：采用 CT 模拟定位，在体表用激光灯确定扫描的中心层面坐标系，贴金属标志点，扫描 2 次，先平扫，后增强扫描，扫描范围上至气管隆突水平，下至 L_4～L_5 下缘，扫描层厚靶区范围约 3～5mm 一层，靶区外 10mm 一层。扫描完成后将图像传至 TPS 工作站进行图像融合，参考增强 CT 在平扫 CT 图像上勾画靶区和正常组织。由物理师在平扫 CT 图像上进行射野设计及剂量计算。常用 4 野盒式照射或前后对穿野加 2 个斜野，靶区较大且偏左时亦可参考胃癌术后的分野适形照射技术，上半野采用前后和左侧野的 3 野技术，下半野采用 2 个水平野加 1 个前野照射，上下半野采用同一个等中心点行半束照射（图 19 - 34）。靶区剂量要求：95% PTV 接受 99% 处方剂量，99% PTV 接受 95% 处方剂量。正常组织剂量限制：脊髓 D_{max} ≤40Gy，60% 肝脏接受的最大剂量 ≤30Gy，右肾 33% 体积接受的最大剂量 ≤22.5Gy，左肾的 1/3 体积接受的剂量 ≤45Gy。

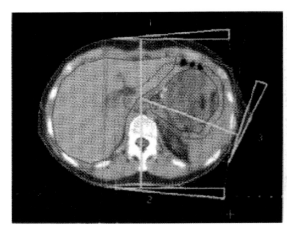 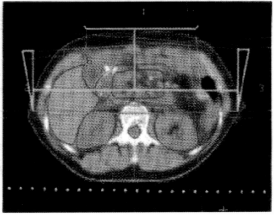

A. 上半野 3 野适形　　　　　　　　　　　　　B. 下半野 3 野适形

图 19 - 34　胃 NHL 3DCRT 分野照射示意图

3）IMRT：定位方法同 3DCRT。射野设计常采用逆向调强计划，靶区剂量要求及正常组织剂量限制同 3DCRT。胃 NHL 的 IMRT 剂量分布如图 19 - 35 所示。

5. 放疗中的误差及解决办法　由于胃是个空腔脏器且在不断蠕动，并受呼吸运动的影响，其在分次放

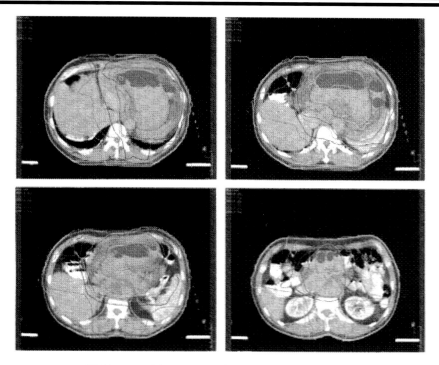

图 19-35　胃 NHL 调强放疗（IMRT）剂量分布图

疗中的充盈状态及移位都会造成靶区的不确定性。日本学者 Watanabe 测量了 11 例进行胃放疗的患者分次放疗中的胃充盈状态与定位时的胃充盈状态的差异，结果显示胃的轮廓在前后、左右、头脚方向的误差分别为 9.3±22.0mm，-6.0±13.4mm，-2.9±14.4mm，胃的运动引起的误差在前、后、左、右、头、脚方向分别为 7.1±8.2mm，6.6±5.8mm，6.5±6.5mm，3.4±2.3mm，11.7±8.3mm，11.0±7.1mm，由此计算出分次照射中的系统误差与随机误差，作者建议合适的射野外放边界在头脚、左右及腹背方向分别为 30.3mm、41.0mm 和 50.8mm，这与临床常用的靶区三维外放 2cm 基本吻合。为尽可能减少分次放疗中胃的变形，应尽可能保持与定位时相似的胃充盈状态。定位时患者通常空腹口服造影剂约 200mL，治疗时也应空腹，治疗前即刻口服 200mL 牛奶或其他液体饮料以保持与定位时相近的胃充盈状态，尽可能减少靶区的变异。在透视下测量胃的轮廓在前后、左右、头脚方向上的变异，根据呼吸动度的大小决定 CTV 到 PTV 的外放边界。

6. 照射剂量　胃 MALT 淋巴瘤的根治性照射剂量为 36~40Gy，亚临床病灶照射剂量 DT 30 Gy，可局部肿瘤补量至 36~40Gy/20~22 次/4.5 周，1.5Gy/次。胃弥散大 B 细胞淋巴瘤化疗后的照射剂量为 40Gy，残留病灶加量照射至 45Gy，1.5~1.8Gy/次。对化疗敏感的胃 NHL，放疗后可获得较好的局部控制和远期生存，而对化疗抗拒的胃淋巴瘤，放疗的疗效并不理想，建议手术。

7. 放疗的并发症　胃 NHL 的放疗因剂量较低，极少引起严重的并发症如胃穿孔或出血、肾毒性或第二原发肿瘤。在已有的文献报道中，应用低剂量照射胃 MALT 淋巴瘤，均未发现严重毒副作用。放疗直接引起的胃出血、严重肾功能衰竭和肾性高血压的危险性极低。

（青岛大学医学院附属医院　张碧媛　陆海军）

第六节　胃原发性恶性淋巴瘤中医中药治疗

胃原发恶性淋巴瘤是较难治疗的病症之一，祖国医学对本病早有论述，其与中医论著中的"癥积""马刀挟瘿"等证有相似之处。关于本病的成因，多为肝郁日久，气郁化火，火毒灼津成痰，痰毒瘀血搏结而成。或因脾气素亏，运化失司，水湿不运，凝聚为痰，日久痰毒痕结于胃所致。本虚标实或因实致虚是胃原发恶性淋巴瘤的基本病机，补虚是淋巴瘤的基本治法，而痰湿、血瘀、气滞、寒凝是形成淋巴瘤实邪重要病机，故而本病的治疗应以化痰散结通络，行气活血解毒为主。

中医治疗以辨证施治和因人因时因地制宜为基本原则。①寒痰凝滞型：宜温化寒凝，化痰解毒。常用方：肉桂6g，莪术、胆南星、白芥子各10g，土贝母、生牡蛎、猫爪草、夏枯草、蒲公英、人参、山慈菇、生黄芪、薏苡仁各30g，黄药子、熟地黄各15g。②气郁痰结型：宜疏肝解郁，化痰散结。常用方：柴胡、莪术、当归、赤芍、白芍、青皮、陈皮各10g，生甘草5g，土贝母、薏苡仁、生牡蛎、猫爪草、夏枯草各30g，红花、穿山甲（代）各6g。③血燥风热型：宜养血润燥，疏风解毒。常用方：女贞子、天冬、麦冬各15g，沙参20g，牡丹皮、当归、干蟾皮、昆布、赤芍、白芍、陈皮、青皮各10g，猫爪草、蒲公英、夏枯草、鸡血藤、生黄芪、白花蛇舌草各30g。④肝肾阴虚、气血两亏型：宜补气养血，滋补肝肾。常用方：当归、熟地黄、枸杞子、女贞子各15g，赤芍、白芍各10g，夏枯草、炙鳖甲、半枝莲、生黄芪、薏苡仁、太子参、绞股蓝、猫爪草各30g，炙甘草5g。目前研究发现，猫爪草、白花蛇舌草、人参、半枝莲、蒲公英、夏枯草、黄药子、山慈菇、土贝母、生牡蛎、昆布、天葵子、天冬、麦冬等药物对本病具有良好疗效，宜辨证选用。

手术及放疗、化疗是目前治疗胃原发恶性淋巴瘤的有效方法，但由于放疗、化疗毒性反应较严重，而中药不仅单独应用有效，而且也可与放疗、化疗联合应用，以产生协同作用，并进一步减轻了其毒副反应，故而中医药在恶性淋巴瘤的治疗中发挥了重要作用。本病在放疗后，应以清热解毒、生津润燥、补气凉血、健脾和胃、滋补肝肾为治疗原则；化疗后，则以温补气血、健脾和胃、滋补肝肾、清热解毒，扶正抗癌为主旨。

（中山大学附属第一医院　周厚明）

第七节　　胃原发性恶性淋巴瘤复发与转移的处理

胃原发性恶性淋巴瘤即使彻底清除原发灶后，术后也会局部复发或远处转移至 Waldeyer 环、腮腺或肺等。因此，多数文献主张对存在以下指征者手术后应联合放疗、化疗：①肿瘤已侵出浆膜面或有淋巴转移；②多中心病灶及有周围脏器直接浸润；③姑息性手术；④因急症穿孔等未行根治性切除；⑤切缘阳性；⑥术后复发。对于胃全切或次全切患者术后复发一般无再次手术机会，可给予联合放疗、化疗处理。少数行胃大部切除后胃内复发的患者，在排除远处转移和患者机体可耐受手术的前提下，可尝试胃全切除术，淋巴结清扫和手术方式请参见残胃癌的外科治疗。Bush 报道复发和转移的晚期患者38例，6例存活2年以上，接受放疗后患者2年无病生存率为33％，因此，建议对没有广泛淋巴结转移的复发病例，可行放疗长期控制病灶。

（中山大学附属第一医院　王天宝）

第八节　胃原发性恶性淋巴瘤预后与随访

一、预　　后

胃原发性恶性淋巴瘤局限于胃部，通常不累及身体其他部位，一般预后较好，多数能长期存活。文献报道，5年生存率达92％，10年生存率可达75％。原发胃恶性淋巴瘤的预后与肿瘤的病理类型、临床分期、浸润深度、淋巴结转移、患者年龄、肿瘤大小与部位和治疗方式等多种因素有关。

1. 肿瘤大小与临床分期　有研究显示肿块直径<10cm组的3年、5年生存率（92.50%、86.25%），明显高于≥10cm组（50.0% vs 32.3%）。肿块直径≥10cm时更易侵至浆膜外而与周围组织粘连，难以彻底切除病灶。相对来说肿瘤体积越大，预后越差。Ⅰ~Ⅱ期患者的3年、5年生存率明显高于Ⅲ~Ⅳ期。淋巴瘤的分期是影响其预后的一个重要因素，文献报道ⅠE期患者的5年生存率在75%以上，ⅡE期为50%左右，ⅢE期约31%，Ⅳ期约27%。

2. 病理类型、免疫分型与预后的关系　有学者报道低度、中度和高度恶性胃原发性淋巴瘤患者，其5年生存率分别为80.3%、47.3%和29.6%。累及浆膜者的预后较差，其1年、5年、10年生存率分别为64.7%、33.6%、33.6%，而未累及浆膜者则分别为82.4%、76%、51.2%。研究发现病理免疫分型是影响预后的独立危险因素，B细胞表型者3年、5年生存率为79.03%、67.74%，T细胞表型者为38.89%、27.78%，B细胞表型者具有明显的生存优势。

3. 治疗方法　一般认为手术切除能显著改善患者的预后，根治性手术是影响预后的独立因素。文献报道根治手术切除组1年、5年、10年生存率分别为78.0%、61.6%、44.2%，而非手术切除组1年、5年生存率仅为20%和0。淋巴瘤对放疗、化疗较为敏感，单纯切除组1年、5年、10年生存率分别为80.1%、56.5%、56.5%，而切除加术后化放疗组则分别为78.1%、69.0%、36.7%。

目前，早期胃原发性淋巴瘤保留胃的治疗方案日益受到重视，越来越多的研究不支持手术治疗胃原发性淋巴瘤。德国一项多中心、前瞻性研究，比较106例手术联合放疗、化疗患者与79例放疗联合化疗患者的预后，两组患者的5年生存率分别为82%和84%，差异无统计学意义，结果提示手术治疗对于早期胃原发性淋巴瘤并非必须。日本与韩国的前瞻性研也显示，CHOP方案联合放疗对于PG-DLBL疗效显著，可作为首选。单抗药物美罗华的应用，促使保留胃的淋巴瘤治疗方案更具有可行性。研究显示，美罗华的联合应用，能显著提高CHOP方案的治疗效果，现已成为胃淋巴瘤常用治疗方案。

4. 其他因素　Schworz等发现年龄>65岁以及乳酸脱氢酶（LDH）值升高者5年生存率明显降低。

二、随　　访

胃原发性淋巴瘤随访时限和频率可参照胃癌术后随访原则。对尚处于ⅠE期患者，抗HP治疗应作为第一线的治疗方案并密切随访，观察时间应在6~12个月以上。如肿瘤消退，可不做手术，继续随访至少1年，并注意是否有HP再感染以及伴随的B细胞单克隆性增殖，如病变限于黏膜层者更无需手术。在首次抗生素治疗后，患者在3个月后通过内镜检查和活检进行再次分期。治疗有效的患者仅进行观察；仍存在淋巴瘤但无HP证据的患者，如果有症状或疾病明显进展，则行放射治疗；无症状的患者可以观察3个月。最早在观察3个月后即可考虑局部区域性放射治疗，但观察最晚也可延长至18个月。对HP持续存在且淋巴瘤消退或稳定的患者可给予二线抗生素治疗。最后，HP阳性且淋巴瘤持续存在的患者，如果疾病进展，则给予放射治疗；疾病稳定的患者予二线抗生素治疗。6个月时的随访包括再行内镜检查和活检，肿瘤完全缓解的患者，如果HP阴性则继续观察，如果HP仍阳性则可予其他抗生素治疗。抗生素治疗后肿瘤持续存在或复发的患者，无论他们的HP状况如何，如果过去未接受过放射治疗则予局部区域性放射治疗。放射治疗无效的患者接受单药或联合化疗方案治疗。二线抗生素治疗或放射治疗后，通过内镜和活检对患者再次评估，以排除大细胞淋巴瘤。对放射治疗或抗生素治疗达CR后复发的患者，或对既往放射治疗无效的患者，推荐行全身治疗。

（南方医科大学附属南海医院　檀谊洪　中山大学附属第一医院　王天宝）

参 考 文 献

[1] 川口实，鸨田博美，齐藤利彦，等. 活检组织诊断的基本知识和诊断方法［M］. 沈阳：辽宁科学技术出版社，2003.

[2] 俞谦，孙为豪，刘顺英，等. 原发性胃肠道恶性淋巴瘤临床分析［J］. 中华消化内镜杂志，2005，22（1）：34-36.

[3] 谢琳，沈丽达. 原发性胃恶性淋巴瘤的研究现状与治疗进展［J］. 现代肿瘤医学，2009，（6）：1168-1170.

［4］ 周维顺，吴良村. 恶性淋巴瘤证治述要［J］. 浙江中医杂志，1997，32（8）：345.

［5］ 马哲河，龚淑芳. 中西医结合治疗恶性淋巴瘤40例［J］. 中国中医药信息杂志，2003，10（1）：54－55.

［6］ 许业传. 45例原发性胃肠道恶性淋巴瘤诊断与治疗［J］. 安徽医科大学学报，2001，36：157－158.

［7］ 张捷. 胃癌根治术中医源性脾脏损伤的临床分析［J］. 中华现代外科学杂志，2008，5：694－686.

［8］ 陈方正，赵国海. 胃癌根治术中的医源性脾损伤防治［J］. 浙江临床医学，2009，11：524－525.

［9］ 殷蔚伯. 肿瘤放射治疗学［M］. 北京：中国协和医科大学出版社，2008.

［10］ Andriani A，Zullo A，Di Raimondo F，et al. Clinical and endoscopic presentation of primary gastric lymphoma：a multicentre study［J］. Aliment Pharmacol Ther，2006，23（6）：721－726.

［11］ Zullo A，Hassan C，Andriani A. Primary low－grade and high-grade gastric MALT-lymphoma presentation［J］. J Clin Gastroenterol，2010，44（5）：340－344.

［12］ Parsonnet J，Isaacson PG. Bacterial infection and MALT lymphoma［J］. N Engl J Med，2004，350（3）：239－248.

［13］ Kusters JG，van Vliet AH，Kuipers EJ. Pathogenesis of Helicobacter pylori infection［J］. Clin Microbiol Rev，2006，19（3）：449－490.

［14］ Ferrucci PF，Zucca E. Primary gastric lymphoma pathogenesis and treatment：what has changed over the past 10years？［J］. Br J Haematology，2007，136（4）：521－538.

［15］ Huang J，Jiang W，Xu R. Primary gastric non-Hodgkin's lymphoma in Chinese patients：clinical characteristics and prognostic factors［J］. BMC Cancer，2010，6（10）：358.

［16］ Kusic B，Gasparov S，Katicic M，et al. Monoclonality in Helicobacter pylori-positive gastric biopsies：an early detection of mucosa associated lymphoid tissue lymphoma［J］. Exp Mol Pathol，2003，74：61－67.

［17］ Prskalo M，Sabaric B，Ticak M，et al. Helicobacter pylori and malignant diseases of the stomach［J］. Lijec Vjesn，2002，124（Suppl 1）：57－60.

［18］ Boot H，de Jong D. Gastric lymphoma：the revolution of the past decade［J］. Scand J Gastroenterol，2002，（Suppl）：27－36.

［19］ Caletti G，Togliani T，Fusaroli P，et al. Consecutive regression of concurrent laryngeal and gastric MALT lymphoma after anti-Helicobacter pylori therapy［J］. Gastroenterology，2003，124：537－543.

［20］ Arima N，Tsudo M. Extragastric mucosa-associated lymphoid tissue lymphoma showing the regression by Helicobacter pylori eradication therapy［J］. Br J Haematol，2003，120：790－792.

［21］ Valencak J，Trautinger F，Fiebiger WC，et al. Complete remission of chronic plaque psoriasis and gastric marginal zone B-cell lymphoma of MALT type after treatment with 2-chlorodeoxyadenosine［J］. Ann Hematol，2002，81：662－665.

［22］ Ye H，Liu H，Raderer M，et al. High incidence of t（11；18）（q21；q21）in Helicobacter pylori negative gastric MALT lymphoma［J］. Blood，2003，101：2547－2550.

［23］ Nakamura S，Matsumoto T，Nakamura S，et al. Chromosomal translocation t（11；18）（q21；q21）in gastrointestinal mucosa associated lymphoid tissue lymphoma［J］. J Clin Pathol，2003，56：36－42.

［24］ Du MQ. Molecular biology of gastric MALT lymphoma：application in clinicalmanagement［J］. Hematology，2002，7：339－344.

［25］ Kelessis NG，Vassilopoulos PP，Bai MP，et al. Update of the role of surgery in the multimodal treatment of MALT gastriclymphomas［J］. Anticancer Res，2002，22：3457－3463.

［26］ Fischbach W，Goebeler-Kolve M，Starostik P，et al. Minimal residual low-grade gastric MALT-type lymphoma after eradication of Helicobacter pylori［J］. Lancet，2002，360：547－554.

［27］ Yeh HZ，Chen GH，Chang WD，et al. Long-term follow up of gastric low-grade mucosa-associated lymphoid tissue lymphoma by endosonography emphasizing the application of a miniature ultrasound probe［J］. J Gastroenterol Hepatol，2003，18：162－167.

［28］ Radman I，Kovacevic-Metelko J，Aurer I，et al. Surgical resection in the treatment of primary gastrointestinal non-Hodgkin's lymphoma：retrospective study［J］. Croat Med J，2002，43：555－560.

［29］ Park HC，Park W，Hahn JS，et al. Low grade MALT lymphoma of the stomach：treatment outcome with radiotherapy alone［J］. Yonsei Med J，2002，43：601－606.

［30］ Li HL，Sum BZ，Ma FC. Expression of COX－2，iNOS，p53 and Ki－67 in gastric mucosa-associated tissue lymphomas［J］. World J Gastroenterol，2004，10：1862－1866.

［31］ Parvez T，Behani A，Ali A. Primary gastric lymphoma［J］. J Coll Physicians Surg Pak，2007，17：36－40.

［32］ Suzuki T，Matsuo K，Ito H，et al. A past history of gastric ulcers and Helicobacter pylori infection increase the risk of gastric malignant lymphoma［J］. Carcinogenesis，2006，7：1391－1397.

［33］ Ferrucci PF，Zucca E. Primary gastric lymphoma，pathogenesis and treatment：what has changed over the past10years［J］？ Br J Haematol，2007，136：521－538.

［34］ Brown JA, Carson BW, Cascoyne RD, et al. Low grade gastric MALT lymphoma: radiographic findings ［J］. Clin Radiol, 2000, 55: 384 – 389.

［35］ Bozer M, Eroglu A, Unal E, et al, Survival after curarive survival in the treatment of earlygastric lymphomas ［J］. J Gastrointest Surg, 2000, 4: 304 – 309.

［36］ Bozer M, Eroglu A, Unal E, et al, Survival after durariveResection for srage Ⅰ E and Ⅱ E primary gastric lymphoma ［J］. Heparogastroenterology, 2001, 48: 1202 – 1205.

［37］ Sano T. Treatment of primary gastric lymphoma: experience inthe National Cancer Hospital, Tokyo ［J］. Recent Results Cancer Res, 2000, 156: 104 – 107.

［38］ Hartgrink HH, van de velde CJ, Putter H, et al. Extended lymph node dissection for gastric cancer. Who may benefit? Final results of the randomized Dutch gastric cancer group trial ［J］. J Clin Oncol, 2004, 22: 2069 – 2077.

［39］ Dons K, Yu XJ, Li B, et al. Advances in mechannisms of postsurgical gastroparesis syndrome and its diagnosis and treatment ［J］. Clin J Dig Dis, 2006, 7: 76 – 82.

［40］ Farinha P, Gascoyne RD. Molecular pathogenesis of mucosa-associated lymphoid tissue lymphoma ［J］. J Clin Oncol, 2005, 23: 6370 – 6378.

［41］ Isaacson PG. Update on MALT lymphomas ［J］. Best Pract Res Clin Haematol, 2005, 18: 57 – 68.

［42］ Al-Akwaa AM, Siddiqui N, Al-Mofleh IA. Primary gastric lymphoma ［J］. World J Gastroenterol, 2004, 10: 5 – 11.

［43］ Farinha P, Gascoyne RD. Helicobacter pylori and MALT lymphoma ［J］. Gastroenterology, 2005, 128: 1579 – 1605.

［44］ Fujioka T, Yoshiiwa A, Okimoto T, et al. Guidelines for the management of Helicobacter pylori infection in Japan: current status and future prospects ［J］. J Gastroenterol, 2007, 42 (S17): 3 – 6.

［45］ Kim SJ, Cheong JW, Hahn JS. Therapeutic comparison of chemotherapy and surgery for early stage diffuse large B – cell gastric lymphoma ［J］. Yonsei MedJ, 2007, 48 (6): 942 – 948.

［46］ Gheorghe C, Bancila I, Stoia R, et al. Regression of gastric malt-lymphoma under specific therapy may be predict by endoscopic ultrasound ［J］. Rom J Gastroenterol, 2004, 13: 129 – 134

［47］ Bartlett DL, Karpeh MS Jr, Filippa DA, et al. Long – termfollow – up after curative surgery for early gastric lymphoma ［J］. Ann Surg, 1996, 223 (1): 53 – 62.

［48］ Binn M, Ruskoné – Fourmestraux A, Lepage E, et al. Surgical resection plus chemotherapy versus chemotherapy alone: comparison of two strategies totreat diffuse large B – cell gastric lymphoma ［J］. Ann of Oncology, 2003, 14 (12): 1751 – 1757.

［49］ Yoon SS, Coit DG, Portlock CS, et al. The diminishing role of surgery in the treatment of gastric lymphoma ［J］. Ann Surg, 2004, 240 (1): 28 – 37.

［50］ Koch P, del Valle F, BerdelWE, et al. Primary gastrointestinal non – Hodgkin's lymphoma: II. Combined surgical and conservative or conservative management only in localized gastric lymphoma – results of the prospective German Multicenter Study GIT NHL 01/92 ［J］. J Clin Oncol, 2001, 19 (18): 3874 – 3883.

［51］ Ishikura S, Tobinai K, Ohtsu A, et al. Japanese multicenter phase II study of CHOP followed by radiotherapy in stage I – II, diffuse large B – cell lymphoma of the stomach ［J］. Cancer Sci, 2005, 96 (6): 349 – 352.

［52］ Park YH, Lee SH, KimWS, et al. CHOP followed by involved field radiotherapy for localized primary gastric diffuse large B – cell lymphoma: results of a multi center phase II study and quality of life evaluation ［J］. Leuk Lymphoma, 2006, 47 (7): 1253 – 1259.

［53］ Sehn LH, Donaldson J, Chhanabhai M, et al. Introduction of combined CHOP plus rituximab therapy dramatically improved outcome of diffuse large B – cell lymphoma in British Columbia ［J］. J Clin Oncol, 2005, 23 (22): 5027 – 5033.

［54］ Ishikura S, Tobinai K, Ohtsu A, et al. Japanese multicenter phase Ⅱ study of CHOP followed by radiotherapy in stage Ⅰ – Ⅱ, diffuse large B – cell lymphoma of the stomach ［J］. Cancer Sci, 2005, 96 (6): 349 – 352.

［55］ Park Y H, Lee S H, Kim W S, et al. CHOP followed by involved field radiotherapy for localized primary gastric diffuse large B – cell lymphoma: a result of a multicenter phase Ⅱ study and quality of life evaluation ［J］. Leuk Lymphoma, 2006, 47 (7): 1253 – 1259.

［56］ Fischbach W, Goebeler-Kolve ME, Greiner A. Diagnostic accuracy of EUS in the local staging of primary gastric lymphoma: results of a prospective, multicenter study comparing EUS with histopathologic stage ［J］. Gastrointest Endosc, 2002, 56: 696 – 700.

［57］ El – Zahabi LM, Jamali FR, El – Hajj II, et al. The value of EUS in predicting the response of gastric mucosa-associated lymphoid tissue lymphoma to Helicobacter pylori eradication ［J］. Gastrointest Endosc, 2007, 65: 89 – 96.

［58］ Di Raimondo F, Caruso L, Bonanno G, et al. Is endoscopic ultrasound clinically useful for follow – up of gastric lymphoma ［J］? Ann Oncol, 2007, 18: 351 – 356.

［59］ Zucca E, Bertoni F, Roggero E, et al. The gastric marginal zone B cell lymphoma of MALT type ［J］. Blood, 2000, 96: 410 – 419.

［60］ Schechter NR, Portlock Cs, Yahalom J. Treatment of mucosa-associated lymphoid tissue lymphoma of the stomach with radiation alone ［J］.

J Clin Oncol, 1998, 16: 1916 – 1921.

[61] Tsang RW, Gospodarowicz MK, Pintilie M, et al. Localized Mucosa-Associated Lymphoid Tissue Lymphoma Treated With Radiation Therapy Has Excellent Clinical Outcome [J]. J Clin Oncol, 2003, 21: 4157 – 4164.

[62] Schechter NR, Yahalom J. Low – grade MALT lymphoma of the stomach: a review of treatment options [J]. Blood, 2000, 96: 410 – 419.

[63] Fung CY, Grossbard ML, Linggood RM, et al. Mucosa-associated lymphoid tissue lymphoma of the stomach: long term outcome after local treatment [J]. Cancer, 1999, 85 (1): 9 – 17.

[64] Park HC, Park W, Hahn JS, et al. Low grade MALT lymphoma of the stomach: treatment outcome with radiotherapy alone [J]. Yonsei Med J, 2002, 43 (5): 601 – 606.

[65] Noy A, Yahalom J, Zaretsky L, et al. Gastric mucosa-associated lymphoid tissue lymphoma detected by clonotypic polymerase chain reaction despite continuous pathologic remission induced by involved-field radiotherapy [J]. J Clin Oncol, 2005, 23 (16): 3768 – 3772.

[66] Sugimoto M, Kajimura M, Shirai N, et al. Outcome of radiotherapy for gastric mucosa-associated lymphoid tissue lymphoma refractory to Helicobacter pylori eradication therapy [J]. Intern Med, 2006, 45 (6): 405 – 409.

[67] Tsai HK, Li S, Ng AK, et al. Role of radiation therapy in the treatment of stage I / II mucosa – associated lymphoid tissue lymphoma [J]. Ann Oncol, 2007, 18 (4): 672 – 678.

[68] Yamashita H, Nakagawa K, Asari T, et al. Radiotherapy for 41 patients with stages I and II MALT lymphoma: a retrospective study [J]. Radiother Oncol, 2008, 87 (3): 412 – 417.

[69] Leong T, Willis D, Joon DL, et al. 3D conformal radiotherapy for gastric cancer-results of a comparative planning study [J]. Radiother Oncol, 2005, 74: 301 – 306.

[70] Watanabe M, Isobe K, Takisima H, et al. Intrafractional gastric motion and interfractional stomach deformity during radiation therapy [J]. Radiother Oncol, 2008, 87 (3): 425 – 431.

[71] Park HC, Park W, Hahn JS, et al. Low grade MALT lymphoma of the stomach: treatment outcome with radiotherapy alone [J]. Yonsei Med J, 2002, 43 (5): 601 – 606.

[72] Della Biancia C, Hunt M, Furhang E, et al. Radiation treatment planning techniques for lymphoma of the stomach [J]. Int J Radiat Oncol Biol Phys, 2005, 62 (3): 745 – 751.

[73] Aleman BM, Haas RL, van der Maazen RW. Role of radiotherapy in the treatment of lymphomas of the gastrointestinal tract [J]. Best Pract Res Clin Gastroenterol, 2010, 24 (1): 27 – 34.

[74] Fleming ID, Mitchell S, Dilawari RA. The role of surgery in the management of gastric lymphoma [J]. Cancer, 1982, 49 (6): 1135 – 1141.